W0255359

52. Kongreß der Deutschen Gesellschaft
für Gynäkologie und Geburtshilfe

Geburtshilfe und Perinatologie,
Gynäkologie und Onkologie,
Gynäkologische Endokrinologie und Fortpflanzungsmedizin

Springer
Berlin
Heidelberg
New York
Barcelona
Budapest
Hongkong
London
Mailand
Paris
Santa Claus
Singapur
Tokio

52. Kongreß der Deutschen Gesellschaft für Gynäkologie und Geburtshilfe

Geburtshilfe und Perinatologie,
Gynäkologie und Onkologie,
Gynäkologische Endokrinologie und Fortpflanzungsmedizin

Nürnberg, 8.–12. September 1998

Herausgeber: D. Berg, K. Diedrich, R. Rauskolb

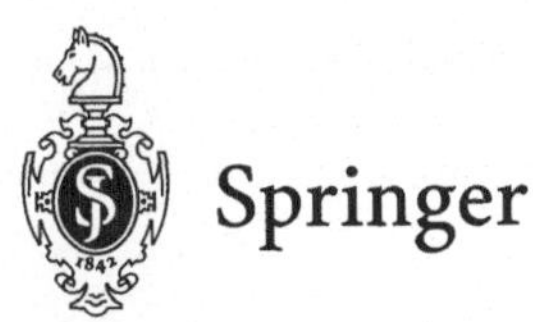

Springer

Prof. Dr. med. Dietrich Berg
Frauenklinik – Klinikum St. Marien
Universität Erlangen-Nürnberg
92224 Amberg

Prof. Dr. med. Klaus Diedrich
Klinik für Frauenheilkunde und Geburtshilfe
Medizinische Universität zu Lübeck
Ratzeburger Allee 160
23538 Lübeck

Prof. Dr. med. Rüdiger Rauskolb
Gynäkologische Abteilung
Albert-Schweitzer-Krankenhaus
Sturmbäume 8–10
37154 Northeim

ISSN 0932-0067
ISBN 978-3-642-64085-8 Springer-Verlag Berlin Heidelberg New York

Die Deutsche Bibliothek – CIP-Einheitsaufnahme
Geburtshilfe und Perinatologie, Gynäkologie und Onkologie,
Gynäkologische Endokrinologie und Fortpflanzungsmedizin :
Nürnberg, 8.–12. September 1998 / Hrsg.: Dietrich Berg ... – Berlin ;
Heidelberg ; New York ; Barcelona ; Budapest ; Hongkong ; London ; Mailand ;
Paris ; Santa Claus ; Singapur ; Tokio : Springer, 2000
(... Kongress der Deutschen Gesellschaft für Gynäkologie und Geburtshilfe ; 52)
ISBN 978-3-642-64085-8 e-ISBN-13: 978-3-642-59688-9
DOI: 10.1007/978-3-642-59688-9

Softcover reprint of the hardcover 1st edition 2000

Herstellungsmanagement: Günther Sachs, Congress Project Management GmbH, Frankfurt am Main
Lektorat: Christine Müller M. A., Frankfurt am Main
Umschlaggestaltung: E. Kirchner, Heidelberg
Gesamtherstellung: LINEA PLUS DRUCK GMBH, Frankfurt am Main

SPIN 10745775 21/3135 – 5 4 3 2 1 0
Gedruckt auf säurefreiem Papier

Inhaltsverzeichnis

Teil I

Eröffnung und Preisverleihungen

Teil II

Geburtshilfe und Perinatologie

Teil III

Gynäkologie und Onkologie

Teil V

Verschiedenes

Teil I
Eröffnung
und
Preisverleihungen

Die Beiträge von Teil I sind als Vorabdruck im *Frauenarzt*, Heft 3, 1999, S. 289–324 erschienen

Begrüßung

D. Berg

Die Tätigkeit eines Präsidenten der Deutschen Gesellschaft für Gynäkologie und Geburtshilfe hat sich in den letzten Jahren mit zunehmender Geschwindigkeit verändert. War es früher seine vornehmste Aufgabe, den alle zwei Jahre stattfindenden Kongreß unserer Gesellschaft zu organisieren, so hat sich das Aufgabenspektrum heute stark erweitert. Dies besonders im sog. Informationszeitalter, in dem es darum geht, Ansprechpartner für Ministerien und Behörden, Selbstverwaltungsorgane und Vertragspartner, wie Krankenkassen und Krankenhausgesellschaften, oder für die Öffentlichkeit, vertreten durch Einzelpersonen und auch Medien, zu werden.

So war die aufwendigste Aufgabe des Vorstands auch nicht der Kongreß, sondern die Arbeit an anderen Projekten wie

- Weiterbildungsordnung,
- Qualitätssicherung,
- Fortbildungskongreß zusammen mit dem BVF,
- Herausgabe des „Frauenarztes“ zusammen mit dem BVF,
- Krankenhaus-Zertifizierung,
- Weiterentwicklung von Fallpauschalen und Sonderentgelten,
- Entwicklung von Leitlinien,
- Anschluß an das Internet,
- Öffentlichkeitsarbeit
- etc.

Diese Aufzählung mag genügen. Viele von Ihnen wollen mehr und Genaueres erfahren, und ich darf Sie auf den Geschäftsbericht verweisen, den der Vorstand, die Arbeitsgemeinschaften, die Regionalgesellschaften und die deutsch-ausländischen Gesellschaften gemeinsam erstellt haben. Es ist dies nicht nur ein Bericht über unsere Arbeit, die wir für unsere Patientinnen, unser Fach und auch für Sie als Frauenärzte geleistet haben. Es ist vielmehr und vor allem eine Darstellung der Probleme, die in der heutigen Zeit zu bewältigen sind. Der Bericht enthält daher Einzelheiten über die zur Zeit laufenden Projekte und wird Ihnen herzlich zum aufmerksamen Studium empfohlen. Allen Beteiligten ist für die Abfassung dieses Geschäftsberichts zu danken.

Ein weiteres wichtiges Buch ist zum Kongreß fertig geworden. Es ist dies der Ringordner, der nicht nur alle bisherigen Empfehlungen und Stellungnahmen unserer Gesellschaft zu wichtigen klinischen und ärztlichen Fragen enthält, sondern vor allem auch die neuen Leitlinien, die für unser berufliches Leben immer größere Bedeutung erlangen. Sie sind hier zusammengetragen worden, wobei es der Ringordner ermöglichen soll, neu erscheinende Leitlinien selbst einzuheften, die man in unserer Zeitschrift „Der Frauenarzt“ suchen oder über das Internet abrufen kann. Einzelheiten hierzu erfahren Sie im Geschäftsbericht oder in unserer Geschäftsstelle bei Frau Preter im Eingangsbereich des Congress Centers.

Ein letztes Buch, das heute erscheint, sei Ihnen besonders ans Herz gelegt. Es handelt sich um die Sammlung aller Eröffnungsansprachen der Präsidenten der Deutschen Gesellschaft für Gynäkologie und Geburtshilfe, die unser Pastpräsident Hans Ludwig gesammelt und mit erklärenden und einführenden Worten versehen hat. Dieses Buch hat hohen historischen Wert und zeigt eindrucksvoll den geschichtlichen Weg, den Forschung und Klinik seit der Gründung unserer Gesellschaft gegangen sind. Das Buch ist ebenfalls bei Frau Preter zu haben.

Nach diesen Worten über die hinter uns allen liegende Arbeit darf ich mich jetzt dem vergnüglicheren Teil eines Präsidentendaseins zuwenden, nämlich der Eröffnung dieses Kongresses.

Teilnehmer
Ich begrüße zunächst ganz herzlich alle Teilnehmer dieses Kongresses, danke Ihnen für Ihre Anwesenheit und wünsche Ihnen – und mir –, daß Ihre Erwartungen wenigstens großenteils in Erfüllung gehen.

Dr. Grigutsch/BMG
Als Vertreter des Bundesministeriums für Gesundheit begrüße ich sehr herzlich Herrn Ministerialrat Dr. Grigutsch, der im Ministerium die Abteilung „Allgemeine Gesundheitsvorsorge“ leitet. Seien Sie uns willkommen! Ihr Haus hat die Pilotstudie „Qualitätssicherung in der operativen Gynäkologie“ begleitet und finanziell unterstützt, wofür wir Ihnen sehr zu danken haben.

Prof. Hoppe
Sodann darf ich Herrn Prof. Hoppe, den Vizepräsidenten der Bundesärztekammer, herzlich willkommen heißen, der viele Mühen auf sich genommen hat, um uns heute begleiten zu können. Er wird uns später einiges zu sagen haben.

Prof. Jasper
Ich freue mich sehr, daß ich Herrn Prof. Jasper, den Rektor der Friedrich-Alexander Universität Erlangen-Nürnberg, begrüßen kann, der uns die Ehre seiner Anwesenheit als höchster Vertreter unserer hiesigen Universität geben und ein Grußwort sprechen wird.

Dr. Malter
Herr Dr. Malter, der Präsident des Berufsverbandes der Frauenärzte, sei herzlich gegrüßt. Seine Anwesenheit ist ebenso wie sein späteres Grußwort ein Ausdruck der nicht nur notwendigen, sondern auch meist sehr guten Verbindungen zwischen unseren beiden Gesellschaften, die in der heutigen Zeit von elementarer Bedeutung für das Fortbestehen und die Weiterentwicklung unseres Faches sind.

Ausland
Bei dieser Ausformung kommen wir in engen Kontakt zu unseren ausländischen Kollegen, und so freue ich mich besonders, heute Vertreter frauenärztlicher Fachgesellschaften aus

- Frankreich,
- Großbritannien,

- Italien,
- Österreich,
- der Schweiz,
- Spanien,
- Türkei und
- Ungarn

begrüßen zu können. Stellvertretend für viele heiße ich herzlich willkommen

- Prof. Beard, den Präsidenten des EBCOG,
- Prof. Winter, als Vertreter der Österreichischen Gesellschaft für Gynäkologie und Geburtshilfe,
- Prof. Bernard, den Präsidenten der deutsch-französischen Gesellschaft,
- Prof. Haller, als Vertreter der Schweizer Gesellschaft für Gynäkologie und Geburtshilfe,
- Prof. Parache, den Präsidenten der deutsch-spanischen Gesellschaft,
- Prof. Lampé, den Präsidenten der deutsch-ungarischen Gesellschaft.

Ehrenmitglieder
Es ist mir eine große Freude, heute wieder viele unserer Ehrenmitglieder und korrespondierenden Mitglieder begrüßen zu können. Sie haben sich um unsere Gesellschaft verdient gemacht, und wir wollen das nicht vergessen. Mit großem Bedauern und in Sorge vermisse ich heute unser Ehrenmitglied, meinen alten Lehrer Prof. Schmidt-Matthiesen, der sein Kommen zugesagt hatte und wegen einer akuten schweren Erkrankung fernbleiben muß.

Regionalgesellschaften und Arbeitsgemeinschaften
Schließlich heiße ich die Vorsitzenden der Regionalgesellschaften und Arbeitsgemeinschaften unserer Gesellschaft sehr herzlich willkommen. Der Geschäftsbericht, den ich soeben vorgestellt habe, ist als Ausdruck der Erkenntnis zu verstehen, daß der Vorstand der Deutschen Gesellschaft für Gynäkologie und Geburtshilfe sich mit Ihnen gemeinsam um die Förderung der Wissenschaft und der Wissenschaftler bemüht hat. Ich danke Ihnen sehr herzlich für Ihre rege Mitarbeit bei der Erstellung der Leitlinien.

Akademie
Ich begrüße besonders herzlich den Vorsitzenden der Frauenärztlichen Akademie Herrn Dr. Malter und seinen Vertreter Herrn Prof. Hepp, die gemeinsam die Aufgabe wahrnehmen, aus der zarten Pflanze der Akademie einen fruchttragenden Baum entstehen zu lassen.

Berufsverband
Herrn Dr. Malter begrüße ich zugleich als Präsidenten des Berufsverbandes der Frauenärzte, mit dem wir immer mehr gemeinsame Aufgaben entdecken und wahrnehmen.

Medien
Und schließlich begrüße ich die Vertreter der Medien aus Presse, Funk und Fernsehen und danke Ihnen für Ihr Erscheinen. Meine Damen und Herren, wir hatten in den

letzten Monaten sehr viel miteinander zu tun, und ich darf mich mit großer Anerkennung für Ihr Bemühen, unsere Anliegen zu verstehen und in verständliches Deutsch umzusetzen, herzlich bedanken. Viele unserer Anstrengungen um die Gesunderhaltung und Gesundung von Frauen und Kindern können nur über Ihre Mitarbeit von Erfolg sein. Ich bitte Sie daher weiterhin um Ihr Interesse und Ihren Einsatz – auch um Ihre Kritik, die wir gerne aufgreifen.

Aufbau des Kongresses

Zum Aufbau des Kongresses habe ich bereits einiges geschrieben. In den ersten zwei Dritteln des Kongresses wird es um die Präsentation und Diskussion wissenschaftlicher Ergebnisse gehen, während die Erfordernisse der Weiterbildung deutlich zurücktreten. Für Fort- und Weiterbildung wird es am Freitag und Samstag genügend Zeit geben, wenn die auf diesem Kongreß erarbeiteten Ergebnisse der Forschung als aktuelle Aussagen zum Thema vorgetragen werden.

Lassen Sie mich noch mit einem Wort auf die Bedeutung der Postersitzungen eingehen. Sie sind ein signifikanter Bestandteil dieses Kongresses und spiegeln seinen wissenschaftlichen Gehalt mindestens so gut wieder wie die Vortragssitzungen. Mit gutem Grund habe ich auf freie Vorträge verzichtet, habe aber den Posterautoren die Möglichkeit eingeräumt, ihre Poster während der gesamten Kongreßdauer zu präsentieren. Ich empfehle die Poster und insbesondere die Postersitzungen, die von führenden Kennern der jeweiligen Materie geleitet werden, sehr herzlich Ihrem regen Interesse.

Assoziierte Symposien / Industrieausstellung

Auch bei diesem Kongreß haben national und international angesehene Firmen darum gebeten, ihre in der Zusammenarbeit mit unseren Wissenschaftlern entwickelten Produkte in assoziierten Symposien vorstellen zu können. Ich bin dieser Bitte gerne nachgekommen und bedanke mich bei den Firmen und ihren hier anwesenden Vertretern sehr herzlich für die Bereicherung des Kongreßprogramms.

Die Zusammenarbeit zwischen Wissenschaft und Industrie findet nicht nur in den genannten Symposien ihren Ausdruck, sondern auch in der umfangreichen Industrieausstellung, die ich Ihrem Interesse empfehle. Manchem Kritiker ist die Verbindung von Wissenschaft und Industrie eine mit Geld verbundene und damit automatisch verdächtige Angelegenheit. Lassen Sie mich ganz deutlich dazu drei Dinge sagen:

1. Seien Sie unbesorgt: Wahrheit läßt sich auf die Dauer nicht kaufen,
2. es gibt Produkte, die auf Grund wissenschaftlicher Diskussionen zurückgezogen wurden und
3. klinische Forschung ist ohne die Unterstützung durch die Industrie nicht mehr möglich.

Industrie und Wissenschaft befinden sich in einem Dialog, von dem jedoch nicht nur die beiden Partner profitieren, sondern auch das gesamte Gesundheitswesen und vor allem unsere Patientinnen.

Andere

Dank schulde ich auch vielen anderen Helfern, an erster Stelle wohl dem Ehepaar Sachs, das mich professionell bei der Gestaltung und Ausrichtung dieses Kongresses unterstützte. Die Pastpräsidenten wissen, wovon ich rede.

Dank auch der Leiterin unserer Geschäftsstelle, Frau Monika Preter, deren Fleiß und Sachkompetenz nur durch ihr Engagement und ihre Motivation überboten werden.

Um die Organisation dieses Kongresses haben sich weiterhin verdient gemacht: Frau Schulte-Tigges mit dem Rahmenprogramm und Frau Barbara Ritzert mit den Pressekonferenzen. Ihnen ist herzlich zu danken.

Dank schließlich meinem Schriftführer Rüdiger Rauskolb, dem Vorstand unserer Gesellschaft, meinen Mitarbeitern in der Klinik, die mir den Rücken freigehalten haben, insbesondere meinen Oberärzten Stuth, Matyasovski und Süß und last not least auch meinen lieben Sekretärinnen Frau Drexl, Frau Bauer und Frau Lautenschlager. Ohne ihr Verständnis und ihre Hilfe hätte ich die mit dem Präsidentenamt verbundene Arbeit nicht bewältigen können.

Und schließlich danke ich meiner Familie, insbesondere meiner Frau, die viel entbehrt und viel geleistet hat.

Grußworte

Grußwort Prof. Dr. Gotthard Jasper
Rektor der Friedrich-Alexander-Universität
Erlangen-Nürnberg

Sehr geehrter Herr Kollege Berg,
meine sehr verehrten Damen und Herren,

gerne überbringe ich Ihnen anläßlich des 52. Kongresses der Deutschen Gesellschaft für Gynäkologie und Geburtshilfe die besten Grüße der Friedrich-Alexander-Universität Erlangen-Nürnberg. Wir freuen uns, daß Ihre Gesellschaft Nürnberg als Tagungsort gewählt hat und Sie sich damit gleichsam auf das Territorium der Friedrich-Alexander-Universität Erlangen-Nürnberg begeben haben. Zwar stand die Wiege der markgräflichen Universität in Erlangen, doch seit 1961 ist die Universität auch in Nürnberg präsent. Damals wurde die ursprünglich selbständige städtische Handelshochschule als 6. Fakultät für Wirtschafts- und Sozialwissenschaft in die Erlanger Universität integriert und gleichzeitig der Name auf Erlangen-Nürnberg erweitert. Aber nicht nur, weil diese Fakultät in Nürnberg ist, zu der 1972 dann noch die erziehungswissenschaftliche Fakultät, die ehemalige Pädagogische Hochschule, hinzutrat, die auch heute noch hier in Nürnberg angesiedelt ist, ist es gerechtfertigt, daß der Rektor der Universität im Raum Nürnberg einen wissenschaftlichen Kongreß begrüßt. Auch deshalb, weil wir uns als Universität der Region Mittelfranken fühlen und eben nicht als Lokal-Universität.

Diese Ausrichtung auf die Region gilt insbesondere natürlich für die medizinische Fakultät. Das Klinikum hat aufgrund seiner Leistungsbreite und Spezialisierung eine große Ausstrahlung in die Region und ist mit dem Nürnberger Klinikum eng verbunden. Wir haben nach Nürnberg hin vertiefte Kooperationen im Bereich der Gerontologie, der Nephrologie und seit neuestem auch in der Herzchirurgie, wo wir gerade dabei sind, gemeinsam einen neu geschaffenen Lehrstuhl für Herzchirurgie zu besetzen, dessen Inhaber gleichzeitig die Erlanger und die Nürnberger Herzchirurgie leiten soll. Ähnliches geschieht ja bereits in der Nephrologie, wo Herr Kollege Sterzel sowohl in Erlangen als auch in Nürnberg eine Klinik führt, während Herr Kollege Platt, der Nürnberger Gerontologe, diesen wichtigen Forschungsansatz in Nürnberg patientenorientiert vertritt und zugleich Ordinarius in Erlangen ist. Neben den Sonderbeziehungen zum Nürnberger Klinikum aber bestehen natürlich die besten Beziehungen zu den Lehrkrankenhäusern der ganzen Region und, wie Herr Kollege Berg aus Amberg bestätigen kann, auch über die Grenzen des Regierungsbezirks hinaus.

Dies alles mag als Legitimation gelten, wenn der Rektor der Friedrich-Alexander-Universität in Nürnberg ein Grußwort zu einem Kongreß spricht, auch wenn sowohl der Dienstsitz dieses Rektors als auch das Universitätsklinikum selbst sich in Erlangen befinden.

Der Bitte um ein Grußwort bin ich jedoch vor allem aus inhaltlichen Gründen gerne nachgekommen, obwohl oder gerade weil die gegenwärtige hochschulpolitische Diskussion mehr von der Tendenz zur Verselbständigung der Klinika geprägt ist. Das neue Hochschulgesetz verankert die Universitätsklinika als staatliche Eigenbetriebe, vergleichbar den kommunalen Eigenbetrieben, die in größerer Selbständigkeit von ihrem jeweiligen Träger geführt werden. Seit dem 01.08.1998 sind in Bayern die Weichen gestellt in Richtung auf diese Verselbständigung der Klinika. Die Einheit der Hochschulverwaltung, die bislang galt, ist aufgehoben. Universitätsklinika haben nicht nur etwa innerhalb des Haushaltes einer Universität ein eigenes Haushaltskapitel, sondern sie werden haushaltsmäßig verselbständigt. Der Kanzler der Universität wird nämlich in Zukunft nicht mehr der Zuständige für den Haushalt sein, sondern diese Funktion wird auf den Verwaltungsdirektor übergehen, der im übrigen auch der Dienstvorgesetzte des wissenschaftlichen Personals im Klinikum wird, was bislang ebenso beim Kanzler lag.

Das bislang schon existierende Klinikdirektorium aus ärztlichem Direktor, einem weiteren gewählten Klinikdirektor sowie Verwaltungsdirektor und Pflegedirektorin erhält umfassende, jetzt auch rechtlich abgesicherte Kompetenzen, insbesondere bei der Mittel- und Stellenzuweisung. Hier wird der Senat der Universität in Zukunft nichts mehr zu regeln haben, und auch die ansonsten für die Mittelverteilung zuständige Hochschulleitung bleibt aus dem Spiel. Der Rektor ist nicht mehr Dienstvorgesetzter des wissenschaftlichen Personals.

Als Kontrollorgan wird ein Aufsichtsrat installiert, in dem die Mehrheit der Sitze bei Vertretern der Ministerien liegt, in dem aber auch noch der Rektor und der Dekan neben je einem von der Universität vorgeschlagenen Wirtschaftsvertreter und einem auswärtigen Kliniker sitzen und Stimme haben. Dieser Aufsichtsrat bündelt die verschiedenen Kompetenzen der einzelnen Ministerien und soll insoweit eine schlagkräftigere Handlungsfähigkeit des Klinikums sichern. Angesichts der Zwänge zu wirtschaftlicher Führung der Krankenversorgung erhoffen wir uns durch diese neuen Regelungen positive Wirkungen, weil die notwendigen Entscheidungen ortsnäher getroffen werden können.

Bei aller Betonung der Handlungsfähigkeit und Autonomie des Klinikums bleibt jedoch sicherzustellen, daß die Gesichtspunkte von Forschung und Lehre und der Zusammenhalt mit der gesamten Universität nicht aufs Spiel gesetzt werden. Insofern haben wir mit allem Nachdruck stets einer vollständigen Verselbständigung des Klinikums widersprochen: Auch nach der neuen Rechtslage bleiben Fakultät und Senat der Universität für Berufungsverfahren, Habilitationen, Promotionen und die Organisation des Lehrbetriebes verantwortlich. Das ist wichtig auch für Haushaltsdinge, weil ja der Staatszuschuß zum Klinikum nicht wegen der Krankenversorgung, sondern nur für Lehre und Forschung bewilligt wird und immer in Gefahr ist, der Krankenversorgung geopfert zu werden.

Ich betone die Wichtigkeit der Verbindung von Fakultät und Klinikum, eben weil die Fakultät mehr ist als eine Wirtschaftseinheit zur Krankenversorgung, als welche das Klinikum eher verstanden wird. Aber es ist auch darauf hinzuweisen, daß es nicht nur darum geht, die Fakultät als Institution von Forschung und Lehre mit dem Klinikum zu verzahnen, sondern ebenso darum, auch Fakultät und Klinikum in der Gesamtuniversität zu halten. Fakultätsfremde Lehrangebote werden auch für die Ausbildung der Mediziner immer wichtiger, und im Bereich der Forschung sind die produktivsten Projekte häufig diejenigen, die Spezialisten aus unterschiedlichen Fakultäten vereinigen. Wir sind in diesem Sinne gerade dabei, Verbindungsstudiengänge zu konzipieren, die medizinische Fragestellungen und Gesichtspunkte von Technik und Naturwissenschaften verknüpfen. Wir planen z. B. einen Aufbaustudiengang für medizinische Physik und physikalische Technik, einen für Medizintechnik, der Elektrotechniker, Maschinenbauer und Materialwissenschaftler mit medizinischen Fragestellungen und Medizinern zusammenbringen soll, und in die gleiche Richtung eines Brückenschlages gehen unsere Pläne zum Ausbau von medizinischer Informatik und Bildverarbeitung. Und was hier für solche Studiengänge geplant wird, gilt natürlich in noch stärkerem Maße für die Forschung. Natürlich gibt es solche Überlegungen nicht nur im Bereich Naturwissenschaft und Technik, sondern z. B. auch in der Betriebswirtschaft. Hier hat der Senat der Universität jüngst beschlossen, einen Lehrstuhl für Operations Research umzuwidmen in einen Lehrstuhl für Gesundheitsmanagement, um für zukünftige Betriebswirtschaftler einen sinnvollen und für die Zukunft wohl besonders wichtigen Schwerpunkt im Studium anzubieten.

Grundsätzlich dokumentiert sich in diesen Entwicklungen die Einsicht, daß es heute immer notwendiger wird, die Fakultätsgrenzen zu überwinden und interdisziplinäre Lehr- und Forschungsaufgaben anzupacken. Das gilt auch und gerade für die Medizin. Dabei hat das Gespräch zwischen den Spezialisten in der Medizin ja eine große Tradition. Ich erinnere nur an die fast alltägliche Praxis der konsiliarischen Hinzuziehung von Spezialisten zu bestimmten Krankheitsfällen. Aber es scheint mir, daß trotz aller Kooperationsbereitschaft und interdisziplinären Gesprächsbereitschaft innerhalb der Medizin gerade bei den Medizinern auch eine weit verbreitete Mentalität selbstbewußter Selbständigkeit herrscht, die medizinische oder als medizinisch definierte Fragen allein und endgültig zu regeln beansprucht. Im Gegensatz zu dieser Mentalität und dieser Tendenz werden jedoch gerade in der gegenwärtigen Diskussion – etwa im Bereich der Probleme von passiver oder gar aktiver Sterbehilfe – die Grenzen der medizinischen Diskussion deutlich, weil hier Juristen, Theologen, Anthropologen und Soziologen ebenso gefragt sind und sich an der Diskussion beteiligen müssen.

Doch wem sage ich das. Gynäkologen und Geburtshelfer, die mit den Problemen der pränatalen Diagnostik und den Abtreibungsregeln täglich konfrontiert sind, erleben es hautnah, daß sie auf Probleme stoßen, die allein zu regeln sie nicht in der Lage sind. Die jüngsten Schadenersatzprozesse gegen Gynäkologen, in denen ein behindertes Kind als Schaden definiert wird, machen die Probleme deutlich. Wie aktuell sie sind, ist auch in der heutigen Süddeutschen Zeitung nachzulesen, in der über eine Kontroverse über die Probleme der Präimplantationsdiagnostik referiert wird. Die Ausdehnung der ärztlichen Erkenntnismöglichkeiten, die zugleich unseren Verfügungsraum so fundamental ausgeweitet haben und Machbarkeitsphantasien sowie Allmachtsgefühle auslösen können, schlägt empfindlich zurück. Hier sind eben nicht nur Mediziner, sondern Ethiker, Theologen, Juristen, Naturwissenschaftler und Ärzte gefordert. Nur in einer über die Medizin hinausgehenden, aber nicht ohne die Medizin geführten Diskussion ist der gesellschaftliche Konsens in diesen zentral wichtigen Fragen zu sichern oder wenigstens im Kern herbeizuführen.

Mit großem Respekt habe ich gelesen, daß Ihre Gesellschaft sich diesen Fragen stellt. Das beweisen die Tagungen zur Pränatalen Diagnostik im Spannungsfeld von Ethik und Recht, die unter der Schirmherrschaft ihrer Vereinigung zuletzt im Oktober 1997 in Schloß Schwarzenfeld durchgeführt wurden. Ihr Präsident, Herr Kollege Berg, klagt in seinem Vorwort darüber, daß sich die Mediziner vielfach alleingelassen fühlten von der Gesellschaft und vom Gesetzgeber. Ich kann diese Klage nachvollziehen, aber ich möchte Sie dringend ermuntern, nicht aufzuhören, Ihre eigene Diskussionsbereitschaft zu artikulieren und Ihren Diskussionsbedarf bei anderen einzufordern. Die Universität ist dabei an Ihrer Seite, da sie im fakultäts- und disziplinübergreifenden Gespräch den Rahmen bieten könnte und müßte, eine angemessene Diskussionsbasis zu bilden. Doch vorerst bleibt mir, Ihnen für Ihren Kongreß interessante Vorträge und anregende Gespräche zu wünschen. Solche Kongresse sind ja zugleich auch immer ein Instrument der Selbstverständigung des Faches. Auch dazu gelten Ihnen meine besten Wünsche.

Grußwort Prof. Dr. Jörg-Dietrich Hoppe Vizepräsident der Bundesärztekammer

Sehr geehrte Damen und Herren,

ich bedanke mich sehr herzlich für die Einladung zur Teilnahme an Ihrem Kongreß, die sich ja nicht nur auf diese festliche Eröffnung bezieht, bei dem ich ein themenbezogenes Grußwort zu sprechen die Ehre habe, sondern auch auf die Mitwirkung bei einer Podiumsveranstaltung über das Thema „Die Universitätsfrauenklinik in der Zukunft" am Donnerstag nachmittag in diesem Raume.

Zunächst möchte ich Ihnen aber ausdrücklich die Grüße von Vorstand und Geschäftsführung der Bundesärztekammer, namentlich unseres Bundesärztekammerpräsidenten, des Herrn Kollegen Vilmar, überbringen. Wir alle wünschen Ihrem Kongreß jeden nur erdenklichen Erfolg, vor allem angesichts der schwierigen Themen und Probleme, mit denen gerade die Fachgruppe der Gynäkologen und Geburtshelfer besonders im Rampenlicht des öffentlichen Interesses steht. Die plakativen Überschriften wie

- Das Kind als ärztlicher Schaden,
- Qualitätskontrolle der Leibesfrucht – pränatale Diagnostik: Verunsicherung für schwangere Frauen – sicheres Geschäft für Forschung und Ärzte,
- Wunschkind und Wegwerfembryo oder heikle Auslese vor der Geburt – ein Beispiel für individuelle Eugenik.

sagen schon viel über das Klima, in dem diese Themen aktuell diskutiert werden.

Der Vorstand der Bundesärztekammer hat sich in seiner letzten Sitzung am 14. August mit der gemeinsam mit Ihnen erarbeiteten Erklärung zum Schwangerschaftsabbruch nach Pränataldiagnostik befaßt. Dazu besteht noch der Wunsch nach Diskussion einiger Passagen, die derzeit stattfindet. Am 11. September ist eine Verabschiedung dieses Papiers vorgesehen. Diese Themen werden sicher Ihren gesamten Kongreß mitbestimmen, für Samstag ist ja sogar ein Podium unter der Moderation von Herrn Dr. Flöhl vorgesehen. Dann kennen Sie schon das Ergebnis unserer Beratungen vom Vortag.

Nun haben Sie mich gebeten, Ihnen einen Kurzbericht über die aktuelle Diskussion in Fragen ärztlicher Weiterbildung zu erstatten. Dies tue ich gerne, zumal die Weiterbildungsgremien gerade am vergangenen Wochenende getagt haben.

Es ist richtig, daß der Phase der ärztlichen Weiterbildung, der Spezialisierung also, bei der Heranbildung unseres ärztlichen Nachwuchses eine immer größere Bedeutung zukommt. Während des Studiums findet – das werden wir sicher am Donnerstag nachmittag diskutieren – im wesentlichen die Ausbildung zur allgemeinen Arztreife statt; diese „Gesellenphase" mit abschließender „Meisterprüfung" sozusagen ist heutzutage die ärztliche Weiterbildung. Daß unter diesen Aspekten sowohl die Weiterbildungsordnung als auch das Weiterbildungswesen in ganz neue Dimensionen geführt werden müssen, wird jeder einsehen. Eine abgeschlossene Weiterbildung ist zudem seit Inkrafttreten des Gesundheitsstrukturgesetzes in der ersten Hälfte dieses Jahrzehntes unabdingbare Voraussetzung für eine selbständige und eigenverantwortliche Tätigkeit im Versorgungsbereich unseres sozialen Sicherungssystems.

Wie Sie wissen, hat unsere Weiterbildungsordnung nicht nur die Funktion einer Bildungsordnung und einer Schilderordnung, sondern auch deutliche Auswirkungen auf strukturelle Entwicklungen in der ärztlichen Versorgung unserer Bevölkerung sowohl in freier Praxis als auch in Krankenhäusern, ja sogar bis in die Universitätsmedizin. Die Weiterbildungsordnung ist zudem eine mittelbare Honorarverteilungsordnung. Sie dient außerdem im vorgerichtlichen und gerichtlichen Raum zur Entscheidungsfindung bei der Lösung oder Schlichtung von Streitigkeiten. Das liegt darin begründet, daß die Weiterbildungsordnung eigentlich das einzige Werk ist, in dem sich nahezu das Gesamtspektrum der medizinischen bzw. ärztlichen Wissenschaft einigermaßen geordnet kodifiziert wiederfindet.

Daß eine derartige Funktionsvielfalt unweigerlich Probleme aufwirft, ist schnell einzusehen. Wenn derselbe Text einer kassenärztlichen Vereinigung helfen soll, ihre Probleme mit einer gesetzlichen Krankenkasse zu lösen, gleichzeitig aber einem weiterbildungswilligen Arzt und seinem Weiterbilder oder der Weiterbilderin als Hinweis für die Erreichung des Weiterbildungszieles dienen soll, ist es nicht verwunderlich, wenn von den verschiedenen Beteiligten unterschiedliche Ansprüche an die Gestaltung dieses Textes gestellt werden. Die Folge davon ist, daß schlichte Gemüter oder politische Simplifizierer seit einiger Zeit sich anschicken, über die Weiterbildungsordnung zu polemisieren anstatt nach einer Lösung der sich aus der geschilderten Konfliktsituation ergebenden Probleme zu suchen.

Nach dem bisherigen Diskussionsstand könnte es sein, daß wir auf dem 103. Deutschen Ärztetag im Jahre 2000 in Köln eine Neuordnung des Weiterbildungswesens diskutieren und möglicherweise auch verabschieden, bei der eine entsprechend weiterentwickelte Weiterbildungsordnung heutiger Prägung als allgemeine Facharztordnung und eine Teilmenge dieser Ordnung als für den ärztlichen Nachwuchs gedachte Weiterbildungsordnung voneinander getrennt werden. Außerdem diskutieren wir, ob eine zusätzliche Zertifizierungsordnung innerhalb oder außerhalb des Weiterbildungsrechtes installiert werden soll, um eine größere Flexibilität zu erhalten.

Wenn eine derartige Zertifizierungsordnung aber ähnliche Folgen haben soll in bezug auf strukturelle Entwicklungen oder die Honorarverteilung wie die jetzige Weiterbildungsordnung, dürfte eine entsprechende rechtliche Fundierung mit sogenannten Statusbildenden Normen auch für eine solche Ordnung unumgänglich sein. Dann hätten wir eigentlich keinen nennenswerten Fortschritt erreicht.

Die hiesige Bayerische Landesärztekammer wird Anfang des nächsten Monats anläßlich des Bayerischen Ärztetages in Bayreuth über dieses Thema diskutieren und vielleicht eine Pilotinitiative in diese Richtung starten.

In bezug auf Ihr Fach, die Gynäkologie und Geburtshilfe, diskutieren wir ja speziell die Frage, ob die bisherigen fakultativen Weiterbildungen in Schwerpunkte überführt, also zu führungsfähigen Bezeichnungen werden sollen. Dies würde im Falle der Abschaffung des Instrumentes „Fakultative Weiterbildung" ohnehin passieren. Ansonsten müssen wir darüber zum entsprechenden Zeitpunkt diskutieren. Dies gilt auch für Überlegungen, die gynäkologische Onkologie in der Facharzt- bzw. Weiterbildungsordnung zu verankern.

Meine Damen und Herren,

wir haben aufgrund sozialrechtlicher Vorschriften eine nahezu allgemeine Weiterbildungspflicht, wir haben aber kein Recht auf Weiterbildung. Angesichts der Arbeitsmarktsituation für Ärztinnen und Ärzte bedeutet dies de facto einen zweiten, in meinen Augen noch gravierenderen Numerus clausus vor der Aufnahme einer ärztlichen Berufstätigkeit für unsere jungen Kolleginnen und Kollegen. Für uns in der ärztlichen Berufspolitik Verantwortliche ergibt sich daraus die Verpflichtung, sowohl die Weiterbildungsordnung als auch das Weiterbildungswesen so zu gestalten, daß die Möglichkeit zur Absolvierung einer Weiterbildung für möglichst viele, wenn nicht alle Weiterbildungswillige geschaffen wird. Es wird zu diskutieren sein, ob sich nicht aus der De-facto-Weiterbildungspflicht irgendwann auch ein Anspruch auf Weiterbildung ableiten wird.

Wir diskutieren all diese Probleme natürlich nicht hinter verschlossenen Mauern in ausgesuchten Zirkeln, sondern mit der wissenschaftlich und berufspolitisch verfaßten Ärzteschaft insgesamt, aber auch mit unseren Partnern im Gesundheitswesen, also z. B. der Krankenversicherung und nicht zuletzt der Politik. Exemplarisch mögen Sie dies den Auseinandersetzungen um das Fach Allgemeinmedizin entnommen haben, die in den letzten Jahren und vor allem in den vergangenen Wochen stattfanden. Für Bundesärztekammer und Landesärztekammern aber sind die wichtigsten Partner die wissenschaftlichen Gesellschaften und die fachärztlichen Berufsverbände sowie ihre jeweiligen Dachorganisationen.

Ich darf mich bei dieser Gelegenheit für die aus meiner Sicht sehr konstruktive und vertrauensvolle Zusammenarbeit mit Ihnen als Deutscher Gesellschaft für Gynäkologie und Geburtshilfe und als Berufsverband der Frauenärzte sowie Ihren Repräsentanten sehr herzlich bedanken. Ich bin sicher, daß die Fortentwicklung dieser eingespielten Kooperation zu guten Ergebnissen bei der Fortentwicklung unseres Weiterbildungswesens führen wird, damit wir als Ärztinnen und Ärzte auch in der Zukunft für eine auf hohem Niveau sichergestellte gesundheitliche Versorgung unserer Bevölkerung gewappnet sind.

Ich wünsche Ihrem Kongreß in unser aller Interesse einen guten Verlauf und fruchtbare Ergebnisse.

Grußwort Dr. med. Armin Malter
Präsident des Berufsverbandes der Frauenärzte

Sehr verehrte Frau Berg,
sehr geehrter Herr Professor Berg,

für den Berufsverband der Frauenärzte ist es eine große Freude und eine besondere Ehre, hier, vertreten durch den Präsidenten, ein Grußwort sprechen zu können. Die Freude besteht darin, daß es wirklich erfreulich war – und das formuliere ich bewußt so – unter diesem Präsidenten 2 Jahre lang dienen zu dürfen.

Die Ehre besteht in der Anerkennung unserer Leistung durch die Deutsche Gesellschaft für Gynäkologie und Geburtshilfe. Sie besteht auch darin, in gemeinsamer Arbeit Ziele definiert, erörtert, zum Teil umgesetzt, oft auch erreicht zu haben, im Sinne der deutschen Frauenheilkunde und Geburtshilfe, im Sinne der uns anvertrauten Patientinnen und auch im Sinne der Kolleginnen und Kollegen, die diese Frauenheilkunde umsetzen müssen.

Die gemeinsamen Werkzeuge hierzu sind die gemeinsame Zeitschrift, die Frauenärztliche Akademie, die gemeinsame Weiterbildungskommission, auch die Leitlinienkommission, an der wir teilnehmen dürfen, aber auch dieser Gynäkologentag, der Ihre Idee war. Wir freuen uns, daß Sie die zweite Hälfte Ihres Kongresses in besonderer Weise den Gynäkologen, die nicht wissenschaftlich tätig sind, gewidmet haben.

An diesem letzten Tag des Kongresses wird Herr Dr. Schorre von der Kassenärztlichen Bundesvereinigung zugegen sein. Ich hoffe, daß wir ihm unsere Wünsche bezüglich einer vernünftigen Honorierung für unsere Arbeit im niedergelassenen Bereich vortragen können. Ich hoffe auch, daß die heutigen Worte von Herrn Prof. Hoppe nicht nur Ankündigungen waren für eine möglichst wohlwollende Aufnahme unserer Vorstellungen in Sachen Weiterbildung. Wir haben sehr präzise Vorstellungen, die sehr detailliert bei der Bundesärztekammer hinterlegt sind, und ich hoffe, daß sie Gehör finden werden für die Zukunftsperspektiven, die wir Frauenärztinnen und Frauenärzte uns vorstellen.

Ich betone das deshalb, weil es sicherlich Probleme in der deutschen Frauenheilkunde und Geburtshilfe gibt, die allen bekannt, aber viel zu wenig bewußt sind. Dieser Kongreß kann helfen, vieles zu klären, was klärungsbedüftig ist.

Sie hatten die Medien erwähnt, die ja in besonderer Weise die Sensibilität unseres Faches mal in guter, mal in schlechter Laune nach außen tragen. Hier wird unsere gemeinsame Medienarbeit und dieser Kongreß selbst eine andere Sichtweise herstellen können.

Herr Prof. Berg, Sie haben den Berufsverband viele Jahre lang begleitet. Ich hoffe, Sie werden es noch weiter tun können und wollen. Das würde uns alle sehr freuen. Wir haben Sie bewundert – als Habilitierten, als Wissenschaftler, als Chefarzt, als Frauenarzt, als Standespolitiker. Alles in allem sind Sie für mich ein glänzender Mann.

Und ich wünsche Ihnen, daß Sie nach diesem Kongreß, wenn Sie überlegen, was Ihnen danach bleibt, mit Johann Wolfgang von Goethe sagen können, „mir bleibt genug, mir bleibt Idee und Liebe“.

Totenehrung

D. Berg

Zur Ehrung der während der letzten zwei Jahre verstorbenen Mitglieder darf ich Sie bitten, sich von den Plätzen zu erheben, während ich die Namen verlese.

Für unsere verstorbenen Ehrenmitglieder Prof. Kirchhoff und Prof. Martius wurden ausführliche Nachrufe veröffentlicht, die ich nicht verbessern kann oder wiederholen möchte. Lassen Sie mich nur an einige, aus heutiger Sicht besonders wichtige Anliegen der Verstorbenen erinnern.

Heinz Kirchhoff gilt als einer der Begründer des Berufsverbandes der Frauenärzte, weil er erkannt hat, daß frauenärztliche Belange gegenüber anderen Fachgebieten nicht nur in einer wissenschaftlichen Gesellschaft, sondern auch in einer berufsständischen Organisation vertreten werden müssen. Ich persönlich verdanke seinem väterlichen Rat den Entschluß, mich zu habilitieren.

Gerhard Martius lag die Hebammenausbildung besonders am Herzen. 1962 erschien die erste Ausgabe seines Hebammenlehrbuches. Er ist für die Ausbildung der deutschen Hebammen ein Begriff geworden – begründet durch seine Lehrtätigkeit, die Herausgabe der Zeitschrift „Die Hebamme“ und die „Bücherei der Hebamme“. Ich persönlich erinnere mich an ihn durch die Zusammenarbeit in der Arbeitsgruppe „Risikomanagement“ der Gesellschaft für Risikoberatung, der er bis zu seinem Tode angehörte.

Wir haben mit unseren verstorbenen beiden Ehrenmitgliedern zwei herausragende Persönlichkeiten verloren, die unser Fach nach außen und innen hervorragend vertreten und befruchtet haben.

Ich danke Ihnen, daß Sie sich zu Ehren unserer Verstorbenen erhoben haben.

Ehrungen

D. Berg

Verleihung der Carl-Kaufmann-Medaille an Professor Dr. Heinrich Maass

Die Carl-Kaufmann-Medaille erinnert an das Ehrenmitglied Prof. Carl Kaufmann, einen großen Frauenarzt und Wissenschaftler, den Wegbereiter der modernen gynäkologischen Endokrinologie. Sie ist die höchste Auszeichnung, die unsere Gesellschaft zu vergeben hat. Im Namen des Vorstands unserer Gesellschaft darf ich mit dieser Auszeichnung Herrn Prof. Heinrich Maass ehren.

Lieber Herr Maass, Sie wurden am 15. November 1927 in Flensburg geboren und haben in Hamburg, Zürich und Düsseldorf studiert. Nach Ihrer Promotion 1954 waren Sie zwei Jahre Stipendiat der Deutschen Forschungsgemeinschaft an der Universitätsfrauenklinik Hamburg und am biochemischen Institut. 1962 wurden Sie habilitiert, 1968 außerordentlicher Professor.

Nach Ihrer klinischen Tätigkeit als Assistent und Oberarzt an der Universitätsfrauenklinik Hamburg übernahmen Sie 1976 die Leitung der Frauenklinik am Zentralkrankenhaus St. Jürgenstraße in Bremen. Von dort wurden Sie am 1. Dezember 1984 als Nachfolger von Prof. Thomsen auf den Lehrstuhl für Gynäkologie und Geburtshilfe an die Universitätsfrauenklinik Hamburg-Eppendorf berufen, die Sie bis zu Ihrer Emeritierung am 30. November 1995 leiteten.

Sie waren Präsident der Deutschen Gesellschaft für Senologie und der Deutschen Krebsgesellschaft und haben in diesen exponierten Positionen die Bedeutung der deutschen Gynäkologie für die Krebsbehandlung beispielhaft demonstriert. Es ist vor allem Ihnen zu verdanken, wenn das Hormonrezeptorkonzept zur Therapie-Selektion in Europa, also die additive und ablative hormonelle Krebsbehandlung insbesondere des Mammakarzinoms, ihren heutigen Stellenwert gefunden hat. Ein besonderes Anliegen war Ihnen die Planung und Durchführung klinischer Studien. So waren Sie Vorsitzender der Studienleitkommission der GABG (German Adjuvant Breast Cancer Group).

Zweimal, 1982 und 1989, waren Sie Präsident der Norddeutschen Gesellschaft für Gynäkologie und Geburtshilfe.

Aus Ihrer wissenschaftlichen Arbeit sind über 480 Publikationen zu erwähnen, ferner die Ihnen verliehenen Preise:

- 2 x Konjetzny-Preis,
- Wilhelm-Warner-Preis,
- Martini-Preis,
- Hufeland-Preis,
- KH-Bauer-Medaille der Deutschen Krebsgesellschaft.

Sie gehören namhaften wissenschaftlichen Gesellschaften an, so der

- American Society of Clinical Oncology,
- der EORTC-Receptor-Group,
- der Breast Cancer International Group,

und sind Ehrenmitglied

- der Deutschen Gesellschaft für Senologie und
- der Deutschen Krebsgesellschaft.

Wir danken Ihnen für Ihre Arbeit und möchten Ihnen mit diesem Preis die verdiente Anerkennung aussprechen.

Ernennung der Ehrenmitglieder

Ehrenmitgliedschaft an Herrn Prof. Dr. Lutwin Beck

Lieber Herr Beck, lieber Lutwin,

Sie wurden am 13. Januar 1927 in Saarbrücken geboren und begannen Ihr Studium 1946 zunächst an der philosophisch-theologischen Fakultät in Bamberg, dann an der medizinischen Fakultät in Frankfurt am Main, wo Sie – nach einer Unterbrechung an der Ecole Médecine in Paris – 1951 Ihr Staatsexamen ablegten und promovierten. Nach einem zweijährigen Aufenthalt in einem Institut für Anästhesiologie in den USA begannen Sie 1954 Ihre gynäkologische Ausbildung in der Rheinischen Landesfrauenklinik in Wuppertal unter Prof. Anselmino, wo ich Sie übrigens im Gefolge von Fred Kubli erstmals traf.

Sie wurden dort Oberarzt, dann Facharzt für Anästhesiologie und schließlich für Gynäkologie und Geburtshilfe.

1966 wechselten Sie an die Universitätsfrauenklinik Mainz, wurden Oberarzt unter unserem verehrten Ehrenmitglied Prof. Friedberg und habilitierten sich mit einer Arbeit über die Morphologie und Funktion der weiblichen Harnröhre.

Im August 1971 wurden Sie auf den Lehrstuhl unseres Gebietes an die Universitätsfrauenklinik Düsseldorf gerufen, wo Sie bis zu Ihrer Emeritierung 1993 blieben. Einen Ruf an die 2. Frauenklinik Wien als Nachfolger von Prof. Husslein lehnten Sie ab.

Sie gründeten das Tumorzentrum Düsseldorf unter Mitwirkung der Gesellschaft zur Bekämpfung der Krebskrankheiten, deren 1. Vorsitzender Sie seit 1980 sind. Ferner ist Ihnen die Entstehung der Nordrheinischen Perinatalerhebung zu danken, die Sie zusammen mit Prof. Schmidt aus der Kinderklinik 1984 ins Leben riefen. Sie hatten wohl als einer der ersten Klinikdirektoren eine Abteilung für Psychosomatik unter Herrn Prof. Molinski eingerichtet, ferner eine Abteilung für biomedizinische Technik unter Prof. Morgenstern, mit dessen Arbeitsgruppe ich einige Jahre lang meine Versuche an Schaffeten durchführen konnte.

Ein wichtiger Schwerpunkt war für Sie die Entwicklung der operativen Gynäkologie, besonders hinsichtlich der radikalen Krebschirurgie, der Harninkontinenz und der Wiederherstellungschirurgie.

Ferner haben Sie schon sehr früh die Bedeutung der gynäkologischen Endokrinologie, Fortpflanzungsmedizin und Mikrochirurgie für unser Fach erkannt und auf diesem Gebiet sechs Ärztinnen und Ärzte habilitiert.

Sie haben sich auch schon sehr früh mit urodynamischen Messungen beschäftigt. Der von Ihnen entwickelte und von der Firma Braun Melsungen gebaute Apparat war der erste seiner Art in Deutschland, und auch ich habe mit meiner Arbeitsgruppe einige Jahre damit gearbeitet, bis wir feststellen mußten, daß die Korrelation zwischen postoperativem Meßergebnis und klinischem Beschwerdebild arg zu wünschen übrig ließ.

Von Ihnen sind eine Reihe wichtiger Bücher und Buchbeiträge zur Urogynäkologie, zur Anästhesiologie, zu operativen Komplikationen, zur Andrologie und zur Immunologie in der Gynäkologie und Geburtshilfe erschienen. Sie sind Mitherausgeber einer der wichtigsten Zeitschriften unseres Gebietes in deutscher Sprache, des „Gynäkologen".

1985/86 waren Sie Präsident der Deutschen Gesellschaft für Gynäkologie und Geburtshilfe und haben den Kongreß aus Anlaß des 100jährigen Bestehens dieser Gesellschaft 1986 in Düsseldorf ausgerichtet. Damals erschien ein Band zur 100jährigen Geschichte der Gesellschaft, die auch den Versuch beinhaltet, die Vergangenheit während des Dritten Reiches darzustellen.

Angesichts Ihrer vielen herausragenden Leistungen war und ist für uns alle besonders beeindruckend Ihre nie versiegende Gelassenheit, Ihr Verständnis für andere und Ihre persönliche Bescheidenheit, die Sie zu einem überaus angenehmen Menschen machen.

Der Vorstand der Deutschen Gesellschaft für Gynäkologie und Geburtshilfe möchte mit der Verleihung der Ehrenmitgliedschaft Ihr Lebenswerk ehren, mit dem Sie sehr viel zum inneren Gehalt und zum äußeren Ansehen unseres Fachgebietes beigetragen haben. Ich darf Ihnen die Ernennungsurkunde überreichen und Ihnen sehr herzlich gratulieren.

Ehrenmitgliedschaft an Herrn Prof. Dr. Helmut Koester

Lieber Herr Koester,

Sie entstammen einer Arztfamilie und wurden am 25. August 1928 in Münster/Westfalen geboren. Ihr Geburtshelfer war, wie könnte es anders sein, unser Ehrenmitglied Prof. Esch.

Sie studierten Medizin in Würzburg und Marburg, wo Sie 1954 mit einem tierexperimentellen Thema promovierten. In den folgenden Jahren gastierten Sie teils in den USA, teils in zytologischen und pathologischen Instituten und traten 1958 als Assistent in die damals von Prof. Kepp geleitete Gießener Universitätsfrauenklinik ein, wo Sie 1965 Oberarzt wurden. Nach nochmaliger Weiterbildung in Histopathologie im Gießener Pathologischen Institut unter der Leitung von Prof. Rotter habilitierten Sie sich 1967 mit einer tierexperimentellen Arbeit über die Physiologie der Eileiter während der Eipassage. Insgesamt haben Sie 13 Jahre das zytologische und 10 Jahre lang das histopathologische Institut der Frauenklinik geleitet.

Weitere Themen Ihrer wissenschaftlichen Arbeit waren die Früherkennung und Therapie des Kollum- und des Ovarialkarzinoms sowie die Familienplanung in ethischer und philosophischer Sicht.

1978–79 waren Sie Vorsitzender der Niederrheinisch-Westfälischen Gesellschaft für Gynäkologie und Geburtshilfe und gehörten zu verschiedenen Zeiten auch dem Vorstand der Deutschen Gesellschaft für Gynäkologie und Geburtshilfe an, die ihre Namensergänzung „und Geburtshilfe“ übrigens Ihrem Vorschlag von 1972 verdankt.

Für die Ernennung zum Ehrenmitglied war aber Ihr Einsatz für die Qualitätssicherung ärztlicher Leistungen in unserem Gebiet ausschlaggebend. Auf den Spuren von Günter Stark haben Sie schon sehr früh erkannt, daß die für eine Evaluation der Qualität notwendigen Fragen andere Gesichtspunkte zu berücksichtigen haben als die Häufigkeit von Komplikationen und Ereignissen. Seit 1981 haben Sie als Leiter einer von unserem Vorstand eingesetzten Kommission zusammen mit dem Institut von Herrn Prof. Selbmann in Tübingen und unter überaus wertvoller Beteiligung von Dr. Geraedts das Projekt „Qualitätssicherung in der operativen Gynäkologie“ entwickelt, das vom Bundesgesundheitsministerium finanziell unterstützt wurde. Dadurch ist es gelungen, diese Qualitätssicherungsmaßnahme auf ein Niveau zu heben, das geeignet ist, im Sinne eines Benchmarking die Qualität ärztlicher Leistungen zu hinterfragen und zu verbessern. Das Programm gilt heute als beispielhaft für andere Gebiete der Medizin. Es ist von der Politik ebenso anerkannt wie von Kostenträgern, Krankenhausgesellschaften und vor allem den beteiligten Ärzten – ein Ergebnis, das in der heutigen kontroversen Zeit überrascht und ermutigt. Mit Stolz dürfen Sie auf dieses Werk zurückblicken.

Der Vorstand unserer Gesellschaft hat einstimmig beschlossen, Sie angesichts Ihrer Verdienste um die Qualitätssicherung zum Ehrenmitglied zu ernennen. Ich gratuliere Ihnen sehr herzlich dazu und darf Ihnen hiermit die Ernennungsurkunde überreichen.

Ehrenmitgliedschaft an Herrn Prof. Dr. Stech

Lieber Herr Stech,

Sie wurden am 24. Januar 1928 in Jena geboren, gingen dort zur Schule und haben dort auch bis zu Ihrem Staatsexamen, das Sie 1950 im Alter von 22 Jahren absolvierten, studiert. Seit 1953 waren Sie Assistent an der Universitätsfrauenklinik Jena unter Prof. Gustav Döderlein, der Sie 1960 zum Lehrbeauftragten ernannte. Die eigentliche Habilitation folgte 1969 mit Ihrer Schrift „Zur Lungenfunktion in der Schwangerschaft“. 1974 wurden Sie zum ordentlichen Professor der Friedrich-Schiller-Universität Jena ernannt. Nach der Vereinigung der alten und neuen Bundesländer übernahmen Sie die C4-Professur bis zu Ihrer Emeritierung 1993.

Auswärtige Studienaufenthalte und Gastlehrtätigkeiten führten Sie nach Athen, Oulu und Helsinki, Budapest, Prag, Lublin und Graz.

Dreimal wurden Sie von den Studenten der medizinischen Fakultät Jena zum „Dozenten des Jahres“ gewählt, 1969, 1978 und 1982.

Sie waren Vorsitzender der Medizinisch-Wissenschaftlichen Gesellschaft für Geburtshilfe und Gynäkologie in Thüringen von 1981 bis 1993, waren 10 Jahre lang Vorsitzender der Promotionskommission I „Klinische Fächer“ der medizinischen Fakultät und gehörten vier Jahre lang, nämlich 1990–1993, der Ethikkommission an.

In den Vorstand der ehemaligen DDR-Gesellschaft für Gynäkologie und Geburtshilfe kamen Sie nach deren Neuwahl als Vertreter der Ordinarien im Dezember 1989. 1.Vorsitzender wurde damals Prof. Schwarz/Rostock, 2. Vorsitzender Prof. Klaus Renziehausen, unser derzeitiger Schatzmeister. Seit 1990 waren Sie kooptiertes Vorstandsmitglied der Deutschen Gesellschaft für Gynäkologie und Geburtshilfe und sind Ehrenmitglied der Norddeutschen Gesellschaft für Gynäkologie und Geburtshilfe.

Eine Würdigung Ihres klinischen und wissenschaftlichen Werdegangs ist auf der Basis der soeben vorgestellten nackten Daten nur möglich, wenn man die Situation bedenkt, in der Sie gearbeitet haben. Nur wenige haben in Ihrer Position dem Druck eines sozialistischen Systems standhalten können, ohne Mitglied der Partei oder ihrer Organisationen zu werden. Nur wenige haben diese Position überhaupt erreicht, ohne sich mit dem System liiert zu haben. An Ihrer fachlichen Kompetenz, wissenschaftlichen Bedeutung und menschlichen Integrität konnten auch die damaligen politischen Machthaber nicht vorbeikommen. Sie genossen nicht nur als hervorragender Operateur hohes Ansehen, sondern vor allem als aufrechter und mutiger Mann.

Mit der Ernennung zum Ehrenmitglied möchte Sie der Vorstand unserer Gesellschaft für Ihre tadellose Haltung und Leistung in sehr langen schwierigen Jahren ehren und sich gleichzeitig vor denjenigen verbeugen, die wie Sie Menschlichkeit, Wissenschaftlichkeit und Anstand in dieser Ära gewahrt haben.

Ich darf Ihnen die Ernennungsurkunde überreichen und gratuliere Ihnen sehr herzlich.

Award of corresponding membership to Prof. Richard Beard

Dear Prof. Beard,

The Executive Board of the German Society of Obstetrics and Gynecology is pleased to announce its decision to invite you to become a corresponding member of our society.

In doing so, our aim is to honor an individual who has done in the field of obstetrics and gynecology an outstanding service and has been intensely committed to harmonization of training and assessment in Europe.

Prof. Beard, in 1971 you became a medical doctor at Cambridge and, in 1972, a fellow of the RCOG.

From then on, in other words for a total of 25 years, you were Professor and Head of the Department of Gynecology at St. Mary's Hospital Medical School up to 1997. After that time, you acted as Director of the Pelvic Pain Clinic in Harrow.

Your international interests go back a long way. In 1980, you were visiting professor at the University of Natal, South Africa, and from 1984 to 1987, you were advisor to the Chinese University in Hong Kong.

Your most important area of activity, as far as Europe is concerned, was, in my opinion, your position as President of the European Board and College of OB-GYN. And – may I state – if there is any hope of a free exchange of doctors within the European nations becoming a reality, then it is of absolute necessity for all of Europe to implement a generally recognized educational system with a continuing education degree that is equivalent everywhere.

In your capacity as current President of the EBCOG, you have a multitude of responsibilities. You organize meetings for trainees, you plan conferences in mutual cooperation with the European Association of Gynecology and Obstetrics, and have initiated the founding of various working parties, like the Working Party on Visiting, on Training and Assessment, the Examination Working Party et cetera.

Now – we would like to express our appreciation of your efforts in serving European interests. We would like to congratulate you on your previous accomplishments. Yet, there is still much to be done, many questions to be answered and, as is often the case too, many financial hurdles to be overcome. In all these missions, we wish you the right touch and the success you certainly deserve.

May I now take the pleasure of handing over this award to you and welcoming you as a corresponding member into the ranks of our society.

Verleihung der korrespondierenden Mitgliedschaft an Herrn Dr. Harald Franzki

Lieber Herr Franzki,

Sie entstammen einer alten Juristenfamilie und wurden am 27. Oktober 1924 in Breslau geboren. Infolge der vielfachen Versetzung Ihres Vaters wuchsen Sie in Breslau, Stettin, Leipzig, Berlin und Neisse/Oberschlesien auf, nahmen am Krieg zuletzt als Leutnant teil und arbeiteten nach der Entlassung aus der Kriegsgefangenschaft zunächst als Landarbeiter.

Sie studierten Rechts- und Staatswissenschaften in Stuttgart und Göttingen und traten nach Ihrer Promotion bei Prof. Brockelmann 1955 in den niedersächsischen Justizdienst ein. Nach einer mehrjährigen Abordnung an das Niedersächsische Justizministerium wurden Sie 1968 Senatspräsident und 1976 Präsident des Oberlandesgerichts Celle. Seit 1968 waren Sie 21 Jahre lang Vorsitzender des für Arzthaftungssachen zuständigen Zivilsenats des OLG Celle und haben viele für uns sehr wichtige Urteile gefällt, die weit über Celle hinaus Bedeutung für unsere berufliche Tätigkeit entfaltet haben.

1989 traten Sie in den Ruhestand und erhielten das Große Bundesverdienstkreuz. Ein Jahr später wurden Sie Vorsitzender eines Richterwahlausschusses für den Bezirk Halle zur Überprüfung der ehemaligen DDR-Richter auf ihre Weiterverwendbarkeit.

Von 1978 bis 1993 waren Sie Mitglied und seit 1988 Präsident der Ständigen Deputation des Deutschen Juristentages.

Ihre wissenschaftlichen Interessen galten dem Gebiet des Medizinrechts, des Sachverständigenrechts und des Zivilprozeßrechts.

Unsere persönliche Bekanntschaft – vom Namen her waren Sie mir wie vielen anderen Ärzten seit vielen Jahren ein Begriff – gründet sich auf Ihre Mitarbeit in der Arbeitsgemeinschaft für Medizinrecht unserer Gesellschaft.

Ich habe in dieser Arbeitsgemeinschaft sehr viel gelernt. Es gibt ganz offensichtlich bei Ärzten und Juristen viele grundsätzlich verschiedene Denkansätze. Normierungen, wie sie gesetzlichen Formulierungen zugrunde liegen, sind dem biologischen Denken des Arztes oft fremd – eine Tatsache, die praktische Konsequenzen hat: Es gibt bei Ärzten das Unverständnis gegenüber dem sog. weltfremden Richter, und es gibt bei

Juristen Unverständnis gegenüber dem Arzt, der ganz offenkundig allgemein gültige Regeln des ärztlichen Handelns nicht kennt oder nicht einhält. Hier ist anzumerken, daß die wissenschaftlich-medizinischen Erkenntnisse des Gerichts auf den Aussagen des ärztlichen Gutachters basieren.

Ich glaube, daß der ärztliche Gutachter das gegenseitige Verständnis zwischen Arzt und Jurist in vielen Fällen problematisiert. Da gibt es die berühmte Krähe, die der anderen kein Auge aushackt – aber es gibt sie seltener als den profilsüchtigen Gutachter, dem es leicht fällt, vor dem Richter, der als Laie zu beraten ist, die eigene und gegenüber dem Beschuldigten überlegene Kompetenz herauszustellen.

Die gemeinsame Arbeit in der Arbeitsgemeinschaft Medizinrecht sollte für mehr Verständnis der einen Berufsgruppe für die andere sorgen, und ich glaube, daß sie dieser Aufgabe gerecht geworden ist. Eine andere und sehr wichtige Aufgabe war die Schulung des medizinischen Gutachters, die in mehreren Seminartagungen zur vollen Zufriedenheit aller Teilnehmer versucht wurde. Und schließlich wollten wir für die von uns zu entwickelnden Leitlinien und Stellungnahmen rechtlichen Beistand haben.

Sie waren als erfahrener und äußerst kompetenter Arzthaftungssenatspräsident a. D. und als Gründungsmitglied der Arbeitsgemeinschaft Medizinrecht immer bereit, nicht zu richten, sondern zu beraten. Sie haben uns Denkweisen gelehrt, die wir für unser Verständnis für die Position der Patientin und für die Formulierung von Empfehlungen benötigten. Sie haben ganz wesentlich für mehr Rechtssicherheit in der ärztlichen Diagnose und Therapie gesorgt, zur Sicherheit und zum Wohle unserer Patientinnen, deren Wohlergehen auch unser Wohlergehen einschließt.

Der Vorstand der Deutschen Gesellschaft für Gynäkologie und Geburtshilfe möchte Sie für Ihre tatkräftige und führende Mitarbeit in der Arbeitsgemeinschaft Medizinrecht ehren und Ihnen die korrespondierende Mitgliedschaft antragen. Ich darf Ihnen hierzu herzlich gratulieren.

Verleihung der „Goldenen Feder" an Frau Angelika Blume

Den diesjährigen Journalistenpreis der Deutschen Gesellschaft für Gynäkologie und Geburtshilfe „Die Goldene Feder" erhält Frau Angelika Blume.

Der Preis „Die Goldene Feder" wurde 1990 von unserem Altpräsidenten Ernst Hickl ins Leben gerufen und wird von der Firma Nestlé dankenswerterweise gestiftet. Er dient dem Versuch, Vertrauen und Verständnis zwischen den beiden Berufszweigen des Arztes und des Journalisten aufzubauen und soll Journalisten ehren, die sich medizinischen Themen mit besonderer Kompetenz gewidmet haben – ob das nun für Ärzte im Einzelfall angenehm ist oder nicht.

Daß Ärzte Journalisten mit Preisen auszeichnen, ist so selbstverständlich noch nicht. Beide Berufe haben sich lange eher mißtrauisch beäugt. In den letzten Jahren ist jedoch auch der persönliche Kontakt zu Angehörigen des jeweils anderen Berufs enger geworden, vertrauter. Man kennt sich, man anerkennt die gegenseitige Leistung. Und man erkennt, daß es etwas gibt, das beide Berufe, Arzt und Journalist, miteinander verbindet: Wir verstehen uns beide als „Anwälte" der Patienten, in diesem speziellen Fall als Interessenvertreter der Frauen.

Dieses Verstehen setzt die Anerkennung des jeweils anderen Blickwinkels voraus. Der seriöse Journalist will nicht den Skandal, um die Auflage zu erhöhen, genauso wenig will der gewissenhafte Arzt etwas verbergen.

Daß wir in einer Informationsgesellschaft leben, brauche ich nicht zu betonen. Sie ist allgegenwärtig. Wir können uns ihr nicht entgegenstellen, wir sollten aber auch nicht nur Mitläufer sein. Wir können und müssen mitgestalten, mitreden, wenn wir Richtungen beeinflussen wollen, wir müssen kommunizieren – und davon können beide Seiten profitieren. Die Patienten verlangen nach Information und Aufklärung und haben auch ein Anrecht darauf. Nur Kenner der Materie, Fachleute also, können Aufklärung und Information kompetent bereitstellen – das ist eindeutig eine ärztliche Pflicht und Leistung. Die Medien vermitteln den Inhalt der Information dem Laien meist besser, als es der Arzt kann. Sie bemühen sich, diesem Auftrag gerecht zu werden. Das tun sie natürlich – wie überall im Leben – mit unterschiedlicher Qualität.

Im Falle unserer diesjährigen Preisträgerin ist es die Qualität ihrer Arbeit, die uns veranlaßt, sie mit diesem Preis zu ehren.

Was Frau Blume auszeichnet, sind nicht allein ihre eingehenden, um Klarheit und Wahrheit bemühten Recherchen, sondern etwas Verbindendes im vorgenannten Sinne: Es geht ihr wie uns bei unserer Arbeit um das Wohl der Frau.

Frau Blume sammelte frühe journalistische Erfahrungen bei Tageszeitungen und bei einer Zeitschrift in Hamburg und Berlin, ehe sie sich als freiberufliche Medizin-Journalistin und Publizistin etablierte. Dabei hat sie sich, um ihre Voraussetzungen anzureichern, in die Medizin sozusagen hineingekniet. Die Pathologie, sagt sie von sich selbst, habe sie nie so interessiert wie die Physiologie. Die Geheimnisse des Gesunden findet sie spannender als die der Krankheiten.

In den zehn Jahren ihrer freiberuflichen Arbeit als Medizin-Journalistin schrieb sie sieben Sachbücher über medizinische Themen, insbesondere Themen, die Frauen angehen. Sie trat als Herausgeberin weiterer Bücher hervor und bearbeitete für einen Hamburger Verlag amerikanische Titel, zum Beispiel über Empfängnisverhütung, Reproduktionsmedizin und andere spezielle Themen, die sich mit der Gesundheit von Frauen befassen.

Anschließend trat Frau Blume die Position an, die sie bis heute inne hat, nämlich die der Medizin-Redakteurin bei der Zeitschrift „BRIGITTE", wo sie inzwischen Ressortleiterin ist. Sie hält eine kritisch-konstruktive Distanz zum Medizin-System – dankenswerterweise auch zur alternativen Szene –, nimmt gesundheitspolitische Impulse auf und setzt sie in sachliche Berichterstattung um.

Dabei bemüht sie sich um etwas, was sie den integrativen Ansatz nennt. Das heißt eine Zusammenschau und Wertung aller aktuellen medizinischen Konzepte. Neben den schulmedizinischen Methoden betrachtet sie auch naturheilkundliche und nicht zuletzt Medizinformen aus anderen Kulturen. Die gemeinsame Fragestellung einer solchen Zusammenschau lautet für Frau Blume immer, wie sich diese Konzepte und Methoden zum Wohl der Patientinnen ergänzen können.

Dieses Bemühen um das Wohl der Frauen ist sozusagen die verbindende Klammer zwischen der medizin-journalistischen Arbeit von Frau Angelika Blume und uns Frauenärztinnen und Frauenärzten. Diese Gemeinsamkeit auf hohem beruflichen und ethischen Niveau läßt Wert, Verdienst und Berechtigung der Preisverleihung an Frau Angelika Blume in einem deutlichen und hellen Licht erscheinen.

Ich überreiche Ihnen, liebe Frau Blume, hiermit die Urkunde, die Goldene Feder, einige Blümchen und den Scheck und darf Ihnen herzlich gratulieren.

Festrede des Präsidenten

D. Berg

Mein Vortrag anläßlich der Eröffnung des 52. Kongresses der Deutschen Gesellschaft für Gynäkologie und Geburtshilfe beschäftigt sich mit den medizinisch-technischen Veränderungen, die unser Fach wie auch die Medizin schlechthin erfahren hat und mit deren Auswirkungen auf das Bild des Arztes, der das nächste Jahrtausend bestehen soll. Im Motto dieser Tagung

Humanität, hohe Qualität der medizinischen Versorgung und Wirtschaftlichkeit – ein unlösbarer Konflikt?

ist ausgedrückt, welchen Einflußgrößen die Medizin ausgesetzt ist. Ich werde die drei Begriffe – Humanität, Qualität und Wirtschaftlichkeit – nicht getrennt behandeln, sondern versuchen, durch die Art des Vortrags auszudrücken, daß sie untrennbar miteinander verbunden sind. Wir werden auf die Probleme der Humanität in unserer angeblichen Leistungsgesellschaft mit bestehender hoher Versorgungsqualität und derzeitigen wirtschaftlichen Schwierigkeiten immer wieder stoßen.

Das ethische Selbstverständnis des Arztes

Die klassische Kette

Krankheit – Diagnose – Therapie – Ergebnis

ist verändert worden, vor allem, weil sich alle Glieder dieser Kette verändert haben, auch das Glied „Krankheit", das eine Begriffsveränderung erfuhr. „Unwohlsein" wird mehr und mehr zur Krankheit – bald auch „Mißempfinden" oder „Mißvergnügen"?

Aber auch die diagnostischen Möglichkeiten wurden erweitert und die therapeutischen Leistungen vermehrt. Das Ergebnis kann sich sehen lassen: Der Versorgungsgrad und der Gesundheitszustand unseres Volkes sind weltweit in der Spitzengruppe zu finden. Die Qualitätssicherung wird allerdings angesichts des hohen finanziellen Input und der zunehmendem Kritik am Medizinbetrieb sowohl seine Ergebnisse als auch seine Struktur und sein Processing hinterfragen.

Unser Fachgebiet ist wie kein anderes Ursache und Ziel dieser Entwicklung:

- Ursache, weil wir die nötigen Methoden zur Erweiterung unseres Arbeitsgebietes selbst entwickelt haben und
- Ziel, weil wir es sind, die sich mit der Aufgabenerweiterung auseinandersetzen müssen.

Veränderung des Krankheitsbegriffs

Wir werden nicht nur während des menschlichen Lebens und an seinem Ende tätig, sondern schon vorher oder sehr früh zu Beginn des Lebens.

- Wir können durch Methoden der Kontrazeption, die noch nie so hoch entwickelt waren wie heute, Leben verhindern, d. h., wir können die Krankheit „ungewollte Schwangerschaft" verhindern.
- Wir können durch Methoden der assistierten Reproduktion Leben entstehen lassen und die Krankheit „Unfruchtbarkeit" heilen.
- Wir können entstehendes Leben so gut untersuchen, daß schon sehr frühzeitig eine Bewertung dieses Lebens – aus der Sicht der Schwangeren, ihres Partners, des Arztes wie auch der Gesellschaft – möglich wird.
- Die Krankheit „Unzumutbarkeit" (des Feten für die Schwangere) können wir durch Schwangerschaftsabbruch oder Fetozid heilen.

Die hier deutlich werdende Veränderung der Begriffe „Krankheit" und „Heilen" hat zwangsläufig medizinethische Konsequenzen, mit denen wir uns auseinandersetzen müssen – mit dem Ziel, sie in ein neues Konzept des Frauenarztes einzubauen. Wir sind nicht mehr nur Heiler im herkömmlichen hippokratischen Sinn, wir sind Helfer auch in anderen Bereichen und Situationen des allgemeinen Lebens, die nicht als Krankheit, sondern bestenfalls als Befindlichkeit beschrieben werden können. Sind wir nicht auch vielfach sogar nur „Vollstrecker des sozial und subjektiv Wünschenswerten"?

Leistungsausweitung

Andere Einflüsse resultieren aus veränderten Möglichkeiten der Diagnostik und Therapie. In einem Sozialversicherungssystem, in dem beide Vertragspartner – Patient und Arzt – Interesse an einem Zuwachs an Leistungen haben, darf es nicht wundern, wenn die von der Industrie und der Wissenschaft angebotenen diagnostischen Möglichkeiten vermehrt genutzt werden. Dabei darf nicht vergessen werden, daß es die politisch zu verantwortende Überproduktion von Ärzten ist, die den Leistungszuwachs möglich und für den einzelnen Arzt attraktiv und auch notwendig macht, wenn er seinen Betrieb aufrechterhalten will.

Der für die Volkswirtschaft schädliche und für die einzelne Praxis notwendige Drang zur Leistungsausweitung fiel in eine Zeit, in der zum Beispiel die Endoskopie an Boden gewann. Besonders bei Orthopäden und Gynäkologen, aber auch bei Internisten und Chirurgen betragen die Mengensteigerungen endoskopischer Leistungen mehrere 100%. Da wahrscheinlich die Krankheitsrate nicht im gleichen Maß gestiegen ist wie die Zahl der Eingriffe, ist anzunehmen, daß es für sehr viele dieser Eingriffe keine ausreichende Indikation gibt. So beklagenswert und schädlich für den Ruf der Ärzte das auch ist: Vergessen wir nicht, daß für die hohe Dichte an Ärzten und Krankenhausbetten einerseits und für die gestiegenen Ansprüche der Patienten andererseits primär Gesellschaft und Politik verantwortlich sind und daß es nicht die Gier nach höherem Einkommen ist, die die Ärzte motiviert, sondern – angesichts sinkender Nettoeinnahmen – die Sorge um die Existenz.

Ein Akt besonderer staatlicher Fehlsteuerung war die Förderung ambulanter Operationen durch eine Zuschlagsziffer. Eine Unzahl von Operationseinrichtungen wurde außerhalb der bestehenden Klinik-Operationssäle neu geschaffen und muß von der gesetzlichen Krankenversicherung finanziert werden. Die erwartete Entlastung im stationären Bereich blieb infolge der Leistungssteigerung im ambulanten Bereich ebenso aus wie die erhoffte Kostenentlastung der GKV. Mittlerweile haben die Spitzenverbände der Krankenkassen das Problem erkannt und versuchen durch die Gestaltung weiterer Fallpauschalen und Sonderentgelte das ambulante Operieren außerhalb etablierter Operationseinrichtungen, sprich: Krankenhäusern, uninteressant zu machen. Das wird unausbleiblich zu Konkursen vieler operativer Praxen führen. Experimente mit Menschen wie dieses würde man uns im Bereich der Medizin böse ankreiden.

Ein weiterer Teil der gestiegenen Leistungszahlen geht auf defensivmedizinisches Denken zurück. Der forensische Druck, unter dem vor allem die Frauenärzte in der Geburtshilfe arbeiten, führt zu sachlich unbegründeten, aber aus Sorge vor haftungsrechtlicher Inanspruchnahme verständlichen Mehrleistungen. Ich denke hier vor allem an ultrasonographische und andere Untersuchungen in der Schwangerenberatung, für deren Frequenzanstieg es keine medizinische Begründung gibt. Setzt man nämlich die Zahl antepartaler Leistungen zum Ergebnis – gemessen in antepartaler Mortalität und Frühgeburtenrate – in Beziehung, erkennt man, daß es keine Evidenz für den Sinn dieses Leistungsanstiegs gibt. Bei dieser Gegenüberstellung von Input und Output in der Schwangerenberatung ist allerdings nicht sicher, daß die Frage nach der Evidenz richtig gestellt wurde. Meines Erachtens wird durch diese Evaluation nicht widerlegt, daß eine intensive Schwangerenberatung ihren Beitrag zu den günstigen deutschen Perinataldaten geliefert hat.

Neue Techniken der Familienplanung

Ganz unstreitig bedingen neue Kontrazeptions-, Konzeptions- und pränatale Diagnosetechniken mit ihren erweiterten Möglichkeiten individueller Selbstbestimmung auch neue Formen, Dimensionen und Träger der Verantwortung. Neue Freiheiten verlangen neue Verantwortlichkeiten. Es ist nicht mehr der Frauenarzt allein, der der Patientin medizinische Möglichkeiten der Heilung anbietet, sondern es ist vorwiegend die Patientin selbst, die aus ihrem eigenen Selbstverständnis, ihrem eigenen Verantwortungsbewußtsein und aus ihren eigenen Vorstellungen der Lebensgestaltung heraus die vom Frauenarzt entwickelten und angebotenen Möglichkeiten der Schwangerschaftsverhütung, der Schwangerschaftserzeugung und der Schwangerschaftsbeendigung in Anspruch nimmt. In einer pluralistischen Gesellschaft sind ethische Konflikte zwischen Arzt und Patientin durchaus zu erwarten.

Der Frauenarzt ist stärker als früher zum Partner der Patientin geworden. Aber kann und darf er zum „Vollstrecker des sozial und subjektiv Wünschenswerten" werden? Er wird unverändert das Interesse der Patientin im Vordergrund seiner Tätigkeit und damit seines eigenen Interesses sehen. Er wird sich aber dort dem Patientenwunsch verweigern müssen, wo das ärztliche Gewissen, wo der eigene ethische Standpunkt dies gebietet.

Was aber ist heute der ethische Standpunkt des Arztes, was ist das ärztliche Gewissen? Die Frage läßt sich nicht mehr allgemeingültig beantworten. Wir sind in Fragen der

Kontrazeption, der Konzeption und der Fetaldiagnostik einer permanenten Kontroverse näher als einer gesellschaftlichen Konsensfindung.

Der gesellschaftliche Konsens

Medizin und Naturwissenschaften lösen keine Wertfragen – das muß an erster Stelle Aufgabe der sog. Gesellschaft sein. Wir sind Glieder dieser Gesellschaft, deren soziales und auch ethisches Selbstverständnis auf das des Arztes Einfluß nimmt, wie auf jeden anderen Menschen auch. Wo die Gesellschaft versagt, wie im Dritten Reich, wird auch der Arzt versagen. Auf dem Kongreß unserer Gesellschaft in München, 1994, wurde dieses Versagen der Frauenärzte durch den damaligen Präsidenten *Prof. Hepp* wie auch durch *Prof. Stauber* thematisiert. Wir werden auf diesem Kongreß mit dem Podiumsgespräch von *Herrn Hepp* zum Nürnberger Kodex noch einmal auf dieses Thema zu sprechen kommen. Mir geht es heute darum darzulegen, daß ethische Probleme innerhalb eines Kulturkreises gesamthaft zu sehen, zu verarbeiten und auch zu verantworten sind – wobei ich in keiner Weise die Taten deutscher Frauenärzte im Dritten Reich entschuldigen möchte. Ich empfinde als Arzt eine besondere Verantwortung für das ethische Selbstverständnis unserer Gesellschaft, weil wir berufsbedingt mehr als andere mit den Problemen des Lebens und Sterbens verbunden sind. Leben und Sterben aber sind schon immer ein wichtiger Kristallisationspunkt ethischer Überlegungen.

Der Tübinger Theologe *Dietmar Mieth*[1] lenkte anläßlich eines Symposions zum 175jährigen Bestehen der akademischen Chirurgie in Heidelberg den Blick auf die Tatsache, daß die Medizin in die Gesellschaft eingebettet ist. Wir alle seien Träger der Medizin. Sie sei viel zu wichtig, als daß man sie den Ärzten überlassen könne. Die Grenzen der Medizin festzulegen sei mithin Aufgabe der Gesellschaft.

Wissenschaftler und Ärzte können und müssen allerdings als Wegbereiter auf zukünftige Entwicklungen aufmerksam machen, die auf die traditionelle abendländische Geisteshaltung Einfluß haben können. Wir müssen den Anstoß dazu geben, auf der Basis neuer Erkenntnisse über unser Weltbild nachzudenken, weil auch der Wissenschaftler im Sinne einer Rückkopplung von diesem Weltbild abhängig ist. Wir befinden uns heute wieder in einer Wertediskussion, die um so fruchtbarer geführt werden kann, je mehr Wissenschaft und Gesellschaft miteinander kommunizieren.

Zu spät wurde auf seiten der Wissenschaft erkannt, wie wichtig das Gespräch mit den Nichtwissenden ist, mit dem anonymen kleinen Mann auf der Straße wie mit den politisch Verantwortlichen. Viele von ihnen begegnen der Forschung mit großer Zurückhaltung und auch mit Ängsten bis hin zur Feindseligkeit. Eine forschungsfeindliche Umwelt behindert Forschung auf jeden Fall – durch Verbote, Genehmigungsverfahren, Barrieren, Stigmatisierung der Forscher bis hin zur gewalttätigen Blockade und Zerstörung von Tier- und Pflanzenversuchseinrichtungen, ganz zu schweigen von Castortransporten. Nur mit einem Wort sei darauf hingewiesen, daß die Zukunft eines Landes ohne natürliche Rohstoffe und ohne florierenden Tourismus ausschließlich von seinem Geist, seiner Schulung, seiner Forschung und seiner Innovationskraft abhängt. Wer nicht in Schulung, Forschung und Eliten investiert, verspielt die Zukunft. Die Angst vor

[1] Dietmar Mieth (geb. 1940), Theologe und Ethiker, Tübingen

den Problemen, die jedes neue Forschungsergebnis birgt, darf nicht zur Lähmung der Forschung führen.

Fortschrittsfeindlichkeit

Wir erleben heute aber eine Fortschrittsfeindlichkeit, die den früheren Glauben an den Segen der Forschung und Entwicklung abgelöst hat. Dieser Skeptizismus ist wahrscheinlich auch nicht unberechtigt, und es ist ja wirklich nicht sicher, daß der Einsatz der Atombombe gegenüber den Methoden des Dreißigjährigen Krieges als Fortschritt anzusehen ist. Oder denken Sie an die Entwicklung der Musik vom Barock bis heute. Entwicklung ja – aber Fortschritt?

Wir werden andererseits die Entwicklung nicht aufhalten, allenfalls steuern können. Wir dürfen Fortschritt und Forschung nicht behindern, aber wir müssen sie begleiten durch unsere Überlegungen über ihre Qualität, ihre Bezahlbarkeit und ihren ethischen Hintergrund, den sie haben oder brauchen. Manches an Fortschritt ist tatsächlich verhinderbar, wenn man emotionsfrei über seine Qualitäten nachdenkt.

Wir erleben auch in unserem Fach den Drang unserer Patientinnen zu sog. alternativen Diagnose- und Behandlungsverfahren, zur alternativen Geburtshilfe, zu komplementären Behandlungsverfahren in der Onkologie. Was sind die Gründe?

Ich nenne hier an erster Stelle den Überdruß:

- Überdruß durch Überfluß,
- Überdruß durch Unkenntnis,
- Überdruß durch Unverständnis.

Überdruß durch Überfluß

Der Gießener Philosoph *Marquard*[2] hat sich in einer sehr interessanten Arbeit mit dem Problem der „Prinzessin auf der Erbse" auseinandergesetzt. Sie alle kennen dieses Märchen, bei dem verschiedene Prinzessinnen und Anwärterinnen auf den Thron auf ihre Sensitivität geprüft wurden. Diejenige Dame, die durch eine beträchtliche Menge von Matratzen und Daunenauflagen hindurch noch eine Erbse fühlen und darunter leiden konnte, war die wirkliche Prinzessin. Es gab offensichtlich nichts mehr, wodurch diese Prinzessin noch zum Leiden zu bringen war, als diese eine Erbse. Und wer – so *Marquard* – in der Lage ist, bei zunehmender Verminderung von Leidensquellen immer mehr zu leiden, ist ein wirklich moderner Mensch. Bei dieser Betrachtung nehme ich ernste Leiden aus, die zunehmen, weil unsere Patientinnen älter werden und wir unseren Aufgabenbereich erweitern.

Warum verfällt die Medizin um so mehr der Kritik, je mehr Erfolge sie aufzuweisen hat? Wie kommen die Menschen dazu, die Verbesserung ihrer Lebensverhältnisse, ihre zunehmende medizinische Sicherheit schließlich als Verschlechterung der Lebensumstände zu empfinden? Was bewegt sie dazu, bei ständiger Verminderung der Leidensquellen immer mehr zu leiden?

---

[2] Odo Marquard (geb. 1928), Philosoph, Gießen

Die Fortschrittszuversicht vergangener Jahrhunderte kippt allmählich, so meint *Marquard,* in eine Fortschrittsangst um. Fortschritt wird zunehmend als Zerstörung der Natur, der Kultur oder der Moral empfunden. Die Zuversicht in die Fortschritte der Medizin wird abgelöst durch die Angst vor den Fortschritten der Medizin, die dankbare Anerkennung des Medizinerfolgs durch die mißtrauisch radikale Medizinkritik. All das, was an modernem Fortschritt vorher zustimmungsfähig und positiv schien, wird jetzt zum Auslöser von Ablehnung. Vermehrung des Wissens wird nicht als Vermehrung des Verbesserungswissens angesehen, sondern als Zerstörungswissen wahrgenommen. Die dramatisch zunehmende Fähigkeit der Medizin, Krankheiten zu besiegen, wird als wachsende Entmenschlichung der Medizin und Verdinglichung der Patienten verdammt.

Es wird dabei vollkommen vergessen, daß die frühere Gefahr der Frauen und Kinder in der Geburtshilfe durch den modernen Fortschritt der letzten Jahrzehnte gemildert und getilgt wurde. Es wird vergessen, daß die Verbesserung der Sicherheit Errungenschaften sind, die mühsam über Jahrzehnte entstanden sind. Sie sind heute so selbstverständlich geworden, daß für Urängste und Lebenssorgen kaum noch Raum bleibt. Da aber niemand ohne Ängste, Probleme und Sorgen leben kann, wird die Erbse gesucht, die noch Beschwerden verursachen kann. Fortschritt wird zur Gefahr, die Erbse zur Lebensbedrohung. Der Fortschritt der Medizin wird, statt daß er dankbar gelobt wird, zunächst einmal selbstverständlich und dann zum Feind. Je besser es den Menschen geht, desto schlechter finden sie das, wodurch es ihnen besser geht, und beginnen das aufs Spiel zu setzen, wodurch es ihnen besser geht. Je mehr Übel der Fortschritt tilgt, desto unwiderstehlicher wird es, den Fortschritt selber als Übel zu sehen. Je mehr Krankheiten die Medizin besiegt, desto stärker wird die Neigung, die Medizin selber zur Krankheit zu erklären. Das ist das Prinzessin-auf-der-Erbse-Syndrom nach *Marquard.*

Der Präsident der Deutschen Gesellschaft für Innere Medizin, *Prof. Köbberling*[3] hat sich in seiner Ansprache anläßlich der Kongreßeröffnung 1997 eingehend mit der neuen deutschen Leidenschaft für alternative Behandlungsverfahren auseinandergesetzt. Er weist dabei historische Bezüge zur Zeit des Nationalsozialismus nach, in der der Reichsärzteführer *Dr. Wagner* die „Neue deutsche Heilkunde" begründet hatte, die sich an der Pseudophilosophie von Blut und Boden ausrichtete. *Rudolf Hess*[4] hat bereits 1933 geschrieben, daß im Interesse der Volksgesundheit die Naturheilkunde einen ihr gebührenden Rang erhalten solle und daß sich Schulmedizin und Naturheilkunde gegenseitig befruchtend ergänzen müssen. Der Widerstand einiger Mediziner gegen das geplante Heilpraktikergesetz wurde als reaktionäre und staatsfeindliche Äußerung junger Mediziner aus „gewissen Hochschulkreisen" bezeichnet. In Berlin wurde ein Lehrauftrag für Homöopathie vergeben, in Stuttgart und Leipzig homöopathische Kliniken gegründet, und das Rudolf-Heß-Krankenhaus in Dresden erhielt den Auftrag, Schul- und Außenseitermedizin zu integrieren. Dort wurde auch versucht, die Syphilis durch Saft-Fasten zu kurieren. Allerdings verlief die vom Reichsgesundheitsamt verordnete Testung homöopathischer Verdünnungen so niederschmetternd, daß sogar die Homöopathen gegen die Fortsetzung der Untersuchungen beim Reichsgesundheitsführer intervenierten. Übrigens wurde im Dritten Reich auch die Hausgeburtshilfe als Norm propagiert.

[3] Johannes Köbberling (geb. 1940), Internist, spez. Diabetologie

[4] Rudolf Hess, Stellvertreter Adolf Hitlers

Der wohl bedeutendste deutsche Philosoph dieses Jahrhunderts, *Karl Jaspers*[5], sagte anläßlich der 1. Rektoratswahl nach dem Kriege 1945 in Heidelberg, daß der Einbruch des Nationalsozialismus in die Medizin nicht stattgefunden hätte, wenn die beiden Pfeiler „Humanität und Wissenschaft" standgehalten hätten. Erst der Geist der Unwissenschaftlichkeit habe dem Nationalsozialismus Tür und Tor geöffnet. Unwissenschaftlichkeit sei der Boden der Inhumanität. Sind unsere Politiker und geistigen Führer noch wissenschaftlich orientiert? Wie weit ist es von der Unwissenschaftlichkeit zur Inhumanität? Wo stehen wir heute und wo geht das hin?

Die Geschichte wiederholt sich. Im Arzneimittelgesetz SGB V § 135 Abs. 1 wird der „Binnenanerkennung" sog. alternativer Therapierichtungen zugestimmt. Der Bundestag mißachtet damit nicht nur das Votum des Deutschen Ärztetages von 1997, sondern auch den Beschluß des Europäischen Parlaments, alternative Therapiemethoden nicht durch Sozialsysteme finanzieren zu lassen. Als der Bundesgesundheitsminister in einer Rede vor dem Deutschen Bundestag die Nichteinführung der sogenannten Positivliste begründen wollte, erklärte er, daß der Verzicht auf die Präparate mit nicht vorhandener oder umstrittener Wirksamkeit dazu führen würde, daß die „sanfte Medizin durch chemisch harte Medizin" ersetzt würde. Also: Nicht nachgewiesene Wirksamkeit wird als „sanft", nachgewiesene Wirksamkeit als „chemisch hart" bezeichnet.

Das Bundessozialgericht hat in einem Urteil zur „Binnenanerkennung" folgendes ausgeführt:

„Der maßgebende allgemeine Standard kann deshalb nur ‚therapieimmanent' ermittelt werden. Als Maßstab ist sowohl der Denkansatz der Schulmedizin als auch der der ‚besonderen Therapierichtungen' heranzuziehen. Dabei kommt es im Verhältnis zu den ‚besonderen Therapierichtungen' nicht darauf an, ob deren Denkansatz richtig oder falsch sei. Behandlungsmethoden der ‚besonderen Therapierichtungen' sind daher vom Leistungsspektrum der gesetzlichen Krankenkassen dann nicht ausgeschlossen, wenn sie innerhalb der jeweiligen Therapierichtung anerkannt sind."

Sie sehen, wie eng verwoben in diesem Beispiel die Begriffe Wirtschaftlichkeit, Qualität und Humanität sind.

Da wir Frauenärzte besonders in der Behandlung klimakterischer und postmenopausaler Beschwerden mit dem Wunsch unserer Patientinnen nach einer „natürlichen" und pflanzlichen Therapie konfrontiert werden, möchte ich Köbberlings Ausführungen zur Phytotherapie auszugsweise wiederholen:

„Die Phytotherapie ist die älteste unter den ‚besonderen Therapierichtungen', und es fällt etwas schwerer, sie der Paramedizin zuzuordnen, ist sie doch die Mutter der gesamten heutigen Pharmakotherapie. Sie selbst hat sich aber durch besondere Glaubenssätze zumindest in die Nähe zur Paramedizin gebracht. Es kann gar nicht genug betont werden, welch ein großer medizinischer Fortschritt in dem Wandel vom Naturprodukt zum definierten medizinischen Präparat liegt, auch wenn das eigentliche Wirkprinzip bereits im Naturprodukt vorhanden war. Was könnte es dann aber für Gründe geben, wieder mehrere Schritte zurückzugehen und neben der modernen Pharmakotherapie, die natürlich viele Pflanzenstoffe in ihr Repertoire aufgenommen hat, sich wieder der Phytotherapie zuzuwenden und diese als eigenständige Therapierichtung zu betreiben?

Der Hauptgrund liegt darin, daß man eine Berechtigung sucht, auf übliche Prüfungen der Wirksamkeit und der Unbedenklichkeit verzichten zu dürfen. Man möchte ganz bewußt den Glau-

[5] Karl Jaspers (geb. 1883, gest. 1996 in Basel), Philosoph, Heidelberg, Basel

ben bewahren, pflanzliche Substanzen seien immer gut. Man grenzt sich deswegen bewußt von der angstbesetzten Chemie ab und verwendet Begriffe wie ‚Apotheke Gottes'. Gerade diese Ansicht ist aber falsch. Der Anteil schädlicher und möglicher krebserzeugender Substanzen unter den pflanzlichen Inhaltsstoffen ist nicht geringer als unter synthetisierten Chemikalien."

Überdruß durch Unkenntnis

Rückblickend brachten die letzten drei Jahrzehnte eine fundamentale Richtungsänderung in der Geburtshilfe. Das Kind wurde um so mehr zum Mittelpunkt, je mehr es ärztlich zugänglich wurde. Seine Überwachung unter der Geburt wurde auf eine wissenschaftliche, ärztliche Basis gestellt. Die Herzton-Auskultation durch die Hebamme wurde – zumindest in Deutschland – durch die kontinuierliche und apparative kardiotokographische Aufzeichnung ersetzt, wobei jetzt nicht mehr die Hebamme, sondern der Arzt für die Überwachung juristisch primär verantwortlich ist. Fast ohne Änderung blieb in Bayern die perinatale Mortalität von 1910 bis 1950 unter der Federführung der Hebammen konstant, bis die Abkehr von der Hausgeburtshilfe einsetzte und die Frauen zur Entbindung in die Kliniken kamen, wo sie gemeinsam von Hebamme und Arzt betreut wurden. Mittlerweile hat die deutsche Geburtshilfe einen Standard erreicht, der zu den besten der Welt gehört.

Letztlich wurde aus der Hebammengeburtshilfe die ärztlich geleitete Geburtshilfe. Ich spreche hier bewußt nicht von Arzt-Geburtshilfe als Gegenstück zur Hebammengeburtshilfe, sondern nur von einer ärztlich geleiteten Geburtshilfe. Unsere Hebammen arbeiten nach wie vor an vorderster Front in der Geburtshilfe, sie sind auch im modernen Kreißsaal unentbehrlich. Sie kennen natürlich auch ihren Wert und versuchen, in Deutschland den vermeintlich verlorenen Boden wieder zurückzugewinnen. Es überrascht nicht, daß vor allem ganz junge Hebammen und Hebammenschülerinnen von der auf deutsches und europäisches Recht gestützten Rückgewinnung der Geburtshilfe – auch außerklinisch – begeistert sind. Es sind dies in der Mehrzahl junge Frauen,

- die mangels Erfahrung noch nicht erlebt haben, daß Schwangerschaft und Geburt primär gefahrvolle Zeitabstände im Leben eines Menschen sind und daß nur modernes Management und geeignete Ausstattung der Klinik-Kreißsäle die Gefahren abwenden können,
- die die Zeiten, in denen Kinder unter der Geburt starben, nicht miterlebt haben,
- und die schließlich nicht begriffen haben, daß nicht die Natur die günstigen Ergebnisse liefert, sondern diejenigen, die mit der Natur zu leben und sie zu modifizieren gelernt haben. Wenn heute Kinder diabetischer Mütter nahezu die gleichen günstigen Überlebenschancen haben wie Kinder gesunder Mütter, dann nicht deshalb, weil der Diabetes so harmlos ist, sondern weil wir ihn erfolgreich behandeln können.

Eine Rückkehr zur reinen Hebammengeburtshilfe, wie sie die Hebammen derzeit fordern, würde nicht nur – abstrakt ausgedrückt – unsere statistischen Ergebnisse in Frage stellen, sondern – ganz konkret – vielen Kindern das Leben kosten. Für reine Ideologen ist allerdings kein Preis zu hoch.

Überdruß durch Unverständnis

Ich glaube, daß die heutige Fortschritts- und Forschungsfeindlichkeit neben dem Überdruß des Überflusses und der Unkenntnis eine dritte Wurzel hat, nämlich die Angst vor der nicht mehr verstandenen, weil komplizierteren Forschung. Ich verweise auf Beispiele aus der Kernenergietechnik und der Gentechnologie, die in Deutschland wie in keinem anderen Industrieland der Erde behindert werden, weil man aus Angst vor dem Mißbrauch den nützlichen Gebrauch verbieten möchte.

Wissenschaft darf nicht mehr für sich in einem nach außen abgeschirmten Raum gepflegt werden. Sie muß sich verständlich machen, damit sie von der Gesellschaft akzeptiert und auch finanziert wird. Ein Auseinanderdriften der Interessen von Wissenschaft und Gesellschaft kann gefährliche Folgen haben. Ich erinnere an das Unverständnis der Bevölkerung gegenüber der modernen Gentechnologie, der Pharmaforschung und der Kernenergieforschung, das wohl hauptsächlich auf einem Mißverständnis durch Unkenntnis beruht. Die Folgen sind bekannt: Mißtrauen gegenüber Eliten, Wissenschaft und Fortschritt, Be- und Verhinderung von Forschung in Deutschland, Verlagerung der Forschungsaktivitäten ins Ausland.

Für unser Fachgebiet sei auf die Chancen und Gefahren der Embryonenforschung und der Fortpflanzungsmedizin verwiesen. Ich zitiere hierzu aus dem Plädoyer der Deutschen Forschungsgemeinschaft zur Forschungsfreiheit von 1996:

„Da die Verfahren der assistierten Fertilisation auch den Umgang mit Embryonen einschließen, eröffnen sie Möglichkeiten der Forschung an und mit menschlichen Embryonen. Auch mit diesen Fragen haben sich die ärztlichen Standesorganisationen und die Wissenschaftsorganisationen frühzeitig auseinandergesetzt. Für Ärzte verpflichtenden Charakter erhielten die „Richtlinien zur Forschung an frühen menschlichen Embryonen“ der Bundesärztekammer von 1985. Diese Richtlinien ließen die Möglichkeit zur Forschung offen, soweit hochrangige Forschungsziele erkennbar werden sollten.

Die standesrechtlichen Regelungen und die wissenschaftlichen Selbstverpflichtungen hätten ausgereicht, um mißbräuchliche Anwendungen von IVF und Embryonenforschung zu verhindern. Diese standesrechtlichen Richtlinien und Selbstbindungen der Wissenschaft erschienen dem Gesetzgeber nicht ausreichend, so daß er das Embryonenschutzgesetz verabschiedete, das am 1. Januar 1991 in Kraft trat. Dieses Gesetz enthält Regeln zur Durchführung der IVF und anderer Verfahren der assistierten Fertilisation sowie zur Forschung an und mit Embryonen. Im wesentlichen deckt sich das Embryonenschutzgesetz mit den Richtlinien und Empfehlungen der Forschungs- und Standesorganisationen. Der entscheidende Unterschied liegt jedoch in der durch das Gesetz eingeführten Kriminalisierung (Androhung von Freiheitsstrafen bis zu 3 Jahren oder Geldstrafe) für bereits standesrechtlich geregelte Tatbestände.

Durch das Embryonenschutzgesetz ist jegliche Forschungsaktivität auf diesem Gebiet der Reproduktionsmedizin erstickt worden, während in anderen Ländern große Fortschritte über die reine Behandlung der ungewollten Kinderlosigkeit hinaus erzielt wurden, so bei der Präimplantationsdiagnostik, bei genetisch bedingten Erkrankungen und bei der Diagnostik von Fertilitätsstörungen.

Forschung an Embryonen ist erforderlich, um die Verfahren der assistierten Fertilisation zu verbessern. Diese Forschung muß auch das Risiko in Kauf nehmen, daß ein Embryo die dazu notwendigen Untersuchungen nicht überlebt, doch macht das Embryonenschutzgesetz solche Forschung unmöglich. Im Gegensatz dazu laufen im Ausland, insbesondere in Großbritannien, Belgien, den Niederlanden und den USA, jetzt auch in Kanada und Australien, mehrere derartige Forschungsprojekte zur Verbesserung der Kulturbedingungen menschlicher Embryonen und zur Erhöhung der Erfolgsrate der IVF. In Deutschland können die zur Verbesserung der Methode führenden Verfahren übernommen werden, wenn sie einmal etabliert sind; einen aktiven Beitrag zur Forschung auf diesem Gebiet können deutsche Wissenschaftler nicht mehr leisten. Aufgrund des Embryonenschutzgesetzes sind in Deutschland die notwendigen Versuche zur Etablierung der Mikroinjektion von Spermien (ICSI) nicht möglich, die Übernahme eines im Ausland ausgereiften Verfahrens ist aber möglich. Abgesehen davon, daß hierdurch deutsche Ärzte zu „Lizenznehmern" werden, ist der Vorwurf „gesetzgeberischer Heuchelei" zu erheben, wenn Forschung mit Embryonen in Deutschland verboten ist, die Früchte derartiger in anderen Ländern durchgeführten Arbeiten aber angewandt werden dürfen."

Mit diesem Beispiel ist zu zeigen, daß sich Forschung auf dem Gebiet der Fortpflanzung durchaus der humanitären Verpflichtung bewußt ist. Staatlich verordneter Forschungsverzicht hat aber mit Qualität nichts zu tun, und Import von Forschungsergebnissen aus dem Ausland widerspricht allen Forderungen der Wirtschaftlichkeit.

Ich betone noch einmal die Notwendigkeit, Forschung transparent und für die Öffentlichkeit verständlich zu machen und die Diskussion der ethischen Dimensionen der Forschungsergebnisse zeitgleich und begleitend mit allen relevanten Kräften dieses Landes zu führen. Der Präsident der Deutschen Forschungsgemeinschaft, *Ernst-Ludwig Winnacker*[6], sagte dazu:

„Wissenschaft müßte sich einerseits lauter und deutlicher in der heutigen Gesellschaft zu Wort melden, müßte die Öffentlichkeit besser, sorgfältig und vor allem richtig auf neue Entwicklungen vorbereiten. Dazu fehlen ihr immer noch die Instrumente, obwohl es auch hier in letzter Zeit Fortschritte gibt. Wissenschaft müßte auf der anderen Seite aber auch dort größere Sensibilität zur Schau tragen, wo sie an ihre Grenzen stößt, insbesondere im Umgang mit dem Menschen. Die Forschungsfreiheit ist grundgesetzlich garantiert, aber sie ist nicht absolut. Sie konkurriert nicht nur, aber auch mit dem Artikel 1 Grundgesetz, in dem es um den Schutz und die Bewahrung der Menschenwürde geht. „Die Würde des Menschen ist unantastbar", heißt es dort."

Wir müssen aber auch Wissenschaftlichkeit stärker als bisher in der klinischen und praktischen Routine einsetzen. Neue Methoden müssen sich eine laufende Kontrolle durch Methoden der „evidence-based medicine" gefallen lassen. Es ist klar, daß diese Art der Qualitätssicherung nur durch Ärzte zu erbringen ist, die die nötige Sachkompetenz haben. Wenn uns das Recht auf Qualitätssicherung der eigenen Leistungen entzogen würde, wie das im alten § 137 des SGB V geplant war, wären bessere Wirtschaftlichkeit auf der einen Seite, aber schlechtere Qualität der Versorgung unserer Patientinnen auf der anderen Seite die logische Folge. Ich schmeichle mir, daß es nicht unwesentlich unserer Fachgesellschaft zu verdanken ist, daß dieser Paragraph im 2. NOG verändert wurde. Wer die Qualität definiert, besitzt die Zukunft.

Qualität wird von uns aber auch abverlangt werden dürfen. Leistungsausweitung ohne hinreichende Indikation ist nicht nur unwirtschaftlich, sondern auch ethisch bedenklich. Nach den ersten Ergebnissen der Qualitätssicherungsmaßnahme „Operative Gynäkologie" erfolgen mancherorts 30 Prozent der Operationen an den Eierstöcken wegen einer Follikel- oder Luteinzyste, die bei 85 bis 90 Prozent der Frauen spontan wieder verschwindet. Nur wenige müßten operativ angegangen werden. Bei weiteren 15 Prozent der Eingriffe an den Eierstöcken war die Histologie unauffällig, was dafür spricht, daß es sich gleichfalls überwiegend um funktionelle Zysten handelte. Für die Konisation ergaben sich gelegentlich ebenfalls hohe Operationszahlen bei harmlosen Ektopien.

[6] Ernst-Ludwig Winnacker (geb. 1941), Biochemiker, München

Qualitätssicherung als freiwillige Leistung der Ärzteschaft ist der Schlüssel zu höherer Anerkennung und zu einem verbesserten Mitspracherecht in der Kosten- und Honorargestaltung. Wer die voluntas aegroti im Auge behält, handelt nicht nur ethisch korrekt, sondern wird auch Qualität leisten und Wirtschaftlichkeit beachten – zum Segen des Patienten wie auch zum eigenen.

Spezielle Probleme der Gynäkologie und Geburtshilfe

Ich sehe derzeit folgende *Problemkreise:*

- Genomanalyse,
- Familienplanung / Kontrazeption,
- assistierte Reproduktion,
- Präimplantations- und Embryonaldiagnostik.

Genomanalyse

Die Notwendigkeit der Diskussion der vielen ethischen, gesellschaftlichen, rechtlichen und politischen Fragen wird immer größer. Viele dieser Fragen sind nicht neu, sie werden durch die Genomforschung nur schärfer akzentuiert.

Der Chirurg *Siewert*[7] erwartet (Symposion anläßlich des 175jährigen Bestehens der akademischen Chirurgie in Heidelberg) von der Gentechnik in Zukunft die Möglichkeit der Transplantation von tierischen Organen.

In spätestens zehn Jahren soll nach Auskunft von *Claussen*[8], Humangenetiker in Jena, die genetische Information des menschlichen Erbmaterials vollständig offenliegen. Die Aussicht auf neue Diagnose- und Therapiemöglichkeiten für zahlreiche bislang rätselhafte Krankheiten weckt Hoffnungen – aber auch Befürchtungen, es könne zur Zucht bestimmter menschlicher Eigenschaften und zur Auslese im Sinne von Vernichtung unerwünschter Eigenschaften und von Menschen mit unerwünschten Eigenschaften kommen. Im Mittelpunkt der Diskussionen steht auch die Frage, wie sich eine Stigmatisierung und Diskriminierung von Personen mit möglicherweise ungünstigen Erbanlagen vermeiden läßt.

Das Prinzip der Züchtung bestimmter Eigenschaften ist in der menschlichen Fortpflanzung nicht neu. Schon immer hat der Mensch versucht, bei seinen Haustieren (Hunden, Kühen, Pferden und Hühnern) und Pflanzen (Getreide, Kartoffeln, Tomaten) bestimmte wünschenswerte Merkmale zu züchten. Auch menschliche Eigenschaften sollten sich fortpflanzen, so zum Beispiel das blaue Blut des Adels, die manuelle Tüchtigkeit des Handwerkers, die blauen Augen und blonden Haare der Ehefrau etc. Im Prinzip hat sich am Züchtungswunsch des Menschen nichts geändert – wohl aber bald an den hierfür geeigneten Methoden.

In naher Zukunft wird es möglich sein, das gesamte Genom des Embryos zu erfassen und auf Fehler zu untersuchen. Wer hat denn aber ein Interesse daran? *Claussen* ist dieser Frage nachgegangen und kommt zu folgendem Ergebnis:

---

7 Jörg-Rüdiger Siewert (geb. 1940), Chirurg, München

8 Uwe Claussen (geb. 1945), Humangenetiker, Erlangen und Jena

Bundeswehr	Will gesunde, kräftige, einsatzbereite und mutige Männer
Versicherungen	Wollen gesunde, risikoarme Versicherungsnehmer
Arbeitgeber	Wollen treue, intelligente und gesunde Arbeitnehmer
Staat	Will ehrliche, fleißige Bürger ohne kriminelle Eigenschaften
Eltern	Wollen gesunde, artige und lang lebende Kinder
Ehepartner	Will treusorgenden, zeugungsfähigen, gesunden Partner
Der Bürger selbst	Will wissen, wo seine Begabungen liegen und welchen Berufsweg er einschlagen soll

Offenbar wollen mehr Menschen, als man angenommen hat, nämlich so gut wie alle, Informationen über das eigene oder über fremde Genome.

Und eines ist gewiß:

Was machbar ist, wird gemacht werden.

Es kann sein, daß in unserem Land diese Entwicklung zur gezielten Aufzucht optimaler Kinder, die an *Aldous Huxleys*[9] „Schöne neue Welt" erinnert, durch Verbote verlangsamt oder gemildert wird. Ganz verhindern wird man sie nicht können, zumal Länder mit einem ausgeprägteren Gefühl für Eliten als Deutschland darüber nachdenken werden, was so schlecht an der Idee ist, Menschen wie Einstein oder Goethe in größerer Auflage zu produzieren. Andere Länder mit ausgeprägtem Expansionsdrang werden an Napoleon oder an die Regierungschefs der Kolonialmächte England und Frankreich denken – hoffentlich niemand an Stalin oder Hitler.

Familienplanung/Kontrazeption

Ist sie eine Aufgabe der Sozialversicherung? Inwiefern hat die Sozialgesetzgebung auch Steuerungsfunktion und regelt sie den Gebrauch von Ovulationshemmern und Kondomen? Wieweit befreit sie den Bürger von seiner Eigenverantwortung?

Assistierte Reproduktion

Alt ist der Wunsch nach einem Kind, neu ist die Schaffung der Möglichkeiten hierzu. Auch hier stellt sich zunächst die Frage nach dem Auftrag der Sozialversicherung. Gehören IVF und ICSI zur Leistungspflicht der gesetzlichen Krankenversicherung?

Präimplantations- und Embryonaldiagnostik

Ich möchte kurz auf die Begriffe „Zeugung auf Probe" und „Präimplantantionsdiagnostik" eingehen. Bei der Zeugung auf Probe wird das Kind erst akzeptiert, wenn

[9] Aldous Huxley (1894–1963), englischer Philosoph und Schriftsteller, Verfasser von „Brave New World"

es einige Wochen nach der Zeugung chromosomal und visuell untersucht und für gesund befunden wurde. Bei unerwünschtem Untersuchungsergebnis kann die Schwangerschaft wegen der Unzumutbarkeit des Feten für die Schwangere abgebrochen werden, wobei in der Regel der Fet den Tod findet und das Behandlungsziel – welch ein Begriff! – erreicht ist. Das Verfahren wird dann angewandt, wenn bei den Eltern eine chromosomale Störung des Erbgutes vorliegt, die bei den Kindern in einem hohen Prozentsatz zu schweren Krankheitsbildern führt. Als Beispiel seien die Muskeldystrophie Duchenne, die Mukoviszidose oder die Hämophilie genannt. Die Eltern lassen den Feten auf diese Krankheitsbilder untersuchen und beim Krankheitsnachweis den Schwangerschaftsabbruch durchführen. Das ist in den genannten Fällen verständlich und die einzige Chance der Eltern, ein gesundes Kind zu bekommen.

Bei der Präimplantationsdiagnostik wird eine künstliche Befruchtung geplant. Einige Tage nach dem Zusammenbringen der beiden Keimzellen im Reagenzglas wird der 8zelligen Blastomere eine Zelle entnommen und untersucht. Nach der Untersuchung dieser Zelle wird entweder der Embryo akzeptiert und zur weiteren Entwicklung in die Gebärmutter der Mutter gebracht, oder er wird verworfen, wenn er die befürchteten Erbmerkmale aufweist.

Im Falle der genannten schweren Erbkrankheiten können beide Vorgehensweisen durchaus nachvollziehbar und verständlich sein.

Pränataldiagnostik

In Oldenburg wurde vor etwa einem Jahr bei einer Fruchtwasseruntersuchung in der 15. Schwangerschaftswoche eine Trisomie 21 des Feten erkannt. Die Schwangere hat sich in der 25. Schwangerschaftswoche zum Schwangerschaftsabbruch entschlossen. Der behandelnde Arzt hat die Geburt medikamentös eingeleitet, zuvor aber die Schwangere darauf hingewiesen, daß das Kind den Schwangerschaftsabbruch überleben könne.

Das Kind hat den Schwangerschaftsabbruch überlebt und leidet neben dem Down-Syndrom zusätzlich an den Behinderungen, die es als Frühgeborenes durch typische Hirnblutungen erfuhr. Die Mutter klagt gegen den Arzt auf Übernahme der Behandlungs- und Pflegekosten.

Der Arzt hätte sich diesem Dilemma auf zwei Wegen entziehen können:

- Er hätte den gewünschten Schwangerschaftsabbruch verweigern können, damit aber seine Patientin menschlich und ärztlich im Stich gelassen.
- Er hätte das Kind intrauterin töten können (Fetozid), um sicherzustellen, daß der gewünschte Behandlungserfolg seiner Maßnahme auch eintritt.

Diese Situation wirft eine Reihe von Fragen auf:

1. Wie weit reicht das Aufgabengebiet des Arztes? Gehört der Fetozid dazu? Gibt es Regeln für den Balanceakt, den der Arzt zwischen dem Wunsch seiner Patientin und den vermuteten Interessen des Feten zu vollziehen hat?
2. Welchen Wert hat ein ungeborenes Kind zu welchem Zeitpunkt seines intrauterinen Lebens? Nach allgemein gültiger oder weit verbreiteter Meinung ist der Wert eines

Embryos in der 10. Schwangerschaftswoche als nicht sehr hoch anzusehen. Welchen Stellenwert hat aber ein intrauterines Kind etwa in der 37. Schwangerschaftswoche, das grundsätzlich gute extrauterine Lebensaussichten hat? Wodurch unterscheidet sich dieses Kind vom geborenen und gleichaltrigen? Letztlich doch durch nichts anderes als durch die 3 cm dicke Bauchdecke seiner Mutter, die es vom extrauterinen Leben trennt. Ich vermag in diesem Fall keinen biologisch begründeten Unterschied zwischen dem ungeborenen und dem geborenen Kind zu erkennen. Wenn diese Identität zutrifft, stellen sich sofort einige weitere Fragen:

- Ist der Wert eines Lebens relativ und von seinem Alter abhängig? Hoch in der Lebensmitte und niedrig zu Beginn und am Ende?
- Die Tötung eines behindert geborenen Kindes ist Euthanasie und verboten. Wenn der Wert eines intrauterinen Kindes in der 35. Schwangerschaftswoche biologisch aber dem eines gleichaltrigen geborenen Kindes gleich ist: Gibt es dann eine erlaubte intrauterine Euthanasie durch Fetozid?
- Muß das Personenstandsgesetz, das einen Menschen erst nach der Geburt als solchen definiert, geändert werden?
- Ist Euthanasie begrenzbar auf den Zeitraum vor der Geburt, oder müssen wir das Thema Euthanasie – wie in Holland – neu überdenken?

In Deutschland ist die passive Sterbehilfe juristisch gedeckt. Nach Untersuchungen aus den Niederlanden, über die *A. Simon*[10] auf einer Tagung der Akademie für Ethik in der Medizin in Göttingen (Oktober 1996) berichtete, betreiben Ärzte dort jährlich bei etwa tausend Menschen ohne deren ausdrückliche Zustimmung die aktive Euthanasie. Die Einstellung der Ärzte zur Euthanasie unterscheidet sich von der ihrer deutschen Kollegen ganz deutlich. Umfragen zufolge gehört sie für eine Mehrzahl zum Bestandteil ärztlicher Praxis. Dagegen hält *Schreiber*[11]/Göttingen es für gefährlich, das Tor für die aktive Sterbehilfe zu öffnen.

Wie schon ausgeführt, stellt der neue § 218 im Falle einer kindlichen Fehlbildung nicht auf den Grad der fetalen Erkrankung oder Behinderung ab, sondern allein auf die Frage nach der Unzumutbarkeit für die Schwangere, die Schwangerschaft fortzusetzen. Diese Unzumutbarkeit festzustellen, ist allein Sache der Schwangeren. Es gibt Politiker verschiedener Parteien, die sich gegen die Forderung des Bundesverfassungsgerichts und des Staates wehren, daß die Schwangere ihren Wunsch nach Schwangerschaftsabbruch darlegen oder begründen müsse. Theoretisch kann die Schwangere den Abbruch begehren, weil ihr das Austragen eines Kindes unzumutbar sei, das

- eine Lippen-Kiefer-Gaumen-Spalte,
- Klumpfüße,
- rote Haare hat
- oder ein Mädchen ist.

Neben diesen Merkmalen, für deren Unerwünschtheit vielleicht noch ein gewisses Maß an Verständnis aufzubringen ist, wird es bald möglich sein, auch andere menschliche

[10] Alfred Simon (geb. 1966) Medizinethiker, Göttingen
[11] Hans-Ludwig Schreiber (geb. 1933), Rechtsphilosoph, Göttingen

Eigenschaften so früh zu erkennen, daß ein rechtzeitiger Schwangerschaftsabbruch eingefordert werden kann, wenn das ungewünschte Merkmal erkannt wird. Ich denke hier an Kinder mit dem BRCA-1- oder -2-Gen, dessen Mutation in 80% bei Mädchen zu späterem Brustkrebs führt, oder an Kinder, die später als Erwachsene an Diabetes oder Herzinfarkt erkranken werden.

Was ist unzumutbar? Wer entscheidet darüber?

In der konkreten Situation eines für die Schwangere „unzumutbaren" Kindes lassen Gesetzgeber und Justiz die Schwangere und ihren Arzt im Stich. Sie sind mit der Lösung des Problems eines extrauterin überlebenden, aber „unzumutbaren" Kindes überfordert durch

- ein Personenstandsgesetz, das einem ungeborenen Kind Rechte verwehrt, die einem gleichaltrigen geborenen Kind zustehen,
- die Verkündung einer sehr unzureichenden Neufassung des § 218,
- die Tatsache, daß die Bürger dieses Staates zwischen zwei Entscheidungen des höchsten deutschen Gerichts wählen können.

Wir – Schwangere und Ärzte – haben bei der Bewertung, Behandlung oder sogar der Tötung eines ungeborenen Kindes in einem rechtsfreien Raum zu arbeiten – aber auch in einem ethikfreien Raum?

Die Frage nach der Wertigkeit ungeborenen, aber behinderten Lebens war Gegenstand einiger Klausurtagungen in Bamberg, im Kloster Banz und zuletzt vor einem Jahr in Schwarzenfeld unter der Schirmherrschaft der Deutschen Gesellschaft für Gynäkologie und Geburtshilfe. Die resultierende Stellungnahme zum Schwangerschaftsabbruch nach Pränataldiagnostik war lange umstritten und wurde heiß diskutiert, wie das bei einem solchen Thema auch notwendig ist. Auch dieser Kongreß beschäftigt sich in einigen Podiumsgesprächen und Referaten mit der Thematik. Besonders interessant war für mich in diesem Zusammenhang die Forderung des „Netzwerks gegen Selektion durch Pränataldiagnostik", die pränatale Diagnostik in der Form von Ultraschalluntersuchungen und gentechnischen Methoden zu verbieten. Hier wird versucht, das Rad der Geschichte zurückzudrehen, individuelle Entscheidungen der Schwangeren durch Desinformation unmöglich zu machen, und vor allem: Es wird versucht, durch Verbote wissenschaftlich begründete Entwicklungen einschließlich der sie begleitenden ethischen Diskussionen zu verhindern. Dieser Weg, auf andere wissenschaftliche Entwicklungen übertragen, wäre das Aus für die Zukunft Deutschlands.

Die Freiheit der Wissenschaft

Laut Art. 5 Abs. 3 des Grundgesetzes sind „Kunst und Wissenschaft, Forschung und Lehre frei". Wir dürfen Entwicklungen nicht hemmen, wenn wir nicht die Zukunft unseres Landes, die die Zukunft unserer Kinder ist, gefährden wollen. Aber wir müssen uns den Problemen stellen, die wir durch neue Erkenntnisse und Forschungen erst geschaffen haben. Wir müssen die Öffentlichkeit auf den neuen Diskussionsbedarf aufmerksam machen, und wir können nur hoffen, daß sowohl die Medien wie auch andere Verantwortungsträger in Politik und Gesellschaft ihren Part in der Diskussion erkennen und aufgreifen.

Lassen Sie mich schließen mit einem Zitat aus einer Rede, die Bundespräsident *Roman Herzog*[12] im April 1997 in Berlin gehalten hat:

„Wir gefallen uns in Angstszenarien. Kaum eine neue Entdeckung, bei der nicht zuerst nach den Risiken und Gefahren, keineswegs aber nach den Chancen gefragt wird. Kaum eine Anstrengung zur Reform, die nicht sofort als „Anschlag auf den Sozialstaat" unter Verdacht gerät. Ob Kernkraft, Gentechnik oder Digitalisierung: Wir leiden darunter, daß die Diskussionen bei uns bis zur Unkenntlichkeit verzerrt werden – teils ideologisiert, teils idiotisiert."

„Wir brauchen wieder eine Vision. Visionen sind nichts anderes als Strategien des Handelns. Das ist es, was sie von Utopien unterscheidet".

„Auch wir müssen rein in die Zukunftstechnologien, rein in die Biotechnik, die Informationstechnologie. Wir müssen jetzt eine Aufholjagd starten, bei der wir uns Technologie- und Leistungsfeindlichkeit einfach nicht leisten können."

Aber bei allem Fortschritts- und Forschungswillen, der unser Land zu noch höherer Qualität führen soll, dürfen wir Ärzte nicht die Gebote der Humanität vergessen, die unseren Stand auszeichnen oder zumindest auszeichnen sollten. Wir müssen die visionäre Kraft haben, neue Qualitäten und Dimensionen der gesundheitlichen Versorgung auch in Zeiten wirtschaftlicher Enge zu erproben und den Mut haben, die dabei von uns erzeugten Probleme zu erkennen, zu akzeptieren und offen zu diskutieren.

[12] Roman Herzog (geb. 1934), Staatsrechtler, Deutscher Bundespräsident seit 1994

Teil II
Geburtshilfe und Perinatologie

Einsatz von Prostaglandinen in der Schwangerschafts- und Geburtsmedizin*

W. Rath, M. Winkler

Beim Einsatz von Prostaglandinen (PG) in der Geburtshilfe steht vor allem die Geburtseinleitung im Zentrum des klinischen Interesses, zumal in Deutschland 10–15% aller Geburten mit PG eingeleitet werden, an Perinatalzentren sogar bis zu 25%. Klinische Hauptprobleme jeder Geburtseinleitung sind vor allem die klare Definition der Indikation, die adäquate Wahl der Substanzen und des Applikationsmodus, die Vermeidung frustraner Einleitungen sowie uteriner Überstimulierungen mit Herztondezelerationen, Situationen, die dann häufig zur abdominalen Schnittentbindung führen, welche man eigentlich durch die Geburtseinleitung vermeiden will. Vorrangiges Ziel jeder Geburtseinleitung sollte es sein, für Mutter und Kind ein besseres perinatales Ergebnis zu erreichen als bei einer abwartenden Haltung. Vor diesem Hintergrund müssen die Ergebnisse kontrollierter randomisierter Studien bewertet werden. Die dargestellten Ergebnisse zur Geburtseinleitung mit PGE_2 entstammen einer Metaanalyse von Keirse [4], der Analyse der in der Oxford Database of Perinatal Trials zusammengefaßten Studien sowie einer MEDLINE-Recherche nach randomisierten kontrollierten Studien zur Anwendung von PG zur Geburtseinleitung.

Lokale Applikation von PGE_2 im Vergleich zu Plazebo oder ohne Behandlung

Hierbei wurden nur solche Studien aufgenommen, bei denen die zusätzlichen Behandlungsmaßnahmen in der PGE_2- und Plazebo-Gruppe die gleichen waren. Insgesamt lassen sich die Ergebnisse von 37 randomisierten und kontrollierten Studien [4, 7, 8] mit 3511 Schwangeren für diesen Vergleich auswerten. Patientinnen, bei denen als Bewertung des Behandlungseffektes „keine oder nur geringgradige Verbesserung des Zervix-Scores" genannt wurde, waren in den PGE_2-Gruppen seltener vertreten. Folglich waren PG in diesen Studien wirksamer als das Plazebo-Präparat. Auch die Frequenz der frustranen Geburtseinleitungen lag mit zwei Ausnahmen [1, 7] in der PGE_2-Gruppe niedriger als in der Plazebo-Gruppe. Der Anteil der Frauen, die innerhalb von 12 oder 24 Stunden nach der PGE_2- oder Plazebo-Applikation entbunden wurden, war in den PGE_2-Gruppen signifikant höher als in den Kontrollgruppen. Nur eine Arbeit [7] be-

*Auszugsweiser Vortrag aus einer Übersicht in der Zeitschrift für Geburtshilfe und Neonatologie

richtete über eine Verminderung der Sektiofrequenz in der PGE_2-Gruppe, in allen anderen Einzelstudien finden sich keine signifikanten Unterschiede zwischen beiden Patientinnengruppen. Allerdings liegt bei Bewertung der Gesamtheit der Untersuchungen die Sektiofrequenz in der PGE_2-Gruppe signifikant niedriger als bei den mit Plazebo behandelten und unbehandelten Patientinnen (die Reduktion der Sektiofrequenz beträgt dabei bis zu 30%). Bei Betrachtung der Rate vaginal-operativer Entbindungen zeigt sich ein noch deutlicherer Effekt, wobei die PGE_2-Applikation mit einer geringeren Häufigkeit einer Forzeps- oder Vakuum-Entbindung assoziiert war. Die spärlichen Angaben zu Analgesie, Blutverlust, uteriner Überstimulation und Alterationen der fetalen Herzfrequenz zeigen tendenziell eine Verminderung der Rate an Regionalanästhesien nach PGE_2-Gabe, keinen Einfluß auf die Frequenz postpartaler Blutungskomplikationen und letztlich eine eben erkennbare Erhöhung der Häufigkeit uteriner Überstimulationen und fetaler Herzfrequenz-Veränderungen nach PG-Anwendung, ohne daß sich dieses Ergebnis allerdings in einer höheren Frequenz operativer Entbindungen oder schlechteren Apgar-Bewertungen der Kinder widerspiegelt. Nur wenige Studien nehmen zum „fetal outcome“ Stellung. Keine der Untersuchungen fand einen Einfluß der PGE_2-Behandlung auf wesentliche Zustandsparameter der Kinder (niedriger 1- oder 5-Minuten-Apgar-Wert, Notwendigkeit der Reanimation, gereinigte perinatale Mortalität u. a.).

Lokale Applikation von PGE_2 im Vergleich zu Oxytozin intravenös

Insgesamt wurden in 11 Studien 1740 Patientinnen randomisiert, wobei die größte Studie [6] allein 820 Patientinnen umfaßte. Der Bishop-Score vor Behandlungsbeginn betrug in 10 der 11 Arbeiten ≤ 5, in einer ([5], n = 100) wurden Patientinnen mit einem Bishop-Score von 3–9 untersucht. „Keine oder eine nur geringgradige Verbesserung des Zervix-Scores“ war in den PGE_2-Gruppen seltener nachweisbar als in den Oxytozin-Gruppen. Frustrane Geburtseinleitungen traten nach PGE_2-Anwendung seltener auf als nach Oxytozin, oder es wurden keine Unterschiede gefunden. Der Anteil der Frauen, die innerhalb von 12, 24 oder 48 Stunden nach der PGE_2- oder Oxytozin-Applikation entbunden wurden, war in den PGE_2-Gruppen signifikant größer als in den Kontrollgruppen. Bezüglich der Sektiofrequenz fanden sich keine Unterschiede zwischen den mit PGE_2 und Oxytozin behandelten Schwangeren. Auch die Rate vaginal-operativer Entbindungen war in den PGE_2- und Oxytozin-Gruppen etwa gleich hoch. Angaben zum „fetal outcome“ wurden nur in wenigen Studien gemacht. Keine der Untersuchungen fand einen Einfluß der PGE_2-Behandlung auf wesentliche Zustandsparameter der Kinder. Zusammengefaßt liegen somit bei unreifer Zervix die Vorteile der PGE_2-Gabe gegenüber dem Oxytozin im geringeren Anteil frustraner Geburtseinleitungen und im zügigeren Geburtsverlauf, ohne daß die Rate operativer Entbindungen (Sectio caesarea und vaginal-operativ) und das „fetal outcome“ beeinflußt werden.

In einer in Deutschland durchgeführten prospektiven randomisierten, noch nicht veröffentlichten Multizenterstudie wurde bei 796 Schwangeren zwischen der 34. und 42. Schwangerschaftswoche die Wirksamkeit des 2-mg-PGE_2-Vaginalgels mit dem 0,5-mg-PGE_2-Intrazervikalgel bei unreifer (Bishop-Score 3 und 4) und die des 2-mg-PGE_2-Vaginalgels mit der 3-mg-PGE_2-Vaginaltablette bei reiferer Zervix (Bishop-

Score 5–7) vergleichend untersucht. Dabei zeigte sich, daß bei einem Bishop-Score von 3 und 4 das 2-mg-Vaginalgel signifikante Vorteile gegenüber dem 0,5-mg-Intrazervikalgel aufweist: Es fanden sich ein besserer zervikaler Reifungseffekt, kürzere Induktions-Geburtsintervalle und eine höhere Rate vaginaler Entbindungen innerhalb der ersten 24 Stunden, während bei einem Bishop-Score von 5 bis 7 Vaginalgel (2 mg) und 3-mg-Vaginaltablette äquieffektiv waren. Nach dieser Multizenterstudie ist davon auszugehen, daß mit dem 2-mg-Vaginalgel eine effektive PGE_2-Applikationsform zur Geburtseinleitung ab einem Bishop-Score ≥ 3 zur Verfügung steht.

Geburtseinleitung mit lokaler PGE_2-Applikation bei Terminüberschreitung

Aus vier randomisierten kontrollierten Studien (n = 3554, davon Hannah et al. [2]: n = 3026), die bei Terminüberschreitung die lokale Applikation von PGE_2 mit einem exspektativen Verhalten bzw. der Gabe eines Plazebo-Präparates verglichen, geht hervor, daß die Anwendung von PGE_2 bezüglich der Geburtsdauer, der Sektiofrequenz, der Rate vaginal-operativer Entbindungen und des 1-min-Apgar-Wertes deutliche Vorteile zeigt. In der zahlenmäßig größten Untersuchung berichteten Hannah et al. [2] über eine Senkung der Häufigkeit eines „fetal distress" in der PGE_2-Gruppe.

Geburtseinleitung mit lokaler PGE_2-Applikation bei vorzeitigem Blasensprung

Insgesamt liegen nur drei randomisierte kontrollierte Studien zur Geburtseinleitung mit PGE_2 beim vorzeitigen Blasensprung in Terminnähe vor, davon eine Studie [3] mit mehr als 5000 Schwangeren zum Vergleich der Geburtseinleitung mit PGE_2 lokal oder mit Oxytozin intravenös gegenüber einem abwartenden Verhalten. Dabei wurde entweder sofort nach der Diagnose „Blasensprung" mit PGE_2 eingeleitet oder bis zu 4 Tage eine spontane Wehentätigkeit abgewartet. Die Ergebnisse dieser Untersuchung lassen sich wie folgt zusammenfassen: Durch die Gabe von PGE_2 ist erwartungsgemäß das Intervall bis zum Auftreten regelmäßiger Wehen kürzer als bei abwartender Haltung, aber auch kürzer als nach Oxytozin-Gabe. Dementsprechend wird ein signifikant kürzeres Blasensprung-Geburtsintervall und eine kürzere Dauer der Geburt erreicht. Erstaunlicherweise fanden sich keine Unterschiede zwischen den Untersuchungsgruppen hinsichtlich der mütterlichen Morbidität (Amnioninfektions-Syndrom, postpartales Fieber), der Sektiofrequenz (13–15%) und der neonatalen Frühmorbidität.

Zusammenfassend ist festzustellen, daß PGE_2 zur Geburtseinleitung bei Terminüberschreitung/Übertragung und vorzeitigem Blasensprung am Termin wirksamer als Plazebo-Präparate und ebenfalls (zumindest bei unreifer Zervix) wirksamer als Oxytozin ist, ohne daß allerdings der überzeugende Beweis dafür erbracht werden kann, durch die Anwendung von PGE_2 tatsächlich Kaiserschnitte einsparen zu können und das „fetal outcome" zu verbessern. Es überrascht und sollte bei der Beratung und Aufklärung der Patientinnen bewußt sein, wie wenig gesicherte Erkenntnisse zum Einsatz von PG zur Geburtseinleitung tatsächlich vorliegen. Diese unzureichenden Erkenntnisse sollten durch gut kontrollierte, randomisierte Studien mit definierten und einheitlichen Untersuchungskriterien abgesichert werden.

Literatur

1. Graves GR, Baskett TF, Gray JH, Luther ER (1985) The effect of vaginal administration of various doses of Prostaglandin E_2 gel on cervical ripening and induction of labor. Am J Obstet Gynecol 151: 178–181
2. Hannah ME, Hannah WJ, Hellmann J, Hewson S, Milner R, Willan A (1992) Induction of labor as compared with serial antenatal monitoring in post-term pregnancy. N Engl J Med 326: 1587–1592
3. Hannah ME, Ohlssen A, Farine D, Hewson SA, Hodnett ED, Myhr TL, Wang EEL, Weston JA, Willan AR (1996) Induction of labor compared with expectative management for prelabor rupture of the membranes at term. N Engl J Med 334: 1005–1010
4. Keirse MJNC: Prostaglandins in preinduction cervical ripening (1993) Meta-analysis of worldwide clinical experience. J Reprod Med 38 (suppl.): 89–98
5. Legarth J, Lyndrup J, Dahl C, Philipsen T, Eriksen PS (1987) Prostaglandin E_2 vaginal suppository for induction of labour: an efficient, safe and popular method. Eur J Obstet Gynecol Reprod Biol 26: 233–238
6. Noah ML, DeCoster JM, Fraser TJ, Orr JD (1987) Preinduction cervical softening with endocervical prostaglandin E_2 gel. A multi-center trial. Acta Obstet Gynecol Scand 66: 3–7
7. Rayburn W, Gosen R, Ramadei C, Woods R, Scott J Jr (1988) Outpatient cervical ripening with Prostaglandin E_2 gel in uncomplicated postdate pregnancies. Am J Obstet Gynecol 158: 1417–1423
8. Wiqvist I, Norstrom A, Wiqvist N (1986) Induction of labor by intra-cervical prostaglandin E_2 in viscous gel. Mechanism of action and clinical treatment routines. Acta Obstet Gynecol Scand 65: 485–492

Optimierung des Entbindungszeitpunktes beim gefährdeten wachstumsretardierten Feten durch eine Interventionsstudie-EuroGRIT

K. T. M. Schneider, J. Bröcker, J. Thornton

Fragestellung

Geburtshelfer wissen um die Pathophysiologie und die Gefahren der intrauterinen Schädigung eines Feten. Als Behandlungsoption bleibt jedoch häufig die Wahl des Entbindungszeitpunktes. Mit der in den letzten Jahren enorm fortgeschrittenen Leistungsfähigeit neonatologischer Abteilungen ist auch die Bereitschaft gestiegen, risikobehaftete Schwangerschaften früher zu beenden, um Todesfälle zu vermeiden. Eine zeitlich abgestimmte Entbindung kann ebenso dazu dienen, einen Hirnschaden zu vermeiden.

Unbestritten ist der Vorteil durch die Entbindung für ein schwer wachstumsretardiertes Kind in Teminnähe, aber ebenso sicher gefährlich für einen geringfügig kompromittierten Feten in der 24. SSW. Zwischen diesen Extremen gibt es einen großen Bereich der Unsicherheit. Diese Unsicherheit der Geburtshelfer wird neben einem Gestationsalter zwischen 24 und 36 Wochen und der Beeinträchtigung (Wachstumsretardierung, pathologische Zustandsdiagnostik) des Feten als Haupteintrittskriterium gesehen.

Da nur unbeeinflußte objektive Daten diese Unsicherheit beseitigen können, wurde von der Universität Leeds ausgehend eine europaweit durchgeführte, kontrollierte und randomisierte Studie ins Leben gerufen.

Durchführung der Studie

Als Testverfahren der antepartalen Überwachung wurde neben der Dopplersonographie als am besten evaluierte Überwachungsmethode das fetale Herzfrequenzmuster (FHR) ausgewählt. Aufgrund der beträchtlichen Inter-Observer-Variation dieser Methode wird auch die computerisierte fetale Herzfrequenzanalyse in die EuroGRIT-Studie integriert. Als Hinweis für eine Kompromittierung des Feten werden Pathologien im Dopplerflußmuster der Arteria umbilicalis (Zero oder Reverse Flow) [6] oder FHR-Veränderungen wie z. B. Dezelerationsmuster gesehen [7, 8]. Ist der Geburtshelfer aufgrund der auffälligen Zustandsdiagnostik sowie einer Wachstumsretardierung des Feten unsicher, ob dieser eher von einer unverzüglichen Entbindung oder der Fortführung der Schwangerschaft profitiert, so wird die Patientin über die Studienzentrale in Leeds randomisiert. Es erfolgt je nach Randomisierungsergebnis die sofortige Entbindung oder das Fortführen der Schwangerschaft, bis eine weitere Verschlechterung des fetalen Zustands die Entbindung notwendig macht. Die Outcomeparameter werden einmal bei Entlassung des Kindes aus der Geburtsklinik und im Alter von zwei Jahren durch den Griffith-Development-Quotient [9] erfaßt.

Vorläufige Ergebnisse

Die EuroGRIT-Studie wird nach den statistischen Prinzipien von Bayes ausgewertet, nach denen die erhobenen Ergebnisse in Relation zu den vom Untersucher erwarteten Ergebnissen gesetzt wird. Diese Art der Auswertung erlaubt ausdrücklich die Veröffentlichung vorläufiger Ergebnisse [10].

Bisher wurden 288 Mütter mit 305 Kindern in die Studie aufgenommen. 36% der Schwangerschaften lagen im Bereich bis 30 abgeschlossene Schwangerschaftswochen, 64% darüber. Die Lungenreifeinduktion mit Steroiden wurde bei Schwangerschaften unter 35 SSW in 78% der Fälle durchgeführt. Eine klinische Wachstumsretardierung wurde bei 91% beobachtet, ein Oligohydramnion zeigte sich bei 55% der Patientinnen. Eine Kaiserschnittentbindung mußte in 87% der Fälle durchgeführt werden. Ein Fünf-Minuten-Apgar unter 7 wurde bei 7% der sofort entbundenen und bei 5% der verzögert entbundenen Kindern gesehen. Die Intubation war bei 31% der sofort entbundenen und 20% der verzögert entbundenen Kindern erforderlich. Krampfanfälle traten in der verzögert entbundenen Gruppe nicht auf, während bei der sofort entbundenen Gruppe bei 1% der Kinder Krampfanfälle auftraten. Nekrotisierende Enterokolitiden waren bei den sofort entbundenen Kindern etwas häufiger (7%) zu sehen als bei den verzögert entbundenen Kindern (5%).

Die perinatale Mortalität liegt bei den frühen Schwangerschaftswochen (< 30 SSW) bei den sofort entbundenen Kindern bei 17% und bei abwartendem Verhalten bei 21%.

Bei höherem Schwangerschaftsalter (>30 SSW) liegt die perinatale Mortalität um 7% bei den sofort entbundenen, um 2% bei den verzögert entbundenen Kindern.

Diskussion und Zusammenfassung

Die Wachstumsretardierung ist als Riskofaktor sowohl für Zerebralparesen [1] als auch für Intelligenzdefizite [2] zu sehen. Kinder mit einer antepartualen Azidose oder mit abnormalen Dopplerflußmustern oder pathologischen fetalen Herzfrequenzmustern können postpartal eine gestörte Entwicklung aufweisen [3, 4, 5]. Bisher existieren keine Studien, die die bisherigen Vorgehensweisen und Angaben absichern können. Die beobachtete Abnahme der perinatalen Mortalität kann ebensogut aus einer verbesserten neonatalen Versorgung resultieren. Die Frühgeburtlichkeit selbst ist ein starker Risikofaktor für eine Zerebralparese, so daß eine unnötig vorgezogene Entbindung eine solche verursachen kann. Eine verbesserte neonatologische Leistung führt dazu, daß die Handicaprate eher ansteigt als die Todesrate.

Es zeichnet sich eine leichte Tendenz ab, daß Kinder mit einem Gestationsalter unter 30 Wochen bei aufgeschobener Entbindung eine etwas erhöhte Mortalität bei einer geringfügig verringerten Morbidität aufweisen, während die Mortalität über 30 SSW bei der sofortigen Entbindung erhöht zu sein scheint.

Um genauere Aussagen treffen zu können, muß das Spektrum der Gestationsalter (24–36 SSW) in kleinere Einzelgruppen unterteilt werden. Für den Nachweis signifikanter Unterschiede benötigt man jedoch noch höhere Fallzahlen.

Literatur

1. Nelson KB and Ellenberg JH (1986) Antecedents of cerebral palsy. Multivariate analysis of risk. N Engl J Med 315: 768–72
2. Naeye RL and Peters EC (1987) Antenatal hypoxia and low IQ-values. Am J Dis Child 141: 50–4
3. Todd AL, Trudinger BJ, Cole MJ and Cooney GH (1991) Adverse fetal welfare and outcome at two years. Journal of Maternal-Fetal Investigation 1: 101
4. Soothill PW, Ajayi RA, Campbell E et al. (1992) Relationship between fetal acidemia at cordocentesis and subsequent neurodevelopment. Ultrasound in Obstetrics and Gynecology 2: 80–3
5. Gaudier FL, Goldenberg RL, Nelson KG et al. (1994) Acid base status and subsequent neurosensory impairment in surviving 500–1000 g infants. Am J Obstet Gynecol 170: 48–53
6. Karsdorp VHM, van Vugt JMG, van Geijn HP et al. (1994) Clinical significance of absent or reversed end diastolic velocity waveforms in umbilical artery. Lancet 344: 1664–8
7. Visser GHA and Huisjes JH (1977) Diagnostic value of the unstressed antepartum cardiotocogram. Br J Obstet Gynaecol 84: 321
8. Dawes GS, Moulden M and Redman CWG (1992) Short term fetal heart rate variation, decelerations, and umbilical flow velocity waveforms before labor. Obstet Gynecol 80: 673–8
9. Griffiths R (1970) The Abilities of Young Children. A Comprehensive System of Mental Measurement for the First Eight Years of Life. The Test Agency. High Wycombe, Bucks
10. Lilford RJ and Braunholz D (1996) The statistical basis of public policy: a paradigm shift is overdue. BMJ 313: 603–7

Entdeckungsraten von fetalen Anomalien: Vergleich Screening-Ultraschall zu Sonographie auf Indikation

W. Holzgreve, A. F. Schaub, I. Hösli, M. Hodel, R. Schloo, S. Tercanli

Einleitung

In der Schweiz sind im Zusammenhang mit der Einführung des neuen Krankenversicherungsgesetzes (KVG) vielfältige Bestrebungen gestartet worden, um den zur Diskussion stehenden Nutzen der Screening-Sonographie zu überprüfen. In seiner ursprünglichen Fassung von 1996 enthielt das neue KVG keine Ultraschall-Screeninguntersuchungen in der Schwangerschaft. Diese wurden erst auf Druck von Patientinnen und Ärztinnen und Ärzten wieder aufgenommen. Auch wenn in der Bevölkerung ein breiter Konsens über die Effizienz der Sonographie bei der Entdeckung fetaler Fehlbildungen besteht [6], so ist den Kritikern der Sonographie doch zuzugestehen, daß es bis heute noch keinen eindeutigen Konsens über die Reduktion der kindlichen Morbidität bzw. Mortalität als Folge von Ultraschall-Screeninguntersuchungen gibt.

Ein wesentlicher Auslöser dieser Diskussion war die 1993 publizierte RADIUS-Studie [5], welche zwar eine signifikant höhere Fehlbildungsentdeckungsrate im Kollektiv mit Screening-Sonographie im Vergleich zum Kollektiv mit Indikations-Sonographie nachwies, jedoch keinen signifikanten Unterschied bezüglich der perinatalen Morbidität und Mortalität belegen konnte. Leider wurden in der öffentlichen Perzeption dieser Studie bis in die politischen Kreise methodische Unkorrektheiten seitens des Studiendesigns nur wenig diskutiert. Ein Defizit der Studie ist beispielsweise, daß nur 28% der eingeschlossenen Patientinnen randomisiert wurden [3]. Des weiteren wurden andere Faktoren wie der Ausbildungsstand der Untersucher oder die Qualität der Ultraschallgeräte, welche a priori die Fehlbildungsentdeckungsrate maßgeblich beeinflussen können, nicht ausreichend gewürdigt. So ist bespielsweise die Fehlbildungsentdeckungsrate, in der RADIUS-Studie im Vergleich zu einer anderen bisher publizierten europäischen Studie (Helsinki-Studie) markant schlechter [10]. Dies wird mit dem unterschiedlichen Ausbildungsstand der Untersucher begründet, welcher in der Helsinki-Studie zu besseren Entdeckungsraten führte (13% versus 36% in der Praxis bzw. 35% versus 77% in einem Ausbildungsspital) [3]. Bedingt durch die bessere Fehlbildungsentdeckungsrate, kommen daher die Untersucher in der Helsinki-Studie im Gegensatz zu denen der RADIUS-Studie zu dem Schluß, daß die perinatale Morbidität in der Gruppe ohne Screening erhöht ist [10]. Im Einklang mit diesen Resultaten konnte eine erst kürzlich publizierte Studie nachweisen, daß der Qualitätsstandard der Ultraschalluntersuchung wesentlich die Entdeckungsrate und somit die Effizienz eines Ultraschallscreenings beeinflußt [7]. So wirkte sich die qualitative Verbesserung der Ultraschalluntersuchung während der Studiendauer, bedingt durch einen höheren Ausbildungsstand der Untersucher, signifikant auf die Erhöhung der Entdeckungsrate aus, was als Beleg für die zu fordernden Qualitätsstandards und Fortbildungsmöglichkeiten interpretiert werden kann.

Aufgrund der Diskussion um die Wertigkeit des Ultraschallscreenings in der Schwangerschaft haben wir in der Ultraschall-Abteilung der Universitäts-Frauenklinik

Basel im Kollektiv der fetalen Fehlbildungen von 1996 geprüft, ob die Fehlbildungen im Screening-Ultraschall oder aufgrund einer spezifischen Indikation entdeckt worden sind.

Material und Methoden

Bei der hier vorgestellten Untersuchung handelt es sich um eine prospektive Fallstudie.

Für den Zeitraum von Januar bis Dezember 1996 wurden 3173 Schwangere in die Untersuchung einbezogen. Alle diagnostizierten Fehlbildungen wurden hinsichtlich des Diagnosezeitpunktes und der zugrundeliegenden Indikation zum Ultraschall untersucht.

Die Patientinnen aus der eigenen Poliklinik wurden anläßlich der Erstkonsultation in bezug auf die Möglichkeiten und Grenzen der pränatalen Diagnostik informiert, und es wurde ihnen freigestellt, die Ultraschall-Screeninguntersuchungen in Anspruch zu nehmen (Aufklärungspflicht gemäß KVG). Die in diese Analyse eingeschlossenen Patientinnen gliederten sich in folgende Untergruppen:

Gruppe 1: Screening bei Patientinnen aus der eigenen Poliklinik.
Gruppe 2: Aufgrund einer Indikation zugewiesene Patientin aus der eigenen Poliklinik.
Gruppe 3: Zum Screening zugewiesene externe Patientinnen.
Gruppe 4: Aufgrund einer Indikation von extern zugewiesene Patientinnen.
Gruppe 5: Zur sog. „Second Opinion“ zugewiesene Patientinnen nach externem Ultraschallscreening.

Die Screening-Sonographie wurde von einem Assistenzarzt in Facharztausbildung unter Supervision der Abteilungsleiterin durchgeführt. Alle von extern zugewiesenen Patientinnen wurden durch die Abteilungsleiterin bzw. deren Vertretung sonographiert. Die Ultraschalluntersuchungen wurden mit den Geräten Kranzbühler 500 MD bzw. HDI 3000 (ATL) durchgeführt.

Anläßlich der Erstkonsultation wurde die Patientin umfassend über die heutigen Möglichkeiten und Grenzen der Ultraschalldiagnostik aufgeklärt. Insbesondere wurde die Patientin über die Fragen zur Schädlichkeit und Nutzen der Sonographie in der Schwangerschaft informiert.

Das Ultraschallscreening I wurde in der 11. bis 14. SSW durchgeführt, die Systematik der Ultraschalluntersuchungen mit einem besonderen Augenmerk auf bekannte Fehlbildungsmarker wurde entsprechend etablierter Kriterien durchgeführt [4]. Hierbei wurde insbesondere die Nackenödemmessung, der Ausschluß von Hydropszeichen und der Ausschluß einer Anencephalie oder von Bauchwanddefekten angestrebt. Als „Cut-off-Wert“ für das Nackenödem wurde 3 mm mit einer dokumentierten Sensitivität von 84% und einer Falsch-positiv-Rate von 4.5% festgelegt [8].

Das Ultraschallscreening II wurde im 2. Trimenon in der 18. bis 22. SSW vorgenommen. Hierbei wurde eine systematische Ultraschalluntersuchung unter Einbezug aller Organsysteme durchgeführt, was bis heute der „Gold Standard“ in der Fehlbildungsdiagnostik ist [1, 3].

Beim Ultraschallscreening III in der 30. bis 32. SSW erfolgte erneut eine Fehlbildungsdiagnostik der Organsysteme. Des weiteren wurden anhand der fetalen Biometrie das Wachstum sowie die Körperproportionen beurteilt. Die Plazentalage sowie deren Morphologie wurden im Hinblick auf Plazentationsstörungen beurteilt.

Jederzeit konnte nach unserem Schema zusätzlich eine indizierte Sonographie, d.h. nach anamnestischen und klinischen Auffälligkeiten im Schwangerschaftsverlauf, durchgeführt werden (Tabelle 1).

Die Fehlbildungen wurden zur Analyse in folgende drei Gruppen aufgeteilt:

- Typ-I-Fehlbildungen: Chromosomale Anomalien oder morphologische Fehlbildungen mit extrem schlechter oder infauster Prognose.
- Typ-II-Fehlbildungen: Fehlbildungen, welche peripartal pädiatrischer Behandlung bedürfen.
- Typ-III-Fehlbildungen: Fehlbildungen, welche postpartal keine oder geringe klinische Relevanz haben.

Tabelle 1. Ultraschall-Indikationen zusätzlich zum Screening

1. Trimenon:	Vaginale Blutung, unklare Unterbauchbeschwerden, Terminunsicherheit, Risikoschwangerschaft (St.n. EUG, St.n. Sterilitätstherapie, Uterusfehlbildungen etc.). Auffällige Ultraschallbefunde
2. Trimenon:	Vaginale Blutung, unklarer Bauchschmerz, vorzeitige Wehen, vorzeitiger Blasensprung, abnehmende Kindsbewegungen, Schwangerschaftshypertonie, St.n. Präeklampsie, klinisch Verdacht auf Wachstumsdiskrepanz. Auffällige Ultraschallbefunde
3. Trimenon:	vaginale Blutung, unklarer Bauchschmerz, vorzeitige Wehentätigkeit, vorzeitiger Blasensprung, abnehmende Kindsbewegungen, Schwangerschaftshypertonie, Präeklampsie, suspektes CTG, klinisch Verdacht auf Wachstumsdiskrepanz, Gewichtschätzung, Eintritt zur Geburt bei unvollständigem Screening oder auffälligen Ultraschallvorbefunden. Auffällige Ultraschallbefunde

St. n.: = Status nach

Resultate

Bei 5456 durchgeführten geburtshilflichen Sonographien wurden 4259 Untersuchungen beim eigenen Kollektiv und 1197 bei zugewiesenen Patientinnen durchgeführt. 217 pathologische Befunde wurden erhoben oder konnten bestätigt werden, wovon 86 fetale Fehlbildungen und 131 maternale pathologische Befunde betrafen (z. B. Uterusmyome, Ovarialzysten, Uterusfehlbildungen). Von den insgesamt 3173 untersuchten Schwangerschaften wurde in 86 Fällen pränatal ein auffälliger Ultraschallbefund erhoben, was einer Prävalenz von 2,71% entspricht. Zugeordnet zu den Fehlbildungsgruppen wurden in 25 Fällen Typ-I- (0,78%), in 25 Fällen Typ-II- (0,78%) und in 36 Fällen Typ-III-Fehlbildungen (1,13%) diagnostiziert (Tabelle 2). Insgesamt wurden 15 numerische bzw. strukturelle Chromosomenstörungen diagnostiziert. Bei auffälligem Ultraschallbefund betrug die Rate an Chromosomenstörungen 17,4%. Auffällige Ultraschallbefunde im ersten Trimenon korrelierten im Vergleich zu anderen Karyotypisierungsindikationen wie das Alter oder ein pathologischer AFP-Plus-Test signifikant häufiger mit Chromosomenanomalien ($p < 0.05$).

Tabelle 2. Fehlbildungen geordnet nach Typen (Screening und Indikation)

Fehlbildungen	n	Prävalenz	Externe Zuweisung	Mittlerer Diagnosezeitpunkt	Screening-Entdeckungsrate
Typ I	25	0,78%	15 (60%)	19 ± 7	20 (80%)
Typ II	25	0,78%	12 (48%)	24 ± 7	23 (92%)
Typ III	36	1,13%	6 (16%)	23 ± 8	32 (89%)

73 Fehlbildungen wurden durch das Screening entdeckt, davon 15 im Screening I, 44 im Screening II und 14 im Screening III. Dabei ist die Entdeckungsrate in den Screeningkollektiven (Gruppen 1, 3, 5) mit jeweils 85% identisch (Abbildung 1). Typ-I-Fehlbildungen wurden im Screening signifikant früher diagnostiziert als Typ-II-Fehlbildungen ($p < 0.05$).

Bei 22 Feten wurde die Fehlbildungsdiagnose nach der 24. SSW gestellt; 3 Fälle betrafen Typ-I-, 6 Fälle Typ-II- und 13 Fälle Typ-III-Anomalien. 14 (64%) dieser Fehlbildungen wurden durch das dritte Screening erfaßt, so daß in 7 schweren Fällen das peripartale Management frühzeitig angepaßt werden konnte (Tabelle 3).

15% der Fehlbildungen (13 Fälle) wurden aufgrund eines indizierten Ultraschalls diagnostiziert, wovon 8% dieser Diagnosen im ersten Trimenon, 38% im zweiten Trimenon und 54% im dritten Trimenon erfolgten. Auch in dieser Gruppe erfolgte in 39% die Entdeckung auffälliger Ultraschallbefunde zufällig, ohne daß kausal ein Zusammenhang zur Indikationsstellung bestand.

Als ein über die zugrundeliegende Fragestellung hinausgehendes Ergebnis zeigte sich, daß aufgrund des ab Januar 1996 neu eingeführten Screening-Konzepts im Vergleich zum Jahr 1995, in dem noch kein systematisches Screening durchgeführt wurde, die Anzahl der Ultraschalluntersuchungen pro Patientin von 2,2 auf 1,7 reduziert werden konnte.

Tabelle 3. Auffällige Ultraschallbefunde nach der 24. SSW

	Diagnose	Diagnosezeitpunkt	Verlauf
Typ I	– Arthrogryposis	29. SSW /1	Wunsch nach S.c., Exitus pp
	– Trisomie 18	38. SSW /2	SG, Exitus pp
	– Hypoplastisches Linksherz/ Zwerchfellhernie / (del C 15) (q 26)	34. SSW /3	SG, Exitus pp
Typ II	– Mesenterialzyste	32. SSW /1	SG, Operation pp
	– Ventrikelseptumdefekt	40. SSW /2	SG, Operation pp
	– Ventrikelseptumdefekt	33. SSW /3	SG, Operation pp
	– Spina bifida aperta lumbal	36. SSW /3	S.c., Operation pp
	– Arteriovenöser Kanal	30. SSW /3	SG, Operation pp
	– Ovarialzyste	32. SSW /1	SG, Operation pp

SG: = Spontangeburt, S.c.: = Sectio caesarea, pp:= postpartal
/ 1: = im Screening entdeckt, / 2: = Erstvorstellung mit Indikation, / 3: = Erstvorstellung für Screening

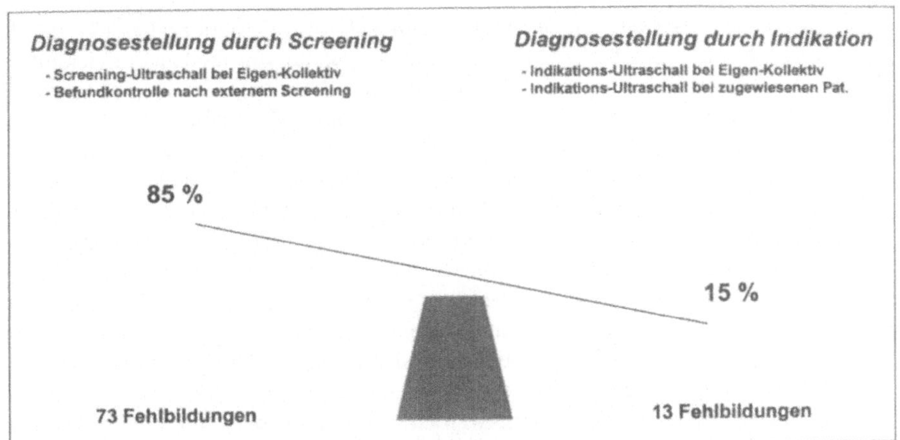

Abb. 1. Vergleich der Entdeckungsraten im Screening- bzw. Indikationskollektiv (n = 86)

Diskussion

Die Aussage, daß auch bei den Ultraschalluntersuchungen in der Schwangerschaft das Angebot die Nachfrage fördere und per se eine Ausweitung der Untersuchungsfrequenz verursache, kann anhand unserer Resultate nicht bestätigt werden, da wir aufgrund des neuen Betreuungskonzeptes die Anzahl der Ultraschalluntersuchungen pro Schwangerschaft sogar reduzieren konnten. Dies hängt damit zusammen, daß bei einem systematischen Screening z. B. das Gestationsalter bereits früh geklärt ist und auch bestimmte Marker von Fehlbildungen bei einem systematischen Screening bereits im I. Trimenon besonders aussagekräftig sind, so daß unnötige Nachfolgeuntersuchungen unterbleiben können. Die Ergebnisse zeigen, daß der Ausbildungsstand der Untersucher, eine gute technische Ausrüstung und konzeptintegrierte Qualitätskontrollinstrumente wichtige Voraussetzungen für ein effizientes Screening sind, so daß die Anzahl kontrollbedürftiger Untersuchungen reduziert werden konnte und dadurch eine Kostenreduktion erzielt werden kann. So zeigte auch die Helsinki-Studie, daß im Ultraschall-Screeningkollektiv eine Hospitalisationskosten-Einsparung von 80 $ pro Schwangerschaft erzielt werden konnte [10], was die Kosteneffizienz eines Screenings zusätzlich unterstreicht.

Das Erst-Trimester-Ultraschallscreening zeigt sich sowohl in der Literatur als auch in unserem Kollektiv als effizient in der Entdeckung von chromosomalen Anomalien anhand embryonaler Auffälligkeiten, insbesondere des Nackenödems. Gemäß Literaturangaben ergibt sich im Erst-Trimester-Screening eine Sensitivität von 93.3%, eine Spezifität von 99.7% sowie ein positiver Voraussagewert von 93.3% in Hinblick auf embryonale Fehlbildungen [1]. Auffällige Ultraschallbefunde weisen im ersten Trimenon eine signifikant höhere Korrelation mit Chromosomenstörungen auf als ein pathologischer AFP-Plus-Test oder ein erhöhtes maternales Alter, was die Bedeutung eines Erst-Trimester-Ultraschallscreenings unterstreicht.

Das Zweit-Trimester-Screening ist jedoch weiterhin die Domäne in der fetalen Fehlbildungsdiagnostik [1] und erweist sich auch in unserem Fehlbildungskollektiv als der Screeningzeitpunkt mit der höchsten Entdeckungsrate an fetalen Anomalien.

Aufgrund der Abhängigkeit der Organdiagnostik vom Gestationsalter [3, 11] als auch aufgrund unterschiedlicher Manifestationszeitpunkte von fetalen Entwicklungsstörungen erscheint eine zweite Fehlbildungsdiagnostik im dritten Trimenon sinnvoll. Dies verdeutlichen auch Resultate von D'Ottavio und Mitarbeitern [4] bei einem Screeningkollektiv von 2114 Feten, bei welchen 7 von insgesamt 47 Fehlbildungen weder durch ein Erst- noch durch ein Zweit-Trimester-Screening erfaßt werden konnten. In unserem Kollektiv haben wir vergleichbare Resultate. So wurden insgesamt 22 fetale Fehlbildungen erst nach der 24. SSW entdeckt. In 64% dieser Fälle konnten dabei die Fehlbildungen durch ein drittes Screening rechtzeitig erfaßt werden, was nachfolgend eine Planung des optimalen peripartalen Managements ermöglichte. Ob eine Reduktion der fetalen Morbidität durch eine pränatale Diagnosestellung wie beispielsweise bei der Gastroschisis, einer intestinalen Obstruktion oder Herzfehlbildungen durch eine Planung des peripartalen Managements erzielt werden kann, muß für die einzelnen Fehlbildungen sehr differenziert diskutiert werden, ist aber für bestimmte Fehlbildungen wie Oesophagusatresie, Transposition der großen Gefäße, Sakralteratom etc. erwiesen [2, 9]. Des weiteren muß in bezug auf ein drittes Screening in Betracht gezogen werden, daß häufig erst zu diesem Schwangerschaftszeitpunkt wichtige Beiträge zur Erfassung von fetalen Entwicklungsstörungen wie die Wachstumsbeurteilung und Plazentationsstörungen geleistet werden können, welche aufgrund klinischer Untersuchungsmethoden schwerer erfaßbar sind.

In unserem Kollektiv wurden 15% der Fehlbildungsdiagnosen aufgrund eines indizierten Ultraschalls gestellt. Interessant ist hierbei, daß auch in dieser Gruppe in 39% dieser Fälle die Diagnose nicht kausal mit der Indikationsstellung einherging, sondern daß der Befund zufällig erhoben werden konnte.

Schlußfolgernd läßt sich festhalten, daß auch bei wenig invasiven diagnostischen Interventionen wie Ultraschalluntersuchungen in der Schwangerschaft Vorteile und Nachteile der Methode gegeneinander abgewogen werden müssen. Im Falle der Ultraschalldiagnostik in der Schwangerschaft überwiegen aufgrund unserer Resultate als auch gemäß der aktuellen Literatur die Vorteile eines Ultraschallscreenings mögliche Nachteile. Insbesondere die Planung eines optimalen peripartalen Managements durch eine möglichst frühe Fehlbildungsdiagnostik mit der teilweise nachgewiesenen Reduktion der kindlichen und mütterliche Morbidität sollte aufgrund der heute bestehenden Evidenz möglichst allen Schwangeren angeboten werden können.

Literatur

1. Bonilla-Musoles FM, Raga F, Ballester M-J, Serra V (1994) Early detection of embryonic malformations by transvaginal and color doppler sonography. J Ultrasound Med 13: 347–355
2. Chang AC, Huhta JC, Yoon GY, Wood DC Tulzer G, Cohen A, Mennuti M, Norwood WI (1991) Diagnosis, transport and outcome in fetuses with left ventricular outflow tract obstruction. J Thorac Cardiovasc Surg 102: 841–48
3. Chitty LS (1995) Ultrasound screening for fetal abnormalities. Prenatal Diagnosis 12: 1241–57
4. D'Ottavio G, Meir YJ, Rustico MA, Conoscenti G, Maieron A, Fischer-Tamaro L, Mandruzzato G (1995) Pilot screening for fetal malformations: possibilities and limits of transvaginal sonography. J Ultrasound Med 14: 575–580
5. Ewigman BG, Crane JP, Frigoletto FD, LeFevre ML, Bain RP, McNellis D (1993) The RADIUS study group: a randomized trial of prenatal ultrasound screening in a low risk population: impact on perinatal outcome. N Engl J Med 329: 821–827

6. Holzgreve W (1990) Sonographic screening for anatomic defects. Seminars in Perinatology 14: 504–513
7. Levi S, Schaaps JP, De Havay P, Coulon R, Defoort P (1995) End-result of routine ultrasound screening for congenital anomalies: the Belgium multicenter study 1984–1992. Ultrasound Obstet Gynecol 5: 366–71
8. Nicolaides K, Brizot M, Patel F, Snijders R (1994) Comparison of chorionic villous sampling and amniocentesis for fetal karyotyping at 10–13 weeks' gestation. Lancet 344: 435
9. Romero R, Ghidini A, Costigan K, Touloukian R, Hobbins JC (1989) Prenatal diagnosis of duodenal atresia: Does it make any difference? Obstet Gynecol 71: 739–41
10. Saari-Kemppainen A, Karjalainen O, Ylostalo P, Heinonen OP (1990) Ultrasound screening and perinatal mortality: controlled trial of systematic one-stage screening in pregnancy. The Helsinki ultrasound trial. Lancet 336: 387–91
11. Tegander E, Eik-Nes SH, Linker DT (1994) Incorporating the 4-chamber view of the fetal heart into the second trimester routine fetal examination. Ultrasound Obstet Gynecol 4: 24–28

Wertigkeit des Ultraschallscreenings

A. Rempen

In Deutschland ist seit dem 1. 4. 1995 in jedem Schwangerschaftsdrittel eine Ultraschallscreeninguntersuchung vorgeschrieben, und zwar in der 9.–12. SSW, in der 19.–22. SSW und in der 29.–32. SSW [5]. Der Schwerpunkt der diagnostischen Fragestellungen ist bei den drei Untersuchungsterminen unterschiedlich. Neben anderen Untersuchungsinhalten wird im ersten Trimenon besonderer Wert auf die Kontrolle des Gestationsalters gelegt, im zweiten Trimenon die Organentwicklung des Feten eingehend untersucht und im dritten Trimenon vor allem auf das fetale Wachstum geachtet. Neben der Frage, ob eine Reihenuntersuchung wirklich die gesuchte Pathologie erkennen kann (Sensitivität), muß insbesondere beachtet werden, daß die Rate an falsch-positiven Befunden (1-Spezifität) in Grenzen gehalten werden kann. Durch die in der Regel niedrige Prävalenz der angesprochenen Störungen in einem unselektionierten Kollektiv wird nämlich der Vorhersagewert durch falsch-positive Diagnosen wesentlich reduziert. Dies hat zur Folge, daß bei einer vermuteten Störung bei entsprechend vielen Schwangeren zu Unrecht Ängste geschürt sowie eine Reihe unnötiger diagnostischer Verfahren initiiert werden, die zudem die Schwangerschaft gefährden, wenn sie invasiv sind.

Erster Screeningtermin (8+0 – 11+6 kpl. SSW)

Der genauen Datierung einer Schwangerschaft kommt deswegen eine besondere Bedeutung zu, da nahezu alle während der Schwangerenvorsorge erhobenen Befunde vom Gestationsalter abhängig sind und die Amenorrhoedauer als Maß für das Schwangerschaftsalter mit einer hohen Unsicherheit belastet ist [10]. Zur Gestationsaltersbestimmung eignen sich etablierte Normwerttabellen des I. Trimenons, die das Schwangerschaftsalter in Abhängigkeit von der sonographisch bestimmten Scheitelsteißlänge bzw.

des biparietalen Durchmessers angeben [11]. Vergleichende Untersuchungen konnten zeigen, daß die Streuung des aus der Amenorrhoe geschätzten Schwangerschaftsalters größer ist als die Streuung des biometrisch in der Frühschwangerschaft hergeleiteten Schwangerschaftsalters [7]. Auch konnte der mutmaßliche Entbindungstermin biometrisch genauer vorausgesagt werden als mittels Naegelscher Regel.

Neuerdings wurde die Beachtung des sogenannten Nackenödems, das mit einer erhöhten Rate an autosomalen Trisomien (Trisomie 21, 18, 13), aber auch anderen Chromosomenaberrationen, fetalen Fehlbildungen und pathologischen Schwangerschaftsverläufen vergesellschaftet ist [8, 9], in die Untersuchung im ersten Trimenon aufgenommen. In Tabelle 1 werden die Ergebnisse verschiedener Screeningstudien hinsichtlich der Erfassung der drei häufigsten Trisomien zusammengestellt. Die Sensitivitäten reichen von 40% bis 93% (im Mittel 60%), wobei die Frequenz an invasiven Eingriffen 1% bis 11% (im Mittel 5%) der untersuchten Patientinnen betrug.

Tabelle 1. Ergebnisse des Ultraschallscreenings zur Erfassung der Trisomie 21, 18, und 13 über die Messung der Nackendicke im I. Trimenon von 12 publizierten Studien (1994–98)

12 Studien	Bereich	[Mittelwert]
Schwangerschaftsalter:	8–14 SSW	
Kollektiv (n):	481–20.381	[3.365]
Trisomie-Prävalenz:	0–3,1%	[1,3%]
Nackenödem-Prävalenz:	0,9–10,6%	[5,4%]
Sensitivität:	26–93%	[61%]
Spezifität:	91–99%	[95%]
Positiver prädiktiver Wert:	0–40%	[17%]

Zweiter Screeningtermin (18+0 – 21+6 kpl. SSW)

Das Zeitintervall um die 20. SSW bietet sich für ein Organscreening besonders an, da in diesem Zeitraum die verschiedenen fetalen Organstrukturen sonographisch am besten dargestellt werden können [12]. Für ein Ultraschallscreening auf fetale Fehlbildungen muß allerdings beachtet werden, daß bei einer Häufigkeit fetaler Anomalien von 2–3% [6] und einer durchschnittlichen Anzahl von 80 innerhalb eines Jahres betreuten Schwangeren in der frauenärztlichen Praxis statistisch nur etwa 2 Fehlbildungen pro Jahr auftreten, wobei hier alle Organsysteme sowie alle Schweregrade eingeschlossen sind. Da somit die individuellen Erfahrungen mit dem Ultraschallbild von fetalen Anomalien begrenzt sind, soll in der Screeningsituation auf einfach zu erkennende Hinweiszeichen geachtet werden [3, 4], die dann zu einer speziellen Abklärung an anderer Stelle führen. Tabelle 2 faßt die Ergebnisse von Screeningstudien im zweiten Trimenon aus der Literatur zusammen. Die Erkennungsraten vor der 24. SSW reichen von 18% bis 85% (im Mittel 51%). Allerdings wurden in einigen Studien nur schwere Anomalien berücksichtigt. Die Angaben zur Sensitivität hängen zudem von der Intensität ab, mit der postnatal nach kindlichen Anomalien gefahndet wurde. Falsch-positive Diagnosen wurden in weniger als 1% angegeben, wobei der Anteil an zunächst auffälligen, durch eine nachfolgende Kontrolle nicht bestätigten Pränatalbefunden sicher höher anzusetzen ist.

Tabelle 2. Ergebnisse des Ultraschallscreenings zur Erfassung von Fehlbildungen im II.Trimenon von 11 publizierten Studien (1989–98)

11 Studien (*8 Studien)	Bereich	[Mittelwert]
Schwangerschaftsalter:	12–24 SSW	
Kollektiv (n):	1.611–51.675	[13.149]
Fehlbildungs-Prävalenz:	0,6–2,4%	[1,5%]
Screening positiv*:	0,7–1,7%	[0,9%]
Sensitivität:	18–85%	[51%]
Spezifität*:	>99%	
Positiver prädiktiver Wert*:	57–>99%	[89%]

Dritter Screeningtermin (28+0 – 31+6 kpl. SSW)

Die Bestimmung biometrischer Parameter des Abdomens (abdomino-thorakaler Durchmesser (ATD), Abdomenumfang (AU)) dient im dritten Ultraschallscreening der Erfassung wachstumsretardierter Kinder [1]. Postnatal wird als Mangelentwicklung zumeist ein altersbezogenes Gewicht unter der 10. Perzentile definiert, wodurch auch 10% der eutrophen Kinder hier eingeschlossen sind. Tabelle 3 zeigt die Ergebnisse von Studien zur Erfassung mangelentwickelter Kinder mittels einer Ultraschalluntersuchung im Zeitbereich des dritten Screenings. Die teils großen Differenzen in den Resultaten erklären sich unter anderem durch unterschiedliche Screeningtermine und auch dadurch, daß es sich teils um selektionierte Kollektive mit einem erhöhten Risiko für eine Retardierung handelte. Die Detektionsraten reichen von 21% bis 72% (im Mittel 50%). Die Schätzung des fetalen Gewichts aus verschiedenen biometrischen Parametern war der alleinigen Bestimmung des Abdomenumfangs nicht überlegen [2].

Tabelle 3. Ergebnisse des Ultraschallscreenings zur Erfassung der Retardierung über den abdominothorakalen Durchmesser (ATD) oder Abdomenumfang (AU) im III. Trimenon von 9 publizierten Studien (1983–96)

9 Studien (*8, **6, ***3 Studien)	Bereich	[Mittelwert]
Schwangerschaftsalter:	26–40 SSW	
Kollektiv (n):	254–4.893	[1.370]
Retardierungs-Prävalenz:	3–20%	[12%]
Screening positiv***:	11–15%	[13%]
Sensitivität:	21–72%	[50%]
Spezifität*:	69–98%	[91%]
Positiver prädiktiver Wert**:	19–66%	[47%]

Literatur

1. Chang TC, Robson SC, Boys RJ, Spencer JAD (1992) Prediction of the small for gestational age infant: Which ultrasonic measurement is best? Obstet Gynecol 80: 1030–1038
2. David C, Tagliavini G, Pilu G, Rudenholz A, Bovicelli L (1996) Receiver-operator characteristic curves for the ultrasonographic prediction of small-for-gestational-age fetuses in low-risk pregnancies. Am J Obstet Gynecol 174: 1037–1042
3. Feige A, Rempen A, Würfel W, Caffier H, Jawny J (1996) Frauenheilkunde, S. 261–269. Urban & Schwarzenberg, München-Wien-Baltimore
4. Hansmann M (1981) Nachweis und Ausschluß fetaler Entwicklungsstörungen mittels Ultraschallscreening und gezielter Untersuchung – ein Mehrstufenkonzept. Ultraschall 2: 206–220
5. Kassenärztliche Bundesvereinigung (1995) Änderung der Mutterschaftsrichtlinien. Dt Ärztebl 92: B-233–B-235
6. Levi S, Schaaps JP, De Havay P, Coulon R, Defoort P (1995) End-result of routine ultrasound screening for congenital anomalies: The Belgian multicentric study 1984–92. Ultrasound Obstet Gynecol 5: 366–371
7. Mai R, Rempen A, Kristen P (1995) Vaginalsonographie im 1. Trimenon zur Bestimmung des Geburtstermins. Frauenarzt 36: 681–688
8. Nicolaides KH, Brizot ML, Snijders RJM (1994) Fetal nuchal translucency: ultrasound screening for fetal trisomy in the first trimester of pregnancy. Brit J Obstet Gynaecol 101: 782–786
9. Pandya PP, Kondylios A, Hilbert L, Snijders RJM, Nicolaides KH (1995) Chromosomal defects and outcome in 1015 fetuses with increased nuchal translucency. Ultrasound Obstet Gynecol 5: 15–19
10. Rempen A (1996) Effizienz der Ultraschallbiometrie in der Schwangerschaft. Gynäkologe 29: 553–561
11. Rempen A (1997) Ultraschall in der Frühschwangerschaft. In: Schmidt W (Hrsg): Jahrbuch der Gynäkologie und Geburtshilfe 1997/98. S. 51–61. Biermann, Zülpich
12. Wolfe HM, Zador IE, Bottoms SF, Treadwell MC, Sokol RJ (1993) Trends in sonographic fetal organ visualization. Ultrasound Obstet Gynecol 3: 97–99

Bedeutung von Misoprostol in der Geburtshilfe

D. V. Surbek, W. Holzgreve

Wirkstoffeigenschaften

Misoprostol ist ein vor 25 Jahren synthetisiertes Analogon des natürlich vorkommenden Prostaglandins E_1. Es zeigt eine ausgeprägte antisekretorische Aktivität im Bereich der Magenmucosa und reduziert die Säureproduktion. Eine zugelassene Indikation ist die Therapie von Magen- und Duodenalulcera, in der Dosierung von 400–800 μg per os täglich [10]. Bei dieser Dosierung sind als Nebenwirkungen Diarrhoe, selten Nausea oder Kopfschmerzen bekannt. Die bereits vor Jahren beschriebene Nebenwirkung der Uteruskontraktionen, insbesondere beim graviden Uterus [7], führte in jüngster Zeit zur Anwendung in Gynäkologie und Geburtshilfe.

Zervixpriming und Geburtseinleitung mit Misoprostol

Aufgrund der uterotonischen Eigenschaften von Misoprostol wurde der Einsatz in niedriger Dosierung zur Geburtseinleitung geprüft. Nach ersten Anwendungsstudien wurden verschiedene vergleichende, teilweise randomisierte Untersuchungen durchgeführt, welche Misoprostol intravaginal mit Oxytocin intravenös und Prostaglandin E_2 intrazervikal in unterschiedlicher Dosierung verglichen. Eine erste Metaanalyse zeigte dabei eine bessere Wirkung von Misoprostol, allerdings mit vermehrter Inzidenz von uteriner Tachysystolie [8]. Problematisch dabei war, daß in diesen Studien unterschiedlichste Dosierungsintervalle und Applikationsarten verglichen wurden. Bei der Betrachtung der einzelnen Studien wurde klar, daß diese unerwünschte Wirkung nur bei den Studien mit höher dosiertem Misoprostol vermehrt vorkam. Erst unsere eigene randomisierte Studie, erstmals in einem doppelblinden Design angelegt, zeigte, daß Misoprostol bei äquivalenter Dosierung eine bessere Wirksamkeit als Dinoproston (PGE_2) ohne vermehrte Nebenwirkungen aufweist [9]. Inzwischen kann diese Indikation als gut untersucht und breit abgestützt gelten.

Einleitung im zweiten und dritten Trimester

Misoprostol wurde initial zur Einleitung bei intrauterinem Fruchttod verwendet, in einer entsprechend höheren Dosierung. Später wurden kontrollierte Studien zur Abortinduktion im zweiten Trimester durchgeführt, welche – bei ebenfalls höherer Dosierung – vielversprechende Ergebnisse zeigten [5]. Es ist evident, daß Misoprostol vaginal anstelle von z.B. Sulproston intravenös mit besserer Wirksamkeit bei gleicher Nebenwirkungsrate verwendet werden kann. Die optimale Dosierung ist Gegenstand aktueller Studien.

Zervixpriming und medikamentöse Abortinduktion im ersten Trimester

Auch im ersten Trimester ist die Verwendung von Misoprostol im Rahmen des Schwangerschaftsabbruchs bereits in großen Studien gut untersucht. Die Abortinduktion bis zur 9. Schwangerschaftswoche wird in Kombination mit dem vorgängig verabreichten Mifepristone (RU 486) durchgeführt, optimalerweise ebenfalls mittels intravaginaler Applikation von Misoprostol [1]. Auch vor einem instrumentellen Schwangerschaftsabbruch ist der Vorteil des Medikamentes, hier zum Zervixpriming intravaginal appliziert, gut belegt [4]. Selbst die Abortinduktion mit Misoprostol alleine im ersten Trimester wird heute postuliert [3].

Weitere Indikationen

In jüngster Zeit wurden Studien zur Untersuchung von Misoprostol zur konservativen Therapie des missed abortion und zum Zervixpriming bei nicht-schwangerem Uterus vor Hysteroskopie durchgeführt; die Anwendung in diesem Bereich ist jedoch noch experimentell und sollte im Rahmen prospektiver Studien erfolgen. Eine weitere mögliche Indikation ist die Verwendung von hochdosiertem Misoprostol in der Plazentarperiode [2]. Dazu existieren zur Zeit sehr wenige Daten; Studien sind jedoch unterwegs. Diese sind deshalb wichtig, weil Misoprostol aufgrund seiner guten Haltbarkeit, seines günstigen Preises und der einfachen Anwendung für Entwicklungsländer ideal scheint und möglicherweise das Potential besitzt, die große mütterliche Sterblichkeit an postpartalen Blutungen reduzieren zu können.

Pharmakokinetische Aspekte, Dosierung

Die meisten pharmakokinetischen Daten beziehen sich auf die perorale Einnahme von Misoprostol bei nicht-schwangeren Individuen. Sie zeigen eine rasche Absorption mit einem maximalen Plasmaspiegel nach 30 Minuten und einer Halbwertszeit von etwa 20 Minuten. Klinische Studien in der Schwangerschaft suggerieren eine bessere Wirksamkeit bei gleichzeitig weniger Nebenwirkungen nach intravaginaler Applikation im Vergleich zu der peroralen Applikation [1]. Eine neuere Studie belegt das günstigere pharmakokinetische Profil nach intravaginaler Verabreichung [12].

Die Dosierung von Misoprostol ist abhängig von der Indikation. Bei Geburtseinleitung wird eine Dosis von 25 μg alle 3–6 h bis 50 μg alle 6 Stunden empfohlen. Bei intrauterinem Fruchttod oder Abortinduktion im zweiten Trimester liegt die Dosis um das Doppelte bis Vierfache höher; Dosisfindungsstudien sind zur Zeit unterwegs. Im ersten Trimester und postpartal werden Einmaldosen zwischen 400 bis 800 μg verwendet, wobei die optimale Dosis noch unklar ist.

Misoprostol und Uterusrupturen

Von ganz vereinzelten Fallberichten von Uterusrupturen nach Misoprostol abgesehen, ist dieser Zusammenhang nicht gut untersucht. Eine neuere Publikation beschreibt den Studienabbruch einer prospektiven Vergleichsstudie von Misoprostol und Oxytocin zur Geburtseinleitung bei Schwangeren mit vorangegangener Sectio caesarea aufgrund von zwei Uterusrupturen in der Misoprostol-Gruppe [11]. Aufgrund der aktuellen Datenlage kann somit eine Anwendung zur Einleitung nach früherem Kaiserschnitt nicht empfohlen werden.

Toxikologie von Misoprostol in der Schwangerschaft

Misoprostol wird in gewissen Entwicklungs- und Schwellenländern zur illegalen Abortinduktion verwendet. Insbesondere in Brasilien bestehen seit vielen Jahren einschlägige Erfahrungen. Frühe Fallberichte über fetale Fehlbildungen bei ausgetragenen Schwangerschaften nach Misoprostoleinnahme als Abortivum im ersten Trimester vermuteten eine teratogene Wirkung von Misoprostol. Erst kürzlich konnte jedoch der Zusammenhang von Misoprostoleinnahme im ersten Trimester und Möbius-Syndrom (Hirnnervenparesen, Extremitätenfehlbildungen) gezeigt werden [6]. Man nimmt an, daß Misoprostol eine kontraktionsbedingte vaskuläre Disruption im Bereich von Extremitäten und im Hirnstamm bewirken kann, welche pathophysiologisch die Entstehung des Möbius-Syndroms erklären würde. Aufgrund dieser Daten scheint nun klar, daß

Misoprostol in der Frühschwangerschaft nur dann verabreicht werden darf, wenn die Schwangerschaft sicher abgebrochen wird.

Haltbarkeit und Kosten

Ein großer Vorteil von Misoprostol ist die für Prostaglandine ungewöhnlich gute Haltbarkeit (bei Zimmertemperatur über Jahre) und der äußerst günstige Preis (Vergleich mit Prostaglandin E_2 Vaginalovula: um den Faktor hundert günstiger).

Zulassung in Deutschland und der Schweiz

Misoprostol ist in Deutschland und der Schweiz offiziell nur für gastroenterologische Indikationen zugelassen; eine Schwangerschaft bedeutet laut Hersteller eine Kontraindikation zur Anwendung. Die produzierende Firma ist zur Zeit grundsätzlich – aus verschiedenen Gründen – an einer Zulassungsprüfung für obige Indikationen nicht interessiert. Wenn auch viele Studien den Vorteil dieses synthetischen Prostaglandins gegenüber anderen Prostaglandinen belegen, sollte diese Tatsache bei der Verwendung von Misoprostol bei einer entsprechenden Indikation berücksichtigt werden.

Literatur

1. El-Rafaey H, Rajasekar D, Abdalla M, Calder L, Templeton A (1995) Induction of abortion with mifepristone and oral or vaginal misoprostol. N Engl J Med 332: 983–7
2. El-Rafaey H, O'Brien P, Walder J, Rodeck C (1996) Misoprostol for third stage of labour. Lancet 347: 1257
3. Ewart WR, Winikoff B (1998) Toward safe and effective medical abortion. Science 281: 520–1
4. Fong YF, Singh K, Prasad RNV (1998) A comparative study using two dose regimens (200 μg or 400 μg) of vaginal misoprostol for pre-operative cervical dilatation in first trimester nulliparae. Br J Obstet Gynaecol 105: 413–7
5. Jain JK, Mishell DR (1994) A comparison of intravaginal misoprostol with prostaglandin E_2 for termination of second-trimester pregnancy. N Engl J Med 331: 290–3
6. Pastuszak AL, Schüler M, Speck-Martins CE, Coelho KE, Cordello SM, Vargas F, Brunoni D, Schwarz IV, Larrandaburu M, Safattle H, Meloni VF, Koren G (1998) Use of misoprostol during pregnancy and Möbius' syndrome in infants. N Engl J Med 338: 1881–5
7. Rabe T, Basse H, Thuro H, Kiesel L, Runnebaum B (1987) Wirkung des PGE_1-Methylanalogons Misoprostol auf den schwangeren Uterus. Geburtsh u Frauenheilk 47: 324–31
8. Sanchez-Ramos L, Kaunitz A, Wears RL, Delke I, Gaudier FL (1997) Misoprostol for cervical ripening and labor induction: A meta-analysis. Obstet Gynecol 89: 633–42
9. Surbek DV, Boesiger H, Hoesli I, Pavic N, Holzgreve W (1997) A double-blind comparison of the safety and efficacy of intravaginal misoprostol and prostaglandin E_2 to induce labor. Am J Obstet Gynecol 177: 1018–23
10. Walt RP (1992) Misoprostol for the treatment of peptic ulcer and antiinflammatory-drug-induced gastroduodenal ulceration (Review). N Engl J Med 327: 1575–80
11. Wing DA, Lovett K, Paul RH (1998) Disruption of prior uterine incision following misoprostol for labor induction in women with previous caesarean delivery. Obstet Gynecol 91: 828–30
12. Ziemann M, Fong S, Benowitz NL, Bankster D, Darney PD (1997) Absorption kinetics of misoprostol with oral or vaginal administration. Obstet Gynecol 90: 88–92

Übersicht – Geburtshilfe und Perinatologie

Genetische Feldanalysen bei der Präeklampsie

J. W. Dudenhausen, B. S. Horstkamp, H. Schuster

Die SIH und die Präeklampsie sind heute weltweit mit einer Inzidenz von bis zu 15% bzw. 10% wichtige Ursachen mütterlicher und fetaler Morbidität und Mortalität. Daher ist die Ursachenforschung ein zentrales Anliegen der geburtshilflichen Forschung, aber auch für die Krankenversorgung ist dieses Krankheitsbild von eminenter Bedeutung. Darüber hinaus ist auf das große Wiederholungsrisiko nach überstandener Eklampsie hinzuweisen, das nach der Literatur 20–35% für eine Präeklampsie und 1–2% für eine Eklampsie beträgt.

Schon viele Jahrzehnte wurde ein möglicher genetischer Hintergrund der SIH vermutet, da eine erhöhte Inzidenz der SIH innerhalb einer Familie belegt wurde. Chesley et al. haben die Prävalenz der Präeklampsie und Eklampsie bei erstgebärenden Töchtern und Schwestern von präeklamptischen Patientinnen mit der Normalbevölkerung verglichen [4]. Dabei zeigte sich eine erhöhte Inzidenz sowohl bei den Töchtern als auch bei den Schwestern der präeklamptischen Patientinnen. Bemerkenswerterweise ist die Prävalenz der Präeklampsie der Töchter unabhängig von der Tatsache, ob ihre Mütter während der entsprechenden Schwangerschaft oder während einer anderen Schwangerschaft eine Präeklampsie erlitten hatten. Wurden die Schwiegertöchter der präeklamptischen Patientinnen einbezogen, ergab sich bei diesen eine Prävalenz wie in der Normalbevölkerung [3]. Sutherland et al. haben die Häufigkeit der SIH bei erstgebärenden Müttern sowie deren Schwiegermüttern mit der bei Müttern und Schwiegermüttern normotensiver Frauen verglichen und schlossen aus den Ergebnissen auf mütterliche und nicht kindliche genetische Ursachen [7].

Arngrimsson et al. untersuchten die familiäre Prädisposition der Präeklampsie und Eklampsie in 94 Familien über drei bzw. vier Generationen in einem relativ homogenen Kollektiv auf Island [1]. Die Prävalenz der Präeklampsie war unter den Töchtern mit 23% signifikant höher als bei den Schwiegertöchtern mit 10%. Auch bei den Töchtern der Töchter zeigte sich eine allerdings nicht signifikant höhere Prävalenz als bei den Töchtern der Schwiegertöchter.

Als Ergebnis der Studien zur familiären Häufung der SIH und Präeklampsie muß bei allen oder bei einem Teil dieser Erkrankungen eine genetische Mitursache angenommen werden, wobei unsicher ist, ob es sich um einen rezessiven, einen dominanten oder einen monogenen Erbgang handelt.

In neuerer Zeit haben sich Assoziationen zwischen dem Auftreten der Präeklampsie und Genen gezeigt, die in die Blutgerinnung, in den Lipid-Stoffwechsel und mit Komponenten des Renin-Angiotensin-Systems involviert sind. So konnte eine Kandidatenregion des Chromosoms 4q gefunden werden. Ein Polymorphismus des Angiotensinogen-Gens hat sich bei Präeklampsien nachweisen lassen. Seine Expression in den Endothelzellen der dezidualen Spiralarterien ist bei Präeklampsien erhöht. Wallukat et al. fanden bei Frauen mit Präeklampsie zirkulierende Antikörper gegen den AT1-Rezeptor [8]; Haller et al. einen Protein Kinase C vermittelten Anstieg der endothelialen Permeabilität [5].

Die NO-Produktion in den Endothelzellen steigt während der Schwangerschaft und trägt zur Vasodilatation bei. Bei Frauen mit SIH erweist sich die NO-Produktion als niedrig. Tierexperimentell ist bekannt, daß eine Hemmung der NO-Synthese Hypertonie, Proteinurie, Thrombozytopenie und fetale Wachstumsretardierung hervorruft [9]. Diese Befunde lenkten die Untersuchung des endothelialen NO-Synthase-Gens als primären Kandidaten auf eine familiäre Mitursache bei der Genese der SIH. Arngrimsson et al. fanden die Lokalisation des eNOS-Gens in der Region des Chromosoms 7q36 [2].

Die Zusammenarbeit der Klinik für Geburtsmedizin mit der Franz-Volhard-Klinik am Max-Delbrück-Zentrum in Berlin-Buch ermöglichte den Einsatz von Strategien des dort entwickelten „Genetic Field Working“ [6], um Familienangehörige von präeklamptischen Schwangeren unserer Klinik zu rekrutieren. Es wurden 300 Frauen angeschrieben, die während der letzten 4 Jahre wegen einer SIH mit diastolischen Blutdruckwerten >110 mmHg behandelt wurden. Dabei wurden Frauen mit vorbestehendem Bluthochdruck nicht einbezogen. Diejenigen, die sich aufgrund des Anschreibens meldeten, wurden ambulant gesehen. Es wurden anamnestische Angaben über die Frauen selbst und ihre familäre Vorgeschichte, auch im Sinne einer Stammbaumanamnese im Hinblick auf Herz-Kreislauf-Erkrankungen (Herzinfarkt, Schlaganfall, Venenthrombose, arterielle Hypertonie) erhoben. Von den Frauen selbst und den Eltern sowie Geschwistern wurden Blutproben gewonnen.

Die Blutproben werden genetisch untersucht; im Prinzip werden verschiedene genetische Polymorphismen bei den betroffenen Frauen sowie deren Eltern bzw. Geschwistern typisiert. Es werden die Kandidatengene untersucht, von denen aus verschiedenen Gründen vermutet wird, daß sie relevant für den Krankheitsprozeß sind oder Marker für ein Krankheitsallel darstellen. Zwischenzeitlich haben wir 50 Trios verfügbar, unser Ziel sind 100 solcher Einheiten.

Zusammenfassend muß gesagt werden, daß SIH und Präeklampsie ätiologisch heterogene Krankheiten sind, d. h., das gleiche klinische Bild wird verursacht durch verschiedene Gene und Umweltfaktoren. Die Identifikation verschiedener Genloci ist geeignet, in Zukunft eine Selektion und möglicherweise eine präventive Behandlung von Frauen mit hohem Risiko für eine SIH frühzeitig durchzuführen.

Literatur

1. Arngrimsson R, Björnsson S, Geirsson RT, Björnsson H, Walker JJ, Snaedal G (1990) Genetic and familial predisposition to eclampsia and pre-eclampsia in a defined population. Br J Obstet Gynaecol 97: 762
2. Arngrimsson R, Hayward C, Nadaud S, Baldursdottir A, Walker JJ, Lison WA, Bjarnadottir RI, Brock DJH, Giersson RT, Connor JM, Soubrier F (1997) Evidence for a familial pregnancy-induced hypertension locus in the eNOS-gene region. Am J Hum Genet 61: 354
3. Chesley LC, Annitto JE, Cosgrove RA (1968) The family factor in toxemia of pregnancy. Obstet Gynecol 32: 303
4. Chesley LC, Cosgrove RA, Annitto JE (1961) Pregnancy in the sisters and daughters of eclamptic women. Path Microbiol 24: 662

5. Haller H, Hempel A, Homuth V, Mandelkow A, Maasch C, Drab M, Lindschau C, Vetter K, Dudenhausen JW, Luft FC (1998) Endothelial cell permeability and protein kinase C in pre-eclampsia. Lancet 351: 945
6. Schuster H, Lamprecht A, Junghans C, Dietz B, Mueller-Myhsok B, Nothnagel M, Luft FC: Approaches to the genetics of cardiovascular disease through genetic field working. Kidney Int 1998 (in press)
7. Sutherland A, Cooper DW, Howie PW, Liston WA, MacGillivray I (1981) The incidence of severe pre-eclampsia amongst mothers and mothers-in law of pre-eclamptics and controls. Br J Obstet Gynaecol 88: 785
8. Wallukat G, Homuth V, Horstkamp B, Jüpner A, Baur E, Nissen E, Vetter K, Dudenhausen J, Haller H, Luft FC: Patients with preeclampsia develop agonistic autoantibodiers against the angiotensin AT1 receptor. J Clin Invest (in revision)
9. Yallampalli C, Garfield RE (1993) Inhibition of nitric oxide synthesis in rats during pregnancy produces signs similar to those of preeclampsia. Am J Obstet Gynecol 169: 1316

Nutzensevaluation der Schwangerschaftssonographie in der Schweiz

R. Zimmermann

Im Zuge der Kosteneinsparung im Gesundheitswesen ist in der Schweiz der Nutzen der Routinesonographie in der Schwangerschaft ins Blickfeld gelangt. Anläßlich der neuen Krankenversicherungsgesetzgebung hatte die Regierung Ultraschall (US) ab dem 1.1.1996 nicht mehr als Pflichtleistung der Kasse definiert. Dieser Entscheid basierte auf den Ergebnissen der RADIUS-Studie, die bei breiter US-Anwendung keinen medizinischen Nutzen in den USA zeigen konnte, auf der Metaanalyse der Cochrane Datenbank, die US als Leistung ohne klaren Nutzen taxiert, sowie auf der Tatsache, daß aus der Schweiz keine Daten vorlagen, die andere Schlüsse zuließen. Durch die Berichterstattung in den Medien geriet jedoch die Schweizer Regierung massiv unter Druck, worauf im April 96 wieder zwei US-Untersuchungen (bei 10 und 20 Wochen) eingeführt wurden, die allerdings mit der Auflage verknüpft waren, einen positiven Nutzen nachzuweisen.

Eine erste Bestandsaufnahme in der Schweiz zeigte, daß rund 1400 Ärzte jährlich 80.000 Schwangerschafts-US durchführen. Lediglich ca. 65% erfüllen die Bedingungen für den Facharzttitel Frauenheilkunde, der Rest setzt sich zusammen aus Allgemeinmedizinern, Internisten, Radiologen und Ärzten ohne Facharztabschluß. Die niedergelassenen Ärzte verfügen über eine gute technische Ausrüstung, die sich in der Regel in der Preisklasse von 70.000 Fr. bewegt. Im Durchschnitt sind die Geräte drei Jahre alt, und fast alle sind mit einer 3–5 MHz Abdominal- und einer 7–8 MHz Transvaginalsonde ausgerüstet [1]. Die meisten Ärzte haben ihre US-Erfahrung an Kliniken erworben und bis zur Praxiseröffnung zwischen 1000 und 1500 Untersuchungen durchgeführt [1]. Eine akute Lücke besteht insbesondere bei der theoretischen Weiterbildung: 40% haben nie einen US-Kurs besucht. Während die Beurteilung der Anzahl Feten, der Plazentalage, der Kindslage sowie der Biometrie kaum Schwierigkeiten macht, bekundeten 15% Mühe mit der Beurteilung der Fruchtwassermenge und sogar 70% gelegentlich bis öfter Mühe mit der Morphologie. In bezug auf die Ergebnisqualität konnte in einer nationalen Studie über die pränatale Erfassungsrate einer klar definierbaren Fehlbildung, der Gastroschisis, gezeigt werden, daß in den Jahren 1991–95 nahezu 80% aller Kinder mit dieser angeborenen Störung in der Routinesonographie entdeckt wurden [2]. Dieses als befriedigend bis gut zu bezeichnende Resultat ist vergleichbar mit einer kürzlich publizierten Studie aus Oxford, wo die pränatale Entdeckungsrate von Bauchwanddefekten in einer Periode von 1991–96 bei 90% lag.

In einer weiteren Studie wurden an den 10 größten Frauenkliniken der Schweiz retrospektiv alle innerhalb eines Jahres sonographisch entdeckten Fehlbildungen bezüglich ihrer Zuverlässigkeit analysiert [4]. Speziell in der Gruppe der abortierten Schwangerschaften zeigte sich eine hervorragende Qualität: 80% der Fälle zeigten eine komplette und 20% eine Übereinstimmung im Hauptbefund mit zusätzlichen kleineren Nebenbefunde, die nicht bekannt waren. Falsche Diagnosen wurden nicht registriert.

Weitere Studien sind im Gange, so zur psychosozialen Auswirkung von US, zur Entdeckungsrate von Mehrlingen, zur Genauigkeit der Gestationsaltersbestimmung sowie zur Messung des embryonalen Gesundheitszustandes.

Die bislang vorliegenden Ergebnisse haben zur Einführung eines Fertigkeitsausweises für Schwangerschafts-US geführt, der zur Abrechnung mit der Kasse berechtigt. In ausführlichen Guidelines wurden die Anforderungen und Zielsetzungen des Schwangerschafts-US formuliert. Darüber hinaus wurde das Kurswesen stark ausgebaut.

Mit diesen Maßnahmen sollte es möglich sein, die bisher nicht als schlecht zu bezeichnende Ergebnisqualität weiter zu verbessern.

Literatur

1. Zimmermann R, Vial Y (1996) Ultraschallerfahrung und apparative Ausstattung der Schweizer Gynäkologen. Arch Gynecol Obstet 259: 111–117
2. Zimmermann R, Schwöbel M, Grossen E, Meuli M (1998) Gastroschisisfälle in der Schweiz in den Jahren 1991–95. Jahreskongreß der Schweizerischen Gesellschaft für Gynäkologie und Geburtshilfe. Genf: 17.–20. Juni
3. Boyd PA, Chamberlain P, Hicks NR (1998) 6-year experience of prenatal diagnosis in an unselected population in Oxford, UK. Lancet 352: 1577–81
4. Stiller R, Zimmermann R, Huch R, Huch A (1997) Multizentrisches Register sonographisch erfaßter Fehlbildungen in der Schweiz: Erste Ergebnisse. Jahreskongreß der Schweizerischen Gesellschaft für Gynäkologie und Geburtshilfe. Lugano: 25.–28. Juni

Vorgehen beim vorzeitigen Blasensprung

V. Ragosch, S. Hundertmark, H. Weitzel

Die Häufigkeit eines vorzeitigen Blasensprunges (VBS) wird in der Literatur mit ca. 6–14 % angegeben. Das geburtshilfliche Handeln richtet sich hauptsächlich nach dem Gestationsalter bei Auftreten. Da für den VBS keine einheitlichen Behandlungsrichtlinien vorliegen, soll im folgenden versucht werden, anhand eigener Untersuchungen und Analyse der Literatur für die unterschiedlichen Gestationsaltersabschnitte sowohl diagnostische als auch therapeutische Vorgehensempfehlungen zu geben.

Es sollte ein nach Schwangerschaftsalter differenziertes Vorgehen erfolgen, wobei folgende Gruppeneinteilung sinnvoll erscheint:

1) **Gruppe I:** < 20 SSW
2) **Gruppe II:** ≥ 20 – < 24 SSW
3) **Gruppe III:** ≥ 24 – < 34 SSW
4) **Gruppe IV:** ≥ 34 SSW.

Für alle Gruppen gilt:
- Sicherung des Blasensprunges, wobei eine zuverlässige Diagnose in ca. 90% der Fälle rein klinisch durch den Nachweis von abgehendem Fruchtwasser möglich ist. In den verbleibenden 10% der Fälle empfiehlt sich der Einsatz des AMNI-Check®. Ist auch hiermit eine Diagnosesicherung nicht möglich, sollte für die sehr wenigen Fälle eine Amniozentese mit Instillation von Indigokarmin durchgeführt werden [3].
- Ausschluß eines Amnioinfektionssyndroms (AIS). In der Klinik hat sich das CRP als Infektionsparameter durchgesetzt. Ein einmaliger Wert über 40 mg/l oder mindestens zwei Werte im Abstand von 24 Stunden über 20 mg/l werden als Zeichen einer bereits manifesten Infektion gedeutet. Ein Parameter für die sich anbahnende Infektion fehlt bis heute [4].
- Eine digital vaginale Untersuchung sollte auf jeden Fall unterbleiben, da hiermit einer Latenzzeitverkürzung unter einer Keimaszension Vorschub geleistet wird.

A) Vorgehen in Gruppe I: < 20 SSW

Hier sollte weder eine prophylaktische Tokolyse noch eine prophylaktische Antibiotikagabe erfolgen. Auch eine Lungenreifeinduktion mit Glukokortikoiden ist nicht sinnvoll [2]. Den Eltern sollte aufgrund der schlechten Prognose zu einer Terminierung der Schwangerschaft (SS) geraten werden. Falls eine Fortführung der SS gewünscht oder versucht wird, muß klar sein, daß es sich um ein experimentelles Vorgehen handelt.

B) Vorgehen in Gruppe II: ≥ 20 – < 24 SSW

Ziel der Behandlung in dieser Gruppe ist es, die SS so weit zu prolongieren, daß die Grenze erreicht wird, ab der aktive Maßnahmen beim Kind erfolgversprechend sind. Bei Verdacht auf AIS Beenden der SS. Fortführen der SS nur nach ausführlicher Aufklärung der Eltern über die schlechte Prognose und mit deren Zustimmung. Prophylaktische Antibiotikagabe muß in das Ermessen des behandelnden Arztes gestellt werden, da wissenschaftlich gesicherte Daten nicht vorliegen. Tokolyse nur bei vorzeitiger Wehentätigkeit. Keine Lungenreifeinduktion. Bei Erreichen der 24. SSW Vorgehen wie unter C) beschrieben.

C) Vorgehen in Gruppe III: 24+0 – 34+0 SSW

Bei Verdacht auf AIS (operative) Entbindung. Sonst Prolongieren der Schwangerschaft bis zur 34. SSW. Lungenreifeinduktion nach Empfehlungen des NIH ab der 24. SSW bis zur 32. SSW bei Ausschluß eines AIS [2]. Prophylaktische Tokolyse, wenn überhaupt, für höchstens 48 Stunden bis zum Abschluß der Lungenreifeinduktion. Prophylaktische Antibiotikagabe scheint sinnvoll [1], wobei eine uneingeschränkte Empfehlung bisher noch nicht gegeben werden kann.

D) Vorgehen in Gruppe III: > 34 SSW

Abwarten bis maximal 12 Stunden ohne Durchführung aktiver Maßnahmen. Nach Ablauf dieser Zeit Geburtseinleitung beginnen und Patientin entbinden. Bei Verdacht auf AIS Antibiotikagabe und rasche Entbindung.

Literatur

1. Mercer BM, Miodovnik M, Thurnau GR, Goldenberg RL, Das AF, et al. (1997) Antibiotic therapy for reduction of infant morbidity after preterm premature rupture of the membranes. A randomized controlled trial. JAMA 278: 989–995
2. NIH Consensus Development Panel (1995) Effect of Corticosteroids for fetal maturation on perinatal outcomes. JAMA 273: 413–418
3. Ragosch V, Hundertmark S, Hopp H, Opri F, Weitzel H (1996) Insulin like growth factor binding protein 1 (IGFBP-1) und fetales Fibronectin in der Diagnostik eines vorzeitigen Blasensprunges. Geburtsh u Frauenheilk 56: 291–6
4. Ragosch V, Hundertmark S, Weitzel H (1998) Validität diagnostischer Parameter in der Vorhersage eines Amnioninfektionssyndroms beim vorzeitigen Blasensprung. Geburtsh u Frauenheilk 58: M125–M129

Empfehlungen zur Ernährung und Lebensweise in der Schwangerschaft

P. Bung

Fragen zur Lebensführung während der Schwangerschaft nehmen in der täglichen Praxis einen immer größeren Stellenwert ein, wie es sich auch in einem gesonderten Beratungspunkt im Mutterpaß niederschlägt. Dabei bestehen Problembewußtsein, Diskussionsbedarf und Wissen darum seit langem; dies ist aus Textstellen der Medizingeschichte, z. B. von Hippokrates (480 v. C.), bekannt.

Abb. 1: Das Thema läßt sich als ein Spannungsfeld darstellen. Dabei steht auf der einen Seite der physiologische Hintergrund mit den gestationsbedingten Veränderungen und Bedürfnissen, auf der anderen Seite z. B. physiologische Auswirkungen von körperlicher Aktivität. Auch unterliegen Fragen zur Ernährung und Liebe in der Schwangerschaft dem, was Zeitgeist oder „gesunder Menschenverstand" genannt wird. Zu den physiologischen Gegebenheiten zählen z.B. im kardiovaskulären System das vergrößerte Blutvolumen und das erhöhte venöse Blutangebot an das Herz als ein Bestandteil der Adaptation der Schwangerschaft, letztlich auf eine optimale und maximale Versorgung des fetalen Organismus abzielend. Auf der anderen Seite, vom leistungsphysiologischen

Aspekt her, setzen mit der akuten Aufnahme einer physischen Leistung Anpassungsmechanismen ein, die proportional zur Intensität der Belastung sind und ebenfalls maßgeblich in Veränderungen von kardiopulmonalen, endokrinen und metabolischen Parametern bestehen. Verknüpft man diese physiologischen Veränderungen, so kann dies positiv und förderlich, jedoch auch ein limitierender Faktor sein. Mit zunehmendem Wissen und aufgrund der Erfahrung liegt es nahe, körperliche Aktivität in der Schwangerschaft als Therapeutikum bzw. Präventivum einzusetzen. Hierzu zählen Schwimmen oder andere sportliche Aktivitäten im Wasser („aquatic exercise"), wobei ein vorteilhafter Effekt auf dem Prinzip der Immersion mit der Flüssigkeitsverschiebung aus dem extra- in den intravasalen Raum mit der Folge einer gesteigerten Diurese und Natriurese beruht. Dieser Effekt kann positiv und präventiv umgesetzt werden bei Schwangeren mit Ödemen; leichte körperliche Betätigung unterstützt dabei die Reduktion der Ödemneigung [1].

Eine weitere Anwendung von regelmäßiger physischer Aktivität besteht beim insulinbedürftigen Gestationsdiabetes. Hierbei konnte nachgewiesen werden, daß durch ein ärztlich überwachtes Sportprogramm über Wochen die Insulinapplikation vermieden werden konnte, ohne – gegenüber einem Kontrollkollektiv – ungünstige Unterschiede hinsichtlich des Gestationsverlaufes oder der Entbindung zu riskieren. Die Wirkweise besteht wahrscheinlich in einem „Verbrennen" der überschüssigen Glukose sowie einer Steigerung der peripheren Insulinsensitivität [2, 3].

Auch bei der Bewältigung des Geburtsschmerzes scheint körperliche Aktivität sinnvoll. Der Mechanismus liegt in erhöhten Endorphinspiegeln und läßt sich anhand reduzierter subjektiver Schmerzäußerungen oder verminderter -medikation belegen [4, 5].

Trotz oder wegen der kalorischen Überversorgung mit Makronährstoffen besteht bereits in der Normalbevölkerung eine Unterversorgung mit den sog. Mikronährstoffen. Dabei kristallisieren sich für die Konzeption und den weiteren Schwangerschaftsverlauf die Versorgung mit Jod, Eisen und Folsäure als besonders kritisch heraus. Durch eine ausgewogene und bewußte Ernährung oder aber eine Supplementierung können zahlreiche Komplikationen „präventiv" vermieden werden [6, 7].

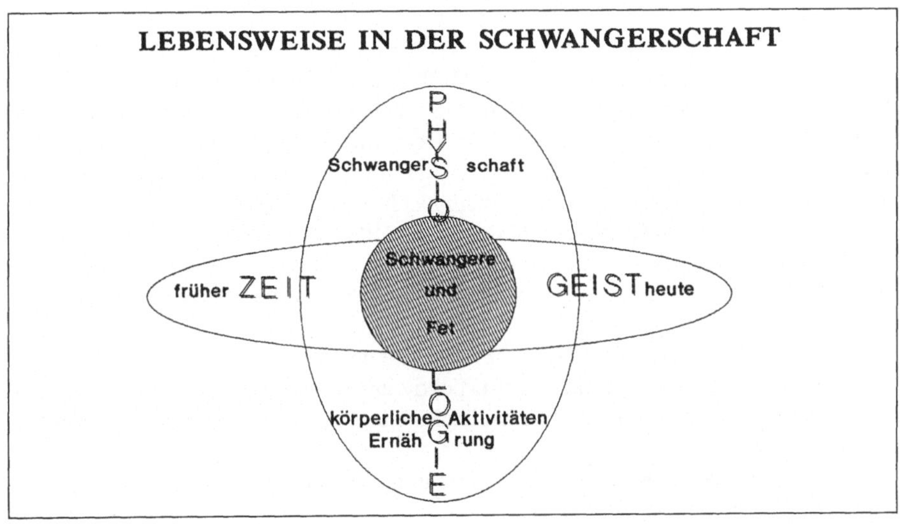

Hinsichtlich der „Liebe in der Schwangerschaft“ sind die Mitteilungen in der Literatur rar. Zusammenfassend wird empfohlen, daß bei unauffälligem Verlauf keine Einschränkung des Sexualverhaltens notwendig ist. Bei Risiken (z. B. rezidivierende Aborte) empfiehlt sich eine Einschränkung der Kohabitationen wie bei Neigung zu vorzeitigen Wehen innerhalb der letzten Wochen.

Literatur

1. Katz VL, McMurray RG, Cefalo RC (1991) Aquatic exercise during pregnancy. In: Mittelmark RA, Wiswell RA, Drinkwater BL (eds): Exercise in Pregnancy. Williams & Wilkins, Baltimore, pp 271–279
2. Bung P, Artal R, Khodiguian N et al (1991) Exercise in Gestat. Diabetes as Optional Therapeutic Approach. Diabetes 40,2: 182–5
3. Bung P, Artal R, Khodiguian N (1993) Regelmäßige Bewegungstherapie bei Kohlehydratstoffwechselstörungen in der Schwangerschaft – Ergebnisse einer prospektiven, randomisierten Longitudinalstudie. Geburtsh u Frauenheilk 53: 188–193
4. Varassi G, Bazzano C, Edwards WT (1989) Effects of physical acivity on maternal plasma β-endorphin levels and perception of labor pain Am J Obstet Gynecol 160: 707–712
5. Hartmann S, Bung P (1999) Der Effekt von körperlicher Aktivität auf das Geburtsgeschehen – Auswirkungen auf Schmerzempfinden und -medikation. Anm. z. 19. Deutschen Kongreß für Perinatale Medizin, Berlin
6. Bung P, Stein C, Prinz R, Pietrzik K et al. (1993) Folsäureversorgung in der Schwangerschaft – Ergebnisse einer prospektiven Longitudinalstudie. Geburtsh u Frauenheilk 53: 93–99
7. Bung P, Bung C, Pietrzik K (1994) Schwangerschaft und Ernährung – Risiko oder Selbstverständlichkeit? Perinatalmedizin, S. 54–61

Heutiger Stellenwert der Pulsoxymetrie in der Geburtsmedizin

R. Knitza

Ziel des intrapartualen Monitorings ist es, Morbidität und Mortalität, die durch unzureichende fetale Oxygenierung bedingt sind, zu senken. Der elektronischen Überwachung der fetalen Herzfrequenz (CTG), welche in Deutschland derzeit bei nahezu allen Geburten zur Anwendung kommt, wird eine Steigerung operativer Interventionen angelastet. Die fetale Mikroblutgasanalyse ist mehr als 30 Jahre bekannt und wird dennoch in verschiedenen Regionen Deutschlands von 10–30% der Kliniken nicht praktiziert [1, 2]. In Anästhesie, Neonatologie und Intensivmedizin ist die Pulsoxymetrie, d. h. die kontinuierliche Erfassung der Sauerstoffsättigung, etabliert und gestattet eine zuverlässige Beurteilung der O_2-Versorgung des Organismus. Einige Arbeitsgruppen sind derzeit bemüht, dieses Verfahren in die Geburtsmedizin zu übertragen.

Die Ziele sind, eine Reduktion – retrospektiv unnötiger – operativer Entbindungen zu erreichen und eine kontinuierliche, frühzeitige und zuverlässige Hypoxieerkennung anzubieten.

Bislang sind einige Probleme dieses Verfahrens bei der Anwendung am Feten noch nicht befriedigend gelöst:

1. Schwierigkeiten bei der Positionierung und Fixierung des fetalen Sensors.
2. Zuverlässige Erkennung der sehr schwachen fetalen arteriellen Pulsation (Signalverstärkung/Artefaktunterdrückung).
3. Zuverlässige Kalibration im niedrigen Sättigungsbereich.

ad 1: Eine gute dauerhafte Fixierung des Sensors läßt sich nach unseren Erfahrungen mit Sensoren erzielen, die entsprechend der elektrischen Kopfschwartenelektrode mittels Spirale in der fetalen Kopfhaut angebracht werden. Dabei ist eine gewisse Elastizität des Sensors und damit eine möglichst geringe Kompression des unter dem Sensor liegenden fetalen Gewebes eine wichtige Voraussetzung zur Erzielung guter Signale. Dieser Sensortyp liefert zudem das interne CTG über die Spiralelektrode, hat jedoch den Nachteil der „traumatisierenden" Fixierung. Das Problem der traumatisierenden Befestigung wird möglicherweise mit einem durch Vakuum zu fixierenden Sensor umgangen. Der einzige derzeit in Deutschland käuflich zu erhaltende Sensor wird nicht traumatisierend am Feten, wenngleich invasiv, angebracht und soll durch seine Form in utero verbleiben und dort an der fetalen Schläfe die O_2-Sättigung messen. Da die Lokalisation des Sensors sich jedoch im Geburtsverlauf zwangsläufig verändert – was zu Unterschieden in der SaO_2-Messung von bis zu 13,4% führt – und eine exakte Bestimmung der Lage dieses von der Firma Nellcor produzierten Sensors nur sehr schwer möglich ist, halten einige Gruppen dieses System noch nicht für den Routineeinsatz in der Klinik geeignet [3].

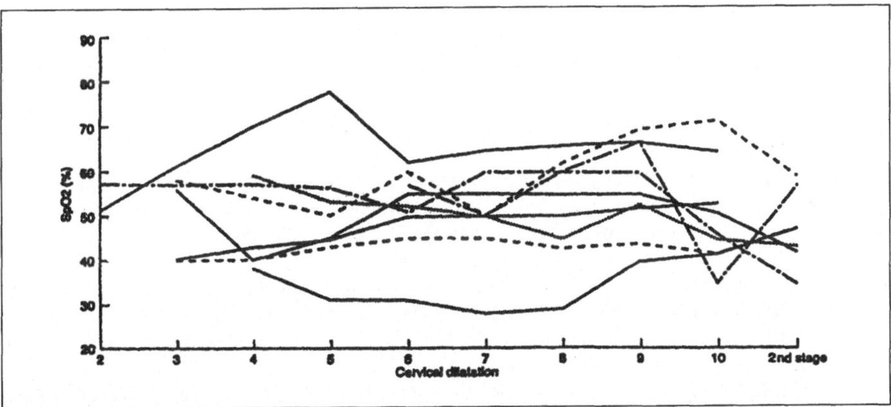

Abb. 1. [4] zeigt die deutliche Variabilität der Meßwerte bei 10 Frauen und normalem outcome der Neugeborenen

ad 2: In einer französischen Multicenterstudie mit dem Nellcor-System werden Signalverluste von dreißigminütigen Intervallen in der Eröffnungsperiode bei etwa einem Drittel und in der Austreibungsperiode bei 54% der 174 in die Studie aufgenommenen Frauen berichtet [5].

ad 3: Das Problem einer exakten Beschreibung des „Normbereiches" bzw. „Hypoxiebereiches" wird ebenfalls aus Abb.1 deutlich, wo erhebliche Streuungen der SaO_2- Anzeige mit dem Nellcor-System im Verlauf der Geburt auftraten. Neben der schlechten Fi-

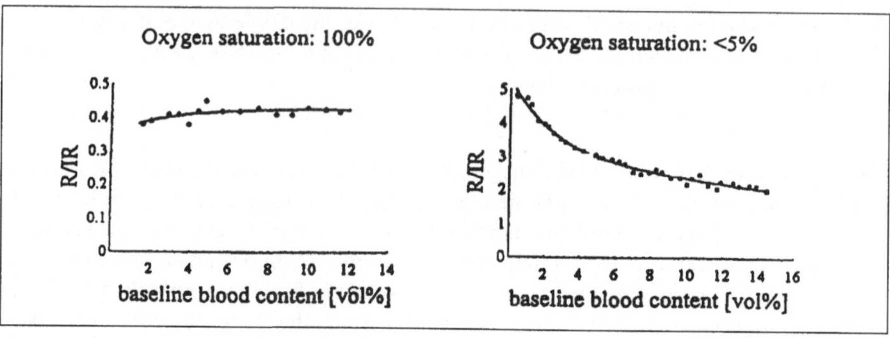

Abb. 2. [6]

xierung können derartige Streuungen auch durch veränderte fetale Gewebeverhältnisse, z. B. unterschiedlichen Blutgehalt im Gewebe oder veränderten Hb-Wert, bedingt sein, was vor allem im niedrigen Sättigungsbereich zum Tragen kommt.

Zum jetzigen Zeitpunkt scheint somit der breite klinische Einsatz des derzeit käuflichen fetalen Pulsoxymeters und etwaige klinische Konsequenzen verfrüht. Hinsichtlich der Detektion von gefährlichen fetalen Hypoxiezuständen anhand von fixierten Grenzwerten (< 30% SaO_2, länger als 10 Min.) ist größte Zurückhaltung geboten.

Literatur

1. Roemer VM (1998) Die fetale Überwachung – ein Plädoyer für die Kardiotokographie Geburtsh u Frauenheilk 58: 465–474
2. Manowicz R (1996) Aktueller Stand der intrapartalen Überwachungsmethoden im Jahre 1995 – eine bayernweite Befragung geburtshilflicher Kliniken. Dissertationsschrift LMU München
3. Dassel ACM, Graaff R, Aardema M et al. (1997) Effect of location of the sensor on reflectance pulse oximetry. Br J Obstet Gynaecol 104: 910–916
4. Chua S, Yeong SM, Razvi K, Arulkumaran S (1997) Department of Obstetrics and Gynaecology, National University Hospital, Singapore. Br J Obstet Gynaecol 104: 1080–1083
5. Goffinet F, Langer B, Carbonne B et al. (1997) Multicenter study on the clinical value of fetal pulse oximetry. Am J Obstet Gynecol 177: 1238–46
6. Edrich T, Rall G, Knitza R (1997) Fetale pulse oximetry: influence of tissue blood content and hemoglobin concentration in a new in-vitro model. European J Obstet Gynecol Reproductive Biology 72 Suppl. 1: 29–34

pH-Screening zur Prävention der Frühgeburt

U. B. Hoyme, E. Saling

Genitale Infektionen, insbesondere die bakterielle Vaginose, erhöhen das relative Risiko hinsichtlich einer Frühgeburt. Eine rechtzeitige Erfassung von Frühstadien sowie die Intervention mit adäquaten antimikrobiellen Substanzen, z. B. Clindamycin, vermag die Frühgeburtenrate dann zu reduzieren, wenn die Diagnosestellung früh genug erfolgt.

In 16 der insgesamt 29 Erfurter Frauenarztpraxen wurde ab Oktober 1996 den dort betreuten Schwangeren angeboten, an einer Frühgeburten-Vermeidungs-Aktion teilzunehmen. Interessierte Patientinnen erhielten Informationsmaterial sowie eine Meßausstattung und wurden angeleitet, vaginale pH-Messungen 2x wöchentlich selbst vorzunehmen, um auf diese Weise ein Screening auf vaginale Milieustörungen durchzuführen: Spezielle CarePlan® VpH-Test-Handschuhe der Firma Selfcare (Oberhaching) dienten dazu, anhand von pH-Werten ≥ 4,7 Risikopatientinnen zu identifizieren. Die teilnehmenden Schwangeren waren dahingehend aufgeklärt, bei erhöht gemessenen pH-Werten (≥ 4,7) oder anderen Auffälligkeiten ihren betreuenden Arzt umgehend zu konsultieren, um die pH-Werte überprüfen und gegebenenfalls mit Lactobacillus-Präparaten (Gynoflor, Nourypharma, Oberschleißheim) oder bei gesicherter bakterieller Vaginose mit Clindamycin-Creme (Sobelin, Upjohn, Erlangen) i. vag. behandeln zu lassen. Die Patientinnen der 13 nicht teilnehmenden Erfurter Frauenarztpraxen sowie an der Studie nicht interessierte Schwangere dienten in dieser Erhebung als Kontrollgruppe.

Die Untersuchung hat zum Ziel, die Effizienz eines vaginalen pH-Wert-Screenings in der Schwangerschaft durch die Frau selbst zu belegen, da die Kontrolle durch den Frauenarzt in den vorgegebenen Intervallen, zum Beispiel alle 4 Wochen zu Beginn der Gravidität, als unzureichend erachtet wird. Mit anderen Worten, der Untersuchungsansatz richtet sich ausdrücklich und ausschließlich auf die pH-Wert-Bestimmung. Es ist somit nicht vorgesehen, die Bedeutung der bakteriellen Vaginose hinsichtlich der Frühgeburtlichkeit erneut zu untersuchen, epidemiologische Daten zu erheben, diagnostische Verfahren zu bewerten oder Behandlungsregime miteinander zu vergleichen. Dies bedeutet auch, daß der jeweils betreuende Frauenarzt in seiner Vorgehensweise nach entsprechender Einweisung in die Rahmenbedingungen der Erhebung völlig unabhängig agiert. Hintergrund für diese Vorgehensweise ist, bei erfolgreichem Ausgang der Erhebung zugleich auch eine Aussage über die zu erwartende Effizienz der Strategie in der täglichen Sprechstundenpraxis bei Aufnahme in die Mutterschaftsrichtlinien zu erzielen.

In der Untersuchung wurden anhand von pH-Werten ≥ 4,7 59 von 314 Frauen in der Interventionsgruppe als risikobelastet identifiziert. 52 von ihnen wurden mit der Lactobacillus-Zubereitung behandelt, 19 darüber hinaus mit Clindamycin-Creme. 3 Schwangere entzogen sich der Therapie. In dieser derzeit noch andauernden Untersuchung betrug die Frühgeburtenrate 8,3% unter pH-Selbstmessung bzw. Intervention vs. 13,0% ($p < 0{,}05$) in der Kontrollgruppe ($n = 1842$). 0,3% vs. 3,3% der Neugeborenen zählten zur Gruppe der frühen Frühgeborenen mit < 32 + 0 Schwangerschaftswochen ($p < 0{,}01$). Ein vorzeitiger Blasensprung trat in 22,3% vs. 32,1% ($p < 0{,}001$) auf.

Die Selbstmessung des vaginalen pH-Wertes in engen Abständen, wie von Saling empfohlen, führt dazu, Frauen mit einem Frühgeburtsrisiko rechtzeitig zu identifizieren. Die frühestmögliche Intervention durch den Geburtshelfer scheint zu einer Verringerung der Rate der Frühgeburtlichkeit und insbesondere der der frühen Frühgeburtlichkeit < 32 + 0 Wochen beizutragen.

In der Gesamtbewertung scheint die vorgestellte Erhebung den Einstieg in eine effiziente Frühgeburten-Vermeidungs-Strategie darzustellen, die, sollten sich die Daten im Fortgang der Erhebung mit größerem Zahlenmaterial weiter bestätigen, die Aussicht und Möglichkeit bietet, mit minimalem Einsatz von Mitteln die extrem kostenträchtigen frühgeburtassoziierten Komplikationen zu vermeiden. Es erscheint aufgrund vorliegender Berechnungen realistisch, eine Senkung der bundesweiten Frühgeburtenrate von rund 6% auf oder sogar unter 5% zu erzielen und damit neben Kosten auch die außerordentlichen Belastungen der Betroffenen zu verringern.

Management bei Gefährdung im Bereich der Frühgeburtlichkeit

J. Gnirs, K.T.M. Schneider

Einleitung

Heute entfallen ca. 60% aller perinatalen Todesfälle und bis zu 70% der kindlichen Cerebralparesen auf die vorgeburtliche Entwicklungsperiode. Sofern keine schweren Malformationen bestehen, werden diese am ehesten durch eine fetale Asphyxie verursacht. Die Asphyxietoleranz ist im Bereich der Frühgeburtlichkeit und bei fetaler Wachstumsretardierung am geringsten. Hieraus ergeben sich vier Zielsetzungen:

1. Risikoselektion (Anamnese, Überwachungsverfahren mit langer Vorwarnzeit).
2. Intensivierte Überwachung.
3. Zeitgewinn für zustandsverbessernde Maßnahmen (Hämodilution, O_2-Gabe, Corticoid-Lungenreifung etc.).
4. Wahl des optimalen Geburtsmodus und Entbindungszeitpunktes.

Management von Risikoschwangerschaften

Bis zu 60% aller perinatalen Todesfälle betreffen Wachstumsretardierungen. Wenngleich selbst bei Anwendung der erweiterten Ultraschallbiometrie etwa 40% der dystrophen Kinder bis zur Geburt unentdeckt bleiben [3], können gefährdete Schwangerschaften meist durch die bei 3/4 aller Fälle vorhandenen anamnestischen Risikofaktoren und erkennbaren Schwangerschaftsrisiken identifiziert werden. Nach dieser Präselektion bedarf es geeigneter Überwachungsverfahren, um frühzeitig eine fetale Zustandsverschlechterung nachweisen zu können. Im Gegensatz zur antepartalen Kardiotokographie können in Hochrisikokollektiven durch Einsatz der Dopplersonographie in Verbindung mit einem konsequenten Managementkonzept intrauterine Todesfälle und hypoxisch-ischämische Encephalopathien signifikant auf die Hälfte reduziert werden [1, 3]. Dopplermessungen weisen eine bessere Reproduzierbarkeit (Inter-Observer-Variabilität 5–10%, CTG 55%) und längere Vorwarnzeit auf (bis zu 3 Wochen, CTG 1–3 Tage) [3]. Die fetale Gefährdung nimmt mit der Eskalation pathologischer Dopplerbefunde zu (z. B. Azidosen/perinatale Todesfälle bei: „Brain Sparing Effect“ 10%/1,5% → Zero Flow 48%/39% → Reverse Flow 95%/48%). Bezüglich der Azidosevorhersage ist ein Zero oder Reverse Flow (A. umbilicalis/Aorta fetalis) nur in 1% falsch-positiv. Unreife Feten (≤ 29 SSW) tolerieren eine solche Beeinträchtigung ca. eine Woche länger als Feten von mehr als 29 SSW [2]. Das Zeitintervall zwischen Auftreten dieser Befunde bis zur akuten fetalen Dekompensation beträgt im Mittel wenige Stunden bis maximal 8 Tage und halbiert sich nochmals, sofern ein Reverse Flow im Ductus venosus oder Pulsationen in der V. umbilicalis auftreten. Hochpathologische Flußmuster sind in bis zu 51% mit postpartalen Todesfällen, in bis zu 35% mit schweren Hirnblutungen und in bis zu 9% mit einer nekrotisierenden Enterokolitis (NEC) sowie entsprechender Folgemorbidität assoziiert [4]. Diesen Zahlen sind die Risiken einer iatrogenen Frühgeburt gegenüberzustellen (Mortalität abhängig vom Gestationsalter 1–60%). Unter den Bedingungen einer leistungsfähigen neonatologischen Intensivmedizin ist die Langzeitmorbidität infolge der Frühgeburtlichkeit bereits nach 26 SSW niedriger, als bei hochpathologischem Dopplerbefund und Fortführung der Schwangerschaft zu erwarten wäre [5]. Im eigenen Kollektiv beträgt die tragzeitbezogene Überlebensrate nach 32 SSW 98,7%, Hirnblutungen III./IV. Grades entwickeln 11% der Frühgeborenen (Kinderklinik der TU München).

Schlußfolgerung

CTG-Kontrollen sollten nach dem Auftreten pathologischer Dopplerbefunde engmaschig und bei Nachweis eines Brain-Sparing-Effektes unter stationärer Überwachung erfolgen (Nachweis der akuten fetalen Dekompensation). Bis zur 28. SSW scheinen Feten mit einem Zero/Reverse Flow von einer Verlängerung der Tragzeit über den Abschluß der Corticoid-Lungenreifung hinaus zu profitieren, solange im venösen Kompartiment keine Pulsationen auftreten und das CTG unauffällig ist. Außerhalb der extremen Frühgeburtlichkeit (≥ 32 SSW) und nach Abschluß der Corticoid-Lungenreifung ergeben sich auch bei noch unauffälligem CTG-Muster kaum Argumente für ein weiteres Zuwarten. Diese Ergebnisse setzen die Entbindung in einem Perinatalzentrum voraus, da sich durch den Transport nach der Entbindung die kindliche Prognose gravierend verschlechtert. Während Feten mit einem Brain-Sparing-Effekt eine vaginale Geburt meist tolerieren, ist bei hochpathologischem Dopplerbefund aufgrund der fetalen Gefährdung in der Regel eine Sectio caesarea zu favorisieren.

Literatur

1. Alfirevic Z, Neilson JP (1995) Doppler ultrasonography in high-risk pregnancies: systematic review with meta-analysis. Am J Obstet Gynecol 172: 1379–1387
2. Arduini D, Rizzo G, Romanini C (1993) The development of abnormal heart rate patterns after absent enddiastolic velocity in umbilical artery: analysis of risk factors. Am J Obstet Gynecol 168: 43–50
3. Gnirs J (1995) Kineto-Kardiotokographie – Automatische Detektion der fetalen Bewegungsaktivität als integraler Bestandteil antepartualer CTG-Registrierungen und ihre Bedeutung für die fetale Zustandsdiagnostik. Habilitationsschrift, München
4. Karsdorp VHM, van Vugt JMG, van Geijn HP, Kostense PJ, Arduini D, Montenegro N, Todros T (1994) Clinical significance of absent or reversed end diastolic velocity wave-forms in umbilical artery. Lancet 344: 1664–1668
5. Kilpatrick SJ, Schlueter MA, Piecuch R, Leonard CH, Rogido M, Sola A (1997) Outcome of infants born at 24–26 weeks'gestation: I. Survival and cost. Obstet Gynecol 90: 803–808

Neue Entwicklungen CTG-basierter Überwachungsverfahren

J. Gnirs

Problematik

Die bei nahezu allen Schwangerschaften eingesetzte Kardiotokographie [2] wird generell für die Geburtsüberwachung, antepartal jedoch nur für Risikokollektive (Indikationskatalog) empfohlen [7]. Besonders problematisch ist die hohe Rate falsch-positiver Befunde (ante partum ca. 65%, sub partu ca. 50%) und die schlechte Reproduzierbarkeit der Methode (*Inter-/Intra-Observer-Variabilität* ante partum bis zu 83% bzw. 89%, sub partu bis zu 74% bzw. 29%) [3, 4, 5]. Im Rahmen prospektiv-randomisierter Studien führte ihr Einsatz weder zu einer Senkung der perinatalen Mortalität noch der Langzeitmorbidität [6]. Diese Resultate sind u.a. durch die nicht immer einheitliche CTG-Interpretation, die kurze Vorwarnzeit (Stunden bis wenige Tage) und die fetalen Tiefschlaf- und Aktiv-Wach-Zustände bedingt, die während ca. 40% der Tageszeit auftreten [4]. Die mit diesen assoziierten FHF-Muster (nicht reaktive, eingeengte bis silente FHF/lange Akzelerationen, die in Tachykardien übergehen) sind unter Routinebedingungen kaum von hypoxischen Störungen abgrenzbar und tragen wesentlich zur hohen Falsch-positiv-Rate des CTGs bei [5]. Das Ziel neuer apparativer Entwicklungen war einerseits die Standardisierung der CTG-Interpretation, andererseits die Verbesserung des diagnostischen Wertes durch neue Beurteilungsalgorithmen oder additive Untersuchungsmethoden.

Computer-CTG

Der Vorteil einer computerisierten CTG-Interpretation liegt v.a. in der standardisierten Anwendung eines Beurteilungsschemas. Auf der Basis von mehr als 48 000 FHF-Registrierungen wurde ein inzwischen verbreitetes System entwickelt, das die sog. Dawes-Redman-Kriterien (u.a. FHF-Variabilitätsanalyse) zur antepartalen Zustandsbeurteilung des Feten heranzieht (Oxford Instruments, Sonicaid Team S 8002). Verschiedene Studien mit dem Computer-CTG zeigten, daß eine reduzierte FHF-Variabilität mit der Zunahme von Geburtsazidosen, operativen Entbindungen und neonatalen Todesfällen korreliert. Nach eigenen Untersuchungen ist dieses System gegenüber der üblichen CTG-Interpretation (Fischer-Score, FIGO-Klassifikation), trotz etwas höherer Spezifität, kaum überlegen (z.B. Vorhersage einer operativen Entbindung wegen drohender Asphyxie, Computer-CTG vs. visuelle Beurteilung: Sensitivität 20% vs. 40%, Spezifität 88% vs. 79%, positiver Vorhersagewert 13% vs. 25%, negativer Vorhersagewert 90% vs. 93%, Vorwarnzeit 1,5-2,5 Tage vs. 1,5-2 Tage).

Kineto-Kardiotokographie [KCTG]

Im primär für die antepartale Überwachung entwickelten KCTG werden simultan zum CTG fetale Körper- und Extremitätenbewegungen detektiert und bezüglich ihrer Frequenz und Dauer quantifiziert (Hewlett Packard M1350A/M 1353A). Anhand prospektiver Untersuchungen konnte gezeigt werden, daß sich durch diese Zusatzinformation die Rate falsch-positiver CTG-Befunde ante partum um bis zu 60% und sub partu um 40% reduzieren läßt [4, 5]. Unter der Geburt sollte das Bewegungsprofil nur in der frühen Eröffnungsperiode berücksichtigt werden, da Bewegungsartefakte während der Wehenakme infolge mütterlicher Bewegungen hier selten (4%), dagegen in der späten Eröffnungs- und Austreibungsperiode häufiger auftreten (33%). Das fetale Bewegungsprofil stellt antepartal bei Risikoschwangerschaften einen chronischen Verlaufsmarker dar, der bis zu 14 Tage vor einer akuten Dekompensation auf die Ökonomisierung der fetalen Reserven hinweist [4].

Fetaler EKG-Monitor

Verbesserungen auf dem Gebiet der Signalverarbeitung führten zur Entwicklung eines neuen Monitors für die transabdominale Ableitung des fetalen EKGs (Medco Electronic Systems LTD.), der derzeit optimiert wird. Die Methode ist der bekannten transabdominalen fetalen EKG-Aufzeichnung ähnlich und erreicht etwa die Genauigkeit der externen Kardiotokographie, verlangt aber einen größeren Untersuchungsaufwand. Wie eigene Untersuchungen zeigten, wird der bei EKG-Aufzeichnungen prinzipiell gegebene Vorteil einer besonders exakten Messung der RR-Intervalle („Timing“) noch nicht voll genutzt.

Magnetokardiographie

Die sehr aufwendige Magnetokardiographie wird bislang nur experimentell eingesetzt. Wie beim EKG ist eine hohe zeitliche Auflösung der FHF-Variabilität möglich. Da nicht Elektropotentiale, sondern die Magnetfeldausbreitung im Herzmuskel erfaßt wird, ergeben sich keine Störungen durch die elektrisch isolierende Vernix caseosa.

Pulsoxymetrie

Die fetale Pulsoxymetrie wurde als additives Verfahren für die Geburtsüberwachung entwickelt. Hierbei wird die arterielle fetale Sauerstoffsättigung (SO_2) photometrisch anhand der unterschiedlichen Absorptionsspektren von Hämoglobin und Oxyhämoglobin bestimmt. Die Pulsoxymeter arbeiten zwar bei Sättigungswerten zwischen 70% und 100% zuverlässig, sind jedoch im niedrigen Sättigungsbereich durch eine erhebliche Fehlertoleranz belastet (Streuung der Meßwerte bis zu 95%). Im Mittel wird bei 65% der Untersuchungen (58–100%) eine ausreichende Aufzeichnungsqualität erzielt. Zahlreiche Studien ergaben, daß länger andauernde oder wiederholt auftretende SO_2-Werte unter 30% die Entstehung einer fetalen Azidose widerspiegeln. Falsch-negative Befunde sind möglich. Multicenterstudien im In- und Ausland führten bezüglich des diagnostischen Wertes der Methode zu stark divergierenden Ergebnissen (Sensitivität der Azidosevorhersage 29–81%, Spezifität 92–100%, positiver Vorhersagewert 43–100%, negativer Vorhersagewert 87–92%). Neuere Untersuchungen ergaben, daß der Ausschluß/Nachweis einer Geburtsazidose unabhängig vom gewählten SO_2-Cut-off-Wert nicht mit ausreichender Sicherheit möglich ist [1]. Zur Zeit sollten klinische Entscheidungen noch nicht von fetalen SO_2-Messungen abhängig gemacht werden.

Nahinfrarotspektroskopie (NIRS)

Die vor allem im Rahmen perinatalphysiologischer Untersuchungen eingesetzte Nahinfrarotspektroskopie ermöglicht direkte Rückschlüsse auf die Gewebeoxygenierung, wobei Licht bekannter Intensität und Wellenlänge (700–1000 nm) in das Gewebe eingestrahlt und das reflektierte Licht photometrisch gemessen wird. Entscheidend für die Bestimmung der fetalen Gehirnoxygenierung ist die Änderung der Absorptionskurve bei Konzentrationsänderung des oxydierten *Cytochrom aa3*, das als Redoxkatalysator am Ende der intrazellulären Atmungskette steht. Die Messungen korrelieren gut mit dem Gewebe-pO_2 und ermöglichen zuverlässig die Erkennung einer Hypoxie. Gegen eine allgemeine Etablierung spricht die mangelnde Verfügbarkeit der NIRS-Monitore und der verhältnismäßig hohe Untersuchungsaufwand.

Signalanalysen des fetalen EKGs sub partu

Die *ST-Analyse (STAN)* fokussiert auf die Morphologie des EKG-Signals, da die Entstehung einer Hypoxie zu Alterationen der elektrischen Herzaktivität führt, die durch entsprechende EKG-Veränderungen (ST-Segment und T-Welle) charakterisiert sind. Durch geeignete Monitore kann additiv zum CTG die T/QRS-Ratio als Maß für die kardiale Gewebeoxygenierung ausgegeben werden. In der derzeit größten prospektiv-randomisierten Studie konnte gezeigt werden, daß sich durch Einsatz der ST-Analyse die Rate operativer Entbindungen wegen drohender kindlicher Asphyxie gegenüber einer nur mit dem CTG überwachten Kontrollgruppe signifikant reduzieren läßt [8]. Andererseits ergaben tierexperimentelle Untersuchungen bezüglich einer Hypoxie/Azidose in 35% falsch-negative Befunde.

Die *PR-Intervall-Analyse* stützt sich auf die Messung von Zeitverläufen des EKG-Signals („Timing"), da diese exakter als morphologische EKG-Veränderungen zu erfassen sind. Das PR-Intervall repräsentiert die vagusabhängige und bei einer Hypoxie/Azidose alterierte atrioventrikuläre Erregungsüberleitung. Im Rahmen einer prospektiv-randomisierten Studie führte die PR-Intervall-Analyse im Vergleich zur konventionellen CTG-Überwachung zu einer signifikanten Einsparung fetaler Skalpblutanalysen [9], wobei deren Ergebnisse besser mit dem pH der FSBA korrelierten als pathologische FHF-Muster (Falsch-positiv-Rate 60% vs. 96%).

Anwendung nichtlinearer Analyseverfahren

In jüngerer Zeit kommen in der Perinatalmedizin auch Verfahren aus dem Bereich der nichtlinearen Dynamik zur Anwendung, die in den Naturwissenschaften zur quantitativen Analyse komplexer Systeme entwickelt wurden. Eigene, in Kooperation mit dem Max-Planck-Institut für Extraterrestrische Physik in Garching durchgeführte Untersuchungen ergaben, daß diese Methoden in vielen Fällen die Differenzierung zwischen richtig- und falsch-positiven CTG-Befunden erlauben. Die überprüften Komplexitätsmaße wiesen hinsichtlich einer Geburtsazidose (pH < 7,20) eine Spezifität von 80% und einen negativen Vorhersagewert von 84% auf. Bei der antepartalen CTG-Überwachung von Risikoschwangerschaften (IUGR) konnte insbesondere deren Vorwarnzeit von maximal 3 Tagen auf 2–3 Wochen verlängert werden. Dabei lag die Sensitivität bezüglich einer progredienten Zustandsverschlechterung (bis hin zur Notwendigkeit einer operativen Entbindung) bei 96%, die Spezifität bei 85% [5].

Schlußfolgerung

Bis auf wenige Ausnahmen sind die neuen Überwachungsverfahren noch in der Phase der klinischen Validierung. Bevor diese abgeschlossen ist, sollten klinische Entscheidungen nicht ausschließlich auf der Basis dieser Untersuchungsmethoden getroffen werden.

Literatur

1. Alshimmiri M, Bocking AD, Gagnon R, Natale R, Richardson BS (1997) Prediction of umbilical artery base excess by intrapartum fetal oxygen saturation monitoring. Am J Obstet Gynecol 177: 775–779
2. Bayerische Perinatalerhebung, BPE-Jahresbericht 1997, Kommission für Perinatologie und Neonatologie, Bayerische Landesärztekammer und Kassenärztliche Vereinigung Bayerns (1998) Zauner Druck u. Verlags GmbH, Dachau
3. Cibils LA (1996) On intrapartum fetal monitoring. Am J Obstet Gynecol 174: 1382–1389
4. Gnirs J (1995) Kineto-Kardiotokographie – Automatische Detektion der fetalen Bewegungsaktivität als integraler Bestandteil antepartualer CTG-Registrierungen und ihre Bedeutung für die fetale Zustandsdiagnostik. Habilitationsschrift, München
5. Gnirs J, Schneider KTM (1996) Diagnostik der fetalen Bewegungsaktivität, fetaler Stimulationstests und der Komplexitätsanalyse des fetalen EKGs als Ergänzung der intrapartalen CTG-Überwachung. Gynäkologe 29: 28–44
6. Neilson JP (1996): Cardiotocography for antepartum fetal assessment. In: Neilson JP, Crowther CA, Hodnett ED, Hofmeyr GJ, Keirse MJNC, Renfrew MJ, (Hrsg) Pregnancy and Childbirth Module of The Cochrane Database of Systematic Reviews, available in The Cochrane Library. The Cochrane Collaboration; Issue 3, Oxford: updated Software (1998)
7. Rüttgers H (1989) Kardiotokographie. Standards in der Perinatalmedizin. Perinat Med 1: 9–14
8. Westgate J, Harris M, Curnow JSH, Greene K (1992) Randomised trial of cardiotocography alone or with ST waveform analysis for intrapartum monitoring. Lancet 340: 194–198
9. van Wijngaarden WJ, Sahota DS, James DK, Farrell T, Mires GJ, Wilcox M, Chang A (1996) Improved intrapartum surveillance with PR interval analysis of the fetal electro-cardiogram: a randomized trial showing a reduction in fetal blood sampling. Am J Obstet Gynecol 174: 1295–1299

Geburtsmedizin – Alternative Methoden

Sofortige Entbindung vs. abwartendes Vorgehen bei HELLP-Syndrom

M. Kolben

Das HELLP-Syndrom (**h**emolysis, **e**levated **l**iver enzymes, **l**ow **p**latelets) ist eine Sonderform der schweren Präeklampsie, die in einer Häufigkeit von 0,5–1% aller Schwangerschaften auftritt und mit deutlich erhöhtem Risiko für Mutter und Kind einhergeht (perinatale Mortalität 8–37%, mütterliche Mortalität 3–4%) [4, 5, 6, 8]. Die Symptome treten in 70–80% der Fälle präpartal auf (in 10% vor der 27. SSW, in 20% in Terminnähe), in 20–30% post partum, wobei die Erkrankung sehr unterschiedliche Verläufe zeigt (schleichend, intermittierend-wellenförmig, foudroyant). Die Diagnosestellung erfolgt anhand der Laborparameter (LDH oder Haptoglobin, Transaminasen, Thrombozytenzahl) und der klinischen Symptomatik (Leitsymptom: rechtsseitige Oberbauchbeschwerden). Die Therapie der Wahl besteht meist in der raschen Entbindung nach Sicherung der Diagnose und Stabilisierung des mütterlichen Zustandes mit Antihypertensiva (z. B. Dihydralazin), antikonvulsiver Therapie bei Hyperreflexie (Magnesiumsulfat) sowie Verabreichung von Thrombozytenkonzentraten bei Plättchenzahlen unter 20–30000/µl. In der Regel erfolgt – außer bei rasch zu erwartender vaginaler Geburt – die Schnittentbindung. Diesem Management folgend, wurden in den Jahren 1984–1992 an den Frauenkliniken der Universität Göttingen und der TU München 129 Schwangere von 140 Neugeborenen mit guten Ergebnissen entbunden: Neugeborenen-Azidoserate (Nabelarterien-pH < 7,10) 1,5%; perinatale Mortalität 5%, mütterliche Mortalität 0,8%. Bereits seit 1983 wird jedoch auch versucht, Patientinnen mit HELLP-Syndrom und schwerer Präeklampsie „konservativ" (abwartend) zu behandeln. Diese Vorgehensweise basiert auf der Annahme, daß die Mehrzahl der HELLP-Patientinnen einen „wellenförmigen" Verlauf der Erkrankung zeigt und eine spontane Rückbildung der klinischen Symptome und der Laborveränderungen häufig ist. Während einige Autoren versuchen, den Verlauf der Erkrankung mit täglichen Kortikosteroidgaben positiv zu beeinflussen [3], lehnen andere diese Therapiemaßnahme – außer zur Lungenreifeinduktion – ab [2]. Die zum konservativen Vorgehen veröffentlichten Fälle stellen aber entweder nur kasuistische Mitteilungen oder retrospektive Studien mit kleinen Fallzahlen dar (Tabelle 1).

Die erste Untersuchung zum exspektativen Vorgehen mit größerer Patientenzahl (n = 256) wurde 1995 von *Visser* publiziert [7], der das abwartende Vorgehen bei Patientinnen mit schwerer Präeklampsie *mit* und *ohne* Zeichen eines HELLP-Syndroms verglichen hat. Mit diesem Vorgehen erreichte *Visser* in beiden Gruppen nahezu identische Ergebnisse mit einer Tragzeitverlängerung um 10–14 (maximal 62) Tage und einer perinatalen Mortalität von ca. 14–15% (Tragzeit < 34 SSW) ohne mütterliche Todesfälle. Die Überwachung der Patientinnen erfolgte sehr sorgfältig mit zum Teil

Tabelle 1. Studien zum exspektativen Vorgehen bei Präeklampsie und HELLP-Syndrom

Autor / Jahr	Diagnose	Patientenzahl	Vorgehen
McKenna / 1983	HELLP	n = 27	exspektativ
Thiagarajah / 1984	HELLP	n = 13	exspektativ
Hwang / 1989	Präeklampsie	n = 110	exspektativ
van Dam / 1989	HELLP	n = 18	exspektativ / aggressiv
Heyborne / 1990	HELLP	n = 5	exspektativ
Quiel / 1991	HELLP	n = 1	exspektativ
Olah / 1993	Präeklampsie	n = 56	exspektativ / aggressiv
Spitz / 1993	HELLP	n = 23	exspektativ / aggressiv
Visser / 1995	HELLP / Präekl.	n = 256	exspektativ
Baumann / 1997	HELLP	n = 27	exspektativ / aggressiv
Fischer / 1998	HELLP	n = 58	exspektativ

relativ invasiven Maßnahmen (zentraler Venenkatheter, Pulmonalarterienkatheter) auf einer Intensivstation. In Deutschland untersuchen mehrere Arbeitsgruppen unter Studienbedingungen das exspektative Vorgehen bei HELLP-Syndrom. Das größte Kollektiv (102 Patientinnen mit HELLP bzw. schwerer Präeklampsie) legte *Louwen* (Münster) zur Publikation vor. Er erreicht bei einer mittleren Tragzeitverlängerung von 15,9 Tagen eine perinatale Mortalität von 13,8% (Tragzeit bei Klinikaufnahme im Mittel 29 SSW) ohne mütterliche Todesfälle (unveröffentlichte Daten). Bemerkenswert ist die vaginale Entbindungsrate von 33%. Eine von *Rath* initiierte multizentrische Studie, die retrospektiv das exspektative und „aggressive" Vorgehen bei HELLP-Syndrom untersucht, zeigt bei 34 abwartend behandelten Fällen (Tragzeit median 31 SSW) eine Tragzeitverlängerung von 34–473 Stunden (Median: 120 h). Die Sectiorate betrug 82,3%, die perinatale Mortalität 7,9%, mütterliche Komplikationen traten in 23,5% auf. Die „aggressiv" behandelten Frauen (n = 95) wurden median 4 Stunden nach Diagnosestellung entbunden (Tragzeit median 34 SSW), die Sectiofrequenz betrug 98,9%, die perinatale Mortalität 5,8%, mütterliche Komplikationen wurden in 9,5% beobachtet. Mütterliche Todesfälle ereigneten sich in keiner der beiden Gruppen (unveröffentlichte Daten). Während in Deutschland zumindest außerhalb von Studien nach wie vor die rasche Entbindung (meist mittels Sectio caesarea) das Vorgehen der Wahl bei HELLP-Syndrom darstellt, schlägt *Friedman* [1] folgendes Management vor:

- Stabilisierung des mütterlichen Zustandes (Antihypertensiva, Magnesiumsulfat);
- Überwachung des fetalen Zustandes (CTG, Ultraschall);
- Lungenreifeinduktion mit Kortikosteroiden (< SSW 32) bzw. Amniozentese zur Diagnostik der Lungenreife (SSW 33–34); Geburtseinleitung innerhalb 48 Stunden („...vaginal delivery is preferred whenever possible...").

Die oben zitierten Ergebnisse beim exspektativen Vorgehen erscheinen zwar vielversprechend, andererseits müssen sehr sorgfältig die möglichen Vorteile für das Kind (Tragzeitverlängerung und Möglichkeit der Lungenreifeinduktion in frühen Schwangerschaftsabschnitten – ca. SSW 24–32) gegen die Gefahren für die Mutter (Komplikationen wie zerebrale Einblutung, Lerruptur) abgewogen werden. Daher ist eine Überprüfung der Vorgehensweise bei HELLP-Syndrom im Rahmen einer prospektiv-randomisierten Studie, die das exspektative und „aggressive“ Vorgehen vergleicht, unumgänglich. Eine solche Untersuchung wurde anhand eines durch die drei Münchner Universitätsfrauenkliniken erstellten Protokolls bereits begonnen. Die Ein- und Ausschlußkriterien (Tabelle 2) berücksichtigen die Tatsache, daß die Versorgung Neugeborener jenseits der 32. SSW für die Neonatologen in der Regel keine größeren Probleme darstellt. Das primäre Zielkriterium ist eine Prolongation um 48 h, um eine Lungenreifeinduktion zu erreichen.

Tabelle 2. Prospektiv-randomisierte Studie zum exspektativen Vorgehen bei HELLP-Syndrom (Ein- und Ausschlußkriterien)

Einschlußkriterien:	**Ausschlußkriterien:**
– LDH > 300 U/l oder Haptoglobin < 50 mg/dl – und GOT oder GPT > 50 U/l – und Thrombozyten < 100 000/µl – SSW < 32 + 0/7 – Einwilligung der Schwangeren	– Eklampsie – Thrombozyten < 30 000/µl – disseminierte intravaskuläre Gerinnung (DIG) mit D-Dimer-Werten > 2 000 ng/ml – respiratorische Insuffizienz – therapierefraktäre Hypertonie > 190/110 mmHg – Anurie > 6 h – drohende kindliche Asphyxie („reverse flow“ in der Dopplersonographie, pathologisches CTG)

Solange der Vorteil des exspektativen Managements bei HELLP-Syndrom nicht durch prospektiv-randomisierte Studien belegt ist, stellt die rasche Entbindung nach wie vor die Therapie der Wahl dar. Das abwartende Management sollte nur nach eingehender Aufklärung der Schwangeren über die Risiken dieser Vorgehensweise im Rahmen von Studien angewandt werden. Voraussetzung hierfür ist eine Intensivüberwachung von Mutter und Kind.

Literatur

1. Friedman SA (1997) Diagnosis and management of HELLP-syndrome. Abstracts of the 29th International Congress on Pathophysiology of Pregnancy, October 14–16, 1997, Hakone, Japan
2. Louwen F: Influence of fetomaternal circulation on HELLP-syndrome laboratory parameters. (zur Publikation eingereicht)
3. Magann EF (1995) Corticosteroid-induced arrest of HELLP-syndrome progression in a marginally viable pregnancy. Eur J Obstet Gynecol Reprod Biol 59: 217–219
4. Rath W (1996) Aggressives versus konservatives Vorgehen beim HELLP-Syndrom – eine Standortbestimmung. Geburtsh u Frauenheilk 56: 265–271
5. Rath W (1997) Aggressive Therapie des HELLP-Syndroms. Perinatalmedizin 9: 15–17
6. Sibai B (1986) Maternal-perinatal outcome associated with the syndrome of hemolysis, elevated liver enzymes, and low platelets in severe preeclampsia-eclampsia. Am J Obstet Gynecol 155: 501–509
7. Visser W (1995) Temporising management of severe pre-eclampsia with and without the HELLP-syndrome. Br J Obstet Gynaecol 102: 111–117
8. Weinstein L (1985) Preeclampsia-eclampsia with hemolysis, elevated liver enzymes, and thrombocytopenia. Obstet Gynecol 66: 657–660

Wassergeburt – eine mögliche Entbindungsform?

G. Eldering

Seit über 15 Jahren ist die Wassergeburt an unserer Frauenklinik eine Realität des Alltags. Seit 1982, als die erste, *unbeabsichtigte* Wassergeburt in unserer Abteilung erfolgte, sind es mittlerweile insgesamt über 2000 geworden, die uns das sichere Gefühl geben, mit dieser Geburtsmethode in all ihren Facetten vertraut zu sein.

Von allen Geburten eines Jahres finden etwa 17% im Wasser statt. Lassen Sie mich zuerst einmal auf die häufig gestellte Frage eingehen, warum wir überhaupt Wassergeburten durchführen bzw. begleiten. Unser Ziel ist ein zweifaches:

1. *die Mutter betreffend:* wir wollen auf diese Weise dazu beitragen, den wohlbekannten „Circulus vitiosus" von Angst, Spannung und Schmerz zu durchbrechen.
2. *das Kind betreffend:* wir wollen dem Kind mit Hilfe der Wassergeburt einen möglichst sanften Übergang zwischen zwei extrem unterschiedlichen Milieus, nämlich dem warmen Fruchtwasser intrauterin und der relativ kalten Luft extrauterin, ermöglichen – *sanfte Geburtshilfe* in Anlehnung an die Leboyerschen Gedanken.

Die Gebärende und ggf. auch ihr Partner setzen sich in eine geräumigen Badewanne, die wir mit der Industrie entwickelt haben. Die Wassertemperatur beträgt ca. 34–36°C und wird durch Heizschlangen in der Wannenwandung konstant gehalten. Das Kind wird in das Wasser hineingeboren. Die Überwachung erfolgt durch externe Telemetrie oder durch Induktions-CTG in gleicher Form wie bei „Landgeburten" auch. Das Neugeborene wird nach einer Zeit von durchschnittlich 30–60 Sekunden von der Mutter oder deren Partner aus dem Wasser gehoben. Während dieser Phase fühlt ein Finger der Hebamme die normale kindliche Pulsation der Nabelschnur.

Die Mutter legt sich ihr Kind selbst auf die Brust, und der wichtige und stabilisierende Prozeß des *„bonding"* kann beginnen und sollte von uns Geburtshelfern nicht gestört werden. Über den Körper des Kindes wird mit den Händen laufend etwas warmes Wasser „gespült", um eine Auskühlung zu verhindern. Natürlich ist auch das Stillen unmittelbar nach der Geburt im Wasser möglich und ersetzt in den meisten Fällen die Notwendigkeit der Gabe von Kontraktionsmitteln.

Physiologie

Auf der Grundlage neuerer Forschungsergebnisse aus der fetalen und neonatalen Atemphysiologie läßt sich der Ablauf einer Wassergeburt auch mit einem theoretischen Konzept belegen, in welchem die drei Aspekte

- *Diving-Reflex,*
- *fetale Atembewegungen* und
- *die fetale Lungenflüssigkeit*

eine entscheidende Rolle spielen.

Es war eine interessante Erfahrung, diese Einzelergebnisse aus der Forschung anhand unserer eigenen klinischen Erkenntnisse in einen plausiblen Zusammenhang zu bringen, der die physiologischen Hintergründe der Wassergeburt verständlich und nachvollziehbar macht.

Der *Diving-Reflex* wird durch Rezeptoren in der Gesichtshaut ausgelöst und durch Afferenzen des Trigeminus weitergeleitet. Die Reflexantwort besteht in einer Apnoe in Expirationsstellung mit Larynxverschluß.

Reflexe unterliegen als unwillkürliche Abläufe einer Steuerung: hier einer P-D-Steuerung = Proportional-Differential-Steuerung. Der P-D-Regler reagiert im Sprungverhalten bei Reizauslösung zuerst mit einem sehr rasch und überschießend einsetzenden Gegenregelungsverhalten und erreicht dann einen konstanten, veränderten Endwert. Das heißt, wenn der Reflex über sehr lange Zeiträume ausgelöst bleibt, erfolgt eine Adaptation. Es kommt wegen der Adaptation dennoch intrauterin zu Atemexkursionen, obwohl der Diving-Reflex prinzipiell aktiv ist, was wir bei den Ultraschalluntersuchungen beobachten.

Fetale Atembewegungen

Zunächst dachte man, der Fetus atme nicht. 1970 machte *Dawes* mit Messungen des Trachealdrucks deutlich, daß Schaffeten Atemexkursionen während des REM-Schlafes unternehmen. *Merlet* maß den intraösophagealen Druck als Index für fetale Atembewegungen. Heute ist es allgemeiner Konsens, daß ein Fetus in utero Atembewegungen vollzieht, beginnend in frühen Abschnitten der Schwangerschaft (etwa erste Hälfte des II. Trimenon).

Die fetale Lungenflüssigkeit

Das Lungenepithel bildet dadurch, daß es nur Öffnungen hat, die kleiner als 0,6 nm sind, eine dichte Barriere gegen Makromoleküle. Demgegenüber hat das vaskuläre Endothel viel größere Durchlässe, die eine Passage großer Proteinmoleküle in den interstitiellen Raum erlauben. Der Proteingehalt im Interstitium ist daher weit über das Hundertfache größer als in der Tracheal-Flüssigkeit. Eigentlich müßte deshalb ein passiver Einstrom von Lungenflüssigkeit in das Interstitium stattfinden, entsprechend dem onkotischen Gefälle. Durch eine aktive, d. h. energieabhängige Chloridsekretion des Lungenepithels entsteht jedoch ein osmotischer Gradient, der Flüssigkeit aus dem Interstitium in den potentiellen Luftraum, also den Alveolarraum, gelangen läßt.

Auf diese Weise wird im menschlichen Feten täglich 250 bis 300 ml Lungenflüssigkeit gebildet. Es herrscht ein Druckgradient von plus 3–5 cm H_2O über dem Larynx. Bei den fetalen Atemexkursionen kommt es nur zu einer minimalen Hin- und Herbewegung der trachealen Flüssigkeitssäule. Periodisch öffnet sich der Larynx und läßt so einen Netto-Efflux von bis zu 15 ml/h zu.

Was geschieht nun mit dieser Lungenflüssigkeit während der Entbindung und nach der Geburt?

Die weit verbreitete Vorstellung, das Kind könne aspirieren durch „Thoraxkompression und konsekutiver -dekompression“ beim Durchtreten durch den Geburtsweg ist falsch. Dann wäre die Spontangeburt aus Beckenendlage immer mit einer Aspiration vergesellschaftet, da auch hier eine Thoraxdekompression vor der Geburt des Kopfes erfolgt. Dieser Mechanismus spielt bei der Entfernung der Flüssigkeit aus der kindlichen Lunge jedenfalls keine Rolle. Statt dessen kommt es ca. 3–5 Tage vor Einsetzen der Wehentätigkeit durch Ansteigen verschiedener endogener Hormone (insbesondere die Katecholamine wurden hier genauer untersucht) zu einer Verminderung der Produktion und einem Beginn der Rückresorption von Lungenflüssigkeit in den fetalen Kreislauf. Mit diesem Befund schließt sich der Kreis des Verständnisses: Das Neugeborene braucht die Flüssigkeit in seinem Gefäßsystem, um sein Blut aufzufüllen und den 20% zusätzlichen Volumenbedarf, der durch die Eröffnung der Lungenstrombahn entsteht, zu decken. Interessant und damit verständlich ist in diesem Zusammenhang das Ergebnis einer kanadischen Studie, daß durch Sectio entbundene Neugeborene seltener eine sog. „wet-lung" aufweisen, wenn sie erst nach Wehenbeginn operiert wurden.

Der Beginn der Atmung des Neugeborenen vollzieht sich nach folgendem Ablauf: Der CO_2-Anstieg im fetalen Blut während der späten Austreibungsphase sowie die nachlassende Wirkung des Diving-Reflexes in dem Moment, wenn das Kind der Luft ausgesetzt ist, führen gemeinsam zu einer Induktion von kindlicher Atemtätigkeit. Solange allerdings das kindliche Gesicht im Kontakt mit Wasser bleibt (also auch bei der Wassergeburt), ist der Diving-Reflex noch voll und ganz wirksam. Schließlich hat auch die steigende O_2-Konzentration in den kindlichen Atemwegen nach der Geburt eine direkte pharmakologische Wirkung auf die Pulmonalgefäße: Sauerstoff erweitert die kindlichen Lungengefäße, es kommt zur Kapillarerektion und zu einem Einströmen von Blut in die Lungenstrombahn. Das um 20% erhöhte neonatale Kreislaufvolumen wird sodann durch Reabsorption der noch verbliebenen fetalen Lungenflüssigkeit aufgefüllt.

Es muß betont werden, daß es sich bei der Durchführung von Wassergeburten ausschließlich um normale, unkomplizierte spontane vaginale Geburten handelt. Atypische Kindslagen wie Steißlagen, Mehrlingsschwangerschaften, Frühgeburten und schwere Schwangerschaftskomplikationen schließen wir von vornherein von der Möglichkeit einer Wassergeburt aus. Die Überwachung während der Geburt erfolgt mit der gleichen Sorgfalt und technischen Vorgehensweise wie bei allen anderen Geburten auch.

Nun noch kurz eine Zusammenfassung der wichtigsten Ergebnisse einer *Fall-Kontroll-Studie*, die wir in unserer Abteilung durchgeführt haben. Wir verglichen retrospektiv die Geburtsverläufe und die kindlichen Vitalparameter von insgesamt 1000 seit 1982 in unserer Klinik betreuten Geburten im Wasser als „matched pairs" mit der jeweils nachfolgenden Spontangeburt im Kreißsaal der gleichen Parität. Die Auswertung erfolgte hinsichtlich der Vorgeschichte der Patientinnen, der Geburtsverläufe und der Vitalparameter der Kinder unter und nach der Geburt. Ich beschränke mich lediglich auf die Ergebnisse, die unterschiedlich sind:

- Annähernd 99% aller im Wasser entbundenen Frauen brauchten überhaupt kein schmerzlinderndes Medikament während der Geburt.
- Die Durchführung eines Dammschnittes war bei den Wassergeburten um die Hälfte reduziert (19% bei Wassergeburt vs. 38%)
- Der mütterliche Blutverlust war signifikant geringer bei den Wassergeburten. Die Ursache dafür sehen wir in den geringeren Scheidendammverletzungen und dem höheren hydrostatischen Druck im Wasser.
- Die Geburtsdauer war bei den Wassergeburten kürzer.
- Das fetal outcome – gemessen an APGAR und pH – unterschied sich nicht.

Zusammengefaßt bietet sich für uns also folgendes Bild:

Bereits während der Zeit in utero „übt" der Fet das Atmen, wobei aber keine Amnionflüssigkeit in die Lunge „aspiriert" wird, sondern umgekehrt ein Netto-Efflux von Lungenflüssigkeit aus der Trachea stattfindet.

Kurze Zeit vor Wehenbeginn kommt es – durch hormonelle Einflüsse – zur Reduktion der Lungenflüssigkeit. Die endgültige Reabsorption ist bis 6 Stunden nach der Geburt abgeschlossen. Die häufig angeführte Erklärung einer vaginalen Thoraxkompression des Kindes (sog. „Squeezing"-Effekt) hat nachweislich keine Bedeutung bei der Entfernung der fetalen Lungenflüssigkeit; vielmehr wird annähernd die gesamte Lungenflüssigkeit über das sich öffnende pulmonale Gefäßbett des Kindes in sein Kreislaufsystem resorbiert, um so seinen post-partal um etwa 20% erhöhten Volumenbedarf zu decken.

Wird ein Kind geboren, wirkt voll und ganz der Diving-Reflex. Die Lungenflüssigkeit wird nicht ausgedrückt und hinterläßt kein Vakuum, sondern wird vor einsetzender Atmung reabsorbiert.

Das Gesagte gilt nur bei normalen spontanen vaginalen Geburten mit gesunden Kindern. Bei intrauteriner Asphyxie gelten naturgemäß andere Bedingungen; die natürlichen Schutzreflexe werden durch die Asphyxie außer Kraft gesetzt, und es kommt zu einer verstärkten Atemtätigkeit, was zur Aspiration führt. Bei Anzeichen einer drohenden hypoxischen Gefährdung des Kindes muß deshalb eine laufende Wassergeburt unverzüglich abgebrochen und entsprechend notwendige therapeutische Schritte eingeleitet werden.

Bei Einhaltung einer den üblichen Anforderungen entsprechenden Überwachung von Mutter und Kind beinhaltet die Durchführung von Wassergeburten kein erhöhtes Risiko gegenüber konventionellen Geburtsformen.

Wie wir wissen, ist die Wassergeburt nicht eine Erfindung der Neuzeit oder eine Erfindung von Bensberg – auch schon die Venus war eine Wassergeburt, im Schaume des Meeres geboren!

Stellenwert der Akupunkturtherapie in der Geburtsmedizin

Veränderung von Zervixreife und Geburtsdauer nach geburtsvorbereitender Akupunkturtherapie

Das Mannheimer Schema nach *Römer*

A. Römer, M. Weigel, W. Zieger, F. Melchert

Lange Zeit wurde die „alternative" Therapiemethode Akupunktur von seiten der Schulmedizin nicht beachtet, ja teilweise vehement bekämpft. In den letzten Jahren ist ein deutlicher Wandel zu verzeichnen. Nicht nur, daß von seiten der Patientinnen zunehmend nach Alternativen gefragt wird, sondern auch von seiten klassischer Schulmediziner ist ein gewachsenes Interesse, aus unterschiedlichen Gründen, zu verzeichnen. Dieser Zuwachs an Interesse ist nicht ganz problemlos. Zum einen gibt es immer noch viel zuwenig fundiert ausgebildete Ärzte, die mit dieser Methode wirklich vertraut sind, zum anderen gilt es, einen erheblichen Nachholbedarf an wissenschaftlich fundierten Forschungsergebnissen in der Methode, gerade aber auch auf dem Gebiet der Akupunktur in der Gynäkologie und Geburtshilfe, wettzumachen.

In diesem Spannungsfeld steht der Einsatz der Methode derzeit. Auch wenn die Akupunktur heute in weitaus mehr Fällen im Fachgebiet der Geburtshilfe und Frauenheilkunde zum Einsatz gebracht wird und wenn aufgrund erster positiv verlaufender Modellversuche zunehmend auch die Kassen bereit sind, Akupunktur als Leistung zu übernehmen, muß festgestellt werden, daß die Qualität der Akupunkturanwendung in den letzten fünf Jahren deutlich abgenommen hat.

Akupunktur, als eine Form der Regulations- und Ordnungstherapie, hat ihre klaren Grenzen für den Einsatz, aber auch ihre bewährten Einsatzgebiete bei Indikationen in der Gynäkologie und Geburtshilfe. Die Integration der Therapiemethode Akupunktur in die klassische Schulmedizin, unter genauer Beachtung ihrer Anwendungs- und Indikationsgrenzen und im Sinne der Patientinnen auf einem hohen Qualitätsniveau, stellt die Aufgabe der Zukunft dar. Der Weg der Anwendung kann dabei durchaus komplementär sein.

Unter Beachtung der Grenzen der Methode sind heute als bewährte Indikationen u. a. anzusehen:

- Hyperemesis gravidarum,
- leichte Verlaufsformen der belastungsinduzierten vorzeitigen Wehentätigkeit,
- schwangerschaftsbedingte Lumboischialgie und Kaparltunnelsyndrom,
- der Versuch der Beckenendlage-Wendung bei I. Para,
- Schmerzlinderung und Entspannung unter der Geburt,
- Beeinflussung der Plazentalösungsstörungen,
- Unterstützung der Uterusrückbildung im Wochenbett und Funktionsstörungen der Brust.

So zeigen Studienergebnisse, daß bei randomisierten Untersuchungen weit mehr morphologische Veränderungen im Organismus unter der Regulationstherapie Akupunktur zu verzeichnen sind, als bisher angenommen wurde. Dabei scheint besonders erwähnenswert, daß gerade „veränderte" europäisierte Akupunkturkonzepte viel weniger Wirkung zeigen als ursprüngliche chinesische Behandlungsverfahren.

Exemplarisch für die Anwendungsgebiete der Akupunkturtherapie im Bereich der funktionellen Regulation sollen die Ergebnisse der geburtsvorbereitenden Akupunkturtherapie als ein Beispiel der Akupunkturanwendung im Rahmen der Geburtshilfe vorgestellt werden.

Akupunkturtherapie (AT) ist in Europa unter der Geburt vorwiegend als Analgesiemethode bekannt. In der einschlägigen Literatur werden zur Geburtsvorbereitung vorwiegend Akupunkturpunkte (AP) mit psychisch ausgleichender Wirkung angegeben.

Ziel der vorliegenden Studie ist die Untersuchung von morphologisch nachweisbaren Veränderungen wie Zervixlängenänderung, Veränderung des Bishop-Scores und der Geburtsdauer (GD) nach AT mit spezifischen AP, die in der Literatur als geburtserleichternd beschrieben sind.

Fragestellung

Ist bei Erstgebärenden nach AT eine Veränderung hinsichtlich Geburtsdauer, Zervixbefund und Zervixlänge im Vergleich zu einer nichtbehandelten Vergleichsgruppe und einer mit als psychisch ausgleichend geltenden AP behandelten Kontrollgruppe feststellbar?

Methode

Prospektiv randomisiert wurde ab der 36. SSW in wöchentlichem Behandlungsintervall bei n = 329 Erstgebärenden mit unkompliziertem Schwangerschaftsverlauf eine AT mit den AP Ma 36, Gb 34, MP 6 und Bl 67 bis zur Entbindung durchgeführt, bei durchschnittlich 4,3 Behandlungssitzungen. Das Vergleichskollektiv umfaßte n = 325 erstgebärende Frauen, die keine AT erhalten hatten und an der Klinik im Studienzeitraum entbunden wurden. Im Kontrollkollektiv wurden n = 224 Frauen beobachtet, die eine als psychisch ausgleichend geltende AT erhielten. Die erhobenen Hauptparameter waren der Bishop-Score, die sonographisch ermittelte Zervixlängendifferenz nach der vierten Akupunktursitzung bzw. in der 40. SSW (in der nichtbehandelten Vergleichsgruppe) sowie die GD ab Beginn muttermundswirksamer Wehentätigkeit.

Ergebnisse

Nach AT betrug die mittlere GD 470 +/– 190 Minuten. Demgegenüber war sie bei nichtbehandelten Frauen mit 594 +/– 241 Minuten hochsignifikant ($p < 0,0001$ im t-Test) länger. In der Kontrollgruppe mit dem psychisch ausgleichenden Akupunkturschema, die als Placebogruppe diente, wurde eine GD von 536 +/– 200 Minuten ($p < 0,002$ im t-Test) ermittelt.

Auch in der relativen Bishop-Score-Veränderung war nach AT mit einer Differenz von 5,9 (+/– 1,3) Punkten eine hochsignifikant ($p < 0,0001$) stärkere Reifung der Zervix als in der Kontrollgruppe mit 4,0 (+/– 0,9) und in der nicht akupunktierten Vergleichsgruppe mit 3,6 (+/– 1,0) Punkten zu verzeichnen. Dementsprechend unterscheidet sich die sonographisch ermittelte Zervixlängenveränderung zwischen den drei Gruppen signifikant. In der Studiengruppe betrug sie im Mittel 15,9 mm (+/+ 4,8), in der Kontrollgruppe 9,8 mm (+/– 3,4) und in der nichtbehandelten Vergleichsgruppe 8,9 mm (+/– 3,3). Darüber hinaus führt die morphologische AT hochsignifikant häufiger zu einer zuvor nicht nachweisbaren Trichterbildung im Bereich des Os internum, welche als Zeichen eines deutlich beschleunigt abgelaufenen Reifungsprozesses gewertet werden kann. Der Einsatz wehenunterstützender Maßnahmen war in der Studiengruppe in 62% geringerem Maße zu beobachten.

Schlußfolgerung

Die GD stellt eine multifaktoriell beeinflußte Größe dar. Die hier vorliegenden Ergebnisse, insbesondere die sonographisch ermittelte Zervixlängenveränderung sowie die nachweisbare Trichterbildung, zeigen aber einen deutlichen, erstmals nachgewiesenen, morphologischen Effekt der AT im Sinne einer geburtsvorbereitenden Reifungsbeschleunigung an der Zervix. Ferner konnte eine wesentlich günstigere Wehenkoordination im Geburtsverlauf nach geburtsvorbereitender AT beobachtet werden, die zusammen mit den Wirkungen der Zervixreifung zur Verkürzung der Eröffnungsperiode und somit zu einer nachweisbaren Verkürzung der gesamten GD führt.

Die AT sollte als risikolose, additive, von den Schwangeren sehr gut angenommene und nachweislich effizient geburtsvorbereitende Methode allen Frauen bei ansonsten unkompliziertem Schwangerschaftsverlauf in Zukunft empfohlen werden.

Die Ergebnisse dieser Studie zeigen exemplarisch das Einsatzgebiet der Regulationstherapie Akupunktur im Bereich der Geburtshilfe auf.

Die weitere Integration der Methode in die Schulmedizin muß das Ziel der kommenden Jahre darstellen, verbunden mit einem hohen qualitativen Anwendungsniveau, das es durch einheitliche Ausbildungsstandards zu gewährleisten gilt.

Literatur

1. Golichowski AM (1986) Biochemical basis of cervical maturation. In: Huszar G: The Physiology and Biochemistry of the Uterus in Pregnancy and Labor. CRC Press, Boca Raton
2. Kothbauer O, Zerobin K (1977) Die Verifizierung des Akupunkturreizes mittels tokographischer Untersuchungen auf den Uterus des Rindes während der Geburts- und Puerperalphase. Dtsch Zschr Akup 4: 111–117
3. Kubista E, Kucera H (1974). Acupuncture as a Method of Preparation in Obstetrics, American Journal of Chinese Medicine, Vol. 2, No. 3, 283–287
4. Schuler C (1993) Akupunktur in Geburtshilfe und Frauenheilkunde. Hippokrates-Verlag, Stuttgart, 2. Auflage, S. 76–77

Welchen Stellenwert hat die Känguruh-Methode in der Betreuung von Frühgeborenen?

K. Bauer

Einleitung

Die Känguruh-Methode, d. h. der direkte Hautkontakt zwischen der Mutter und ihrem Frühgeborenen, entstand in Bogota, Kolumbien, aus Mangel an Inkubatoren. Die Mütter wurden angeleitet, ihr Kind immer am Körper zu tragen, um es warm zu halten, und es ausschließlich zu stillen [6]. Mitte der 80er Jahre wurde die Känguruh-Methode auf Neugeborenenintensivstationen in Skandinavien und England eingeführt, allerdings nicht als Ersatz für fehlende Inkubatoren, sondern als Ergänzung zur Inkubatorpflege, um die Trennung zwischen Mutter und Kind zu unterbrechen und die Entwicklung der Mutter-Kind-Beziehung zu fördern. Wir begannen 1991 auf unserer Station mit der Känguruh-Methode [8], die inzwischen zunehmend Anhänger gefunden hat [4] und auf immer unreifere Frühgeborene ausgedehnt wurde. In diesem Übersichtsartikel beschränke ich mich auf die Form der Känguruh-Methode, die als Ergänzung zur Inkubatorpflege durchgefürt wird, und werde

1. die positiven Effekte zeitweiliger Känguruh-Pflege referieren,
2. eigene Untersuchungsergebnisse zur Känguruh-Methode bei sehr unreifen Frühgeborenen darstellen und
3. Empfehlungen zur Durchführung der Känguruh-Methode auf der Neugeborenen-intensivstation geben.

Positive Effekte der Känguruh-Methode

Zur Känguruhpflege wird das Frühgeborene aus dem Inkubator genommen und nur mit einer Windel bekleidet seiner Mutter, die neben dem Inkubator auf einem bequemen Liegestuhl sitzt, in direktem Hautkontakt auf die Brust gelegt und mit einem Tuch zugedeckt. Dabei werden die Sinne des Frühgeborenen und seiner Mutter durch Berührung, Stimme, Geruch und Bewegungen vielfältig stimuliert. Mehrere Studien fanden positive Effekte der Känguruh-Pflege bei Frühgeborenen auf der Intensivstation (Tabelle 1): Zeitweiliger Hautkontakt zwischen der Mutter und ihrem Frühgeborenen führte zu längerem Stillen und mehr Interaktion zwischen Mutter und Kind. Allerdings muß einschränkend gesagt werden, daß die Studien zum Teil nicht randomisiert, kontrolliert durchgeführt wurden.

Tabelle 1. Positive Effekte der Känguruh-Methode auf der Neugeborenenintensivstation

	Studiendesign	**Zitat**
Längeres Stillen	randomisiert, kontrolliert	[7]
Längeres Stillen	randomisiert, kontrolliert	[3]
Bessere Gewichtszunahme, kürzerer Krankenhausaufenthalt	historische Kontrollen	[5]
Mütter entwickeln Zuversicht und Kompetenz bei der Betreuung ihres Kindes	historische Kontrollen	[1]

Die Känguruh-Methode bei sehr unreifen Frühgeborenen

Bei sehr unreifen Frühgeborenen mit einem Gestationsalter < 30 SSW, die mehrere Wochen Inkubatorpflege brauchen, ist die zeitweilige Unterbrechung der Isolation im Inkubator besonders wichtig. Andererseits sind diese Frühgeborenen die empfindlichsten Neugeborenen, sie kühlen bei Raumtemperatur schnell aus, und Manipulationen führen zu kardiorespiratorischer Instabilität. Wir haben deshalb bei 16 Frühgeborenen mit einem Gestationsalter von median 29 SSW (27–30) Rektaltemperatur, Sauerstoffverbrauch, Aktivität, Herzfrequenz und Sauerstoffsättigung, bevor, während und nachdem das erstemal Känguruh-Pflege im Alter von 4 (3–7) Tagen erfolgte, gemessen [2]. Die mittlere Rektaltemperatur während der Känguruh-Pflege war sogar um 0.3°C signifikant höher als im Inkubator, Sauerstoffverbrauch und Herzfrequenz nahmen nicht zu (Tabelle 2).

Empfehlungen zur Durchführung der Känguruh-Methode bei Frühgeborenen

1. Welche Frühgeborenen sind zur Känguruh-Pflege geeignet? Die Frühgeborenen sollten folgende Kriterien erfüllen: Gestationsalter von > 27 Schwangerschaftswochen, Spontanatmung, 24 Stunden keine Apnoe, die Maskenbeatmung erforderte, kreislaufstabil (keine arterielle Hypotonie, normale Herzfrequenz, gute periphere Perfusion) und normale Körpertemperatur im Inkubator. Die Känguruh-Pflege kann an dem Tag begonnen werden, an dem die obenstehenden Kriterien erfüllt sind.

Tabelle 2. Physiologische Parameter vor, bei und nach der 1. Känguruh-Pflege bei 16 Frühgeborenen

	vor	**bei Känguruh-Pflege**	**nach**
Rektaltemperatur (°C)	36.9 ± 0.3	37.2 ± 0.4 §	37.0 ± 0.3
O_2-Verbrauch (ml/kg pro Min)	5.5 ± 0.5	5.9 ± 0.8	5.5 ± 0.6
Ruhiger Schlaf (%) #	92 (71–100)	100 (81–100)	192 (68–100)
Herzfrequenz (pro Min)	149 ± 11	151 ± 11	152 ± 11
Sauerstoffsättigung (%)	94 ± 2	94 ± 2	94 ± 2

§:p < 0.01 versus vor Känguruhpflege
= Aktivitäts-Score von -3 (Augen zu, leichte Mimik) und -4 (Augen zu, keine Bewegungen) nach Brück

2. Welche Mütter sind zur Känguruh-Pflege geeignet? Allen Müttern sollte Zweck und Ablauf der Känguruh-Methode erklärt werden. Das Wohlbefinden der Mutter ist Voraussetzung, damit sie die Kängruh-Pflege genießen und 1 Stunde mit ihrem Kind auf der Brust ruhig liegen kann (Sectio!). Die Mutter muß ausreichend Zeit haben.

3. Können Väter auch Känguruh-Pflege machen? Ja.

4. Wie lange soll die Känguruh-Pflege dauern? Mindestdauer ist 1 Stunde, da rasch aufeinanderfolgende Hin- und Hertransporte das Kind belasten. Die Mutter kann in Rücksprache mit Arzt oder Schwester länger als eine Stunde oder mehr als einmal am Tag Känguruh-Pflege machen.

5. Was ist bei der praktischen Durchführung zu beachten? Der Transport des Kindes zur Mutter und zurück in den Inkubator soll rasch durchgeführt werden, wenn nötig durch zwei Pflegekräfte. Die im Inkubator notwendige Überwachung der Vitalfunktionen (Herzfrequenz und wenn indiziert Pulsoximeter und transkutane pO_2- und pCO_2-Messung) muß auch während der Känguruh-Pflege weitergeführt werden. Die Mutter sollte so sitzen, daß sie sehen kann, aus welchem Grund ein Monitoralarm ausgelöst wurde. Während der Känguruh-Pflege trägt das Frühgeborene nur eine Windel und ist mit einem Handtuch zugedeckt. Die zuständige Pflegekraft soll während der Känguruh-Pflege immer für die Mutter ansprechbar sein und in Intervallen nach Mutter und Kind sehen. Eine erhöhte inspiratorische Sauerstoffkonzentration kann dem Frühgeborenen unter pulsoximetrischer Überwachung über eine Nasensonde oder über eine vorgehaltene Sauerstoffmaske während der Känguruh-Pflege zugeführt werden. Ein Handspiegel erleichtert es der Mutter, das Gesicht ihres Kindes bequem zu betrachten.

Zusammenfassung

Die Känguruh-Methode als Ergänzung zur Inkubatorpflege führt zu besserem Stillerfolg und verbessert die Mutter-Kind-Interaktion. Auch sehr unreife Frühgeborene (Gestationsalter 27–30 Schwangerschaftswochen) waren bereits in der ersten Lebenswoche während der Känguruh-Pflege temperatur-, atmungs- und kreislaufstabil. Zukünftige randomisierte und kontrollierte Studien sollten die kurz- und langfristigen Auswirkungen der Känguruh-Methode auf die statomotorische und emotionale Entwicklung von Frühgeborenen untersuchen.

Literatur

1. Affonso DD, Wahlberg V, Persson B (1989) Exploration of mothers' reactions to the kangaroo method of prematurity care. Neonatal Network 7: 43–51
2. Bauer K, Pyper A, Sperling P, Uhrig C, Versmold H (1998) Effects of gestation and postnatal age on body temperature, oxygen consumption, and activity during early skin-to-skin contact between preterm infants of 25-30-week gestation and their mothers. Pediatr Res 44: 247–251
3. Blaymore Bier JA, Ferguson AE, Morales Y, Liebling JA, Archer D, Oh W, Vohr BR (1996) Comparison of skin-to-skin contact with standard contact in low-birth-weight infants who are breast-fed. Arch Paediatr Adolesc Med 150: 1265–1268
4. Stening W, Löhe M, Meiritz N, Rutenfranz P, Roth B (1996) Känguruhmethode bei Frühgeborenen. Monatsschr Kinderheilkd 144: 930–937
5. Wahlberg V, Affonso DD, Persson B (1992) A retrospective, comparative study using the kangaroo method as a complement to the standard incubator care. Eur J Public Health 2: 34–37
6. Whitelaw A, Sleath K (1985) Myth of the marsupial mother: home care of very low birth weight babies in Bogota, Columbia. Lancet i: 1206–1208
7. Whitelaw A, Hesterkamp G, Sleath K, Acolet D, Richards M (1988) Skin-to-skin contact for very low birthweight infants and their mothers. Arch Dis Child 63: 1377–1381
8. Wieland C, Bauer K, Bisson S, Versmold H (1995) Känguruhpflege bei 39 Frühgeborenen. Monatsschr Kinderheilkd 143: 1099–1103

Ultraschall zur Erfassung fetaler Anomalien

Erkennung fetaler Anomalien im I. Trimenon der Gravidität

A. Rempen

Die Entwicklung hochauflösender Sonographiegeräte ermöglicht heute die detaillierte Darstellung bereits der frühesten Entwicklungsstadien der Schwangerschaft in utero (Tab. 1) [9].

Tabelle 1. Häufigkeit der Darstellung sonographischer Strukturen der Frühschwangerschaft und von embryofetalen Organanlagen:
○ = <10%
● = 10–50%
●● = 50–90%
●●● = >90%
(nach einer Literaturzusammenstellung aus [9])

kpl. SSW	4	5	6	7	8	9	10	11	12	13
Chorionhöhle	●●	●●●	●●●	●●●	●●●	●●●	●●●	●●●	●●●	●●●
Dottersack	●	●●	●●●	●●●	●●●	●●●	●●	●●	●●	●
Embryo/Herzaktion	–	●	●●	●●●	●●●	●●●	●●●	●●●	●●●	●●●
Kopfanlage	–	–	●	●●	●●●	●●●	●●●	●●●	●●●	●●●
Nabelschnur	–	–	○	●	●●●	●●●	●●●	●●●	●●●	●●●
physiologischer Nabelbruch	–	–	–	–	●●●	●●●	●●●	●●	–	–
Extremitätenanlagen	–	–	–	●	●●	●●	●●●	●●●	●●●	●●●
Falx cerebri	–	–	–	–	●	●●	●●●	●●●	●●●	●●●
Magen	–	–	–	–	○	●	●●	●●	●●●	●●●
Harnblase	–	–	–	–	–	–	–	●●	●●	●●●
Nieren	–	–	–	–	–	–	–	●●	●●	●●●
Herz (4-Kammerblick)	–	–	–	–	–	–	–	●●	●●●	●●●

Gegen Ende des ersten Trimenons können bei gezielter Untersuchung mit entsprechender Erfahrung die wichtigsten Organe identifiziert und detailliert dargestellt werden (Tab.2) [3]. Dies schafft die Voraussetzung für die Erkennung von fetalen Anomalien bereits in den letzten Wochen des ersten Trimenons.

Tabelle 2. Sonographische Darstellbarkeit fetaler Organstrukturen unter Erfüllung bestimmter Kriterien mit 12/13 kpl. SSW (n = 264, nach [3])

Organ	Kriterien für eine adäquate Darstellung	Häufigkeit (%)
Kopf	vollständiges Cranium, Septum pellucidum, Thalamus, Plexus chorioidei, Cerebellum, Ventrikel	99
Gesicht	korrekte Position von Mandibula, Maxilla und Orbitae	99
Herz	4-Kammerblick, symmetrische Kammern und Vorhöfe	97
Zwerchfell	echoarme Grenzlinie zwischen Thorax und Abdomen	100
Magen	einzelne echoarme Struktur im linken Oberbauch	100
Bauchwand	normaler Nabelschnuransatz und normale Bauchwand	100
Nieren	Cortex und Pyelon beider Nieren	99
Blase	echoarme Struktur anterior und median im Becken	98
Wirbelsäule	Vollständige Wirbel in transversalen und koronalen Schnittebenen mit normaler Hautkontur	100
Arme	Röhrenknochen, korrekte Position der Hände	100
Beine	Röhrenknochen, korrekte Position der Füße	100
komplette Anatomie	alle genannten Kriterien	95

So wurde in Studien zur Frühdiagnostik von fetalen Fehlbildungen berichtet, daß 60–90% der im zweiten Trimenon diagnostizierbaren Anomalien sonographisch bereits vor 14 kpl. SSW erkannt wurden (Tab.3) [1, 2, 4]. Diese Ergebnisse stammen allerdings aus spezialisierten Ultraschallzentren und können daher nicht uneingeschränkt auf die Situation in der allgemeinen gynäkologischen Praxis übertragen werden. Doch zeigen diese Daten die prinzipiellen diagnostischen Möglichkeiten der modernen Ultraschalldiagnostik auf.

Tabelle 3. Anteil der durch Screening im I. Trimenon erfaßten fetalen Fehlbildungen bezogen auf Anomalien, die im II. Trimenon auffällig wurden (Literaturübersicht)

Autor	SSW	Kollektiv (n)	Fehlbildungen im II. Trimenon	davon durch frühes Screening erkannt
Achiron 1991 [1]	9–13	786	13 (1,7%)	8 (62%)
Bonilla-Musoles 1994 [2]	<14	834	30 (3,6%)	28 (93%)
Economides 1998 [4]	12–13	1.632	14 (0,9%)	11 (79%)

Die in Deutschland seit dem 1.4.1995 in der 9.–12. SSW vorgeschriebene Ultraschallscreeninguntersuchung kann zur Erfassung fetaler Entwicklungsstörungen beitragen [6]. Analog zum II. Trimenon [5] können als Hinweiszeichen für das Vorliegen einer fetalen Anomalie angesehen werden: eine im Verhältnis zum Feten kleine Amnion-/Chorionhöhle, die frühe Retardierung – wobei hier differentialdiagnostisch ein inkorrektes (jüngeres) Gestationsalter zu berücksichtigen ist –, die auffällige Körperkontur (z. B. ventraler Tumor → Omphalozele), Strukturanomalien (z. B. Zyste im Unterbauch → Megazystis) und Disproportionen der Körperteile. Zu den am häufigsten auffällig gewordenen Fehlbildungen im ersten Trimenon zählen nach eigenen Erfahrungen das Hygroma colli, die An-/Exenzephalie, die Omphalozele und die Megazystis [7].

Hinsichtlich der Fehlbildungsdiagnostik sind im ersten Trimenon jedoch Besonderheiten zu beachten. Zum einen weist das normale Bild der Frühschwangerschaft typische Entwicklungsstadien auf, die beachtet werden müssen, um nicht Fehldiagnosen zu riskieren. So darf der bis zum Alter von 11 kpl. SSW p.m. nachweisbare physiologische Nabelbruch, dessen Durchmesser dabei 10 mm nicht überschreitet, nicht mit der Omphalozele verwechselt werden. Auch das Hirnventrikelsystem weist gegenüber dem zweiten Trimenon ein anderes Bild auf, indem es bis zum Alter von 8/9 kpl. SSW als singulärer Ventrikel imponiert und erst ab diesem Zeitpunkt die Teilung in die beiden Hemisphären sichtbar wird. Zudem dürfen die weiten vom Plexus chorioideus ausgefüllten Seitenventrikel nicht als Hydrozephalus fehlgedeutet werden. Umgekehrt unterscheidet sich das Bild des Anenzephalus vom typischen Aspekt im zweiten Trimenon dadurch, daß bei der Frühform in der Regel eine ausgeprägte Area cerebrovasculosa vorhanden ist, die eine normale Kopfentwicklung vortäuschen kann.

Zum anderen können nicht selten Anomalien beobachtet werden, die nur passager vorhanden sind. Beispiele für Auffälligkeiten, die sich im weiteren Verlauf spontan zurückbilden können, sind die Megazystis [8], der Perikarderguß und die abdominale Zyste. Hier beinhaltet die frühe Diagnostik durchaus die Gefahr, daß aufgrund von Ängsten vor einem schwerstbehinderten Kind einerseits und einer noch nicht so stark ausgeprägten Bindung an die Schwangerschaft andererseits letztendlich ungerechtfertigte Schwangerschaftsabbrüche erfolgen, zumal der Eingriff durch Kürettage weniger komplikationsträchtig erscheint als das später notwendige zweizeitige Vorgehen mit medikamentöser Weheninduktion.

Hinsichtlich der Frühdiagnostik fetaler Anomalien kann zwischen Diagnosen mit „sicher“ beurteilbarer, meist infauster Prognose und Diagnosen mit „offener“ Prognose unterschieden werden. Beispiele für die erste Gruppe sind die Anenzephalie oder der Thorakopagus mit singulärem Herz. Zur zweiten Gruppe rechnen u.a. die Megazystis, die Omphalozele, aber auch das Hygroma colli, bei denen erst durch Verlaufskontrollen die Schwere der Erkrankung abschließend beurteilt werden kann, vor voreiligen Konsequenzen also gewarnt werden muß. Die hier sich anschließende Abklärung beinhaltet auch die Bestimmung des Karyotyps mittels Chorionzottenbiopsie oder Amniozentese, da bei einer Reihe von Anomalien ein hohes Risiko für eine Aneuploidie besteht (Abb. 1). Eine gezielte Diagnostik im zweiten Trimenon zum Ausschluß von Begleitanomalien ist ebenfalls unabdingbar.

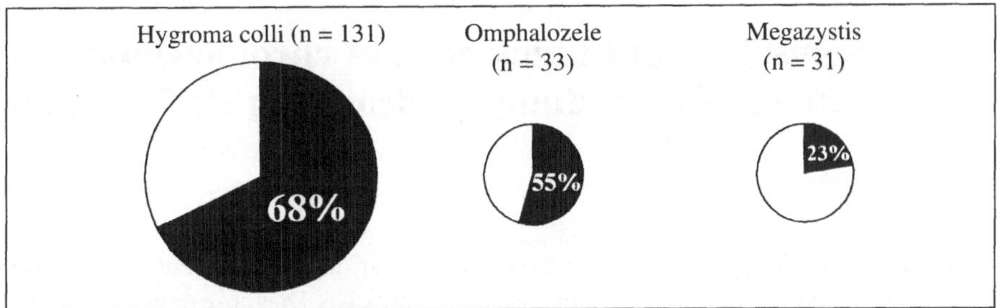

Abb. 1. Aneuploidierate von häufigen im I. Trimenon diagnostizierten Fehlbildungen (zusammengestellt aus Literaturangaben)

Wenn auch die Vorverlagerung der pränatalen Diagnostik prinzipiell wünschenswert erscheint, auch um bei belasteter Familienanamnese eine frühzeitige Beruhigung der Eltern zu erreichen, so darf nicht übersehen werden, daß eine Reihe von Fragen bezüglich des „auffälligen" Bildes eines Feten im Frühstadium nicht abschließend beantwortet sind und zukünftig für eine adäquate Beratung der Eltern weitere Erfahrungen gesammelt werden müssen. Dies schließt auch ein, daß im Falle einer vorzeitigen Schwangerschaftsbeendigung stets eine pathologisch-anatomische Untersuchung anzustreben ist, um das mittels eines sonographischen Bildes dargestellte Symptom mit dem zugrundeliegenden Krankheitsbild korrelieren zu können. Wünschenswert ist die flächendeckende Erweiterung einer bereits laufenden Multicenterstudie der DEGUM in Deutschland, die allein in der Lage ist, durch Zusammenführung der individuell begrenzten Erfahrungen in absehbarer Zeit valide Antworten zu geben.

Literatur

1. Achiron R, Tadmor O (1991) Screening for fetal anomalies during the first trimester of pregnancy: transvaginal versus transabdominal sonography. Ultrasound Obstet Gynecol 1: 186–191
2. Bonilla-Musoles FM, Raga F, Ballester MJ, Serra V (1994) Early detection of embryonic malformations by transvaginal and color Doppler sonography. J Ultrasound Med 13: 347–355
3. Braithwaite JM, Armstrong MA, Economides DL (1996) Assessment of fetal anatomy at 12 to 13 weeks of gestation by transabdominal and transvaginal sonography. Br J Obstet Gynaecol 103: 82–85
4. Economides DL, Braithwaite JM (1998) First trimester ultrasonographic diagnosis of fetal structural abnomalities in a low risk population. Br J Obstet Gynaecol 105: 53–57
5. Feige A, Rempen A, Würfel W, Caffier H, Jawny J (1996) Frauenheilkunde, S 261–269. Urban & Schwarzenberg, München-Wien-Baltimore
6. Kassenärztliche Bundesvereinigung (1995) Änderung der Mutterschaftsrichtlinien. Dt Ärztebl 92: B-233–B-235
7. Rempen A: Fehlbildungsdiagnostik im ersten Trimenon (1992) In: Merz E (Hrsg) Vaginosonographie, Band 41: Martius G, Knapstein PG (Hrsg) Bücherei des Frauenarztes, Enke, Stuttgart, S. 93–96
8. Rempen A (1990) Spontane Rückbildung einer fetalen Megazystis im I.Trimenon. Z Geburtsh u Perinat 194: 179–181
9. Rempen A (1997) Ultraschall in der Frühschwangerschaft. In: Schmidt W (Hrsg) Jahrbuch der Gynäkologie und Geburtshilfe 1997/98. S. 51–61. Biermann, Zülpich

Sonographische Hinweiszeichen auf chromosomale Anomalien und Fehlbildungssyndrome im II. Trimenon

G. Bernaschek

Neben dem pränatalen Serummarkerscreening eröffnet insbesondere das „genetische Ultraschallscreening" den Einstieg in eine nicht-invasive Diagnose chromosomaler Aberrationen des Feten durch eine Suche nach sonographisch darstellbaren Hinweiszeichen.

Dieses spezielle Ultraschallscreening kann einerseits älteren Schwangeren angeboten werden, die eine invasive chromosomale Abklärung mittels Chorionzottenbiopsie bzw. Amniozentese zunächst wegen des Eingriffsrisikos (0,5–1%) ablehnen. In den letzten Jahren und Jahrzehnten ist es modern geworden, erst im fortgeschrittenen Alter Kinder zu gebären; die Gruppe der über 35jährigen Schwangeren ist demnach im Zunehmen begriffen und macht derzeit etwa 10% aller Geburten aus. Das Risiko für eine fetale Chromosomenaberration liegt bei einer 35jährigen Schwangeren etwa bei 1:250, d. h. man muß mit 35 Jahren bei jeder 250. Schwangeren zum herkömmlichen Amniozentesezeitpunkt (16. Schwangerschaftswoche) mit einer fetalen Chromosomenstörung, insbesondere dem Down-Syndrom (Synonym: Trisomie 21 bzw. Mongolismus), rechnen. Infolge der natürlichen Abortrate, von der ursächlich vor allem auch chromosomengestörte Feten betroffen sind, liegt das absolute Risiko am Anfang der Schwangerschaft noch höher und um den Geburtstermin etwas niedriger.

Wenngleich das Risiko für eine chromosomale Aberration für jüngere Gebärende geringer ist, werden infolge der wesentlich höheren Geburtenzahl doch etwa 80% aller Kinder mit Chromosomenaberrationen von Frauen unter 35 Jahren geboren. Daher scheint eine generelle Suche nach Hinweiszeichen auf Chromosomenstörungen, also ein „genetisches Screening“, auch bei jüngeren Schwangeren sinnvoll.

Die sonographischen Hinweiszeichen können oft nur vorübergehend dargestellt werden. Viele von ihnen sind – bei normalem Chromosomensatz – funktionell sowie für die weitere Entwicklung des Feten bedeutungslos und bedürfen weder prä- noch postnatal weiterer Kontrollen. Das Auftreten der einzelnen sonographischen Hinweiszeichen ist unterschiedlich.

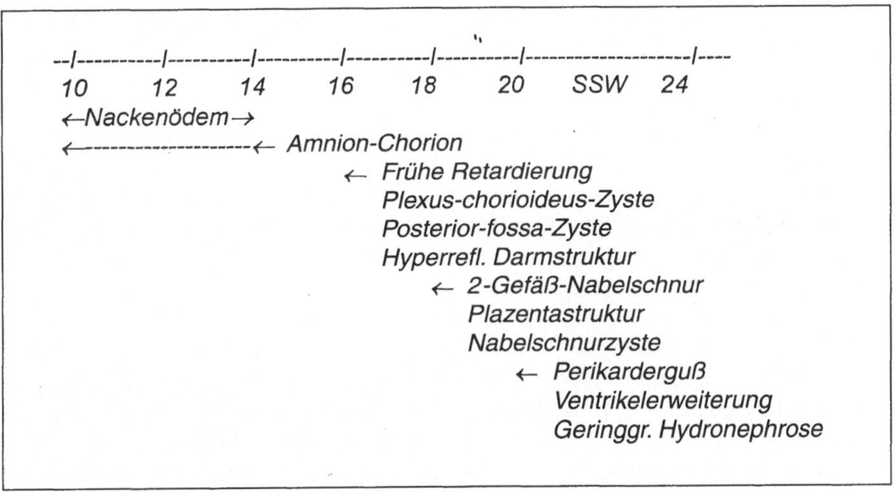

Das individuelle Risiko einer Chromosomenaberration hängt – neben dem Alter der Schwangeren – von der Art, dem Ausprägungsgrad und der Anzahl der Hinweiszeichen, d. h. von dem isolierten Auftreten bzw. der Kombination mit anderen Markern bzw. Fehlbildungen, ab. Nicht zuletzt fließt bisweilen die aktuelle Schwangerschaftswoche zum Zeitpunkt der Untersuchung in die Risikoberechnung ein.

Auf welche Hinweiszeichen muß insbesondere beim Screening geachtet werden?

Hinweiszeichen vorwiegend auf Trisomie 21

Nackenödem
Das Nackenödem stellt das aussagekräftigste sonographische Hinweiszeichen dar. Bis zu 3% aller Feten weisen zwischen der 10. und 14. SSW ein Nackenödem > / = 3 mm auf; dieses geht durchschnittlich in 20–30% mit fetalen Chromosomenaberrationen – insbesondere der Trisomie 21 – einher. Bei der Messung des Nackenödems ist darauf zu achten, daß eine exakt sagittale Schnittführung durch den Feten gewählt wird, daß der Fet maximal am Bildschirm vergrößert ist, daß keine Verwechslung der Nackenkontur mit der Amnionmembran vorliegt und daß zur Messung nur der größtmögliche echoleere Spalt herangezogen wird. 4% aller Feten mit verbreitertem Nackenödem und normalem Karyogramm weisen eine Herzfehlbildung auf. Die Wahrscheinlichkeit einer Herzfehlbildung steigt ebenso wie das Risiko einer Chromosomenaberration mit zunehmender Dicke des Nackenödems.

Amnion/Chorion (verzögerte Verschmelzung)
Die Amnionmembran legt sich normalerweise bis zum Ende der 12./13. SSW vollständig an das Chorion an. In etwa 2–3% der Schwangerschaften läßt sich auch noch nach der vollendeten 14. SSW das Amnion getrennt vom Chorion darstellen. Bis zu 6% der Feten ohne zusätzliche Auffälligkeiten (isoliertes Hinweiszeichen) und 48% der Feten mit Zusatzfehlbildungen weisen eine Chromosomenaberration (vorwiegend Trisomie 21, 18, 13 und Turner-Syndrom) auf.

Hyperreflektorische Darmstruktur
Etwa 0,2–2% aller Feten weisen im 2. Trimenon Darmschlingen gleicher oder höherer Schalldichte als die fetalen Cristae iliacae (Referenzdichte) auf. Tritt die hyperechogene Darmstruktur als isoliertes Hinweiszeichen in Erscheinung, beträgt das Risiko einer Chromosomenaberration bis zu 8%, kombiniert mit zusätzlichen Fehlbildungen liegt das Risiko bei 42%.

Golfballphänomen
Bei etwa 2% aller Feten findet sich in der 18.–22. SSW ein hyperechogener, intrakardialer Fokus, welcher in der Mehrzahl der Fälle im linken Ventrikel gelegen ist; er entspricht verdickten Chordae tendineae. Das Risiko einer fetalen Chromosomenaberration beträgt etwa 0,8–6% (Anstieg mit zunehmendem Alter der Mutter). Der Golfball bleibt im Gegensatz zum Nackenödem und der hyperreflektorischen Darmstruktur in den meisten Fällen bis zur Geburt und kurz danach sonographisch nachweisbar.

Geringgradige beidseitige Nierenbeckenerweiterung
Anterior-posteriore Durchmesser der Nierenbecken von etwa 4–5 mm in der 20. SSW verlaufend bis etwa 10 mm in der 30. SSW stellen Grenzwerte dar. Bei isoliertem Auftreten einer geringgradigen beidseitigen Nierenbeckenerweiterung muß in 3%, bei kom-

biniertem Vorliegen in 25–30% mit einer Chromosomenaberration gerechnet werden. Einseitige Nierenbeckenerweiterungen zeigen kein erhöhtes Risiko.

Geringgradige beidseitige Ventrikelerweiterung
Als geringgradige Ventrikelerweiterung bezeichnet man eine laterale Ausdehnung der Seitenventrikel des Gehirns (insbes. Hinterhörner) von 10–15 mm. Bei isoliertem sonographischem Nachweis findet sich in 2–3%, bei kombiniert vorliegenden Fehlbildungen in 27% eine Chromosomenaberration.

Geringgradiger Perikarderguß
Ein geringgradiger Perikarderguß knapp über der physiologischen Grenze von 2 mm ist selten. Bei Vorhandensein muß in 31% mit einer chromosomalen Aberration, insbesondere Trisomie 21, gerechnet werden.

Hinweiszeichen vorwiegend auf Trisomie 18

Plexus-chorioideus-Zyste
In etwa 1% aller Feten können ein- bzw. beidseitige Plexus-chorioideus-Zysten sonographisch ab der 16. SSW diagnostiziert werden. Sie sind bei normalem Chromosomenbefund für die weitere Entwicklung des Feten bedeutungslos und resorbieren sich üblicherweise bis zur 28. SSW. Als prognostisch ungünstiger im Hinblick auf eine Chromosomenaberration sind ein beidseitiges Auftreten und Zystengrößen über 10 mm zu bewerten. Durchschnittlich wird bei isoliertem Auftreten eine chromosomale Aberrationsfrequenz von 1%, bei kombiniertem Vorliegen mit anderen sonographischen Auffälligkeiten bis zu 40% angenommen.

Posterior-fossa-Zyste
Zysten im Bereich der hinteren Schädelgrube, auf die man beim Einstellen des Cerebellums stoßen kann, kommen äußerst selten vor. Ihr Nachweis hat jedoch in etwa 50% eine chromosomale Aberration, insbesondere eine Trisomie 18 bzw. 13, als Ursache.

Singuläre Nabelschnurarterie
Das Fehlen einer Nabelschnurarterie kann bei etwa 1% aller Schwangerschaften festgestellt werden. Die pränatale Diagnose erfolgt üblicherweise im sonographischen Querschnitt durch die Nabelschnur. Eine Seitenzugehörigkeit der fehlenden Nabelschnurarterie kann mittels Farbdoppler intraabdominal links bzw. rechts der Harnblase nachgewiesen werden. Die chromosomale Aberrationsfrequenz beträgt bei isoliertem Auftreten 1%, kombiniert mit anderen Auffälligkeiten 12–30%.

Nabelschnurzyste
Die selten sonographisch diagnostizierten Nabelschnurzysten lassen sich im 2. Trimenon am besten im Querschnittsbild darstellen. Insbesondere bei kleinen Zysten kann der Farbdoppler hilfreich sein. Bei isoliertem Vorkommen finden sich in bis zu 18% der Fälle Chromosomenaberrationen, bei kombiniert vorliegenden Nabelschnurzysten etwa 55%.

Hinweiszeichen vorwiegend auf Trisomie 13

Im Gegensatz zur Trisomie 21, bei der etwa nur 33% der Fälle zusätzliche Fehlbildungen aufweisen, können bei der Trisomie 13 in bis zu 90% pränatal Fehlbildungen der inneren Organe bzw. der Körperoberfläche zur Darstellung gebracht werden. Im Screening diagnostizierte Hinweiszeichen auf Trisomie 13 – wie verzögerte Verschmelzung von Amnion/Chorion, Posterior-fossa-Zyste und singuläre Nabelschnurarterie – treten daher bei der Erkennung dieser Chromosomenaberration eher in den Hintergrund.

Hinweiszeichen vorwiegend auf Triploidie

Vakuolige Planzentastruktur
Echoleere, kreisrunde und scharf abgegrenzte Areale, welche disseminiert die ganze Plazenta durchsetzen, bilden ein Hinweiszeichen für das Vorliegen einer Triploidie. Diese Auffälligkeit, die auch als Schweizer-Käse-Struktur bezeichnet wird, spricht für einen väterlicherseits vererbten Chromosomensatz.

Frühe Wachstumsretardation
Frühe Retardationen des Feten (Anfang des 2. Trimenons) sind äußerst selten. Eine ausgeprägte, asymmetrische Retardierung, bei der also insbesondere das Abdomen betroffen ist, gilt als Hinweiszeichen für eine mütterlicherseits vererbte Triploidie. Typischerweise kann die asymmetrische Retardierung mit einer Posterior-fossa-Zyste kombiniert vorliegen.

Neben den im erweiterten sonographischen Screening darstellbaren Hinweiszeichen sind noch eine Reihe von Ultraschallauffälligkeiten bekannt, nach denen gezielt gefahndet werden müßte. Diese zusätzliche Suche ist äußerst zeitaufwendig und bisweilen auch erfahrungsabhängig. Sie bleibt daher höchstens speziellen Indikationen vorbehalten:

- wenn eine invasive Diagnostik (über 35 a) abgelehnt wird,
- wenn Serumscreening grenzwertig oder positiv und invasive Diagnostik abgelehnt wird,
- evtl. wenn isolierter sonographischer Marker mit niedriger Signifikanz diagnostiziert wird.

Eine *gezielte Suche nach Trisomie 21* würde unter anderem den Nachweis einer relativen Verkürzung von Femur und Humerus, die Darstellung einer Sandalenlücke zwischen der 1. und 2. Zehe, die Erfassung einer verkürzten bis fehlenden Mittelphalanx des 5. Fingers und eine Messung eines Beckenwinkels des Feten über 90° umfassen.

Eine *gezielte Suche nach Trisomie 18* besteht im Nachweis einer Überlappung der Finger, d. h. des Zeigefingers über den 3. Finger bzw. des 5. über den 4. Finger.

Eine *gezielte Suche nach Trisomie 13* sollte im Nachweis einer Polydaktylie bestehen.

Ziel des genetischen Ultraschalls sollte es sein, den Eltern eine größtmögliche Sicherheit bezüglich des Fehlens einer chromosomalen Aberration auf nicht invasivem

Wege zu geben. Sollte jedoch ein sonographisches Hinweiszeichen erkannt werden, sind die Eltern einerseits umfassend zu informieren, andererseits sollte man sich jedoch bemühen, unnötige Verunsicherungen weitgehend zu vermeiden. Insbesondere hat sich ein Vergleich mit standardisierten Risikogrößen – etwa mit dem chromosomalen Aberrationsrisiko einer über 35jährigen Schwangeren – bei der Beratung der Eltern bewährt. Eine größtmögliche Beruhigung bezüglich der meist nur vorübergehend nachweisbaren und funktionell bedeutungslosen sonographischen Hinweiszeichen wird jedoch insbesondere durch eine rasche Karyotypisierung (Chorionbiopsie bzw. Plazentapunktion mit Befundmitteilung innerhalb von 24 Stunden) erfolgen.

Screening auf fetale Herzfehler

R. Chaoui, U. Gembruch, R. Bollmann

Kongenitale Herzfehler gehören mit einer Häufigkeit von 5–8 auf 1000 Lebendgeburten zu den häufigsten kongenitalen Malformationen und weisen nach wie vor eine hohe Morbidität und Mortalität auf. Heute noch versterben von diesen Kindern ca. 20% im ersten Lebensjahr. Unter den fetalen Fehlbildungen gehören aber die Herzfehler zu den Erkrankungen, die von einer pränatalen Diagnostik am meisten profitieren können. Bei einer pränatalen Entdeckung kann die perinatale Phase so optimal vorbereitet werden, daß die perinatale Morbidität und Mortalität gesenkt werden kann. Vor allem bei kritischen Herzfehlern (z. B. ductusabhängige) ist es naheliegend, daß die Geburt des Kindes an einem Perinatalzentrum mit den Möglichkeiten der frühen Intervention, ob medikamentös, interventionell (Katheter) oder kardiochirurgisch, die Überlebenschancen verbessert. Bei rechtzeitiger Entdeckung einer komplexen kardialen Anomalie bzw. bei der Kombination einer Anomalie mit extrakardialen Fehlbildungen kann sich die Schwangere auch zu einem Abbruch der Schwangerschaft entscheiden.

Es stellt sich daher die Frage, wie man pränatal am effektivsten Herzfehler entdeckt. Da mehr als 80% der Herzfehler eine multifaktorielle Ursache aufweisen, lassen sich in den wenigsten Fällen a priori Risikogruppen von Schwangeren erkennen, bei denen das Risiko für die Geburt eines Kindes mit einem Vitium cordis sehr hoch ist. Die meisten Herzfehler können vorwiegend aus dem Niedrigrisiko-Kollektiv rekrutiert werden. Das hat dazu geführt, daß die Untersuchung des fetalen Herzens mehr und mehr in das pränatale Screening-Programm aufgenommen wurde. Es stellt sich die Frage, welchen Erfolg ein solches Screening-Programm aufweisen kann. In der Literatur findet man eine Reihe von Studien, die sich ausführlich mit Screening befaßt haben. Darin schwankt die Trefferquote von 5–92% (s. Tab. 1). In diesem Rahmen kann nicht auf die einzelnen Studien eingegangen werden, aber in der Tab. 2 sind einige prinzipielle Punkte beim Studiendesign dieser Arbeiten angeführt, die eine Erklärung für die unterschiedlichen Ergebnisse geben.

Eines der wenig besprochenen Probleme bei all diesen Studien bleibt nach wie vor die Erfahrung des Untersuchers, die schwierig zu objektivieren ist. Eine gelernte und systematische Vorgehensweise bei der Untersuchung des fetalen Herzens ist eine Grundlage für eine gute Diagnose. Der Inhalt einer Untersuchung hängt wesentlich von

Tabelle 1. Unterschiedliche Studien und Entdeckungsrate von fetalen Herzfehlern

	CHD (n =)	**Entdeckungs-rate %**	**Risiko-Population und Spezifikation der Herzuntersuchung (4KB = 4-Kammer-Blick)**
Copel et al. 1987	74	92	Hochrisiko, 4KB
Bromley et al. 1992	69	63	Hoch- und Niedrigrisiko, 4KB
Vergani et al. 1992	32	81	Hoch- und Niedrigrisiko, 4KB
Sharland und Allan 1992	53	77	Hoch- und Niedrigrisiko, 4KB, „entdeckbar" im 4KB
Scheel et al. 1992	18	12	Hoch- und Niedrigrisiko, nicht spezifiziert
Achiron et al. 1992	23	48	Niedrigrisiko, 4KB
Luck et al. 1992	27	33	Hoch- und Niedrigrisiko, nicht spezifiziert
RADIUS Crane 1994	38	13	Niedrigrisiko, 28 centers, nicht spezifiziert
Levi et al. 1995	164	35	Screening, nicht spezifiziert
Ott et al. 1995	12	23	Hoch- und Niedrigrisiko, nicht spezifiziert
Montana et al. 1996	97	6	Nicht spezifiziert
Alembik und Stoll 1996	880	13	Gezielte Untersuchung
Buskens et al. 1996	62	5	Niedrigrisiko, 4KB
Tegnander et al.1995	40	22	Niedrigrisiko, 4KB
Rustico et al. 1995	65	35	Niedrigrisiko, erweiterte Untersuchung
Stümpflen et al. 1996	46	87	Hoch- und Niedrigrisiko, erweiterte Untersuchung in einem Zentrum
Yagel et al. 1997	168	85	Hoch- und Niedrigrisiko, erweiterte Untersuchung in einem Zentrum

Tabelle 2. Probleme in den verschiedenen Studien über die Zuverlässigkeit der fetalen Echokardiographie

Hochrisiko- vs. Niedrigrisiko-Population mit unterschiedlicher Prävalenz der fetalen Herzfehler
Wenig Erfahrung gegenüber große Erfahrung des Untersuchers (unterschiedliches Niveau)
Mit und ohne zuverlässiger Nachuntersuchung postnatal
Untersuchung in der ganzen Schwangerschaft gegenüber Untersuchung zu einem bestimmten Zeitpunkt (< 15 SSW, oder zwischen 18–20 SSW)
Betrachtung aller Herzfehler gegenüber nur die im 4-Kammer-Blick entdeckbaren Herzfehler
Untersuchung des Herzens nicht spezifiziert gegenüber Untersuchung mit 4-Kammer-Blick oder komplette Herzuntersuchung

der Indikation ab, so daß vom Screening-Ultraschall weniger verlangt werden kann als von einer gezielten („targeted") fetalen echokardiographischen Untersuchung bei Vorliegen eines hohen Risikos (z. B. bei extrakardialen Anomalien). Das Ziel beim Screening um die 20. SSW ist im allgemeinen die Überprüfung der regelrechten Fetalentwicklung, so daß der Untersucher systematisch die fetalen Strukturen einstellen sollte. Am Herzen bedeutet es, daß neben dem Vierkammerblick im Optimalfall auch der Abgang und der Verlauf der großen Gefäße eingestellt werden sollten. Aus den o. g. Studien kann man ablesen, daß im Vierkammerblick von einem erfahrenen Untersucher eine Entdeckungsrate von 40% erzielt werden kann. Diese erhöht sich mit der Darstellung der großen Gefäße auf 70%. Am Zentrum werden dagegen neben der B-Bild-Beurteilung die Farb- und Spektral-Doppler-Sonographie sowie das M-Mode eingesetzt, so daß hier meistens an einem vorselektierten Patientengut wesentlich höhere Sensitivitäten (>90%) erreicht werden können.

Eine Grundlage für sowohl Screening- als auch gezielte Untersuchung des fetalen Herzens ist aber eine detaillierte Analyse des Herzens im B-Bild, wobei hier der Einstellung des Vierkammerblicks eine vordergründige Rolle zukommt. Der Vorteil dieser Ebene ist die gleichzeitige Darstellbarkeit beider Vorhöfe, beider Ventrikel, beider atrioventrikulären Klappen und des interventrikulären und interatrialen Septums mit Foramen ovale. Der Untersucher sollte dabei am besten eine Checkliste (Tab. 1) abarbeiten, so daß auch dezente Zeichen von Herzfehlern entdeckt werden können.

Tabelle 3. Checkliste im Vierkammerblick

●	Lage des Herzens im Thorax, Herzachse 45°
●	Größe des Herzens
●	Rhythmik
●	Kontraktilität
●	Größe des linken und rechten Atriums
●	Größe des linken und rechten Ventrikels
●	Lage und Funktion der Trikuspidal- und Mitralklappe
●	Kontinuität des interventrikulären Septums
●	Position und Form des interatrialen Septums bzw. der Klappe des Foramen ovale
●	Regelrechte Einmündung der Pulmonalvenen

Tabelle 4. Checkliste in der Beurteilung der großen Gefäße

●	Regelrechter Abgang der Aorta aus dem LV und des TP aus dem RV
●	Kreuzung der Gefäße
●	Vergleich Kaliber beider Gefäße
●	Beurteilung der aortalen und pulmonalen Klappe
●	Kontinuität des Ventrikelseptums
●	Regelrechter Verlauf und Kaliber der großen Gefäße sowie der V. cava superior
●	Beurteilung von Isthmus aortae und Ductus arteriosus
●	Nachweis atypischer Gefäße (z. B. persistierende linke obere Hohlvene)

Durch leichtes Kippen des Schallkopfes kann der Untersucher in kranial liegenden Ebenen die großen Gefäße beurteilen. Dabei werden der regelrechte Abgang der Aorta aus dem linken und des Truncus pulmonalis (TP) aus dem rechten Ventrikel (RV) eingesehen. Auch hier geht der Untersucher nach einer Checkliste vor (Tab. 2). Eine zusätzliche wichtige Ebene scheint der transversale Schnitt im oberen Thoraxbereich zu sein, in dem die drei Gefäße Truncus pulmonalis, Aorta und V. cava superior eingestellt werden können. Die konsequente Einstellung dieser 3-Gefäß-Blick-Ebenen wird in Zukunft die Entdeckungsrate von fetalen Herzfehlern erhöhen.

Literatur beim Verfasser

Der Fetalkreislauf des Menschen im Licht der Doppler-Sonographie

W. Moll

Ziel der Arbeit ist eine Übersicht der Kenntnisse des menschlichen, fetalen Kreislaufs aus Doppler-Messungen. Abbildung 1 zeigt schematisch, daß die *mittleren* Geschwindigkeiten (graue Linien) in dem Ductus arteriosus, der Aorta, den Umbilikalarterien und dem Ductus venosus rund 30 cm/s, in den übrigen gezeigten Gefäßen und der Valvula tricuspitalis 15–20 cm/s sind. Die Unterschiede in den mittleren Geschwindigkeiten zeigen vorwiegend solche in den Gefäß-Querschnittsflächen an. Geschwindigkeit und Gefäßdurchmesser ergeben Stromstärke: Der Durchmesser der Umbilikalvene ist etwa 0.75 cm; die Stromstärke ist somit 6–7 ml/s = 400 ml/min (110 ml/min/kg bei 3.2 kg Geburtsgewicht). Bei Hypoxie sinken die Stromstärken im kaudalen Bereich und wachsen im Cerebrum. Die Fläche unter den *phasischen systolischen* Geschwindigkeiten (schwarze Linien) zeigen den arteriellen Einstrom bzw. den venösen Rückstrom während der Systole. Die *arterielle diastolische* Geschwindigkeit pro Querschnittsfläche, ein empfindlicher Anzeiger von Durchblutungsänderungen, ist die Blutentnahme aus vorgelagerten und parallelen arteriellen Speichern durch das Versorgungsgebiet der beobachteten Arterie. Die *venöse diastolische* Geschwindigkeit zeigt den durch myometriale Kapazitanz und Wandviskosität bestimmten Einstrom in den relaxierten Ventrikel und die Strömung durch die Vorhofkontraktion pro Querschnittsfläche an. Die Vorhof-Welle ist in der Valvula tricuspitalis groß und orthograd, in der Vena cava klein und retrograd. Die retrograde Welle wächst bei ventrikulärer Kapazitanz-Abnahme, Tachykardie und Herzinsuffizienz.

So wird der fetale Blutkreislauf des Menschen im Licht der Doppler-Messungen in seinen physiologischen Größen und pathophysiologischen Veränderungen deutlich erkennbar.

Literatur

1. Born GVR, Dawes GS, Mott JC (1956) J Physiol 134: 149–166
2. Huhta JC, Moise KJ, Fisher DJ, Sharif DS, Wasserstrum N, Martin C (1987) Circulation 75: 406–412
3. Kiserud T, Hellevik LR, Eik-Nes SH, Angelsen BAJ, Blaas HG (1994) Ultrasound in Med & Biol 20: 225–232
4. Künzel W (1992) Gynäkologe 25: 292–296
5. Künzel W, Jovanovic V, Grüßner S (1991) Geburtsh u Frauenheilk 51: 513–522
6. van der Mooren K, Barendregt LG, Wladimiroff JW (1991) Am J Obstet Gynecol 165: 68–74

7. van der Mooren K, Wladimiroff JW, Hop WCJ (1992) Ultrasound in Med & Biol 18: 827–830
8. Wladimiroff JW (1991) Am J Gynecol 165: 668–674
9. Walsh SZ, Meyer WW, Lind JL (1974) The Human Fetal and Neonatal Circulation. Springfield Il, 1974

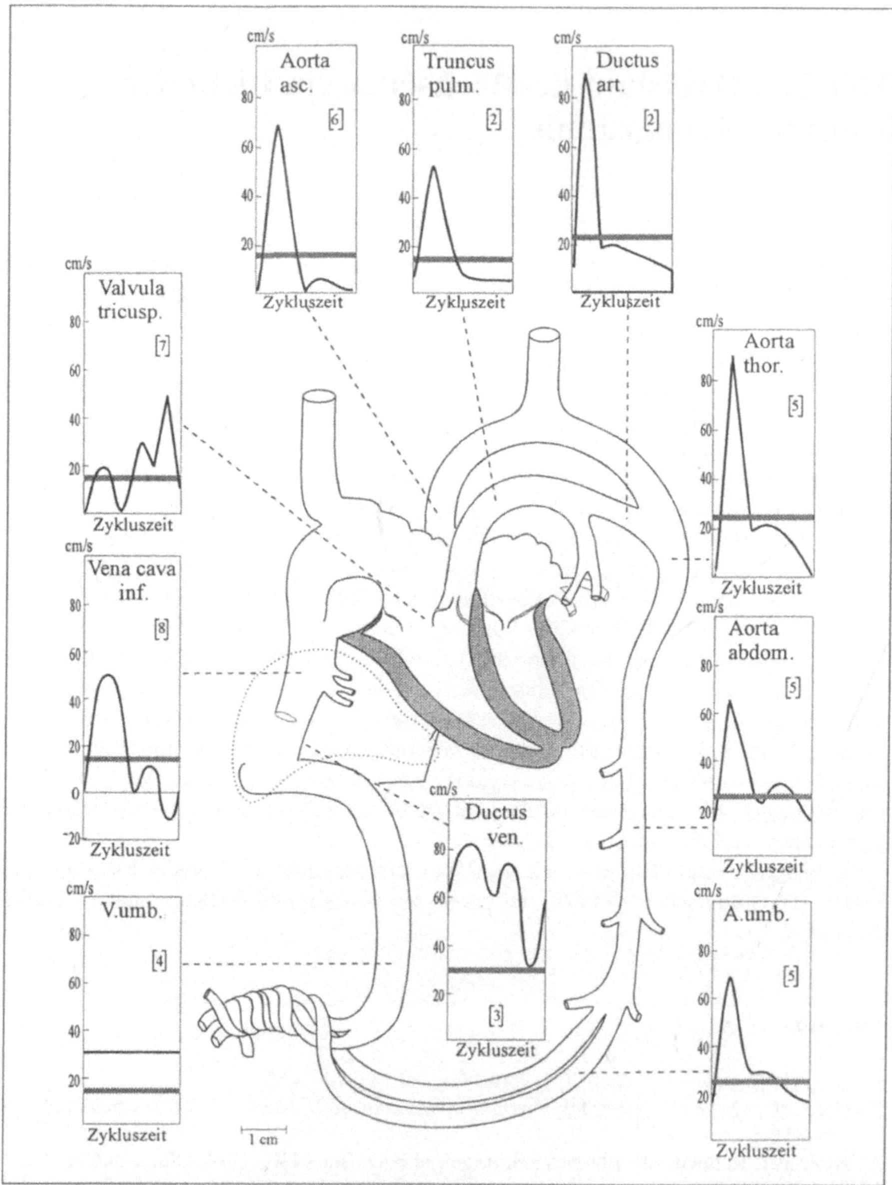

Abb. 1. Schematische Darstellung des Fetalkreislaufs (modifiziert nach Born et al., 1954) mit Nachzeichnungen von Dopplersonogrammen und maßstabsgetreuen Dimensionen des Herzens und der Gefäße zum Termin [9]

Ductus venosus als Regulator des fetalen Wachstums?

M. Tchirikov, B. Hüneke, H. J. Schröder

Die Blutversorgung der fetalen Leber stammt aus drei Gefäßen: der Vena umbilicalis (73.3%, UV), der Pfortader (23%) und der Arteria hepatica (3.7%), wobei der Ductus venosus (DV) etwa 50% des UV-Blutes aufnimmt [1, 4]. Es ist bekannt, daß direkte Katecholamin-Infusion in Schaffeten eine Zunahme des Blutflusses durch den DV bei gleichzeitiger Reduktion der Leberdurchblutung hervorruft [2]. Fetaler Streß führt zu einem Anstieg des durch den DV fließenden Blutanteiles auf 60–65% und verringert die Leberdurchblutung um nahezu 20% [3, 6]. Der DV/UV-Quotient nimmt bei der Wachstumsretardierung von 43 ± 9% auf 62 ± 8% zu, während die absolute Leberdurchblutung sinkt (von etwa 120 auf 60 ml/min) [5]. Die reduzierte Durchblutung könnte den Stoffwechsel der Leber und den anderer fetaler Organe verändern. Um diese Hypothese zu untersuchen, wurde der DV beim fetalen Schaf (125. Trächtigkeitsstag) für eine Woche verschlossen, wodurch sich die Leberdurchblutung verdoppelte [7]. Die Versuche wurden mit 3 Tieren (Drillings-, Zwillings- und Einlingsschwangerschaften) durchgeführt, bei denen der DV mit einer Embolisationsspirale (JDS-38-80-7-T, COOK®) unter Ultraschallkontrolle (Apogee® 800, ATL) verschlossen wurde [7]. An der Embolisationsspirale im Isthmus des DV entstand ein Thrombus, der den DV blockierte (dopplersonographisch kein Blutstrom im DV ab dem ersten Tag nach dem Eingriff nachweisbar). Die Blutströme durch die fetale Aorta sowie durch die A. u. V. umbilicalis und die Vena cava sup. änderten sich nicht wesentlich. Bei 2 Tieren trat ein Ascites auf, der sich bei einem Feten spontan zurückbildete. Die Tabelle 1 zeigt die Leber- und Körpergewichte der Feten mit verschlossenem bzw. offenem DV. Der Proliferations-Marker Ki67 war in der untersuchten fetalen Leber bei verschlossenem DV deutlich erhöht (Abb. 1a, b).

Tabelle 1. Das Körpergewicht und das Lebergewicht der Feten mit verschlossenem Ductus venosus *(kursiv)* und der Geschwistertiere

Tier #	Körpergewicht (g)	Lebergewicht (g)	rel. Lebergewicht (%)
1	*3015*	*107*	*3.5*
	2770	80	2.9
	2570	69	2.7
2	*3800*	*150*	*3.9*
3	*3185*	*196*	*6.2*
	2606	72	2.7

Wir meinen, daß die gesteigerte Leberperfusion bei Verschluß des DV das Leberwachstum anregt und daß damit das fetale Wachstum stimuliert sein könnte. Als Auslöser des Wachstums können HGF, IGF, TGFα und andere in der Leber synthetisierte Wachstumsfaktoren diskutiert werden. Umgekehrt ist es denkbar, daß die Begünstigung der DV-Durchblutung im fetalen Streß zur Sicherung der zerebralen und myokardialen Sauerstoffversorgung unvermeidlich die Leberdurchblutung senkt und damit

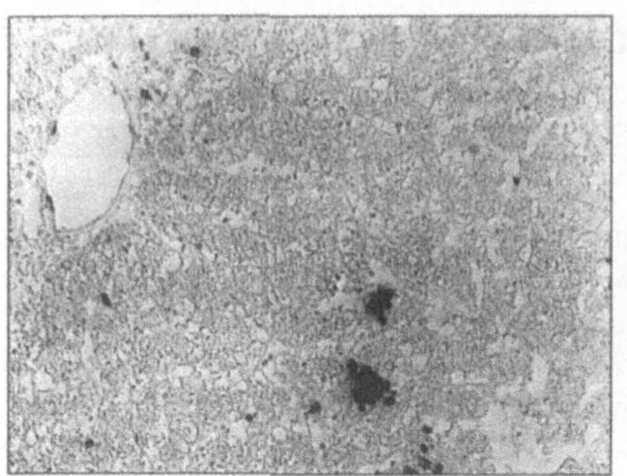
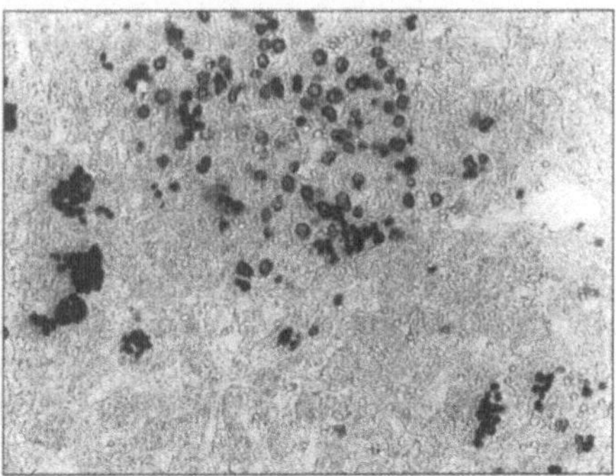

Abb. 1a u. 1b. Nachweis des Proliferations-Markers Ki67 mit dem Antikörper Mib-1 in der fetalen Leber.
A: Kontrolltier (Geschwistertier), B: die Leber des Feten mit dem verschlossenen Ductus venosus. Wir danken Herrn Prof. Kaufmann, Aachen, für diese Untersuchung

möglicherweise das fetale Wachstum hemmt. Diese Überlegung ist gegenwärtig eine Spekulation.

Um den Mechanismus dieser Blutumverteilung zu verstehen, haben wir die Kontraktionsantworten des DV und der Leberäste des Sinus venae portae (SVP) auf Adrenalin in vitro verglichen. Gefäßringe (ca. 10 mg) des Isthmus des DV und eines Astes des SVP wurden von fünf Schaffeten entnommen, und die Kraftentwicklung wurde in begaster Tyrode-Lösung (95% O_2, 5% CO_2, pH 7.3, 37°C) untersucht. Der DV ist signifikant weniger empfindlich auf Adrenalin als die Äste des SVP (Abb. 2). Die Erhöhung des Strömungswiderstandes der Lebergefäße, die aus dem SVP stammen, spielt wahrscheinlich die Hauptrolle bei der streßbedingten Blutumverteilung zwischen Ductus venosus und der fetalen Leber.

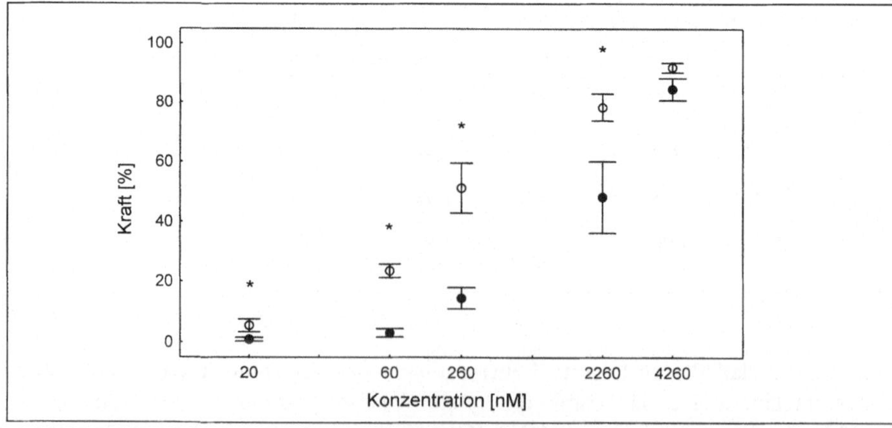

Abb. 2. Adrenalin-Wirkung auf den Ductus venosus (DV) und auf einen Ast des Sinus venae portae (SVP).
Offene Kreise: Ast des SVP, ausgefüllte Kreise: der Sphinkter des DV. Mean ± SE; n = 5;
*: $p < 0.05$. Die Kraftentwicklung bei 44,26 μM Adrenalin wurde als 100% gesetzt

Literatur

1. Edelstone DI, Rudolph AM, Heymann MA (1980) Effects of hypoxemia and decreasing umbilical flow on liver and ductus venosus blood flows in fetal lambs. Am J Physiol 238: H656–63
2. Paulick RP, Meyers RL, Rudolph CD, Rudolph AM (1991) Umbilical and hepatic venous responses to circulating vasoconstrictive hormones in fetal lambs. Am J Physiol 260: H1205–13
3. Reuss ML, Rudolph AM (1980) Distribution and recirculation of umbilical and systemic venous blood flow in fetal lambs during hypoxia. J Dev Physiol 2: 71–84
4. Rudolph AM (1983) Hepatic and ductus venosus blood flows during fetal life. Hepatology 3: 254–58
5. Tchirikov M, Rybakowski C, Hüneke B, Schröder HJ (1998) Blood flow through the ductus venosus in singleton and multifetal pregnancies, and in fetuses with intrauterine growth retardation. Am J Obstet Gynecol 178: 943–9
6. Tchirikov M, Eisermann K, Rybakowski C, Schröder HJ (1998) Doppler ultrasound evaluation of ductus venosus blood flow during acute hypoxemia in fetal lambs. Ultrasound Obstet Gynecol 11: 426–31
7. Tchirikov M, Schröder HJ (1998) Single case report: late gestational sheep may survive blockage of the ductus venosus for 1 week. Placenta 19: 333–6

Zentralisation des fetalen Kreislaufs – Dopplersonographische und kardiotokographische Aspekte

W. Künzel, S. Grüssner

Das normale unauffällige Kardiotokogramm hat eine basale fetale Herzfrequenz (bFHF) von 120–140 Schlägen pro Minute (bpm), unterbrochen von zahlreichen Akzelerationen bei einer Oszillationsbreite von mehr als 10 bpm. Wehenabhängige Dezelerationen der Herzfrequenz fehlen. Im Sauerstoffmangel verändert sich die Herzfrequenz: Die bFHF steigt an. Dem Anstieg geht der Verlust von Akzelerationen und Oszillationen parallel, und es treten wehenabhängige Dezelerationen auf, deren Beginn und Tiefe häufig variiert. Dieses CTG ist Ausdruck einer Umverteilung der Durchblutung im fetalen Organismus. Sie wurde in unserer Arbeitsgruppe durch tierexperimentelle Untersuchungen am Schaf belegt [1]. Die lebenswichtigen Organe Hirn, Herz und Nebennieren werden bevorzugt perfundiert, während die Haut und die Muskulatur zuerst der Vasokonstriktion unterliegen. Die Plazenta nimmt ebenfalls an der Umverteilung der Durchblutung teil, jedoch erst zu einem späteren Zeitpunkt. In den folgenden Ausführungen soll dieser Zusammenhang näher beleuchtet werden.

Analyse der Herzfrequenz bei eutrophen und hypotrophen Feten mit maternaler Hypertonie

In einer retrospektiven Analyse wurde die antepartuale Herzfrequenz während der Schwangerschaft bei 60 Feten mit eutropher Entwicklung analysiert und mit einem Kollektiv von 120 Feten verglichen, deren Wachstum retardiert war und deren Mütter eine Hypertonie hatten. Die Bewertung der CTGs erfolgte nach einem Score, der die Analyse der basalen FHF, der Akzelerationen, der Oszillationsamplitude und Langzeitschwankungen sowie der Dezeleration zum Inhalt hatte. Dabei konnten drei wesentliche Merkmale der retardierten Kinder im Vergleich zu den eutrophen Feten bestätigt und ergänzt werden.

1. Die basale FHF nimmt im Verlauf der Schwangerschaft bei den eutrophen Feten ab, während sie bei den hypotrophen Feten erhöht bleibt.
2. Die hypotrophen Kinder haben signifikant weniger Akzelerationen, eine kleinere Oszillationsamplitude und häufiger Dezelerationen.
3. Die Dezelerationen gehen in 18,6% dem Akzelerationsverlust und in 35,7% dem Oszillationsverlust voraus.

Welche Wertigkeit kommt der Dopplersonographie in diesem Zusammenhang zu?

Dopplersonographische Beobachtungen bei der Zentralisation des fetalen Kreislaufs

Bereits in früheren Untersuchungen am Schaffeten konnten wir zeigen, daß die Zunahme des Gefäßwiderstandes in der Aorta mit einer Abnahme der maximalen systolischen (Fmax) und der enddiastolischen (Fmin) Blutflußgeschwindigkeit einhergeht [3].

Die Abnahme der enddiastolischen Blutflußgeschwindigkeit ist daher ein Hinweis auf die Zentralisation, auf die Zunahme des Gefäßwiderstandes im fetalen Kreislauf.

Untersuchungen der Blutflußgeschwindigkeit in der Aorta und in der Arteria umbilicalis scheinen bei eutrophen und im Wachstum retardierten Kindern diese Sicht zu bestätigen.

Die maximale (Fmax) und die enddiastolische (Fmin) Blutflußgeschwindigkeit ist sowohl in der Aorta als auch in der Arteria umbilicalis signifikant reduziert. Von Bedeutung ist jedoch, daß erste Informationen über den sich verschlechternden Zustand des Feten früher aus Messungen der Aorta als aus Analysen der Arteria umbilicalis zu erhalten sind. Dies ist bisher wenig beachtet worden.

Der Zusammenhang zwischen Dopplersonographie und fetaler Herzfrequenz

Die Akzelerationen der FHF werden ursächlich den fetalen Bewegungen zugeordnet, während die Oszillationsamplitude teilweise durch fetale Atembewegungen und auch Körperbewegungen verursacht werden. Im Sauerstoffmangel nehmen die fetalen Körperbewegungen ab, auch die Atembewegungen werden weniger. Der Fetus schränkt seinen Sauerstoffverbrauch ein.

In dieser Situation treten im Regelfall Dezelerationen auf, wenn die Uterusdurchblutung durch Kontraktionen der Uterusmuskulatur (Wehentest, Oxytocin-Belastungstest, Kontraktionstest) reduziert wird, denn es besteht in vielen Fällen eine Borderline-Oxygenation der fetalen Sauerstoffversorgung. Die Gesamtzahl der Veränderungen im CTG läßt sich in einem Score zusammenfassen und zur enddiastolischen Flußgeschwindigkeit (Fmin) korrelieren [3]. Dabei zeigt sich eine gute Übereinstimmung zwischen dem Score und der Fmin in der Aorta. Ist der Score unter 6 Punkten, dann beträgt in der überwiegenden Zahl der Fälle die Fmin in der Aorta weniger als 200 Hz.

Schlußfolgerungen

Die Untersuchungsbefunde lassen die folgenden Schlußfolgerungen zu:

1. Die enddiastolische Blutflußgeschwindigkeit (Fmin) in der fetalen Aorta erlaubt eine Aussage über die beginnende Umverteilung der Durchblutung im fetalen Organismus zum Vorteil lebenswichtiger Organe des Feten.
2. Die Fmin in der Aorta nimmt bereits ab, bevor Änderungen der Fmin in der Arteria umbilicalis auftreten.
3. Die Fmin in der Aorta fällt gleichzeitig mit dem Score der FHF ab, so daß bei unsicheren Befunden der einen oder anderen Methode zwei sich ergänzende Verfahren zur Überwachung des Feten vorliegen.

Literatur

1. Jensen A, Künzel W, Hohmann M (1985) Fetal heart rate and fetal deterioration: clinical and experimental observations. In: Künzel W (Ed.) Fetal heart rate monitoring, Springer-Verlag, Berlin, Heidelberg, S. 144–160
2. Künzel W, Albus P: Fetal heart rate monitoring in the growth retarded infant. Symposium on Perinatal health care in developing countries. 11–15.11.1997 Luxor, Egypt
3. Künzel W, Jovanovic V, Grüssner S (1993) Aortic blood flow velocity waveform in case of fetal distress. In: Koppe JG, Eskes TKAB, van Geijn HP, Wiesenhaan PF, Ruys JH (Ed) Care, Concern and Cure in Perinatal Medicine. The Parthenon Publishing Group, pp 553–560

Dopplersonographie um den Geburtstermin und bei Überschreitung

H. Schaffer, H. Steiner, W. Brunner, A. Staudach

Fragestellung

An der Frauenklinik Salzburg finden jährlich ca. 2400 Geburten statt. Die meisten Frauen werden ab der 37. Schwangerschaftswoche in der Kreißsaalambulanz präpartal betreut. Neben den üblichen Kontrollen wie Kardiotokogramm (CTG), Ultraschall mit Biometrie und Fruchtwassermetrik wird zunehmend auch die Dopplersonographie für eine weitere Absicherung durchgeführt. Um die Wertigkeit der Dopplersonographie um den Geburtstermin zu evaluieren, wollten wir folgende Fragestellungen beantworten: Gibt es dopplersonographisch meßbare Veränderungen um den Geburtstermin? Gibt es dopplersonographisch meßbare Veränderungen, die die Geburt in den nächsten Tagen vorraussagen? Gibt es einen Zusammenhang zwischen der Fruchtwassermenge und den

Dopplermessungen an der Nierenarterie (Ni), und gibt es einen Zusammenhang zwischen dem „fetal outcome“ und den Dopplermessungen?

Methode

Untersucht wurden alle konsekutiven Schwangerschaften mit folgenden Einschlußkriterien: Normale Einlingsschwangerschaft, gesicherter Geburtstermin, eutrophes geschätztes Geburtsgewicht, keine Risikoanamnese, präpartale Kontrolle ab 37. Schwangerschaftswoche, Entbindung im Hause.

Methode

Alle Ultraschall (US)- und Doppleruntersuchungen (DU) wurden mit dem Ultraschallgerät Aloka SSD 2000 von einem Untersucher durchgeführt. Bei jeder präpartalen Kontrolle wurden folgende Daten erhoben: US-Biometrie mit geschätztem Geburtsgewicht nach Hadlock, Fruchtwasser (FW)-Messung mit ap-Durchmesser und Amnionfluidindex (AFI)-Bestimmung, Resistance-Index (RI), systolisches Maximum (v_{sys}) und die über einen Herzzyklus gemittelte Geschwindigkeit der maximalen Geschwindigkeit ($v_{mean\ max}$) von fetaler Aorta (Ao), fetaler Nierenarterie (Ni) und fetaler A. cerebri media (ACM) sowie RI und PI von A. umbilicalis (NA). An 124 Patientinnen wurden 273 Untersuchungen durchgeführt; im Mittel wurde jede Patientin 2,2mal (min. 1mal, max. 6mal) kontrolliert.

Ergebnisse

Es besteht eine Korrelation ($r = 0{,}33$, $p < 0{,}001$) zwischen dem Intervall (den Tagen) vor der „Spontangeburt“ (Geburt nach spontanem Einsetzen der Wehentätigkeit) und dem ACM-RI. Es besteht eine negative Korrelation ($r = -0{,}32$, $p < 0{,}001$) zwischen dem Gestationsalter und ACM-RI [1, 2, 3]. Der ACM-RI nimmt mit dem Gestationsalter (GA) tendenziell ab; 40., 41. und 42. SSW unterscheiden sich von der 39. SSW signifikant (Abb. 1). Außer einer signifikanten Erniedrigung von Ao-v_{sys} von der 41. auf die 42. SSW gibt es bei Ao (Ri, $v_{mean\ max}$), ACM (v_{sys}, $v_{mean\ max}$), Ni (RI, v_{sys}, $v_{mean\ max}$) und NA (RI) keine signifikanten Veränderungen um den Geburtstermin (Abb. 1). Der ACM-RI nimmt im zeitlichen Verlauf zur Spontangeburt hin signifikant ab, bei Geburten nach Primings und Einleitungen nur trendmäßig (Abb. 2). Kurz vor der Geburt ist der ACM-RI bei Einleitungen trendmäßig niedriger als bei Spontangeburten (Abb. 2). Bei Spontangeburten ist der Ni-RI und NA-RI nur kurz vor der Geburt signifikant niedriger. Ao (Ri, v_{sys}, $v_{mean\ max}$), Ni (v_{sys}, $v_{mean\ max}$), ACM (v_{sys}, $v_{mean\ max}$) zeigen keine signifikanten Veränderungen bis zur Spontangeburt. Es besteht kein signifikanter Unterschied bei einem erniedrigten ACM-RI (< 2 SD) im „fetal outcome“ (Geburtsgewicht, NA-pH, APGAR 5, Neotransfer) im Vergleich zu Kindern mit normalem ACM-RI. Bei ACM-RI < 2SD wurde jedoch eine signifikant höhere Anzahl an Einleitungen durchgeführt. Keinen signifikanten Unterschied gab es bei den vaginal operativen Entbindungen. Je kleiner der ACM-RI war, desto höher war die Wahrscheinlichkeit, daß es in den nächsten Tagen nach spontanem Einsetzen der Wehentätigkeit zur Geburt kam (Tab. 1). Bei

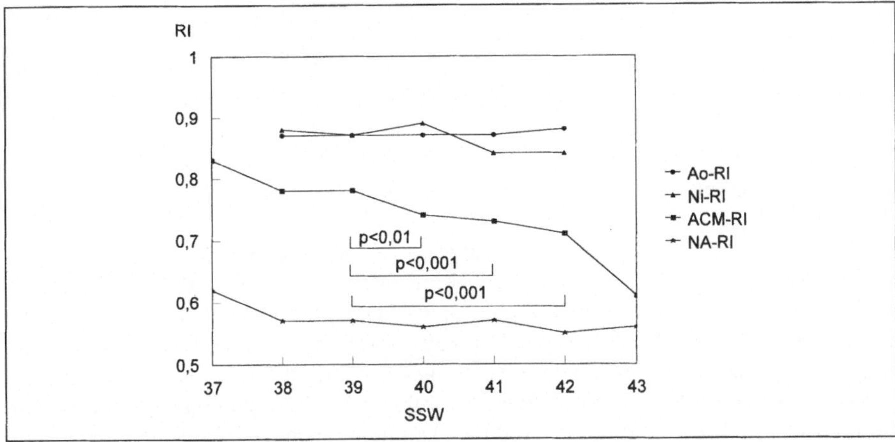

Abb. 1. Verlauf von Resistance-Index (RI) der A. cerebri media (ACM), fetaler Aorta (Ao), fetaler Nierenarterie (Ni) und Nabelarterie (NA) in Abhängigkeit vom Gestationsalter (SSW)

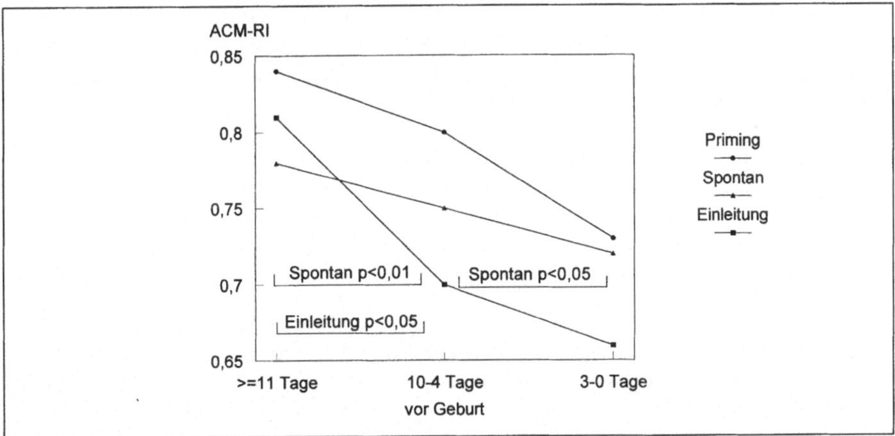

Abb. 2. Vergleich der Resistance-Index-Mittelwerte der A. cerebri media (ACM-RI) in Abhängigkeit vom Intervall (den Tagen) zur Geburt, untersucht bei Spontangeburten und Geburten nach Primings und Einleitungen

Tabelle 1. Angabe über die Wahrscheinlichkeit einer Entbindung nach spontanem Einsetzen der Wehentätigkeit in Abhängigkeit vom Resistance-Index der A. cerebri media (ACM-RI) (n = 235)

ACM-RI	>10 Tage vor Partus [%]	10–0 Tage vor Partus [%]	3–0 Tage vor Partus [%]
<0,66	5	95	55
0,66–0,70	9	91	44
0,71–0,75	33	67	30
0,76–0,80	30	70	27
>0,80	39	61	18

ACM-RI = < 0,66 findet die Spontangeburt in 55% der Fälle in den nächsten 4 Tagen statt. Es besteht keine Korrelation zwischen der FW-Menge und den quantitativen und qualitativen Dopplerergebnissen der Ni, und es besteht kein Unterschied in den Ni-RI bei Oligohydramnie im Vergleich zu normaler FW-Menge.

Zusammenfassung

Es besteht anhand der vorliegenden Ergebnisse keine Indikation für die Dopplersonographie um den Geburtstermin bei eutrophen Kindern ohne anamnestisches Risiko, da eine Erhöhung des fetalen Risikos (schlechter APGAR-Wert bzw. NA-pH und erhöhte Neotransferrate bzw. Rate der vaginal operativen Entbindungen) bei der Geburt nicht vorrausgesagt werden kann. Über die Messung der ACM-RI kann man die Wahrscheinlichkeit einer Entbindung nach spontanem Einsetzen von Wehentätigkeit vorraussagen. Steigt der diastolische Fluß in der ACM an, so nimmt auch die Wahrscheinlichkeit zu, daß es in den nächsten Tagen zur Geburt kommt. Wenn der ACM-RI jedoch unter der zweifachen Standardabweichung (Ri < 0,6) erniedrigt ist, kommt es gehäuft zu Einleitungen. Eine Hypothese könnte das Ausbleiben des Triggermechanismus sein, der die spontane Wehentätigkeit auslöst. Es gibt keinen Zusammenhang zwischen der Nierenperfusion (quantitativen und qualitativen Dopplerergebnisse der Ni) und der FW-Menge. Die qualitative Analyse der Dopplersignale ist um den Geburtstermin aussagekräftiger als die quantitative Messung.

Literatur

1. Schaffer H, Lassmann R, Staudach A (1988) AC-Ratio, ein Maß für die fetale Kreislaufzentralisation? Ultraschall Klin Prax Supplement 1: 141
2. Schaffer H, Lassmann R, Staudach A, Steiner H (1989) Aussagewert qualitativer Doppler-Untersuchungen in der Schwangerschaft. Ultraschall Klin Prax 4: 8–15
3. Schaffer H, Steiner H, Staudach A (1998) Reference Values for qualitative and quantitative analysis of uterine, fetoplacental and fetal flow velocity waveforms. J Fertil Reprod Special Edition 2: 12–13

Renaissance der absoluten Geschwindigkeiten

K. Vetter, R. Zimmermann

Die Dopplersonographie in der Schwangerschaft wurde ursprünglich als einfache Methode zur Bestimmung von Blutströmungsmengen im fetoplazentaren Kreislauf interessant. Hauptsächlich technische Probleme, wie die Meßgenauigkeit von Gefäßquerschnitt oder Gefäßwinkel, dämpften den initialen Optimismus.

Ein Umschwung hin zur Analyse der Hüllkurvenform des Dopplersonogramms war die Folge, als man fand, daß signifikante Veränderungen mit klinischen Befunden korreliert sind. Für die Analyse einfach zu findender und großer Gefäße, wie der Nabelschnurarterien und der uteroplazentaren Arterien, waren einfache Geräte mit kontinuierlichem Doppler ausreichend; mittlerweile können Duplexgeräte mit hoher Auflösung zur differenzierten Diagnostik eingesetzt werden. Weder Gefäßquerschnitt noch Winkeleinstellung sind mehr limitierende Faktoren einer quantitativen Strömungsanalyse.

Bei intrauteriner Mangelentwicklung vermögen die mittlere Strömungsgeschwindigkeit bzw. die Strömungsmenge mit z.T. extrem erniedrigten Werten das klinische Bild in einigen Fällen besser zu erfassen als die qualitative Analyse der Hüllkurve.

Bei Anämie des Feten hat die quantitative Analyse in einigen Zentren einen festen Platz, insbesondere zur Überwachung des Verlaufs, gefunden. Es ist offen, ob die A. cerebri media, die heute im Zentrum steht, allein das Gefäß der Wahl bleiben wird. Ob andererseits bei Anämie die Analyse des Dopplerspektrums selbst, d.h. insbesondere die Feststellung eines systolischen Spektrallochs, eine Renaissance erfahren wird, kann derzeit nicht gesagt werden.

Schlußfolgerungen

1. Die Reduktion eines Dopplersonogramms auf die Hüllkurve verhindert die Beantwortung einiger klinischer Fragestellungen.
2. Die quantitative ergänzt die qualitative Blutströmungsanalyse.

Aktuelle Aussagen der Arbeitsgemeinschaft für maternofetale Medizin zur Dopplersonographie in der Schwangerschaft

K. Vetter

Die aktuellen Aussagen zur Dopplersonographie in der Schwangerschaft können am Programm der Sitzung der Arbeitsgemeinschaft für maternofetale Medizin, die aus der AG für Dopplersonographie und maternofetale Medizin hervorgegangen ist, orientierend dargestellt werden:

1. *Der Fetalkreislauf im Licht der Dopplersonographie:* Als nichtinvasive Methode eignet sich die Dopplersonographie zur Untersuchung des fetalen Kreislaufs und seiner Entwicklung. Interventionen können quasi zeitgleich in ihren Auswirkungen auf den fetoplazentaren Kreislauf untersucht werden.
2. *Blutströmung in der A. tibialis des Feten:* Pathophysiologische Konzepte berücksichtigen selten altersabhängige Steuerungsmechanismen. Am Beispiel der A. tibialis wird deutlich, daß die Redistribution unter Beteiligung auch der Beinarterien erst ein Phänomen der Spätschwangerschaft ist.
3. *Ductus venosus als Regulator des fetalen Wachstums?* Zunehmend entpuppt sich das zentrale Venensystem als wichtiges Element in der Kreislaufsteuerung des Feten. Noch nicht vollkommen geklärt ist, wann und wie der D. venosus aktiv steuern kann. Die Grundlagen sind Tierexperimenten zu entnehmen.

4. *Zentralisation des Fetalkreislaufs:* Die Zentralisation des Kreislaufs bei Mangelzuständen ist ein Konzept, das dann unter dem Titel „Sauerstoffsparschaltung“ auf den Menschen übertragen wurde und das mittels Dopplersonographie sichtbar gemacht werden kann. Neben der präferentiellen Blutströmung zum Gehirn kann in entsprechenden Fällen auch die vermehrte Durchblutung von Coronar- und der Nebennierenarterien gesehen werden. Es ist im Prinzip möglich, ein Gesamtbild der Kreislaufverhältnisse zu erhalten.
5. *Dezentralisation des Fetalkreislaufs in Extremsituationen:* In extremen Fällen kann das Konzept der Zentralisation zu einfach sein. Dieser Effekt kann nicht (mehr) dargestellt werden, wenn die Regulation dekompensiert. In derartigen Situationen kann eine fälschlich „normale“ oder gar „verminderte“ Blutzufuhr zum Gehirn festgestellt werden.
6. *Dopplersonographie um den Geburtstermin und bei Übertragung:* Die Veränderungen des fetoplazentaren Kreislaufs in Terminnähe können denen bei einer Plazentafunktionsstörung im früheren III. Trimenon sehr ähneln: Es kommt zu Änderungen der Compliance, zu Redistribution, zu Pulswellenreflexionen und zu einer Reduktion absoluter Geschwindigkeiten in unterschiedlichem Ausmaß. Deshalb ist eine klare Feststellung pathologischer Veränderungen nicht möglich.
7. *Renaissance der absoluten Geschwindigkeiten:* Bedingt durch eine verbesserte Technik, ist es heute möglich, quantitative Kreislaufparameter zusätzlich zu den qualitativen zu bestimmen und klinisch sinnvoll einzusetzen.
8. *Spätmorbidität nach pathologischen Dopplerbefunden:* Bisher zeigten sich bei der Analyse von Doppleruntersuchungsresultaten im Bereich der extremen Befunde auch entsprechende Katamnesen, bei denen allerdings intervenierende Faktoren, wie das Gestationsalter, zu berücksichtigen sind.
9. *Zukunftsperspektiven der Dopplersonographie:* Hierzu gehören eine Verbesserung der Signalanalyse, z. B. durch Automatisierung, die zusätzliche quantitative Analyse, weitere Untersuchungen zur Physiologie, insbesondere zu Steuerungsmechanismen, z. B. Plazentaperfusion oder Reaktionen auf äußere Einflüsse, Hämodynamik spezifischer Gefäßregionen.
10. *Schlußfolgerung:* Die Dopplersonographie ist eine additive Methode, die sich dafür eignet, auf uteroplazentare Probleme zu untersuchen oder gar zu screenen, Differentialdiagnostik zu betreiben, Pathologie auszuschließen, hämodynamische Anpassungsvorgänge zu ermessen und eine drohende Kreislaufdekompensation zu erfassen.

Verändern sich die Bildungskonzepte der Hebammenausbildung in Europa und speziell in Deutschland durch das Gesundheitsstrukturgesetz?

K. Vetter

Einführung

Als ärztlicher Leiter einer Hebammenschule bin ich mit vielen Problemen der Hebammenausbildung konfrontiert. Die Hebammenschule Berlin-Neukölln ist charakterisiert durch 3 Kurse mit je 20 Schülerinnen und 4 hauptamtlichen Dozentinnen. Das Dozenten/Schüler-Verhältnis beträgt 1/15. Außerdem sind 31 weitere Dozenten am Unterricht beteiligt, 18 davon mit mindestens 20 Stunden Unterricht.

Die Finanzierung erfolgt über den Pflegesatz und ist damit theoretisch unsicher. Die Probleme der Hebammenausbildung können stichpunktartig zusammengefaßt werden als

- Abhängigkeit von den Krankenkassen,
- Planungsunsicherheit durch Finanzierungslücke,
- Stellensperren.

Diese Probleme lassen sich nicht einfach lösen. Ob das Bildungskonzept des Bundes Deutscher Hebammen diese und andere Probleme zu lösen vermag und ob es nicht noch neue hinzufügt, läßt sich leider nicht mit Sicherheit sagen.

Sicher ist, daß das kurze Wochenbett in der Klinik erhebliche Auswirkungen auf die Hebammenausbildung hat. Dies betrifft unter anderem

- Rückbildung,
- Nahtpflege,
- Ernährungsberatung,
- Stillberatung,
- Handling des Neugeborenen,
- Gewichtsverlauf,
- Nabelpflege,
- Bilirubin-Kontrollen.

Die praktische Konsequenz daraus war für unser Team, die Dauer des Externats zu verdoppeln, um damit die Ausbildungsinhalte abzusichern. Dabei muß angemerkt werden, daß eine solche Veränderung nicht kostenneutral vonstatten gehen kann, daß dieses Verständnis bei der Finanzierung der Ausbildung aber fehlt, so daß die Perspektiven wenig erfreulich sind. Das gilt in besonderem Maß für andere Ausbildungskonzepte.

Blutströmung in der Arteria tibialis des Feten

J. Wisser

Seit den Arbeiten von E. Saling gehen wir davon aus, daß Feten, die einer chronischen Hypoxie ausgesetzt sind, eine Zentralisierung ihres Kreislaufes aufweisen [1]. Dieser Regulationsmechanismus soll die Blutversorgung des Gehirns und anderer lebenwichtiger Organe auf Kosten der Peripherie sicherstellen. Zur Überprüfung dieses Konzeptes haben wir die Blutströmungsprofile in der Arteria tibialis anterior von Feten zwischen der 23. und der 42. Schwangerschaftswoche untersucht.

Zunächst wurde bei 14 Feten der Pulsatilitätsindex in der Arteria tibialis anterior (PI-TIB) sowohl am rechten als auch am linken Bein gemessen. Diese Untersuchungen zeigten, daß am Bein im Gegensatz zur oberen Extremität [2] keine Seitendifferenz der

Durchblutung nachzuweisen war. Danach wurde in einer prospektiven Querschnittsuntersuchung an 203 Feten, welche zum Zeitpunkt der Untersuchung keine pathologischen Befunde aufwiesen, eine Messung des PI-TIB durchgeführt und aus dem Datensatz die Referenzkurven mit der 5., der 50. und der 95. Perzentile bestimmt. Das 90% Konfidenzintervall für die 5. bzw. 95. Perzentile wurde als Maß für die diagnostische Sicherheit der Grenzwerte kalkuliert [3].

In einem Kollektiv von 39 Feten, welche eine intrauterine Wachstumsretardierung unter der 5. Perzentile für das Gestationsalter aufwiesen, wurde eine hämodynamische Evaluation des Feten durchgeführt. Dazu wurden neben dem PI-TIB der Resistance-Index in der Nabelschnurarterie (RI-UA) und der Arteria cerebri media (RI-MCA) gemessen.

Dabei zeigte sich, daß alle 22 wachstumretardierten Feten, welche vor der 35. Schwangerschaftswoche untersucht worden waren, einen PI-TIB im Normbereich aufwiesen. 19 von 22 Messungen des RI-UA waren oberhalb der 95. Perzentile unseres Referenzkollektivs [4], während für den RI-MCA 13 Messungen unter der 5. Perzentile gefunden wurden.

Demgegenüber zeigten 12 von 17 Feten, die nach der 35. Schwangerschaftswoche untersucht wurden, einen über der 95. Perzentile gelegenen PI-TIB. Nur 3 von 17 Messungen des RI-UA lagen über der 95. Perzentile, und für den RI-MCA lagen nur 4 Werte unter der 5. Perzentile.

Aufgrund dieser Befunde müssen wir von einem gestationsaltersabhängigen Regulationsmechanismus der peripheren Zirkulation des Feten ausgehen. Erst nach der 35. Schwangerschaftswoche scheint es dem Feten möglich zu sein, seine periphere Zirkulation zu reduzieren, um damit bei einer chronischen Hypoxie die Sauerstoffversorgung der lebenswichtigen Organe aufrechtzuerhalten. Ein derartiger gestationsaltersabhängiger Regulationsmechanismus ist im Tierversuch am Schaf- [5] und am Lamafeten [6] beschrieben.

Die von uns erhobenen Befunde sind für die dopplersonographische Überwachung des intrauterin gefährdeten Feten von besonderer Bedeutung. Sie zeigen, daß es vor der 35. Schwangerschaftwoche keine Reduktion der peripheren Zirkulation gibt. Nach der 35. Schwangerschaftswoche besitzen die Dopplerindices der Nabelschnurarterie und der Arteria cerebri media nur noch eine sehr eingeschränkte Aussagefähigkeit in bezug auf den kindlichen Zustand, während die Erhöhung des PI-TIB die Gefährdung am besten anzeigt.

Literatur

1. Saling E (1966) Die O_2-Sparschaltung des fetalen Kreislaufs. Geburtsh u Frauenheilk 4: 413–419
2. Sepulveda W, Bower S, Nicolaidis P, De Swiet M, Fisk N (1995) Discordant blood flow velocity waveform in left and right brachial arteries in growth-retarded fetuses. Obstet Gynecol 86: 734–738
3. Wisser J, Kurmanavicius J, Müller C, Huch R, Huch A (1998) Pulsatility index in the fetal arteria tibialis anterior during the second half of pregnancy. Ultrasound Obstet Gynecol 11: 199–203
4. Kurmanavicius J, Florio I, Wisser J, Hebisch G, Zimmermann R, Müller R, Huch R, Huch A (1997) Reference umbilical, fetal middle cerebral and uterine artery resistance indices at 24–42 weeks gestation. Ultrasound Obstet Gynecol 9: 1–10

5. Iwamoto H, Kaufman T, Keil L, Rudolph A (1989) Responses to acute hypoxemia in fetal sheep at 0.6–0.7 gestation. Am J Physiol 256: H613–H620
6. Giussani DA, Riquelme RA, Moraga FA, McGarrigle HHG, Gaete CR, Sanhueza EM, Hanson MA, Llanos AJ (1996) Chemoreflex and endocrine components of cardiovascular responses to acute hypoxemia in the llama fetus. Am J Physiol 271: R73–R83

Neurologische Spätmorbidität nach enddiastolischem Block

A. K. Ertan, W. Schmidt

Einleitung

Durch die Doppler-Sonographie können Hochrisikofälle in der Geburtshilfe gezielt selektiert und entsprechend intensiv beobachtet werden. Es besteht Einigkeit darüber, daß mit Hilfe dieser Methode insbesondere bei der Überwachung von Risikoschwangerschaften das perinatale Management optimiert werden kann. Ein kausaler Zusammenhang besteht zwischen pathologischen Flowmustern und ungünstigem fetal outcome. Die chronische Widerstandserhöhung in der Plazenta verursacht die zur Wachstumsretardierung bzw. Veränderung der fetalen Hämodynamik führende chronische fetale Hypoxie [5].

Fälle mit dopplersonographischem Verlust der Enddiastole in der A. umbilicalis oder der fetalen Aorta (enddiastolischer Block, EDB) zählen zum geburtshilflichen Hochrisikokollektiv und werden dort mit einer Inzidenz zwischen 2% und 8% beobachtet. Es wird beim Vorliegen eines EDB ein Zusammenhang mit einer intrauterinen Hypoxie vermutet [7, 8, 10]. Eine Redistribution der fetalen Durchblutung wird bei Feten mit EDB häufig festgestellt. Diese Zentralisation mit verminderter Durchblutung der peripheren Gefäße bei gleichzeitiger Autoregulation der zerebralen Gefäßen wird als „brain sparing effect" bezeichnet. In diesem Zusammenhang wird in der Literatur über eine erhöhte Sectiorate, Frühgeburtsrate, Verlegungsrate zur neonatalen Intensivstation sowie über eine erhöhte Morbiditäts- und Mortalitätsrate berichtet [8, 10]. Im Gegensatz dazu ist relativ wenig über langfristige Entwicklungsstörungen dieser Kinder bekannt. Einige Autoren weisen auf eine erhöhte neonatale Morbidität mit bleibenden neuromotorischen Auffälligkeiten hin [1, 9].

Ergebnisse

In unserem eigenen Untersuchungsgut beobachteten wir über einen Zeitraum von 10 Jahren 120 Feten mit einem EDB. Neben pränatalen Auffälligkeiten wurde das peripartale outcome sowie die neuromotorische Langzeitentwicklung von Kindern mit diesen hochpathologischen Doppler-Flow-Befunden in den fetalen Gefäßen während des letzten Trimenons zusammengestellt. Vor allem die Ergebnisse der Langzeituntersuchung versetzen uns möglicherweise in die Lage, antepartale Schädigungsmuster unabhängig vom ohnehin problematischen peripartalen Verlauf herauszufiltern. Wir verwendeten dafür die „Münchner Funktionelle Entwicklungsdiagnostik" [2]. Das mittlere Gestationsalter zum Zeitpunkt der Entbindung lag bei diesem Kollektiv von n = 120 Kindern bei 32 + 5 SSW, das mittlere Geburtsgewicht bei 1385 g. Die Rate von schwer dystrophen Kindern (< 5%) betrug 69%. Die perinatale Mortalität betrug 18%. In 97% der Fälle wurden die lebendgeborenen Kinder in die neonatologische Intensiveinheit verlegt. Besonders erwähnenswert ist, daß 80% der Kinder mit einem EDB eine pathologische A/B-Ratio (sog. „Sauerstoffsparschaltung") in der A. cerebri media aufwiesen, während dies nur in 7% der Fälle in der Gruppe mit einem normalen Doppler-Flow-Befund auftrat.

Zur Beurteilung der Langzeitmorbidität nach hochpathologischem antepartalem Doppler-Flow-Ergebnis wurde die neuromotorische Entwicklung dieser Kinder in zwei nach dem Schwangerschaftsalter bei Entbindung parallelisierten Gruppen prospektiv untersucht. In der Gruppe 1 wurden 30 Kinder mit einem unauffälligen Doppler-Sonographie-Befund in den fetalen Gefäßen 30 Kindern in der Gruppe 2 mit einem EDB in der A. umbilicalis und/oder fetalen Aorta gegenübergestellt. Zum Zeitpunkt der neuromotorischen Untersuchungen lag das Alter der Kinder zwischen 9 und 36 Monaten. Für jede Funktionskategorie wurde das Entwicklungsalter festgelegt und die Abweichung vom korrigierten Alter in Monaten berechnet. Die durchschnittliche neuromotorische Entwicklung aller untersuchten Kinder mit EDB blieb hinter der durchschnittlichen Entwicklung gleichaltriger Kinder ohne Plazentafunktionsstörung zurück: 33% der Kinder mit einem EDB zeigten eine neuromotorische Entwicklungsstörung, während dies lediglich in 17% der Fälle mit einem unauffälligen Doppler-Flow-Befund der Fall war. Die Abweichungen vom korrigierten Alter lagen im wesentlichen bei den Funktionsbereichen Grobmotorik, Wahrnehmungsverarbeitung und Sprache. Beim Vergleich dieser beiden Kollektive hinsichtlich Gewicht, Längenwachstum und Kopfumfang postpartal konnte sowohl bei der U1 als auch bei der U7 ein signifikanter Unterschied verzeichnet werden.

Schlußfolgerung

Die Doppler-Flow-Untersuchung stellt in der perinatalen Diagnostik eine wichtige Methode zur Beurteilung einer Risikoschwangerschaft dar. Aufgrund der bei der erstmaligen Doppler-Flow-Untersuchung schon häufig vorhandenen hochpathologischen Doppler-Flow-Befunde sollte eine Doppler-Flow-Untersuchung bei den Risikoschwangerschaften so früh wie möglich durchgeführt werden. Das Auftreten eines enddiastolischen Blockes ist als ernstes klinisches Zeichen zu werten [4, 8, 10]. Diese Kinder haben eine deutlich erhöhte Mortalität und schwerwiegende Morbidität in der Neonatalperiode, außerdem ein deutlich höheres Risiko für eine spätere neuromotorische Entwicklungsstörung als Kinder mit einem unauffälligem Doppler-Flow-Befund mit vergleichbarem Schwangerschaftsalter. Aufgrund der eigenen Untersuchungen wurden bei 33% der nach der Münchner Funktionellen Entwicklungsdiagnostik untersuchten Kinder mit EDB in der Folge neuromotorische Auffälligkeiten gefunden. Von Bedeutung für die kindliche Entwicklung war auch in unserem Kollektiv der cerebrale Doppler-Flow-Befund, insbesondere der sogenannte „brain sparing effect". Er ist Ausdruck einer cerebralen Mehrdurchblutung bei Kreislaufzentralisation. In der Literatur wird der „brain sparing effect" als Mechanismus zum Schutz des fetalen Gehirns vor Hypoxie gesehen, bei dessen Versagen es zur finalen Symptomatik bei Kindern mit EDB vor der 30. SSW kommen kann [6]. In unserer Untersuchung zum EDB in A.umbilicalis/fetaler Aorta wurde ausschließlich bei den später auffälligen Kindern in den Cerebralgefäßen ein enddiastolischer Flußverlust beobachtet. Man kann vermuten, daß bei diesen Kindern der sogenannte „brain sparing effect" versagte. Der Zustand der Feten war so schlecht, daß eine Kreislaufzentralisation nicht mehr möglich war.

Neben unveränderter Intensität, die Grundlagen dieser Plazentamalperfusion zu erforschen, müssen unsere Bemühungen darauf gerichtet sein, die Dynamik der plazentaren Mangelversorgung abschätzen zu lernen, um somit evtl. intrauterine antepartale Noxen auf die reifenden Organe zu vermeiden, die für die Langzeitmorbidität hauptverantwortlich zu sein scheinen. Hauptinstrument dafür wird eine solide Dopplersonographie der fetomaternalen Gefäße bleiben. Zusätzlich werden möglicherweise weitere biophysikalische Untersuchungen im Kontext eines biophysikalischen Profils (ABCD-Profil) zur Anwendung kommen müssen [3], um dieser wichtigsten klinischen Aufgabe nachkommen zu können. In einigen Fällen, wenngleich auch eher selten, ist es möglich, daß bei Feten mit EDB nach entsprechender Therapie wieder ein verbesserter enddiastolischer Flow auftritt. Dies bedeutet, daß evtl. bei Feten mit hochpathologischem Doppler-Flow-Befund unter intensivierter und optimaler perinataler Betreuung nicht direkt die Schwangerschaft beendigt werden muß. Eine baldige Schnittentbindung ist jedoch in vielen Fällen unumgänglich. Langzeitfolgen können insbesondere auch durch hypoxiebedingte intracerebrale Blutungen verursacht werden, die oft auf der Basis einer Zentralisation des Kreislaufes entstehen. Feten, die in einer kompromittierten Verfassung (pathol. NSpH, pathol. APGAR-Wert) entbunden werden, haben ein deutlich höheres Blutungsrisiko als Feten mit optimalem peripartalem Management. Dazu gehört die frühzeitige Zuweisung ins Perinatalzentrum. Die Entscheidung über den Zeitpunkt der Geburt und das peripartale Management muß situationsadaptiert, individuell nach ausreichender ausführlicher Aufklärung der Eltern bezüglich der Prognose, in enger Zusammenarbeit mit den Neonatologen in einem Perinatalzentrum getroffen werden.

Literatur

1. Ertan AK, Jost W, Hendrik J, Lauer S, Uhrmacher S, Schmidt W (1993) Perinatal events and neuromotoric development of children with zero flow in the fetal vessels during the last trimester. In: Cosmi EV und Di Renzo GC, 2nd World Congress of Perinatal Medicine, Monduzzi Editore 1049–1052
2. Hellbrügge T, Lajosi F, Menara D, Schamberger R, Rautenstrauch T (1978) Münchner Funktionelle Entwicklungsdiagnostik. Erstes Lebensjahr. Hansisches Verlagskontor, Lübeck
3. Hendrik H-J, Ertan AK, Schmidt W (1998) Die Überwachung der Risikoschwangerschaft mit einem neuen biophysikalischen Profil (ABCD-Profil). (in Vorbereitung)
4. Karsdorp VH, Van Vugt JM, Van Geijn HP, Kostense PJ, Arduini D, Montenegro N, Todros T (1994) Clinical significance of absent or reversed end diastolic velocity waveforms in umbilical artery. Lancet 17: 344, 8938, 1664–1668
5. Kubli F, Schmidt W (1987) Zustandsdiagnostik des Feten. In: Bachmann KD, Ewerbeck H, Kleihauer E, Rossi E, Stalder G (Hrsg), Pädiatrie in Klinik und Praxis, Bd. 1, Thieme, Stuttgart, 79–94
6. Scherjon SA, Smolders-De Haas H, Kok JH, Zondervan HA (1993) The „brain-sparing" effect: Antenatal cerebral Doppler findings in relation to neurologic outcome in very preterm infants. Am J Obstet Gynecol 169: 169–175

7. Schmidt W und Ertan AK (1995) Dopplersonographie in der Geburtsmedizin. Geburtshilfliches Management bei hochpathologischen Doppler-Flow-Befunden. In: Hillemans HG (Hrsg), Geburtshilfe – Geburtsmedizin. Eine umfassende Bilanz zukunftsweisender Enwicklungen am Ende des 20. Jahrhunderts, Springer, 317–325
8. Schmidt W, Ertan AK, Rühle W, von Ballestrem CL, Gnirs J, Boos R (1991) Dopplersonographie: „Enddiastolischer Block bzw. Reverse Flow" – Perinatologische Daten und geburtshilfliches Management. Jahrbuch der Gynäkologie und Geburtshilfe, Biermann-Verlag, Zülpich, 99–106
9. Ulrich S, Ernst JP, Kalder M, Weiss E, Berle P (1994) Neurologische Spätmorbidität von Frühgeburten mit intrauterin diagnostiziertem Null- oder Negativflow der Nabelarterien. Z Geburtsh u Perinat 198: 100–103
10. Weiss E, Berle P (1991) Clinical management of fetuses with diastolic zero or reverse flow of the umbilical arteries: Duration of clinical surveillance and fetal outcome. Z Geburtsh u Perinat 195: 37–42

Innovative Techniken in der Fetalmedizin

Anästhesie beim Feten – Wunsch oder Notwendigkeit?

M. Hansmann, B. J. Ebeling

Bei Neugeborenen und Kindern hat sich in den letzten 10 Jahren die Einstellung zum Thema Anästhesie zur Schmerzvermeidung deutlich verändert. So ist es heute selbstverständlich, einem Neugeborenen im Falle einer Operation (z. B. Korrektur „Herzfehler", Omphalocele, Spina bifida) eine Narkose zu geben. Bis vor wenigen Jahren war dies nicht der Fall.

Demgegenüber ist zwar die Idee, daß ein ungeborenes Kind in utero Schmerz empfinden kann, nicht neu, jedoch wurde diesem Aspekt in der klinischen Arbeit bis vor kurzem keine besondere Beachtung geschenkt. In Zusammenhang mit invasiven Maßnahmen am Feten, aber auch bei der „späten" Beendigung von Schwangerschaften nach 22 Wochen p.c. hat dieses Thema heute an Aktualität gewonnen [1–3].

Die Schmerzdefinition der „International Association for the Study of Pain" (IASP) aus dem Jahr 1979 besagt, daß *der Schmerz eine unangenehme sensorische und emotionale Erfahrung ist, die mit einer tatsächlichen oder potentiellen Schädigung von Gewebe verbunden sein kann oder als solche beschrieben wird.* Diese Definition beinhaltet, daß ein Schmerzerlebnis notwendigerweise an Bewußtsein gekoppelt ist. Bei vollem Bewußtsein bedingt ein schmerzhafter Reiz ein Schmerzerlebnis, das zu reflektorisch-motorischen, vegetativen, neurophysiologischen, neurochemischen und affektiven Reaktionen, bewußten und unbewußten Erinnerungen sowie Verhaltensänderungen im Sinne eines Lernprozesses führen kann. Ohne Bewußtsein, wie z. B. unter Narkosebedingungen, führt ein schmerzhafter Reiz zu verschiedenartigen, unbewußt bleibenden Äquivalenten der Schmerzempfindung. In diesem Fall sollte man nicht von Schmerz, sondern besser von Nozizeption, d.h. Registrierung, Weiterleitung und unbewußte Verarbeitung peripherer Reize, sprechen.

Wann ist nun in der fetalen Entwicklung Nozizeption und wann Schmerzerleben möglich? Hierzu sind in *Tabelle 1* die wichtigsten morphologischen und neurophysiologischen Entwicklungsschritte in der Embryonal- und Fetalphase wiedergegeben [5]

Auf der Basis der fetalen Entwicklungsphysiologie hat der Wissenschaftliche Beirat der Bundesärztekammer 1991 eine dreistufige Empfehlung zur Sedierung, Analgesie und Anästhesie veröffentlicht [5]:

1. Da die anatomischen Voraussetzungen fehlen, kann der Embryo bis zum Ende der 8. Woche p.c. (= Ende 10. Woche p. m.) – nach derzeitigem Kenntnisstand – mit an Sicherheit grenzender Wahrscheinlichkeit keine Schmerzempfindung besitzen, so daß auch keine analgetischen oder anästhesiologischen Maßnahmen erforderlich sind.

2. Nach der 8. Woche p.c. entwickelt sich die Nozizeption bis zur 21. Woche p.c. kontinuierlich, so daß zwar Nozizeption, aber nicht Schmerzempfinden wahrscheinlich ist. Deshalb wird für diesen Zeitraum für den Feten nur die Gabe von geeigneten Hypnotika oder Sedativa empfohlen.
3. Jenseits der 22. Woche p.c. ist zunehmend mit einem Schmerzempfinden des Feten zu rechnen, so daß die Indikation zur anästhesiologischen Versorgung bei operativen Eingriffen, die schmerzhafte Sensationen verursachen können, gegeben ist.

Tabelle 1. Morphologische und neurophysiologische Entwicklungsschritte in der Embryonal- und Fetalphase (SSW p.c. = Schwangerschaftswoche post conceptionem)

SSW p.c.	Entwicklungsschritt
7	Innervation der Haut, Schleimhäute
12	Spinal Neurone
14	Spinal Synapse
15	Endorphine, Migration der Cortexneurone
21	Dentritbildung der Cortexneurone
22	Thalamocorticale Synapsen, EEG-Muster
30	Evozierte corticale Potentials, Schlaf-Wach-EEG

Für die pränatale Anästhesie geeignete Techniken bzw. Vorgehensweisen wurden von der Kommission jedoch weder genannt noch empfohlen. Mit anderen Worten: Es blieb zunächst alles beim alten, d.h., allenfalls waren Sedativa, über die Mutter an den Feten gegeben, verfügbar.

Infolge der Fortschritte in der pränatalen Ultraschalldiagnostik wurde zwischenzeitlich die pränatale Therapie immer erfolgreicher (z.B. Transfusionen bei Rhesus-Inkompatibilität, Parvo-B12-Infektion sowie die Gabe von Thrombozytenkonzentraten bei fetaler Alloimmunthrombozytopenie (FAIT), Direkttherapie des Feten mit Antiarrhythmika, Katheter-Einlage im Sinne von „Shunting" sowie endoskopisch durchgeführte Eingriffe wie Laser-Gefäßkoagulation beim FFTS[1]. Je komplizierter und aufwendiger die Maßnahmen sind, desto wichtiger ist es für den Operateur, daß der Fetus den Ablauf der Behandlung nach Möglichkeit nicht durch Bewegungen stört.

Grundsätzlich ist eine Ruhigstellung des Feten indirekt über die Mutter oder direkt über den Feten möglich. Bei der indirekten Vorgehensweise kann man den Weg einer starken Prämedikation (z.B. „Cocktail lytique") oder einer Allgemeinanästhesie der Mutter wählen. Die starke Prämedikation der Mutter mit zentral dämpfenden, plazentagängigen Pharmaka weist mehrere Nachteile auf: erstens die nur geringe Steuerbarkeit der Effekte auf den Feten und zweitens einen über lange Zeit positiven materno-fetalen Konzentrationsgradienten. Darüber hinaus ist dieser Weg für die Mutter meist sehr unangenehm, potentiell gefährlich und am Kind nach eigenen jahrelangen Erfahrungen sehr oft nicht effektiv.

Erhält die Mutter eine Allgemeinanästhesie, so wird auch der Fet abhängig vom Konzentrations-Zeit-Profil anästhesiert. Auch diese Form der fetalen Anästhesie ist im

[1] FFTS = Feto-Fetales Transfusionssyndrom

Hinblick auf das Kind kaum steuerbar und vielen Einflußfaktoren unterworfen. Darüber hinaus vervielfacht sich der technische und personelle Aufwand für die in der Regel kurzzeitigen Eingriffe in utero – dies nicht zuletzt unter dem Aspekt der Sicherheit für die Mutter.

Nach den o.g. Empfehlungen des Wissenschaftlichen Beirates kommen für die direkte Ruhigstellung des Feten bis zur 22. Woche p.c. Hypnotika in Betracht. Bei Bedarf können sie um Muskelrelaxantien ergänzt werden. *Die ausschließliche Gabe von Muskelrelaxantien ist aus anästhesiologischer Sicht ethisch nicht vertretbar [4], da sie unter Umständen ein als „qualvoll" empfundenes Schmerzerlebnis nicht ausschließen kann.*

Nach der 22. Woche p.c. lautet die Empfehlung der Bundesärztekammer bei Eingriffen, die mit einer Schmerzauslösung einhergehen können, eine Anästhesie durchzuführen. Nach eigenen Voruntersuchungen kommt hier am besten – in Analogie zu Eingriffen am Neugeborenen – eine intravenöse Allgemeinanästhesie (TIVA = „Total intravenöse Anästhesie") in Betracht. Ihre wesentlichen Elemente sind ein Hypnotikum, ein Analgetikum und ein Muskelrelaxans. Zur fetalen Anästhesie sind besonders Pharmaka geeignet, die eine kurze Anschlagzeit und eine rasche Wirkungsbeendigung in Abhängigkeit von der Eingriffsdauer haben. Darüber hinaus sollte ein diaplazentarer Übertritt vorliegen, und es dürfen keine unerwünschten Wirkungen bekannt sein.

In der Abteilung für Pränatale Diagnostik und Therapie der Universitäts-Frauenklinik Bonn wurde dementsprechend ein für jedes Schwangerschaftsalter nach 18 Wochen p.c. passendes Konzept entwickelt. Seine Anwendung bei intrauterinen Eingriffen hat sich seit 1997 bewährt [6, 7]. Dabei erfolgt die intravenöse Injektion eines 3-Komponenten-Gemisches aus *Muskelrelaxans* (Mivacron®; Mivacuriumchlorid) [70µg/kg], *Opiat* (Ultiva®; Remifentanil-HCI) [1µg/kg] und *Benzodiazepin* (Dormicum®; Midazolam) [50µg/kg] in die Nabelschnur des Feten. *(Tabelle 2)*

Tabelle 2. Medikation und Dosierung

Pharmaka	Dosierung
Muskelrelaxans Mivacron® [Mivacuriumchlorid]	(70 µg/kg = 0,5 ml/kg)
Opiat Ultiva® [Remifentanilhydrochlorid]	(1 µg/kg = 0,5 ml/kg)
Benzodiazepin Dormicum® [Midazolamhydrochlorid]	(50 µg/kg = 0,5 ml/kg)

Bis September 1998 wurden in Bonn 113 Eingriffe bei 44 Patientinnen unter Narkose durchgeführt: 87x Rh-Inkompatibilität (IUT), 9x nicht-immunologischer Hydrops fetalis (NIHF), 5x FAIT (IUTT), 9x vor Durchführung einer vorzeitigen Schwangerschaftsbeendigung und 3x andere *(Tabelle 3)*. Die durchschnittliche Anschlagszeit betrug ~3 Sek. (1–12 Sek.), die durchschnittliche Wirkungsdauer betrug ~18 Minuten (5–50 Min.), und das durchschnittliche fetale Gewicht betrug ~2000 g (250–2950 g).

Zweimal kam es trotz Anästhesie zu Zwischenfällen im Sinne länger anhaltender Bradycardie infolge der Punktion der Arteria umbilicalis (a. während der 8. IUT (31 + 1 SSW) und b. während der 2. IUTT (29 + 4 SSW)). Beide Kinder wurden per Kaiserschnitt entbunden und sind gesund. In 2 anderen Fällen sind die Kinder postpartal verstorben. Einmal kam es nach 12 IUTs zu einer schweren, postpartalen Infektion (34 + 0 SSW), und im zweiten Fall konnte der Fet trotz einmaliger IUT aufgrund irreversibler kardialer Schädigung bei NIHF (33 + 1) nicht gerettet werden. Ein Zusammenhang mit dem Einsatz der Anästhesie bestand aus unserer Sicht nicht.

Tabelle 3. Fetale Anästhesie 1997 bis September 1998 am Zentrum für Frauenheilkunde und Geburtshilfe, Abt. für Pränatale Diagnostik und Therapie

Indikation	**Anzahl**
Rhesus (IUT)	87*
NIHF (Parvo-)	9
FAIT (IUTT)	5
Fetozide	9**
Andere	3***
Eingriffe	**113** **(bei 44 Patientinnen)**

*4x Gemini, **6x vor vorzeitiger Schwangerschaftsbeendigung / 3x selektiven Fetozid in Gemini, ***1x Embolisation der Nabelschnur / 2x Ventrikulozentese

Die wesentlichen Gründe, die für den Einsatz der fetalen Anästhesie sprechen, lassen sich folgendermaßen zusammenfassen:

1. optimierte Eingriffsbedingungen in Folge der „ruhigen Lage des Feten,
2. gute Steuerbarkeit,
3. keine Beinträchtigung bzw. Gefährdung der Mutter,
4. Erfüllung der ethischen Komponente in bezug auf Schmerzvermeidung.

Als Nachteile müssen genannt werden, daß

1. der Fet nach Anästhesiebeginn nicht mehr auf externe Reize reagiert, so daß keine aktive Lageveränderung provoziert werden kann und
2. unerwünschte Wirkungen der genannten Pharmaka nicht 100%ig auszuschließen sind, insbesondere individuelle Unverträglichkeitsreaktionen *(Tabelle 4)*.

Tabelle 4. Vor- und Nachteile der fetalen Anästhesie

VORTEILE	NACHTEILE
Optimierte Eingriffsbedingungen Gute Steuerbarkeit	Der Fetus kann nicht mehr auf externe Reize reagieren, so daß keine aktive Lageveränderung provoziert werden kann
Mögliche Beeinträchtigung der Entwicklung durch Schmerzerfahrung wird unterdrückt	Eine unerwünschte Wirkung der verabreichten Pharmaka ist nicht sicher auszuschließen: * Beeinträchtigung der fetalen Entwicklung * Unverträglichkeitsreaktion

Darüber hinaus verbleiben noch offene Fragen: Welche Bedeutung haben die pharmakokinetischen und -dynamischen Parameter der Pharmaka für den Feten, und wie groß ist das Ausmaß des feto-maternalen Transfers von Muskelrelaxantien, Analgetika und Hypnotika? Wie kann man die Anästhesiequalität messen, und welchen Einfluß hat eine Anästhesie auf die weitere prä- und postnatale Entwicklung?
Nichtsdestotrotz ist die seit 1991 von der BUÄK empfohlene Anästhesie beim Feten, die seit 1997 routinemäßig in utero durchgeführt werden kann, für die Pränatalmedizin eine wesentliche Innovation im Behandlungskonzept der ungeborenen Patienten; sie erweitert das Spektrum minimal invasiver Eingriffe zumindest im Hinblick auf ihre technische Sicherheit und erfüllt den ethischen Anspruch, einem Patienten keinen unnötigen Schmerz zuzufügen. Mithin ist aus unserer Sicht Anästhesie beim Feten eine Notwendigkeit.

Literatur

1. Giannakoulopoulos X, Sepulveda W, Kourtis P, Glover V, Fisk NM (1994) Fetal plasma cortisol and β-endorphin response to intrauterine needling. Lancet 344: 77–81
2. Platt MP, Aanand KJ, Aynsley-Green A (1989) The ontogeny of the metabolic and endocrine stress response in the human fetus, neonate and child. Intensive Care Med 15: S4445
3. Teixeira J, Fogliani R, Giannakoulopoulos X, Glover V, Fisk NM (1996) Fetal haemodynamic stress response to invasive procedures. Lancet 347: 624
4. Watson WJ, Atchison SR, Harlass FE (1996) Comparison of pancuronium and vecuronium for fetal neuromuscular blockade during invasive procedures. J Matern Fetal Med 5: 151–54
5. Wissenschaftlicher Beirat der Bundesärztekammer (1991) Pränatale und perinatale Schmerzempfindung. Dt Ärztebl 88: C2301–06
6. Ebeling BJ und Hansmann M (1997) Analgesie des Feten: Utopie oder Notwendigkeit in der pränatalen Therapie? In: Berichte vom 5. Kongreß der Gesellschaft für Pränatal- und Geburtsmedizin
7. Ebeling BJ, Hansmann M (1998) Anaesthesia in a fetus undergoing surgery. Lancet, in press

Aktuelle Aspekte beim Schwangerschaftshochdruck

Die ausbleibende Trophoblastinvasion uteroplazentarer Arterien – pathogenetische Grundlagen hypertensiver Schwangerschaftserkrankungen

P. Kaufmann, F. Reister

In der normalen Schwangerschaft wird die Wand der uteroplazentaren Arterien ausgehend von der Plazenta bis in das Myometrium hinein von extravillösen Trophoblastzellen invadiert, die in den betroffenen Abschnitten alle muskulären, elastischen und nervösen Elemente der Gefäßwand ersetzen [2, 3]. Zwei Konsequenzen dieses Prozesses sind physiologisch wichtig:

- Die Endstrecken der uteroplazentaren Arterien dilatieren extrem und garantieren die maximale maternale Durchblutung des intervillösen Raumes der Plazenta mit geringem Druck. Der maternale intervillöse Blutdruck darf den Druck im fetoplazentaren Niederdrucksystem der Plazentazotten nicht übersteigen, um dessen Kompression mit nachfolgendem fetoplazentaren Widerstandsanstieg zu vermeiden.
- Der Verlust der vasomotorischen Kontrolle der Mutter über die uteroplazentaren Gefäße garantiert, daß die Plazenta unabhängig von eventuellen Zentralisierungsversuchen des mütterlichen Kreislaufes stets maximal versorgt wird [7].

Unterschiedliche Reaktionen auf mangelhafte Trophoblastinvasion der uteroplazentaren Arterien

Bei intrauteriner Wachstumsrestriktion (IUGR), mit oder ohne begleitende Präeklampsie, ist die Trophoblastinvasion der uteroplazentaren Arterien und damit deren terminale physiologische Dilatation reduziert [2, 3]. Die strukturelle und physiologische Analyse von Plazenta und Schwangerschaftsverlauf derartiger Fälle ergibt überraschenderweise zwei grundsätzlich unterschiedliche Reaktionsmuster, für die zwei verschiedene Reaktionsmöglichkeiten der Mutter auf die ausbleibende Trophoblastinvasion verantwortlich gemacht werden können [4, 6, 9]:

(a) Uteroplazentare Hypoxie [4]: Der mütterliche Blutdruck steigt trotz der nicht dilatierten uteroplazentaren Arterien nicht oder nur unwesentlich an. Auf Grund des hohen uteroplazentaren Widerstandes nimmt die maternale Durchblutung der Plazenta im Vergleich zur Norm ab. Die Plazenta wird hypoxisch. Der reduzierte pO_2 stimuliert „branching angiogenesis“ im fetoplazentaren Gefäßbett der Plazentazotten [2, 4]. Die feto-maternale Austausch-Oberfläche wird erhöht. Der fetoplazentare Durchblutungs-

widerstand bleibt gleich oder sinkt sogar ab. Das resultierende klinische Bild wird als *IUGR mit PED* (mit erhaltenem enddiastolischen Fluß in den Umbilikalarterien) definiert [9]. Als Folge der vergrößerten kapillären Austauschfläche steigt die Sauerstoffextraktion durch den Feten aus dem intervillösen Raum an. Die fetoplazentare Einheit kann auf diese Weise die Konsequenzen der uteroplazentaren Hypoxie durch gesteigerte fetale Sauerstoffextraktion partiell kompensieren. Die Schwangerschaft kann in der Regel trotz mäßiger plazentarer und fetaler Hypoxie ausgetragen werden.

(b) Postplazentare Hypoxie [4]: Der mütterliche Blutdruck steigt als Reaktion auf den nicht absinkenden uteroplazentaren Widerstand an; nächtliche Blutdruckabsenkungen unterbleiben. Damit wird der erhöhte uteroplazentare Widerstand partiell kompensiert und die intervillöse Durchblutung relativ verbessert. Dies geschieht aber zumindest zeitweilig mittels eines Anstieges des mütterlichen, intervillösen Blutdruckes, gegebenenfalls auf Werte über dem fetalen, intravillösen Blutdruck. Die Zottengefäße werden zeitweilig komprimiert. Der fetoplazentare („umbilikale") Widerstand steigt an: *IUGR mit ARED* (abwesendem oder reversem enddiastolischen Fluß in den Umbilikalarterien) [6, 9]. Als Folge der reduzierten fetalen Durchströmung sinkt die fetale Sauerstoffextraktion aus dem intervillösen Raum. Der intervillöse Sauerstoffpartialdruck kann deswegen trotz reduzierter uteroplazentarer Durchblutung die pO_2-Werte der normalen Schwangerschaft überschreiten (relative „Hyperoxie") [1, 4], obwohl der Fet selbst zunehmend hypoxisch wird. Die fetoplazentare Angiogenese wird durch den im Vergleich zu normalen Schwangerschaftsverhältnissen erhöhten pO_2 gehemmt und in Richtung einer vorwiegenden „non-branching angiogenesis" gedrängt. Das resultierende fetale Zottenkapillarbett ist weniger verzweigt, die individuellen Kapillaren sind dafür länger; der bereits kompressionsbedingt erhöhte fetoplazentare Durchströmungswiderstand steigt somit noch weiter an, und die Sauerstoffextraktion nimmt weiter ab. Es entwickelt sich gegen Ende des zweiten Trimesters ein Circulus vitiosus, der gekennzeichnet ist durch

a) zunehmenden Sauerstoffpartialdruck in der Plazenta,
b) dramatisch steigenden fetoplazentaren Durchströmungswiderstand (fehlender oder reverser enddiastolischer Fluß in den Umbilikalarterien) und
c) abnehmenden Sauerstofftransfer zum Feten. Dieser Circulus vitiosus zwingt zu einer vorzeitigen Entbindung, wenn der akute Tod des Feten durch intrauterine Asphyxie vermieden werden soll [5].

Schlußfolgerungen

Beide möglichen Folgezustände einer defizienten Trophoblastinvasion der uteroplazentaren Arterien scheinen in sich pathophysiologisch und strukturell homogene Krankheitsbilder zu sein, die auch durch eine jeweils homogene, hochgradig charakteristische Plazentamorphologie gekennzeichnet sind [6, 9]. Beide Krankheitsbilder können, müssen aber nicht zwangsläufig durch eine Präeklampsie kompliziert werden. Deren typische Symptomatik (maternale Endothelschäden, Blutdruckanstieg etc.) wird – bislang ohne sichere Beweise – mit der Abgabe von Plasmalemm-Produkten aus dem geschädigten Trophoblasten der Plazenta in Zusammenhang gebracht [8].

Zusammengefaßt zeigen die oben angeführten Daten, daß der Begriff „Hypoxie in der Schwangerschaft" klar definiert werden muß [1, 4]: eine „uteroplazentare Hypoxie", bei der Plazenta und Fetus hypoxisch sind, verhält sich pathophysiologisch anders und muß anders behandelt werden als eine „postplazentare Hypoxie", bei der der Fetus hypoxisch, die Plazenta aber normoxisch oder sogar besser als normal oxygeniert ist. Die Daten erklären ferner, warum der pathohistologische Befund bei IUGR (mit oder ohne Präeklampsie) je nach plazentarem pO_2 durchaus unterschiedlich sein kann, innerhalb einer der beiden Reaktionsmuster aber stets konstant ist: Uteroplazentare Hypoxie (IUGR mit PED) ist durch maximal kapillarisierte, bizarr deformierte, vielfach flachgeschnittenene konglomeratbildende Terminalzotten (ausgeprägte Tenney-Parker-Changes) charakterisiert. Postplazentare Hypoxie (IUGR mit ARED) zeigt mangelhaft entwickelte, fadenförmige Terminalzotten mit unverzweigten Kapillarschleifen und minimalen Zottendurchmessern, aber sehr weitem intervillösen Raum.

Literatur

1. Ahmed A, Kilby MD (1997) Hypoxia or hyperoxia in placental insufficiency. Lancet 350 (9081): 826–827
2. Benirschke K, Kaufmann P (1995) Pathology of the Human Placenta. Springer, New York, 2nd ed
3. Brosens I (1988) The utero-placental vessels at term – the distribution and extent of physiological changes. Trophoblast Res 3: 61–68
4. Kingdom JCP, Kaufmann P (1997) Oxygen and placental villous development: Origins of fetal hypoxia. Placenta 18: 613–621
5. Kingdom JCP, Rodeck C, Kaufmann P (1997) Commentary: Umbilical artery Doppler – more harm than good? Br J Obstet Gynaecol 104: 393–396
6. Macara LM, Kingdom JCP, Kaufmann P, Kohnen G, Hair J, More IAR, Lyall F, Greer IA (1996) Structural analysis of placental terminal villi from growth-restricted pregnancies with abnormal umbilical artery waveforms. Placenta 17: 37–48
7. Moll W, Nienartowicz A, Hees H, Wrobel KH, Lenz A (1988) Blood flow regulation in the uteroplacental arteries. Trophoblast Res 3: 83–96
8. Smarason AK, Sargent IL, Starkey PM, Redman CW (1993) The effect of placental syncytiotrophoblast microvillous membranes from normal and pre-eclamptic women on the growth of endothelial cells in vitro. Br J Obstet Gynaecol 100: 943–949
9. Todros T, Sciarrone A, Piccoli E, Guiot C, Kaufmann P, Kingdom J (1998) Umbilical Doppler waveforms and placental villous angiogenesis in pregnancies complicated by fetal growth restriction. Obstet Gynecol (in press)

Aktuelle Befunde zur Bedeutung von NO an der Pathophysiologie der Präeklampsie

E. Beinder

NO ist ein kleines lipophiles Molekül, das aus der Aminosäure L-Arginin in Anwesenheit von Sauerstoff und einer Vielzahl von Koenzymen unter Bildung von L-Zitrullin durch das Enzym NO-Synthase (NOS) gebildet wird. Mit einer kurzen biologischen Halbwertzeit, die vom umgebenden Milieu abhängt, wird NO zu den stabilen Metaboliten Nitrit und Nitrat (NOx) abgebaut. NO besitzt eine Vielzahl biologischer Wirkungen, z. B. die Relaxation glatter Muskelzellen, die Funktion als Neurotransmitter, die Hemmung der Plättchenadhäsion und -aggregation sowie zytostatische und -toxische

Effekte. Mindestens drei verschiedene Isoformen der NO-Synthase (NOS I-III), die sich in der Gewebe- und Zellokalisation, in der Molekülgröße, in der Kalziumabhängigkeit und in ihrem Bedarf an Kofaktoren unterscheiden, produzieren NO.

Die herausragende Funktion endothelial gebildeten NOs besteht in der Relaxation glatter Muskulatur und somit einer Vasodilatation. In subendothelialen Muskelzellen aktiviert NO durch Bindung an die Hämgruppe der löslichen Guanylatzyklase die cGMP-Bildung aus GTP. Dadurch wird intrazellulär freies Kalzium der Muskelzelle im endoplasmatischen Retikulum gebunden und eine Relaxation der Muskelzelle veranlaßt.

In der Schwangerschaft geben immunhistochemische, molekularbiologische und biochemische Verfahren Nachweise dafür, daß in der Plazenta kontinuierlich NO gebildet wird. Der Synzytiotrophoblast (SZT), der das intervillöse mütterliche Kompartiment vom fetalen Anteil der Plazenta trennt, stellt dabei die wichtigste Quelle der NO-Bildung dar. Es wurde nachgewiesen, daß die im SZT exprimierte NOS identisch zur endothelialen NOS (eNOS) ist. Bei der unauffälligen Schwangerschaft werden in der Plazenta neben der eNOS keine weitere Isoformen der NO-Synthasen exprimiert.

Daten aus Tierexperimenten sprechen dafür, daß eine Mehrproduktion von NO in der Schwangerschaft zu den physiologischen hämodynamischen Veränderungen wie Erniedrigung des peripheren Gefäßwiderstandes, Erhöhung des Herzminutenvolumens und der glomerulären Filtrationsrate beiträgt.

Bei der Präeklampsie kehren sich die normalen hämodynamischen Veränderungen der Schwangerschaft um, und es besteht ein erhöhter peripherer Gefäßwiderstand durch eine arterioläre Vasokonstriktion, eine maternale Hypertonie und häufig Proteinurie bei typischen renal-glomerulären Veränderungen im Sinne einer Endotheliose sowie eine fetale Retardierung. Somit liegt die Hypothese nahe, daß die hämodynamischen Veränderungen der Präeklampsie auf eine Reduktion der endothelialen NO-Bildung zurückgeführt werden können. Diese Hypothese wird zusätzlich durch Tierversuche gestützt, die zeigen, daß die Verabreichung von NO-Inhibitoren eine präeklampsieähnliche Symptomatik mit Hypertonie, Proteinurie und Thrombozytopenie hervorruft.

Zur Untersuchung der Bedeutung von NO an der Pathophysiologie der Präeklampsie wurden zunächst Messungen der Ausscheidung des Endproduktes des NO-Abbaus, nämlich Nitrit und Nitrat (NOx), und des second messengers, cGMP, im Serum und Urin der Patientinnen durchgeführt. Die bisher mitgeteilten Befunde sind aber widersprüchlich. Während einige Autoren höhere Plasma-NOx-Spiegel bei gesunden Schwangeren gegenüber Patientinnen mit einer Gestose nachwiesen, fanden andere keine Unterschiede. Die widersprüchlichen Daten in der Literatur zur NOx-Produktion bei Patientinnen mit einer Gestose sind möglicherweise darauf zurückzuführen, daß die Nitrataufnahme in der Nahrung der Mütter sehr variabel ist und auch von verschiedenen weiteren Faktoren, wie Rauchen, Alkoholkonsum, Wohnort und sportlicher Aktivität, abhängt. Eine bakterielle Kontamination der Urinprobe, der Urin-pH und die Urinosmolalität beeinflussen den Meßwert ebenso wie die Einnahme von Vitamin C oder anderen reduzierenden Substanzen durch die Schwangere. Zudem sind nur Messungen im 24-Stunden-Urin aussagekräftig, da die NOx-Ausscheidung im Einmalurin sehr variabel ist und eher von der tubulären NOx-Prozessierung als von der NO-Bildung im Körper bestimmt wird. Tatsächlich liegt nur eine einzige Untersuchung vor, bei der die NOx-Ausscheidung im 24-Stunden-Urin bei kontrollierter Nitrataufnahme der Schwangeren in der Nahrung untersucht wurde. Diese Untersuchung weist, bei allerdings kleiner

Untersuchungszahl, eine geringere NOx-Ausscheidung bei Patientinnen mit einer Präeklampsie gegenüber gesunden Kontrollpersonen nach.

Aktuelle wissenschaftliche Daten deuten darauf hin, daß bei der Gestose die Expression von endothelialer NOS in der Plazenta gesteigert ist, möglicherweise als ein Kompensationsmechanismus, um den Blutfluß in utero- und fetoplazentaren Gefäßen zu verbessern und eine intervillöse Thrombenbildung zu verhindern. Die Befunde zur Aktivität der plazentaren NOS bei der Gestose sind jedoch widersprüchlich und weisen je nach Autor eine vermehrte, unveränderte und auch verminderte Funktion nach. Diese widersprüchlich erscheinenden Angaben zur NO-Bildung in der Plazenta sind möglicherweise auf unterschiedliche Perfusionsverhältnisse in den untersuchten Plazenten oder aber auf eine L-Arginin-Verstoffwechslung in subzellulären Kompartimenten, die nicht zur Vasodilatation beitragen, zurückzuführen. Es gibt Hinweise dafür, daß die NO-Bildung in der Plazenta eher mit den Perfusionsverhältnissen in der Plazenta als mit dem Vorhandensein einer Gestose zusammenhängt.

Es existieren nur wenige Untersuchungen zur Synthese von NO in mütterlichen Gefäßen von Patientinnen mit Präeklampsie. Eine In-vitro-Untersuchung von Mc Carthy et al. an kleinen subkutanen Arterien zeigte keinen Unterschied in der NO-Produktion nach Stimulation mit Azetylcholin zwischen gesunden Schwangeren und Patientinnen mit einer Präeklampsie. Interessanterweise kann gezeigt werden, daß der Blutfluß in anderen Gefäße, wie der A. uterina, entscheidend durch das NO-System reguliert wird. Dopplersonographische Studien wiesen nach, daß Uterinarterien in der Frühschwangerschaft eine deutliche Vasodilatation nach der intravenösen Applikation von Glyceroltrinitrat, einem NO-freisetzenden Medikament, aufweisen. Im Tierversuch führt die Applikation von Östrogenen, die die Transkription der eNOS steigern, ebenfalls zu einer massiven Zunahme des Blutflusses in Uterinarterien. Eigene Untersuchungen zur NOS-Expression und -Aktivität in uteroplazentaren Gefäßen zeigen, daß bei der Gestose eine vermehrte Expression, aber eine reduzierte Aktivität der eNOS vorliegen. Diese reduzierte Aktivität trotz vermehrter Expression des Enzyms könnte nur mit einer posttranslationalen Veränderung des eNOS-Moleküls bei diesen Patientinnen erklärt werden.

Zusammenfassend kann festgestellt werden, daß die bisherigen wissenschaftlichen Daten die Bedeutung von NO an der Pathophysiologie der Gestose nicht klären. Tierexperimentelle Untersuchungen weisen darauf hin, daß eine Mehrbildung von NO in der Schwangerschaft zu der Abnahme des Gesamtgefäßwiderstandes und des Anstieges der glomerulären Filtrationsrate beiträgt und eine Hemmung der NO-Synthese zu einem präeklampsieähnlichen Krankheitsbild führt. Die Daten beim Menschen, die aus der Untersuchung von Nitrit-, Nitrat- und cGMP-Konzentrationen im Blutserum und Urin gewonnen wurden, sind widersprüchlich und nicht ausreichend spezifisch für die tatsächliche Bildung von endothelialem NO. Neuere In-vivo- und In-vitro-Untersuchungen weisen darauf hin, daß eine vermehrte NO-Produktion in einigen Gefäßarealen, wie der A. uterina, eine wichtige Rolle bei der normalen Gefäßdilatation in der Schwangerschaft spielt und ein Mangel an NO zur Vasokonstriktion bei der Gestose beitragen könnte.

Literatur

Baylis C, Beinder E, Sütö T, August P (1998) Recent insights into the roles of nitric oxide and renin-angiotensin in the pathophysiology of preeclamptic pregnancy. Semin-Nephrol 18 (2): 208–30

Einfluß der Kochsalzeinnahme auf die Hypertonie in der Schwangerschaft

H. Hopp

Zu den ersten adaptiven Veränderungen der Frühschwangerschaft gehört die generalisierte Abnahme des Gefäßtonus mit initial erniedrigter Gefäßfüllung (Schrier and Briner 1991, Duvekott et al. 1994). Diese relative Hypovolämie tritt bereits in der 8. Schwangerschaftswoche auf und löst zum Teil über Barorezeptoren eine hohe Plasmarenin-Aktivität und eine Senkung der Vasopressin-Freisetzung aus [2, 4]. Die Veränderungen führen zur Natrium- und Volumenretention und damit zur Plasmaexpansion bereits in der Frühschwangerschaft. Entscheidend beeinflußt wird die Regulation des Salz- und Wasserhaushaltes im juxtaglomerulären Apparat der Niere. Hier erfolgt die Steuerung tubuloglomerulärer Feedback-Mechanismen über die NaCl-Konzentration an der Macula densa. Bei hoher NaCl-Konzentration wird über den Tonus glomerulärer Arteriolen die glomeruläre Filtrationsrate (GFR) negativ beeinflußt (Kurzzeitregulation). Diese Reaktion läuft über Sekunden bis Minuten ab und wird über Adenosin vermittelt. Dabei oszillieren die NaCl-Konzentration an der Macula densa und die GFR um einen Sollwert, während eine anhaltend niedrige NaCl-Konzentration zur Steigerung der Reninsekretion in den Granulazellen und zur Verschiebung des Sollwertes, hin zur höheren NaCl-Konzentration, führt. Diese komplexere Reaktion dauert Stunden bis Tage und wird über Stickstoffmonoxid (NO) vermittelt [7]. In der Frühschwangerschaft können neben der Blutdruckverminderung die Zunahme des Herzminutenvolumens, der Nierenperfusion, der GFR und des Plasmavolumens nachgewiesen werden. Die adaptiven Veränderungen in der uteroplazentaren Strombahn führen zu einem exponentiellen Anstieg der Perfusion. Voraussetzung dafür ist die Widerstandsabnahme im Stromgebiet, die auf maximal dilatierte Spiralarterien zurückzuführen ist. Diese Veränderungen hängen entscheidend vom Gefäßwandumbau nach Invasion des extravillösen Throphoblasten ab. Eine Natriumrestriktion durch kochsalzarme Ernährung in der Schwangerschaft kann zu erheblichen Störungen dieser physiologischen Adaptationsmechanismen führen. Es kommt zu einem Anstieg des peripheren Gesamtwiderstandes, zu einer Minderung des Schlag- und Minutenvolumens des Herzens und zu einem verminderten Plasma- und Gesamtblutvolumenanstieg. Zur Kompensation wird das Renin-Angiotensin-Aldosteron-System zunehmend aktiviert, was durch den Anstieg der Renin- und Aldosteron-Sekretion nachgewiesen werden kann [1]. Die Zunahme des Blutvolumens und der uteroplazentaren Durchblutung sind mit dem Kindsgewicht sehr eng korreliert, während eine subnormale Plasmavolumenexpansion für die Präeklampsie und die fetale Wachstumsretardierung charakteristisch ist.

Pathogenetische Faktoren der Präeklampsie

Im Mittelpunkt pathogenetischer Überlegungen steht die Störung der Plazentation und eine plazentare Ischämie auf der Basis von immunologischer Fehladaptation, genetischer Disposition oder Gefäß- und Gerinnungspathologie. Über eine Throphoblasteinschwemmung mit freien Radikalen und aktivierten Lipidperoxiden kommt es zu einer Endothelzellaktivierung und -dysfunktion. Die mangelhafte Throphoblastinvasion im

Bereich der Spiralarterien, die gesteigerte Fibronektinfreisetzung und die verminderte Bildung von Prostazyklin sowie die maximal gesteigerte Gefäßreagibilität auf Angiotensin haben eine unzureichende Vasodilatation und Thrombozyteninhibition zur Folge und bedingen eine verminderte Organperfusion. Hämodynamische und endotheliale Störungen führen schließlich zu morphologischen Veränderungen, die insbesondere an der Niere gut charakterisiert wurden.

Kochsalzrestriktion bei Hypertension in der Schwangerschaft

Angesichts der gravierenden Befunde und Veränderungen erscheint der Einfluß der Kochsalzzufuhr bei hypertensiven Erkrankungen in der Schwangerschaft eher von marginaler Bedeutung. Die Annahme, daß die Hypertension auf die erhöhte Retention von NaCl und Wasser zurückzuführen sei, führte lange Zeit zur Empfehlung einer Kochsalzrestriktion, um hypertensiven Erkrankungen in der Schwangerschaft vorzubeugen und betroffene Frauen zu behandeln. Im Gegensatz dazu zeigten klinisch-experimentelle Untersuchungen, daß eine rigide Kochsalzrestriktion den physiologischen Anstieg des Herzschlagvolumens und des Plasmavolumens mindert [9]. Bei hypertensiver Erkrankung in der Schwangerschaft wurde unter Kochsalzrestriktion eine Plasmavolumenreduktion und eine Erhöhung des Gesamtwiderstandes nachgewiesen (Redman 1980, [8]). Diese Befunde lassen den Schluß zu, daß durch Kochsalzrestriktion eine bereits bestehende Organminderperfusion verstärkt werden kann, so daß ausgeprägtere Funktionsstörungen resultieren können. Diese ungünstigen Auswirkungen auf die Entwicklung bzw. Verschlechterung einer Schwangerschaftshypertonie hat die Ernährungsberatung in der Schwangerschaft unbedingt zu berücksichtigen. Zu empfehlen ist eine eiweiß- und vitaminreiche sowie schmackhaft gesalzene Kost mit einer ausgewogenen Zusammensetzung von möglichst langsam resorbierbaren Kohlenhydraten und Ballaststoffen.

Auswirkung von Kochsalzzulagen

Ob eine Kochsalzzulage bei einem erhöhten Risiko für eine Schwangerschaftshypertonie oder Präeklampsie zur Verhinderung der Erkrankung führen kann oder den Rückgang vorhandener Krankheitssymptome bewirkt, wie M. Robinson 1958 beobachtete [6], ist bisher nicht ausreichend belegt. Experimentelle Studien haben ergeben, daß eine erhöhte Salzzufuhr mit einem Anstieg der Konzentration von NaCl im Vas afferens über die neuronale Stickstoffmonoxid-Synthase in der Macula densa vermehrt Stickstoffmonoxid (NO) freisetzt, das möglicherweise mit der endothelialen Stickstoffmonoxid-Synthase in der Niere interagiert. Die NO-Freisetzung führt über die lösliche Guanylat-Cyclase zu einer cGMP-Bildung, die den Gefäßwiderstand herabsetzt. Somit kann angenommen werden, daß die renale Perfusion über einen NaCl-vermittelten NO-pathway reguliert wird [10].

Geplante prospektive Studien zur Kochsalzeinnahme

Für klinische Studien war die ausreichende Kochsalzzufuhr ein Problem, weil mit der Überschreitung einer Grenzkonzentration erhebliche Nebenwirkungen bei oraler Gabe auftraten. Jetzt stehen aus einer großen Ernährungsstudie Salztabletten zur Verfügung, die sich erst im Duodenum auflösen und damit nahezu nebenwirkungsfrei sind. Mit plazebokontrollierten Studien könnte sowohl die Beeinflussung der Präeklampsie-Inzidenz als auch die des Verlaufes bei vorhandenen Symptomen einer hypertensiven Erkrankung in der Schwangerschaft untersucht werden. Der Einfluß einer zusätzlichen Kochsalzgabe auf relevante Laborparameter und auf die Manifestation einer hypertensiven Erkrankung kann an einer überschaubaren Patientengruppe mit erhöhtem Präeklampsierisiko überprüft werden. Als Schwierigkeit stellen sich hier Rekrutierungsprobleme der Patientinnen mit erhöhtem Präeklampsierisiko dar. Die Problematik einer Kochsalzzulage bei bestehenden Symptomen einer hypertensiven Erkrankung in der Schwangerschaft besteht darin, daß jede Verschlechterung der Befunde der zusätzlichen Kochsalzgabe angelastet werden kann und zum Abbruch der Untersuchung führen wird. Wenn aber bei erhöhter Kochsalzzufuhr nachzuweisen ist, daß eine Hypovolämie und Hämokonzentration auszugleichen und deren Auswirkungen zu reduzieren sind, wäre eine einfache Ernährungsumstellung in der Lage, sich sowohl präventiv als auch therapeutisch sehr segensreich in der Schwangerschaft auszuwirken. Mit diesem Ansatz sollten prospektive Multizenterstudien in nächster Zeit geplant und durchgeführt werden.

Literatur

1. August TP, Sealey JE (1989) The renin system in normal and hypertensive pregnancy. In: Endocrine Mechanismus in Hypertension. New York: Raven-Press, 129–155
2. Conrad KP, Morganelli PM, Brinck-Johnsen T, Colpoys MC (1989) The renin-angiotensin system during pregnancy in chronically instrumented, conscious rats. Am J Obstet Gynecol 161: 1065–1072
3. Duvekott JJ, Cheriex EC, Pieters FA, Menheere PP, Schouten HJ, Peters LL (1995) Maternal volume homeostasis in early pregnancy in relation to fetal groth restriction. Obstet Gynecol 85: 361–367
4. Dürr JA, Stamoutsos BA, Lindheimer MD (1981) Osmoregulation during pregnancy in the rat: evidence for resetting of the threshold for vasopressin secretion during gestation. J Clin Invest 68: 337-346
5. Redman CWG (1987) Hypertension in pregnancy. Kid Int 32: 151–160
6. Robinson M (1958) Salt in pregnancy. Lancet I 178–181
7. Schneermann J (1998) Juxtaglomerular cell complex in the regulation of renal salt excretion. Am J Physiol 274: R263–R279
8. Steegers EAP, Benraad Th J, Jongsma HW, Tan AC, Hein PR (1990) Effects of dietary sodium restriction and posture on plasma levels of atrial natriuretic peptide, aldosterone and free aldosterone in normal human pregnancy. J Endocrinol 124: 507–513
9. van der Maten GD, van Raaij JM, Visman L, van der Heijden LJ, Oosterbaan HP, de Boer R, Eskes TK, Hautvast JG (1997) Low-sodium diet in pregnancy: effects on blood pressure and maternal nutritional status. Br J Nutr 77: 703–720
10. Wilcox CS, Deng X, Welch WJ (1998) NO generation and action during changes in salt intake: roles of nNOS and macula densa. Am J Physiol 274 (6 Pt 2): R1588–R1593

Schwangerschaftshochdruck/Gestose*

W. Rath, L. Heilmann

Die Häufigkeit hypertensiver Schwangerschaftserkrankungen (HES) liegt nach Angaben der deutschen Perinatalstatistiken zwischen 5–7%; mit einem Anteil von 12–22% stehen sie auch heute noch an erster/zweiter Stelle der häufigsten mütterlichen Todesursachen.

Die inadäquate Trophoblastinvasion in die myometranen Segmente der Spiralarterien gilt nach wie vor als pathogenetisches Grundprinzip der Präeklampsie (PE). Neu in diesem Zusammenhang sind folgende Einzelbefunde: die verminderte Expression von HLAG durch Trophoblastzellen, der ausbleibende Integrinshift interstitieller Trophoblastzellen, der unterschiedliche Integrinbesatz endovaskulärer Trophoblastzellen, die verminderte Produktion invasionsfördernder Matrix-Metalloproteasen sowie eine vermehrte Anhäufung von Makrophagen in der Media nicht invadierter Spiralarterien als möglicher Ausdruck einer maternalen Abwehrreaktion [9].

Unzweifelhaft ist eine genetische Disposition zur Entwicklung einer HES. Dabei liegen unterschiedliche Ergebnisse hinsichtlich einer Mutation des Angiotensinogen-Gens vor. Gegenstand aktueller genetischer Analysen ist vor allem das NO-Synthasesystem. Neu ist die Beobachtung, daß eine genetische Prädisposition für die Entwicklung einer PE bei Geschwistern von Präeklampsiepatientinnen auf einem Polymorphismus innerhalb des Chromosoms 7q36 beruhen könnte, welches der Lokalisation des eNOS-Gens entspricht [1].

Heriditäre und erworbene Störungen der Blutgerinnung prädisponieren im besonderen Maße zu HES. Dies trifft vor allem für die APC-Resistenz zu, die bei PE um das Doppelte erhöht ist. Das Vorhandensein von Antiphospholipid-Antikörpern ist in 16–19% der Fälle mit einer HES assoziiert und weist eine enge Korrelation zu niedrigen Geburtsgewichten auf [3].

Bisher gibt es keine eindeutig belegte kausal-pathogenetische Verknüpfung zwischen der lokal ablaufenden, inadäquaten Trophoblastinvasion und der konsekutiven generalisierten Endotheldysfunktion, die die Grundlage für die klinischen Symptome der PE darstellt. Als wahrscheinlich gilt eine infolge der akuten Atherose in der Plazenta gesteigerte Lipidperoxydation mit Freisetzung von Sauerstoffradikalen ohne adäquate Gegenregulation durch das Antioxydantiensystem als potentiell endothelial wirksamer Mechanismus; dabei soll der gesteigerten Sympathicusaktivität eine kausale Rolle zukommen.

Als aktuell diskutierte Auslösemechanismen einer immunologisch-bedingten Endothelzellalteration kämen auch deportierte Membranbestandteile des Synzytiotrophoblasten oder bei PE vermehrt in der Zirkulation nachweisbare fetale Zellen in Frage [5].

---

* auszugsweiser Vortrag aus einer Publikation in der Z. Geburtsh. u. Neonatol.

Unabhängig davon gilt die frühere Auffassung als widerlegt, daß bei der PE eine Endothelzellschädigung vorliegt; wie aus Untersuchungen an Endothelzellkulturen hervorgeht, handelt es sich statt dessen um eine Endothelzellaktivierung [4].

Pathophysiologische Folge der Endothelzellaktivierung ist eine endotheliale Imbalance zwischen vasokonstriktorisch-aggregatorisch wirksamen und vasodilatatorisch-antiaggregatorisch wirksamen Substanzen, wobei besonders dem NO/Endothelinsystem eine entscheidende Bedeutung zukommt und in diesem Zusammenhang vor allem der endothelialen NO-Synthase, durch deren Hemmung sich zumindest im Tierexperiment das Vollbild einer PE auslösen läßt. Trotz bisher kontroverser Untersuchungsergebnisse dürfte ein Mangel an NO, z. B. in den uterinen Gefäßen mit konsekutiver Vasokonstriktion, eine maßgebliche Rolle bei der Entwicklung einer PE spielen.

Vielversprechende Ansätze zur Früherkennung von HES ergeben sich aus seriellen Bestimmungen des Fibronektins und vor allem aus Longitudinalstudien der Adhäsionsmoleküle VCAM-1 und ICAM-1 [6], ebenso aus dopplersonographischen Untersuchungen der Arteriae uterinae zwischen der 20.–24. SSW. Entsprechend aussagekräftige Präventionsstudien liegen bisher noch nicht vor. Gleiches gilt auch für die Frage, ob eine erhöhte Kochsalzzufuhr in der Schwangerschaft sich im Hinblick auf die Entwicklung einer PE oder auf die Erkrankung selbst günstig auswirkt. Die präventive Wertigkeit einer erhöhten Vitamin E-, Kalzium- und Magnesiumzufuhr bleibt ebenso umstritten wie die tägliche orale Gabe von niedrig-dosiertem Aspirin, mit der in jüngsten Untersuchungen bei Patientinnen mit hohem Wiederholungsrisiko für eine PE keine Vorteile erreicht werden konnten [2].

In der Diagnostik stellt die nichtinvasive 24-Stunden-Blutdruckmessung den „Goldstandard" zur Abklärung punktuell erhöhter Blutdruckwerte in der Schwangerschaft dar.

Zur oralen Langzeittherapie mittelschwerer HES bleibt α-Methyldopa das Medikament der ersten Wahl, kardioselektive Beta-Blocker sollten bei intrauteriner Wachstumsretardierung nicht gegeben werden, Kalziumantagonisten eignen sich als Notfallmaßnahme zur Akutsenkung einer schweren Hypertonie, hinsichtlich einer oralen Dauermedikation fehlen noch ausreichende Langzeiterfahrungen [8].

In der Therapie schwerer HES steht als Alternative zur klassischen Behandlung mit Dihydralazin das Urapidil zur Verfügung, welches bei vergleichbarer Effektivität deutlich weniger maternale Nebenwirkungen (z. B. Reflextachykardie, Kopfschmerzen) aufweist [10]. Die Anwendung von NO-Donatoren zur Therapie ist zur Zeit noch als experimentell anzusehen. Die intravenöse Applikation von Magnesiumsulfat ist derzeit die effektivste Methode zur Prävention und Behandlung hypertensiv bedingter Konvulsionen.

Kontrovers diskutiert wird das geburtshilfliche Vorgehen beim HELLP-Syndrom. Einigkeit besteht in der Notwendigkeit einer raschen Diagnosestellung durch ein laborchemisches Screening, der sofortigen Stabilisierung des mütterlichen Zustands und der unverzüglichen Schwangerschaftsbeendigung bei intrauteriner Asphyxie. Eine Prolongation der Schwangerschaft unterhalb der 32. (34.) SSW. bedarf einer intensiven Überwachung von Mutter und Kind einschließlich engmaschiger laborchemischer Kontrollen und der Möglichkeit zur jederzeitigen Durchführung einer Sectio caesarea. [7]. Derzeit noch laufende Studien bemühen sich einerseits um konsensusfähige Selektions- und Prognosekriterien für ein sichereres konservatives Vorgehen, andererseits um die Überprüfung von Therapieansätzen (z. B. Kortikosteroide, Phasmapherese).

Literatur

1. Arngrimsson R, Hayward C, Nadand S et al. (1997) Evidence for a familial pregnancy-induced hypertension locus in the eNOS-gene region. Am J Hum Genet 61: 354–362
2. Caritis S, Sibai B, Hauth J et al. (1998) Low-dose aspirin to prevent preeclampsia in women at high risk. N Engl J Med 338: 701–705
3. Dekker GA, de Vries JJ, Doelitzsch PM et al (1995) Underlying disorders associated with severe early-onset preeclampsia. Am J Obstet Gynecol 173: 1042–1048
4. Heyl W, Handt S, Reister F et al. (1997) Increased t-PA and PAI-1 expression of endothelial cells in culture after stimulation with sera from women with preeclampsia. Fibrinolysis Proteolysis 11: 273–278
5. Holzgreve W, Ghezzi F, Di Naro E et al. (1998) Disturbed feto-maternal cell traffic in preeclampsia. Obstet Gynecol 91: 669–672
6. Krauss Th, Kuhn W, Lahoma C, Augustin HG (1997) Circulating endothelial cell adhesion molecules as diagnostic markers for the early indentification of pregnant women at risk for development of preeclampsia. Am J Obstet Gynecol 177: 443–449
7. Rath W (1996) Aggressives versus konservatives Vorgehen beim HELLP-Syndrom –eine Standortbestimmung. Geburtsh u Frauenheilk 56: 265–271
8. Rath W (1997) Die Behandlung hypertensiver Schwangerschaftserkrankungen – allgemeine Maßnahmen und orale Langzeittherapie. Z Geburtsh u Neonatol 201: 240–246
9. Reister F, Frank H-G, Heyl W, Kaufmann P, Rath W (in Druck) The distribution of macrophages in spiral arteries of the placenta bed in preeclampsia differs from that in healthy patients. Placenta
10. Wacker J, Werner P, Walker-Sack J, Bastert G (1998) Treatment of hypertension in patients with pre-eclampsia: a prospective parallel-group study comparing dihydralazine with urapidil. Nephrol Dial Transplant 13: 318–325

Bewältigung von Verlust und Tod in der Geburtshilfe

Verlust von Schwangerschaft im Prozeß der Bewältigung

G. Haselbacher

1. Die Erkenntnis des Todes

Wenn Leben, wie *Heidegger* sagt, Sein zum Tode ist, dann setzt der Tod ein Sein voraus. Wenn eine schwangere Frau ihr Kind verliert, wenn es stirbt, bevor es ist, was betrauern wir dann, einen Tod ohne Sein, ein Nicht-Ereignis, wie in den 70er Jahren *Levin* postulierte?

Wenn wir uns mit der Bewältigung des Schwangerschaftsverlustes beschäftigen wollen, müssen wir uns erst an dessen Bedeutung für die Mutter und die Familie herantasten. Dies erscheint uns seltsam, da doch der Tod eine Selbverständlichkeit des Lebens darstellt. Das Leben wird erst durch den Tod vollendet, wie *Condreau* [2] es ausdrückt, und das Wissen um das Sein heißt auch Wissen um die Endlichkeit, das Wissen um Sterben und Tod.

Aber wesentliche Hindernisse stellen sich uns in den Weg, wenn wir dies auf den Tod nichtgeborener Kinder übertragen: Zum einen ist das intrauterine Leben des Kindes bis zur Einführung des Ultraschalls im wesentlichen verborgen geblieben und beschränkte sich auf das Erspüren des lebendigen anderen in einem selbst. Zum anderen war Schwangerschaft, Geburt und frühe Kindheit so gefährlich für das Kind und die Häufigkeit des Versterbens so groß, daß sich eine Trauerarbeit und eine Beschäftigung mit dem Tod kaum lohnen konnte und durfte. Überhaupt ist die Bedeutung des Kleinkindes, des Säuglings und erst recht des Feten erst in diesem Jahrhundert schrittweise gestiegen und steht in offensichtlichem Verhältnis zu den zunehmenden Überlebenschancen der Kinder und der verbesserten Schwangerschaftsverhütung.

Der Tod von Erwachsenen ist dagegen in allen Kulturen verbunden mit Ritualen und fast ausschließlich als Beendigung eines Teilschrittes des Seins verstanden worden. Die meisten Rituale beschäftigen sich daher mit der Verbindung zum Jenseits, in das andere Leben, in das der Verstorbene eintritt und für das es ihn auszustatten gilt. Die Vorstellung, sich nach dem Tod in eine andere Welt zu begeben, die uns mit unseren Ahnen wieder zusammenführt, gibt den Lebenden Trost und Sicherheit. Dabei entledigt sich der Mensch seines Körpers und entweicht als Seele. Im antiken Griechenland wurde zwischen Psyche und Thymos unterschieden, letzere entpricht eigentlich eher dem, was wir heute unter Psyche verstehen, nämlich der Seele des lebendigen Menschen. Die Psyche dagegen entwich nach dem Tode und lebt als Geisterbild im Reich der Schattenwelt der Verstorbenen. Eindringlich schildert Odysseus seine Begegnung mit dem Schattenbild seiner Mutter, das er vergebens umarmen möchte. In dieser Schattenwelt ist nicht die Rede von Kindern, mich erinnert es aber an die typischen Ultraschallbilder verstorbener

Embryos, die sich noch so lange als Schatten wie intakte schwebende Kinder erhalten und von denen wir konkret bei der Ausschabung nichts mehr sehen.

Das Christentum letztendlich führt uns in ein weiteres Dilemma. Eine neue Dimension kommt im christlichen Denken auf: der Tod als Folge der Sünde und damit die Verknüpfung mit der Schuld. Der Mensch ist Sünder vor Gott und kann nur durch ihn erlöst werden. Aber noch ein anderes Kriterium kommt im Christentum besonders zur Geltung: die Liebe. Es wird sehr wohl unterschieden zwischen dem Liebestod und dem Sündentod. Es ist nur ein kleiner Schritt von hier zur Schuld des Weibes durch die Verführung. Zu sehr ist Schwangerschaft mit körperlicher Liebe verknüpft, als daß nicht Schuld verbunden ist mit dem Tod der Kinder; die Bibel gibt uns mit Bathseba und David ein eindringliches Beispiel, die Sünde des Paares wird bestraft mit dem Tod ihres erstgeborenen Sohnes.

Bewußt erscheinen uns modernen Menschen diese Zusammenhänge wohl nicht mehr, für uns endet das Leben mit dem Tod; aber Schuld und Scham sind uns Lebenden geblieben, gerade uns modernen Menschen, die wir so bewußt und erfüllt leben wollen und wirtschaftlich auch sollen, hängt die Eigenverantwortung für das Leben wie ein Klotz am Bein, die Depression über das nicht erreichte Optimum, was immer das sein mag, nimmt zu. Für die Mütter und Väter, übrigens auch für die Geschwister ist dies oft ein großes Hindernis zur Trauer.

2. Die Schuldgefühle und die Trauer um das Wenige

Die Schuld ist ein Grundcharakter des Daseins *(Condreau)*, Schuldgefühle und Gewissensbildung sind älter als alle Moralkodices *(Jung)*. Das Gewissen ist ein Phänomen der menschlichen Beziehung. Daseinsanalytisch bedeutet es für jeden, Schuld durch sein Dasein zu haben, durch dieses schuldet der Mensch etwas. Er soll im Dasein seine Möglichkeiten entfalten. Manches kann er verwirklichen, manches bleibt er schuldig.

Es sind die Schuldgefühle, die uns an der Trauer hindern, nicht nur die Mütter selber, sondern auch die Angehörigen, die Helfer, die Kollegen in der Arbeit. Uns etwas schuldig bleiben, etwas nicht erreichen, nicht verwirklichen, ein Scheitern kurz vor dem Ziel, ein Ertragen von Niederlagen beschämt uns und kommt in unserer von der Werbung regierten Welt nicht vor. Alles ist erreichbar, wenn man es nur will. Gelingt etwas nicht, ist man selber schuld oder eben andere. Trauer dagegen ist Auseinandersetzung und Versöhnung mit dem Nichterreichten oder dem Verlorenen. Wenn *Freud* [3] in seinem wegweisenden Artikel „Trauer und Melancholie" schreibt, es sei doch bemerkenswert, daß uns niemals einfallen würde, die Trauer als krankhaften Zustand zu betrachten, im Gegensatz zur Melancholie (moderner würden wir sagen Depression), dann müßten wir es heute ergänzen: Leider trauen sich die Menschen nicht mehr, ausreichend Trauer zu zeigen, eher schon Depression. Trauer ist zu sehr mit Scham besetzt, Depression dagegen hat anerkannten Krankheitswert. Freud weist übrigens noch auf einen sehr wichtigen Unterschied zwischen Trauer und Depression hin. Um so klarer der Objektverlust zu definieren ist, um so leichter behält der Respekt vor der Realität die Oberhand. Auch die betroffene Frau weiß real noch nicht viel über das, was sie eigentlich verloren hat. Die Vermeidung, sich mit dem Verlust zu beschäftigen, trifft auf eine Allianz des Verständnisses. Die Konfrontation mit der Wahrheit (nämlich der eigenen Todesnähe und Endlichkeit) wird durch Kommunikationslosigkeit verhindert. Das Schweigen macht einsam.

Schon Freud weist darauf hin, daß Trauer zeit- und arbeitsintensiv ist. Allerdings ist die Schwierigkeit zu trauern nicht abhängig von der Dauer der Liebesbeziehung. Im Gegenteil, um so konkreter sie war, um so erfüllter, um so fester, um so größer mag die Trauer sein, aber um so eher läßt sich die Trauerarbeit konkret durchführen, die Realität versöhnen mit der Erinnerung und der Akzeptanz des Verlustes. Wohl ist das Kind schon ab der 7. SSW psychisch präsent *(Schaudig)* [6], aber präsent (und trauerrelevant) ist vor allem das imaginierte Kind.

Die für die Trauerarbeit erforderliche Zeit wird meist unterschätzt. *Kuse-Isingschulte et. al.* [4] sprechen von Schock und Verleugnung über Tage, Auseinandersetzung mit Enttäuschung, Verzweiflung, Ärger und Wut über Wochen und geben an, daß es bis zur Akzeptanz des Abortes und der Wiederherstellung des Gleichgewichtes Monate dauern würde.

Wir müssen also feststellen, daß fehlende Trauerrituale und die besondere Verknüpfung zu Schuld und Scham, unsere Unfähigkeit, Trauerbeistand zu leisten und die normale Abwehr von Schmerz die Trauerarbeit und Wiederherstellung der Realität nicht nur nicht erleichtern, sondern sie erschweren und die Gefahr einer depressiven Entwicklung fördern. Es entsteht eine krisenhafte Reaktion.

3. Der Umgang mit der Krise

So wie der Kindsverlust führt auch der unerwartete Schwangerschaftsverlust zu einer Reihe plötzlicher Gefühlsreaktionen, die sich krisenhaft bedrohlich und ängstigend aufschaukeln können. Die Auseinandersetzung mit dem Verlust, das jähe Ende der guten Hoffnung, die Erkenntnis der eigenen Fehlbarkeit, verbunden mit Schuld- und Schamgefühlen, führen zu einer krisenhaften Reaktion, deren Ende die Verarbeitung oder die depressive Reaktion sein kann, verbunden mit der Verletzung des weiblichen Selbstbildes.

Nach *Freud* verwandelt sich der Objektverlust in Ichverlust. Da die Libido nicht auf ein anderes Objekt verschoben werden konnte, mußte es im Ich zurückgezogen werden. Besonders ist bei narzißtischer Identifikation mit dem Objekt die Gefahr einer Depression bei fehlender Lösung gegeben, was selbstverständlich in einem hohen Maß für den Schwangerschaftsverlust gilt. Besonders heute ist die Gefahr von pathologischer Gestaltung der Trauer bei unserem zwanghaft fehlerfreien und idealangepaßtem Verhalten groß. Ähnlich wie beim posttraumatischen Syndrom gibt es die Gefahr, der plötzlichen Überflutung an Emotionen nicht Herr zu werden, und die Angst, im Chaos zu versinken. In der Regel fehlt ja ein Reizschutz durch entsprechende Vorerfahrung.

Bei der Bearbeitung sind daher besonders die Grenzen und Möglichkeiten der Patienten zu beachten. Die Bedeutung des traumatischen Geschehens muß ausreichend anerkannt werden. Gerade die Bagatellisierung des Ereignisses Abort oder das Nichtansprechen des späten Schwangerschaftsverlustes stellt eine große Gefahr für die mangelhafte Bearbeitung dar.

4. Heilt die Zeit die Wunden?

Von der Bedeutung der Zeit sprachen wir bereits, wir könnten sagen, die Zeit heilt schon die Wunden. Dies gilt durchaus in vielen Fällen der gesunden Reaktion der Verarbeitung. Wenn wir uns trotzdem damit genauer auseinandersetzen müssen, dann zum einen, weil wir diese gesunde Reaktion in der anfänglichen Krise fördern können und zum andern die depressive Reaktionsbildung herausfiltern wollen, um sie einer entsprechenden Bearbeitung anheimzustellen. Die Trauerreaktion nach einer Fehlgeburt klingt nach etwa 6 Monaten ab *(Beutel et al)* [1]. Risikomerkmale für eine depressive Reaktion (etwa 20%) sind: zwiespältige Einstellungen zur Schwangerschaft, eine Vorgeschichte von Depression oder unverarbeitete Belastungen sowie ein mangelndes soziales Netz. Besonders bedeutsam sind hierbei die Partner, diese leiden in der Regel, wenn auch etwas abgeschwächt, mit; fehlende partnerschaftliche Unterstützung bzw. Vermeidung von Kommunikation durch den Partner und Rückzug stellen für die verlängerte Trauerzeit der Frau ein Hauptrisiko dar. Schon vorhandene Kinder sind verständlicherweise ein Schutz, keine, auch nicht folgende Kinder ein Risiko. Weitere Hinweise für eine verzögerte Trauerphase sind anhaltende Verstimmungen und Konflikte sowie psychovegetative Beschwerden. Von großer Praxisrelevanz ist dabei, daß diese Patientinnen in die Praxis kommen, ohne daß die Zusammenhänge ihrer Beschwerden mit einem Trauma offen dargestellt werden, und so droht die Gefahr einer falschen oder überflüssigen Behandlung.

Diese Erkenntnisse gelten ähnlich auch für die Reaktionen bei perinataler Sterblichkeit und Extrauteringravidität, bei letzterer besteht allerdings wegen der medizinischen Bedeutung für die Mutter die noch größere Gefahr, ausbleibender psychischer Unterstützung *(Thaler)*. Das führt uns zum letzten Kapitel:

5. Was können wir tun?

Es liegt an uns, unseren Teil beizusteuern. Wenn wir die Bedeutung der Trauer um das tote nichtgeborene Kind ausreichend wertschätzen, gilt es im zweiten Schritt, der Herausforderung des Beistandes gewachsen zu sein. Im Prozeß der Krankheitsverarbeitung ist ärztlicher Beistand so wichtig wie die anderen sozialen Komponenten. Viele Arbeitsgruppen *(Rauchfuß, Hahlweg u. a.)* weisen auf die Bedeutung der emotionalen Beteiligung der Ärzte und des Pflegepersonals hin, auf das ehrliche Sicheinbringen, auf den Mut zu reden. Es fehlt allerdings oft an einer entsprechenden Ausbildung. Wird die Fort- oder Weiterbildung in psychosozialer Kompetenz nicht gefördert, reagiert das helfende Personal wie die meisten Menschen in der Umgebung der Betroffenen auch: mit Schweigen („Was soll man da noch sagen"), sozialem Rückzug („in das Zimmer mag gar ich gar nicht rein gehen"), Negieren („nur schnell weg mit dem Kind, damit die Mutter sich nicht noch mehr erschreckt") und Bagatellisieren („beim nächsten Mal klappt's bestimmt"), Ablenken („Ihr erstes Kind freut sich sicher, daß Sie bald wieder daheim sind") oder gar Beleidigen („die wird's schon nicht anders verdient haben"). Die Gruppe um *Langer und Ringler* [6] haben interessante Beobachtungen bei Geburten mit mißgebildeten Kindern gemacht: Die Ärzte und Hebammen blickten in erster Linie auf die Mißbildungen, während die Eltern die gesunden Anteile weit mehr wahrnahmen. Deswegen ist es auch außerordentlich wichtig, daß wir Ärzte diesen pychohygienischen und psychoprophylaktischen Wert des Sicheinbringens selber weiterentwickeln und den Umgang mit den Patienten und Paaren erlernen (im Sinne der Erlangung der psychosomatischen Kompetenz). Ein Liaisonprinzip ist für diese Aufgaben völlig ungeeignet. Für die Supervision oder die Balintgruppenleitung ist dagegen eine externe Besetzung äußerst hilfreich.

Einige Leitlinien für die ärztliche Betreuung sind in *der Tabelle* zusammengefaßt. Das Erlernen der Fähigkeiten für dieses Vorgehen gelingt über die Erlangung der psychosomatischen Kompetenz, deren Weiterbildung ein Hauptanliegen der DGPGG ist, und über weitere berufsbegleitende Balintarbeit. Supervision auf den Klinikstationen bleibt dagegen wohl meist ein Wunschtraum. Die in der Regel schon stabil bestehende Arzt-Patienten-Beziehung reicht meist auch in Fällen verzögerter Trauerarbeit aus. Wichtig ist allerdings, dem Thema nicht auszuweichen, um im Bedarfsfall rechtzeitig einen Psychotherapeuten hinzuziehen zu können.

Enden möchte ich mit einem Zitat von Frau Sieh [7]:

„Die Eltern und Geschwister brauchen sehr viel Zeit, um Abschied zu nehmen von dem verstorbenen Kind, um es zu sehen, zu berühren, und im wahren Sinne des Wortes zu begreifen, daß das Kind tot ist. Wir sollten ihnen diese Zeit ermöglichen, denn diese Erfahrungen lassen sich nie mehr nachholen."

Tabelle 1. Ärztliche Betreuung bei Fehl- oder Totgeburt

Die Akutsituation
Verständnis für die Krisensituation und die Verflechtung mit Schuld und Scham
Präsenz haben, Nähe und Aufmerksamkeit zeigen
Leitlinie sind die Eltern und deren Gefühle
Ehrliche, aber sparsame Information geben
Kontakt mit dem Kind ermöglichen
Kontakt zu betreuendem Frauenarzt herstellen, eigene Nachgespräche anbieten
Die folgenden Tage und Wochen
Gleichbleibende Aufmerksamkeit und regelmäßige Präsenz
Information und Beratung, z.B. Beisetzung, soziale Hilfen, SH-Gruppen usw.
Partner miteinbeziehen, andere soziale Bindungen prüfen
Geschwister nicht vergessen, Probleme mit anderen soz. Strukturen ansprechen
Beginn der Trauerarbeit, Tempo und Umfang bestimmt die Mutter (das Paar)
Umgang mit Schuld und Scham, Wut und Ärger ermöglichen und ertragen
Verständnisvoller Abbau von Gefühlen schuldhafter Verantwortung
Anzeichen pathologischer Trauer erkennen
Die folgenden Wochen und Monate
Weitere Kontakte nutzen, um Befindlichkeit abzufragen
Weitere Erörterung bez. neuer Schwangerschaft und Risikoeinschätzung
Probleme in der Partnerschaft und Sexualität ansprechen
Abklärung depressiver Symptomatik
Bei Bedarf weitere Hilfen anbieten, Begleiten in psychotherapeutische Hilfe
Anerkennung von Nacharbeitung (Geburtstag, Jahrestag)
In allen Phasen Beobachtung der eigenen Reaktionen, Wahrnehmung von Gefühlsdiskrepanzen und Abwehrhaltung
Hilfe durch Gespräche mit Kollegen, Teambesprechung, Balintgruppe usw.

Literatur

1. Beutel M (1996) Der frühe Verlust eines Kindes. Verlag für angewandte Psychologie. Göttingen
2. Condreau G (1981) Schuld, Gewissen und Selbstverwirklichung. Der Tod im Bewußtsein des Menschen von der Antike bis zur Gegenwart. In: Wendt H u. Loacker N (Hrsg): Kindlers Enzyklopädie, Der Mensch, Band IV, Kindler-Verlag, Zürich
3. Freund S (1917) Trauer und Melancholie. In: Gesammelte Werke Band 10, Fischer-Verlag, Frankfurt
4. Kuse-Isingschulte M et al. (1996) Die psychische Reaktion auf eine Totgeburt. In: Kentenich H et al. (Hrsg) Mythos Geburt und weitere Beiträge der Jahrestagung Psychosomatische Gynäkologie und Geburtshilfe 1995. Psychosozial-Verlag, Gießen
5. Langer M, Ringler M (1989) Kindliche Mißbildung oder Totgeburt: Reaktionen des Klinik-Personals und ihre Auswirkungen auf die Betreuung. In: Dmoch W et al. (Hrsg): Psychosomatische Gynäkologie und Geburtshilfe 1989/90. Springer-Verlag, Berlin-Heidelberg
6. Schaudig K et al. (1993) Verarbeitung eines Spontanabortes und chronische Trauer im weiteren Verlauf. In: Kentenich H et al. (Hrsg) Psychosomatische Geburtshilfe und Gynäkologie 1993/94. Springer-Verlag, Berlin-Heidelberg
7. Sieh M (1995) Tod am Lebensanfang – Ärztliche Begleitung für Familien, in denen ein Kind um die Geburt herum stirbt. In: Mythos Geburt und weitere Beiträge der Jahrestagung Psychosomatische Gynäkologie und Geburtshilfe 1995. Psychosozial-Verlag, Gießen

Schwangerschafts- und Geburtsbegleitung von Paaren, die sich zum Austragen schwerstbehinderter Kinder entscheiden

P. Rott, H. Kentenich

Schlußstück
Der Tod ist groß.
Wir sind die Seinen
lachenden Munds.
Und wenn wir uns mitten im Leben meinen,
wagt er zu weinen
mitten in uns.

Mit diesem Gedicht von Rainer Maria Rilke soll die Einleitung für ein Thema geschaffen werden, das sich mit Trauer und Verlust beschäftigt, aber eine weitere Dimension eröffnet, nämlich einerseits das Wachsen und Werden eines Kindes „mitten" in sich zu erleben und andererseits, im gleichen Atemzug sozusagen, mit dem Abschiednehmen konfrontiert zu werden. Abschiednehmen von dem Wunsch, der wohl alle Eltern beseelt, und zwar der Wunsch nach einem gesunden Kind sowie die Auseinandersetzung mit der Tatsache, daß ein Leben mit dem Kind nur begrenzt und unter mehr oder weniger schwierigen Umständen möglich sein wird.

Rasante Fortschritte der Pränataldiagnostik in den letzten Jahren, vor allem im Bereich des Ultraschalls, aber auch die Verbesserung von Methoden wie Chorionzottenbiopsie und Chordozentese sowie die Tatsache, daß diese Techniken von immer mehr Diagnostikern beherrscht werden, haben zu einem enormen Anstieg der frühzeitig in der Schwangerschaft erkannten Fehlbildungen und Chromosomenveränderungen geführt. Damit stellt sich natürlich auch zunehmend die Frage nach dem weiteren Verlauf der Schwangerschaft bei schlechter Prognose des Kindes. Muß pränatale Diagnostik bei entsprechender Pathologie jedoch immer untrennbar mit dem Abbruch der Schwangerschaft verbunden sein?

Es erscheint sinnvoll, Hintergründe dieser in der Tat nicht zwangsläufigen Kausalität näher zu betrachten. Was bringt uns Mediziner beispielsweise dazu, bei der Beratung nach erfolgter Feststellung einer Anomalie oder Mißbildung den Fokus häufig auf einen Abbruch der Schwangerschaft zu legen?

Eines der meistgenannten Argumente ist, daß der Verlust eines Kindes in einer frühen Schwangerschaftswoche nicht so stark empfunden werde, da schließlich noch keine reale Mutter- bzw. Eltern-Kind-Beziehung bestand. Bedenkt man jedoch, daß sich im Laufe der Schwangerschaft eine Vielzahl von phantasierten Wünschen und Hoffnungen auf das Kind richten, die plötzlich und unerwartet aufgegeben werden müssen, bevor sie auch nur Gelegenheit hatten, Wahrheit zu werden, so wird deutlich, daß es sich hierbei eher um eine Abwehrhaltung handelt – wir schützen uns vor der schmerzlichen und schwer zu ertragenden Wahrnehmung von Leid und unserer eigenen Ohnmacht.

Untermauert wird diese Aussage auch durch Untersuchungen – beispielsweise von Wegener und Bischofberger (1994) –, die die Verarbeitung induzierter Aborte nach pränataler Diagnostik untersucht haben und belegen, wie schwer und schulderfüllt der Abbruch über lange Zeit erlebt wird.

Eine wichtige Rolle bei der Beratung spielt sicher auch unsere (unbewußte) Angst als Arzt/Ärztin, diese Paare während der vielen noch verbleibenden Wochen der Schwangerschaft und der Entbindung zu betreuen. Insbesondere, da wir als „Organmediziner" oftmals dafür nicht ausreichend ausgebildet sind. In einer Zeit, wo wir andere und uns selbst gerne immer wieder glauben machen, daß medizinisch fast nichts unmöglich sei, wird uns unsere Hilflosigkeit drastisch vor Augen geführt und mobilisiert den Wunsch nach „Ungeschehenmachen".

Die Mitteilung der kongenitalen Abnormalität führt bei den Eltern zu einem hohen Maß an Leiden. Die daraus resultierenden Gefühle (Schock, Angst und Traurigkeit) bringen eine enorme Verunsicherung mit sich, die sich auch auf das Personal überträgt und in Verbindung mit den eigenen ambivalenten Gefühlen, quasi als eine Art gemeinsame Abwehrleistung, zu einer Reihe von Fehlhandlungen beiträgt.

Überdies fehlen uns bei Geschehnissen dieser Art gesellschaftlich ritualisierte Formen von Trauer und Anteilnahme, auf die wir sozusagen intuitiv zurückgreifen könnten.

Auch bei der Literaturrecherche spiegelt sich die große Verunsicherung wider. Kaum ein Artikel ist zu diesem Thema zu finden, was um so erstaunlicher erscheint, da uns doch die Undurchführbarkeit einer routinemäßigen Schwangerschaftsbetreuung und Geburtshilfe in diesen Fällen bewußt sein dürfte und somit ein dringlicher Fortbildungsbedarf besteht.

Viele Paare werden sich nach der Mitteilung einer fetalen Behinderung für eine Schwangerschaftsbeendigung entscheiden. Findet allerdings eine entsprechende Beratung statt, so gibt es auch Eltern, die eine Fortsetzung vorziehen. In der Tat scheint der Verarbeitungsprozeß einfacher für diejenigen zu sein, die nicht abbrechen (Lilford et al. 1994).

Die Möglichkeit eines Fetozids mit nachfolgendem induziertem Abort, die inzwischen auch in Deutschland von einigen Fachleuten propagiert wird, möchte ich nicht weiter verfolgen, da sie mir zum momentanen Zeitpunkt als zu schwere Bürde für die durchführenden Ärzte erscheint.

Doch nun zum engeren Thema: Austragen der Schwangerschaft bei schwerer Fehlbildung des Kindes:

In unserer Klinik wurden im letzten Jahr 3 Paare mit schweren Chromosomenaberrationen der Feten im Verlauf der weiteren Schwangerschaft begleitet. Die Zuweisung erfolgte zu unterschiedlichen Zeitpunkten der Schwangerschaft. Ein Paar hatte sich bereits nach externer Beratung zum Austragen der Schwangerschaft entschieden, während die beiden anderen Paare durch uns beraten wurden. Es handelte sich hierbei zweimal um eine Trisomie 18 und einmal um eine Trisomie 9.

Fall	Alter	Parität	Diagnose	Diagnosestellung	Entbindung	Fetal outcome
1	32	2	Trisomie 9	AC 16. SW	35+1 SSW	Intrapartal verstorben
2	29	2	Trisomie 18	CVS 21. SSW	36+3 SSW	4h p.p. verstorben
3	32	1	Trisomie 18	AC 16. SSW	39+6 SSW	7 Tage p.p. verstorben, Eltern 6h p.p. mit Kind nach Hause

Bei der Trisomie 18 (Edwards-Syndrom) handelt es sich um ein Syndrom aus primordialem Minderwuchs, typischer Gesichtsdysmorphie (mikrozephaler Schädel mit vorgewölbter Stirn und prominentem Okziput sowie kurzen – zum Teil mongoloid gestellten – Lidspalten, Mikrogenie, nicht selten auch LKG-Spalte), schwerster psychomotorischer Entwicklungshemmung und multiplen anderen Anomalien (Beugekontrakturen der Finger, Syndaktylien, Herzfehler, Augenfehlbildungen, teilweise mit Amaurosis, Nierenanomalien u.v.m.).

Schaut man sich die Lebenserwartung dieser Kinder an, so wird deutlich, daß die Entscheidung für ein Austragen der Schwangerschaft auch gleichzeitig eine Entscheidung für einen gemeinsamen Lebensweg auf unbestimmte Zeit darstellt:

6 Monate	W > 60%	M 15%
1 Jahr	W 55%	M 10%
5 Jahre	W 15%	M †

Die Trisomie 9 ist eine, sofern Lebensfähigkeit vorliegt, im Mosaikzustand auftretende autosomale Trisomie mit distinktem Phänotyp, deren Prognose im wesentlichen von den betroffenen Organen abhängt. Diagnostische Kriterien sind unter anderem der intrauterine und postnatale Wachstumsrückstand, schwere bis profunde geistige Behinderung, Gesichtsdysmorphien, kongenitale (Sub-)Luxationen, Extremitätenfehlbildungen, Herzfehler.

Auch hier ist die Überlebensdauer des Kindes ungewiß, obgleich nicht zuletzt aufgrund der Retardierung der intrapartale Tod häufig ist.

Im folgenden soll nun anhand des 3. Falles exemplarisch eine Möglichkeit der Betreuung darstellt werden:

Frau E. (32 Jahre, mit schwarzen langen Haaren, lässig, aber sehr gepflegt gekleidet und auf den ersten Blick sympathisch) und ihr Lebenspartner, der phänotypisch und von der Kleidung her fast wie ihr Bruder wirkte, wurden in der 16. SSW zur Amniocentese an unsere Klinik überwiesen. In der Sonographie fielen bereits ein Polyhydramnion und Extremitätenfehlbildungen auf. Dieses wurde mit dem Paar besprochen und eine Amniocentese durchgeführt. Das Paar war nun sehr aufgeregt und hatte viele Fragen, die zu diesem Zeitpunkt noch nicht letztlich beantwortbar waren. Da das Ergebnis der AC jedoch erst in drei Wochen vorliegen konnte, haben wir mit Frau E. wöchentliche Termine zur Kontrolle des Polyhydramnions und der leicht erhöhten Impedanzwerte des maternalen Flows vereinbart. Gleichzeitig konnte dadurch eine enge Bindung geschaffen werden, die dem Paar eine Unterstützung während dieser Zeit sichern sollte. Auch ergab sich dadurch die Gelegenheit, die Auswirkungen einer pathologischen Zytogenetik miteinander zu besprechen und somit ein schrittweises Heranführen zu ermöglichen. Schon nach etwas mehr als zwei Wochen erreichte mich dann der Anruf unserer Zytogenetikerin, die mir mitteilte, daß es sich um eine Trisomie 18 handele. Ich rief die Eltern nun an und vereinbarte für den gleichen Nachmittag einen Gesprächstermin. Mir saßen zwei bleiche und sehr aufgeregte Menschen gegenüber, die mich erahnen ließen, daß das nun folgende Gespräch sehr vorsichtig geführt werden muß und trotz der vermeintlichen mentalen Vorbereitung ein großes Maß an Angst, aber auch Hoffnung vorhanden ist. Ich fragte die beiden, mit welchem Ergebnis sie denn rechneten, „mit einem schlechten“, war die Antwort. Ich mußte dieses bestätigen und klärte sie im folgenden über die Auswirkungen einer Trisomie 18 auf. Für alle Fälle hatte ich Bilder von entsprechenden Kindern mitgebracht und fragte, ob sie diese sehen wollten, was sie verneinten. Nun kam es zu der Frage, wie es weitergehen sollte. Es wurde die Möglichkeit eines Schwangerschaftsabbruchs gleichwertig mit der Alternative des Austragens miteinander besprochen. Viele Ängste der Eltern, wie beispielsweise die Frage, ob das Kind noch leben und eventuell auch Schmerzen haben wird, wie das Kinderzimmer eingerichtet werden muß und wie eine Betreuung organisiert werden kann, wurden dabei erörtert. Danach wurde ein weiterer Gesprächstermin für den folgenden Tag vereinbart.

Beide erschienen dazu deutlich gefaßter und sagten mir, daß sie sich entschieden hätten, dem Kind das Leben, das es haben könne, zu geben und keinen Abbruch vorzunehmen. Es solle selbst entscheiden, wie lange es leben könne. Wichtig war den Eltern jedoch die Zusicherung, daß keine massiven lebenserhaltenden Maßnahmen an ihrem Kind vorgenommen werden. Dazu wurde auch ein Kontakt mit unseren Pädiatern hergestellt. Die Vereinbarung lautete, daß alles getan werde, was dem Kind Leiden erspare, nichts jedoch, was das Leben künstlich verlängere.

Nach telefonischer Kontaktaufnahme mit dem betreuenden niedergelassenen Kollegen erfolgte die weitere Betreuung nun einerseits im Rahmen unserer Ultraschallsprechstunde, um eine Sicherheit für die Mutter zu gewährleisten und den intensiven Kontakt zum Paar aufrechtzuerhalten, und andererseits in der Praxis des Kollegen. Unsere Klinikpsychologin stand ebenfalls für mehrmalige Sitzungen zur Verfügung. Im Laufe der nächsten Wochen bemerkte man eine deutliche Stabilisierung des Paares, obwohl der Ultraschall nun auch weitere Fehlbildungen zeigte (Vitium cordis, reitende Aorta, große LKG-Spalte). Der Entschluß zum Austragen festigte sich trotz allem und gab den Eltern die Möglichkeit, das Unabwendbare aktiv zu gestalten. Die regelmäßigen Treffen im Rahmen der Ultraschallkontrolle nahmen nun fast freundschaftlichen Charakter an.

In der 39. (+ 6 SSW) kam es zum vorzeitigen Blasensprung. Frau E. und ihr Freund kamen mit einer Mischung aus freudiger und ängstlicher Erwartung in die Klinik. Die Unterbringung der beiden erfolgte in einem unserer Familienzimmer. Dort warteten sie mit leiser Musik, die sie sich mitgebracht hatten, auf den Beginn der Wehentätigkeit. Nachdem diese auch nach 12 Stunden nicht spontan eingesetzt hatte, führten wir ein Priming durch. Danach setzten recht schnell die Wehen ein. Während der ganzen Zeit wurden keine CTG-Kontrollen durchgeführt. Zweimal wünschte Frau E. die Herztöne ihres Kindes zu hören, um zu wissen, ob es noch lebt.

Die eigentliche Geburt verlief mitten in der Nacht ebenfalls im Familienzimmer. Geboren wurde ein 2080 g schwerer Junge. Auf einen NAph wurde verzichtet. Die Kinderärzte sahen das Neugeborene kurz und hielten keine Sofortmaßnahmen für erforderlich. Man sah die sonographisch schon diagnostizierte Lippen-Kiefer-Gaumen-Spalte und die Extremitätendeformitäten. Das Kind konnte jedoch bei den Eltern verbleiben, wurde vom Vater gewaschen und angezogen. Die Hebammen fotografierten es und fertigten Hand- und Fußabdrücke mit Salzteig an, um den Eltern „faßbare" Erinnerungsstücke mitgeben zu können. Der Junge lag nun mit den Eltern im Doppelbett und schien trotz einer deutlichen Zyanose ruhig und zufrieden. Die Atmung war gleichmäßig. Frau E. legte ihn an die Brust, und er begann vorsichtig und zaghaft zu saugen.

Am nächsten Morgen führten die Pädiater eine Echokardiographie durch und bestätigten einen AVSD, einen persistierenden Ductus arteriosus sowie eine dysplastische Aortenklappe bei unauffälligem Flow. Die LKG-Spalte wurde mit einer Platte versehen, und die Eltern konnten mit dem Kind nach Hause gehen. Das Kind konnte gestillt werden. Die Familie wurde täglich durch eine Hebamme betreut.

Nach einer Woche erreichte mich der Anruf der Eltern, die mir mitteilten, daß Leo in der Nacht „ruhig eingeschlafen" sei.

Abschließend sollen unsere Erfahrungen als eine Art Empfehlung zusammenfaßt werden:

Empfehlungen

- Pathologische Befunde der Pränataldiagnostik sollten nur persönlich mitgeteilt werden; ist es zwingend erforderlich, diese telefonisch zu übermitteln, so sollte dies bereits zum Zeitpunkt der Untersuchung besprochen werden.
- Die Möglichkeiten (Abbruch – vs. Austragen) sollten klar und ehrlich diskutiert werden.
- Die Paare sollten möglichst außerhalb der Routinesprechstunden einbestellt werden.
- Wichtig erscheint die kontinuierliche Betreuung durch einen erfahrenen Geburtshelfer in enger Zusammenarbeit mit Hebamme und dem niedergelassenen Arzt, ggf. Psychologen und Kinderarzt.
- Die lineare Verknüpfung von nicht überlebensfähiger Anomalie und Abbruch sollte bei Ärzten und Hebammen hinterfragt werden.
- Es sollten möglichst separate Räumlichkeiten für die Entbindung und die Betreuung danach zur Verfügung gestellt werden.
- Die Anfertigung von visuellen und haptilen Erinnerungsstücken erscheint sinnvoll.
- Ein Fortbildungs- und Trainingsprogramm für Ärzte und Pflegepersonal sollte erarbeitet werden.

Verändern sich die Bildungskonzepte der Hebammen?

Bildungskonzepte der Hebammenausbildung und Gesundheitsstrukturgesetz

J. Nieder

Der Umbau des Gesundheitswesens in Deutschland, der durch das Gesundheitsstrukturgesetz (GSG) vorgegeben ist, macht auch nicht vor der Hebammenausbildung halt und zwingt, diese neu zu überdenken. Schon jetzt haben das GSG und die berufspolitischen Aktivitäten der Hebammen zu einem veränderten Profil der Hebammentätigkeit geführt. Eine aktuelle Bestandsaufnahme zur Ausbildung zeigt außerdem, daß Ausbildungsqualität und Rahmenbedingungen an den 56 deutschen Hebammenschulen erheblich differieren [6]. Künftige Bildungskonzepte müssen demnach auch unter diesem Aspekt gesehen werden.

Die folgenden Grundsätze geben gegenwärtig den Rahmen für eine Überarbeitung der Hebammenausbildung vor:

1. Probleme der Aus- und Weiterbildung sind im GSG nicht geregelt. Sie können nur indirekt aus den Vorgaben der entsprechenden Gesetze und den darauf aufbauenden Verordnungen abgeleitet werden [3].
2. Die Frauenärzte bzw. ihre Standesorganisationen äußern sich nur zögerlich zu Fragen der Lehre und Ausbildung [4, 5]. Ganz offensichtlich überlassen sie auch die Ausbildung künftiger Hebammen eher den Hebammen selbst.
3. Der Bund Deutscher Hebammen e.V. (BDH) hat bereits ein bemerkenswertes „Bildungskonzept 1997“ für die Aus-, Fort- und Weiterbildung von Hebammen in Deutschland vorgelegt [1].
4. Künftige Bildungskonzepte müssen die Anforderungen berücksichtigen, die die Länder der Europäischen Union an die Qualifikation von Hebammen stellen.

Geht man von den Auswirkungen des GSG auf das Krankenhaus und auf die Geburtshilfe aus, so vereinbaren sich Wirtschaftlichkeit, Pflegepersonalregelung und Wettbewerb auf der einen Seite und (Hebammen-)Ausbildung auf der anderen Seite eigentlich nicht (Tab. 1). Ausbildung braucht Zeit und Geld und ist zunächst unwirtschaftlich. Eine Pauschalierung gesundheitlicher (Dienst-)Leistungen erfordert Routine mit nur wenig Freiräumen für den Lehrbetrieb. Kurze Verweildauern und ambulante Betreuungsformen reduzieren das Krankengut in den Ausbildungskliniken zusätzlich und führen zwangsläufig zu einer Verschiebung der Ausbildung in den ambulanten Bereich.

Für die Hebammenausbildung bedeutet dies, sowohl die Bedingungen als auch die Inhalte des Unterrichtes kritisch zu überprüfen (Tab. 2). Solange eine Finanzierung der

Tabelle 1. Auswirkungen des GSG auf den Krankenhausbetrieb und die Geburtshilfe

Grundsätze des GSG	Auswirkungen auf das Krankenhaus	Auswirkungen auf Geburtshilfe und Hebammentätigkeit
Beitragssatzstabilität	– Fallpauschalen – Sonderentgelte – Abteilungspflegesätze – Basispflegesätze	– Verkürzung der Verweildauer – Zunahme ambulanter Tätigkeit – Höherer Stellenwert von Wochen-, Neugeborenen-, Säuglingspflege (Nachsorge) – Gefahr der Qualitätsminderung
Kostenbewußtes, leistungsorientiertes Management (Wirtschaftlichkeitsprinzip)	– Ökonomisierung von Art und Umfang aller (Dienst-)Leistungen des KH – Pflegepersonalregelung – Qualitätssicherung	– Orientierung auf Qualitäts- und Wirtschaftlichkeitsaspekte – Zentralisierung, Regionalisierung – Wettbewerb – Aus- und Weiterbildung könnte unwirtschaftlich sein – Große Schulen sind effektiver als kleine
Verzahnung ambulanter und stationärer Leistungen	– Vor-, nachstationäre Leistungen – Öffnung des KH für die ambulante fachärztliche Versorgung – Ambulantes Operieren	– Ambulante Geburten – Vor- und Nachsorge durch Hebammen

Tabelle 2. Bildungskonzepte der Hebammenausbildung unter den Bedingungen des GSG – Ausbildungsinhalte und -bedingungen

Schülerinnen (Ausbildungsinhalte)	Schulen (Ausbildungsbedingungen)
– Keine Abstriche an der klinischen Geburtshilfe! – Klinisches Pflichtjahr („Junghebamme“) – Neue Themen: Qualitätsstandards und Maßnahmen zur Qualitätssicherung – Akzentuieren: Schwangerenvorsorge, Wochenbett-, Säuglingspflege – Externat bei freiberuflichen Hebammen – Probleme der Freiberuflichkeit	– Probleme der Trägerschaft – Finanzierung der Ausbildung – Situation der Lehrer/innen (Lehrerinnen für Hebammenwesen, Ärzte, andere Dozenten) – Entgelt für Schülerinnen

Ausbildung über die Pflegesätze erfolgt, werden Krankenkassen den Einsatz ihrer Mittel argwöhnisch begleiten und ein Mitspracherecht in Angelegenheiten der Schule geltend machen. Den Hebammenschulen, Kliniken und Lehrkräften könnte so die für die Lehre notwendige Unabhängigkeit verlorengehen. Eine divergierende Unterstellung der

Dienst- und Fachaufsicht von Hebammenschulen unter die Verantwortung von unterschiedlichen Ministerien (Gesundheits-, Sozial-, Arbeits-, Kultus-, Wissenschaftsministerium usw.) und Bezirksregierungen trägt zur Unsicherheit bei und kompliziert die Ausbildungsbedingungen zusätzlich. Unter den Vorgaben des GSG gilt allerdings in jedem Fall für die Finanzierung, daß große Einrichtungen (Schulen, Kliniken) „wirtschaftlicher" arbeiten und lehren als kleinere Schulen, womit nichts über die Qualität der Ausbildung gesagt ist.

Auch die Ausbildungsinhalte müssen einem sich ändernden Tätigkeitsprofil der Hebammen angepaßt werden (Tab. 2). Die Akzentuierung solcher Lehrinhalte wie Schwangerenvorsorge, Wochenbett- und Säuglingspflege hängt nicht nur damit zusammen, daß Hebammen „ihr Tätigkeitsfeld ausbauen" wollen [2], sondern daß es offensichtlich gesundheitspolitisch gewollt ist, den etablierten ärztlichen Vorsorgesystemen eine verstärkte ambulante medizinische Versorgung, auch durch Hebammen, an die Seite zu stellen. Als Nachteil der heutigen klinikorientierten Ausbildung gilt in diesem Zusammenhang, daß die Probleme der Freiberuflichkeit im Unterricht zu kurz kommen. Auch die Möglichkeiten der Qualitätssicherung und der Umgang mit Qualitätsindikatoren müssen bereits in der Schule vermittelt werden, damit Qualitätssicherung von Anfang an zum Bestandteil freiberuflicher Hebammentätigkeit wird.

Allerdings darf die Erweiterung der Ausbildung nicht zu Abstrichen an der klinischen Geburtshilfe führen. Aus der Sicht der ärztlichen Hebammenlehrer scheint für eine Anhebung der Ausbildung ein klinisches Pflichtjahr für Junghebammen angemessener zu sein als das vom BDH vorgeschlagene vierjährige Studium an einer Fachhochschule [1]. Jenseits schulischer Zwänge fördert es die klinische Praxis und ist für die Vermittlung erster Erfahrungen ungeheuer wertvoll.

Die Diskussion um neue Bildungskonzepte bis hin zu einer Reform der Hebammenausbildung ist eben in Gang gekommen. Unabhängig von ihrem weiteren Verlauf sollte sie zwei Grundsätze berücksichtigen:

1. Die hohe Qualität geburtshilflicher Leistungen in Deutschland muß gehalten, wenn nicht verbessert werden.
2. Hebammen und Frauenärzte sind zwei eigenständige Berufsgruppen, die sich in ihrer täglichen Arbeit gegenseitig ergänzen.

Nicht mehr, aber auch nicht weniger als diese Vorgaben müssen sich in künftigen Bildungskonzepten für Hebammen wiederfinden. Sie bieten Raum genug für ein stärkeres Engagement der Frauenärzte in der Hebammenausbildung.

Literatur

1. Bildungskonzept 1997 für die Aus-, Fort- und Weiterbildung der Hebammen in Deutschland. Bund Deutscher Hebammen e.V. (Hrsg) Karlsruhe 1997
2. Hebammen wollen ihre Tätigkeit ausbauen. Gesundheitspolitischer Beitrag (1998) und Leserbriefe. Dt Ärztebl 95: B-651, 1204, 1634
3. Jeschke HA, Hailer B (1994) Das Gesundheitsstrukturgesetz 1993: Auswirkungen auf den Krankenhausbetrieb. Aesopus-Verl., Basel 1994
4. Riegl GF (1998) Anpassung des Klinikmanagements in der Geburtshilfe und Gynäkologie an die gesundheitspolitischen Entwicklungen. Gynäkologe 31: 629–633

5. Wenderlein M (1996) Gesundheitsstrukturgesetz tangiert die Hochschulmedizin. Dt Ärztebl 93: A-2077–2079
6. Zoege M (1998) Hebammenausbildung. Dtsch Heb Zschr 50: 54–64

Hausgeburtshilfe und ihre Auswirkungen auf die Hebammenausbildung

A. Wiemer

Das Thema Hausgeburten wird in der Ausbildung eher gemieden und als gefährlich und dumm deklariert, und Hebammen setzen sich oft erst im späteren Berufsleben damit auseinander. Es gibt nur wenige Hebammenschulen in Deutschland, die dem Thema außerklinische Geburten offen gegenüberstehen. Wenn auch kein Verständnis, so doch Toleranz für außerklinische Geburten tut Not. In meinen Augen hat jeder Geburtsort, egal ob zu Hause, im Geburtshaus, in der Arzt- oder Hebammenpraxis, in der Belegklinik oder in einer Uni, sein spezifisches Risiko, und jeder dieser Orte muß über sein spezifisches Risiko entsprechend informieren und aufklären. Geburtsmedizin ist nie risikofrei, weil Leben nicht risikofrei ist.

Hebamme und Arzt sind durchaus die Helfer, aber nicht die Macher, und sollten erst eingreifen, wenn sich Gefahr anbahnt. Denn genau nichts anderes ist es, was Hebammen in der außerklinischen Geburtshilfe tun – Zeit geben und nicht manipulieren. Hausgeburtshebammen haben gerade auch deshalb den „alternativen Geburtshilfeweg" gewählt, weil sich besonders in den letzten Jahrzehnten die normale Geburt, die mit Ruhe und Geduld begleitet wird, immer mehr aus den Kreißsälen verabschiedet hatte. Hier gilt es, anzusetzen und den Hebammenschülerinnen ein anderes Verständnis von Geburt mit auf den Weg zu geben. Nicht jede Geburt entwickelt sich trotz vorhandener Risiken pathologisch und nicht jede risikofreie Schwangere erlebt eine komplikationsfreie Geburt. Neben der vielen Pathologie, die Ärzte den Schülerinnen beibringen müssen, sollten sie bedenken, daß die Aufgabe der Hebamme vor allem die Betreuung der normalen Geburt ist, egal an welchem Geburtsort. Wenn diese Betreuung der normalen Geburt auch im Kreißsaal wieder ohne Druck möglich wird und sich Ärzte nicht so stark in die *normale* Geburt einmischen, dann wird sich zwischen Hausgeburt und Klinikgeburt vielleicht etwas Entspannung einstellen.

1. Aspekt

Das *rechtzeitige Erkennen von Notsituationen* und wie sie darauf reagieren muß, lernt die Hebamme in den Kliniken und Hebammenschulen. Wenn hier ein gutes geburtshilfliches Management gelebt und gelehrt wird, lernt die Hebamme Wichtiges für ihre berufliche Zukunft.

Die Ärzte verlassen sich doch täglich darauf, daß die Hebammen in ihren Kreißsälen so gut ausgebildet sind, daß sie den Arzt rechtzeitig bei pathologischen Geburtsentwicklungen hinzurufen können. Genau das tun die Hebammen in der außerklinischen

Geburtshilfe auch. Sie erkennen möglichst so frühzeitig wie möglich auftretende Komplikationen, um dann entweder einen Arzt zu rufen oder die Frau rechtzeitig in eine Klinik zu verlegen.

2. Aspekt

Eine „Risikofrau" muß nicht zwangsläufig in die Klinik verlegt werden und kann trotz bestehender Risiken außerklinisch entbinden. Es gibt aber auch Schwangere ohne Risiken, und diese erleben trotzdem eine Verlegung in die Klinik und dort evtl. eine operative Geburtsbeendigung. *Das sorgfältige Auswählen und der verantwortungsbewußte Umgang bei dieser Art von Geburtshilfe* sollte der Hebammenschülerin vermittelt werden. Nicht jede Frau mit jedem Risiko kann zu Hause gebären, damit nicht unnötig schlechte Ergebnisse in Form höherer kindlicher und mütterlicher Morbidität oder Mortalität entstehen. Moderne außerklinische Geburtshilfe heißt Risikovermeidung durch: gründliche Vorgespräche, gute Auswahl nach Anamnese, Herztonkontrollen mit CTG, Dopton und Sonicaid, rechtzeitiges Erkennen von Pathologie und damit verbunden rechtzeitiges Verlegen in die nächste Klinik usw. Hier hat sich in den letzten Jahrzehnten ein modernes Management entwickelt. Traditionelle Geburtshilfe heißt nicht entbinden wie im Mittelalter. Die Ärzte sollten die moderne außerklinische Geburtshilfe kennen, um sie an ihre Hebammenschülerinnen weitergeben zu können. Ein großes Versäumnis ist, wenn Hebammenlehrer (Ärzte) nicht über die moderne Hausgeburtshilfe unterrichten, denn dann kann es passieren, daß eine junge Hebamme in eine gefährliche Situation gerät und es zu einer unnötigen Gefährdung von Mutter und Kind kommt.

3. Aspekt

Unbestritten ist, daß es sehr seltene Komplikationen gibt, wo jede Minute zählt. Hier ist unser Anliegen, daß die Hebamme, die Hausgeburten betreut, über entsprechende *Berufserfahrung* oder eine ausreichende Ausbildung zur Begleitung dieser Geburten verfügt und über diese seltenen Risiken in der außerklinischen Geburtshilfe aufklärt, damit sich die Frau bei ihrer Entscheidung aller Eventualitäten bewußt ist. Die Anzahl der Examensgeburten ist jedoch viel zu gering, um der jungen Hebamme ein Gefühl der Sicherheit oder gar Erfahrung bei Geburten zu vermitteln.

Außerdem beobachtet der BDH zur Zeit, daß nicht jede frisch examinierte Hebamme eine Anstellung in der Klinik findet – wegen Budgetierung, Streichung von Personal und der vermehrten Schließung von kleineren, insbesondere Belegkliniken. Und so beginnen einige gleich nach der Ausbildung neben Vorsorge, Kursen und Wochenbettbetreuung ziemlich unerfahren auch mit außerklinischen Geburten.

4. Aspekt

Auch Hebammen können Fehler machen, und die Berufsverbände versuchen mit regelmäßigen Fortbildungen zum Thema außerklinische Geburt, eine Verbesserung der *existierenden Standards* in diesem Bereich zu erreichen. Doch Fortbildungen dürfen kein

Ersatz für Ausbildungsthemen sein, sie sollen ergänzen oder Wissen auffüllen. Es gibt zwar nur ca. 2% außerklinischer Geburten jährlich, dies bedeutet jedoch ca. 10.000 dieser Geburten bundesweit. Darum sollte unbedingt in der Hebammenausbildung ein Wissen um diese Zahl von Geburten vermittelt werden, das Externat bei einer Hausgeburtshebamme oder in einem Geburtshaus sollte zur Pflicht werden und die von den Hebammenverbänden festgelegten Standards, wie z.B. die Leitlinien für Geburtshäuser und Hausgeburten, Aufklärungsbögen für Hausgeburten sowie die Teilnahme an Qualitätssicherungsmaßnahmen, sollten in ihrem Unterricht weitergegeben werden. Wenn den Hebammenschülerinnen beigebracht wird, eine sinnvolle Auswahl der Frauen zu treffen, für die Hausgeburten geeignet sind, dann wird es eine zwar prozentual geringe, jedoch qualitativ gute außerklinische Geburtshilfe in Deutschland geben, die Mutter und Kind nicht zwangsläufig in Gefahr bringt.

Dann müßten wir uns nicht fragen, welche Auswirkungen die Hausgeburten auf die Ausbildung haben, sondern können dann vielleicht sagen, die Hebammenausbildung hat gute Auswirkungen auf außerklinische Geburten – wie die Qualität außerklinischer Geburten in Zukunft sein wird, hier liegt eine große Verantwortung bei den Hebammenlehrern und -lehrerinnen.

Hebammenausbildung in der Zukunft

F. Barre

1. Hebammenausbildung in Deutschland

Die Hebammenausbildung in Deutschland befindet sich im Spannungsfeld zwischen dem Kostendruck in den Kliniken einerseits und den neuen Anforderungen in einem sich wandelnden Gesundheitssystem andererseits.

In Deutschland gibt es zur Zeit 56 Schulen mit ca. 2000 Ausbildungsplätzen. Die Schulen sind Krankenhäusern angeschlossen und werden im wesentlichen aus dem Pflegesatz finanziert. Unter dem allgemeinen Kostendruck in den Kliniken sind an mehreren Schulen Ausbildungsplätze gefährdet, weil die Schulträger hierin eine Möglichkeit der Kosteneinsparung sehen.

Andererseits besteht ein unverminderter Bedarf an Hebammenhilfe sowohl in den Kliniken als auch in der freien Praxis. In den Kliniken arbeiten Hebammen nicht mehr ausschließlich im Kreißsaal, sondern auch auf präpartalen Stationen, Wochen- und Neugeborenenstationen. In der Gesundheitsvorsorge nehmen Hebammen eine Schlüsselposition ein, weil sie die jungen Familien von Beginn der Schwangerschaft an bis zum Ende der Stillzeit beraten und begleiten. Insbesondere die Stärkung des ambulanten Versorgungsbereichs und die frühzeitige Entlassung der Frauen aus den Entbindungskliniken ist nur durch eine Sicherstellung von qualifizierter Hebammenhilfe möglich.

Die Hebammenausbildung dauert derzeit drei Jahre. Eine Verlängerung auf vier Jahre erscheint angesichts der Anforderungen, die heute an eine Hebamme gestellt werden, dringend geboten.

Vierjährige Ausbildungen finden in Deutschland an der Fachhochschule statt.

Ausbildungskosten sind der Sache nach keine Krankheitskosten. Durch die Finanzierung der Ausbildung über den Pflegesatz werden die Kosten im Gesundheitswesen verfälscht. Die Sonderstellung, die die Schulen im Gesundheitswesen einnehmen, sollte überdacht werden.

2. Notwendige Veränderungen in der Ausbildungsstruktur

Die Hebammenausbildung findet überwiegend in Zwergschulen mit durchschnittlich 2,5 Planstellen für Lehrerinnen für Hebammenwesen statt, die außer für die theoretische und praktische Ausbildung auch für die Organisation und Verwaltung der Schule zuständig sind. Ein erheblicher Teil des Fachunterrichts wird von Honorarkräften, zum Teil ohne pädagogische Qualifikation, geleistet. Um den heutigen Anforderungen an eine qualifizierte Berufsausbildung gerecht zu werden, sollten die Lehrkräfte selbst ein Studium absolviert haben. Innerhalb des Ausbildungsteams ist eine Spezialisierung der Lehrkräfte erforderlich. Verwaltungsarbeiten sollten von dafür ausgebildeten Fachkräften erledigt werden. Langfristig sollte sich die Zahl der Ausbildungsstätten verringern zugunsten größerer, personell angemessen ausgestatteter Einrichtungen. Die Integration von kleinen Hebammenschulen in Schulzentren ist jedoch keine Lösung, weil dann immer noch zu wenige Hebammen ein zu breites Gebiet unterrichten und theoretisch und praktisch auf dem neusten Stand sein müssen. Die fachliche Spezialisierung und wissenschaftliche Weiterbildung ist nur in einem genügend großen Team möglich.

3. Hebammenausbildung in Europa

In den Mitgliedstaaten der Europäischen Gemeinschaft ist für den Zugang zur Hebammenausbildung wie auch zur Ausbildung anderer Medizinalfachberufe die Hochschulzugangsberechtigung erforderlich, während die Krankenpflegeausbildung nach dem mittleren Bildungsabschluß begonnen werden kann. Allein in Deutschland genügt der Sekundarabschluß I auch für die Hebammenausbildung. Für die hier ausgebildeten Hebammen ergibt sich daraus eine Benachteiligung, da sie, unabhängig von ihrer individuellen Vorbildung, zunächst zwei Jahre in Deutschland arbeiten müssen, ehe sie sich in einem EG-Land bewerben können. Die Änderung dieser Zugangsbestimmung wurde im dritten Bericht des Beratenden Ausschusses für die Ausbildung der Hebammen in der EG (Dok. III/F/5269/4/88) angemahnt.

In Frankreich, England und den Niederlanden werden Hebammen bereits in einem vierjährigen Studium ausgebildet. Deutschland sollte in bezug auf die Ausbildung nicht zum Schlußlicht der Europäischen Gemeinschaft werden. Daher sollten Modellstudiengänge für die Ausbildung der Hebammen an der Fachhochschule eingerichtet werden.

4. Bildungskonzept des Bundes Deutscher Hebammen e.V.

Der Wandel im Gesundheitssystem der Bundesrepublik und in Europa macht eine inhaltliche und strukturelle Reform der Hebammenaus- und -weiterbildung erforderlich.

Der Bund Deutscher Hebammen hat in seinem Bildungskonzept 1997 die anzustrebenden Veränderungen zusammengefaßt:

1. Novellierung der Hebammenausbildungs- und -prüfungsverordnung. Die Ausbildung muß künftig sowohl auf die Arbeit in der Klinik als auch in der freien Praxis vorbereiten. Die Fächer Hebammenforschung und Fachenglisch werden neu aufgenommen.
2. Einrichtung von Studiengängen für die Lehrerinnen für Hebammenwesen an Universitäten. Die qualifizierte Ausbildung der Lehrkräfte für Medizinalfachberufe ist auch erklärtes Ziel der Kultusministerkonferenz (1995).
3. Einrichtung von Modellstudiengängen an Fachhochschulen. Der Hebammenberuf ist schon lange nicht mehr nur ein Handwerk, das, einmal solide gelernt, für einen langen beruflichen Werdegang qualifiziert. Hebammen werden künftig gefordert sein, ihr Handeln vor dem Hintergrund wissenschaftlicher Erkenntnisse zu reflektieren. Eine adäquate Ausbildung, die zugleich praxisorientiert und wissenschaftlich ausgerichtet ist, sollte – zunächst als Modellversuch – an Fachhochschulen realisiert werden.
4. Einrichtung eines Studiengangs Hebammenwissenschaft an einer Universität. Während sich die Hebammenwissenschaft im angloamerikanischen Raum seit langem etabliert hat, befindet sie sich in Deutschland noch in der Aufbauphase. Die Entwicklung der Bezugswissenschaft für das Hebammenwesen und der Hebammenforschung trägt zur Qualitätssicherung und Verbesserung im Gesundheitswesen bei.

Teil III
Gynäkologie und Onkologie

Gynäkologische Onkologie, Gen- und Immuntherapie

BRCA-1- und BRCA-2-Diagnostik für Hochrisikofamilien

M. Kiechle, E. Groß, N. Arnold

5% aller Mamma- und Ovarialkarzinomerkrankungen haben eine genetische Ursache. Die beiden Hauptgene in diesem Zusammenhang sind die Gene BRCA1 und BRCA2. Berücksichtigt man eine Brustkrebsinzidenz von 45.000 Neuerkrankungen pro Jahr, so sind schätzungsweise jährlich in Deutschland 1000 Fälle auf BRCA-1- und 800 Fälle auf BRCA-2-Mutationen zurückzuführen. Bei 8300 Ovarialkarzinomneuerkrankungen in Deutschland basieren etwa 370 Ovarialkarzinomfälle jährlich auf Mutationen im BRCA-1-Gen. In mindestens 90% aller Familien mit dem gehäuften Auftreten von Mamma- und Ovarialkarzinomen und in 40% aller Familien mit einem gehäuften Auftreten von Mammakarzinomen sind Mutationen des BRCA-1-Gens direkt für die Tumorentstehung verantwortlich. Das kumulative Risiko für BRCA-1-Gendefektträgerinnen, bis zum 80. Lebensjahr an einem Mammakarzinom zu erkranken, ist 80%. Das Risiko dieser Patientinnen, bis zum 80. Lebensjahr an einem Ovarialkarzinom zu erkranken, liegt bei 65% (Reviewed in Casey 1998).

Mittels Single-Strand-Conformation-Polymorphismus (SSCP)-Analyse von PCR-amplifizierter genomischer DNA oder DNA-Sequenzierung wurden bis heute 589 Mutationen (einschließlich Polymorphismen und unbekannte Varianten) im BRCA-1-Gen und 462 Alterationen im BRCA-2-Gen beschrieben (Breast Cancer Information Core, BIC, Dezember 1998). Diese Mutationen sind über beide Gene verteilt, wobei einzelne Exons etwas häufiger betroffen sind.

Die BRCA-1- und BRCA-2-Mutationsanalyse stellt eine besondere Herausforderung an ein molekularbiologisches Labor dar, da es sich zum einen um relativ große Gene handelt und zum anderen die Mutationen über beide Gene verteilt sind. Die direkte DNA-Sequenzierung stellt derzeit das sicherste Verfahren zur Identifizierung von BRCA-1- und BRCA-2-Mutationen dar. Jedoch sind selbst automatisierte Sequenzierungsverfahren arbeitsaufwendig und kostenintensiv. In der Analysestrategie zur Detektion von Mutationen kommen daher verschiedene Präscreeningverfahren, wie beispielsweise Single-Strand-Conformation-Polymorphismus (SSCP)-Analyse [7], Denaturierungs-Gradienten-Gelelektrophorese (DGGE) [4], Temperatur-Gradienten-Gelelektrophorese (TGGE) [5], Conformations-Sensitive-Gelelektrophorese (CSGE) [8] und spezifische Oligonukleotid-Hybridisierung (ASO) mit anschließender Sequenzierung des Bereiches der vermuteten Mutation sowie Protein-Truncation-Tests (PTT) [6], zur Anwendung. Ein Problem dieser bislang bekannten Präscreeningverfahren besteht in ihrer begrenzten Sensitivität. Mit Hilfe des PTT können ausschließlich Mutationen, die zu einer Proteintruncation führen, entdeckt werden. 10% aller Mutationen führen zu keiner Proteinverkürzung (BIC 1998), so daß diese Methode eine maximale Sensitivität von 90% erbringen kann. Es ist außerdem bekannt, daß mittels SSCP-Verfahren Punktmutationen, kleinere Deletionen und Insertionen übersehen werden können [7]. In eigenen Arbeiten erzielten wir mit der SSCP-Analyse eine Sensitivität von 78%. Andere Arbeitsgruppen erreichten mit der SSCP-Analyse Sensitivitäten in Höhe von 35% bis 80% [9, 10, 3].

Durch den Einsatz der neu entwickelten Technik, dem Denaturierungs-Hochdruck-Flüssigkeitschromatographie-Verfahren (DHPLC), ist es uns gelungen, die Analyse der Gene BRCA1 und BRCA2 wesentlich zu vereinfachen. Wir konnten erstmals zeigen, daß diese Technik ein Präscreeningverfahren mit einer 100%igen Sensitivität in der Detektion von Sequenzalterationen darstellt. Da das DHPLC-Verfahren eine schnelle und sensitive Methode zur Erkennung von Mutationen darstellt, können neben den BRCA-Genen auch andere Gene, die im Verdacht stehen, an der Entwicklung von Karzinomen beteiligt zu sein, kostengünstig und in einem zeitlich vertretbaren Rahmen analysiert werden.

Literatur

1. BIC, Breast Cancer Information Core, http://www.nhgri.nih.gov/Intramural_research/Lab_transfer/Bic/
2. Casey G (1997) The BRCA1 and BRCA2 breast cancer genes. Curr Opin Oncol 9 (1): 88–93
3. Cotton RGH (1993) Current methods of mutation detection. Mut Res 285: 125–144
4. Fodde R, Losekoot M (1994) Mutation detection by denaturing gradient gel electrophoresis (DGGE). Hum Mutat 3 (2): 83–94
5. Henco K, Harders J, Wiese U, Riesner D (1994) Temperature gradient gel electrophoresis (TGGE) for the detection of polymorphic DNA and RNA. Methods Mol Biol 31: 211–228
6. Hogervorst FB, Cornelis RS, Bout M, van Vliet M, Oosterwijk JC, Olmer R, Bakker B, Klijn JG, Vasen HF, Meijers-Heijboer H et al. (1995) Rapid detection of BRCA1 mutations by the protein truncation test. Nat Genet 10 (2): 208–212
7. Markoff A, Savov A, Vladimirov V, Bogdanova N, Kremensky I, Ganev V (1997) Optimization of single-strand conformation polymorphism analysis in the presence of polyethylene glycol. Clin Chem 43 (1): 30–33
8. Markoff A, Sormbroen H, Bogdanova N, Preisler-Adams S, Ganev V, Dworniczak B, Horst J (1998) Comparison of conformation-sensitive gel electrophoresis and single-strand conformation polymorphism analysis for detection of mutations in the BRCA-1 gene using optimized conformation analysis protocols. Europ J Hum Genet 6: 145–150
9. Ravnik-Glavac M, Glavac D, Dean M (1994) Sensitivity of single-strand conformation polymorphism and heteroduplex method for mutation detection in the cystic fibrosis gene. Hum Mol Gen 3: 801–807
10. Sarkar G, Yoon H-S, Sommer SS (1992) Screening for mutations by RNA single strand conformation polymorphism (rSSCP): comparison with DNA-SSCP. Nucl Acids Res 20: 871–878

Tumorzellnachweis im Knochenmark beim Mammakarzinom

I. J. Diel

Der Tumorzellnachweis im Knochenmark ist Teil eines neuen Forschungszweiges der Onkologie, der sich mit dem Nachweis mikroskopischer und submikroskopischer

Tumorresiduen in unterschiedlichen Körpergeweben, -flüssigkeiten und Transplantaten beschäftigt (auch unter dem Begriff „Minimal Residual Disease" bekannt). Die am häufigsten eingesetzten Labortechniken entstammen der Immunhistologie bzw. -zytologie und der Molekularbiologie. Der Nachweis minimaler Tumorresiduen dient der prognostischen Einschätzung der zugrundeliegenden Erkrankung und definiert die therapeutische Matrix neuer Therapieverfahren, wie Immunotargeting oder Gentherapie. Neben klinischen Implikationen bietet der Nachweis von Tumorresiduen einen weiteren – bisher weitgehend unterschätzten – wissenschaftlichen Ansatzpunkt: die Untersuchung früher und frühester metastatischer Abläufe im menschlichen Organismus durch Phänotypisierung einzelner Tumorzellen.

Vorsichtig sollte man mit der Bezeichnung „Mikrometastasierung" sein, die häufig in angloamerikanischen Publikationen erscheint. Mikrometastasen sind organisierte stromahaltige Zellverbände, die Anschluß an das Kapillarsystem gefunden haben. Mikrometastasen sind proliferationstüchtig und damit die therapeutischen Zieleinheiten einer klassischen zytotoxischen Therapie.

Der immunzytologische Nachweis disseminierter epithelialer Zellen im Knochenmark bei Patientinnen mit Mammakarzinom wird seit den frühen achtziger Jahren an vielen Kliniken und Institutionen durchgeführt. Das größte Patientenkollektiv entstammte der Universitäts-Frauenklinik in Heidelberg. Über tausend Patientinnen wurden nach gleichen Kriterien rekrutiert, untersucht und nachbeobachtet. Der Tumorzellnachweis korrelierte hochsignifikant mit dem Gesamtüberleben und mit der rezidivfreien Zeit und erwies sich bei einer medianen Nachbeobachtungszeit von 42 Monaten als bester Prognosefaktor noch vor dem Nodalstatus, der Tumorgröße und dem Tumorgrading. Trotzdem macht es derzeit wenig Sinn, zu den vielen Prognosefaktoren, die für das Mammakarzinom in Gebrauch sind, einen neuen hinzuzunehmen. Denn bei einer Erkrankung, bei der 95–98% aller Patientinnen adjuvant-systemisch behandelt werden, brauchen wir keinen neuen Prognosefaktor, sondern einen Prädiktor, der uns zeigt, welches Patientenkollektiv von welcher Therapie profitiert. Eine sinnvolle Einsatzmöglichkeit wäre der Ersatz des Disseminationsmarker Nodalstatus bei Patientinnen mit kleinem Mammakarzinom durch den Disseminationsmarker Tumorzellnachweis im Knochenmark, was der Biologie der Erkrankung sehr viel mehr entsprechen würde. Das könnte nicht nur zu einer Vermeidung der Komplikationen der Lymphonodektomie führen, es würde auch helfen, Kosten zu sparen.

Die Therapieüberwachung neuer Behandlungsverfahren, wie Immunotargeting, Bisphosphonat- oder Gentherapie, bietet sich ebenfalls als Einsatzmöglichkeit des Tumorzellnachweises an. Repetitive Aspirationen könnten über den Therapieerfolg (Zytoreduktion) bei minimaler Resterkrankung Auskunft geben. Allerdings liegen zu diesem Thema bis heute nur Ergebnisse aus Studien mit äußerst moderaten Patientenzahlen vor. Es erscheint auch fragwürdig, ob die Verringerung der detektierten Zellen nach einer bestimmten Zeit tätsächlich der erfolgten Immuntherapie mit zytotoxischen Antikörpern zuzuschreiben ist oder ob dies nicht dem natürlichen Verlauf der Tumorzellkontamination entspricht oder vielleicht sogar der labortechnisch bedingten Schwankungsbreite des Nachweisverfahrens. Studien zum Monitoring unter Einschluß großer Patientenkollektive sind dringend notwendig.

Bis heute sind die meisten Vorgänge beim Metastasierungsprozeß in das Skelett noch unbekannt. In-vitro-Versuche und Tiermodelle sind hilfreich, können aber nicht ohne weiteres auf den Menschen übertragen werden. Mit dem Nachweis von Tumorzellen im Knochenmark besteht die einmalige Gelegenheit, das Verhalten und die genetische Ausstattung bereits disseminierter Zellen zu erforschen. Doch nur wenige Arbeitsgruppen aus der klinisch-experimentellen Onkologie haben bisher die Bedeutung und Möglichkeiten dieses „Metastasierungsmodells" beim Menschen erkannt und zu nutzten gewußt.

Literatur

1. Diel IJ, Kaufmann M, Costa SD, Bastert G (1994) Monoclonal Antibodies to Detect Breast Cancer Cells in Bone Marrow. In: DeVita VT, Hellman S, Rosenberg SA (eds). Important Advances in Oncology 1994. Lippincott, Philadelphia, pp 143–164
2. Diel IJ, Kaufmann M, Solomayer EF et al. (1997) Prognostische Bedeutung des Tumorzellnachweises im Knochenmark im Vergleich zum Nodalstatus beim primären Mammakarzinom. Geburtsh u Frauenheilk 57: 333–341
3. Diel IJ und Bastert G (1998) Minimal Residual Disease beim Mammakarzinom. In: Zeller WJ, zur Hausen H (Hrsg) Onkologie. (Grundlagen, Diagnostik, Therapie, Entwicklungen). Ecomed-Verlag, Landsberg, (II-9: 1–11)

Intraperitoneale p53-Gentherapie des Ovarialkarzinoms in der klinischen Prüfung: Interimsanalyse eines vielversprechenden Ansatzes zur „kausalen" Therapie

I. B. Runnebaum

Zusammenfassung

Das p53-Tumorsuppressorgen ist in ca. 55% der Ovarialkarzinome (OVCA) in den Tumorzellen durch Mutation inaktiviert. *Fragestellung:* Ist der p53-Gentransfer in das OVCA klinisch möglich und sicher? *Methode:* Klinische Phase-I-Prüfung des intraperitonealen Transfers des Wildtyp-p53-Gens mittels Adenovirus in eskalierenden Dosen bei den ersten 16 Patientinnen mit OVCA-Rezidiv. *Ergebnisse:* In der Phase-I-Prüfung wurden bei einigen Patientinnen Fieber sowie eine diskrete Zunahme einer vorbestehenden Anämie beobachtet. Die Expression des intakten p53-Transgens war in den Tumorzellen durch RT-PCR nachweisbar. Zu einer Ausscheidung des Virus über Urin oder Stuhl kam es nicht. *Schlußfolgerung:* Die Gentherapie wurde gut toleriert, war sicher und stellte die Expression des normalen p53 wieder her.

Einführung

OVCA-Patientinnen ohne p53-Veränderungen im Tumor sprechen hinsichtlich des Gesamtüberlebens auf adjuvante Chemotherapie besser an. In präklinischen Studien wurde die antineoplastische Aktivität von p53-Gentransfer in Zellinien verschiedener

Tumortypen in vitro und in Tiermodellen demonstriert. Eine hohe Expression des Wildtyp-p53 führt in Tumorzellen mit p53-Mutation zum programmierten Zelltod (Apoptose). Ziel der Gentherapie-Studie war, Sicherheit, Verträglichkeit und p53-Gentransfer im klinischen Einsatz zu prüfen.

Patientinnen und Methodik

Für den Transfer des Wildtyp-p53-Gens wurde ein adenoviraler Vektor gewählt. Das Adenovirus leitete sich vom Typ 5 ab, einem als apathogen eingestuften Virustyp. Das rekombinante Virus hatte eine 3,7 kb Deletion der Gene E1a und E1b sowie eine weitere 1,8 kb Deletion im E3-Gen in der nicht essentiellen Region. Die Region des inverted terminal repeats (ITR) und andere angrenzende DNA-Abschnitte, die für die virale DNA-Synthese und Verpackung der viralen DNA in Capside erforderlich sind, blieben intakt. Damit war Platz geschaffen, das therapeutische p53-Gen einzusetzen (ACNp53). Gleichzeitig war das Virus damit replikationsinkompetent. Das Virus wurde auf 293 Zellen propagiert und unter „good manufacturing practice"-Bedingungen (GMP) hergestellt (SPRI). Es handelte sich um eine dreizentrische, klinische Prüfung der Phase I (8/1997–2/1998). Der intraperitoneale (i.p.) Transfer des Wildtyp-p53-Gens erfolgte mittels Adenovirus in eskalierenden Dosen bei 16 Patinnen mit OVCA-Rezidiv. Die wichtigsten Einschlußkriterien waren Tumornachweis i.p., gute Verteilung in der i.p. Technetium-Szintigraphie, p53-Veränderung im Tumor und ein Karnofsky-Index von ≥60%. Die wichtigsten Ausschlußkriterien waren eine floride adenovirale Infektion, eine systemische Therapie vor weniger als 28 Tagen oder eine i.p. Chemotherapie vor weniger als 3 Monaten.

Ergebnisse

Die erste Patientin in der Ulmer Frauenklinik wurde am 5. August 1997 mit dem p53-Adenovirus intraperitoneal behandelt. Die ersten 16 Patientinnen erhielten eine einmalige intraperitoneale Instillation des Virus mit Dosen von $7{,}5 \times 10^{10}$ bis $7{,}5 \times 10^{12}$ Viruspartikeln. Das mittlere Alter bei Erstdiagnose betrug 61 Jahre. Das mittlere Zeitintervall zwischen Erstdiagnose und p53-Gentherapie war 801 Tage. Die Patientinnen hatten im Mittel 3 Vorbehandlungen. 15/16 Patientinnen hatten Antikörper gegen Adenoviren im Serum vor Gentherapie. Nebenwirkungen, die im Zusammenhang mit der Gentherapie beobachtet wurden, waren Fieber Grad I (n = 1) und Grad II (n = 3) sowie Anämie Grad II (n = 1), Grad III (n = 4) und Grad IV. Alle Patientinnen mit einer höhergradigen Anämie hatten eine vorbestehende Anämie. Einmalig trat bei einer Patientin mit Lebermetastasen eine Leberenzymerhöhung (AP) auf, und die dosislimitierende Toxizität wurde erreicht. RT-PCR-positive Tumorzellen fanden sich intraperitoneal bereits bei der geringsten Dosis, wurden durchgängig jedoch erst ab der Dosis von $7{,}5 \times 10^{11}$ nachweisbar. Hinsichtlich des antitumoralen Effekts wurde in 3 Fällen ein Rückgang der Aszitesmenge, bei einer Patientin ein CA-125-Abfall um mehr als die Hälfte und bei einer weiteren Patientin ein Rückgang der Tumormassen in der Computertomographie (ausgemessen) verzeichnet. Ein Ausscheiden des Virus über Stuhl oder Urin wurde bei keiner der Patientinnen festgestellt.

Schlußfolgerung

Die intraperitoneale Gentherapie mit ACNp53 wurde intraperitoneal gut vertragen, war sicher für Patientin und Umwelt, führte zur meßbaren Transduktion von Tumorzellen und war nach Applikation einer höheren Dosis bei einigen Patientinnen mit einem Ansprechen der Erkrankung verbunden. Die Daten ermutigten, die Dosis-Level zu erhöhen und Mehrfach-Instillations- und Mehrfach-Zyklus-Behandlungen in Kombination mit einer systemischen Intravenös-Chemotherapie zu prüfen.

Danksagung

Der Autor dankt den an der klinischen Prüfung beteiligten Kollegen der Ulmer Frauenklinik Dr. T. Hawighorst, PD Dr. V. Möbus, Prof. Dr. R. Kreienberg (Ärztl. Dir.), den Kooperationspartnern am Schering-Plough Research Institute (Kenilworth, NJ; adenovirale Vektoren), Dr. R. Buller (Univ. of Iowa) und Dr. M. Peagram (UCLA).

Bedeutung von genetischen Veränderungen für die Tumorentstehung

R. K. Schmutzler

Krebs ist eine genetische Erkrankung

Bereits vor rund 85 Jahren vermutete Theodor Boveri, daß die Tumorentstehung durch Veränderungen in den Chromosomen ausgelöst wird [1]. Dreißig Jahre später konnte Oswald Avery nachweisen, daß die DNA tatsächlich die genetische Information und transformierende Eigenschaften besitzt. Umfangreiche Untersuchungen der letzten Jahre haben bestätigt, daß genetische Veränderungen der Tumorentstehung vorausgehen und die Tumorprogression mit einer weiteren Akkumulation genetischer Veränderungen einhergeht. Eingeleitet wird die Tumorentstehung oft dadurch, daß eine äußere Noxe die Erbsubstanz einer Zelle irreversibel schädigt und damit eine Mutation auslöst. Das entscheidende Ereignis ist also die Veränderung in einer Ausgangszelle, und ein herausoperierter Tumor ist letzlich eine Akkumulation von Krebszellen, welche alle aus dieser Ausgangszelle durch unkontrollierte Teilungen entstanden sind.

Molekulare Mechanismen der Tumorentstehung

In den letzten drei Jahrzehnten wurden die kritischen Angriffspunkte der äußeren Noxen in der Erbsubstanz entdeckt. Nach herrschender Meinung handelt es sich dabei um Fehlregulationen von Wachstums- und Differenzierungsgenen. Fast alle Tumoren entwickeln sich in einem komplexen Mehrschritt-Prozeß, der zu einer Akkumulation genetischer Veränderungen führt. Dieser genetische Mehrschritt-Prozeß konnte für das Kolonkarzinom durch eine Sequenz spezifischer Genveränderungen exemplarisch und genau definiert werden [5]. Für die Tumorentstehung ist weniger die Abfolge der genetischen Ereignisse als vielmehr der kumulative Effekt aller Veränderungen ausschlaggebend. Weitere Untersuchungen deuten jedoch darauf hin, daß spezifische Initialveränderungen Einfluß auf die Prognose eines individuellen Tumors haben könnten.

Tumorassoziierte Gene

Wesentliche Bedeutung in der Tumorgenese kommt den Onkogenen und Tumorsuppressorgenen zu [2, 3, 6]. Zunächst wurden in den siebziger Jahren die Onkogene als zelluläre Gegenstücke der retroviralen Onkogene entdeckt. Werden solche Gene durch eine Mutation aktiviert, so fördern sie eine unkontrollierte Vermehrung der Zelle. Ihre normalen Vorläufer sind die Proto-Onkogene, die so hochkonserviert in unserem Genom vorkommen, daß ihnen eine wichtige Rolle im normalen Zellstoffwechsel zukommen muß. Onkogene können durch verschiedene molekulare Mechanismen aktiviert werden wie Punktmutationen, Translokationen und Amplifikationen (Übersicht: [8]).

Erst ein Jahrzehnt später gelang die Entdeckung der Tumorsuppressorgene. Wichtige Hinweise gaben Untersuchungen an Hybridzellen, welche aus normalen und Tumorzellen fusioniert wurden. Die Hybridzellen zeigten überraschenderweise ein normales Wachstumsverhalten. Man nannte dies das Fusionsparadoxon – normales Wachstum dominiert also über malignem Wachstum. Dies war ein wichtiger Hinweis auf die Existenz rezessiver Onkogene, auch Antionkogene oder Tumorsuppressorgene genannt [10]. Während also die Onkogene dominant wirksam sind und die Mutation in einem Allel zur Tumorgenese ausreichend ist, sind die Tumorsuppressorgene auf zellulärer Ebene rezessiv wirksam, das heißt, beide Allele müssen ausgeschaltet werden. Diese Auschaltung erfolgt nach dem von Knudson 1971 am Beispiel des Retinoblastoms postulierten Zwei-Schritt-Modell [7]. Ein wesentlicher Unterschied in der sporadischen und hereditären Tumorgenese ist, daß im sporadischen Tumor beide Alterationen im Zielgewebe selbst stattfinden, während bei den hereditären Tumoren eine Mutation bereits in allen Körperzellen vorliegt, und es somit lediglich einer weiteren somatischen Mutation bedarf. Dies erklärt das gehäufte und frühe Auftreten in betroffenen Familien.

In neuerer Zeit wurde eine weitere Kategorie von Tumorgenen als Unterklasse der Tumorsuppressorgene definiert, die Mutatorgene. Diese führen zu einer allgemeinen genetischen Instabilität und können dadurch die Tumorentstehung auslösen. Ein klassisches Beispiel sind die Gene für das hereditäre nichtpolypöse Kolonkarzinom. Neuere funktionelle Untersuchungen deuten darauf hin, daß auch die Brustkrebsgene BRCA1 und BRCA2 (siehe unten) über eine Beeinträchtigung des DNA-Reparatursystems zu einer erhöhten Vulnerabilität des Genoms führen.

Bedeutung für die Klinik

a) Insbesondere Untersuchungen an familiären Tumorsyndromen deuten darauf hin, daß die Tumorsuppressorgene bei der Initiation der Tumorentwicklung die wichtigste Rolle spielen. Alle in der Gynäkologie relevanten Tumorsyndrome sind durch vererbbare Mutationen in solchen Tumorsuppressorgenen bedingt [4]. Beispielhaft erwähnt sei hier das familiäre Mamma- und Ovarialkarzinom, welches ca. 10% aller Mamma- und Ovarialkarzinome ausmacht und in ca. 50% auf Mutationen in den Genen BRCA1 und BRCA2 zurückzuführen ist. Mit der Entdeckung dieser prädisponierenden Gene ist eine prädiktive Gendiagnostik sowie eine frühzeitige klinische Intervention in den betroffenen Familien möglich geworden. Die weitreichenden Folgen der prädiktiven Gendiagnostik für das psychische und physische Wohlbefinden bedürfen allerdings einer umfassenden und interdisziplinären Beratung und Betreung der ratsuchenden Frauen [3].
b) Die Definition des genetischen Mehrschritt-Prozesses entsprechend dem Modell der Kolon-Karzinogenese steht für die gynäkologischen Tumoren noch aus. Unklar ist weiterhin, ob sich für die verschiedenen Tumorentitäten genetische Subtypen definieren lassen, deren spezifische Genalterationen von prognostischer und prädiktiver

Bedeutung sein könnten. Gegenwärtige wissenschaftliche Untersuchungen bemühen sich um die Klärung dieser klinisch bedeutenden Fragen, mit dem Ziel der Etablierung neuer und exakterer Prognosefaktoren. Diese könnten zukünftig eine gezieltere und individualisierte Therapiestrategie ermöglichen.

Literatur

1. Boveri T (1914) Zur Frage der Entstehung maligner Tumoren. Gustav Fischer Verlag, Jena,
2. Bishop JM (1985) Proto-Oncogenes: Clues to the puzzle of purpose. Nature 316: 483
3. Cavenee WK et al. (1986) Prediction of familial predisposition to retinoblastom. The New England Journal of Medicine 314: 1201
4. Fearon ER (1997) Human cancer syndromes: clues to origin and nature of cancer. Science 278: 1043
5. Fearon ER, Vogelstein B (1990) A genetic model for colorectal tumorigenesis. Cell 61: 759
6. Friend SH et al. (1986) A human DNA segment with properties of the gene that predisposes to retinoblastoma and osteosarcoma. Nature 323: 643
7. Knudson AJ (1971) Mutation and cancer: statistical study of retinoblastoma. Proc Natl Acad Sci USA 68: 820
8. Land H et al. (1983) Cellular oncogenes and multistep carcinogenesis. Science 222, 771
9. Ponder B (1997) Genetic testing for cancer risk. Science 278: 1050
10. Stanbridge EJ et al. (1982) Human cell hybrids: analysis of transformation and tumorigenicity. Science 215: 252

Moderne Diagnostik von genetischen Veränderungen und deren zellulären Produkten

D. Niederacher

In der Onkologie hat das von Fearon und Vogelstein [3] für das Kolorektalkarzinom entwickelte Modell der Mehrschrittkarzinogenese zum heutigen Verständnis über Entstehung und Entwicklung von Tumoren wesentlich beigetragen. Die Entwicklung einer normalen Epithelzelle über benigne Zwischenformen (kolorektale Adenome) bis zum metastasierenden Karzinom wird danach ausgelöst und vorangetrieben durch eine Anhäufung von genetischen Veränderungen und deren phänotypischen Auswirkungen. Entsprechend der molekularen Grundstruktur des Genoms einer eukaryontischen Zelle geht das Spektrum möglicher Veränderungen des genetischen Materials von Veränderungen in Zahl und Struktur der Chromosomen bis hin zu einem einzelnen Basenaustausch in der DNA-Sequenz eines für die Tumorgenese bedeutenden Gens. Die moderne Diagnostik genetischer Veränderungen wird durch neueste Techniken ergänzt, die zum Nachweis von genetischen Veränderungen auf der Ebene der Chromosomen, der Gene (DNA), der Gentranskripte (RNA) und der Genprodukte (Proteine) geeignet sind. Aufgrund der Komplexität der Tumorentwicklung lassen sich Aussagen über die klinische Relevanz bekannter Genveränderungen, insbesondere für Prognose und Therapie der jeweiligen Krebserkrankung, gegenwärtig nur in wenigen Fällen beschreiben. Dennoch erschließt sich durch den Einsatz moderner molekulargenetischer Analysetechniken die Möglichkeit, spezifische genetische Veränderungen den histopathologisch charakterisierten Tumoren klinisch definierter Patientengruppen zuzuordnen [1]. Des weiteren ermöglicht die genetische Analyse die Identifizierung genetischer Veränderungen, die phänotypisch (noch) nicht ausgeprägt sind. Dies ist insbesondere für familiäre Krebserkrankungen von Bedeutung, bei denen der Nachweis eines prädisponierenden Gendefekts eine prädiktive Abschätzung des Erkrankungsrisikos ermöglichen kann.

Beispielhaft ist hier die Genanalyse der beiden prädisponierenden Gene BRCA1 und BRCA2 in Familien mit gehäuften frühzeitigen Erkrankungen an Mamma- und Ovarialkarzinomen, die heute bereits als genetische Routinediagnostik einen festen Bestandteil des Beratungs- und Betreuungskonzepts für Ratsuchende aus diesen Risikofamilien darstellt [2].

Techniken zur Mutationsanalyse

Die Mutationsanalyse großer Gene, wie z.B. BRCA1 und BRCA2, bei denen keine präferentiellen Mutationsbereiche bekannt sind, stellt besondere Herausforderungen an ein diagnostisches Labor. Die vollständige DNA-Sequenzierung wird von allen bekannten Analysemethoden als die sicherste Technik mit der höchsten Sensitivität angesehen, ist aber auch technisch anspruchsvoll, kostenintensiv und zeitaufwendig. Um diese Faktoren zu reduzieren, sind in der Strategie der Mutationsanalyse verschiedene Präscreeningverfahren wie beispielsweise „Single-Strand-Conformation-Polymorphismus“ (SSCP)-Analyse, „Protein-Truncation-Test“ (PTT), „Enzymatic-Mutation-Detection“ (EMD), Denaturierungs-Hochdruck-Flüssigkeitschromatographie (DHPLC) sowie allelspezifische Oligonukleotid-Hybridisierung, Denaturierungs-Gradienten-Gelelektrophorese (DGGE), Temperatur-Gradienten-Gelelektrophorese (TGGE) und „Conformations-Sensitive“-Gelelektrophorese (CSGE) eingesetzt worden.

„Single-Strand-Conformation-Polymorphismus“ (SSCP) [6]: Die SSCP-Analyse beruht auf sequenzabhängigen Konformationsunterschieden von DNA-Einzelsträngen, die sich auf die Wanderungsgeschwindigkeit der DNA-Einzelstränge in nicht-denaturierenden Elektrophoresesystemen auswirken. Bei Vorliegen eines Sequenzpolymorphismus sind zusätzliche Banden durch die mutierten Einzelstränge mit abweichender Konformation zu erwarten. Eine Schwierigkeit der SSCP ist die Vorhersagbarkeit, ob unbekannte Sequenzunterschiede in nur einer Base (Punktmutationen) zu nennenswerten Konformationsveränderungen führen, die in der Elektrophorese sichtbar werden. In der diagnostischen Mutationsanalyse stellt sich daher die Frage nach der Sensitivität der SSCP, die je nach Labor zwischen 60 und 80–90% angegeben werden kann.

„Protein-truncation-Test“ (PTT) [5]: Grundlage für den PTT ist ein In-vitro-Transkriptions- und Translationssystem, d.h. eine Proteinsynthese im Reagenzglas. Ein codierender DNA-Abschnitt des zu analysierenden Gens wird mittels Polymerase-Kettenreaktion (PCR) und modifizierten Primern amplifiziert, so daß als PCR-Produkt ein artifizielles Mini-Gen entsteht. Durch Zugabe eines Retikulozytenlysats erfolgt die Synthese der durch diesen Sequenzabschnitt codierten Aminosäuresequenz bekannter Länge. „Nonsense“- und „Frameshift“-Mutationen führen zu einem frühzeitigen Stop der Proteinsynthese und lassen sich an dem Auftreten trunkierter Proteinfragmente erkennen. Nicht detektierbar sind „Missense“-Mutationen, die zu einer Veränderung, nicht aber zu einer Verkürzung der Aminosäuresequenz führen.

Enzymatic Mutation Detection (EMD) [7]: Nach PCR-Amplifikation relevanter DNA-Sequenzabschnitte, Denaturierung der PCR-Produkte und langsamem Abkühlen renaturieren vollständig komplementäre Einzelstränge wieder zu einem Doppelstrangfragment (Homoduplices). Kurze nicht komplementäre Sequenzabschnitte durch vorhandene heterozygote Mutationen (Punktmutationen, Insertionen/Deletionen) führen zu einer Fehlpaarung („mismatch") innerhalb des Doppelstranges (Heteroduplices). Heteroduplices lassen sich an den fehl- bzw. ungepaarten Stellen des Doppelstranges spezifisch durch enzymatischen Verdau mittels T4 EndonucleaseVII in zwei Fragmente spalten. Nach Auftrennung der enzymatischen Spaltprodukte und deren Größenbestimmung läßt sich die Lokalisation der Mutation feststellen, die dann gezielt durch Sequenzierung überprüft werden kann. Die EMD-Methode zeigt derzeit mit entsprechender Sensitivität alle Voraussetzungen für eine ideale Vorscreeningmethode.

Denaturierungs-Hochdruck-Flüssigkeitschromatographie-Verfahren (DHPLC) [4]: Die DHPLC ist ein neu entwickeltes Verfahren zum Nachweis von Heteroduplex-DNA. Bei dieser Technik wird zur Trennung der Homo- und Heteroduplices anstatt der üblichen Gelelektrophorese eine modifizierte HPLC eingesetzt. Der Schlüssel des Verfahrens liegt in der Etablierung und Gewährleistung der optimalen, für jedes doppelsträngige DNA-Fragment spezifischen Trennbedingungen, um verschiedene Retentionszeiten für Homo- bzw. Heteroduplices zu erreichen. Neben der hohen Sensitivität besitzt die DHPLC den Vorteil sehr kurzer Analysezeiten (ca. 15 Minuten pro Probe), die einen hohen Probendurchsatz ermöglichen.

Genomische DNA-Sequenzierung: Während bei allen derzeitigen Vorscreeningmethoden Abstriche bezüglich der Validierung von Sensitivität und/oder Spezifität gemacht werden müssen, gilt die genomische DNA-Sequenzierung heute als der „Gold Standard" der Mutationsanalyse. Allerdings ist die vollständige Doppelstrangsequenzierung sehr zeitaufwendig, labor- und kostenintensiv. Dies gilt insbesondere für sehr große Gene mit einer uniformen Mutationsverteilung über das gesamte Gen, so daß nicht nur bestimmte „Hot Spots" überprüft, sondern die Bestimmung der gesamten Gensequenz erforderlich wird. Für die diagnostische DNA-Sequenzierung ist ein hohes Maß an Automation nötig, nicht nur um Arbeits- und Zeitaufwand zu reduzieren, manuelle Fehlermöglichkeiten auszuschließen und die Reproduzierbarkeit zu erhöhen, sondern auch um eine optimale Dokumentation des Arbeitsablaufes und des Analyseergebnisses zu gewährleisten. Mit verschiedenen Robotersystemen und DNA-Sequenzierautomaten kann der gesamte Prozeß inklusive elektronischer Datenauswertung weitgehend automatisiert werden. Dennoch ist der Probendurchsatz bei den bisherigen Sequenziersystemen limitiert und verbunden mit einer entsprechend langen Wartezeit des Patienten bzw. Ratsuchenden auf das Analyseergebnis. Große Anstrengungen werden daher gegenwärtig unternommen, Sequenzierautomaten mit einer vielfach höheren Probenkapazität zu entwickeln oder mit der Chip-Technologie einen Bio-Chip für die DNA-Sequenzierung zur Marktreife zu bringen.

Literatur

1. Beckmann MW, Niederacher D, Schnürch H-G, Gusterson BA, Bender HG (1997) Multistep carcinogenesis of breast cancer and tumour heterogeneity. J Mol Med 75: 429
2. Beckmann MW, Niederacher D, Goecke TO, Bodden-Heidrich R, Schnürch H-G, Bender HG (1997) Hochrisikofamilien mit Mamma- und Ovarialkarzinomen. Dt Ärztebl 94: A-161
3. Fearon ER, Vogelstein B (1990) A genetic model for colorectal tumorigenesis. Cell 61: 759

4. Hayward-Lester A, Chilton BS, Underhill PA, Oefner PJ, Doris PA (1996) Quantification of specific nucleic acids, regulated RNA processing and genomic polymorphisms using reversed-phase HPLC. In: F. Ferré (Hrsg) Gene Quantification, Birkhäuser-Verlag, S. 1
5. Hogervorst FB, Cornelis RS, Bout M, van Vliet M, Oosterwijk JC, Olmer R, Bakker B, Klijn JG, Vasen HF, Meijers-Heijboer H et al. (1995) Rapid detection of BRCA1 mutations by the protein truncation test. Nat Genet 10: 208
6. Markoff A, Savov A, Vladimirov V, Bogdanova N, Krenemsky I, Ganev V (1997) Optimization of single-strand conformation polymorphism analysis in the presence of polyethylene glycol. Clin Chem 43: 30
7. Del Tito BJ, Poff III HE, Novotny MA, Cartledge DM, Walker II RI, Earl CD, Bailey AL 1998) Automated fluorescent analysis procedure for enzymatic mutation detection. Clin Chem 44: 4

Zelluläre Eigenschaften als Ziele für gentherapeutische Ansätze

P. Dall

Einleitung

Zell- und molekularbiologische Methoden haben es in den letzten 25 Jahren ermöglicht, Einblicke in intra- und interzelluläre Funktionsabläufe und deren Störungen zu gewinnen. Besonders in der Onkologie kam es zu einem zunehmenden Wissen über dysregulierte Gene, sogenannte Onkogene, welche ein dysfunktionelles (Onko-)Protein produzieren und damit Zellwachstum und Proliferation in Richtung Malignität beeinflussen können. Tumorsuppressorgene (TSG) wirken regulierend auf den Zellzyklus ein, und im Falle einer vererbten Mutation des einen Allels und einer Deletion des intakten Allels durch Funktionsverlust können Malignome induziert bzw. eine Malignomentstehung begünstigt werden. Ein Beispiel hierfür ist das Li-Fraumeni-Syndrom, bei welchem es aufgrund einer Mutation des Tumorsuppressorgens p53 zu einer gehäuften Inzidenz von Mamma- und Ovarialkarzinomen kommt. Änderungen von Proteasen- oder Adhäsionsmolekül-Funktionen von Zellen spielen eine wichtige Rolle bei der Tumorzellinvasion und Metastasierung. Eine Blockierung von Proteasesystemen, z. B. des Urokinase/Plasmin-Systems oder der Matrixmetalloproteasen, führen zu einer Inhibierung von Tumorzellinvasion und Metastasierung in vitro und in vivo.

Die Gentherapie stellt durch Wiederherstellung physiologischer Funktionsabläufe einen vielversprechenden Ansatz zur Behandlung maligner Erkrankungen dar. Dabei ist es möglich, in jeden Schritt der Genaktivierungskaskade – von der DNA über die RNA zum Protein – therapeutisch einzugreifen. Der vorliegende Übersichtsartikel wird einige Beispiele für derartige Therapiestrategien nennen.

Definition

Gentherapie bezeichnet das Einbringen genetischer Information (= Nukleinsäuresequenzen) in Zellen von Lebewesen zum Zwecke der Therapie [2].

Die neu zu übertragende genetische Information wird als *Transgen* bezeichnet. Man unterscheidet die *somatische* und die *Keimbahn-Gentherapie*. Bei der somatischen

Gentherapie wird das Transgen in Körperzellen außerhalb der Keimbahn eingeschleust. Eine Vererbung auf Nachkommen ist also nicht möglich. Bei der Keimbahn-Gentherapie zur Korrektur monogenetischer Erbleiden ist die Vererbbarkeit zur definitiven Prävention der Erkrankung bei potentiellen Nachkommen möglich bzw. erwünscht. Die Keimbahn-Gentherapie ist aufgrund wissenschaftlicher, ethischer und juristischer Bedenken in Deutschland nicht anwendbar.

Bei der *Ex-vivo-Gentherapie* werden dem Patienten bestimmte Körperzellen entnommen (z. B. Lymphozyten, Fibroblasten) und gereinigt. Das Transgen wird in diese Zellen eingebracht und anschließend dem Patienten mit dem Ziel rückübertragen, eine bislang unterdrückte oder eine völlig neue Funktion auszuüben. Ein Beispiel hierfür ist der Transfer immunstimulierender Faktoren (rekombinante Immunzellen, Zytokine) [3, 5, 8]. Die *In-vivo-Gentherapie* überträgt das Therapiegen direkt in den menschlichen Organismus. Der Vorteil des *Ex-vivo-Ansatzes* besteht in der genau definierbaren Zielzellpopulation. Jedoch ist der Ansatz nicht bei allen Gentherapie-Arten durchführbar. Der Vorteil des *In-vivo-Ansatzes* besteht in der besseren Praktikabilität, der Nachteil in der relativen Unspezifität mit der größeren Nebenwirkungsgefahr.

Methodische Voraussetzungen

Eine erfolgreiche Gentherapie setzt voraus:

1. einen effizienten *Gentransfer,*
2. zelluläre *Transportsignale* (nukleär, membranär),
3. die *DNA-Integration,*
4. ein geeignetes transkriptionelles Startsignal *(Promotor),*
5. eine ausreichende *Therapiesicherheit.*

Dabei ist die Bedeutung der einzelnen oben genannten Punkte von der Art der Strategie abhängig. Für einige Therapieansätze ist eine Integration beispielsweise nicht notwendig oder gar unerwünscht.

Gentransfer

Unterschieden werden *biologische* (Viren, virusabgeleitete Systeme) und *physikalisch-biochemische* (kurzzeitige Permeabilitätssteigerung der Zellmembran für Fremd-DNA) Methoden des Gentransfers (= Transduktion).

Tumorspezifität

Es gibt auf molekularer Ebene verschiedene Angriffspunkte, die Tumorspezifität zu verbessern. Leider unterscheiden sich die Tumorzellen der meisten Tumorentitäten nur gering von ihrem korrespondierenden Normalgewebe, so daß eine hohe Spezifität bisher nicht erreicht werden konnte. Die Gentherapieforschung versucht deshalb, alle auf *Protein-, RNA- und DNA-Ebene* (Promotor!) auffindbaren Unterschiede zwischen maligner Zelle und normaler Zelle für eine Erhöhung der Spezifität zu nutzen:

Unterschiede auf Proteinebene
Bei diesem Mechanismus geht es darum, eine veränderte Antigenpräsentation oder Proteinsekretion (z. B. Proteasen) der Tumorzelle im Vergleich zur Normalzelle zu nutzen, um verschiedenste therapeutische Agenzien antikörpervermittelt zu applizieren, somit die Tumorzelldosis der Wirksubstanz zu erhöhen und die Nebenwirkungsrate entsprechend zu senken. Über (bispezifische) Antikörperhüllen können beispielsweise virale Vektoren eine Tumorselektivität erhalten. Ferner können untoxische Chemotherapeutika-Vorläufer (z. B. 5-Fluorcytosin) oder bakterielle Toxine (z. B. Pseudomonas Exotoxin A) in die Tumorzelle eingeschleust und anschließend aktiviert werden. Diese Ansätze werden unter dem Begriff „Molekulare Chemotherapie" subsummiert. Des weiteren können Liposomen mit einer tumorspezifischen „Antikörperhülle" versehen werden, um dann als Immunliposomen das liposomgekoppelte Transgen spezifisch in Tumorzellen einzuschleusen. Als Antigene eignen sich beispielsweise Urokinaserezeptor, erbB2, MUC1 bzw. bestimmte CD44v-Epitope beim Mammakarzinom, MOV18 beim Ovarialkarzinom und HPV-16/18-Peptide bzw. CD44v-Epitope beim Zervixkarzinom. Neue Methoden der Identifizierung differentiell exprimierter Antigene lassen die Anzahl in Frage kommender Targetmoleküle ständig größer werden.

Unterschiede auf RNA-DNA-Ebene
Ein weiterer Ansatzpunkt ist die Nutzung tumorzellspezifischer Promotoren (= Startsignale für die Transkription). Beispielsweise liegt bei ca. 30% der Mammakarzinome eine Genamplifikation des erbB2-Gens (= EGF-Rezeptor-Familie) vor. Das in der Tumorzelle vermehrt vorliegende erbB2 führt zu einer starken Aktivierung des erbB2-Promotors, wodurch wiederum das nachgeschaltete Gen vermehrt transkribiert wird. In der Normalzelle, welche kein oder nur sehr wenig erbB2 exprimiert, kommt es nicht zu einer signifikanten Expression des transgenen Proteins. Auf RNA-Ebene besteht die Möglichkeit, in Tumorzellen vermehrt transkribierte messenger-RNAs zu antagonisieren.

Übersicht der Gentherapiestrategien

Angriffspunkt DNA

Tumorsuppressorgene wie das p53 kontrollieren Proliferationshemmung und Apoptose (programmierter Zelltod) nach DNA-Schädigung. Ein p53-Funktionsverlust durch eine Mutation des p53-Gens (DNA) hat somit einen Verlust der zellulären Proliferationskontrolle zur Folge. Hier ist eine Wiederherstellung der Funktion erwünscht. Die p53-Gensubstitution war im Nacktmausmodell beim Ovarialkarzinom wirksam [4, 6] und wird derzeit in einer internationalen Phase-I-Studie bei Patientinnen mit fortgeschrittenem Ovarialkarzinom untersucht. Die Ergebnisse sind noch nicht publiziert.

Andere Tumorsuppressorgene wie das BRCA1/2 sind ebenfalls in proliferative und apoptotische Vorgänge eingebunden und Ziel gentherapeutischer Forschung, denn sie verursachen *familiäre* Ovarial- und Mammakarzinom-Syndrome.

Zielmolekül RNA

Gene mit malignem Potential ihrer (dysfunktionellen) Genprodukte nennt man Onkogene. Im Gegensatz zu den TSG liegt hier also ein „Überschuß" an Funktion vor, den es zu hemmen gilt. Dies ist durch eine effektive Hemmung der einzelsträngigen RNA mittels Doppelstrangbildung möglich, da RNA-Doppelstränge nicht in Protein übersetzt, sondern degradiert werden. Die Gentherapie will deshalb zu einer Produktion von (in der Basenkomplementarität) spiegelbildlichen Nukleinsäure-Einzelsträngen (= Antisense-RNA) in der Tumorzelle beitragen, welche die Fehlfunktion auslöscht. Als Beispiel ist die Hemmung des bei der Metastasierung wichtigen Urokinase-Systems (uPA, uPA-R, PAI 1/2) in Tumorzellen zu nennen [7, 9].

Zielmolekül Protein

Die Proteine sind als „Exekutive" der Zelle von besonderer Bedeutung, da sowohl ein Defizit wie auch ein Überschuß dramatische Folgen auf das Zellverhalten haben können. D. Curiel entwickelte als erster Vektoren, die nach Einschleusung in die Tumorzelle sogenannte Single-Chain-Antikörper („Mini-Antikörper") produzieren. Diese Mini-Antikörper können onkogene, überschüssig produzierte Proteine binden und zur Degradation bringen. Erste präklinische Daten an erbB2-überexprimierenden Ovarialkarzinom-Zellinien zeigten nach Transfer eines Anti-erbB2-Antikörpergens eine drastische Reduktion der erbB2-Expression, einhergehend mit einer Verbesserung der Überlebensrate und der Effektivität platinhaltiger Chemotherapien [1].

Zusammenfassung

In der Gentherapie befindet man sich am Anfang einer derzeit exponentiell expandierenden Forschungs- und Technologierichtung. 1997 waren über 2100 Patienten für gentherapeutische Studien zugelassen worden. Die permanente Verbesserung der Gentransfersysteme wird das Spektrum der therapeutischen Möglichkeiten erweitern. Diese neuen Therapieformen sind primär nicht als Alternative, sondern als sinnvolle und notwendige Ergänzung bestehender konventioneller Therapieformen zu betrachten.

Literatur

1. Barnes MN, Deshane JS, Rosenfeld M, Siegal GP, Curiel DT, Alvarez RD (1997) Gene therapy and ovarian cancer: a review. Obstet Gynecol 89: 145–155
2. Dall P, Bender HG (1996) Gentherapie-Hoffnung für Krebspatienten? Gynäkologe 29: 529–533
3. Dall P, Hekele A, Beckmann MW, Bender HG, Herrlich P, Ponta H (1997) Efficient lysis of CD44v7/8-presenting target cells by genetically engineered cytotoxic T-lymphocytes – a model for immunogene therapy of cervical cancer. Gynocol Oncol 66: 209–216
4. Dorigo O, Berek J (1997) Gene therapy for ovarian cancer: development of novel treatment strategies. Int J Gynecol Cancer 7: 1–13
5. Hekele A, Dall P, Moritz D, Wels W, Groner B, Herrlich P, Ponta H (1996) Growth retardation of tumors by adoptive transfer of cytotoxic T-lymphocytes reprogrammed by CD44v6-specific scFv:zeta-chimera. Int J Cancer 68: 232–238

6. Selivanova G, Iotsiva V, Okan I, Fritsche M, Ström M, Groner B, Grafström R, Wiman K (1997) Restoration of the growth suppression function of mutant p53 by a synthetic peptide derived from the p53 C-terminal domain. Nature Medicine 6: 632–638
7. Stein C, Cheng Y (1993) Antisense oligonucleotides as therapeutic agents – is the bullet really magical? Science 261: 1004–1012
8. Tan, Y., Xu M, Wang W, Zhang F, Li D, Xu X, Gu J, Hoffman RM (1996) IL-2 gene therapy of advanced lung cancer patients. Anticancer Res 16: 1993–1998
9. Wilhelm O, Schmitt M, Höhl S, Senekowitsch R, Graeff H (1995) Antisense inhibition of urokinase reduces spread of human ovarian cancer in mice. Clin Exp Metast 13: 296–302
10. Stein C, Cheng Y (1993) Antisense oligonucleotides as therapeutic agents – is the bullet really magical? Science 261: 1004–1012

Gesellschaftliche und ethische Aspekte der Gendiagnostik und der Gentherapie

J. Schmidtke

Knapp 25 Jahre nach der Eröffnung der Ära der molekulargenetischen Diagnostik haben Gentests den Status der Veralltäglichung erreicht. Die mit Gentests aufgeworfenen gesellschaftlichen und ethischen Probleme haben sich dadurch jedoch keineswegs vermindert. Im Gegenteil, sie sind konkreter geworden, und sie sind in Anwendungsfelder außerhalb des Kernbereichs der Medizin eingesickert. Innerhalb der Medizin sind sie längst keine Domäne der Humangenetik im engeren Sinne mehr – dies wird auch durch den Stellenwert dokumentiert, den die molekulare Medizin auf diesem Kongreß einnimmt.

Möchten Sie z. B. gerne wissen, ob Sie die genetische Disposition für die Fähigkeit haben, einen mindestens 7000 Meter hohen Berg ohne zusätzlich mitgeführten Sauerstoff zu erklimmen? Wüßten Sie gerne, ob Trainingsprogramme zur körperlichen Ertüchtigung bei Ihnen anschlagen werden oder nicht? Mehrere Studien konnten zeigen [z. B. 1], daß ein genetischer Polymorphismus im Gen für das Angiotensinogen Converting Enzyme, ACE, ein Enzym, das u. a. zur Verengung von Blutgefäßen führt und damit die Sauerstoffnutzung in den Geweben mitbestimmt, eine wesentliche Rolle bei der Disposition zur Fähigkeit zu körperlichen Hochleistungen spielt.

Eine andere Fragestellung aus dem Alltagsleben: Möchten Sie, meine sehr verehrten Herren, wissen, ob Sie der Vater Ihrer Kinder sind? Oder Sie, meine sehr verehrten Damen, wer der Vater Ihrer Kinder ist – falls Zweifel bestehen? Entsprechende Zweifel sind viel häufiger begründet, als man vielleicht denkt. Man weiß zwar nicht, wieviele Kinder nicht von den Männern abstammen, die glauben deren Väter zu sein, aber es ist bekannt, daß von den von Müttern als Vater (zumindest vor Gericht) angegebenen Männern jeder fünfte es nicht ist. Mit einer der vielen Methoden des sog. „Genetischen Fingerabdrucks" läßt sich die Fragestellung zu jeder Lebensphase eines Kindes klären, grundsätzlich auch vorgeburtlich.

Ich habe an den Anfang zwei Beispiele gestellt, die primär von Alltagsinteresse sind. Aber natürlich lassen sich mühelos Verbindungen zu medizinischen Fragestellungen herstellen. Die ACE-Varianten könnten eine wichtige Rolle bei der Disposition zu

Hochdruck und Herz-Kreislauf-Erkrankungen spielen; vorgeburtliche Vaterschaftstests können unter forensisch-medizinischen oder psychologischen Gesichtspunkten indiziert sein – z. B. wenn eine Schwangerschaft das Resultat eines Gewaltverbrechens sein könnte, aber nicht sein muß.

Den Beispielen sind aber sehr ernsthafte soziale Implikationen eigen: Wäre der „günstige“ ACE-Genotyp nicht für einen Waldarbeiter oder Möbelpacker wesentlich besser geeignet als der „ungünstige“? Wie ist mit der Versuchung umzugehen, einen solchen Test im Rahmen von Berufstauglichkeitsuntersuchungen einzusetzen? Wie geht der Profisport mit den Testmöglichkeiten um? Dürfen derartige Daten Eingang in die Risikoprüfung bei Versicherungen finden? Ist die Feststellung einer unerwünschten Vaterschaft als Begründung für einen Schwangerschaftsabbruch zu akzeptieren? Auch wenn die meisten von Ihnen – ebenso wie der Gesetzgeber oder die Deutsche Fachgesellschaft für Humangenetik – alle diese Fragen mit einem klaren Nein beantworten würden, blieben sie in der Gesellschaft gleichwohl aktiv. [2]

In der Alltagsmedizin haben Gentests längst einen unverzichtbaren Platz eingenommen. Je nach Anwendungssituation ergeben sich gleichwohl gesellschaftliche und ethische Probleme unterschiedlichen Gewichts. Ich möchte versuchen, meine Beispiele entlang eines Gradienten solcher Probleme auszurichten.

Am wenigsten problematisch erscheinen Gentests bei der Differentialdiagnose einer *bereits bestehenden Krankheit*, denn hier ist die Aufdeckung der Ätiologie oft unmittelbar bedeutungsvoll für die Wahl der Therapie. Schwieriger wird es bei Gentests an noch Gesunden mit einem Risiko für *spätmanifestierende* Krankheiten. Hier ist zu unterscheiden, ob wirksame Präventionsmöglichkeiten bestehen oder ob dies nur eingeschränkt oder gar nicht zutrifft. In der Tat ist eine sichere Prävention des Ausbruchs einer genetisch bedingten Krankheit nur selten gegeben (Beispiel: Hämochromatose), aber dann wäre es ethisch höchst bedenklich, wenn man Risikopersonen *nicht* über die Möglichkeit entsprechender Vorhersagetests informierte!

Weitaus problematischer sind prädiktive Gentests bei genetisch bedingten Tumordispositionen, weil es hier in der Regel keine sicheren präventiven Optionen gibt und viele Menschen lieber mit einem statistischen Risiko leben als mit der Gewißheit, Anlageträger zu sein (Bsp.: Mammakarzinom). Hierzu gehört auch das Zervixkarzinom, eine „exogene“ Krankheit, deren Früherkennung von gesichertem Nutzen ist und bei der Gentests eine genetische Prädisposition – ein Polymorphismus im p53-Gen [3] – und damit ein individuell erhöhtes Risiko aufdecken können. Sollte man Frauen mit erhöhtem genetischen Risiko für ein Zervixkarzinom engmaschigeren Früherkennungsmaßnahmen zuführen? Lassen sich die finanziellen Aufwendungen für Gentests wirtschaftlich rechtfertigen? Das ethische Problem ist hier vielleicht das der Ressourcenallokation.

Die größten ethischen und gesellschaftlichen Dilemmata – im Bewußtsein der Bevölkerung wie in der ärztlichen Praxis – tun sich wohl nach wie vor in der pränatalen Diagnostik auf. Ein Beispiel: der sog. pränatale Schnelltest, also der Test auf numerische Chromosomenaberrationen an unkultivierten fetalen Zellen mit Hilfe der Fluoreszenz-in-situ-Hybridisierung. Von der überwiegenden Mehrzahl der auf diesem Gebiet tätigen Ärzte und ihren Patientinnen wird dieser Test eben wegen seiner Schnelligkeit und damit zumeist raschen Beruhigung der Schwangeren begrüßt. Dabei ist fast ganz aus dem Auge verloren worden, daß er – anders als die klassische Chromosomenanalyse – a priori eine Entscheidung darüber verlangt, nach welchen Störungen spezifisch gesucht werden soll. Kann und soll eine Auswahl der Patientin überlassen werden? Ist der damit verbundene Beratungsaufwand zu gewährleisten?

Einige Bemerkungen noch zur Gentherapie, einem vieldiskutierten Thema von bislang minimaler praktischer Relevanz in der Alltagsmedizin. Unter praktischen und ethischen Gesichtspunkten sollte man die somatische Gentherapie und die Keimbahntherapie voneinander absetzen. Es dürfte mittlerweile allgemeiner Konsens darüber herrschen, daß die somatische Gentherapie – Wirksamkeit vorausgesetzt – keine speziellen ethischen Probleme aufwirft. Ganz anders die Keimbahntherapie. Hier stehen sich, auch unter ethischen Gesichtspunkten, Befürworter und Ablehner gegenüber. Meine persönliche – ablehnende – Haltung resultiert aus einer ethischen Abwägung: Jede Keimbahntherapie hat eine Präimplantationsdiagnostik zur Voraussetzung. Ich halte die Nicht-Implantation betroffener Embryonen für eher vertretbar als den unweigerlich irgendwann zum ersten Mal bei einem Menschen durchzuführenden Versuch einer Keimbahnmanipulation, dessen Auswirkungen und mögliche Nebenwirkungen u. U. erst nach Jahrzehnten sichtbar werden könnten.

Literatur

1. Montgomery HE et al. (1998) Nature 393: 221–222
2. Schmidtke J (1997) Vererbung und Ererbtes. Rowohlt
3. Storey A et al. (1998) Nature 393: 229–234

Diagnostische Hysteroskopie bei Kinderwunsch-patientinnen – Kritische Stellungnahme

M. Korell

Die Hysteroskopie zur Diagnostik intrauteriner Pathologien hat insgesamt einen hohen Stellenwert. So ist sie im Rahmen der Abklärung auffälliger sonographischer Befunde bzw. bei der Abrasio unverzichtbarer Bestandteil des operativen Vorgehens. Des weiteren kann bei intrauteriner Pathologie wie Myomen, Polypen oder Septen eine operative Korrektur erfolgen.

Da gerade beim Uterus subseptus, teilweise aber auch bei submukösen Myomen gehäuft Aborte auftreten, besitzt die Diagnostik und Therapie dieser Veränderungen eine große Bedeutung im Rahmen der Behandlung infertiler Patientinnen. Es konnte gezeigt werden, daß durch die Septumdissektion eine hohe präoperative Abortrate auf die normale Inzidenz gesenkt werden konnte (Daly D.C. et al. 1989, Hucke J. et al. 1993). Inwieweit aber bei primärer Sterilität durch den hysteroskopischen Eingriff eine Verbesserung erzielt werden kann, ist unklar (Daly D.C. et al. 1989).

Ob eine diagnostische Hysteroskopie routinemäßig bei der Laparoskopie im Rahmen der Sterilitätsabklärung durchgeführt werden sollte, ist jedoch umstritten. In einem Kollektiv von Sterilitätspatientinnen sind bei etwa einem Drittel der Hysteroskopien auffällige Befunde zu erheben (Wieser F. et al. 1998). Hier findet sich aber eine direkte Korrelation von intrauterinen Veränderungen und Aborten in der Anamnese ($p < 0{,}05$). Insbesondere kongenitale Fehlbildungen der Gebärmutter treten mit zunehmender Anzahl der Fehlgeburten signifikant häufiger auf. Dies bedeutet, daß im wesentlichen nur bei Infertilität hysteroskopisch auffällige Befunde erhoben werden können, während bei Patientinnen mit primärer Sterilität die Normalbefunde deutlich überwiegen.

Die häufigsten Veränderungen, die mit einer gehäuften Inzidenz von Aborten verknüpft werden, sind intrauterine Septen und submuköse Myome. Für beide Befunde gibt es direkte Hinweise in der präoperativen Sonographie. Beim Uterus subseptus lassen sich zwei getrennte Endometriumsreflexe nachweisen (Abb. 1), lediglich bei submukösen Myomen kann gelegentlich eine Abgrenzung zu intramuralen Myomen sonographisch schwerfallen (Abb. 2). Hier kann mit der Kernspintomographie oder auch der 3-D-Sonographie eine weitere noninvasive Abklärung erfolgen (Abb. 3). Dennoch macht ein komplett unauffälliger vaginalsonographischer Befund eine intrauterine Pathologie eher unwahrscheinlich.

Dementsprechend muß der diagnostische Wert den Risiken kritisch gegenübergestellt werden. Diese seltenen, aber möglichen Komplikationen einer Hysteroskopie betreffen einmal Blutungen, insbesondere bei Uterusperforation, und Infektionen bzw. Gas-Embolien (Grassi A. et al. 1998).

Dennoch muß auch ein geringes operatives Risiko ernst genommen werden. Bei primärer Sterilität und unauffälligem präoperativem Ultraschall sollte auf eine Hysteroskopie eher verzichtet werden. Bei Fehlgeburten in der Anamnese bzw. sonographischen Hinweisen auf eine intrauterine Pathologie kann die Hysteroskopie zur weiteren Abklärung sinnvoll eingesetzt werden.

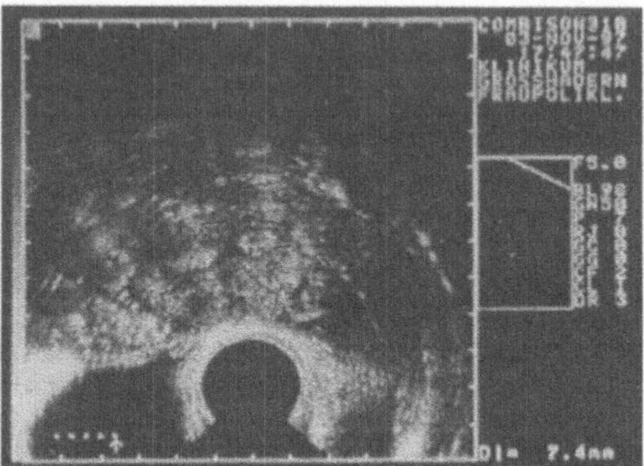

Abb. 1. Zwei Endometriumsreflexe beim Uterus subseptus

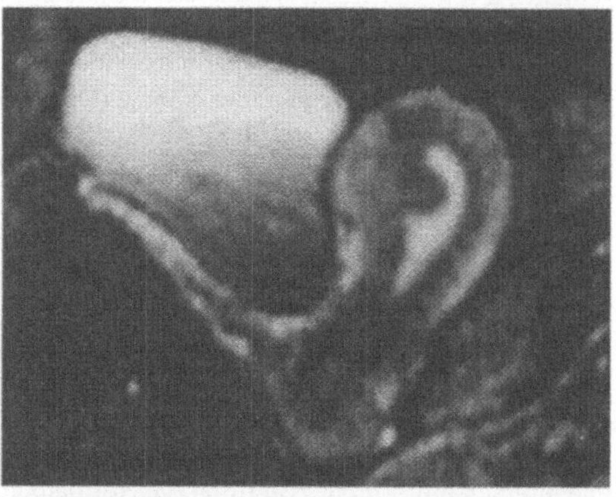

Abb. 2. Sonographischer Nachweis eines submukösen Myomknotens

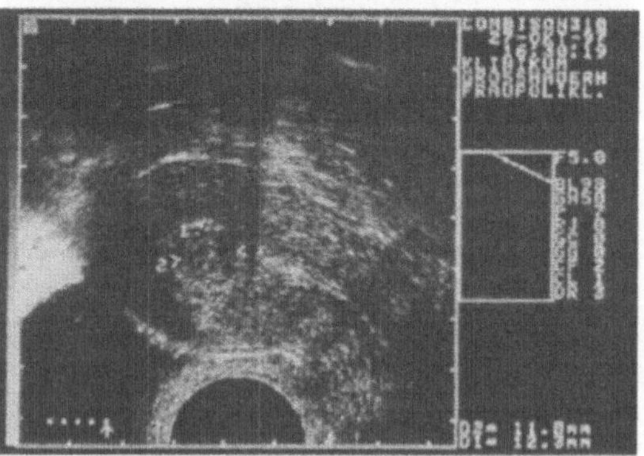

Abb. 3. Nachweis eines submukösen Myoms mit der Kernspintomographie

Operative Hysteroskopie zur Behandlung therapieresistenter Blutungen vs. nicht hysteroskopische „globale“ Techniken

A. Gallinat, W. Nugent, R. P. Lueken

Die Hauptindikation zur Endometriumablation sind rezidivierende therapieresistente Blutungen. Ein großer Teil der Hysterektomien läßt sich heute durch diese minimalinvasive Operation ersetzen.

Die Endometriumablation blieb viele Jahre in Deutschland unbeachtet, obwohl verschiedene Arbeitsgruppen immer wieder über ihre guten Erfahrungen berichteten [1].

Der Durchbruch erfolgte dann 1981 nach der Veröffentlichung von Goldrath über die Photovarisation des Endometriums mit dem Nd:YAG-Laser [2]. Diese Methode erfordert ebenso wie die in den folgenden Jahren entwickelte Resektion mit der elektrischen Schlinge Erfahrung mit der operativen Hysteroskopie. Auf der Suche nach einem einfacheren Verfahren fand dann die sogenannte Rollerball-Koagulation besonders im angloamerikanischen Sprachraum eine größere Verbreitung. Die Rollerball-Koagulation läßt sich viel einfacher und schneller durchführen. Die Komplikationsrate in Form von intra- und postoperativen Blutungen wie auch Perforationen ist im Vergleich zum Resektoskop deutlich geringer, wie auch Probleme mit dem Aufdehnungsmedium im Sinne eines „fluid overloads“.

Mit diesen drei hysteroskopischen Methoden lassen sich Ergebnisse einer kompletten Amenorrhoe bzw. therapeutischen Hypomenorrhoe von 75–95% erzielen. Größere Sammelstatistiken zeigen Erfolgsraten um 90% [3]. Die Nd:YAG-Laserkoagulation zeigt etwas bessere Ergebnisse als die Elektroresektion, gefolgt von der Rollerball-Koagulation.

Eine weitere Vereinfachung der Endometriumablation erfolgte durch die Einführung des sogenannten „Hotwater-Balloon“, der ersten Methode der „globalen“ Endometriumablation. Ein Jahr später wurde 1994 der Elektrokoagulationsballon eingeführt. Weitere Methoden der „globalen“ Endometriumablation, die heute zur Verfügung stehen, sind: die Hydroablation, das D-Device (Nd:YAG-Photodioden) und die Elektrobipolarkoagulation.

Diese „globalen“ Methoden zeigen eindeutige Vorteile: Es ist kein Aufdehnungsmedium erforderlich, und der Operateur benötigt keine Erfahrung mit der operativen Hysteroskopie. Eine präoperative Hormonvorbehandlung zur Schrumpfung des Endometriums ist in der Regel nicht mehr erforderlich. Die Komplikationsrate, die bei Einsatz des Resektoskops 10–15% betrug, nimmt drastisch ab [4].

Die Operationszeit der hysteroskopischen Methoden ist abhängig von der Größe des Cavum uteri und beträgt 25–45 Minuten. Bei den „globalen“ Techniken findet sich eine deutliche Reduktion je nach verwendeter Methode von nur einer Minute bis zu 15 Minuten.

Eigene Ergebnisse

Bis 1994 führten wir ausschließlich die Nd:YAG-Laserkoagulation und ab Dezember 1994 zusätzlich die Elektroballonkoagulation durch. Von 1987 bis 1997 wurden 433 Patientinnen mit einem Durchschnittsalter von 43 Jahren ohne Komplikationen ambulant mittels YAG-Laserphotovaporisation therapiert. Eine retrospektive Nachuntersuchung zeigte eine Amenorrhoe/Hypomenorrhoe von 81%, wobei die Eumenorrhoe bei 10% liegt.

Im Dezember 1994 führten wir die Elektroballonkoagulation (VestaBlate-System) ein. Risikopatientinnen ≥ ASA III, Adipositas und Hypertonus können mit dieser neuen Methode ebenfalls problemlos therapiert werden. Bei einigen Hochrisikopatientinnen erfolgte anfangs vorsichtshalber eine postoperative Überwachung von 12 Stunden. Bis Ende 1997 haben wir mit der Elektroballonkoagulation in einer prospektiven Erfassung 194 Patientinnen behandelt. Bei einem Durchschnittsalter von 44 Jahren ergab sich eine therapeutische Amenorrhoe/Hypomenorrhoe von 84%, die Eumenorrhoe liegt bei 6%.

Anhand unserer eigenen Ergebnisse wie auch der anderer Arbeitsgruppen glauben wir, daß die Nd:YAG-Laser- und die Elektroballonkoagulation die Methoden mit der höchsten Effektivität bei der geringsten Komplikationsrate darstellen.

Insgesamt zeichnet sich ab, daß mit den „globalen" Methoden die Endometriumablation mit sehr hoher Erfolgsrate recht einfach durchgeführt werden kann. Komplikationen durch ein Aufdehnungsmedium entfallen ganz, wie auch intra- und postoperative Blutungen (im Vergleich zum Resektoskop).

Das Indikationsspektrum wird deutlich erweitert, da auch anästhesiologische Hochrisikopatientinnen problemlos therapiert werden können.

Eine Voraussetzung der „globalen" Methoden ist der Ausschluß von intrauterinen Veränderungen. Größere submucöse Veränderungen können durch eine präoperative Sonographie ausgeschlossen werden. Die guten Resultate der „globalen" Endometriumablation lassen sich aber nur erreichen, wenn ebenfalls flache submucöse Myome, Synechien (die eine Entfaltung des Ballons behindern oder unmöglich machen), uterine Fehlbildungen und bei einigen Methoden auch langausgezogene Uterustubenhörner (zur Verhinderung eines sogenannten Postendometriumablationssyndroms) ausgeschlossen werden bzw. entsprechend therapiert werden. Ein Ausschluß dieser intracavitären Veränderungen erfordert immer eine präoperative diagnostische Hysteroskopie.

Literatur

1. Bardenheuer FH (1937) Elektrokoagulation der Uterusschleimhaut zur Behandlung klimakterischer Blutungen. Zbl Gynäkol: 209–211
2. Goldrath MH, Fuller TA, Segal S (1981) Laser photovaporization of endometrium for the treatment of menorrhagia. Am J Obstet Gynecol 140: 14–19
3. Loffer FD (1992) Endometrial ablation – where do we stand? Editorial. Gynaecol Endo 1: 175–179
4. O'Connor H, Magos A (1996) Endometrial Resection for the Treatment of Menorrhagia. N Engl J Med 335 No. 3: 151–156

Operative Hysteroskopie zur Behandlung therapieresistenter Blutungen vs. nicht hysteroskopische „globale“ Techniken – Kritische Stellungnahme

E. Dewitt

Die therapieresistente Blutungsanomalie stellt in ihrer Häufigkeit eine nicht zu unterschätzende Indikation zur Hysterektomie dar. Derzeit werden in der Bundesrepublik Deutschland ca. 150.000 Hysterektomien durchgeführt, wobei die Indikationsstellung bezüglich einer karzinomatösen Veränderung ca. 10% der Fälle einnimmt. Nicht nur der zu berücksichtigende Wunsch der Patientin nach organerhaltender Behandlungsweise einer therapieresistenten Blutungsstörung, sondern auch insbesondere die nicht zu vernachlässigende Komplikationsmöglichkeit im Rahmen einer Hysterektomie lassen die Therapie mittels eines Ballon-Thermoverfahrens diskutabel erscheinen. Die dargestellten Methoden zur Durchführung einer Endometriumablation vs. -resektion mittels Rollerball-, Resektoskop- oder YAG-Laser-Anwendung bedingen neben dem hohen apparativen Aufwand eine große operative Erfahrung des Anwenders. Unter Berücksichtigung der mit diesen Methoden verbundenen Komplikationsmöglichkeiten und der z.T. erforderlichen GnRH-Analoga-Vorbehandlung gilt es, Alternativen zur Behandlung der therapieresistenten Blutungsstörung zu diskutieren.

In der Bundesrepublik Deutschland finden derzeit überwiegend zwei Ballonsysteme der Firmen Wallsten (Cavaterm™)und Ethicon-Gynecare (ThermaChoise™) Anwendung. Bei diesem Verfahren handelt es sich um einer sichere, ausschließlich ambulant durchführbare, die Patientinnen gering belastende, mit kurzfristiger Enthebung aus ihrem alltäglichen Leben versehene, durch wissenschaftliche Studien entsprechend belegte Behandlungsmethode. Die Erfolgsquote mit Ammenorrhoe, Eumenorrhoe und normaler Blutung bei zuvor eindeutig bestehender Blutungsanomalie beträgt ca. 85%. Die Grundvoraussetzungen für die Durchführung eines Thermo-Ballonverfahrens entsprechen den operativ-hysteroskopischen Techniken.

Die Aufstellung der unterschiedlich dimensionierten direkten und indirekten monetären sowie intagiblen qualitativen Teilnutzen dieses Verfahrens lassen im Überblick bezüglich des Gesamtnutzens eine positive Bewertung zu. Somit stellt die nicht hysteroskopische globale Technik zur Behandlung therapieresistenter Blutungen in Form der Uterusballon-Methode eine z. Zt. die etablierten Verfahren ergänzende, weiter zu evaluierende Technik dar.

Laparoskopie

Stellenwert der Mikroendoskopie

H. R. Tinneberg

Das Bestreben, dem Begriff der minimal invasiven Chirurgie gerecht zu werden, hat durch Miniaturisierung im Bereich der Endoskopie zu einer neuen Dimension des Instrumentariums geführt. Entsprechend hat sich eine Fülle neuer Begriffe gebildet, die diesen Veränderungen Rechnung trägt, indem nach der Applikation z. B. zwischen Fallopposkopie und Galaktoskopie unterschieden wird. Von der Größe des Instrumentariums wird unterschieden in Mini- und Mikroendoskopie. Obwohl die Übergänge fließend und z.T. auch von den Vorgaben des Herstellers geprägt sind, könnte man zukünftig von Laparoskopie bei Optik- und Instrumentdurchmessern von >5 mm sprechen. Die Minilaparoskopie wäre bei Durchmessern von 3–5 mm angesiedelt und die Mikroendoskopie bei Durchmessern von Instrumenten und Optiken unter 3 mm. Diese Einteilung ist willkürlich und lediglich an den gegenwärtig verfügbaren Instrumenten und Optiken orientiert.

Die Mikroendoskopie ist als etablierte Methode für diagnostische Zwecke und als zukünftige Methode für therapeutische Zwecke anzusehen. Als diagnostische Methode ist sie zur Erstabklärung bei Schmerzen sowie bei Sterilität und als Second-look-Eingriff nach vorausgegangenen Eingriffen als Methode der Wahl anzusehen, obwohl sie aufgrund der zu treffenden Investitionen noch nicht allzuweit verbreitet ist. Die therapeutische Anwendung der Mikrolaparoskopie ist in Fällen von Adhäsiolyse, der Exstirpation kleiner Zysten sowie der Exzision von kleinen Endometrioseherden zu sehen. Darüber hinaus ist der tubare Embryotransfer hervorragend geeignet, als Mikromethode durchgeführt zu werden.

Diagnostisch	*Therapeutisch*
akuter und chronischer Schmerz	Adhäsiolyse
ungeklärte Sterilität	Exstirpation kleiner Zysten
Second-look-Laparoskopie	Exzision von Endometrioseherden
Kontrolle bei Endometriose	tubarer Embryotransfer

Die Miniaturisierung hat ebenfalls dazu geführt, daß endoskopische Eingriffe zunehmend ambulant und unter Lokalanästhesie in Praxen vorgenommen werden können, sogenannte OLULA (office laparoscopy under local anaesthesia). Eine dieser Formen ist die transvaginale Hydrolaparoskopie (TVHL). Sie erlaubt bei minimalem Aufwand und geringer Belastung für die Patientin die Inspektion aller Organe des kleinen Beckens sowie der Tubenmotilität und gestattet ebenfalls die Durchführung einer Chromopertubation. Während die Fossa ovarica besonders gut beurteilt werden kann, gelingt die Betrachtung des Blasendaches und der Uterusvorderwand nicht.

Bei vielen Vorteilen der Mikrolaparoskopie sollen jedoch die Grenzen dieser Methode nicht unterbewertet werden. Limitationen sind sowohl in den begrenzten optischen Möglichkeiten zu sehen als auch in der Unzulänglichkeit der Instrumente: Die Instrumente sind nicht starr genug, verbiegen sich leicht und können sehr leicht Schaden nehmen. Greifinstrumente sind unzureichend, da bei kleiner Greiffläche leicht Gewebetraumatisierungen resultieren. Auch die Gewebeentfernung ist weit schwieriger als bei der konventionellen Laparoskopie.

Zusammenfassend muß jedoch ausgeführt werden, daß die Mikrolaparoskopie als konsequente Weiterentwicklung der diagnostischen und operativen Laparoskopie betrachtet und entsprechend gefördert werden sollte.

Gibt es noch Indikationen zur Myomektomie per Laparoskopie?

J. Hucke, P. Balan, F. De Bruyne

In der Gynäkologie ersetzen laparoskopische Operationstechniken vielfach den traditionellen Zugang per Laparotomie. Auch die laparoskopische Myomenukleation ist ein inzwischen etabliertes und weit verbreitetes Verfahren. Am einfachsten durchzuführen ist sie bei singulären, mittelgroßen, subserösen oder gestielten Myomen. Hier stellt sich dann aber die Frage, ob überhaupt eine Indikation zur Myomenukleation besteht und ob nicht durch den technisch einfacheren Zugang zur Bauchhöhle die Operationsindikation überstrapaziert wird.

Probleme bei der laparoskopischen Myomenukleation sind besonders zu erwarten bei den folgenden Situationen:

Beim Antreffen multipler Myome ist die endoskopische Operationstechnik sehr mühsam und zeitaufwendig. Gerade in dieser Situation kann es große Schwierigkeiten bereiten, den Uterus nach der Myomenukleation endoskopisch wieder adäquat neu zu formieren. Außerdem besteht das Risiko, daß eventuell zusätzlich tief im Myometrium sitzende kleine Myome nicht erkannt werden, da das Austasten des Myometriums nicht wie bei der Laparotomie möglich ist. Gelegentlich kann beim endoskopischen Operieren die Blutstillung schwierig sein, was oft zu umfangreichen Koagulationen im Wundbett führt. Die schichtengerechte, den Wundgrund durchgreifende Nahtversorgung ist endoskopisch in der Regel nicht so gut möglich wie beim offenen Vorgehen bzw. ausgesprochen mühsam und zeitaufwendig ausführbar. Aus diesen bekannten Gegebenheiten ergeben sich für die laparoskopische Myomenukleation die folgenden Risiken:

1. Es ist zu befürchten, daß die Zahl der Rezidive höher liegen dürfte als bei Myomenukleation per Laparotomie, da kleine Myome eher übersehen werden.
2. Wegen der schwierigeren Erzielung von Hämostase und Nahtversorgung könnte das Risiko postoperativer Nachblutungen erhöht sein.
3. Wegen der relativ traumatisierenden chirurgischen Nahtversorgung ist zu befürchten, daß möglicherweise die postoperative Adhäsionsbildung eher höher ist als bei

der Technik der Laparotomie. Grundsätzlich ist zwar bekannt, daß bei laparoskopischen Operationstechniken weniger De-novo-Adhäsionen entstehen als bei der Laparotomie, dies ist aber auch abhängig von der eingesetzten Operationstechnik (Mikrochirurgie versus traditionelle Chirurgie) und darf nicht a priori auf sämtliche endoskopischen Operationstechniken übertragen werden.

4. Besonders beunruhigend sind die in den letzten Jahren auftauchenden Berichte über spontane Uterusrupturen in Schwangerschaften nach laparoskopischer Myomenukleation. Bisher wurden international 7 Fälle bekannt, teilweise als Publikation, teilweise als persönliche Mitteilung. Im Verhältnis zur Häufigkeit der Durchführung einer laparoskopischen Myomenukleation sind dies sehr seltene Ereignisse. Dennoch wären aber diese Rupturen bei adäquater operativer Technik wahrscheinlich vermeidbar gewesen. Auffällig ist, daß die Rupturen in der Mehrzahl spontan ohne Wehentätigkeit auftraten. Es ist anzunehmen, daß die eingetretenen Fälle Folge inadäquat chirurgischer Nahtversorgung und möglicherweise unnötig destruierender koagulativer Techniken gewesen sind. Wenn schon vermehrt Uterusrupturen spontan ohne Wehentätigkeit auftreten, so ist zu befürchten, daß nach endoskopischen Eingriffen möglicherweise auch unter Wehentätigkeit eher Uterusrupturen auftreten als nach Myomenukleation per Laparotomie. Unter dieser Überlegung stellen manche Kliniker bei Zustand nach endoskopischer Myomenukleation die Indikation zur primären Schnittentbindung häufiger als nach Myomenukleation per Laparotomie. Dies bedeutet, daß der Vorteil des endoskopischen Zugangs bei der Myomenukleation möglicherweise mit dem Nachteil einer primären Schnittentbindung verbunden ist.

Die Alternative zur laparoskopischen Myomenukleation ist die traditionelle Myomenukleation per Laparotomie. Sie kann bei mittelgroßen, zahlenmäßig begrenzten Myomen in der Technik über eine Minilaparotomie durchgeführt werden. Nach sorgfältiger schichtengerechter Präparation der Bauchdecke kann der Uterus am Myom gefaßt und vor die Bauchdecke luxiert werden. Das Myom wird in subtiler Präparationstechnik unter fortlaufendem Abschieben der Myomkapsel vom Myom mittels einer bipolaren Koagulationspinzette ausgeschält (Abb. 1). Anschließend wird das Wundbett durch tief

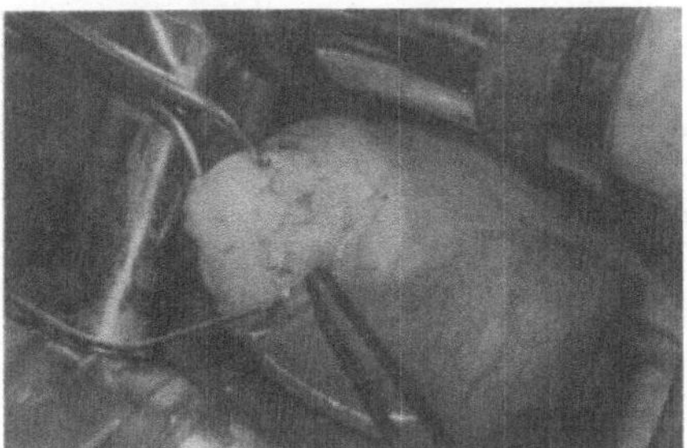

Abb. 1. Myomenukleation per Laparotomie: das Myom wird mit scharfen Klemmen angehakt und unter subtiler Blutstillung mittels konstanter Bipolarkoagulation unter strenger Beachtung der schichtengerechten Präparation aus dem Wundbett enukleiert

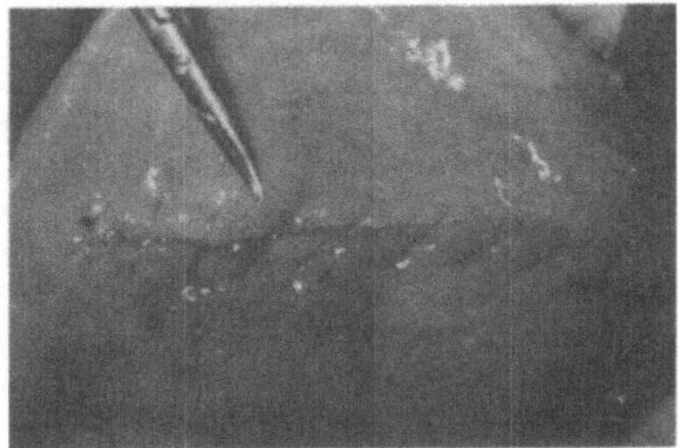

Abb. 2. Nahtversorgung des Uterus nach Myomenukleation mittels fortlaufender, invertierender Naht Vicryl 6.0 und andauernden Feuchthaltens des Wundgebietes – das Risiko postoperativer Verwachsungen ist gering

durchgreifende Nähte (Vicryl Stärke 1) und anschließende fortlaufende Serosanaht unter Invaginierung der Serosaränder (Vicryl Stärke 6.0) verschlossen (Abb. 2). Bei Anwendung dieser Operationstechnik besteht keine Begrenzung für Größe und Anzahl der zu enukleierenden Myome. Die maximale Anzahl an Myomen, die in dieser Technik bei einer von uns behandelten Patientin entfernt wurden, betrug 65. Im Anschluß daran konnte die Patientin eine Schwangerschaft erfolgreich austragen. Probleme auch bei der offenen Myomenukleation bereiten besonders Adenomyome, die sich sehr schlecht aus der Umgebung isolieren lassen, und eine diffuse Myomatosis, bei der multiple Myomkeime im Myometrium derart vorhanden sind, daß sie nicht alle entfernt werden können, so daß eine kurzfristig erfolgende Rezidivmyombildung vorauszusehen ist.

Die Vorteile der Laparoskopie gegenüber der Laparotomie werden zum Teil überbewertet. Bei Patientinnenbefragungen ist es erstaunlich, daß der von Endoskopikern postulierte Unterschied nicht in der Ausprägung besteht wie angenommen. Auch die mikrochirurgisch durchgeführte Laparotomie mit sorgfältiger schichtenweiser Präparation der Bauchdecke unter Beachtung einer subtilen Hämostase garantiert, daß die Rekonvaleszenz der Patientin postoperativ relativ kurz ist.

Dennoch gibt es sicherlich vertretbare Indikationen zur laparoskopischen Myomenukleation. Diese müssen allerdings streng ausgelegt werden und sinnvoll bedacht werden. Nach unserer Meinung sollte die laparoskopische Myomenukleation bei Patientinnen mit Kinderwunsch auf Myome begrenzt werden, die nicht dichter als 5 mm an das Cavum uteri heranreichen. Außerdem sollte die Zahl der laparoskopisch zu enukleierenden Myome nicht größer als 3 sein. Bei Patientinnen ohne Kinderwunsch ist die Indikation sicherlich großzügiger zu stellen und hier auch die Myomenkleation mit der Öffnung des Cavums endoskopisch vertretbar. Unter Einsatz dieser strengen Kriterien führen wir 70% der von uns vorgenommenen Myomenukleationen per Laparotomie aus, 20% per Hysteroskopie und 10% per Laparoskopie. Fälle von Uterusrupturen in späteren Schwangerschaften bei den von uns behandelten Patientinnen sind uns bisher nicht bekannt worden, wenn allerdings auch die Häufigkeit dieses Ereignisses derart gering ist, daß signifikante Aussagen nur bei ausgesprochen großen Patientinnengruppen getroffen werden könnten.

Literatur

1. Dubuisson J-B, Chavet X, Chapron C, Gregorakis SS, Morice P (1995) Uterine Rupture during Pregnancy after Laparoscopic Myomectomy. Hum Reprod 10: 1474
2. Friedmann W, Maier RF, Luttkus A, Schäfer APA, Dudenhausen JW (1996) Uterine Rupture after Laparoscopic Myomectomy. Acta Obstet Gynecol Scand 75: 683
3. Mecke H (1997) Laparoskopische Myomenukleation. Gynäkologe 30: 410
4. Pelosi MA (1997) Spontaneous uterine rupture at thirty-three weeks subsequent to previous superficial laparoscopic myomectomy. Am J Obstet Gynecol 177: 1547
5. Salfelder A, Lueken R-P, Gallinat A, Möller CP, Busche D, Nugent W (zur Publikation eingereicht) Endoskopische Myomoperation – Ergebnisse
6. Seehaus D, Korell M, Osterauer S, Hepp H (1997) Selbsteinschätzung der Lebensqualität nach gynäkologischen Eingriffen. Unterschiedliche Beeinträchtigung der Patientinnen nach endoskopischen vs. konventionellen Operationen. Gynäkologe 5: 439

Endoskopische Onkochirurgie

D. Raatz

1985 zunächst vereinzelt beginnend, haben wir seit 1990 systematisch die Laparoskopie bei der Behandlung von Tumorpatientinnen eingesetzt. Inzwischen existieren drei Hauptindikationen des Einsatzes der Laparoskopie bei onkologischen Patientinnen:

1. Diagnose und Staging,
2. Behandlung,
3. Überwachung des postoperativen Verlaufes.

Ovarialkarzinom

Beim Ovarialkarzinom hat die Laparoskopie in unserem Hause die Probelaparotomie ersetzt. Mit Hilfe der Laparoskopie ist es möglich, mit Video- oder Bilddokumentation, mit indirekter Palpation, Peritoneallavage und der Entnahme von Gewebe zur histologischen Untersuchung ausreichend Informationen über den Stand der Erkrankung zu bekommen.

Da weder bildgebende Verfahren noch Doppler-Untersuchungen oder Tumormarker-Bestimmungen die Dignität eines Adnextumors sichern können, muß sich jeder endoskopische Operateur, der einen Adnextumor operiert, darüber im klaren sein, daß dieser Tumor ein maligner Prozeß sein kann, und er muß sich entsprechend verhalten.

Die sorgfältige Entnahme im unversehrten Bergebeutel und die Einhaltung operativer Sicherheiten kann eine Streuung von Tumorgewebe verhindern. Die zügige Aufarbeitung des entnommenen Materials und die weitere zügige operative Konsequenz verhindern eine Verschlechterung der Prognose. Gleichzeitig wird bei diesem Vorgehen eine Übertherapie vermieden.

Bei Kontrollaparoskopien nach primärer Operation und anschließender Chemotherapie konnten wir feststellen, daß eine vermeintliche Komplettremission (CR) durch klinische Diagnose und Tumormarker in 47% falsch war und zur Partialremission (PR) reduziert werden mußte! Ob die daraus indizierte intraperitoneale Second-line-Chemotherapie für die Patientin von Vorteil ist, bleibt zunächst abzuwarten.

Zervixkarzinom

Als 1987 der amerikanische Urologe *Schüssler* seine Ergebnisse der Lymphonodektomie per Laparoskopie veröffentlichte, gab er uns die Möglichkeit, zur Vermeidung der Wertheim-Operation die laparoskopische Lymphonodektomie mit Mobilisation des Uterus in Kombination mit der klassischen Schauta-Operation wieder aufzunehmen. Die vornehmste Aufgabe der Laparoskopie, nämlich die Vermeidung der Laparotomie, konnten wir so mit der klassischen vaginalen Operationstechnik zum Wohle der Patientin verbinden. Inzwischen haben wir im Rahmen einer Pilotstudie 74 Patientinnen mit Zervixkarzinom behandelt. Die gewonnenen Operationspräparate entsprechen den

Wertheim-Präparaten, die Zahl der entnommenen Lymphknoten lag zwischen 15 und 41 bei pelviner Lymphonodektomie. Bei Erreichen der 100. Operation werden wir detailliert über unsere Erfahrungen berichten.

Zur Vorbereitung der eventuell notwendigen Nachbestrahlung nach primärer Karzinomoperation führen wir zum Ausschluß von Dünndarmadhäsionen eine Laparoskopie mit Adhäsiolyse und Peritonealspülung durch. Diese Maßnahme hat die radiogenen Dünndarmschäden weitgehend vermieden.

Persistierende postoperative Lymphzysten nach Tumoroperation können bei Beschwerden per Laparoskopie breit in die Bauchhöhle gefenstert und so behandelt werden.

Korpuskarzinom

Das Korpuskarzinom ist immer noch das Karzinom der älteren, häufig übergewichtigen, multimorbiden Frau mit allgemein erhöhten Risiken. Besonders diese Patientinnengruppe profitiert von der laparoskopisch assistierten vaginalen En-bloc-Entnahme des Uterus und der Adnexe und bleibt so von der Laparotomie verschont. Seit 1990 haben wir von 303 operierten Patientinnen mit Endometriumkarzinom des Corpus uteri 111 mit der Methode der laparoskopisch assistierten vaginalen En-bloc-Entnahme des Uterus und der Adnexe behandelt. 1997 wurden nur noch 3 Patientinnen abdominal und 28 Patientinnen kombiniert laparoskopisch-vaginal operiert.

Stellt sich nach histologischer Aufarbeitung des Operationspräparates die Notwendigkeit einer Lymphonodektomie heraus, so kann diese als Sekundäroperation ebenfalls durch die Laparoskopie vorgenommen werden.

Vulva-Vaginalkarzinom

Auch bei diesen selteneren Karzinomen kann die lokale Operation mit einer laparoskopischen Lymphonodektomie im Sinne des Staging oder auch radikaler Maßnahmen kombiniert werden.

Mammakarzinom

Die endoskopische Axilla-Dissektion stellt im zeitlichen Übergang zur Sentinal-node-Entnahme und Knochenmarkspunktion eine endoskopische Alternative dar, bedarf aber ebenfalls noch der scharfen Evaluation gegen die klassische Axilla-Dissektion.

Kritische Stellungnahme

H. Hepp

Zunächst ist Herrn Kollegen Raatz für die Darstellung seiner ausgezeichneten Daten endoskopischer Onkochirurgie in der Gynäkologie zu danken. Hervorzuheben ist vor allem jedoch seine kritische und am Standard der konventionellen Chirurgie orientierte „Philosophie" minimal-invasiver Onkochirurgie. Es ist nicht hinzunehmen, daß eine neue chirurgische Technik mit neuem Zugang die Indikationsstellung zu einem operativen Eingriff beeinflußt oder gar wandelt. So hat z. B. die Indikationssstellung zur pelvinen Lymphonodektomie beim Korpuskarzinom den gleichen Indikationskriterien zu folgen wie nach Laparotomie. Eine Operationstechnik mit geringerer Traumatisierung und kürzeren Krankenhausaufenthaltszeiten darf nicht zur Indikationsausweitung verleiten, wie wir dies besonders im Bereich der Adnexchirurgie leider beobachten. Die schwerwiegendste Komplikation für eine Patientin ist eine nicht indizierte bzw. nicht notwendige Operation – ganz abgesehen von den zusätzlichen ökonomischen Aspekten.

Die uns vorgelegten Ergebnisse von Herrn Kollegen Raatz entsprechen diesen Qualitätskriterien – auch und gerade in dem hochsensiblen Bereich der Adnexchirurgie.

Vor diesem gedanklichen Hintergrund muß die eben geführte Diskussion zur endoskopischen Myomektomie verwundern. Es wurde dafür plädiert, nach einer endoskopisch durchgeführten Myomektomie im Falle einer anstehenden Geburt generell die Indikation zur elektiven Sectio zu stellen. Diese Empfehlung bedeutet nicht mehr und nicht weniger, als daß eine endoskopische Myomenukleation mit nachfolgender Rekonstruktion des Uterus nicht den gleichen Qualitätskriterien wie denen der per laparotomiam durchgeführten Myomenukleation folgt. Denn nach konventioneller uteruserhaltender Myomchirurgie folgt die Entscheidung für den Geburtsmodus individuellen Kriterien. Worin würde, so ist zu fragen, der Vorteil einer endoskopischen Myomektomie liegen, wenn jede Frau durch diese elegante Technik später zwingend eine elektive Sectio, die ja nach wie vor eine Laparotomie zur Bedingung hat (!), hinnehmen müßte.

Um die Vorteile für unsere Patientinnen dank dieses chirurgischen Fortschritts möglichst zu nutzen, ist in jedem Einzelfall die Qualitätssicherung über die korrekte Indikationsstellung und das operative handwerkliche Training zu fordern. Wir haben dem Anbieter- bzw. Amortisationsdruck durch die Industrie, dem Erwartungsdruck der Patientinnen und dem Ökonomiedruck durch hohe Arztdichte – der gefährlichsten Trias operativer Medizin – standzuhalten.

„Indikation ist Wissenschaft – Chirurgie ist Handwerk" – so E. Bumm vor einhundert Jahren.

Therapiekonzepte postmenopausaler Adnextumoren: Eine Multizenterstudie

M. Hesseling, R. L. De Wilde

Einleitung

Obwohl die Adnextumoren zu den häufigsten gynäkologischen Operationsindikationen in der Postmenopause gehören, ist ihre Behandlung nicht einheitlich. Während die laparoskopische Therapie der Adnextumoren in der Prämenopause ein etabliertes Verfahren darstellt, wird der Einsatz in der Postmenopause weiterhin kontrovers diskutiert. Den unbestreitbaren Vorteilen eines laparoskopischen Vorgehens steht das ungeklärte Risiko der Prognoseverschlechterung durch iatrogen induziertes Zellspilling gegenüber.

Im ersten der auf drei Teile konzipierten Studie soll retrospektiv untersucht werden, wie in unterschiedlichen Kliniken die operative Therapie der Adnextumoren in der Postmenopause gehandhabt wird.

Material und Methode

Im Rahmen einer retrospektiven Untersuchung wurden neun Kliniken im Bundesgebiet (Ev. Diakonissenanstalt Bremen; Städt. Kliniken Frankfurt-Hoechst; Univ.-Frauenklinik Greifswald; Kreiskrankenhaus Lahr; Univ.-Frauenklinik Mainz; Univ.-Frauenklinik Mannheim; Pius-Hospital Oldenburg; Klinikum Südstadt Rostock; Bethesda-Krankenhaus Wuppertal), an denen postmenopausale Adnextumoren sowohl laparoskopisch als auch per laparotomiam operiert werden, bezüglich des operativen Vorgehens im Zeitraum eines Jahres (1995) befragt. Neben dem operativen Management wurden die histologischen Ergebnisse sowie das weitere Vorgehen bei primär laparoskopierten malignen Befunden dokumentiert.

Die Klassifizierung des operativen Managements war wie folgt: *operative Laparoskopie* mit Adnektomie durch Bergesack (Gruppe Aa1), Adnektomie ohne Bergesack (Gruppe Aa2), sonstige Adnex-Op. (Gruppe Aa3), *diagnostische Laparoskopie mit nachfolgender Laparotomie* wegen makroskopischem Verdacht auf Malignität (Gruppe Ab1) oder wegen technischer Gründe (Gruppe Ab2) sowie *primäre Laparotomie* (Gruppe B).

Ergebnisse

Insgesamt konnten bei 1499 Patientinnen mit postmenopausalen Adnextumoren komplette Datensätze erhoben werden. Im Durchschnitt lag die Rate primärer Laparotomien (Gruppe B, n = 623) bei 41.6% (15.3%–93.4%). In der Gruppe A (primäre Laparoskopie, n = 876) entfielen 67.9% auf die Gruppe Aa1, 17.2% auf Aa2, 6.5% auf Aa3, 2.6% auf Ab1 und 5.7% auf die Gruppe Ab2. Die Malignitätsrate betrug im Gesamtkollektiv 18.5% (9.3%–22.2%): seröses Zystadenokarzinom (35.8%), muzinöses Zystadenokarzinom (9.8%), Borderlinekarzinom (15.5%), Adenokarzinom (23.8%), endometroides Karzinom (7.2%), klarzelliges Karzinom (1.8%) und andere maligne Tumoren (6.1%). Bei den benignen Befunden ließen sich im Gesamtkollektiv folgende Befunde histologisch verifizieren: seröse Zystadenome/Zystadenofibrome (40.2%), muzinöse Zystadenome (11.6%), Teratome (5.5%), Endometriome (3.1%), Hydrosalpingen (8.9%), Peritonealzysten (4.3%), Paraovarialzysten (7.4%), funktionelle Zysten (7.5%) sowie andere benigne Tumoren (11.5%).

In 23 Fällen wurde nach der diagnostischen Laparoskopie wegen des Verdachtes auf Malignität eine Laparotomie durchgeführt (Gruppe Ab1): Histologisch ließ sich der Verdacht lediglich in 10/23 Fällen (43.5%) bestätigen.

Bei 746 primär laparoskopisch operierten Befunden wurde in durchschnittlich 79.8% (42.2%–100%) zur Bergung des Tumors ein Endobag eingesetzt.

Während bei den primär laparotomierten Patientinnen 40.6% (253/623) der Befunde histologisch als maligne eingestuft wurden, lag die Häufigkeit bei den primär laparoskopierten Patientinnen bei 1,5% (13/876). Feingeweblich handelte es sich in 6 Fällen um ein Borderlinekarzinom, in 3 Fällen um ein Adenokarzinom sowie um jeweils einen Fall eines muzinösen Zystadenokarzinoms, eines malignen Brennertumors, eines papillären Zystadenokarzinoms und eines Adenokarzinoms der Tube. Die Ca-125-Werte waren in 8/11 (72.7%) dieser Fälle normal (cut off: 35/U/ml).

In 12/13 Fällen eines primär laparoskopisch therapierten malignen Tumors wurden Bergesäcke verwendet. Bei 9 der 12 Fälle gelang die Exstirpation des Tumors ohne intraabdominelles Zellspilling.

9/13 Patientinnen befanden sich zum Zeitpunkt der laparoskopischen Primäroperation im Stadium Ia (FIGO), 2/13 im Stadium Ic sowie jeweils eine Patientin im Stadium IIc und III. In 5/13 Fällen erfolgte eine Radikaloperation nach onkochirurgischen Kriterien, bei 6/13 wurde im Stadium Ia nach Abwägung des Alters und Operationsrisikos (3 Patientinnen mit Zustand nach Hysterektomie und kontralateraler Adnektomie) auf weitere operative Maßnahmen verzichtet. 2/13 Patientinnen lehnten jegliche weitere Therapie ab.

Diskussion

Ca. 80% aller Adnextumoren in der Postmenopause sind benigne und werden nicht selten als Zufallsbefund anläßlich einer Vorsorgeuntersuchung diagnostiziert [2]. Aufgrund der früheren Mobilisierung und der verkürzten Rekonvaleszenzzeit nach einem laparoskopischen Eingriff profitieren insbesondere ältere Menschen von einem solchen Procedere. Den unbestreitbaren Vorteilen der Methode steht jedoch die Angst gegenüber, durch ein laparoskopisches „Anoperieren" eines malignen Tumors und dadurch bedingtem Zellspilling die Prognose der Patientin zu verschlechtern. Zur Zeit kann nicht abschließend beurteilt werden, ob und inwieweit ein laparoskopisches Vorgehen im Falle von Malignität den weiteren Verlauf der Erkrankung beeinträchtigt [1]. Weitgehend aufgrund subjektiver Einschätzungen beeinflußt dieser Faktor die Wahl des Zugangsweges bei nachgewiesenem Adnextumor in der Postmenopause jedoch erheblich: Abhängig von der behandelnden Abteilung variiert die Rate der primären Laparotomien von 15.3% bis 93.4%. Es ist somit davon auszugehen, daß bei gleicher präoperativer Diagnostik die erhobenen Befunde unterschiedlich eingeschätzt werden. Insbesondere scheinen die klassischen sonographischen Dignitätskriterien [3] eine unterschiedliche Auslegung zu erfahren.

Eine sichere präoperative Dignitätsabschätzung ist mit den z. Zt. vorhandenen Methoden nicht möglich [4]. Auch die farbkodierte Dopplersonographie bietet bei der Differenzierung zwischen benignen und malignen Befunden nicht die gewünschte Sicherheit [6]. Insgesamt waren 1.5% der laparoskopisch operierten postmenopausalen Befunde maligne. Bekanntermaßen sind hiervon nicht nur Patientinnen im Stadium Ia betroffen [5]. Um der ungeklärten Prognoseverschlechterung durch Zellspilling vorzubeugen, ist unseres Erachtens der Einsatz eines Bergesackes bei der Exstirpation eines Ovarialtumors in der Menopause obligat [7]. Die Einsatzhäufigkeit der Bergesäcke divergiert z. Zt. stark: Während die Methode in einigen Kliniken nahezu immer eingesetzt wird, lag die Frequenz der Anwendung in anderen Kliniken deutlich unter 50%. Auch der Einsatz des Bergesackes gewährleistet nicht zwangsläufig, daß eine Ruptur des Tumors vermieden wird: Lediglich in 9/12 Fällen gelang die Bergung des Tumors ohne Zellspilling. Auf eine adäquate Größe des Bergesackes ist zu achten; unnötige Manipulationen am Tumor müssen unbedingt vermieden werden.

Der Tumormarker CA 125 ist nur von sehr bedingter Aussagekraft: In 8/11 endoskopisch operierten Patientinnen mit malignen Tumoren war der CA-125-Wert im Normbereich (72.7%). Auch bei einem normalen Tumormarker und dem sonographischen Nachweis einer einkammerigen, zystischen Struktur ohne Binnenechos oder solide Anteile darf nicht davon ausgegangen werden, daß der zu operierende Befund benigne ist. Die Innenwand der Zyste muß nach Entfernung aus dem Abdomen sorgfältig inspiziert werden; der makroskopische Nachweis endozystischer Proliferationen macht eine Schnellschnittuntersuchung erforderlich. Sollte die histologische Untersuchung einen malignen Befund ergeben, ist so schnell wie möglich (möglichst in der gleichen Narkose) eine entsprechend erweiterte Operation nach onkochirurgischen Kriterien anzustreben. Ein Verzicht auf weitere operative Maßnahmen darf nach sorgfältiger Abwägung nur in besonderen Fällen und nach genauer Aufklärung des Patienten erfolgen.

Zusammenfassung

Eine sichere präoperative Abklärung der Genese postmenopausaler Adnextumoren ist mit den z. Zt. zur Verfügung stehenden Methoden nicht möglich. Das operative Procedere ist uneinheitlich. In Kombination mit der diagnostischen Laparoskopie gelingt es in ca. 99%, die Dignität eines Befundes vorherzusagen. Der Einsatz der Bergesäcke zur Exstirpation eines Ovarialtumors in der Postmenopause sollte obligat sein, da durch einen routinemäßigen Einsatz im Falle eines diagnostischen Fehlers mögliche, durch Zellspilling induzierte, negative Auswirkungen weitgehend vermieden werden können.

Solange nicht eindeutig geklärt ist, ob im Falle eines malignen Adnextumors ein laparoskopisches Procedere zu einer Beeinträchtigung der Prognose führt, sollte bei Verdacht auf Malignität weiterhin die Laparotomie als primärer Zugangsweg gewählt werden.

Literatur

1. Dembo AJ, Davy M, Stenwig A, Berle EJ, Bush RS, Kjorstad K (1990) Prognostic factors in patients with stage I epithelian ovarian cancer. Obstet Gynecol 75: 263–273
2. De Wilde RL, Hesseling M (1994) Diagnostik und Therapie der Adnextumoren in der Postmenopause: Eine prospektive Studie. Geburtsh u Frauenheilk 54: 440–443
3. Herrmann UJ, Locher W, Goldhirsch A (1987) Sonographic patterns of ovarian tumours: prediction of malignancy. Obstet Gynecol 69: 777–781
4. Hesseling M, De Wilde RL (1997) Ein präoperatives Diagnostikkonzept zur Dignitätsbeurteilung vor laparoskopischer Adnexchirurgie. Gynäkol Geburtshilf Rundsch 37: 5–13
5. Kindermann G, Maaßen V, Kuhn W (1995) Laparoskopisches „Anoperieren" von ovariellen Malignomen. Erfahrungen aus 127 deutschen Frauenkliniken. Geburtsh u Frauenheilk 55: 687–694
6. Leeners B, Funk A, Schild AL et al. (1998) Präoperative Dignitätsbeurteilung pelviner Tumoren mittels farbkodierter Dopplersonographie und konventioneller transvaginaler Sonographie. Zbl Gynäkol 120: 503–510
7. Volz J, Köster S, Potempa D, Volz E, Wischnik A, Melchert F (1993) Pelviskopische Ovarialchirurgie: Eine neue Methode zur gefahrlosen Organbergung. Geburtsh u Frauenheilk 53: 132–134

Anatomische intra- und retroperitoneale Leitstrukturen

M. Possover, A. Schneider

Topographische Anatomiebeobachtungen *in vivo* stellen die essentielle Grundlage für die Etablierung von Operationstechniken dar. Die Laparoskopie bietet für das Studium intra- und retroperitonealer anatomischer Leitstrukturen mehrere entscheidende Vorteile:

1. man arbeitet mit siebenfacher Vergrößerung,
2. durch präventive Koagulation wird blutarm operiert, wodurch die Strukturen klar hervortreten,
3. die Operationen werden videodokumentiert, was eine ausgiebige retrospektive Analyse erlaubt und
4. alle an der Operation Beteiligten haben den identischen „optimalen" Blick auf das Operationsgebiet wie der Operateur.

Wir haben in den letzten 4 Jahren mehr als 300 paraaortale und pelvine Lymphonodektomien laparoskopisch durchgeführt und bei 135 Patientinnen ausgedehnte Eingriffe im Bereich des Halteapparates der Cervix uteri im Zusammenhang mit laparoskopisch assistierten radikalen vaginalen Hysterektomien Typ II oder III ausgeführt [1–5]. Bei diesen Eingriffen konnten wir das Blutgefäßsystem sowie die Nervenstrukturen des Retroperitoneums zwischen Nierenstiel und Beckenboden studieren und beschreiben. Im folgenden ist eine Auswahl an Beobachtungen zusammengestellt, die dem Interessierten helfen soll, bei der Durchführung solcher Eingriffe wichtige Strukturen zu erkennen und zu schonen.

Die paraaortale Region links

Gefäße: Bei der linken infrarenalen paraaortalen Lymphonodektomie können zwei wichtige Gefäße identifiziert werden:

- die Arteria mesenterica inferior, die in variabler Höhe üblicherweise jedoch in der Mitte zwischen der Bifurkatio aortae und der Vena renalis sinistra aus der Aortavorderwand entspringt und
- die Arteria ovarica sinistra, welche ca. 1–2 cm kaudal der Vena renalis sinistra aus der Aortaseitenwand hervorgeht.

Nerven: Der vegetative Plexus solaris zweigt sich in verschiedene Kollateralen auf, die entlang der Aorta verlaufen und von dort alle abdominalen Organe innervieren. Ein daraus resultierender Plexus ist der Plexus intermesentericus, welcher ventral und lateral der Aorta zwischen beiden Arteriae mesentericae verläuft und mit dem Plexus mesentericus inferior anastomosiert. Dieser Plexus gibt Äste ab, die zum Teil die Arteria mesenterica inferior begleiten, während andere Kollateralen zwischen A. mesenterica inferior und Aorta verlaufen und die medianen Wurzeln der Nervi hypogastrici bilden.

Lateral der Aorta und auf dem Muskel iliopsoas liegend, sind von medial nach lateral der Nervus sympathicus sinister und der Nervus ilioinguinalis sinister zu identifizieren.

Die paraaortale Region rechts

Gefäße: Bei der rechtsseitigen infrarenalen Lymphonodektomie können die Arteria ovarica dextra und die Vena ovarica dextra identifiziert werden. Während die Lage dieser Gefäß relativ konstant ist, können fakultative Kollateralen der Vena cava inferior identifiziert werden: Die meisten dieser zuführenden Venen münden in die Vorderwand der Vena cava inferior (Abbildung 1), vorwiegend in Höhe der Bifurcatio aortae, aber nur selten kranial der Arteria mesenterica inferior [6].

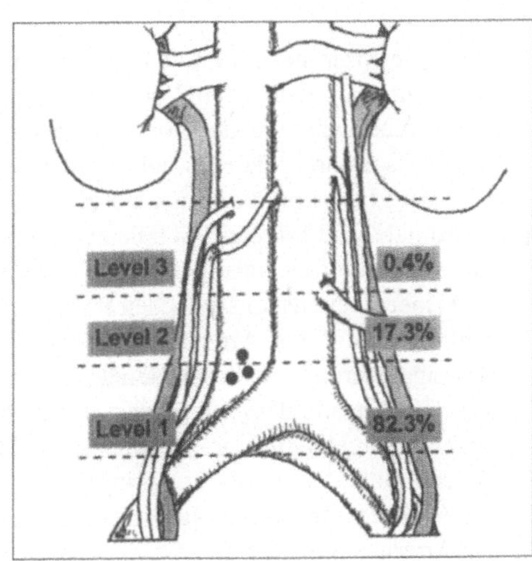

Abb. 1. Anatomische Verteilung der 237 zuführenden Venen bei 112 Patientinnen, die sich einer laparoskopischen Lymphonodektomie unterzogen, entsprechend dem unterschiedlichen Level der Vena cava inferior. Die schwarzen Punkte markieren die Stellen, an denen es zu einer größeren Verletzung der V. cava kam

Die Iliaca-communis-Gefäße

Gefäße: Die rechte Arteria iliaca communis und die Bifurkation der Vena cava bilden den proximalen Teil der Fossa lumbosacralis dextra oder Fossa von Cunéo und Marcille. In beiden Fossae lumbosacrales findet man die fünfte Lumbalvene (links als die Vena lumbalis ascendens bezeichnet), den Nervus obturatorius und latero-dorsal davon den Truncus lumbosacralis (Abbildung 2). Nicht selten wird die Fossa lumbosacralis von venösen Muskelästen durchquert, die vom Muskel iliopsoas entspringen und in die Vena iliaca communis münden.
Nerven: Der Plexus hypogastricus superior (oder mesentericus inferior) verläuft nahe der linken Arteria iliaca communis und entfaltet sich dorsal der Arteria mesenterica inferior (weiter distal als Arteria rectalis superior bezeichnet) in das Mesosigma. In Höhe des fünften Lendenwirbels bzw. ventral des Promontoriums bilden sich aus diesem Plexus die zwei Nervi hypogastrici, welche nach kaudal seitlich des Sigmas auf beiden Seiten verlaufen und mit dem Plexus hypogastricus inferior von Hovelacque anastomosieren.

Die externen iliacalen Gefäße

Gefäße: Bei ca 30% der Patientinnen mündet eine aszessorische Vena obturatoria in die Vena iliaca externa meistens in der Mitte zwischen der Bifurkation von Iliaca externa und interna und den Leistenkanal ein. Diese fakultative Vene ist meistens (jedoch nicht immer) bilateral angelegt.
Nerven: Die externen iliacalen Gefäße werden in ihrem proximalen Anteil von lateral durch den Nervus obturatorius und den Truncus lumbosacralis unterkreuzt. Kranial der externen iliacalen Gefäße verläuft zum Muskel iliopsoas parallel zu den Gefäßen der Nervus genitofemoralis.

Die internen iliacalen Gefäße

Gefäße: Die Arteria iliaca interna gibt die Arteria uterina ab, die die Pars vasculosa des Ligamentum cardinale kranial begrenzt. Ventral davon grenzt die Fossa paravesicalis von Latzko an, während sich dorsal die Fossa pararectalis befindet, die wiederum kaudal und dorsal durch die Pars nervosa des Ligamentum cardinale in eine kraniale und eine kaudale Fossa pararectalis untergliedert wird. In der Pars vasculosa des Ligamentum cardinale sind folgende Gefäße zu finden (Abbildung 3):

- die Arteria uterina von einer uterinen Hauptvene (welche dorsal des Ureters verläuft) und einer zweiten aszessorischen Vene (welche mit der Arterie ventral des Ureters verläuft) begleitet. Die Arteria iliaca interna gibt nach dem Abgang der Arteria uterina das Ligamentum umbilicale laterale ab, aus der die Arteria vesicalis superior entspringt.
- vor dem Abgang der Arteria uterina gibt die Arteria iliaca interna (Abbildung 2) die Arteria glutealis inferior und superior und fakultativ die Arteria ureterica ab. Von der Arteria glutealis inferior entspringt
- die Arteria pudenda interna, welche lateral mit dem Plexus sacralis verläuft,
- die Arteria vaginalis und

- die Arteria rectalis media, welche in Begleitung der Vena rectalis media nach medial im Ligametum cardinale verläuft und die Pars vasculosa nach kaudal begrenzt. Bei der nervensparenden radikalen Hysterektomie erfolgt die Absetzung des Ligamentum cardinale nur in der Pars vascularis inklusive Arteria und Vena rectalis media, die kaudale Pars nervosa bleibt erhalten (Abbildung 3).

Nerven: *Der Plexus hypogastricus inferior*

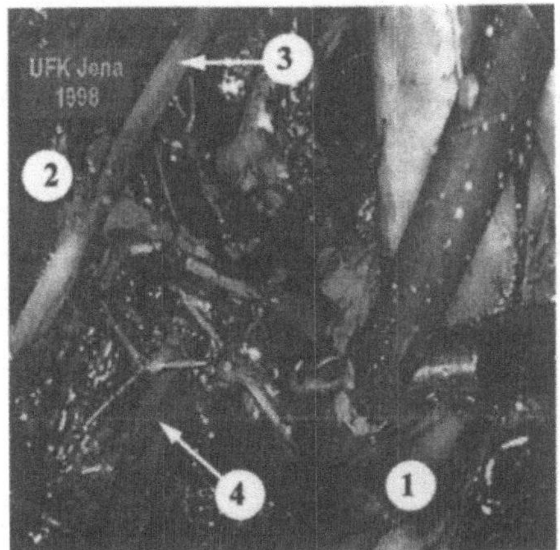

Abb. 2. Der Truncus lumbosacralis
1: Vena iliaca externa sinistra – 2: Musculus iliopsoas – 3: Nervus obturatorius – 4: Truncus lumbosacralis

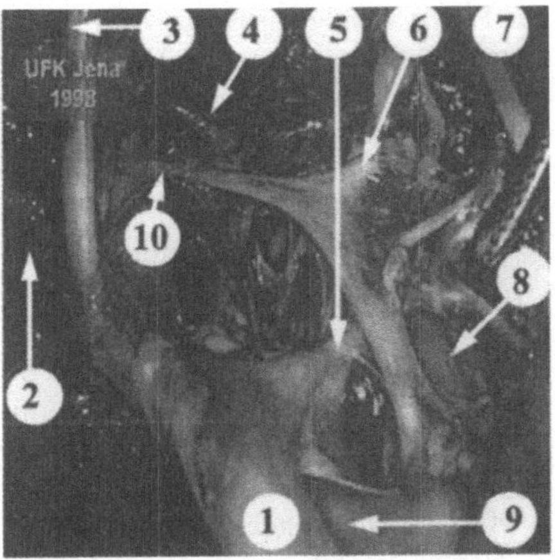

Abb. 3. Verzweigung der Arteria iliaca interna dextra
1: A. iliaca interna – 2: A. uterina – 3: Lig. umbilicale laterale – 4: A. rectalis media – 5: A. pudenda interna – 6: V. obturatoria – 7: Nervus obturatorius – 8: Nervus ischiadicus magnus – 9: V. uterina – 10: V. rectalis media

Der Plexus hypogastricus inferior vom Hovelacque innerviert Harnblase, Rektum und Genitalorgane. Der Plexus hypogastricus inferior liegt tief im kleinen Becken lateral der Gefäße des Spatium pelveo-rectale superius von Gregoire und medial von Rektum und kraniodorsalem Anteil der Vagina. Der Plexus stellt sich als ein Netz von Fasern dar, die den Knoten von Frankenhäuser (auch als Knoten von Lee oder hypogastrischer Knoten bezeichnet) bilden. Der Plexus hypogastricus bildet zwei Gruppen von Anastomosen:

1. eine pelvine Gruppe, kranio-medial, vorwiegend vom Nervus hypogastricus versorgt, der weitere vier Plexi abgibt:
- der uterine Plexus: vom vorderen Anteil des Plexus hypogastricus inferior ausgehend, verläuft der Plexus uterinus in den ventralen und kranialen Anteil des Ligamentum sacro-uterinum und erreicht den Uterus im Bereich des Isthmus;
- der vaginale Plexus,
- der ureterale Plexus befindet sich um den terminalen Ureter, ca. 1 cm vor der vesico-uretralen Mündung (das periureterale Gewebe an dieser Einmündungsstelle sollte bei der radikalen Hysterektomie erhalten bleiben, um einer Ureterstenose vorzubeugen) und

- der vesicale Plexus: dieser Plexus anastomosiert mit dem ureteralen Plexus und befindet sich am Übergang zwischen lateralem und dorso-kaudalem Anteil der Harnblase.

2. eine perineo-pelvine Gruppe, welche ebenfalls Harnblase und Rektum durch den Plexus rectalis und Plexus hämorrhoidalis medialis innerviert.

Der Plexus sacralis

Der Plexus sacralis besteht aus dem Truncus lumbosacralis und den ventralen Wurzeln der ersten drei Sakralwirbel. Der Truncus lumbosacralis und die ersten drei Sakralnerven verlaufen in die Fossa suprapyriformis, kreuzen ventral den Muskel pyriformis und gelangen in die Fossa infrapyriformis, wo sie sich vereinigen und den Nervus ischiadicus bilden.

In der Fossa suprapyriformis findet man:
- die Arteria glutealis superior aus der Arteria iliaca interna und
- den Nervus gluteus superior aus dem Truncus lumbosacralis und der ersten Sakralwurzel.

Beide Strukturen verlassen das kleine Becken zusammen durch das Foramen ischiadicus magnus kranial des Muskel pyriformis.

In der Fossa infrapyriformis findet man:
- die Arteria glutealis inferior,
- die Arteria pudenda inferior sowie
- Nervus ischiadicus, Nervus gluteus inferior und Plexus pudendus, der aus dem Plexus sacralis stammt.

Alle diese Strukturen verlassen das kleine Becken ebenfalls durch das Foramen ischiadicus magnus, jedoch kaudal des Muskel pyriformis.

Kollateralen der zweiten und dritten Sakralwurzel anastomosieren mit der vorderen Wurzel der vierten Sakralwurzel und bilden direkt dorsal des Plexus sacralis den Plexus pudendus. Dieser verläuft zum Musculus ischio-coccygeus und gibt viscerale Kollateralen ab, die Rektum und Anus (Nervus analis), aber auch vor allem Harnblase und Vagina (Nervus pudendus internus) versorgen (Abbildung 4). Diese Kollateralen errei-

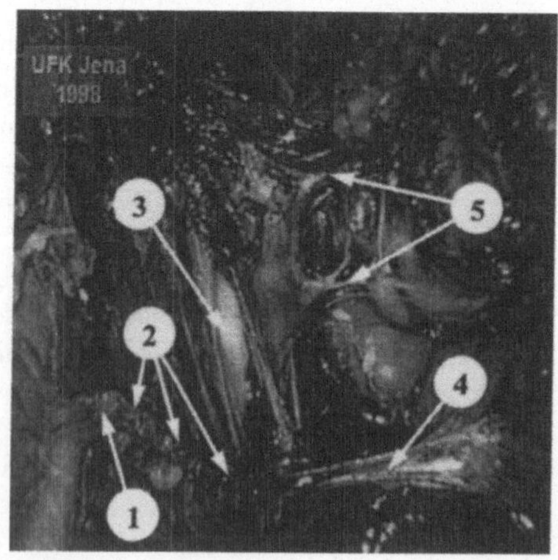

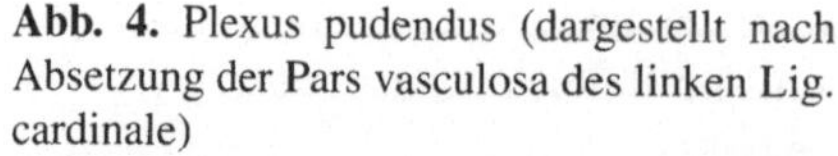

Abb. 4. Plexus pudendus (dargestellt nach Absetzung der Pars vasculosa des linken Lig. cardinale)
1: Absetzungsstelle der A. iliaca interna – 2: Absetzungslinie des Lig. cardinale – 3: Plexus pudendus – 4: Nervus analis – 5: Vaginaler und vesicaler Ast des Nervus pudendus internus

chen die Organe zum Teil durch Anastomosen mit dem Plexus hypogastricus, oder sie erreichen die Blase bzw. die Vagina direkt durch die Pars nervosa des Ligamentum cardinale und durch das Ligamentum rectovaginale.

Die dargestellte Übersicht bildet eine subjektive Auswahl der von uns gemachten anatomischen intraoperativen Beobachtungen im Retroperitoneum. Mit verstärkter Vergrößerung und verfeinerter Präparationstechnik wird es in Zukunft v. a. möglich sein, die somatische und vegetative Nervenversorgung von Blase und Rektum zu identifizieren und zu schonen. Dies hat zum Ziel, daß eine hohe onkologische Radikalität bei weitgehender Erhaltung der Organfunktionen im kleinen Becken möglich wird.

Literatur

1. Possover M, Krause N, Schneider A (1998) Identification of the ureter and dissection of the bladder pillar in laparoscopic assisted radical vaginal hysterectomy. Obstet Gynecol 91: 139–43
2. Possover M, Krause N, Plaul K, Kühne-Heid R, Schneider A (in Druck) Laparoscopic paraaortic and pelvic lymphadenectomy: experience with 150 patients and review of the literature. Gynecol Oncol
3. Possover M, Krause N, Kühne-Heid R, Schneider A (1998) Value of laparoscopic evaluation of para-aortic and pelvic lymph nodes for treatment of cervical cancer. Am J Obstet Gynecol 178: 806–10
4. Possover M, Krause N, Kühne-Heid R, Schneider A (1998) Laparoscopic assistance for extended radicality of vaginal radical hysterectomy: description of a technique. Gynecol Oncol 70: 94–99
5. Schneider A, Possover M, Kamprath S, Endisch U, Krause N, Nöschel H (1996) Laparoscopy assisted radical vaginal hysterectomy modified according to Schauta-Stoeckel. Obstet Gynecol 88: 1057–60
6. Possover M, Plaul K, Schneider A (in Druck) Left sided laparoscopic para-aortic lymphadenectomy: Anatomy of the ventral tributaries of the infrarenal vena cava. Am J Obstet Gynecol

Sichere Plazierung der Trokare bei multiplen Voroperationen

H. Messroghli

Mittlerweile sind Anzahl und Lokalisation der Trokare bei endoskopischen Operationen in der Gynäkologie weitgehend standardisiert. Der erste Trokar wird subumbilikal eingeführt, hierüber besteht bei allen Operateuren Einigkeit. Umstritten ist lediglich, ob die Hautinzision längs oder quer durchgeführt werden soll, was aber unerheblich ist. Bei der Einführung von weiteren Trokaren, die zwangsläufig im Unterbauch stattfindet, bestehen noch keine einheitlichen Vorstellungen. Wir richten uns hierbei nach Art und Umfang der geplanten Operation. Bei größeren Operationen, wie z. B. Hysterektomie oder Myomenucleation im unteren Uterinsegment, richtet sich die Höhe der Einstichinzisionen nach dem Verlauf der klassischen Pfannenstielschnittlinie (s. A in Abb. 1). Diese Höhe gewährleistet einen reibungslosen Zugang zum kleinen Becken einschließlich des Douglasschen Raumes. Bei tiefer eingeführten Trokaren besteht die Gefahr, daß man mit starren Instrumenten den Zielort nicht erreicht, weil der knöcherne Eingang vom Kleinbecken (Linea terminalis) nicht nachgibt. Bei Operationen an Adnexen, oberem Uterinsegment und allen Operationen außerhalb vom Kleinbecken können die Einstiche tiefer, an der sog. suprasymphysären Querschnittslinie (s. B in Abb. 1), durchgeführt werden. In der Horizontalen sollte man sich am lateralen Rectusrand orientieren, d. h. etwa handbreit entfernt von der Linea alba. Bei uns ist die Einführung von drei Trokaren im Unterbauch bei endoskopischen Operationen obligatorisch: rechts und links jeweils ein 10er und in der Mitte ein 5er Trokar. Dieser Standard gewährleistet einen ungehinderten Zugang zu den inneren Genital- und Nachbarorganen, vor allem bei unerwarteten Zwischenfällen wie größeren Blutungen u. ä.

Bei voroperierten Patientinnen besteht die Gefahr, daß Bauchorgane, vor allem Netz und/oder Darmschlingen, an der vorderen Bauchwand verwachsen sind und beim Einführen der Veresnadel oder des Trokars verletzt werden können. Hierbei spielt die vorausgegangene Schnittlinie an der Haut, Längs- oder Querschnitt, keine Rolle, da das Peritoneum ja immer längs eröffnet wird. Auch die Anzahl der vorausgegangenen Operationen korreliert nicht immer mit dem Ausmaß der Verwachsungen in der Bauchhöhle. Wenn man bei voroperierten Patientinnen Verwachsungen in der Bauchhöhle vermutet, was selten auszuschließen ist, sind diese meistens an der Medianlinie zu erwarten. Die Konsequenz daraus ist, daß man mit der Spitze der Veresnadel zwar in der Medianlinie eingeht, aber nicht geradlinig in die Bauchhöhle vordringt; die Nadel wird subumbilikal eingestochen und schräg nach lateral in die Bauchhöhle eingeführt. Die Erfahrung zeigt, daß bei Patientinnen bei Zustand nach (Z. n.) gynäkologischen Operationen mehr Verwachsungen im rechten und bei Z. n. allgemeinchirurgischen Eingriffen mehr Verwachsungen im linken Bauch vorhanden sind. Deshalb sollte man bei Z. n. gynäkologischen Operationen die Veresnadel schräg nach links-lateral, nach chirurgischen Eingriffen nach rechts-lateral einstechen. Das gleiche gilt auch für die Einführung des Trokars. Einige Autoren empfehlen, bei vorlaparotomierten Patientinnen die Veresnadel zunächst am Kalkschen Punkt einzuführen (s. K in Abb. 1), nach Insufflation mit

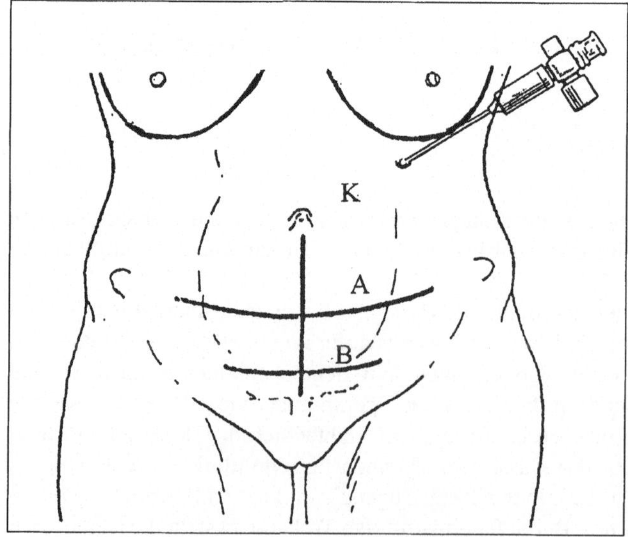

Abb. 1

einem 3-mm-Trokar einzugehen und dann unter Sicht den Nabeltrokar einzuführen. So einleuchtend diese Methode zu sein scheint, hat sie doch Nachteile. Es besteht die Gefahr der Verletzung von Milz und Magen. Außerdem ist die Schwierigkeit der Einführung des Trokars am Nabel bei bestehenden Verwachsungen damit nicht gelöst. Bei breitflächigen Verwachsungen in Höhe des Nabels müßte hier zunächst eine Adhäsiolyse durchgeführt werden, um den Nabeltrokar einführen zu können. Diese ist aber vom Kalkschen Punkt aus mit einem so dünnen Trokar nicht möglich. Ein am Kalkschen Punkt eingeführter Trokar kann auch den Nabeltrokar nicht ersetzen, weil der Weg von hier aus bis zum Kleinbecken zu weit ist. Wir ziehen vor, in Fällen, bei denen wir großflächige Verwachsungen erwarten, primär präperitoneal zu insufflieren, vornehmlich in das Cavum Retzii. Dann gehen wir mit einem 10er Trokar in den Präperitonealraum und führen eine sog. Winkeloptik nach Palmer-Jacob ein. Bekanntlich hat diese Winkeloptik einen Arbeitskanal. In diesen wird ein stumpfer Taststab oder eine geschlossene Schere eingeführt und das präperitoneale Fettgewebe soweit abgeschoben, bis das Peritoneum klar dargestellt ist (s. Abb. 2). Nun sucht man eine günstige, d.h. verwachsungsfreie Stelle am Peritoneum und sticht mit dem Stab oder der Schere durch. Entlang der Schere bzw. der Sonde führt man zuerst die Optik in die Bauchhöhle und schiebt dann den Trokar nach. Von hier aus werden die Verwachsungen schrittweise zunächst nur nach rechts unten, dann auch nach links unten mit einer Nadelelektrode gelöst. Ziel ist es, einen 10er Trokar im rechten Unterbauch zu plazieren. Denn nur von hier aus ist es möglich, die Verwachsungen in Höhe des Nabels zu lösen. Dazu wird das rechte Bein aus der Beinschale steril abgedeckt entnommen und anschließend nach medio-dorsal verlagert. Diese Aktion wird vom zweiten Assistenten übernommen, der auf einem Hocker sitzt. Die Adhäsiolyse erfolgt wieder durch eine Winkeloptik mit Arbeitskanal. Nach Beendigung der Adhäsiolyse im Nabelbereich widmen wir uns den evtl. vorhandenen Verwachsungen im Kleinbeckenbereich und anschließend dem eigentlichen Operationsgebiet. Dadurch sind wir in der Lage, auch nach multiplen Voroperationen die gynäkologischen Operationen einschließlich Hysterektomien endoskopisch durchzuführen. Multiple Voroperationen stellen keine Kontraindikation für endoskopische Eingriffe dar.

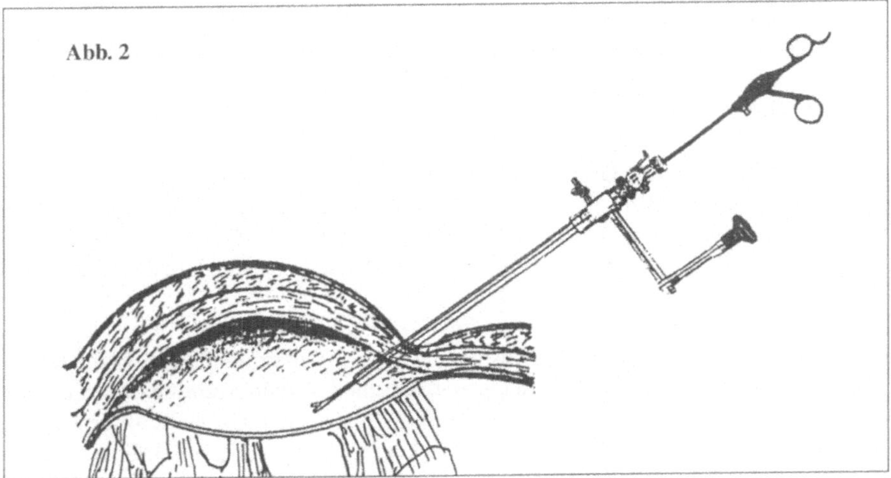
Abb. 2

Die Auswirkung der Laparoskopie auf die Wahl des Zugangsweges bei der Hysterektomie

K. J. Neis, P. Brandner, K. Gordz

Ausgangssituation

Um das Operationstrauma für die Patientin zu minimieren, wird bei der Hysterektomie (HE) seit jeher die vaginale Vorgehensweise angestrebt. Die seit dem Ende der achtziger Jahre propagierte Kombination vaginaler und laparoskopischer Operationsschritte, die sog. laparoskopische Hysterektomie, bot durch die Ausweitung des Spektrums der Operationsmethoden die Möglichkeit, die abdominale Hysterektomie weiter zugunsten einer vaginalen Entfernung des Organes zurückzudrängen.

Zu Beginn dieser Ära beschrieben eine Vielzahl von Arbeitsgruppen verschiedene Modifikationen der Operationsstrategie, so daß unter dem Oberbegriff der laparoskopischen Hysterektomie (LH) neben anderen die totale laparoskopische Hysterektomie (TLH), die laparoskopisch assistierte vaginale Hysterektomie (LAVH) und die laparoskopische suprazervikale Hysterektomie (SLH) zusammengefaßt sind. Im Versuch, die Methoden vergleichbar zu machen, entstanden mehrere Klassifikationen, so z. B. die nach Johns und Diamond [4], nach Munro und Parker [5] oder die nach Garry, Reich und Liu [3]. Bei all diesen Klassifikationen hängt die Gradeinteilung davon ab, welches operative Gewicht des Eingriffes auf seiten der Laparoskopie bzw. der vaginalen Operation liegt. Der höhere „Grad" derjenigen Operationsvarianten, bei denen der Uterus vollständig laparoskopisch abgesetzt und durch die Scheide lediglich entnommen wird, führte vielfach zu dem Mißverständnis, daß es sich hier um die „besseren" laparoskopischen Hysterektomien handelt.

Dem ist nicht so. Das *beste* Operationsverfahren ist dasjenige, welches gleichzeitig

- die meisten Laparotomien vermeidet,
- die schwersten Uteri vaginal operabel macht,
- die kürzesten Operationszeiten hat,
- die niedrigste Komplikationsrate, insbesondere im Bereich der Ureteren, hat
- und von jedem entsprechend geschulten Operateur, nicht nur von wenigen Endoskopiespezialisten, beherrschbar ist.

Wir haben uns aus diesem Grund im Jahre 1991 der *laparoskopisch assistierten vaginalen Hysterektomie (LAVH)* zugewandt: Erscheint ein Uterus nicht rein vaginal exstirpierbar – aufgrund von Größe, Immobilität, vermuteten Adhäsionen, begleitender Adnexpathologie, aber auch unklaren Schmerzzuständen –, so beginnt der Eingriff mit einer zunächst nur diagnostischen Laparoskopie. Ergibt diese keinen zwingenden Grund für eine laparoskopische Operation, so wird unmittelbar zur vaginalen Phase übergegangen. Diese Kombination aus diagnostischer Laparoskopie und vaginaler HE bezeichnen wir als *LAVH Typ I.* Sind laparoskopische Operationsschritte unvermeidbar, so werden sie nur soweit durchgeführt wie nötig. Nachdem beispielsweise bestehende Adhäsionen gelöst, die Adnexe von der Beckenwand abgesetzt, der Uterus von den Adnexen abgesetzt oder Endometrioseherde exzidiert sind, wird frühestmöglich die

Operation von vaginal beendet. Stets endet die laparoskopische Präparation kranial des Lig. Cardinale mit der risikoträchtigen Kreuzungsstelle von Ureter und A. uterina. Diese Kombination laparoskopischer Operation mit vaginaler Vorgehensweise bezeichnen wir als *LAVH Typ II*.

Erfahrungen nach sechs Jahren LAVH

Die anfänglichen Erfahrungen mit der Methode der LAVH [6] und den dadurch bedingten Strukturwandel bezüglich der Hysterektomie im zeitlichen Verlauf [1] haben wir an anderer Stelle beschrieben. Hier sollen die LAVH-Ergebnisse des Jahres 1997 zusammengefaßt werden, da die Methode zu diesem Zeitpunkt sechs Jahre eingeführt war und nach einem derartigen Zeitintervall mit erheblichen Schwankungen nicht mehr zu rechnen ist.

Im Jahre 1997 wurden an der Frauenklinik der Caritasklinik St. Theresia 148 Hysterektomien durchgeführt. 72 Uteri (49%) wurden durch vaginale HE entfernt. 64mal (43%) wurde eine LAVH durchgeführt, davon 18mal (12%) eine LAVH Typ I und 46mal (31%) eine LAVH Typ II. Eine abdominale Hysterektomie – primär und sekundär – war in 12 Fällen (8%) notwendig.

Da bei der LAVH Typ I nach laparoskopischer Diagnostik die gesamte HE vaginal vorgenommen wird, wurden – vaginale HE + LAVH Typ I – insgesamt 90 der 148 Uteri (61%) rein vaginal exstirpiert. Weitere 31 Prozent benötigten zusätzlich laparoskopische Operationsschritte (LAVH Typ II). Nur 8% der Patientinnen erhielten eine Laparotomie.

In 8 der 12 Fälle, in denen der Uterus per laparotomiam entfernt wurde, wurde eine primäre Laparotomie vorgenommen. Die vier verbleibenden abdominalen Hysterektomien entstanden durch sekundäre Konversion und entfielen zu gleichen Teilen (je n = 2) auf Eingriffe, die primär als vaginale HE bzw. LAVH begonnen wurden.

Das durchschnittliche Gewicht der 64 im Jahre 1997 durch LAVH entnommenen Uteri betrug 208 g (Min: 20 g/Max: 1450 g), der gemessene Blutverlust betrug durchschnittlich 171 ml (Min: 10 ml/Max: 1200 ml), und die durchschnittliche Operationsdauer betrug 77 Minuten (Min: 20 min/Max: 250 min). Damit waren die Uterusgewichte der LAVH höher und die Operationsdauer kürzer als in Zentren, in denen die totale laparoskopische Hysterektomie gepflegt wird [2].

Als zusätzlicher Vorzug der LAVH als Methode erwies sich, daß sie nicht nur von wenigen Spezialisten, sondern von jedem geschulten Operateur durchführbar ist: So wurden die 64 LAVH des Jahres 1997 von 12 Operateuren, 5 Fachärzten und 7 in Ausbildung befindlichen Assistenten durchgeführt.

Zusammenfassung

Als primärer, weil atraumatischster Zugang ist bei der Hysterektomie weiterhin die vaginale Vorgehensweise zu erstreben. Kombiniert man die rein vaginale Operation mit der LAVH, so wird es nach unserer Erfahrung gelingen, die Frequenz abdominaler Hysterektomien deutlich unter 10% abzusenken. Da durch die LAVH große Uteri in kurzer Zeit vaginal exstirpierbar sind und das Verfahren darüber hinaus leicht beherrschbar ist, ist dieses vaginal orientierte operative Konzept nicht nur in spezialisierten Zentren, sondern in jeder Abteilung, in der hysterektomiert wird, problemlos realisierbar.

Literatur

1. Brandner P, Neis KJ (1995) Die Bedeutung der laparoskopisch assistierten vaginalen Hysterektomie – LAVH. Zbl Gynäkol 117: 620–624
2. Deprest JA, Munro MG, Koninkx PR (1995) Review on laparoscopic hysterectomy. Zbl Gynäkol 117: 641–651
3. Garry R, Reich H, Liu CY (1994) Laparoscopic hysterectomy – definitions and indications. Gynaecol Endoscopy 3: 1–3
4. Johns AD, Diamond MP (1994) Laparoscopically assisted vaginal hysterectomy. J Reprod Med 39: 424–428
5. Munro M, Parker W (1993) Classification of laparoscopic hysterectomy. Obstet Gynaecol 82: 624–629
6. Neis KJ, Ulrich K, Zeilmann W, Brandner P (1994) Die laparoskopisch assistierte vaginale Hysterektomie. Frauenarzt 34: 1091–1096

Axilläre Lymphadenektomie – Endoskopie bei T1-Stadien des Mammakarzinoms – Alternative in der konservativen Therapie

L. Mettler, H. Ostertag, W. Jonat

Im Therapiespektrum des Mammakarzinoms hat die axilläre Lymphknoten-Entfernung sowohl prognostische als auch therapeutische Bedeutung.

Allerdings: Die relativ hohe Morbidität der herkömmlichen axillären Lymphadenektomie verlangt zumindest bei kleinen Karzinomen, bei denen selten positive Lymphknoten nachweisbar sind, neue Behandlungsstrategien.

Folgende Möglichkeiten sind denkbar:

1. Verzicht auf axilläre Lymphadenektomie.
2. Absaugung des axillären Fettgewebes nach Lipolyse als alleinige Maßnahme.
3. Endoskopische axilläre Lymphadenektomie unter CO_2-Insuflation.
4. Endoskopische axilläre Lymphadenektomie nach Lipolyse und Fettabsaugung.
5. Alleinige Entfernung des „sentinel node“, d.h. nur eines präoperativ speziell markierten Lymphknotens.

An der Universitätsfrauenklinik Kiel wird beim T1-Stadium des Mammakarzinoms zur konservativen Therapie sowohl die endoskopische axilläre Lymphadenektomie nach Liposuction [4], ähnlich wie bereits von *Suzanne* et al. [4, 5, 6, 7] publiziert, als auch die von *Veronesi* et al. [8, 9] zuerst beschriebene Technik des „sentinel node“ eingesetzt.

Indikationen

Die axilläre Lymphadenektomie verhindert die Gefahr des Lokalrezidivs, verändert jedoch nicht die Überlebensrate. Bei der konventionellen chirurgischen Technik werden die gesamten axillären Lymphknoten und das Fettpaket in Level 1 möglichst in toto oder mit der Zupftechnik entfernt [1, 2, 3], Level 2 wird sekundär ausgeräumt. Dabei werden die großen Nerven und Gefäße erhalten, aber viele kleine Arterien, Venen, Lymphgefäße und Nerven zerstört. Dies kann zu Lymphorrhoe, Lymphzystenbildung, Ödemen, Sensibilitätsstörungen, Schultersteife, Schmerzen, Narbenbildung und Schwellung des Armes führen.

Die bisherige Brustkrebsbehandlung war bekannterweise entsprechend oft sehr deformierend. Die brusterhaltende operative Behandlungsstrategie hat hier einen Teil der Probleme gelöst. Ein wesentliches weiteres Anliegen ist, die Morbidität der axillären Lymphadenektomie zu verringern.

Methode

Mit dem Ziel, die gleiche Anzahl von Lymphknoten wie bei der breiten Eröffnung der Axilla zu erreichen, führten die Kieler Operateure zunächst eine Lipolyse durch. Erst nach Abtragen des Fett- und Bindegewebes gelang es, endoskopisch alle sichtbaren Lymphknoten zu entfernen. Zur Lipolyse wurden in der ästhetischen Chirurgie bereits Methoden entwickelt. Die Fettabsaugung „liposuction" erfolgte mit einem abgerundeten Plastikrohr, um Verletzungen zu vermeiden. In der abgesaugten Axillahöhle, die mit CO_2 aufgeblasen wurde, stellten sich die an den Lymphgefäßen hängenden Lymphknoten dar. Sie wurden mit 25 cm langen endoskopischen Instrumenten abgetrennt, gesammelt und letztlich durch den 10-mm-Optik-Troikart entfernt.

Zur endoskopischen Lymphadenektomie kamen dabei folgende Materialien zum Einsatz:

Material zur Lipolyse der Axilla

Zur Infiltration und Lipolyse wurden zunächst 250 ml Kochsalzlösung (NaCl 0,9%) mit 250 ml destilliertem Wasser gemischt, mit 40 ml einer einprozentigen Xylocain-Lösung und 0,5 mg Adrenalin versetzt. In die Axilla injiziert wurde die Lösung mit 20-ml-Spritzen (21G). Der Arm war dabei um 90 Grad vom Thorax abduziert.

Bei bereits bekanntem Karzinom wurde die Infiltration zu Beginn der Operation gemacht und führte bei Applikation von 250 bis 280 ml zur Schwellung des Gebietes zwischen Pectoralis major, Latissimus dorsi, axillären Gefäßen und Aponeurosen sowie in der Tiefe dem Pectoralis minor. Während der Wirkungszeit der Infiltration wurde die Segmentresektion durchgeführt, von der das weitere operative Vorgehen, letztlich auch bei kleinen Karzinomen der Brust wie den T1-, T2-, No-Stadien, abhängt. Die Schnellschnittuntersuchung bestimmt das weitere operative Vorgehen, auch wenn das histologische Ergebnis bereits präoperativ vorliegt.

Material zur Liposuction der Axilla

Fünf bis 20 Minuten nach der Gewebsinfiltration erfolgt die Absaugung des Fett- und Bindegewebes. Zur Aspiration verwenden die Kieler eine weiche Saugcurette mit abgerundetem Ende, acht Millimeter dick, die durch einen Plastikschlauch an einem Aspirator, der ein Vakuum von 800 bis 1000 Millibar erzeugen kann, angeschlossen ist. Das runde Ende schiebt bei der Aspiration Gefäße und Nerven weg. Sobald ein Widerstand entsteht, wird die Richtung gewechselt. Die Aspirations-Curette wird am unteren Axilla-Ende, nach einer fünf bis sechs Millimeter großen Hautinzision eingeführt, ein Scherenschlag durchtrennt das Bindegewebe (Abb. 1).

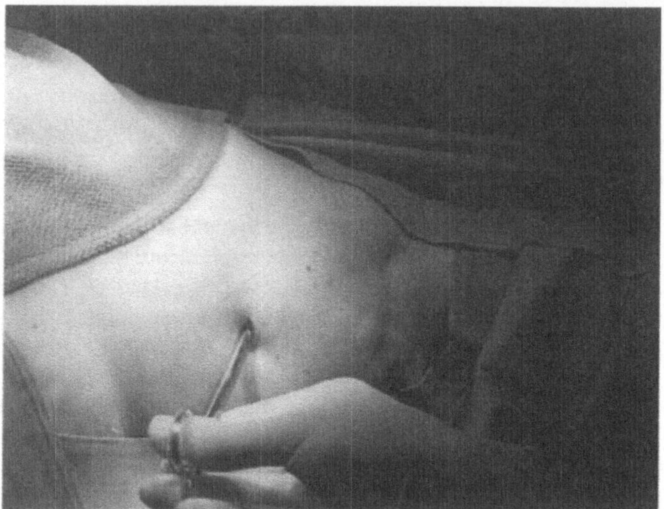

Abb. 1. 1 cm Hautinzision am Unterrand der linken Axilla vor Fettabsaugung und Einführen des 10-mm-Optik-Troikarts

Die Absaugung erfolgt für 10 bis 15 Minuten, bis das Material blasig und orangefarbig wird. Das axilläre Weichgewebe (etwa 150 bis 300 ml) wird filtriert, und die darin vorhandenen Lymphknoten werden histologisch untersucht. Der primäre Einschnitt am Unterrand der Axilla wird nun auf zehn Millimeter erweitert. Durch einen 10-mm-Troikart wird CO_2 bis zu einem Druck von acht Millimeter Hg insuffliert.

Endoskopische Lymphadenektomie

Zur axillären endoskopischen Lymphadenektomie hat die Firma Storz einen speziellen Set kurzer, 25 cm langer Instrumente entwickelt. Mit der Schere wird direkt oder nach monopolarer Koagulation fibröses Gewebe durchtrennt, bis Lymphknoten sichtbar werden (Abb. 2a und b). Während kleinere Lymphknoten direkt exstirpiert werden, bewahrt man größere Lymphknoten und verbliebenes Fett in einer Ecke der Axilla auf. Diese werden am Ende der Operation mit der 10-mm-Löffelzange unter Sicht der 5-mm-Optik entfernt. In einem abschließenden Rundblick wird die Unversehrtheit der verbliebenen Nerven und Gefäße gesichert. Bei sauberen Wundverhältnissen verzichten wir häufig auf eine Drainage. Die endoskopische Lymphadenektomie dauert derzeit zwischen 30 und 60 Minuten.

An der Kieler Pilotstudie einer Therapie von Mammakarzinomen Stadium 1 mit Segmentresektion, axillärer Lipolyse und endoskopischer Lymphadenektomie nahmen

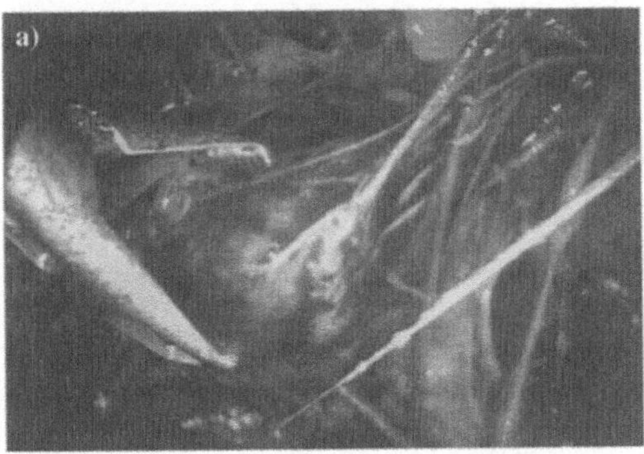

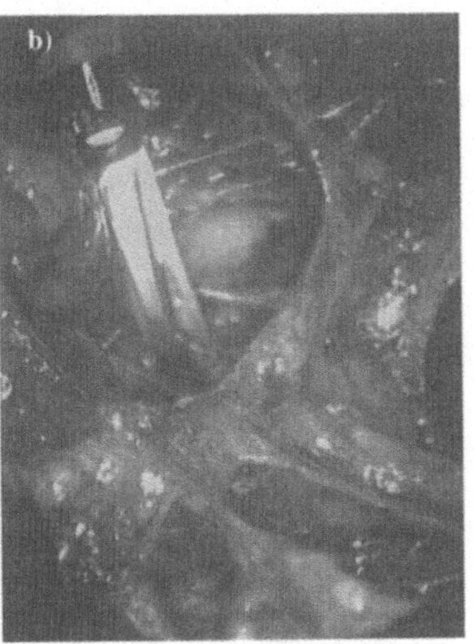

Abb. 2.
a) Einführen einer Lymphknoten-Faßzange und eines 2. Troikarts zur endoskopischen Lymphadenektomie
b) Bipolare Koagulation um einen endoskopisch herauszulösenden Lymphknoten

bisher 25 Patientinnen teil. In drei Fällen wurde aufgrund einer vermutlich zu kleinen Lymphknotenzahl eine konventionelle Axilladissektion durchgeführt. 22mal variierte die Zahl der exstirpierten Lymphknoten zwischen sechs und 24. Drainagen wurden vorsichtshalber bei 15 Fällen gelegt. Sowohl Blutungen als auch Lymphorrhoe lassen sich endoskopisch wesentlich besser als mit bloßem Auge kontrollieren.

In Zukunft wollen wir daher seltener Drainagen einsetzen. Bei einer Patientin ohne Drainage mußte eine Lymphocele mehrfach punktiert werden. Sowohl die Wundheilung als auch die Hospitalisierungszeit waren aber kurz und komplikationslos. Lokalrezidive wurden in der kurzen Zeit eines Jahres nicht beobachtet. Dieser Punkt läßt sich aber erst im Verlauf einer langjährigeren Beobachtung genauer beurteilen.

Die dennoch auftretende Morbidität bei öfterem Einsatz der brusterhaltenden, minimal invasiven Therapie läßt sich hauptsächlich auf die axilläre Lymphadenektomie zurückführen. Da die onkologischen Ergebnisse und Prognosen ähnlich gut wie bei der konventionellen axillären Lymphadenektomie sind, stellt diese neue Möglichkeit einen Vorteil für die Patientin dar.

Die endoskopische axilläre Lymphadenektomie wird Schule machen. Schon jetzt wird sie zunehmend in anderen europäischen Ländern angewandt. Ein Grund: Sie kann gut mit anderen konservativen/neuen Techniken, wie etwa der „Sentinel-Lymphknoten-Technik", kombiniert werden, auch wenn das Erlernen der Technik und das Etablieren der endoskopischen Lymphadenektomie einige Zeit in Anspruch nehmen.

An einem Brustkrebs-Zentrum und großen Kliniken sollte die Lymphadenektomie von mehreren Ärzten beherrscht werden. Bei positiven Lymphknoten muß der Einsatz der Fettabsaugung, die dabei mögliche Tumorpropagation durch Kapselzerreißung und das Vorhandensein einer Lymphangiosis erwogen werden. Derzeit wird in Deutschland, Österreich und in der Schweiz eine prospektive randomisierte Multicenterstudie zum Vergleich der konventionellen und endoskopischen axillären Lymphadenektomie bei kleinen Mammakarzinomen (T1) (Tabelle 1) ebenso wie eine Studie zur „Sentinel-node"-Technik begonnen.

Tabelle 1. Prospektive randominisierte Multicenterstudie bei kleinen Mammmakarzinomen (T1) zum Vergleich der konventionellen und endoskopischen Lymphadenektomie nach Fettabsaugung Universitätsfrauenklinik Kiel, 1998–1999

	Konventionell			Endoskopisch			
	Level 1	Level 2	Σ	Liposuction	Level 1	Level 2	Σ
Zahl der Lymphknoten							
Zahl der positiven Lymphknoten							
Operationszeit (Min.)							
Postoperative Schmerzen	0	1–5 Tage	6–10 Tage	0	1–5 Tage	6–10 Tage	
Gefäß und Nervenpräsentation	leicht	schwer		leicht		schwer	
Wundheilung	1–5 Tage	6–10 Tage		1–5 Tage		6–10 Tage	
Krankenhausaufenthalt	1–5 Tage	6–10 Tage		1–5Tage		6–10 Tage	
Schultersteifheit	ja	nein		ja		nein	
Lymphocelen	ja	nein		ja		nein	
Ödeme	ja	nein		ja		nein	
Hämatome	ja	nein		ja		nein	
Gefühlsstörungen	ja	nein		ja		nein	

Literatur

1. Berg JW (1995) The significance of axillary node levels in the study of breast carcinoma. Cancer 8: 776–778
2. Fischer B, Bayer M, Wickham L, Fischer ER (1983) Relation of number of positive axillary nodes to the prognosis of patients with primary breast cancer, a N.S.A.B.P. update. Cancer 52: 1551–1557
3. Petrek JA, Blackwood MM (1955) Axillary dissection: current practice and technique. Current Problems in Surgery 32, 4, 257–323
4. Suzanne F, Finkeltin F, Lemery D, Emering Ch (1993) New non-traumatic technique about axillary lymphadenectomy using fat and lymph nodes suction aspiration. A study of thirty cases. Breast Cancer Research Treat 27: 188
5. Suzanne F, Wattiez A, Anton MC, Houlle C (1994) Axillary lymphadenectomy using fat and lymph nodes suction followed on by endoscopic picking and axillary control. Breast Cancer Research Treat 32, 40, abstract 49
6. Suzanne F, Anton MC, Ducroz, Wattiez A, Fatton B, Jacquetin B (1994) Le curage axillaire dans le cancer dur sein par aspiration graisseuse et ganglionaire: a propos de 57 cas. Ref. Gyn Obst 2: 255-266
7. Suzanne F, Emering Ch, Wattiez A, Bruaht MA (1997) Endoscopic axillary lymphadenectomy after liposuction (EAL). Experience of 75 cases. Surgical technology international VI San Francisco, Universal Medical Press
8. Veronesi U, Galimberti V, Zurrida S (1993) Prognostic significance of number and level of axillary node metastases in breast cancer. The Breast 2: 224–228
9. Veronesi U, Papanelli G, Galimberti V, Viale G, Zurrida S, Bedoni M, Costa A, de Cicco C, Geraghty IG, Luini A, Sacchini V, Veronesi P (1997) Sentinel node biopsy to avoid axillary dissection in breast cancer with clinically negative lymph nodes. Lancet, June 28, 349 (1969): 1864–7

Urogynäkologische Funktionsdiagnostik

Standards und Entwicklung in der urogynäkologischen Funktionsdiagnostik

H. Kölbl

Einleitung

Die urogynäkologische Funktionsdiagnostik hat insbesondere durch Entwicklung neuer bildgebender Verfahren in den letzten Jahren zu einer deutlichen Weiterentwicklung geführt. Von der Arbeitsgemeinschaft Urogynäkologie wurden hierzu Leitlinien erarbeitet [1].

Die zunehmende Lebenserwartung der Frau und die Enttabuisierung der Thematik der Harninkontinenz sowie der erhöhte Anspruch auf Lebensqualität erfordern ein Stufenkonzept in der Abklärung. Die Basisdiagnostik, bestehend aus Anamneseerhebung, klinischer Untersuchung, klinisch differenzierter Diagnostik der Beckenbodeninsuffizienz, Harnwegsinfektdiagnostik, Restharnbestimmung und orientierender Sonographie der oberen und unteren Harnwege, kann in der Praxis vorgenommen werden. Bei klarem Befund ist die Einleitung einer konservativen Behandlung möglich [2]. Die spezialisierte Diagnostik wurde weiterentwickelt und standardisiert, nicht zuletzt auf Grund der bislang nicht ganz zufriedenstellenden Befunde für die einzelnen Diagnoseformen.

Weiterentwicklungen der spezialisierten Diagnostik

Die bislang im urogynäkologischen Abklärungskonzept verwendeten Inkontinenzfragebögen sind auf Grund ihrer unzureichenden Sensitivität (Streßinkontinenz: 55,5%, Urgeinkontinenz: 61,5%) und Spezifität (Streßinkontinenz: 44,7%, Urgeinkontinenz: 56,3%) nicht konklusiv genug, um eine endgültige Diagnose zu stellen [3]. Dennoch ist die urogynäkologische Anamneseerhebung zentraler Bestandteil der Abklärung.

Die *Zystometrie* stellt eines der wesentlichen Verfahren in der Urodynamik zur Diagnostik der Urgeinkontinenz dar, wiewohl durch die telemetrische ambulante Urodynamik die Diagnose der Blaseninstabilität gegenüber der Zystometrie in über 30% häufiger objektiviert [4]. Dennoch stellt die ambulante Urodynamik derzeit in Ermangelung einer ausreichenden Standardisierung und der Artefaktanfälligkeit keine Routinemethode dar und bleibt weiterhin Gegenstand einer wissenschaftlichen Weiterentwicklung.

Die *Urethraruhedruckprofilmessung* hilft Risikopatientinnen mit hypotoner Urethra (Urethraverschlußdruck < 20 cm H_2O) herauszufiltern, deren Rezidivrisiko nach Inkontinenzoperationen erhöht sein kann.

Die Messung des Urethrastreßdruckprofils ist zur Diagnostik im Vergleich zum „goldenen Standard" des direkten klinischen Nachweises (Streßtest) des belastungsbedingten Harnverlustes nicht sensitiv und spezifisch genug (Sensitivität: 93,3%, Spezifität: 82,5%), um einen direkten Nachweis der Streßinkontinenz zu objektivieren [5].

Die unbefriedigende Auswertbarkeit des Urethrastreßdruckprofils hat zu einer Neuentwicklung eines tonometrischen Parameters, des Valsalva-leak-point-Druckes (VLLP), geführt. Dieser Parameter wird durch Messung jenes intravesikalen (oder -rektalen) Druckes unter Belastung (Pressen = Valsalva, Hustenstoß) ermittelt, bei dem es belastungssynchron zum Harnabgang kommt. Trotz zahlreicher Publikationen ist dieser Wert aber noch nicht standardisiert, obwohl Empfehlungen abgegeben wurden, die es ermöglichen, bei Vorliegen eines Wertes von <65 cm H_2O eine intrinsische Sphinkterinkompetenz (= rein urethral bedingte Streßinkontinenz) zu objektivieren [6].

Die Ultraschalldiagnostik wurde durch die Arbeitsgemeinschaft standardisiert und stellt eine wesentliche und ergänzende Maßnahme im urogynäkologischen Abklärungskonzept dar [7]. Auch in der Abklärung der Beckenbodeninsuffizienz findet sie zunehmend ihren Einsatz, allerdings ist die Beurteilung des mittleren und hinteren Beckenkompartiments bislang noch limitiert.

Die Kernspintomographie (inklusive des dynamischen MRI) war in den letzten Jahren bei Beckenbodeninsuffizienz Gegenstand zahlreicher Veröffentlichungen [8]. Möglich geworden ist mittlerweile eine direkte Zuordnung des MRI zur Beckenbodenanatomie und pathologischen Veränderungen (Entero-, Rektozelendiagnostik – in vivo, prä- und postoperativ). Allerdings ist bei dieser Methode eine grundlegende Standardisierung noch ausständig.

Schlußbemerkung

Die urogynäkologische Funktionsdiagnostik dient zur Abklärung von Frauen mit Harninkontinenz und/oder Beckenbodeninsuffizienz. Neuentwicklungen in der Tonometrie und der bildgebenden Diagnostik haben dazu beigetragen, die Ursachen der Streßharninkontinenz und Beckenbodeninsuffizienz besser zu identifizieren. Weitere Erkenntnisse wissenschaftlicher Auswertungen und Standardisierungen bleiben abzuwarten, um den Platz dieser Methoden in der Routinediagnostik zu finden.

Literatur

1. Kölbl H, Anthuber C, Grischke E, Petri E, Schär G, Schüssler B, Staufer F, Tamussino K (1998) Leitlinien Urogynäkologie – Deutsche Gesellschaft für Gynäkologie und Geburtshilfe. Frauenarzt 39: 1207–1214
2. Kölbl H, Petri E, Schüssler B, Staufer F, Voigt R (1997) Inkontinenzdiagnostik als Basis für eine suffiziente Therapie. Arch Obstet Gynecol 45: 193–243
3. Häusler G, Hanzal E, Joura E, Sam C, Koelbl H (1995) Differential diagnosis of detrusor instability and stress incontinence by patient history: the Gaudenz-Incontinence-Questionnaire revisited. Acta Obstet Gynecol Scand 74: 635–637
4. Van-Waalwijk-van-Doorn ES, Meier AH, Ambergen AW, Janknegt RA (1996) Ambulatory urodynamics: extramural testing of lower and upper urinary tract by Holter monitoring of cystometrogram, uroflowmetry and renal pelvic pressures. Urol Clin North Am 23: 345–371

5. Hanzal E, Berger E, Koelbl H (1991) Reliability of the urethral closure pressure profile on stress in the diagnosis of genuine stress incontinence. Br J Urol 68: 369–371
6. McGuire EJ, Cespedes RD, O'Connell HE (1996) Leak-point pressures. Urol Clin North Am 23: 253–262
7. Schaer G, Koelbl H, Voigt R, Merz E, Anthuber Ch, Niemayer R, Ralph G, Bader W, Fink D, Grischke E, Hanzal E, Koechli OR, Koehler K, Munz E, Perucchini D, Peschers U, Sam C, Schwenke A (1996) Recommendations of the German Association of Urogynecology on functional sonography of the lower female urinary tract. Int Urogynecol J 7: 105–108
8. Lienemann A, Anthuber C, Baron A, Kohz P, Reiser M (1997) Dynamic MR colpocystorectography assessing pelvic floor descent. Eur Radol 7: 1309–1317

Ambulante Urodynamik – Eine Methode der Zukunft?

D. Kölle

Das generelle Ziel von urodynamischen Untersuchungen ist die Objektivierung der von der Patientin geschilderten Symptomatik hinsichtlich der Funktion des unteren Harntrakts. Das Ziel der Zystometrie ist die Beurteilung der Blasenfunktion in der Füll- und Entleerungsphase. Die Beurteilung der Blasenfunktion durch die konventionelle Zystometrie hat mehrere Nachteile: Es erfolgt eine artifizielle, unphysiologisch schnelle Füllung der Blase in unphysiologischer Untersuchungsposition und ungewohnter, „klinischer" Umgebung mit bis zu mehreren Beobachtern. Die „normale" Aktivität der Patientin fehlt während der Untersuchung. Darüber hinaus kann meist nur eine einzige Füllphase der Blase bzw. nur eine Miktion zur Beurteilung herangezogen werden. Aus diesem Grund wurde versucht, neue Untersuchungsmethoden zu entwickeln, die all diese Nachteile möglichst vermeiden und Langzeitmessungen in der normalen Umgebung der Patienten und mit der individuellen Belastungssituation erlauben. Diese Methoden bezeichnet man als „ambulante Urodynamik".

Rückblick

Zunächst wurde dieser Weg mit in die Blase eingeführten Minisendern [1] bzw. mit tragbarem Transducer und flüssigkeitsgefülltem Katheter [5] als Tele-Urodynamik versucht. Diese Möglichkeit wurde aufgrund zahlreicher technischer Schwierigkeiten (schlechter Empfang der Meßsignale, hoher Aufwand, Probleme bei der Entfernung der Blasen-Minisender, Artefakte durch die Wassertransducer) wieder verworfen. Die heute kommerziell erhältlichen Systeme bestehen meist aus zwei Mikrotipkathetern (Blase und Rektum), einem kleinen tragbaren batteriebetriebenen Minidatenspeicher sowie aus einer Computerauswerteinheit. Es können je nach System bis zu 24 Stunden lang digital verschiedene Druckwerte sowie optional über ein anschließbares Uroflowgerät auch Flowkurven und über spezielle Inkontinenzbinden auch Episoden von Harnverlust aufgezeichnet werden. Event-Marker am Recorder und ein exakt geführtes „Miktionstagebuch" der Patientin sind unabdingbare Voraussetzungen für eine exakte Auswertung nach Transfer der Daten zum Auswertcomputer [2].

Erfahrungen im Vergleich zur konventionellen Zystometrie

Folgende Erkenntnisse konnten aus verschiedenen Studien im Vergleich zur konventionellen Urodynamik gewonnen werden: Bei Verwendung „ambulanter Urodynamik" kann wesentlich häufiger eine Detrusorinstabilität entdeckt werden, die Volumina bei Miktion sind geringer als unter Standard-Urodynamik-Bedingungen, die Druckwerte bei Miktion höher bei gleichzeitig höheren maximalen Harnflußraten (dies widerspricht der klassischen These über Druck-Fluß-Relationen). Gleichzeitig werden geringere Restharnvolumina detektiert. Auch bei gesunden Freiwilligen findet sich in hohem Prozentsatz (bis zu 38% der Probanden) eine „Detrusorinstabilität" [4]. Die hohe Rate an Urgeinkontinenz nach Kolposuspension nach Burch ist zum Teil auf eine bereits präoperativ vorhandene, jedoch mit konventioneller Urodynamik nicht entdeckte Detrusorinstabilität zurückzuführen [3]. Patienten mit einer „Low-compliance-Blase" am Ende der Füllphase zeigen in der Langzeiturodynamik normale Blasendruckwerte mit einer hohen Rate an phasischen Blasenkontraktionen, so daß das Konzept der „Low-compliance-Blase" neu überdacht werden muß. Bewährt hat sich die ambulante Urodynamik in der Detektion von Detrusorinstabilität bei symptomatischen Patienten, die unter konventionellen Bedingungen eine stabile Blasenfunktion aufweisen.

Schwachpunkte

Schwachpunkte derzeit sind einerseits die zum Teil mangelhafte Mitarbeit von Patienten bei der Führung eines Symptom- bzw. Miktionstagebuches, andererseits die Schwierigkeit, die Auswertungsstandards für konventionelle Urodynamik auf die ambulante Urodynamik zu übertragen. Die Methode ist kosten- und zeitintensiv, die Bewertung setzt äußerst erfahrenes Personal voraus, und verschiedenste Aspekte von Langzeitaufzeichnungen sind noch nicht restlos geklärt. So ist die ideale Meßdauer unklar, die Unterscheidung zwischen pathologischem Befund und Artefakt oft schwierig und die Frage, wieviel „Detrusorinstabilität" normal sei, ungelöst. Diskutiert wird auch die Frage, ob die Normwerte der konventionellen Zystometrie für die ambulante Urodynamik übernommen werden können oder ob neue Grenzwerte erarbeitet werden müssen. Dies stellt schließlich den Untersucher bei zur konventionellen Zystometrie diskrepanten Befunden vor die gelegentlich schwierige Entscheidung, welcher Befund als höherwertig zu betrachten ist. Die ambulante Urodynamik erlaubt zwar eine exaktere Klassifikation des Typs von Harninkontinenz als die konventionelle Urodynamik durch eine höhere Aufdeckungsquote von Detrusorinstabilität, ist jedoch als Methode zur Beurteilung der Harnröhrenfunktion zur Zeit noch ungeeignet. Darüber hinaus ist eine automatisierte Auswertung derzeit noch nicht verfügbar.

Ist die ambulante Urodynamik eine Methode der Zukunft?

Zusammenfassend läßt sich sagen, daß die „ambulante Urodynamik" mit Sicherheit eine Methode mit Zukunft für wissenschaftliche Fragestellungen darstellt, als klinische Untersuchungsmethode derzeit jedoch nur für spezielle Fragestellungen (z. B. Nachweis von konventionell nicht entdeckbarer Detrusorinstabilität; Abklärung von Enuresis; Untersuchung von Kindern) Eingang in die Routine von Spezialabteilungen gefunden hat. Es erscheint mit der vorhandenen Technologie unwahrscheinlich, daß die ambulante Urodynamik die konventionelle Routinediagnostik ersetzen wird, insbesondere in der für Gynäkologen so wichtigen Beurteilung der Harnröhrenfunktion bei streßinkontinenten Frauen. Die Zukunft der Methode liegt eher bei wissenschaftlichen Fragestellungen und in speziellen klinischen Indikationen an Spezialabteilungen. Die Bedeutung der ambulanten Urodynamik derzeit besteht darin, daß sie als *Standardmethode zur Aufdeckung von Detrusorinstabilität bei Drangsymptomatik mit stabiler Blasenfunktion in der konventionellen Zystometrie* betrachtet werden kann.

Literatur

1. Gleason DM, Lattimer JK, Bauxbaum C (1951) Bladder pressure telemetry. J Urol 94: 252–256
2. Heslington K, Hilton P (1996) Ambulatory urodynamic monitoring. Br J Obstet Gynaecol 103: 393–399
3. Khullar V, Salvatore S, Cardozo L, Abbott D, Hill S, Kelleher C (1994) Ambulatory urodynamics: a predictor of de-novo detrusor instability after colposuspension. Neurourol Urodyn 13: 443–444
4. Robertson AS, Griffiths CJ, Ramsden PD, Neal DE (1994) Bladder function in healthy volunteers: ambulatory monitoring and conventional urodynamic studies. Br J Urol 73: 242–249
5. Veerecken RL, Puers B, Das J (1983) Continuous Telemetric Monitoring of Bladder Function. Urol Res 11: 5–18

Leak-point pressure – Von der Entwicklung zum Standard?

U. M. Peschers, B. Leib, Th. Dimpfl

Messungen des Leak-Point-Pressure wurden ursprünglich nicht in der Diagnostik bei Streßinkontinenz, sondern zur Messung des Detrusordruckes, bei dem Kinder mit neurogenen Blasenstörungen Urin verlieren, vorgenommen. McGuire und Co-Autoren fanden heraus, daß Kinder mit einem Detrusor-Leak-Point-Pressure über 40 cm H_2O ein größeres Risiko von Schädungungen der oberen Harnwege hatten [1].

Der Stress-Leak-Point-Pressure wurde erstmals 1993 beschrieben [2]. Dabei wird gemessen, bei welchem intraabdominalen Druck die Patientin Urin verliert. Grundsätzlich kann die notwendige Druckerhöhung durch Pressen (Valsalva-Leak-Point-Pressure = VLPP) oder durch Husten (Cough-Leak-Point-Pressure = CLPP) provoziert werden.

Die Ableitung des intraabdominalen Druckes kann durch einen in der Blase, in der Vagina oder im Rektum applizierten Katheter erfolgen.

Generell wird die Patientin aufgefordert, in aufsteigender Stärke zu husten bzw. zu pressen. Der Urinverlust wird entweder im Rahmen eine Videourodynamik röntgenologisch verifiziert oder aber einfach visuell bestätigt.

Im Rahmen verschiedener Arbeiten wurden die Testbedingungen für die Untersuchung des Leak-Point-Pressure überprüft. Dabei wurde beschrieben, daß die Höhe des Leak-Point-Pressure von der Dicke des Blasenkatheters abhängt, mit der Blasenfüllung korreliert und bei Messung des intraabdominalen Druckes durch die Vagina niedriger ist als bei Messung in der Blase, was durch die okklusierende Wirkung des Blasenkatheters zu erklären ist [3, 4].

Daraus folgernd ist für die Messung des Leak-Point-Pressure im Rahmen wissenschaftlicher Untersuchungen die Einhaltung von Standards zu empfehlen:

Untersuchungsposition (stehend, sitzend, liegend), Blasenfüllung und Messung des intraabdominalen Druckes müssen konstant sein und angegeben werden.

Im klinischen Gebrauch ist die Messung des Leak-Point-Pressure vor allem im Rahmen der Diagnostik einer intrinsischen Sphinkterinkompetenz interessant. Dabei wurde der Schwellenwert von McGuire et al. mit 65 cm H_2O für den Valsalva-Leak-Point-Pressure definiert [5].

Im Rahmen wissenschaftlicher Fragestellungen könnte die Erfassung des Leak-Point-Pressure ein weiterer objektiver Parameter zur Erfolgsmessung sein, da z.B. die Erhöhung von 80 cm H_2O auf 200 cm H_2O eine objektive Verbesserung der Inkontinenzsituation im Alltag der Patientin bringt.

Inwiefern sich die Messung des Leak-Point-Pressure als Standard etablieren wird, ist noch unsicher. Grund dafür ist neben der Verlängerung der urodynamischen Messung vor allem, daß die intrinsische Sphinkterinkompetenz nicht in allen Zentren als besondere Form der Streßharninkontinenz bewertet wird, die auch besonders (z.B. mit einer Schlingenoperation) behandelt wird.

Literatur

1. McGuire EJ, Woodside JR, Borden TA, Weiss RM (1981) Prognostic value of urodynamic testing in myelodysplastic patients. J Urol 126: 205–209
2. Wan J, McGuire EJ, Bloom DA, Ritchey ML (1993) Stress leak point pressure: a diagnostic tool for incontinent children. J Urol 150: 700–702
3. Bump RC, Elser DM, Theofrastous JP, McClish DK (1995) Valsalva leak point pressures in women with genuine stress incontinence: reproducibility, effect of catheter caliber, and correlations with other measures of urethral resistance. Continence Program for Women Research Group. Am J Obstet Gynecol 173: 551–557
4. Miklos JR, Sze EH, Karram MM (1996) A critical appraisal of the methods of measuring leak-point pressures in women with stress incontinence. Obstet Gynecol 86: 349–352
5. McGuire EJ, Cespedes RD, O'Connell HE (1996) Leak-point pressures. Urol Clin North Am 23: 253–262

Ultraschall in der Urogynäkologie – derzeitiger Stand und Perspektiven

E. Hanzal

Einleitung

Bildgebende Verfahren haben bei urogynäkologischen Fragestellungen neben der klinischen Beurteilung, der Endoskopie und der Urodynamik einen zentralen Stellenwert. Historisch gesehen stand bei der bildlichen Darstellung der Beckenorgane die Röntgentechnik zunächst im Vordergrund, aber nach Einführung der Ultraschalltechnologie kam der Sonographie mit ihren unbestreitbaren Vorteilen wie vor allem beliebige Reproduzierbarkeit, Wegfall der Strahlenbelastung und Abbildung der Harnröhre ohne Markierung zunehmende Bedeutung zu. Zumindest im gynäkologischen Bereich ist es daher durchaus gerechtfertigt, den Ultraschall als Standardmethode zu bezeichnen, die bei Inkontinenzsymptomen und Beckenbodeninsuffizienz wertvolle Informationen liefert. Die folgende Übersicht behandelt die wichtigsten sonographischen Techniken (Tab. 1), die wegen ihres Wertes im klinischen Einsatz, ihrer Aktualität oder Zukunftsperspektive in letzter Zeit Bedeutung erlangt haben.

Orientierende Nephrosonographie
Sonographie des inneren Genitale
Sonographische Urethrozystographie
Sonographie der Blasenwand
Endoanalsonographie
Sonographie des Urethralsphinkters (3-D)
Sonographie des Beckenbodens (3-D)

Tabelle 1. Einsatzgebiete des Ultraschalls in der Urogynäkologie

Nephrosonographie

Gemäß der Definition der Spezialdisziplin Urogynäkologie, die ja den oberen Harntrakt mit einschließt, sofern er durch Stauung, deren Ursache im gynäkologischen Bereich liegt, oder aufsteigende Infektionen mitbetroffen ist, gehört die orientierende Nephrosonographie mit zum diagnostischen Repertoire. Die Darstellung der Nieren im Längs- und Querschnitt mit dem Abdominalschallkopf (3,5–5 MHz) ist einfach zu erlernen, leicht zu dokumentieren und wird von der Deutschen Arbeitsgemeinschaft Urogynäkologie seit 1993 vor jedem operativen Eingriff im kleinen Becken auch aus forensischen Gründen empfohlen.

Sonographie des inneren Genitale

Die Vaginalsonographie ist für die Darstellung der urethrovesikalen Funktionseinheit nicht geeignet, da es beim Einführen des Schallkopfes zur Verdrängungseffekten kommen kann. In der Urogynäkologie wird daher bevorzugt die Perineal- oder Introitussonographie verwendet (siehe unten). Dennoch ist die Ultraschalluntersuchung des inneren Genitale zusätzlich zur Urethrozystographie auch dann anzuraten, wenn aufgrund der Symptome lediglich an eine Beckenbodeninsuffizienz oder Inkontinenz zu denken ist, um vor Therapiebeginn Raumforderungen im kleinen Becken ausschließen zu können.

Sonographische Urethrozystographie

Die Pionierleistungen von Kohorn [1] und Kölbl [2] in den achtziger Jahren haben es ermöglicht, die Sonographie auch zur Darstellung von Blase und Harnröhre im sagittalen

Schnittbild einzusetzen. Diese Methodik hat der lateralen Urethrozystographie zu einer Verbreitung verholfen, die vor der Ultraschall-Ära aufgrund der Limitationen der Röntgentechnik im gynäkologischen Bereich undenkbar war. Die Weiterentwicklung der sonographischen Urethrozystographie führte schließlich zur Formulierung eines Standardisierungspapiers der Deutschen Arbeitsgemeinschaft Urogynäkologie, das international große Beachtung gefunden hat und nunmehr die Dokumentation für wissenschaftliche und klinische Zwecke erleichtert [3].

Besonders hervorzuheben ist die Standardisierung der Bildorientierung, die sich an jene für die Vaginalsonographie (kranial-oben, kaudal-unten, anterior-rechts, posterior-links) anlehnt, und das Meßsystem zur Beschreibung der Blasenhalsregion (Abb. 1). Als gebräuchlichste Techniken haben sich die Introitussonographie (Vaginalschallkopf; 5–7 MHz) und die Perinealsonographie (Abdominalschallkopf; 3,5–5 MHz) durchgesetzt.

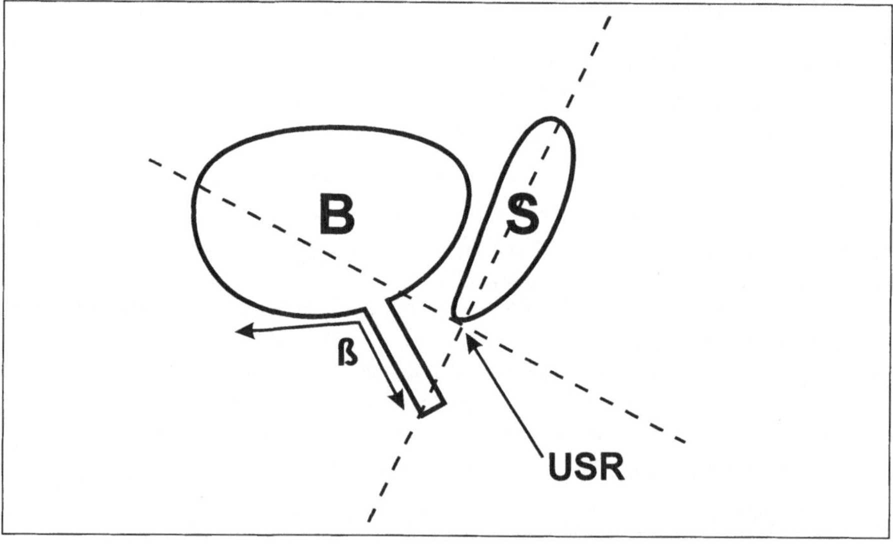

Abb. 1.
Standardisierte Meßgrößen im Rahmen der sonographischen Urethrozystographie (Deutsche Arbeitsgemeinschaft Urogynäkologie 1996). (B = Blase, S = Symphyse, β = sagittaler Urethrovesikalwinkel, USR = unterer Symphysenrand)

Sonographie der Blasenwand

Hochauflösende Ultraschallgeräte (ab 5 MHz) erlauben in zunehmendem Maß auch die Beurteilung struktureller Veränderungen im Bereich der Blasenwand (Tumoren, Endometriose, Konkremente), die bei der Erforschung von Ursachen der (sekundären) Drang-Inkontinenz und beim Staging gynäkologischer Malignome neben der Zystoskopie wertvolle Dienste leisten können [4]. Die Beurteilung der Blasenwanddicke ist Gegenstand eines Forschungsprojektes um Cardozo [5]. Werte über 5 mm zeigen eine enge Korrelation mit Reizblasensymptomen und Drang-Inkontinenz.

Endoanalsonographie

Okkulte Risse des analen Sphinkters im Rahmen der vaginalen Entbindung, die mittels hochauflösender 360° Endoanalsonographie nachgewiesen werden können, erregen seit der Publikation von Sultan, 1993, [6] zunehmend Aufmerksamkeit und lenken das Interesse der Urogynäkologie auf den Themenkreis der früher vernachlässigten Fäkalinkontinenz. Schon werden Stimmen laut, die diese Methode im Routineeinsatz im Kreißsaal sehen wollen, für eine endgültige Standortbestimmung scheint es aber noch zu früh, da die ableitbaren therapeutischen oder prophylaktischen Konsequenzen noch nicht ganz klar sind.

3-D-Sonographie

Im experimentellen Stadium befindet sich derzeit die dreidimensionale Ultraschalltechnik. Der Vorteil dieser Methode besteht darin, daß vom Computer generierte Schnittebenen dargestellt werden können, die mit einem herkömmlichen zweidimensionalen Verfahren nicht einstellbar sind. Außerdem können dreidimensionale Strukturen errechnet und deren Volumen exakt bestimmt werden. So soll beispielsweise ein urethrales Sphinktervolumen unter 250 mm^3 signifikant mit einer Streßinkontinenz korreliert sein [7]. Arbeiten über die sonographische Darstellung eines Paravaginaldefektes und der Dicke des M. puborectalis [8, 9] runden das umfangreiche Bild der aktuellen Forschungsschwerpunkte ab.

Zusammenfassung

Das Ultraschallgerät ist heute zu einer conditio sine qua non für die Gynäkologie und Geburtshilfe geworden. Die damit verbundene Technologie ist in Klinik und Praxis jederzeit verfügbar, und daher sind sonographische Untersuchungen auch in der Urogynäkologie kostengünstig einzusetzen. Nephrosonographie, Vaginalsonographie und sonographische Urethrozystographie können heute als Standard im Rahmen der bildgebenden Verfahren einer modernen urogynäkologischen Funktionsdiagnostik angesehen werden. 3-D-Ultraschall und Endoanalsonographie zeigen jene Perspektiven auf, die in enger Zusammenschau mit den Forschungsergebnissen aus der Magnetresonanztomographie des Beckenbodens den Weg in die Zukunft weisen.

Literatur

1. Kohorn EI et al. (1986) Obstet Gynecol 68: 269–72
2. Kölbl H et al. (1989) Obstet Gynecol 74: 417–22
3. Schaer G et al. (1996) Int Urogynecol J Pelvic Floor Dysfunct 7: 105–8
4. Kölbl H et al. (1988) Obstet Gynecol Dec: 951–4
5. Khullar V et al. (1996) Br J Obstet Gynaecol 103: 904–8
6. Sultan AH et al. (1993) N Engl J Med 323: 1905–11
7. Khullar V et al. (1996) Neurourol Urodynam 15: 334–5
8. Boos K et al. (1996) Int Urogynecol J 7: 163
9. Bernstein IT et al. (1997) Neurourol Urodynam 16: 237–75

Die Kernspintomographie (MRT) bei Deszensus und Harninkontinenz – Was sagt sie, was wird sie bringen?

C. Anthuber, A. Lienemann, A. Baron

Einleitung

Die Kernspintomographie wird seit einigen Jahren zur Untersuchung der Morphologie und Funktion des Beckenbodens bei Descensus und Prolaps genitalis eingesetzt. Sie liefert statische und dynamische Bilder, die im Vergleich zu allen bisher üblichen bildgebenden Verfahren deutlich mehr visuelle Informationen anbieten. Sie hat sich aus den Erfahrungen mit der herkömmlichen Kolpozystorektographie (KCRG) entwickelt.

Warum Bildgebung?

Der Einsatz bildgebender Verfahren im Rahmen der urogynäkologischen Diagnostik soll mehr objektive Informationen als die Spekulumuntersuchung liefern, mit der letztlich nur subjektiv das morphologische Resultat von Beckenbodenschäden diagnostiziert werden kann. So kann zwar Descensus genitalis der drei Kompartimente gesehen werden, die Ursache hierfür bleibt jedoch unbekannt. Beckenboden- und Sphinkterschäden entstehen meist im Zuge vaginaler Geburten, am Beispiel der okkulten Analsphinkterdefekte wurde sehr deutlich, daß diese dem bloßen Auge meist verborgen bleiben. Die Bewertung von Beckenbodenschäden kann nur dann zuverlässig erfolgen, wenn die physiologische Bandbreite des „Normalbefunds" bekannt ist. Die mit Strahlenbelastung verbundene KCRG kann weder postpartal noch bei der gesunden „Kontrollpatientin" eingesetzt werden. Die MRT schließt hier eine Lücke, die auch die Sonographie aufgrund ihrer Schwächen in der Darstellung des mittleren (Enterozele) und hinteren Kompartiments (Rektozele) offenließ. Eine Begründung für den Einsatz der dynamischen MRT ergibt sich aus der Tatsache, daß statische Bilder die Morphologie, kaum jedoch Hinweise auf die Funktion verschiedener Organe liefern.

Letztlich ist es das Ziel auch der dynamischen MRT, bei Therapieentscheidungen berücksichtigt zu werden und als objektive Therapiekontrolle zu dienen.

Vor- und Nachteile im Vergleich mit anderen Methoden

Bildgebende Verfahren sollen aussagekräftig, wenig invasiv, methodisch nicht zu aufwendig, breit verfügbar und kostengünstig sein. Die Darstellung aller drei Kompartimente der Scheide und des Beckenboden ist entscheidend, der Weichteilkontrast ist hierbei eine wesentliche Voraussetzung. All diese Anforderungen kann die dynamische MRT nicht erfüllen. Die Methode ist nicht aufwendiger als eine KCRG, jedoch deutlich teurer, noch viel mehr im Vergleich mit der Sonographie. Letztere ist auch weniger invasiv, breiter verfügbar, kostengünstiger und einfacher erlernbar. Allerdings hat die Sonographie bei der Darstellung von Entero- und Rektozelen und Weichteilen erhebliche Defizite. Die MRT liefert präzise statische und dynamische Bilder vom knöchernen Becken. Alle intra- und extraperitoneal gelegenen Weichteile und Hohlorgane sind in Ruhe und beim Pressen nahezu naturgetreu darstellbar (Abbildung 1). Weitere Vorteile sind die Möglichkeit angepaßter Schichtführung, die variable Organkontrastierung, der Verzicht auf Kontrastmittel und vor allem die fehlende Strahlenbelastung. Das Pressen der Patientin ist im Vergleich mit der klinischen Untersuchung besser provozierbar und wiederholbar. Dies ist wichtig, da nach unserer Erfahrung der Pressvorgang auf dem gynäkologischen Stuhl gelegentlich „gebremst" abläuft. Bei der MRT ist dies nicht der Fall, entsprechende Vorlagen fangen das Aqua dest. aus der Blase und das aus der Vagina und dem Rektum austretende Sonographie-Gel sicher auf. Gelegentlich kann ein Kompartiment der Scheide erst dann deszendieren/prolabieren, wenn das Hohlorgan des anderen Kompartiments entleert wurde. So kann der dominierende Bruchsack (z. B. Zystozele) zunächst die Entwicklung der Rektozele behindern, die erst nach Entleerung der Blase sichtbar wird. Die völlig getrennte Analyse der drei Kompartimente ist in der dynamischen MRT im Gegensatz zur klinischen Untersuchung derzeit nicht möglich. Darüber hinaus ist der Vergleich der klinischen Untersuchung (nach ICS-Kriterien) mit den MRT-Befunden aufgrund bislang unterschiedlicher Bezugssysteme nur mit Vorsicht möglich: Bei der klinischen Untersuchung wird die Ebene des Hymenalsaums als Referenz benutzt, bei der MRT hingegen die Verbindungslinie zwischen der Symphysenunterkante und dem sacrococcygealen Gelenk (sog. pobococcygeale Linie).

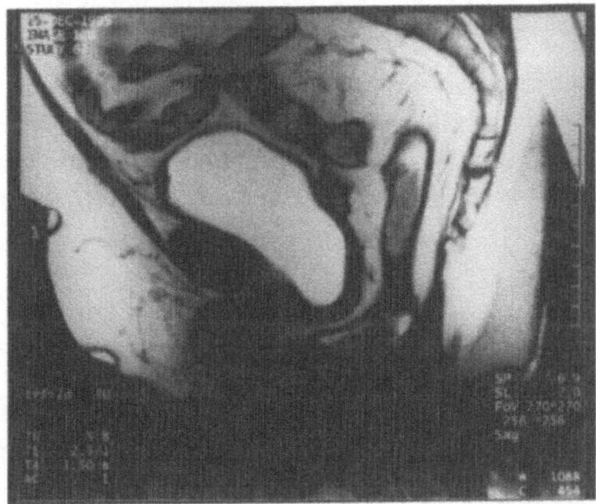

Abb. 1. MRT-Bild (beim Pressen): deutliche Zystozele, tiefe Enterozele (mit Sigmaschlinge), steilgestellter Ansatz des M. levator ani am Os coccygis als Ausdruck der Beckenbodenschwäche

Objektive Einflußfaktoren für die Therapieplanung

Die bildgebenden Verfahren sind wichtige, jedoch derzeit durchaus nicht entscheidende diagnostische Maßnahmen für die Therapieplanung. Sie hängt vor allem von den den Leidensdruck bestimmenden Beschwerden der Patientin ab. Hinzu kommen die Frage nach der Art und dem Grad des Deszensus, die Befunde der urodynamischen Untersuchung und des klinischen Streßtests. Erhöhte Restharnmengen und etwaige Begleitbefunde sind weitere wichtige, therapieentscheidende Faktoren. Die Bedeutung der bildgebenden Verfahren für die Therapiewahl wird derzeit noch untersucht, die bisherigen Studien bezogen sich mehr auf methodische Aspekte. Entscheidungsrelevanz besaßen sie nur im Ausnahmefall. Die Ergebnisse von neueren Ultraschall- und MRT-Studien scheinen jedoch zu zeigen, daß auch zentrale und laterale Defekte entdeckt werden können. Diesen Daten könnte in Zukunft durchaus mehr Gewicht als bisher bei der Therapieplanung zukommen.

Was wird die statische dynamische MRT bringen?

Die genannten methodischen Vorteile lassen erwarten, daß die Indikation für eine MRT-Untersuchung breiter als bisher gestellt wird. Neben den rein „gynäkologischen" Fragestellungen wird die MRT auch bei anorektalen Funktionsstörungen zum Einsatz kommen. Daher liegt der Schluß nahe, daß die dreidimensionale Darstellung des Beckenbodens und seiner Organe zu einer Steigerung der interdisziplinären Kooperation und Betrachtungsweise von Funktionsstörungen in diesem Gebiet führt. Es werden mit Sicherheit Informationen gewonnen werden, die die Variationsbreite des „Normalen" demonstrieren. Der Zusammenhang von Morphologie *und* Funktion kann präziser als bisher untersucht werden. Der vermehrte Einsatz der MRT wird natürlich auch zu höheren Kosten führen. Mittelfristig wird aufgrund der methodischen Vorteile die MRT die mit Strahlenbelastung verbundenen Methoden ersetzen.

Was wird die statische dynamische MRT nicht bringen?

Sie wird mit hoher Wahrscheinlichkeit keine genauere Erkennung von Streßinkontinenz erbringen. Die Morphologie und Funktion des urethrovesikalen Überganges wird hinreichend exakt, methodisch einfacher und kostengünstiger durch die Ultrasonographie erfaßt. Die MRT wird darüber hinaus die Bedeutung der klinische Untersuchung nicht relativieren.

Zusammenfassung

Die MRT ist eine teure, aufwendige, jedoch wenig belastende Methode mit hoher Aussagekraft. Sie wird zunächst vor allem wissenschaftlichen und interdisziplinären Fragen vorbehalten bleiben und kann zum gegenwärtigen Zeitpunkt nicht als Routineverfahren bezeichnet werden. Daher ist sie derzeit auch nur im Einzelfall geeignet, Einfluß auf die Therapie zu nehmen.

Anamnese und klinische Untersuchung

K. Tamussino

Eine gezielte Anamnese und die klinische Untersuchung bilden die Basis für konservative Therapien und stellen die Weichen für eine effiziente Planung eventueller weiterer diagnostischer und therapeutischer Maßnahmen. Friedrich Schauta schrieb 1896: „Für ein erfolgreiches Erkennen krankhafter Zustände ist auch für den Gynäkologen die

Anamnese unentbehrlich. Sie wird erhoben in einzelnen Fragen, welche nach einem gewissen logischen Gesichtspunkte geordnet sein müssen." Wir ordnen unsere Anamnese in das Hauptsymptom, die urogynäkologische Anamnese und relevante Aspekte der allgemeinen Anamnese.

Das Symptom und die urogynäkologische Anamnese

Was bringt Sie zu uns? Was stört Sie am meisten? Wie lange haben Sie das Problem schon? Zunächst ist es wichtig, das Hauptproblem der Patientin zu identifizieren. Ist es eine Inkontinenz, ein Drangproblem, ein Deszensus bzw. Prolaps oder eine Entleerungsstörung? Die Patientin soll ihr Problem zunächst selbst schildern. Ist es besser oder schlechter geworden oder gleichbleibend? Auch das Stuhlverhalten und eine geburtshilfliche Anamnese sollten erfragt werden.

Welche Behandlungen wurden bis jetzt durchgeführt? Hier sollten konservative Maßnahmen, Medikamente und Operationen erhoben werden. Wie lange und mit welcher Konsequenz wurde konservativ behandelt, und mit welchem Erfolg? Wurden Beckenbodenübungen mit einer Physiotherapeutin erlernt? Wurden Medikamente lange genug in ausreichender Dosierung angewandt? Welche Operationen wurden wann, wo und weswegen durchgeführt? Bestand eine Inkontinenz, eine Senkung oder ein Karzinom? War ein Karzinom invasiv und wurde nachbehandelt? Wurde durch den Bauch oder durch die Scheide operiert? Wurde etwas angehoben? Wie war der postoperative Verlauf?

Subjektiver Leidensdruck und objektives Ausmaß einer Inkontinenz. Bei Streßinkontinenz gehen die subjektive Beeinträchtigung und das objektive Ausmaß des Problems nicht immer parallel. Manche Frauen sind von einer objektiv höhergradigen Inkontinenz wenig beeinträchtigt, während andere schon einen relativ geringen Harnverlust als sehr störend empfinden. Ist das Problem eine gelegentliche Belästigung oder eine schwere Behinderung? Stört es bei der Arbeit, beim Sport, bei Reisen oder bei sexueller Aktivität? Der subjektive Leidensdruck ist mitentscheidend für den Nachdruck, mit dem weitere Abklärung und Therapie betrieben werden. Ein *Miktionstagebuch* erlaubt eine objektive Beschreibung von Miktionshäufigkeit, Einfuhr, Miktionsvolumina und Inkontinenzepisoden. Wie oft wird Harn verloren? Wie viele und welche Art Vorlagen werden täglich benötigt?

Symptome bei Blasenentleerungsstörungen. Ein erschwerter Beginn der Miktion, ein schwacher Harnstrahl, ein Gefühl der unvollständigen Entleerung, rezidivierende Harnwegsinfekte oder Nachträufeln können auf eine Entleerungsstörung hinweisen. Bei Frauen kommen Blasenentleerungsstörungen meistens in Zusammenhang mit Operationen, bei Prolaps oder im Rahmen anderer Grunderkrankungen vor. Der erste Schritt in der weiteren Abklärung ist die Restharnbestimmung.

Symptome bei Drangproblemen. Diese Frauen berichten über Drang, Pollakisurie, Dysurie, Inkontinenz, Druckgefühl oder auch herabgesetzte Sensibilität. Besonders wenn eine Hämaturie vorliegt, sollte auch an ein Karzinom des Harntraktes gedacht werden.

Die allgemeine Anamnese

Schauta wies „mit Nachdruck darauf hin, daß auch für den Gynäkologen der allzu spezialistische Standpunkt zu verwerfen sei. Auch für den Gynäkologen kommt das ganze Individuum in Betracht." Die allgemeine Anamnese beinhaltet die Sozial- und Sexualanamnese, andere Erkrankungen (z. B. Diabetes mellitus sowie kardiovaskuläre, neurologische und psychiatrische Probleme), Medikamente, Genußmittel, Operationen und Radiotherapie. Standardisierte Fragebögen sind hilfreich bei der Erstellung einer strukturierten Anamnese und erlauben eine EDV-gerechte Dokumentation. Fragebögen sind aber für eine Diagnosestellung zu ungenau und daher für therapeutische Entscheidungen nicht zu verwenden.

Die klinische Untersuchung

Der erste Eindruck, wenn die Patientin ins Untersuchungszimmer kommt, kann schon aufschlußreich sein. Die Mobilität, der Gang, der Habitus und die Sprache der Patientin geben oft Hinweise auf Lungen- oder Kreislauferkrankungen, Herzinsuffizienz oder neurologische Probleme.

Neurologisches Screening. Urologische Probleme sind nicht selten bei neurologischen Erkrankungen wie diabetischer Neuropathie, Diskusprolaps, multiple Sklerose, M. Parkinson sowie nach Schlaganfällen. Die Sensibilität im Perinealbereich kann einfach geprüft werden. Physiologische Reflexe – wie die Kontraktion des Analsphinkters bei Streicheln der Haut lateral des Anus oder Kontraktion des Beckenbodens bei einem Hustenstoß – sind auch bei gesunden Frauen nicht immer auslösbar.

Inspektion. Eine urogenitale *Atrophie* sollte erkannt, notiert, und behandelt werden. Fluor kann ein Zeichen einer *Colpitis* sein, die wiederum Drangbeschwerden machen oder mit Harnwegsinfekten verbunden sein kann.

Palpation. Bei der Palpation werden zwei Finger des Untersuchers in die Scheide eingeführt und die Patientin aufgefordert, die Finger mit der Scheide zu halten. Dies kann einige Versuche benötigen. Die Kontraktilität des Levators bzw. der Puborektalisschlinge und das Bewußtsein der Patientin für ihren Beckenboden werden beurteilt. Besonders nach Physiotherapie sollten Frauen ihren Beckenboden gezielt kontrahieren können. Frauen, die Schwierigkeiten haben, ihren Beckenboden zu kontrahieren, sind wahrscheinlich gute Kandidatinnen für eine gezielte Physiotherapie. Des weiteren sollte die Scheide, der Blasenboden und die Urethra auf Vernarbungen oder Schmerzpunkte palpiert werden. Ein Divertikel der Urethra kann hier auffallen.

Beurteilung von Deszensus und Prolaps. Zwei Bedingungen sollen bei der Beurteilung eines Deszensus erfüllt werden:

- *Der Deszensus soll bei der Untersuchung maximal ausgeprägt sein.* Um einen Deszensus in voller Ausdehnung zu demonstrieren, muß die Patientin andrücken. Ein Deszensus ist in Ruhe (oder in Narkose) kaum beurteilbar.
- *Die drei Abschnitte der Scheide – vordere Scheidenwand, obere Scheide (Uterus, Scheidengrund, hinterer Fornix) und hintere Scheidenwand – sollen beim Pressen getrennt beurteilt werden.*

Die International Continence Society (ICS) hat 1996 eine neues, quantitatives System zur Beschreibung des weiblichen Deszensus erarbeitet. Das System setzt definierte Punkte entlang der Scheide zu einer Referenzebene (dem Hymen) in Bezug. Dies soll Verlaufskontrollen und die Beschreibung von Operationsergebnissen in individuellen

Patientinnen ermöglichen sowie die klinische und wissenschaftliche Kommunikation auf eine objektive Basis stellen. Ein Video, welches die Untersuchungsmethodik zeigt, kann vom Verfasser angefordert werden.

Dehnungs- vs. Verlagerungscystocelen, der paravaginale Defekt. Über die Ätiologie des Deszensus gibt es unterschiedliche Auffassungen. Manche glauben an eine allgemeine Überdehnung des Beckenbindegewebes, wie der Ausdruck „pelvic relaxation" impliziert. Andere meinen, daß ein Deszensus auf spezifische Brüche oder Abrisse (sog. Defekte) im Beckenbindegewebe zurückzuführen ist. So kann man bei Deszensus der vorderen Scheidenwand zwischen *Dehnungscystocelen* und *Verlagerungscystocelen* unterscheiden. Bei ersteren sind die Rugae der Scheide verstrichen, während die seitliche Aufhängung der Scheide intakt ist und die Sulci entlang der seitlichen Scheidenwand erhalten sind. Seitliches Anheben der vorderen Scheidenwand mit einer offenen Tupferzange hat keinen Effekt auf die Cystocele. Bei einer Verlagerungscystocele hingegen sind die Rugae erhalten, die Sulci aber verstrichen, weil seitlich von der Beckenwand abgelöst (sog. paravaginaler Defekt). Hier verschwindet die Cystocele, wenn die Sulci mit einer offenen Tupferzange an die Beckenwand approximiert werden.

Harnanalyse. Eine Harnanalyse gehört zu den Basisuntersuchungen bei Patientinnen mit urogynäkologischen Beschwerden. Außerdem sollte ein Harnwegsinfekt vor weiteren invasiven Untersuchungen ausgeschlossen werden. Bei Verdacht auf Harnwegsinfekt sollte immer eine Harnkultur angelegt werden.

Streßtest. Patientinnen mit Inkontinenz sollten bei gefüllter Blase untersucht werden. Während der Untersucher den urethralen Meatus beobachtet, wird die Patientin aufgefordert, anzudrücken und zu husten. Bei Streßinkontinenz ist ein hustensynchroner Harnverlust sichtbar. Sollte bei Verdacht auf Streßinkontinenz kein Harnverlust im Liegen nachgewiesen werden, sollte der Streßtest im Stehen wiederholt werden.

Ein *Vorlagenwiegetest* (Pad Test) ist hilfreich zum Nachweis und zur Quantifizierung eines Harnverlustes, erlaubt aber keine Unterscheidung zwischen verschiedenen Formen der Inkontinenz.

Indikationen für weiterführende Untersuchungen. Die Basisdiagnostik genügt in vielen Fällen für die Erstellung einer Diagnose und eines konservativen Therapieplans. Bei Mißerfolg von konservativen Maßnahmen, Rezidivproblemen, geplanter Operation, oder Diskrepanz zwischen den anamnestischen Angaben und den Ergebnissen der Basisdiagnostik können weiterführende diagnostische Maßnnahmen indiziert sein.

Uroflowmetrie

Th. Dimpfl, B. Leib, U. M. Peschers

Die Uroflowmetrie ist ein fester Bestandteil jeder urogynäkologischen Abklärung. Das Ziel der Untersuchung ist die grobe Beurteilung der Miktion (zügig – verzögert – intermittierend) sowie der Ausschluß einer Blasenentleerungsstörung. Für Uroflowmeter existieren unterschiedliche technische Ausführungen. Dies sind direkte Gewichtsmessung des Urins, Urinvolumenmessung nach dem Prinzip der rotierenden Scheibe, Ultraschallmessung sowie Messung der verdrängten Luft aus einem abgeschlossenen Behälter. Die so erhaltenen Signale werden elektronisch umgewandelt und geglättet, so daß sich die Kurven für die Flußraten ablesen lassen.

Definitionsgemäß ist der Uroflow die grafische Darstellung der Miktion sowie der Koordination zwischen Kontraktion des M. detrusor vesicae und der Relaxation des urethralen Verschlußmechanismus. Die Flowrate ist das Urinvolumen [ml], das pro Zeiteinheit [s] durch die Urethra ausgeschieden wird [ml/s].

Voraussetzungen für eine reproduzierbare Miktiometrie sind normaler Miktionsdrang, eine möglichst private Atmosphäre für die Patientin, das Ermöglichen einer bequemen Haltung sowie eine ausreichende Blasenfüllung mit mindestens 150 ml.

Typisch für den physiologischen Uroflow ist die Glockenform mit steilem Anstieg, kurzer Plateauphase und relativ steilem Abfall der Flowrate.

Beispiele

Miktionsvolumen [ml]

Flowrate [ml/sec]

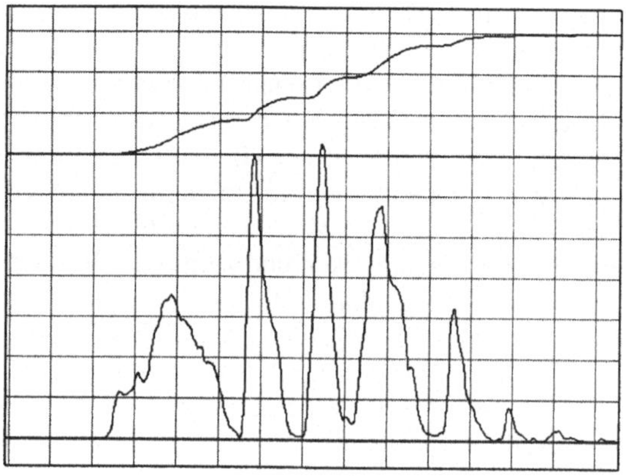

Abb. 1. Intermittierender Peakflow

Ursachen für den intermittierenden Peakflow können Einsatz der Abdominalpresse wie z.B. nach Blasendenervation nach radikaler Hysterektomie, unkoordinierte Blasenkontraktionen oder eine Detrusor-Sphinkter-Dyssynergie sein.

Miktionsvolumen [ml]

Flowrate [ml/sec]

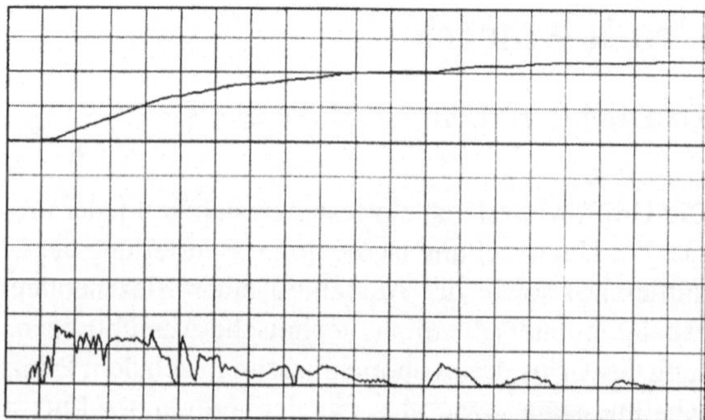

Abb. 2. Erniedrigte Flowrate

Als Ursachen für eine erniedrigte Flowrate kommen Blasenauslaßobstruktion, Detrusorinsuffizienz oder auch Blasendenervation nach radikaler Hysterektomie in Betracht.

Druckflußstudien

Eine sinnvolle Ergänzung der Uroflowmetrie sind Druckflußstudien. Voraussetzung dafür ist ein transurethraler Katheter sowie die Messung des intraabdominellen Druckes. Dies kann entweder über einen rektalen oder vaginalen Druckabnehmer erfolgen. Die Druckflußstudie wird in Kombination mit der Zystometrie durchgeführt. Sie ermöglicht die Differenzierung zwischen tatsächlicher Obstruktion (max. Miktionsdruck hoch und Flowrate niedrig) und hypoaktivem Detrusor (max. Miktionsdruck niedrig und Flowrate niedrig).

Blasendruck [cm H_2O]

Abdominaldruck [cm H_2O]

Detrusordruck [cm H_2O]

Flowrate [ml/sec]

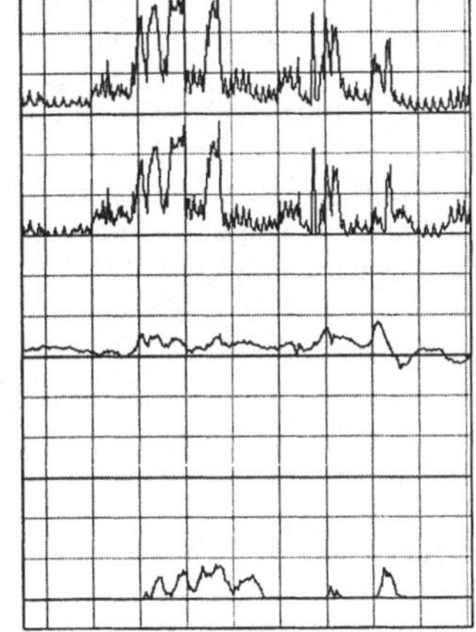

Abb. 3. Detrusorinsuffizienz

Blasendruck [cm H_2O]

Abdominaldruck [cm H_2O]

Detrusordruck [cm H_2O]

Flowrate [ml/sec]

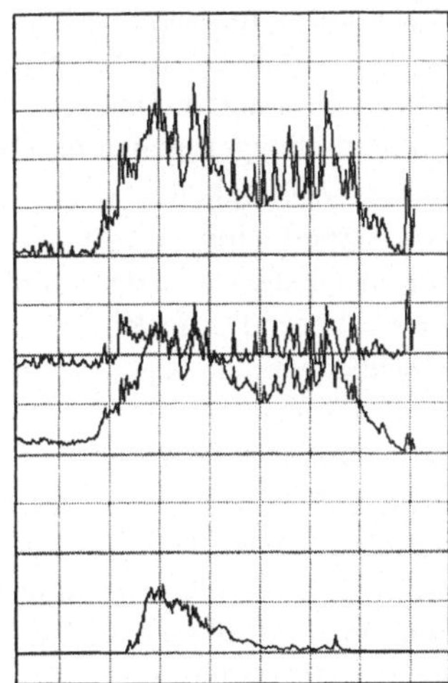

Abb. 4. Obstruktion

Die Uroflowmetrie ist eine einfach durchzuführende, nicht invasive Screeninguntersuchung zur Entdeckung von Miktions- bzw. Blasenentleerungsstörungen. Eine verminderte Flowrate sagt nicht aus, ob es sich um eine infravesikale Obstruktion oder um eine mechanisch funktionelle Detrusorinsuffizienz handelt. Diese Differenzierung ist nur mittels Druckflußuntersuchungen möglich. Die Uroflowmetrie ist mit dem Problem der Test-Retest-Reliability behaftet. Der Variationskoeffizient beträgt zwischen 17–89% [4]. Ferner besteht ein ausgeprägter circadianer Rhythmus [5]. D. h., sollen Miktionen derselben Patientin verglichen werden, so empfiehlt sich die Durchführung zu gleichen Tageszeiten. Der Uroflow ist nicht geeignet, zwischen verschiedenen Inkontinenzformen zu differenzieren.

Literatur

1. Abrams P, Blaivas JG, Stanton SL, Andersen JT (1990) The Standardization of Terminology of Lower Urinary Tract Function. Br J Obstet Gynaecol 97: 1–16
2. Bergman A, Bhatia NN (1985) Uroflowmetry for predicting postoperative voiding difficulties in women with stress urinary incontinence. Br J Obstet Gynaecol 92: 835–838
3. Cardozo L (1997) Uroflowmetry. In: Urogynecology, 1 Ed., L Cardozo, ed. Churchill Livingstone, New York, Edinburgh, London, Madrid, pp 109–116
4. Sörensen S (1988) Urodynamic investigations and the reproducibility in healthy postmenopausal females. Scand J Urol Nephrol Suppl 114: 42–47
5. Witjes WP, Wijkstra H, Debruyne FM, de-la-Rosette JJ (1997) Quantitative assessment of uroflow: is there a circadian rhythm? Urology 50: 221–228

Das Urethradruckprofil

U. M. Peschers, B. Leib, Th. Dimpfl

Die Messung des Urethradruckprofils im Rahmen der Urodynamik gehört zum Standard. Den Ergebnissen dieser Untersuchung werden allerdings äußerst unterschiedliche Bewertungen zugemessen. Nach der International Continence Society soll im Rahmen von wissenschaftlichen Veröffentlichungen genau beschrieben werden, wie das Profil gemessen wurde. Von besonderer Wichtigkeit ist dabei, ob der Druck mit einem Microtransducer oder mit einem Wasserperfusionssystem gemessen wurde. Der Nullabgleich sollte vor dem Einführen des Katheters erfolgen. Außerdem sollte die Position der Patientin (sitzend, stehend oder liegend), die Rückzugstechnik und -geschwindigkeit sowie die Blasenfüllung angegeben werden [1].

Mit dem Urethraruheprofil kann der maximale Urethraverschlußdruck sowie die funktionelle Urethralänge erfaßt werden.

Der maximale Urethraverschlußdruck wird als der maximale Differenzdruck zwischen Blase und Urethra definiert. Er ist wichtig in der Diagnostik der intrinsischen Sphinkterinkompetenz. Dabei wird ein Urethraverschlußdruck < 20 cm H_2O als hypotone Urethra gewertet. Patientinnen mit hypotoner Urethra haben ein erhöhtes Risiko von Rezidivstreßinkontinenz nach Inkontinenzoperationen [2]. Patientinnen mit einem niedrigen Urethraverschlußdruck und einem offenen starren Blasenhals werden in der urologischen Literatur als Typ-I-Inkontinenz klassifiziert, und als operative Therapie wird von manchen Autoren eine Schlingenoperation empfohlen [3]. Ein Schwellenwert zur Diagnose einer Streßinkontinenz ist nicht bekannt.

Das Erfassung des Urethradruckes unter Streß ist durch verschiedene technische Probleme belastet. Zum einen bewegt sich der Katheter aus der Urethra hinaus, zum anderen bewegt sich beim Husten die Urethra selber. Die Auswertung erfolgt im englischsprachigen Schrifttum nach der Drucktransmissionsrate, während im deutschsprachigen Raum auch der Depressionsquotient verwendet wird. Nach Swift et al. liegt die Sensitivität der Streßprofilmessung zur Erfassung einer Streßinkontinenz lediglich bei 22–51%, die Spezifität wird mit 79–98% angegeben [4] (Tabelle 1).

Tabelle 1. Sensitivität und Spezifität verschiedener Testmethoden zur Diagnose von Streßinkontinenz. Nach Swift et al.

	Sensitivität	Spezifität
Urinverlust während der Urodynamik	91	100
Pos. Valsalva-Leak-Point-Pressure	78	100
Pos. Streßtest plus neg. Cystometrie	77	100
Neg. Differenzdruck im Streßprofil	49	98
DTR < 90% in der ganzen Urethra	22	93
DTR < 90% im distalen 1/3 der Urethra	54	79
DTR < 90% im mitt. 1/3 der Urethra	51	65
DTR < 90% im prox. 1/3 der Urethra	45	58

DTR = Drucktransmissionsrate

Obwohl in einigen Studien gezeigt werden konnte, daß der maximale Urethraverschlußdruck und die Drucktransmission bei streßkontinenten Patientinnen signifikant höher sind als bei streßinkontinenten Patientinnen, ist es nicht möglich, Schwellenwerte zu definieren, die es ermöglichen, durch die apparative Diagnostik allein Streßinkontinenz zu diagnostizieren. Für beide Untersuchungen sind die Überlappungen zwischen kontinenten und inkontinenten Frauen zu groß [5] (Tabelle 2).

Tabelle 2. Maximaler Urethraverschlußdruck (MUCP), funktionelle Urethralänge (FUL) und Drucktransmissionsrate bei kontinenten Frauen und Frauen mit Streßharninkontinenz. Nach Bump et al.

	kontinent (n = 57)	inkontinent (n = 37)	p
MUVD [cm H_2O]	70 +/– 27	52 +/– 17	0,001
FUL [mm]	2,9 +/– 0,6	2,8 +/– 0,6	n. s.
DTR [%]	90 +/– 32	69 +/– 16	< 0,001

Für alle Parameter des Urethradruckprofils gilt für wissenschaftliche Veröffentlichungen, daß die Position der Patientin und die Blasenfüllung mit angegeben werden sollten.

Da der intraurethrale Druck durch den Tonus der Beckenbodenmuskulatur beeinflußt wird, sollte das Profil für wissenschaftliche Fragestellungen mindestens einmal wiederholt werden, wobei die Patientin angeleitet werden sollte, möglichst relaxiert zu sein.

Während die Messung des maximalen Urethraverschlußdruckes allein aus forensischen Gründen (Aufklärung der Patientin über das erhöhte Risiko einer Rezidivinkontinenz nach Kolposuspension) notwendig ist, ist das Urethrastreßdruckprofil aufgrund der geringen Sensitivität sehr kritisch zu bewerten.

Literatur

1. Abrams P, Blaivas JG, Stanton SL, Andersen T (1988) The Standardisation of Terminology of Lower Urinary Tract Function. The International Continence Society Committee on Standardisation of Terminology. Scand J Urol Nephrol 114: 5–19
2. Bowen LW, Sand PK, Ostergard DR, Franti CE (1989) Unsuccessful Burch retropubic urethropexy: a case-controlled urodynamic study. Am J Obstet Gynecol 160: 452–458
3. McGuire EJ, Lytton B, Pepe V et al. (1976) Stress incontinence. Am J Obstet Gynecol 47: 255
4. Swift SE, Ostergard DR (1995) Evaluation of current urodynamic testing methods in the diagnosis of genuine stress incontinence. Obstet Gynecol 86: 85–91
5. Bump RC, Copeland WE, Hurt WG, Fantl JA (1988) Dynamic urethral pressure/profilometry pressure transmission ratio determinations in stress-incontinent and stress-continent subjects. Am J Obstet Gynecol 159: 749–755

Druck-Fluß-Messungen

D. Kölle

Obwohl die International Continence Society (ICS) die Durchführung einer Zystometrie von Füll- und Entleerungsphase der Blase als urodynamischen Standardtest empfiehlt, hat die sogenannte „Druck-Fluß-Studie“ (= Miktionssubtraktionszystometrie) in der urogynäkologischen Routinediagnostik noch relativ wenig Verbreitung gefunden. Nachfolgend sollen einerseits die Technik der Druck-Fluß-Messung, andererseits die Auswertung und deren theoretische Grundlagen besprochen werden. Im Gegensatz zur Nativharnflußmessung liefert die Druck-Fluß-Studie Informationen über die Druckverhältnisse in Blase und gegebenenfalls Urethra.

Technik

Es werden der Blasendruck, der Rektal- oder Vaginaldruck, der aus Subtraktion berechnete Detrusordruck und der Harnfluß simultan gemessen. Optional können auch der Urethradruck und eine EMG-Ableitung aufgezeichnet werden. Von der ICS empfohlen werden die Verwendung eines Rektalballons, computergestützte Auswertung sowie die transurethrale oder suprapubische Ableitung des Blasendrucks mit einem kleinlumigen Wassertransducer [2]. Es können aber auch Mikrotiptransducer benützt werden. Rektal und vaginal registrierte „intraabdominelle" Druckwerte zeigten eine schlechte Korrelation, was sich in den berechneten Detrusordruckwerten auswirkt [4].

Verschiedene Meßwerte können während der Miktion bestimmt werden, wobei insbesondere dem maximalen Harnfluß (Q_{max}), dem Detrusordruck bei maximalem Fluß ($p_{det.Qmax}$), dem maximalen Detrusordruck ($p_{det.max}$), dem Öffnungsdruck ($p_{det.open}$) und dem minimalen Detrusordruck ($p_{det.min.void}$), bei dem noch ein Harnfluß demonstrierbar ist, besondere Bedeutung zukommen. Dabei wird von den neueren Urodynamikgeräten der sogenannte „Flow delay", also die Zeitspanne zwischen erstem Detrusordruckanstieg und der ersten Registrierung eines Harnflusses, mitberücksichtigt [2]. Es sind jeweils eine Originalkurve und ein sogenannter Druck-Fluß-Plot zu erstellen. Dabei wird zu jedem Punkt des Harnflusses der dazugehörige Druckwert zweidimensional dargestellt (Abb. 1). Der Flow wird üblicherweise auf der x-Achse, der Druck auf der y-Achse präsentiert.

Bedeutung und Auswertung

Die Bedeutung der Untersuchungstechnik liegt einerseits in der *Abschätzung des Verhaltens und der Kontraktionskraft des Detrusors*, andererseits aber auch in der *Beurteilung des Verhaltens der Urethra bei Miktion*. Die Urethra kann sich entweder „normal" oder „obstruktiv" verhalten, bedingt durch urethrale Überaktivität oder eine abnorme Struktur (mechanische Obstruktion). Das Ausmaß infravesikaler Obstruktion bzw. der passiven urethralen Resistenz und urethralen Überaktivität läßt sich im Druck-Fluß-Plot abschätzen. Die Beurteilung der Blasenauslaßobstruktion führte im urologischen Bereich zu einer Fülle von Konzepten, deren Ziel immer die präoperative Abschätzung der obstruktiven Komponente bei der benignen Prostatahyperplasie war. Grundlage bildete das Modell des Harnflusses durch eine viskoelastische Röhre mit einem passiven und aktiven Harnröhrenwiderstand. Ausgehend von der Überlegung, daß ab dem Zeitpunkt des maximalen Harnflusses der aktive Widerstand der Harnröhre überwunden wurde und nur noch der passive (mechanische) Widerstand der Urethra (unter der Voraussetzung vollkommener urethraler Relaxierung während der Miktion) zur Geltung kommt, wurde aus dem Pressure-Flow-Plot die sogenannte passive urethrale Widerstandsrelation (PURR) ermittelt. Unter urethralem Widerstand versteht man den Druck, der notwendig ist, um Harn mit einer bestimmten Flußrate durch die Urethra zu treiben. Diese Widerstandsrelation wird in Nomogramme eingetragen und drei verschiedenen Klassen (obstruktiv – Übergangszone – nicht obstruiert) zugeordnet. Die Hüllkurve des „low-pressure"-Anteiles im Druck-Fluß-Plot entspricht der PURR. Eine Abweichung in Richtung höherer Druckwerte spricht für urethrale Überaktivität, während eine abnormale Erhöhung der urethralen Resistenz im Vergleich zum Harnfluß für eine Blasenauslaßobstruktion spricht. Manche Autoren [2, 3] versuchten eine zweidimensionale Zuordnung (z.B. CHESS-Klassifikation – Abb. 1). Die ICS hat letzlich eine Kombination aus verschiedenen Druck-Fluß-Auswertmethoden gewählt und als derzeitigen Standard vorgeschlagen.

Früher wurde zur Beurteilung der *Kontraktilität* der maximale Detrusordruck bei Miktion mit einem Normbereich von 30–0 cm H_2O herangezogen. Nunmehr wird die Detrusorkontraktilität nach ICS in *„akontraktil"* (= keine Kontraktion bei Messung), *„hypoaktiv"* (= zu geringe Größe oder Dauer der Kontraktion mit insuffizienter Blasenentleerung) und *„normal"* (= Kontraktion mit kompletter Blasenentleerung ohne Hinweis für Obstruktion) eingeteilt.

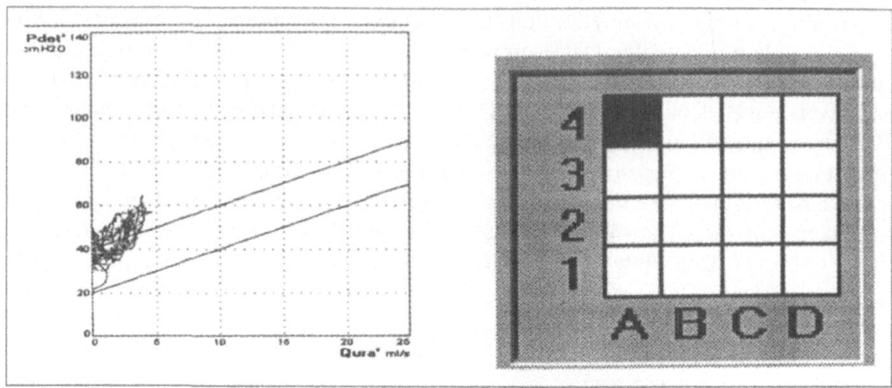

Abb. 1. Druck-Fluß-Plot nach ICS und CHESS-Klassifikation bei Obstruktion

Frauen weisen im Vergleich zu Männern ein unterschiedliches Miktionsverhalten auf. Walter [5] konnte an einem größeren Kollektiv zeigen, daß 31% der Frauen mittels „low pressure voiding", 17% über „high pressure", davon die Hälfte ausschließlich mit Bauchpresse, und der Rest „normal" die Blase entleeren.

Das Problem für die Anwendung der Methode im gynäkologischen Bereich ist einerseits, daß die Normwerte meist für Männer mit Prostatahyperplasie zur Abschätzung des Ausmaßes an Obstruktion entworfen wurden, andererseits Frauen oft auch ohne meßbaren Detrusordruck restharnfrei miktionieren können. Eine echte Obstruktion ist bei Frauen sehr selten, wenn man von ausgedehnten Senkungszuständen und Überkorrekturen nach Inkontinenzoperationen absieht. Neue Grenzwerte zur Klassifikation von Obstruktion bei Frauen sind daher erforderlich. Die ICS schlägt als vorläufige Empfehlung für Männer folgende Berechnungsformel vor:

$(P_{det.Qmax} - 2xQ_{max}) > 40$ —> obstruiert
$(P_{det.Qmax} - 2xQ_{max}) < 20$ —> nicht obstruiert
dazwischen liegt eine unbestimmte Zone

Für Frauen gibt es keine allgemeingültigen Grenzwerte für die Obstruktion. Chassagne [1] erzielte mit dem Grenzwert $Q_{max} < 15$ ml/s und $P_{det.Qmax} > 20$ cm H_2O eine Sensitivität von 74% und Spezifität von 91% für die klinisch relevante Obstruktion. Frauen mit präoperativer Bauchpressenmiktion haben eine höhere Inzidenz an Blasenentleerungsstörungen. Die einfache Hysterektomie hat jedoch keinen Einfluß auf die Miktion.

Zusammenfassung

Die Druck-Fluß-Studie ist die Methode der Wahl zur Abklärung von Blasenentleerungsstörungen, ermöglicht die Beurteilung von Detrusorkontraktilität und urethralem

Widerstand sowie eine bessere Einschätzung des Risikos einer postoperativen Blasenentleerungsstörung. Der Nachteil der Untersuchungstechnik liegt im Fehlen von einheitlichen Grenzwerten bzw. klaren Definitionen von mechanischer/funktioneller Obstruktion bei Frauen. Daher erscheint die Druck-Fluß-Messung derzeit für die Routinediagnostik streßinkontinenter Frauen bei restharnfreier Miktion und unauffälligem Nativflow nicht unbedingt erforderlich.

Literatur

1. Chassagne S, Bernier PA, Haab F, Roehrborn CG, Reisch JS, Zimmern PE (1998) Proposed cutoff values to define bladder outlet obstruction in women. Urology 51 (3): 408–11
2. Griffiths D, Höfner K, Mastrigt R, Rollema HJ, Spangberg A, Gleason D (1997) Standardization of Terminology of Lower Urinary Tract Function: Pressure-Flow Studies of Voiding, Urethral Resistance and Urethral Obstruction. Neurourol Urodyn 16: 1–18
3. Höfner K et al. (1995) CHESS classification of bladder-outflow obstruction. A consequence in the discussion of current concepts. World J Urol 13 (1): 59–64
4. Wall LL, Hewitt RN, Helms M (1995) Are vaginal and rectal pressures equivalent approximations of one another for the purpose of performing subtracted cystometry? Obstet Gynecol 85 (5): 488–93
5. Walter S, Olesen K (1982) Urinary incontinence and genital prolapse in the female: clinical, urodynamic and radiological examinations. Br J Obstet Gynaecol 82: 393–401

Röntgenologische Diagnostik von Deszensus und Harninkontinenz

E. M. Grischke, A. Maleika, G. Bastert

Die radiologische Darstellung der urethravesikalen Einheit geht zurück auf eine Idee von Thomson, dem mittels Kontrastmittel bereits 1930 eine Darstellung des unteren Harntraktes bei prolapsbedingter Harninkontinenz (HIK) gelang. Miculiz und Radecki konnten 1931 die Urethra mit einem dünnen Führungsdraht besser darstellen. Ball definierte 1950 als Größe den vertikalen Abstand des Meatus urethrae internus vom Symphysenunterrand. Jeffcoat und Roberts definierten den hinteren urethrovesikalen Winkel zwischen 90 und 110°, der heute besser als Greenscher Winkel bekannt ist (1962). Außerdem definierte Green den vorderen Winkel α (Inklinationswinkel) $<45°$.

Die Urodynamik, die heute im wesentlichen auf der Microtransducermethode von Asmussen und Ullmsten (1975) basiert, da sie auch eine Untersuchung im Stehen zuläßt, schließt bei der Videourodynamik die radiographisch-dynamische Darstellung des unteren Harntraktes bei verschiedenen Füllungsstadien und bei der Blasenentleerung mit in die Diagnostik von Miktionsstörungen ein.

Die alleinige röntgenologische Darstellung der Harnblase und Harnröhre zur Diagnostik bei Deszensus und Inkontinenz erfolgt als laterales Cystogramm und als Miktionscysturethrogramm. Damit lassen sich die Ruheposition von Blasenboden, Blasenhals und Urethra sowie die Mobilität unter Belastung in bezug auf anatomische

Landmarken (Linie Symphysenunterkante-Kreuzbeinende) beurteilen. Die Vorteile liegen in der Beurteilung der Blasenkontur, der Detrusorkontraktilität bei der Miktion und in der Darstellung des vesiko-urethralen Überganges auch bei höhergradigem Deszensus. Außerdem können pathologische Prozesse in der Blasenwand erkannt werden und ein Reflux nachgewiesen werden.

Wichtige Meßparameter des Miktionscysturethrogrammes (MCU) sind der posteriore urethrovesikale Winkel β, der Inklinationswinkel α sowie der Abstand des meatus urethrae internus zur Symphyse. Der Blasenhalsdeszensus wird nach Green eingeteilt in *vertikalen* Deszensus mit Aufhebung des posterioren urethrovesikalen Winkels (Green I) und *rotatorischen* Deszensus mit zusätzlicher Vergrößerung des Inklinationswinkels der Urethra auf > 45° (Green II) sowie in die reine Cysturethrocelenbildung.

Eine Arbeit aus unserer Klinik zeigt einen Vergleich der radiologischen Diagnose korreliert mit der urodynamischen Diagnose. Wurde urodynamisch eine reine Streßinkontinenz nachgewiesen, fand sich in 91% auch radiologisch ein Deszensus, und zwar in 60% ein rotatorischer und in 31% ein vertikaler. Bei gemischter HIK zeigte das MCU in 90% einen Deszensus, wobei nun in 42% ein vertikaler Deszensus und in 48% ein rotatorischer Deszensus gefunden wurde. Bei reiner Urge-Inkontinenz war das MCU immer noch in 75% pathologisch mit überwiegend rotatorischem Deszensus (50%) und 25% vertikalem Deszensus. Bei Vorliegen eines urodynamischen Normalbefundes wurde immer noch in 53% ein Deszensus festgestellt, wobei hier der vertikale Deszensus mit 38% am häufigsten gefunden wurde.

Bei den Patientinnen mit rotatorischem Deszensus handelte es sich in 73% um eine Streß- oder gemischte Inkontinenz, ebenso bei denen mit vertikalem Deszensus. Patientinnen mit einer Cystocele wiesen nur in 43% urodynamisch eine Streß-HIK auf, in 57% handelte es sich um einen Normalbefund oder um eine Urge-Problematik. Ein radiologischer Normalbefund korrelierte auch in 75% mit einem klinischen Normalbefund oder einer Urge-Problematik. Nur in 25% korrespondierte eine urodynamisch verifizierte Streß-HIK.

Bei einem Vergleich der Veränderung des Winkel β mit der urodynamischen Diagnose zeigte sich, daß die ausgeprägteste Winkeländerung bei einer urodynamisch reinen Streß-HIK gefunden wurde. Diese Veränderung war bei der gemischten Inkontinenz, der reinen Urge-Inkontinenz sowie bei einem urodynamischen Normalbefund deutlich weniger ausgeprägt.

Die Röntgendiagnostik wird zunehmend abgelöst von anderen modernen bildgebenden Verfahren wie der Perinealsonographie und dem NMR. Die Perinealsonographie ermöglicht ebenso Aussagen über die Beckenbodenstabilität in den Bereichen des urethrovesikalen Überganges sowie der Lage und Mobilität von Urethra und Blase. Gleichzeitig können Vagina und Rektum dargestellt werden. Als Fixpunkt dient ebenfalls die Symphysenunterkante.

Mit dem Kernspin können über die Anatomie und Stabilität von Blase und Harnröhre auch die periurethrale Region sowie die Strukturen des kleinen Beckens dargestellt werden. Dies hat natürlich Bedeutung zum Ausschluß von Fehl- und Doppelbildungen, von Divertikeln und Fisteln und von malignen Prozessen. Beide Untersuchungen erfordern jedoch zusätzliche Untersuchungseinheiten und werden überwiegend „unphysiologisch" in liegender Position durchgeführt.

Die Perinealsonographie wurde von Lewin 1976 [3] erstmals beschrieben. Sie unterscheidet sich von dem MCU durch die differente Darstellungsebene, benutzt aber auch die Symphysenunterkante als Fixpunkt. Eine Beurteilung der urethrovesikalen Einheit gemäß Green ist durch sie ebenso möglich wie durch das Cystogramm. Ein direkter Vergleich der beiden Methoden wurde 1988 von Kölbl [2] und 1991 von Grischke [1] ausgearbeitet.

Der aktuelle Schwerpunkt der radiologischen Diagnostik liegt in der Beurteilung der Miktion und speziell in der Abklärung von Blasenentleerungsstörungen. Dies beinhaltet die Beurteilung der Blasenkontur mit dem Ausschluß von Divertikeln und einem Reflux in die Ureteren. Außerdem kann eine Aussage über die Kontraktilität des Detrusors getroffen werden. In der Anterior-posterior-Aufnahme, die z.B. im Rahmen einer videourodynamischen Untersuchung eine Rolle spielt, kann zusammen mit der intravesikalen Druckmessung beurteilt werden, ob eine ein- oder beidseitig denervierte Blasenentleerungsstörung oder eine spastische Blaseninnervation vorliegt.

Besondere Bedeutung hat die radiologische Darstellung bei der Klärung der Situation des extrem tief stehenden Blasenhalses behalten, d.h. bei ausgeprägtem Blasenhalsdeszensus oder einer ausgeprägten Cystocele sowie beim Prolaps. Das MCU ist ein etabliertes Verfahren, das mit jeder vorhandenen Röntgeneinheit durchgeführt werden kann. Außerdem ist die Untersuchungssituation im Stehen physiologischer als eine Darstellung der Strukturen im Liegen wie in den meisten Fällen bei der Sonographie oder der MRT.

Nachteile des Verfahrens liegen in der Strahlenbelastung und der Kontrastmittelgabe, wodurch diese Untersuchung nicht uneingeschränkt wiederholbar ist. Es ist keine Darstellung der Topographie des Beckenbodens als Gesamtgefüge möglich. Eine unzureichende Valsalvabelastung wird häufig nicht bemerkt. Letztendlich handelt es sich doch, wie Kiesswetter es beschreibt, um eine „statische Betrachtung eines dynamischen Geschehens. Die Interpretation der Momentaufnahme einer Kontrastmittel-Harn-Ablauffigur ist daher fehlerhaft und problematisch."

Das Miktionszysturethrogramm darf daher nur als ein Teilaspekt in der Diagnostik von Deszensus und Harninkontinenz gesehen werden und muß mit anderen klinischen und urodynamischen Untersuchungen – am besten simultan – kombiniert werden. Die Ablösung durch andere bildgebende Verfahren ist möglich und wird auch praktiziert, insbesondere durch die Perinealsonographie, jedoch im Falle der MRT mit deutlich größerem technischen Aufwand.

Literatur

1. Grischke EM, Anton H, Stolz W, von Fournier D, Bastert G (1991) Urodynamic assessment and lateral urethrocystography. Acta Obstet Gynecol Scand 70
2. Kölbl H, Bernaschek G, Wolf G (1988) A Comparative Study of Perineal Ultrasound Scanning and Urethrocystography in Patients with Genuine Stress Incontinence. Arch Gynecol Obstet 244: 39–45
3. Lewin D, Sadoul G, Sylvain-Leroy B (1976) L'échotomographie périnéale. Une nouvelle méthode de mesure objective du col. Gyn Obst Biol Repro 5: 651–655

Dynamische MRT bei der Diagnostik von Deszensus und Prolaps genitalis

C. Anthuber, A. Lienemann, A. Baron

Einleitung

Bislang fehlen Untersuchungen darüber, ob die MRT die Indikation zur Operation beeinflussen kann und welche Bedeutung sie bei der Bewertung von Operationsresultaten besitzt. Die Wertigkeit der MRT als objektive Methode zur Kontrolle postoperativer Resultate soll anhand einiger Resultate nach abdominaler Sakrokolpopexie dargestellt werden. Die Bedeutung, die Vor- und Nachteile und Zukunftsaspekte der MRT wurden in einem weiteren Beitrag in diesem Band dargestellt.

Methodik

Es wurden insgesamt 26 Patientinnen (durchschnittliches Alter 62 Jahre, insgesamt 22 Voroperationen, Hysterektomie nicht mitgerechnet) im Mittel 12 Monate nach abdominaler Sakrokolpopexie mit Interponat untersucht. Bei 16 Patientinnen erfolgte wegen einer Streßharninkontinenz zusätzlich eine Kolposuspension. Die Technik der Sakrokolpopexie wurde bereits an anderer Stelle beschrieben [1, 2]. Die Untersuchung bestand aus Anamnese, klinischer Untersuchung zur Bestimmung des Deszensusgrades nach ICS-Kriterien und der MRT [3]. Die MRT wurde bei der liegenden Patientin durchgeführt, die Gesamtzeitdauer der aus einem statischen und dynamischen Teil bestehenden Untersuchung betrug ca. 20 Minuten (Gerät: Vision 1,5 Tesla, Firma Siemens). Im statischen Teil wurden zunächst sagittale und axiale Bilder angefertigt. Anschließend folgte die dynamische Untersuchung, bei der die Patientin zum Pressen und zur Kontraktion des Beckenbodens aufgefordert wurde. Die Vagina wurde mit etwa 50 ml Sonogel gefüllt, das Rektum mit 200 ml Sonogel, die Blase 100 ml Aquadest. Die Schichtdicke betrug 3–5 mm, die Bildfrequenz 1 Bild pro 1,3 Sekunden. Weitere technische Details sind unter [3] beschrieben.

Bei der dynamischen MRT wurde die pubococcygeale Linie (PC-Linie) als Referenzlinie verwendet. Die Inzidenz von Zystozelen, Enterozelen und Rektozelen wurde klinisch und in der MRT bestimmt. Die Definitionen dieser „Zelen" sind in Tabelle 1 ersichtlich.

Zusätzlich wurde die Fixationsstelle des Interponats am Sakrum bestimmt, darüber hinaus die Position des Scheidenendes in bezug zur pubococcygealen Linie in Ruhe und beim Pressen.

Ergebnisse

Die Inzidenz der Zystozelen, Rektozelen und Enterozelen bei der klinischen und MRT-Untersuchung sind in den Tabellen 2, 3 und 4 aufgeführt. Auffallend war, daß postoperativ 5 klinisch negative Zystozelen in der MRT als solche klassifiziert wurden. Dies traf auch auf 6 Enterozelen bzw. 11 Rektozelen zu. Hingegen waren nur 2 klinisch positive Zystozelen in der MRT postoperativ nicht erkannt worden, ebenso 3 Rektozelen und 1 Enterozele. Die Interponatpositionen am Sakrum waren: Promotorium: 2, S1: n = 7, S2: n = 12, S3: n = 2, S4: n = 0. Das Scheidenende war postoperativ in Ruhe 3,8 cm oberhalb der pubococcygealen Linie, beim Pressen nur noch 2,2 cm oberhalb der pubococcygealen Linie. Das Interponat war in 9 Fällen nicht durchgängig erkennbar. Dabei zeigten 3 Patientinnen eine unauffällige Klinik, 3 hatten einen diskreten Rezidiv-Deszensus des vorderen Kompartiments, 3 Patientinnen hatten einen partiellen Rezidiv-Scheidenvorfall.

Tabelle 1. Definition von Zystozele, Enterozele und Rektozele nach ICS-Score [3] und MRT-Befund

Definition	MRT	ICS-Score
Zystozele	Blasenboden unterhalb der PC-Linie	Punkt Aa < – 1, Punkt Ba < – 4,
Enterozele	Peritoneale Grenzlinie unterhalb der PC-Linie	Punkt C < – 3, Punkt Bp< – 4
Rektozele	Ventrale Ausbuchtung des Rektums > 3 cm (ab Analkanal gemessen)	Punkt Ap < – 1, Punkt Bp < – 4

Tabelle 2. Inzidenz Zystozele: Vergleich Klinik mit MRT (n = 26)

	MRT +		MRT –	
	präop.	postop.	präop.	postop.
Klinik +	23	13	1	2
Klinik –	1	5	1	6

Tabelle 3. Inzidenz Enterozele: Vergleich Klinik mit MRT (n = 26)

	MRT +		MRT –	
	präop.	postop.	präop.	postop.
Klinik +	16	4	9	1
Klinik –	0	6	1	15

Tabelle 4. Inzidenz Rektozele: Vergleich Klinik mit MRT (n = 26)

	MRT +		MRT –	
	präop.	postop.	präop.	postop.
Klinik +	9	5	7	3
Klinik –	1	11	9	7

Diskussion

Die dynamische MRT ist hinsichtlich der Erkennung von Zystozelen, Enterozelen und Rektozelen der klinischen Untersuchung zumindest gleichwertig. Eine höhere Trefferrate mag darauf beruhen, daß die von röntgenologischer Seite als Standard angesehene Referenzlinie (PC-Linie) für die Definition einer Zystozele und Enterozele einen strengeren Maßstab darstellt als die klinische Deszensusbeurteilung nach ICS-Kriterien. Inwieweit die Subjektivität des Untersuchers bei der klinischen Bewertung hierbei eine Rolle spielt, kann nicht beurteilt werden. Der Grund für klinisch positive, in der MRT jedoch negative Zelen kann möglicherweise durch das Phänomen des sogenannten dominierenden Bruchsacks erklärt werden; so kann z. B. eine große Enterozele das Tiefertreten einer Zystozele behindern.

Da bislang jedoch eine zuverlässige MRT-Erkennung der der ICS-Klassifizierung zugrundeliegenden Ebene des Hymenalsaums aus methodischen Gründen nicht gelang, bleibt dieses Problem noch ungelöst.

Schlußfolgerungen

Die dynamische MRT ist aufgrund zahlreicher methodischer Vorteile geeignet zur Beurteilung von postoperativen Resultaten. Ob sie der klinischen Untersuchung überlegen ist, muß jedoch noch an einer größeren Patientenzahl verfolgt werden.

Literatur

1. Anthuber C, Lienemann A, Baron A (1996) Die dynamische Magnet-Resonanz-Kolpozystorektographie bei der Diagnostik von Deszensus und Prolaps genitalis. Gynäkologe 29: 620–623
2. Anthuber, Lienemann A, Baron A (1997) Vergleich von dynamischer Magnet-Resonanz-Kolpozystorektographie und (röntgenologischer) Kolpozystorektographie bei der Diagnostik des Scheidenblindsackvorfalls. Geburtsh u Frauenheilk 57: 188–192
3. Matthiason, Bump R, Bo K, Brubaker L, Klarskov P, Shull B, Smith A (1996) The standardization of terminology of female pelvic organ prolapse and pelvic floor dysfunction. Am J Obstet Gynecol: 10–17

Zervixpathologie und Kolposkopie

Humane Papillomaviren und die Möglichkeiten der Prävention des Zervixkarzinoms

A. Schneider

Die kausale Assoziation zwischen genitalen Infektionen mit humanen Papillomaviren (HPV) und der Entstehung des Zervixkarzinomes ist bewiesen. Trotzdem wird unser Wissen um diese kausale Assoziation nicht in den klinischen Alltag integriert. Dies liegt vor allem daran, daß

1. es bisher kein kommerziell verfügbares Nachweisverfahren gibt, das alle wichtigen genitalen HPV-Typen mit hoher Sensitivität und Spezifität identifizieren läßt,
2. durch die Einführung eines HPV-Testes keine zusätzlichen Kosten für die Krebsvorsorgeprogramme entstehen dürfen und
3. die Qualitätssicherung der durchzuführenden HPV-Nachweisverfahren nicht gewährleistet ist.

Im folgenden sollen die bisher vorliegenden Daten über die Wertigkeit eines HPV-Nachweises im Rahmen der sekundären Prävention des Zervixkarzinoms diskutiert und abschließend erste Ergebnisse über die potentielle Wertigkeit von Impfverfahren für die primäre und sekundäre Prävention vorgestellt werden.

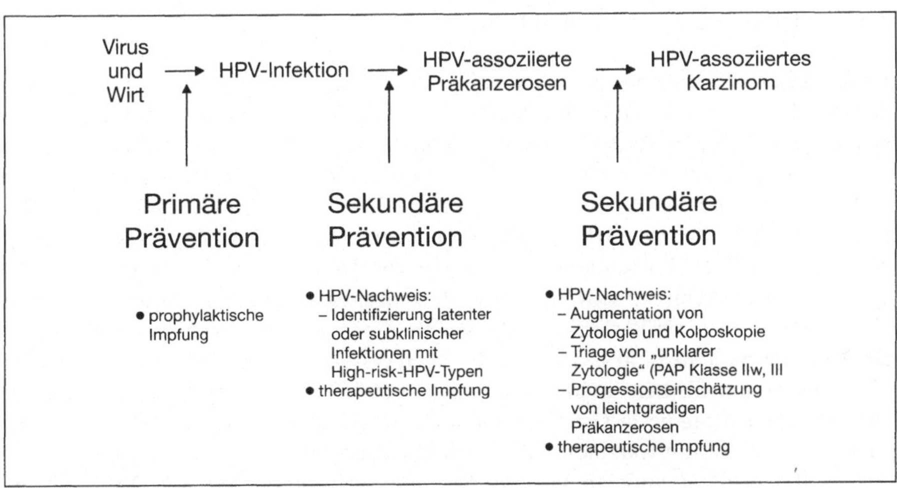

Abb. 1. HPV und die Möglichkeiten der Prävention des Zervixkarzinoms

Durch den HPV-Nachweis können potentiell

1. klinisch inapparente Infektionen identifiziert werden,
2. die Sensitivität etablierter Vorsorgeverfahren wie Zytologie oder Kolposkopie verbessert werden,
3. zervikale intraepitheliale Neoplasien bei Patientinnen mit unklaren zytologischen Befunden identifiziert werden und
4. das biologische Potential von leichtgradigen Präkanzerosen eingeschätzt werden (s. Abb. 1).

Nachweis latenter oder subklinischer HPV-Infektionen

Bei der Untersuchung von 4726 Frauen im Rahmen der normalen Vorsorge wurden mittels General-Primer-Polymerase-Ketten-Reaktion (GP PCR) bei 7,8% der Frauen High-risk-HPV-Typen nachgewiesen (HPV 16, 18, 31, 33, 35, 39, 45, 51, 52, 56, 58, 59, 66 oder 68) (unveröffentlichte Daten). Der Altersmittelwert lag für die untersuchte Gesamtpopulation bei 36,5 Jahren (± 11,1 Jahre). Von den HPV-positiven Patientinnen wiesen bei histologischer Abklärung 50% einen Normalbefund wie Metaplasie oder Cervicitis auf. Man muß also davon ausgehen, daß in der weiblichen Normalbevölkerung, die sich der Krebsvorsorge unterzieht, ca. 4% der Frauen eine subklinische oder latente Infektion mit genitalen High-risk-HPV-Typen aufweisen. Eine prospektive Untersuchung aus Holland zeigt, daß bei einer Beobachtung von 3 Jahren 7% der High-risk-HPV-positiven, aber zytologisch negativen Frauen eine zervikale intraepitheliale Neoplasie (CIN) Grad 3 entwickelten (Walboomers J.J.M., pers. Mitteilung). Bisher kann subklinisch infizierten Frauen keine nicht invasive Therapie angeboten werden, eine therapeutische Vakzine wäre eine ideale Behandlungsmethode für diese Zielgruppe.

Augmentation der Zytologie und Kolposkopie

Im Rahmen des Screenings bei Frauen mit vorausgegangenem negativen zytologischen Abstrich konnte durch den HPV-DNA-Nachweis die Sensitivität der Zytologie zur Erkennung von CIN 2/3 signifikant erhöht werden [3, 12]. 44% der durch die zytologische Untersuchung nicht erkannten CIN 2/3 wurden durch den HPV-DNA-Nachweis (im PCR-Test verwandte HPV-Typen 16, 18, 31 und 33) identifiziert [3]. 25% der CIN 2/3 wurden mit dem alleinigen HPV-Nachweis nicht erkannt [3]. Eine Kosten-Nutzen-Analyse zeigte, daß die kombinierte Anwendung von HPV-Nachweis und Zytologie die Kosten für die Erkennung schwergradiger Präkanzerosen signifikant reduzieren konnte [12]. In einer weiteren Screeningstudie konnte die Zytologie nur 29% und der HPV-DNA-Nachweis jedoch 50% der CIN 2/3 nachweisen. Eine Kombination der beiden Methoden konnte die Sensitivität signifikant auf 60% steigern [13]. In einer noch nicht abgeschlossenen Studie in Ostthüringen konnten wir zeigen, daß von 90 CIN 2 oder CIN 3 oder invasivem Karzinom, die durch High-risk-HPV-Nachweis, Zytologie und/oder Kolposkopie identifiziert wurden, 65 Fälle allein durch den HPV-Nachweis erkannt wurden (unveröffentlichte Daten). Diese präliminäre Auswertung zeigt, daß der

HPV-Nachweis einen hohen Nutzen für die Vorsorgeuntersuchung haben dürfte. Es muß jedoch in weiteren prospektiven Studien geklärt werden, welcher Algorithmus eine sinnvolle Kombination von HPV-Nachweis und Zytologie ergibt, ohne die Kosten für die Krebsvorsorge zu erhöhen.

Triage von unklarer Zytologie

Für die Triage von Patientinnen mit atypischen zytologischen Veränderungen (ASCUS, atypical squamous cells of undetermined significance, nach der Bethesda-Klassifikation) wurde gezeigt, daß der Hybrid Capture Assay (HCA), ein kommerziell verfügbarer nicht-amplifizierender HPV-Test, 70–93% der CIN 2/3 richtig identifizierte [2, 5, 7, 15]. Zytologie und HPV-DNA-Nachweis kombiniert, konnten die Sensitivität jeweils signifikant erhöhen [2, 5, 15]. Eine Kosten-Nutzen-Analyse zeigte allerdings, daß die Triage mittels HCA als HPV-DNA-Test keine eindeutige finanzielle Einsparung erbrachte [15]. Eine weitere Studie zeigte, daß der HCA keine ideale Methode zum Nachweis von invasiven Karzinomen darstellt, da nur 55% der Tumoren eine positive Reaktion zeigten [7]. Durch eine Kombination von Zytologie und HCA wären alle invasiven Karzinome erkannt worden. Mit dem Nachfolgetest, dem HCII, konnte bei einem Grenzwert von 0,5 pg/ml HPV DNA als Positivkontrolle, CIN 2/3 mit einer Sensitivität von 90% und Spezifität von 55% nachgewiesen werden [14]. Dieses Verfahren hat den Vorteil, daß es mit einem zytologischen Abstrich in Suspension kombiniert werden kann: Nach dem Abzentrifugieren der Zellen und der zytologischen Auswertung kann bei unklarer zytologischer Diagnose (z. B. ASCUS) aus dem asservierten Überstand der HCII durchgeführt werden. Im deutschen Vorsorgesystem erscheint der HPV-Nachweis für die Triage von begrenzter Bedeutung: Die Prävalenz von unklaren zytologischen Befunden liegt deutlich niedriger als die von ASCUS, eine Abklärung mittels Kolposkopie und Biopsie bei unklaren zytologischen Diagnosen ist erheblich billiger als in VSA und nachgewiesenermaßen sicherer als eine Triage mittels HPV-Nachweis.

Progressionseinschätzung von leichtgradigen Präkanzerosen

Für die Einschätzung des Progressionspotentials von leichtgradigen zervikalen Präkanzerosen kommen potentiell viralgenetische oder humangenetische Faktoren in Frage. Bei den viralen Faktoren erwies sich der Nachweis von High-risk-HPV per se als klinisch nicht valide, da der positive Vorhersagewert des High-risk-HPV-Nachweises bei Patientinnen mit CIN I nur bei ca. 50% lag [8]; die Hälfte aller high-risk-positiven CIN I regredierten spontan.

Bezüglich der HPV-Varianten konnte in einer prospektiven Analyse gezeigt werden, daß eine Mutation an Position 350 im E6-Leseraster von HPV 16 mit Progression assoziiert war [10]. Eine Querschnittstudie zeigte, daß HPV-16-E6-Varianten im invasiven Karzinom signifikant häufiger als in schwergradigen Präkanzerosen gefunden werden [16]. Erste Untersuchungen in unserer Arbeitsgruppe an Präkanzerosen und invasiven Karzinomen konnten diese an schwedischen Patientinnen erhobenen Ergebnisse bei deutschen Patientinnen nicht bestätigen: In schwergradigen Präkanzerosen und im invasiven Karzinom war der HPV-16-E6-Prototyp am häufigsten vertreten (unveröffentlich-

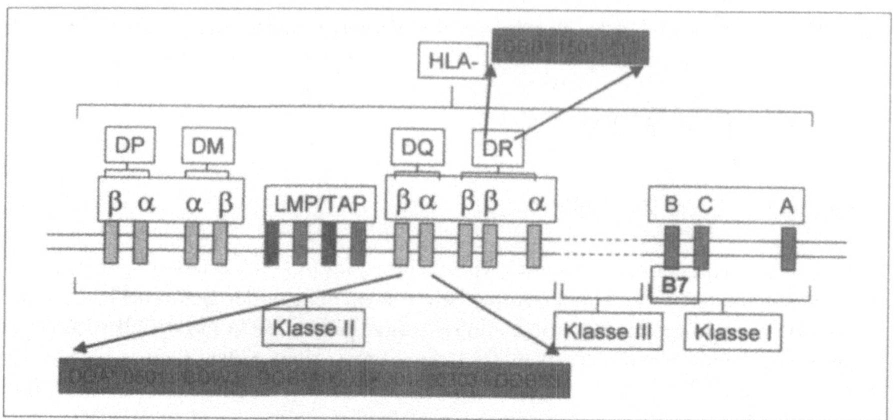

Abb. 2. HLA-Allele, die mit einem erhöhten Risiko für CIN oder Zervixkarzinom assoziiert sind

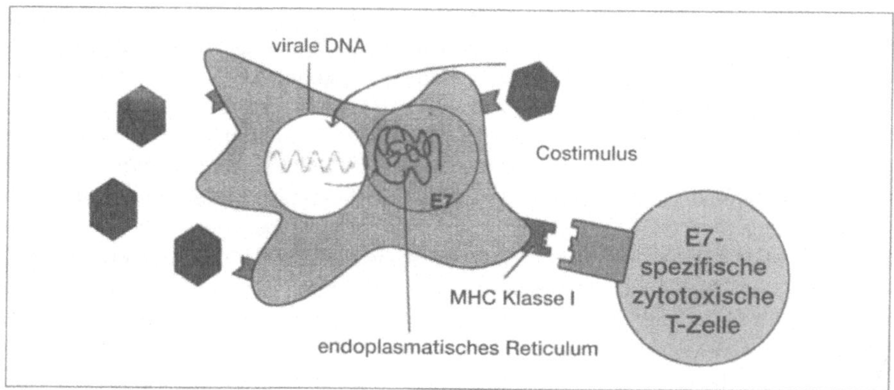

Abb. 3. MHC-Klasse-I-Moleküle präsentieren Peptide aus dem E6-Protein an der Zelloberfläche. Die Affinität zwischen bestimmten MHC-Allelen und bestimmten HPV-Varianten ist variabel: Hohe Affinität führt zu effektiver Präsentation und damit guter zellulärer Immunantwort, geringe Affinität schließt eine Präsentation und damit eine effektive zelluläre Immunantwort aus

te Daten). Von seiten des Wirts, in dem Fall der infizierten Frau, zeigen mehrere Querschnittstudien, daß bestimmte HLA-Konstellationen mit einem erhöhten Risiko für Zervixkarzinom oder CIN einhergehen (s. Abb. 2). Eine Interaktion zwischen viralen und menschlichen molekulargenetischen Konstellationen konnte in einer Fallserie von 67 Patientinnen mit Zervixkarzinom gezeigt werden, wo die HLA-Konstellation „positive für B7" mit einer HPV-16-E6-Mutation am Nukleotid 131 assoziiert war [4]. Es wird spekuliert, daß die Interaktion zwischen dem MHC-Klasse-I-Molekül und dem zu präsentierenden Peptid aus der E6-Region den entscheidenden Faktor dafür darstellt, ob E6-spezifische zytotoxische T-Zellen aktiviert werden. Besteht eine geringe Affinität, so kann die zelluläre Immunabwehr nicht greifen, und die HPV-infizierte Zelle wird nicht eliminiert und sukzessive transformiert (s. Abb. 3).

Weitere genetische Marker wurden durch eine vergleichende Analyse von nicht tumorigenen und tumorigenen HPV-16-immortalisierten Zellen anhand ihrer unterschiedlichen Expression bestimmter Gene identifiziert [11]. Drei dieser Gene, von denen zwei unbekannt sind und eines ein Mitglied der TM-4 Transmembran-Proteinfamilie ist, werden als Kandidatengene im Moment näher untersucht.

Vakzinierung

Die Infektion mit HPV ruft sowohl humorale als auch zelluläre Immunreaktionen hervor. Antikörper gegen früh und spät im Infektionszyklus exprimierte HPV-Proteine wurden bei HPV-infizierten Frauen nachgewiesen [6]. Im Tiermodell konnte gezeigt werden, daß neutralisierende Antikörper gegen gentechnisch hergestellte Viruskapsid-Proteine gebildet werden. Zudem wurde in vitro nachgewiesen, daß zytotoxische T-Zellen gegen HPV-16-E7-Antigene aktiviert werden [9]. Beim Menschen wurde in einer Phase-I/II-Studie an HPV-16-positiven Patientinnen mit Zervixkarzinom ein rekombinantes Vakzinia-Virus, das die E6- und E7-Onkoproteine der HPV-Typen 16 und 18 kodiert, als therapeutische Vakzine eingesetzt [1]. Hierbei konnten bei 3 Patientinnen Antikörper gegen HPV 18 E7 nachgewiesen werden, und bei einer Patientin (von 3 Untersuchten) zeigte sich eine gegen HPV 18 gerichtete zytotoxische T-Zell-Aktivität. Durch die potentielle Anwendung von virusähnlichen Partikeln, die sowohl ein Virusstrukturprotein (L1) als auch ein HPV-Onkoprotein (E7) exprimieren, kann potentiell eine prophylaktische und therapeutische Wirkung erreicht werden (Gissmann L, pers. Mitteilung). Erste Studien mit solchen chimären virusähnlichen Partikeln sind für Deutschland im nächsten Jahr geplant. Dann muß gezeigt werden, ob durch eine solche Vakzine die genitale HPV-Infektion verhindert und ein therapeutischer Effekt bei CIN oder Zervixkarzinom erzielt werden kann.

Literatur

1. Borysiewicz LK, Fiander A, Nimako M, Man S, Wilkinson GWG, Westmoreland D, Evans AS, Adams M, Stacey SN, Boursnell MEG, Rutherford E, Hickling JK, Inglis SC (1996) A recombinant vaccinia virus encoding human papillomavirus types 16 and 18, E6 and E7 proteins as immunotherapy for cervical cancer. Lancet 347: 1523–1527
2. Cox JT, Loerincz AT, Schiffman MH, Sherman ME, Cullen A, Kurman RJ (1995) Human papillomavirus testing by hybrid capture appears to be useful in triaging women with a cytologic diagnosis of atypical squamous cells of undetermined significance. Am J Obstet Gynecol 172: 946–954
3. Cuzick J, Szarewski A, Terry G, Ho L, Hanby A, Maddox P, Anderson M, Kocjan G, Steele ST, Guillebaud J (1995) Human papillomavirus testing in primary cervical screening. Lancet 345: 1533–1536
4. Ellis JRM, Keating PJ, Baird J, Hounsell EF, Renouf DV, Rowe M, Hopkins D, Duggan Keen MF, Bartholomew JS, Young LS, Stern PL (1995) The association of an HPV16 oncogene variant with HLA-B7 has implications for vaccine design in cervical cancer. Nat Med 1: 464–470
5. Farthing A, Masterson P, Mason WP, Vousden KH (1994) Human papillomavirus detection by hybrid capture and its possible clinical use. J Clin Pathol 47: 649–652
6. Galloway DA, Jenison SA (1990) Characterization of the humoral immune response to genital papillomaviruses. Mol Biol Med 7: 59–72
7. Hatch KD, Schneider A, Abdel Nour MW (1995) An evaluation of human papillomavirus testing for intermediate-and high-risk types as triage before colposcopy. Am J Obstet Gynecol 172: 1150–1157

8. Herrington CS, Evans MF, Hallam NF, Charnock FM, Gray W, McGee JO (1995) Human papillomavirus status in the prediction of high-grade cervical intraepithelial neoplasia in patients with persistent low-grade cervical cytological abnormalities. B J Cancer 71: 206–209
9. Kaufmann AM, Gissmann L, Schreckenberger C, Qiao L (1997) Cervical carcinoma cells transfected with the CD80 gene elicit a primary cytotoxic T lymphocyte response specific for hPV 16 E7 antigens. Cancer Gene Therapy 4: 377–382
10. Londesborough P, Ho L, Terry G, Cuzick J, Wheeler C, Singer A (1996) Human papillomavirus genotype as a predictor of persistence and development of high-grade lesions in women with minor cervical abnormalities. Int J Cancer 69: 364–368
11. Nees M, van Wijngaarden E, Bakos E, Schneider A, Dürst M (1998) Identification of novel molecular markers which correlate with HPV-induced tumor progression. Oncogene 16: 2447–2458
12. Reid R, Greenberg MD, Loerincz A, Jenson AB, Laverty CR, Husain M, Daoud Y, Zado B, White T, Cantor D (1991) Should cervical cytologic testing be augmented by cervicography or human papillomavirus deoxyribonucleic acid detection? Am J Obstet Gynecol 164: 1461–1469
13. Schneider A, Zahm DM, Kirchmayr R, Schneider V (1996) Screening for cervical intraepithelial neoplasia grade 2/3: validity of cytology study, cervicography and human papillomavirus detection. Am J Obstet Gynecol 174: 1534–1541
14. Wright TC, Lorincz A, Ferris DG, Richart RM, Ferenczy A, Mielzynska I, Borgatta L (1998) Reflex human papillomavirus deoxyribonucleic acid testing in women with abnormal Papanicolaou smears. Am J Obstet Gynecol 178: 962-966
15. Wright TC, Sun XW, Koulos J (1995) Comparison of management algorithms for the evaluation of women with low-grade cytologic abnormalities. Obstet Gynecol 85: 202–210
16. Zehbe I, Wilander E, Delius H, Tommasino M (1998) Human papillomavirus 16 E6 variants are more prevalent in invasive cervical carcinoma than the prototype. Cancer Res 58: 829–833

Kolposkopie und Krebsvorsorge – Wird Deutschland zum Entwicklungsland?

M. Menton

Vor über 25 Jahren wurde das zytologische Screening zur Früherkennung des Zervixkarzinoms und seiner Präkanzerosen eingeführt. Am 22. April dieses Jahres wies Prof. Kreienberg im Rahmen eines Werkstattgespräches in Bonn darauf hin, daß mit dieser Maßnahme die Mortalität des Zervixkarzinoms um 20–50% reduziert werden könne.

Vordergründig und in Relation zu anderen Vorsorgeprogrammen könnte man mit diesen Ergebnissen prinzipiell zufrieden sein. Tatsächlich kann aber mit der rein zytologisch ausgerichteten Diagnostik und Therapie in Deutschland eine optimale Diagnostik und Therapie nicht erreicht werden.

Einerseits müsssen bei der rein zytologischen Früherkennung des Zervixkarzinoms und seiner Präkanzerosen Falsch-negativ-Raten von 20 bis 30% hingenommen werden [1, 2, 3, 5], *andererseits* führen rein zytologisch orientierte Behandlungskonzepte nicht selten zu Übertherapien, die gerade bei jungen Patientinnen durch Frühgeburtlichkeit entsprechend negative Auswirkungen haben können [4].

Beides ist heute nicht mehr akzeptabel. Im Jahre 1998 müssen wir an eine moderne Diagnostik und Therapie des Zervixkarzinoms und seiner Vorläufer andere fortgeschrittene Anforderungen stellen. Ziele der Frühdiagnostik und Therapie des Zervixkarzinoms und seiner Präkanzerosen sind heute:

1. Eine optimierte Primärdiagnostik mit dem Ziel der Reduktion bzw. der Vermeidung falsch-negativer Diagnosen.
2. Eine optimierte Differentialdiagnostik mit dem Ziel der Vermeidung von Übertherapien.
3. Ein optimiertes Management, das das Spontanheilungspotential von Präneoplasien berücksichtigt.
4. Ein effektiver und ökonomischer Ressourceneinsatz im Interesse der Patientinnen.

Zur Ereichung dieser Ziele, die wir heute zu verfolgen haben, wurden in vielen Ländern neue Behandlungs- und Diagnostikstrategien entwickelt und in die Praxis umgesetzt.

Im Zentrum dieser fortentwickelten Diagnostik steht an der Basis die Kolposkopie, deren hoher diagnostischer Stellenwert auf entsprechend hohem qualitativen Niveau gerade in den letzten Jahren durch eine Vielzahl von Arbeiten belegt worden ist [1, 3, 5].

Der Trend in Deutschland, kolposkopische Diagnostik nicht durchzuführen – kassentechnisch durch den Wegfall der Abrechnungsziffer gebahnt – und statt dessen teure Laboruntersuchungen quasi blind vorzunehmen, ist international einmalig und nicht im klinischen Interesse der Patientin. HPV-Typisierungen, DNA-Zytometrie und teure automatisierte zytologische Screeningverfahren werden nach entsprechend klinischer Evaluierung sicher ihren klinischen Stellenwert bekommen. Ungezielter nicht indizierter Einsatz dieser Verfahren verbessert nicht die diagnostische Sicherheit ohne qualifizierte kolposkopische Diagnostik. Die teure molekularbiologische Abklärung eines Pap IIID, dessen Ursache sich letzlich bei der koloskopischen Diagnostik auf vaginale kondylomatöse Läsionen zurückführen läßt, führt unter Umständen zu Fehlentscheidungen und stellt ökonomisch eine Ressourcenverschwendung dar. In Tübingen wurde – unter Berücksichtigung internationaler Standards – die repetitive Zytodiagnostik zum Management von Dysplasien duch ein *integrativ kolposkopisch-zytologisches Gesamtkonzept* ersetzt. Die Abbildung zeigt das Vorgehen.

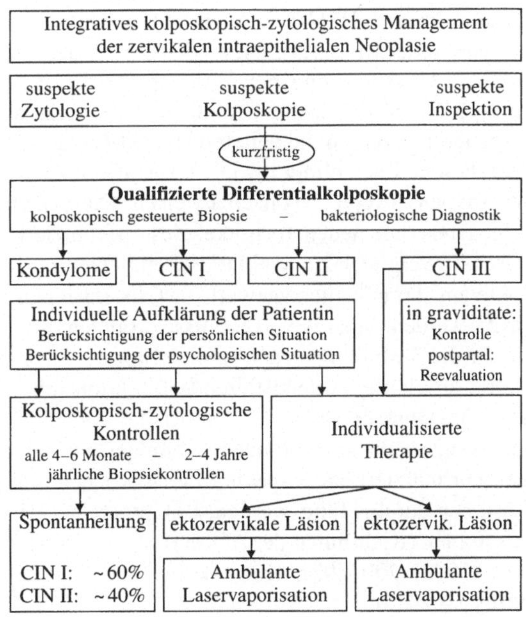

Abb. 1. Integratives kolposkopisch-zytologisches Management der CIN

Literatur

1. Hilgarth M, Menton M (1996) The colposcopic screening. Eur J Obstet Gynecol Reprod Biol 65 (1): 65–9
2. Lyall H, Duncan ID (1995) Inaccuracy of cytologic diagnosis in high grade squamous intraepithelial lesions (CIN 3). Acta Cytol 39: 50–54
3. Menton M, Wallwiener D, Hilgarth M (1998) Klinische Wertigkeit der kolposkopischen Diagnostik in der Früherkennung und Therapie von Zervixkarzinomvorstufen. Geburtsh u Frauenheilk 58: M159–M168
4. Raio L, Ghezzi F, Di-Naro E, Gomez R, Luscher KP (1988) Obstet Gynecol 90: 978–982
5. Tawa K, Forsythe A, Cove K, Saltz A, Peters HW, Watring WG (1988) A comparison of the Papanicolaou Smear and the cervigram: Sensitivity, specificity, and cost analysis. Obstet Gynecol 71: 229

Bericht der AG Zervixpathologie und Kolposkopie über die Geschäftssitzung anläßlich des 52. Kongresses der Deutschen Gesellschaft für Gynäkologie und Geburtshilfe am 12. September 1998 in Nürnberg

J. Heinrich (1. Vorsitzender)

Einleitend gab A. Schneider (Jena) eine Übersicht über HPV-induzierte Veränderungen und Präkanzerosen des unteren Genitale. Es bestehen heute kaum noch Zweifel daran, daß bestimmten HPV-Typen (ca. 15) eine entscheidende Rolle bei der malignen Transformation der Reservezellen an der Cervix uteri zukommt. Die molekularbiologischen Abläufe zwischen den E 6/E 7-Virusproteinen und den Tumorsuppressor-Proteinen p 53 und pRB sind durch die Grundlagenforschung weitgehend aufgeklärt. Für die HPV-Typisierung werden die neueren Hybrid-Capture-II-Tests (Digene, Europa) empfohlen. Mit diesem Test gelingt es, DNA spezifisch 13 High-risk-Virustypen und 5 Low-risk-Virustypen differenziert nachzuweisen. Die Sensitivität wird mit 0,2 pg HPV DNA/ml angegeben. Die neuen Techniken des differenzierten Virusnachweises sollten multizentrisch im Vergleich zu den klassischen Screening-Methoden der Kolposkopie und Zytologie auf ihren Vorhersagewert für CIN-Läsionen unterschiedlicher Schweregrade geprüft werden. Positive Ergebnisse könnten die bisherigen Screeningempfehlungen durch die Definition neuer Risikogruppen abwandeln. So zeichnet sich gegenwärtig schon ab, daß eine persistierende Infektion mit High-risk-Viren bei Frauen im Alter über 35 Jahre ein höheres CIN-Risiko bedeutet und entsprechend kürzere Untersuchungsintervalle sinnvoll macht. Zum gegenwärtigen Zeitpunkt sollten Virustypisierungen nur indiziert bei suspekten Zellabstrichen und persistierenden CIN-I- und CIN-II-Läsionen durchgeführt werden. Ein generelles HPV-Screening wird gegenwärtig nicht empfohlen (Richtlinien der AG Zervixpathologie und Kolposkopie, Zentralbl. gynäkol. 120 (1998) 200–202). Kolposkopie und Zytologie bieten Hinweiszeichen auf eine Virusassoziation.

M. Menton (Tübingen) empfiehlt nach eigenen Ergebnissen und einer Literaturübersicht für ein wirksames Zervixscreening die Kombination von Kolposkopie und Zytologie. Die Früherkennungsrate kann durch eine kombinierte Anwendung von Kolposkopie und Zytologie bei CIN II–III um 28%, bei frühinvasiven Zervixkarzinomen um 17% und bei Makrokarzinomen um 12% verbessert werden. Die neue Münchener Nomenklatur II wird diesen Ergebnissen gerecht und empfiehlt einen Zellabstrich unter kolposkopischer Sicht.

Eine Podiumsdiskussion war der Hochfrequenzchirurgie im unteren Genitaltrakt der Frau gewidmet (J. Heinrich/Stralsund, S. Heinzl/Bruderholz-Basel, T. Löning/Hamburg, K. U. Petry/Hannover).

T. Löning sieht aus der Sicht des Morphologen keine Einwände gegen die modernen mikroprozessorgesteuerten Elektrochirurgiegeräte unter Verwendung von unterschiedlich großen und geformten Schlingen (loop). Die Präparate von der Zervix und Vulva sind bei nur geringfügigen thermischen Gewebeartefakten auch in den Randbezirken mit ausreichender Sicherheit zu beurteilen.

Aus der Erfahrung einer über viele Jahre geführten Dysplasie-Sprechstunde haben sich für S. Heinzl und K. U. Petry Laservaporisation, Loop-excision, LLETZ (large loop-excision of transformation zone) sowie die Laserkonisation als Methoden einer Gewebegewinnung zur histologischen Untersuchung und definitiven Therapie bewährt. Als Biopsieverfahren dominiert die Loop-excision, die mit oder ohne zusätzliche Laservaporisation in der Regel gleichzeitig das definitive Therapieverfahren darstellt. Die Messerkonisation ist weitestgehend durch LLETZ oder Laserkonisation ersetzt. Die Indikation sollte durch Kolposkopie, Zytologie und Histologie gestellt werden und beschränkt sich dann überwiegend nur auf CIN-III-Läsionen. Für CIN-I- und II- sowie VIN-I- und II-Läsionen hat sich nach histologischer Sicherung die Oberflächendestruktion durch Laservaporisation bewährt. Eine gute präoperative Diagnostik, die nach Möglichkeit Lokalisation, ekto- und endozervikale Ausdehnung der Läsionen sowie eine Einschätzung ihres Schweregrades beinhaltet, bietet die Voraussetzungen für eine vollständige Entfernung höhergradiger Läsionen mit freiem Randsaum und die gezielte Destruktion begleitender Kondylome und abnormer Epithelbezirke. Die guten Nachuntersuchungsergebnisse bestätigen eine niedrige Komplikationsrate sowie die ausreichende Sicherheit der neuen Diagnostik- und Therapieverfahren. Als ein weiterer Vorteil gegenüber der Konisation ist die völlig unbeeinträchtigte Zervixfunktion hervorzuheben.

Die nächste Arbeitstagung der AG Zervixpathologie und Kolposkopie findet vom 18.–20. Juni 1999 in Basel statt und steht unter der wissenschaftlichen Leitung von Professor S. Heinzl.

Genetisch bedingte Karzinomrisiken von gynäkologischen Tumoren

M.W. Beckmann, B. Kuschel, B. Betz, D. Niederacher

Einleitung

Nach Schätzung des Statistischen Bundesamtes gab es in der Bundesrepublik Deutschland im Jahr 1997 ungefähr 125.000 Karzinomerkrankungen bei Frauen. 75.000 Frauen erkrankten an Karzinomen der Mammae oder der Genitalorgane, wobei das Mammakarzinom mit 44.000 Fällen die häufigste Krebserkrankung war. Genitalkarzinome wie Endometrium-, Zervix- und Ovarialkarzinom stehen in der Karzinominzidenz an 4., 5. bzw. 6. Stelle (Tabelle 1). Die Mortalitätsrate des Ovarialkarzinoms steht jedoch nach dem Bronchialkarzinom an 2. Stelle. Die Altersgipfel der Karzinomerkrankungen sind unterschiedlich, wobei das Mamma- und Zervixkarzinom in den letzten 5 Jahren eine signifikante Zunahme der Inzidenz bei jüngeren Frauen (< 50 Jahre) zeigt. Für das Endometriumkarzinom hat sich die Inzidenz seit 1992 verdoppelt, der Altersgipfel der Erkrankung liegt wie beim Ovarialkarzinom postmenopausal.

Tabelle 1. Geschätzte Inzidenz von Genital- und Mammakarzinomen in der BRD 1997

Karzinom-Typ/Position	Anzahl der Erkrankungsfälle		
	absolut (n)	relativ (zu 100.000)	hereditär (geschätzt)
1. Mamma	44.000	80	2.200 – ?
4. Endometrium	13.700	25	1.000 – ?
5. Zervix	11.000	20	?
6. Ovar	7.900	14	450 – ?

Genetische Veränderungen

Die Entstehung der verschiedenen Karzinomtypen ist multifaktoriell. Unterschiedlichste Risikofaktoren und -determinanten einschließlich exogener Noxen (Viren, Hormone, Umweltfaktoren) beeinflussen die Tumorentstehung. Auf zellulärer Ebene zeigt sich, daß die Karzinogenese der unterschiedlichen Gewebe im Rahmen eines Mehrschrittprozesses abläuft. Aktivierten Onkogenen und defekten Tumorsuppressor

(TSG)- bzw. Mutatorgenen kommen hier Schlüsselrollen zu. Proto-Onkogene sind Gene, die die physiologische Zellvermehrung positiv regulieren. Bei Veränderung der Genkopienzahl (Amplifikation) kommt es zur vermehrten Expression der korrespondierenden Wachstumsfaktoren oder -rezeptoren mit entsprechender unphysiologischer Wachstumsstimulation. Tumorsuppressorgene wirken inhibierend auf die Zellproliferation. Bei Wegfall der Inhibition kommt es zur unphysiologischen Proliferation. Das klassische Zweischritt-Modell zur Inaktivierung eines Tumorsuppressorgens wurde zuerst von Knudson (1971) für das Retinoblastom beschrieben. Eine Gen-Kopie ist infolge einer somatischen oder einer Keimbahnmutation inaktiviert. Der Schlüsselschritt der somatischen Inaktivierung von Tumorsuppressorgenen ist dann der Verlust der zweiten Gen-Kopie in der DNA des Zielgewebes. Dieser Verlust des zuvor intakten Wildtypallels läßt sich diagnostisch durch LOH-Analysen [Verlust der Heterozygotie („loss of heterozygosity", LOH)] nachweisen. Alterationen in Genen, die eine Rolle bei der Regulation der genetischen Stabilität spielen (DNA-Replikationsgenauigkeit, DNA-Repair, chromosomale Translokationen), führen indirekt zu einer Akkumulation von sekundären genetischen Defekten (Mutator-Phänotyp) [2].

Mit der Weiterentwicklung molekulargenetischer Techniken und Strategien sowie durch gebündelte Anstrengungen multinationaler Arbeitsgruppen sind in den letzten Jahren mehrere Gene entdeckt worden, die sowohl in der Mehrschrittkarzinogenese als auch für eine hereditäre Disposition für unterschiedliche Karzinomsyndrome mittel- oder unmittelbar von Bedeutung sind (Tabelle 2) [5]. Die Funktionen und die zelluläre Lokalisation der Genprodukte der TSG sind dabei sehr unterschiedlich. Intranukleär lokalisierte Genprodukte fungieren als Transkriptionsfaktoren, in DNA-Reparaturmechanismen oder in der Zellzykluskontrolle, zytoplasmatische als Integratoren des Zytoskeletts, Kinaseinhibitoren oder in der Katenin-Bindung und transmembranäre z. B. als Vermittler von Wachstumsstimuli. Obwohl den meisten bekannten TSG Kontrollfunktionen in übergeordneten Regulationsnetzwerken zukommen, scheinen sie dennoch eine organspezifische Bedeutung in der Tumorgenese zu besitzen. Die Inaktivierungshypothese des zuerst entdeckten TSG, des Retinoblastom-Gens, postulierte bei vorliegender Keimbahnmutation einen gewebespezifischen Funktionsverlust nach RB-Allelverlust in Retinazellen. Obgleich dieser Allelverlust der RB-Genregion auch in anderen Zell-und Gewebetypen nachweisbar ist, sind Tumoren anderer Organe (z. B. Osteosarkome) eher die Ausnahme. Bei anderen hereditären Tumorgenen (Tabelle 2) hingegen ist eine Tumorart dominierend (z. B. MSH2, MLH1, PMS1, PMS2 für Kolonkarzinom; BRCA1, BRCA2 für Mamma- und Ovarialkarzinom) [4, 6]. Zusätzlich treten andere Tumorentitäten mit deutlich erhöhter Inzidenz in Mutationsträger-Familien auf (z. B. MSH2, MLH1, PMS1, PMS2 im Endometrium, Gehirn, sonstiger Gastrointestinaltrakt; BRCA1, BRCA2 in Prostata, Pankreas, Kolon). Bei vier der in Tabelle 2 aufgeführten hereditären Karzinomsyndrome treten Mamma- und/oder Ovarialkarzinome als Primärkarzinome auf. 5–25% aller und ungefähr 25–40% der Patientinnen mit einer Mammakarzinomerkrankung vor dem 35. Lebensjahr sowie 2–5% aller Patientinnen mit einer Ovarialkarzinomerkrankung werden mit einer genetischen Prädisposition in Verbindung gebracht [3]. Bei den übrigen Karzinomsyndromen ist der vorliegende Gendefekt mit einer erhöhten Erkrankungswahrscheinlichkeit für beide Tumorarten verbunden. Zusätzlich zum Funktionsverlust durch die prädisponierende Keimbahnmutation müssen deshalb organspezifische Tumorpromotions-Faktoren oder Gewebeeigenschaften vorhanden sein.

Tabelle 2. Hereditäre Karzinomsyndrome mit gehäuftem Auftreten von Genital- und Mammakarzinomen

Tumor	Syndrom	Chrom / Gen	Andere Tumore
Mamma-Ca.	Cowden-Syndrom	10q23 PTEN	Fibroadenome Intest. Hamartöse Polypen Hautläsionen Endometrium-Ca. Foll. Schilddrüsen-Ca.
Mamma-Ca. (heterozygot)	Ataxia Telangiectasia (ATM)	11q22 ATM	Lymphome Cerebellare Ataxie Immundefizienz Medulloblastom Gliome
Mamma-Ca. (Ovarial-Ca.)	Familiäres Mamma-/Ovarial- Syndrom	13q12 BRCA2	männliches Mamma-Ca. Prostata-Ca. Uterus-Ca. Oropharynx-Ca. Pankreas-Ca.
Mamma-Ca.	Li-Fraumeni- Syndrom (LFS)	17p13 TP53	Sarcome Gehirntumoren Leukämie
Mamma-Ca. Ovarial-Ca.	Familiäres Mamma-/Ovarial- Syndrom	17q21 BRCA1	Colon-Ca. Prostata-Ca.
Endometrium-Ca. Ovarial-Ca.	Hereditäres Non-polyposis- Colon-Ca. (HNPCC)	2p15 MSH2 3p21 MLH1 2q32 PMS1 7p22 PMS2 5q11 MSH3 2p22 MSH6	Kolorektal-Ca. Hepatobiliäre-Ca. Urogenital-Ca. Glioblastoma (Turcot)

BRCA1: **br**east **ca**ncer gene **1**; BRCA2: **br**east **ca**ncer gene **2**; TP53: **t**umour **p**rotein **53**; ATM: **A**taxia **te**leangiectatica **m**utated; PTEN: **p**hosphatase and **ten**sin homolog; hMSH2: **h**uman **mutS** **h**omologue **2** gene; hMSH3: **h**uman **mutS** **h**omologue **3** gene; hMSH6: **h**uman **mutS** **h**omologue **6** gene; hMLH1: **h**uman **mutL** **h**omologue **1** gene; hPMS1: **h**uman **p**ost**m**eiotic **s**egregation **1**; hPMS2: **h**uman **p**ost**m**eiotic **s**egregation **2**

Analysestrategien

Die Analyse von großen Prädispositions-Genen, bei denen keine präferentiellen Mutationsbereiche bekannt sind, ist sehr kostenintensiv und zeitaufwendig, da von allen bekannten Analysemethoden gegenwärtig die Sequenzierung die sicherste Technik darstellt.

Um diese Faktoren zu reduzieren, werden z. B. in der Analysestrategie zur Detektion von BRCA-Mutationen verschiedene Präscreeningverfahren, wie beispielsweise Single-Strand-Conformation-Polymorphismus (SSCP)-Analyse, Denaturierungs-Gradienten-Gelelektrophorese (DGGE), Denaturierende Hochdruckflüssigkeits-Chromatographie (DHPLC), Temperatur-Gradienten-Gelelektrophorese (TGGE), Conformations-Sensitive-Gelelektrophorese (CSGE) und spezifische Oligonukleotid-Hybridisierung (ASO) mit anschließender Sequenzierung des Bereiches der vermuteten Mutation sowie Protein-Truncation-Tests (PTT) evaluiert. Jedoch ist im Gegensatz zur Sequenzierung bei diesen Präscreeningverfahren die Sensitivität der Mutationsdetektionsrate nicht nur von der Methode abhängig, sondern auch von der Erfahrung der Untersucher, was sich in den publizierten unterschiedlichen Sensitivitätsangaben widerspiegelt. Mit Hilfe des PTT können ausschließlich Mutationen, die zu einer Proteintruncation führen, entdeckt werden. 10% aller Mutationen führen zu keiner Proteinverkürzung, so daß diese Methode eine maximale Sensitivität von 90% erbringen kann. Es ist außerdem bekannt, daß mittels SSCP-Verfahren Punktmutationen, kleinere Deletionen und Insertionen übersehen werden können [7].

Prädiktive Diagnostik

Das stetig wachsende Wissen um die genetische Grundlage von Krankheitsdispositionen eröffnet die Möglichkeit zur vorhersagenden (prädiktiven) genetischen Diagnostik. Zum Teil kann durch den Einsatz spezifischer apparativer Diagnostikmethoden eine gezielte Krebsfrüherkennung ermöglicht werden. Frauen aus Familien mit gehäuftem Auftreten von Tumorerkrankungen können durch eine Familien-Anamnese identifiziert werden. Beim Vorhandensein von spezifischen gynäkologischen Tumoren (z. B. Mamma, Ovar, Endometrium) sollten Familienmitglieder über die bekannten angeborenen Genveränderungen und die Möglichkeiten der prädiktiven genetischen Diagnostik informiert werden [1]. Interdisziplinäre Konzepte zur Beratung über das individuelle Erkrankungsrisiko, zur Betreuung, für Früherkennungsuntersuchungen oder therapeutische Maßnahmen (einschließlich präventive chirurgische Maßnahmen) für Mutationsträgerinnen werden derzeit z. B. im Rahmen eines Multizenterprojekts der Deutschen Krebshilfe „Familiäres Mamma- und Ovarialkarzinom" erarbeitet.

Da es bei der prädiktiven genetischen Diagnostik um die Mitteilung von Erkrankungsrisiken für bisher gesunde Personen geht, muß an die empfohlenen diagnostischen und therapeutischen Möglichkeiten mit besonderer Umsicht herangegangen werden. Bisher nicht gekannte ethische Probleme entstehen. Das gesamte Gesundheitssystem wird vor neue und verantwortungsvolle Aufgaben gestellt: Jede prädiktive genetische Diagnostik muß wohlüberlegt sein, der mögliche Nutzen für Ratsuchende muß gegenüber denkbaren Nachteilen für die Untersuchte und ihre Familie abgewogen werden. Aus diesem Grunde werden derzeit Grundsätze zur klinischen, humangenetischen und psychotherapeutischen Beratung und zur genetischen Diagnostik erarbeitet, die versuchen, das neu erlangte Wissen in angemessener, umsichtiger Weise für Ratsuchende einzusetzen [1, 8].

Literatur

1. Beckmann MW, Niederacher D, Goecke TO, Bodden-Heidrich R, Schnürch HG, Bender HG (1997) Hochrisikofamilien mit Mamma- und Ovarialkarzinomen: Möglichkeiten der Beratung, genetischen Analyse und Früherkennung. Dt Ärztebl 94: A161–A167
2. Beckmann MW, Niederacher D, Schnürch HG, Gusterson BA, Bender HG (1997) Multistep carcinogenesis of breast cancer and tumor heterogeneity. J Molecular Medicine 75: 429–439

3. Beckmann MW, Kuschel B, Schmutzler RK (1998) Hereditäre Karzinomsyndrome in der Frauenheilkunde. Gynäkologe 31: (12) (in Druck)
4. Easton D, Ford D, Peto J (1993) Inherited susceptibility to breast cancer. Cancer Surv 18: 95–113
5. Fearon ER (1997) Human cancer syndromes: clues to the origin and nature of cancer. Science 278: 1043–1050
6. Lynch HT, Smyrk T, Lynch JF (1998) Molecular Genetics and Clinical-Pathology Features of Hereditary Nonpolyposis Colorectal Carcinoma. Oncology 55: 103–108
7. Niederacher D, Kiechle M, Arnold N (1998) Techniken der molekularen Onkologie. Gynäkologe 31: (12) (in Druck)
8. Richtlinien-Kommission der Bundesärztekammer (1998) Richtlinien zur Diagnostik der genetischen Disposition für Krebserkrankungen. Dt Ärztebl 95 (22): B1120–B1127

Risikoberatung – Hormone und Krebsinduktion

M. Kaufmann, A. Scharl

Für viele Frauen ist die Zufuhr externer Hormone selbstverständlich. Hormone werden eingenommen zur Wachstumsregulation, Antikonzeption („Pille"), Behandlung von Hormonmangelzuständen (Menopause) und zur Behandlung und Prävention von Krebs. Dazu kommt die unfreiwillige Aufnahme hormonell aktiver Substanzen mit der Nahrung.

Die verbreitete Furcht vor einer Erhöhung des Krebsrisikos durch Hormone verlangt nach differenzierter Aufklärung, ebenso die Frage, ob nach Behandlung einer Krebserkrankung eine Hormontherapie möglich ist.

Hormonelle Kontrazeption

Ovulationshemmer (OVH) sind – neben ihrer Hauptindikation – die meist unbewußte, aber am weitesten verbreitete Form der Chemoprävention von Krebs. Der Effekt steigt mit der Nutzungsdauer und hält 10–15 Jahre nach Absetzen an. Eine 5jährige Einnahme von OVH senkt das Risiko für Endometrium- und Ovarialkarzinome um 70% bzw. 50% [5]. Das Brustkrebsrisiko ist während der Einnahme gering erhöht (relatives Risko 1,24). Beispielsweise werden durch die Einnahme von OVH zwischen dem 25. und 29. Lebensjahr innerhalb von 10 Jahren nach Absetzen unter 10.000 Frauen 5 zusätzliche Mammakarzinome auftreten (10% mehr als bei Frauen ohne OVH). Aber diese Karzinome haben ein günstigeres Stadium und eine günstigere Prognose. Unabhängig von der Einnahmedauer normalisiert sich das Brustkrebsrisko innerhalb von 10 Jahren nach Absetzen allmählich wieder [9].

Hormonsubstitution (HRT) in der Postmenopause

Hormonsubstitution (HRT) beseitigt akute Postmenopausensymptome (Hitzewallungen, Stimmungsschwankungen, Schlafstörungen, trockene Scheide) und beugt den

Langzeitschäden des Hormonausfalls vor: Das Risiko für M. Alzheimer und Osteoporose sinkt, das Risiko für kardiovaskuläre Erkrankungen (Apoplex, Herzinfarkt) wird halbiert. Dagegen steigen die Risiken für Thrombosen und Embolien. Das Mammakarzinomrisiko ist während der Einnahme von Östrogenen leicht erhöht, die Kombination mit Gestagenen scheint keinen Einfluß zu haben. Das Risiko für Endometriumkarzinome ist nach 10jähriger Substitution von Östrogenen verzehnfacht, dies kann allerdings durch die Kombination mit Gestagenen gemildert werden. Das durch HRT erhöhte Krebsrisiko ist 5 Jahre nach Absetzen wieder normalisiert. Unter HRT entstandene Mamma- und Endometriumkarzinome haben eine günstigere Prognose [2]. Das Risiko für Karzinome des Ovars und der Zervix wird durch die HRT nicht beeinflußt. Bei der Abwägung der langfristigen Vor- und Nachteile einer HRT helfen folgende Daten: Nach 10jähriger HRT werden unter 1000 Frauen innerhalb von 20 Jahren 6 zusätzliche Fälle von Brustkrebs und 1 zusätzlicher Fall von Lungenembolie diagnostiziert. Andererseits werden bei diesen 1000 Frauen 7 Oberschenkelhalsbrüche, 60 Herzinfarkte und 30 herzinfarktbedingte Todesfälle weniger auftreten [8].

Hormonelle Krebstherapie

Antiöstrogene (Tamoxifen) erzielen bei ca. 30% der metastasierten Mammakarzinome eine Remission. Die Erfolgsrate ist abhängig von der Expression von Hormonrezeptoren im Tumorgewebe. Die adjuvante Tamoxifentherapie von Frauen (nodalnegativ *und* nodalpositiv, post- *und* prämenopausal) mit hormonrezeptorpositivem Mammakarzinom führt zu einer 50%igen Verbesserung des rezidivfreien Überlebens und einer 28%igen Verbesserung des Gesamtüberlebens nach 5 Jahren. Im Anschluß an eine Chemotherapie verbessert Tamoxifen das Überleben um weitere 50%. Zusätzlich halbiert Tamoxifen die Häufigkeit kontralateraler Mammakarzinome [10].

Hormonelle Krebsprävention

Der plazebokontrollierte, prospektive Breast Cancer Prevention Trial (BCPT) des NSABP untersuchte den präventiven Effekt von Tamoxifen (20 mg/Tag über 5 Jahre) bei Frauen mit erhöhtem Mammakarzinomrisiko (größer oder gleich dem Risiko von Frauen über 60 Jahren). 40% der insgesamt 13.388 Frauen waren 35–49 Jahre alt, 30% zwischen 50–59 Jahre und 30% über 60 Jahre alt. In der Tamoxifengruppe waren die Brustkrebshäufigkeit um 45%, die Häufigkeit von In-situ-Karzinomen um 50% und osteoporosebedingte Frakturen um 34% vermindert. In der Tamoxifengruppe wurden bei Frauen über 50 Jahren häufiger Endometriumkarzinome (33 gegenüber 14 Fällen), tiefe Venenthrombosen (30/19) und Lungenembolien (17/6) beobachtet [4].

Diese präventive Wirkung von Tamoxifen wurde in den vorläufigen Daten zweier europäischer Studien nicht beobachtet. Wegen deutlich geringerer Fallzahlen und unterschiedlicher Brustkrebsrisiken ist aber eine abschließende Wertung nicht möglich [6].

Trotz dieser Unklarheiten und der Nebenwirkungen geben die Ergebnisse der BCPT-Studie Frauen mit hohem Brustkrebsrisiko die Möglichkeit einer aktiven Prävention. Die FDA (Federal Drug Administration) der USA hat Tamoxifen für die Brustkrebsprävention zugelassen.

Wegen der Nebenwirkungen muß in jedem Einzelfall eine sorgfältige Nutzen-Risiko-Abwägung erfolgen. Eine vom NCI (National Cancer Institute) entwickelte Software ermöglicht die Ermittlung des individuellen Mammakarzinomrisikos und kann bei der Beratung helfen (kann vom NCI angefordert werden u.a. per Internet: *http://207.121.187.155/NCI.CANCER.TRIALS/zones/PressInfo/Risk/NciSignUp4.html)*.

Tamoxifen ist wegen der Nebenwirkungen nicht die optimale Substanz zur Prävention. Aktuelle Daten zeigen, daß neuere SERM (selective estrogen receptor modifier) bei ähnlichem oder höherem Präventionseffekt ein deutlich günstigeres Nebenwirkungsprofil aufweisen: Im Rahmen einer prospektiven randomisierten Studie zur Osteoporoseprophylaxe durch Raloxifen wurde die Mammakarzinomhäufigkeit auf ein Drittel gesenkt, die Häufigkeit von Endometriumkarzinomen wurde halbiert [1]. Ein Vergleich zwischen Tamoxifen und Raloxifen erfolgt in einer aktuellen Studie des NSABP (STAR-Trial).

Endometriumkarzinomrisiko unter Tamoxifen

Eine Verdopplung der Rate an Endometriumkarzinomen unter Tamoxifen wurde nicht in allen Studien gefunden. So zeigte z.B. die NSABP-B14-Studie zwar eine erhöhte Endometriumkarzinomrate in der Tamoxifen- gegenüber der Kontrollgruppe, allerdings war die Inzidenz von Endometriumkarzinomen in der Tamoxifengruppe nicht höher als in der Normalbevölkerung; vielmehr hatte die Kontrollgruppe eine sehr niedrige Inzidenz [3]. In einer Studie der SWGOG zur adjuvanten Therapie des Endometriumkarzinoms mit 388 Patientinnen wurde zwar kein Effekt der adjuvanten Therapie, aber auch keine erhöhte Rezidivrate durch Tamoxifen beobachtet. Endometriumkarzinome unter Tamoxifen haben in der Regel eine ausgezeichnete Prognose. Bei richtiger Indikationsstellung überwiegen eindeutig die Vorteile [3, 4].

HRT nach Mammakarzinom

Die bisher vorliegenden Daten aus mehreren kleineren Studien zeigen keine Verschlechterung der Prognose, wenn nach der Behandlung eines Mammakarzinoms eine HRT erfolgte. Solange aber Daten aus prospektiven randomisierten Studien fehlen, sollten Brustkrebspatientinnen nur unter kontrollierten Bedingungen eine HRT erhalten [7]. Eine Erleichterung der Situation ist durch die Verfügbarkeit moderner SERMs zu erwarten, welche die protektiven Wirkungen von Östrogenen mit einem präventiven Effekt gegenüber Mamma- und Endometriumkarzinomen verbinden. Vorläufige Daten mit dem SERM Raloxifen stimmen diesbezüglich optimistisch [1].

Literatur

1. Cummings SR, Norton L, Eckert S, Grady D, Cauley J, Knickerbocker R, Black DM, Nickelsen D, Glusman J, Krueger K (1988) Raloxifene reduces the risk of breast cancer and may decrease the risk of endometrial cancer in post-menopausale women. Two-year findings from the multiple outcomes of raloxifene evaluation (MORE) trial. Proceedings of ASCO 17: 2a

2. DeGregorio MW, Taras TL (1988) Hormone replacement therapy and breast cancer: revisiting the issues. J Am Pharm Assoc (Wash) 38: 738–44
3. Fisher B, Costantino JP, Redmond CK, Fisher ER, Wickerham DL, Cronin WM (1994) Endometrial cancer in tamoxifen-treated breast cancer patients: findings from the National Surgical Adjuvant Breast and Bowel Project (NSABP) B-14. J Natl Cancer Inst 86: 527–37
4. Fisher B, Costantino JP, Wickerham DL, Redmond CK, Kavanah M, Cronin WM, Vogel V, Robidoux A, Dimitrov N, Atkins J, Daly M, Wieand S, Tan-Chiu E, Ford L, Wolmark N (1998) Tamoxifen for Prevention of Breast Cancer: Report of the National Surgical Adjuvant Breast and Bowel Project P-1 Study. J Natl Cancer Inst 90: 1371–88
5. Hankinson SE, Colditz GA, Hunter DJ, Spencer TL, Rosner B, Stampfer MJ (1992) A quantitative assessment of oral contraceptive use and risk of ovarian cancer. Obstet Gynecol 80: 708–14
6. Pritchard KI (1998) Is tamoxifen effective in prevention of breast cancer? Lancet 352: 80–1
7. Rageth JC, Birkhauser M, Castiglione M (1998) Hormone substitution therapy after breast cancer – a reevaluation. Schweiz Med Wochenschr 128: 1037–42
8. Rozenberg S, Vasquez JB, Vandromme J, Kroll M (1998) Educating patients about the benefits and drawbacks of hormone replacement therapy. Drugs Aging 13: 33–41
9. Seifert M, Galid A (1998) Orale Kontrazeptiva und Brustkrebs – eine kausale Beziehung? Gynäkol Geburtshilfliche Rundsch 38: 101–4
10. Sevelda P (1998) Tamoxifen in the treatment of patients with breast cancer: results of the latest meta-analysis of prospective randomized clinical trials. Gynäkol Geburtshilfliche Rundsch 38: 81–4

Früherkennung des Brustkrebses

K.-D. Schulz, K. Bock, V. Duda

Knapp 50.000 Neuerkrankungen und etwa 20.000 Todesfälle jährlich in der Bundesrepublik Deutschland bei kontinuierlich ansteigender Morbidität machen das Thema „Brustkrebs" zu einem besonderen medizinischen, berufspolitischen und gesundheitspolitischen Problem. Primäre Prävention, Verminderung oder gar Vermeidung von Risikofaktoren, Einsatz neuer, hocheffektiver Therapieverfahren sind ideale Ansätze, diese onkologische Lawine kontrollierbar zu machen. Einige wissenschaftliche Projekte weisen in die gewünschte Richtung, sind jedoch gegenwärtig noch weit davon entfernt, einen entscheidenden Durchbruch innerhalb der nächsten fünf bis zehn Jahre erkennen zu lassen. Zur Zeit besteht nur eine einzige Möglichkeit, die Mammakarzinom-Mortalität kurzfristig in nennenswertem Umfang zu senken: die flächendeckende Etablierung eines *auf mehreren Ebenen qualitätsgesicherten „Brustkrebs-Früherkennungs-Programms"*.

Derzeit ist in Deutschland lediglich die klinische Untersuchung der Brust Bestandteil des generellen Krebsfrüherkennungsprogramms, das zu den Leistungspflichten der gesetzlichen Krankenkassen gehört. Auch unter idealen Bedingungen liegt bei der Palpation die untere Grenze der Entdeckungsmöglichkeit bei 10 mm großen Tumoren. In 25% aller Fälle sind bei dieser Tumorgröße bereits axilläre Lymphknotenmetastasen vorhanden als Hinweis auf eine wahrscheinliche systemische Ausbreitung. Meist sind jedoch Tumoren, die allein durch eine Palpation entdeckt werden, im Durchschnitt sehr viel größer und damit prognostisch ungünstiger. Insofern ist auch die empfohlene

Selbstuntersuchung der Brust eher als individuelle Motivation und Bewußtseinsförderung für präventive Maßnahmen einzustufen.

Die *Mammographie* als einzige Methode mit hoher Wirksamkeit und vertretbaren Kosten gehört bis heute nicht zur Leistungspflicht der gesetzlichen Krankenkassen. Es besteht Bedarf an Konzepten, die das gegenwärtige Dilemma lösbar machen.

Die qualitätsgesicherte, flächendeckende Durchführung einer *Screening-Mammographie* bei Frauen im Alter zwischen 50 und 70 Jahren senkt nachweislich die Brustkrebssterblichkeit um etwa 30%. Auf der Basis prospektiv randomisierter Studien wird mehr und mehr wahrscheinlich, daß mittels einer Screening-Mammographie auch bei Frauen zwischen 40 und 49 Jahren eine Mortalitätsreduktion zwischen 20 und 25% möglich ist. Einige Studien, die dies zu widerlegen scheinen, sind methodisch problematisch oder verfügen noch nicht über eine ausreichende mediane Beobachtungsdauer [Übersicht bei 5].

In Deutschland werden nach Schätzung der Kostenträger jährlich 4 Mio. sog. *„verdeckte" Mammographien* durchgeführt mit der Zielsetzung der Früherkennung, aber hiervon abweichend formulierter Indikation.

Mit Ausnahme einiger gerätetechnischer Vorgaben zur Qualitätssicherung unterliegen diese Untersuchungen keinen weiteren qualitätssichernden Anforderungen hinsichtlich Dokumentation und Auswertung. Zur flächendeckenden Effizienz kann insofern keine Aussage gemacht werden. Da trotz der genannten hohen Untersuchungsfrequenz die Brustkrebssterblichkeit in Deutschland noch weiter ansteigt, ist eine einschneidende Wirksamkeit dieser Untersuchungen anzuzweifeln und gibt immer wieder Anlaß zu berechtigter Kritik in der Öffentlichkeit.

Mammasonographie und *Kernspintomographie* sind Zusatzuntersuchungen für unklare mammographische Befunde. Als alleinige Methode sind sie für die Früherkennung ungeeignet.

Die Brustkrebs-Früherkennung in Deutschland bedarf einer umfangreichen Verbesserung, deren Einführung seit Jahren durch endlose Diskussionen und zähflüssige Entscheidungsprozesse unnötig verzögert wird. Selbst bei zurückhaltender Schätzung wären *3.000 bis 4.000* Brustkrebs-Todesfälle jährlich in der Bundesrepublik vermeidbar. In aktuellen Diskussionen über die Etablierung einer wirksamen Mammakarzinom-Früherkennung erfolgt regelhaft eine Identifikation mit der „Screening-Mammographie". Aber werden in einem derartigen Screening-Konzept tatsächlich die heute verfügbaren methodischen, klinischen und tumorbiologischen Kenntnisse in optimaler Form genutzt? Die Antwort muß eindeutig heißen: Nein!

Screening-Mammographien im Sinne kürzlich angekündigter, modellhafter Röntgenreihenuntersuchungen sind ohne begleitende klinische Untersuchung nicht nur ärztlich-ethisch, sondern auch forensisch fragwürdig [3]. So muß einkalkuliert werden, daß fünf bis zehn Prozent der bereits tastbaren Befunde in der Mammographie nicht darstellbar sind. Röntgenreihenuntersuchungen sind unzeitgemäß aufgrund des Mangels an ärztlicher Betreuung. Die damit verbundene unzureichende Berücksichtigung bekannter Risikofaktoren führt zum Verlust mancher Möglichkeit der modernen Präventivmedizin. Die systemimmanente, zeitliche Verzögerung der Befundinformation und einer im Einzelfall notwendigen Zusatzdiagnostik *demotiviert* die zur Teilnahme an den Untersuchungen aufgeforderten Frauen. Gelingt es jedoch nicht, mindestens 70% der Zielgruppe zur Wahrnehmung der Untersuchung zu bewegen, geht der gewünschte präventive Effekt verloren!

Beobachtungen aus anderen westeuropäischen Ländern, deren Screening-Programme als vorbildlich eingestuft werden, sollten uns nachdenklich stimmen. So zeigt die Brustkrebsmortalität in Holland und Großbritannien, bezogen auf die Inzidenz, im Vergleich zu Deutschland keine geringeren Ausmaße. Aktuelle Versuche, in verschiedenen Regionen Österreichs eine Screening-Mammographie im klassischen Sinne einzuführen, scheinen zu mißlingen. Inzwischen wird in verschiedenen westeuropäischen Ländern begriffen, daß „Guidelines" für eine alleinige Qualitätssicherung der Screening-Mammographie nicht mehr ausreichend sind [2]. Von Sachverständigen-Gremien der Europäischen Kommission wurden die zuvor genannten Guidelines ergänzt durch qualitätssichernde Anforderungen an die patho-histologische Befundung abklärungsbedürftiger Gewebsproben [1]. Eine weitere Komplettierung der Leitlinien erfolgte in diesem Jahr durch die Publikation von Anforderungen an das operative Vorgehen bei mammographisch verdächtigen Läsionen [4]. Dies verdeutlicht einmal mehr, daß eine wirksame Brustkrebsfrüherkennung durch eine schwerpunktmäßige Konzentration auf eine einzelne Methode, d. h. die Mammographie, nicht mehr zu leisten ist. Apparative Diagnostik, operative Abklärung und pathohistologische Abklärung müssen einen in sich abgestimmten, fachübergreifenden und qualitätsgesicherten Verbund bilden. Die Screening-Mammographie muß durch ein *Brustkrebs-Früherkennungs-Programm* abgelöst werden, dessen einzelne qualitätsgesicherte Bestandteile im Sinne eines *„Total Quality Management"* einer interdisziplinären Kontrolle bedürfen.

Folgende Gegebenheiten sollten Berücksichtigung finden:

- qualitätsgesicherter Verbund zwischen apparativer Diagnostik, operativer Intervention und pathohistologischer Beurteilung,
- spezielle ärztliche Ausbildung, Fortbildung und Schulung für das ärztliche und medizinisch-technische Personal,
- permanente technische Geräteüberwachung,
- sorgfältige Dokumentation und spezielle Registrierung der operativ abgeklärten Fälle,
- Motivation der Ärzte durch Einbeziehung von Klinik und Praxis in ein gemeinsames Konzept,
- Motivation der Frauen unter Berücksichtigung der Lebensqualität durch eine begleitende ärztliche Betreuung neben der apparativen Diagnostik,
- Vermeidung einer zentralisierten, wohnortfernen Massenuntersuchung,
- qualifizierte Risikoberatung speziell gefährdeter Frauen.

Durch eine interdisziplinäre Arbeitsgruppe in der Deutschen Gesellschaft für Senologie wurde eine *Konzept* entworfen als Basis für die bundesweite Umsetzung dieser Anforderungen. Unter Nutzung bereits in Deutschland vorhandener, hochqualifizierter Ressourcen, unter Einbeziehung moderner Möglichkeiten der Telemedizin, ergibt sich in einem vertretbaren, kurzen Zeitraster folgendes Modell:

In der *Startphase* arbeiten über die gesamte Bundesrepublik verteilte, mammadiagnostische *Schwerpunktzentren* zusammen, die bereits über qualifizierte, langjährige Erfahrungen in der Früherkennungs-Mammographie verfügen. In dieser Phase muß das jeweilige Zentrum die Funktionsfähigkeit der lokalen Kooperation zwischen Diagnostik, Morphologie, operativer Abklärung und Informatik bzw. Dokumentation prüfen und ggf. optimieren. In einer *zweiten Stufe* erfolgt nach einem *Schneeballsystem* der

Übergang auf die regionale, flächendeckende Versorgung, in dem nach und nach Kliniken und Praxen in das Konzept einbezogen werden [Übersicht bei 5].

Das Konzept erfordert keine Einrichtung neuer Screening-Zentren. Es nutzt die vorhandenen Möglichkeiten in Klinik und Praxis in einem *dezentralen, föderalistischen Gesundheitssystem* und bindet sie ein in ein *Netz flächendeckender Qualitätssicherung.*

Literatur

1. Böcker W et al. (1997) Leitlinien für die Pathologie – Anhang zu den Europäischen Leitlinien für die Qualitätssicherung beim Mammographiescreening. Pathologe 18: 71–88
2. European Commission (1996) European Guidelines for Quality Assurance in Mammography Screening. Europe against Cancer Programme. Radiation Protection Actions. 2nd Edition
3. Glöser S (1998) Brustkrebsvorsorge: KBV und Kassen erproben Mammographie-Screening. Dt Ärztebl 31–32: B1538
4. O'Higgins N, Linos DA, Blicher-Toft M, Cataliotti L, de Wolf C, Rochard F, Rutgers EJT, Roberts PJ, Mattheiem W, da Silva MA, Holmberg L, Schulz K-D, Smola MG, Mansel RE (1998) European Guidelines for Quality Assurance in the Surgical Management of Mammographically detected Lesions. Annales Chirurgiae et Gynaecologiae 87: 110–112
5. Schulz K-D, Duda V, Schreer I, Heywang-Köbrunner SH (1997) Möglichkeiten der Brustkrebsfrüherkennung. Gynäkologe 30: 631–636

Aktuelle Entwicklungen bei der Früherkennung von Genitaltumoren

H.-G. Schnürch

Ovarialkarzinom

Nach den Angaben der Arbeitsgemeinschaft Krebsregister werden in Deutschland pro Jahr etwa 7.700 Neuerkrankungen an Ovarialkarzinom diagnostiziert. Die stadienunabhängige 5-Jahres-Überlebensrate liegt mit etwa 35% erschreckend niedrig. Als wesentlicher Grund dafür kann das in 2/3 der Fälle bereits fortgeschrittene Stadium (FIGO III oder IV) zum Zeitpunkt der Diagnose genannt werden. Würden alle Tumoren im Stadium I entdeckt, so könnte eine 5-Jahres-Überlebensrate von etwa 85% beobachtet werden.

Zur *bimanuellen Tastuntersuchung* wurde in einer Studie an 4.000 postmenopausalen Frauen ein positiver prädiktiver Wert (PPW) von 1,5 ermittelt; 69 Operationen mußten durchgeführt werden, um 1 Ovarialkarzinom zu entdecken [4]. Für die *TAS (transabdominale Sonographie)* wird ein PPW von 2% angegeben [1], für die *TVS (transvaginale Sonographie)* 7% [9]. Die Hinzunahme von *Farbdoppler*-Befunden ergab einen PPW von 10% [5], einen akzeptablen Wert für eine Früherkennungsuntersuchung. Die *Tumormarker*bestimmung ist nur als Mehrfachbestimmung über längere Zeiträume aussagefähig, und dies auch nur in der Postmenopause. Mit einem speziellen Algorithmus, der Alter und Verlauf einbezieht, konnte ein PPW von 16% erzielt werden [8].

Sehr vielversprechend sind Untersuchungen, die die beschriebenen Methoden kombiniert einsetzen, das sog. *multimodale Screening.* Mit einer Abfolge von: Tumormarker – wenn auffällig – Sonographie wird ein PPW von 50% beschrieben [3]. Es fehlen leider Angaben zum negativen prädiktiven Wert, da Nachfolge-Untersuchungen an dem Kollektiv nicht über längere Zeit berichtet wurden. Um die tatsächlichen Möglichkeiten eines solchen multimodalen Screenings zu ermitteln, wurden drei umfängliche prospektiv-randomisierte Studien angelegt. Insgesamt werden in diesen Studien über 330.000 Frauen beobachtet werden, erste Ergebnisse werden frühestens nach 7 Jahren erwartet.

Um den erwünschten PPW von mindestens 10% zu erzielen, muß bei Erkrankungen mit geringer Prävalenz eine sehr hohe Spezifität der Methode erreicht werden. Für die normale Ovarialkarzinom-Inzidenz sind Spezifitäten um 99,6% bei einer Sensitivität von 100% erforderlich, um einen PPW von 10% zu erzielen. Führt man Früherkennungsuntersuchungen jedoch in einer Gruppe mit höherer Inzidenz durch, so sinkt die erforderliche Spezifität: Besteht eine fämiliäre Häufung oder gar eine BRCA-1-Mutation, so ist nur noch eine Spezifität von 90% erforderlich für einen PPW von 10%. Das bedeutet für *Hochrisikogruppen* bereits heute, daß regelmäßige Früherkennungsuntersuchungen mittels Sonographie, Tumormarker und bimanueller Tastuntersuchung angezeigt sind. Auch für diese Patientinnengruppe laufen Studien zur besten Screening-Politik. Hochrisikogruppen sind:

1. Träger einer BRCA-1-Mutation,
2. Patientinnen mit familiärem Ovarialkarzinom (mehr als eine erstgradige Verwandte mit Ovarialkarzinom oder frühem Mammakarzinom),
3. Frauen über 50 Jahren und mit familiärer Belastung durch eine erstgradige Verwandte mit Ovarialkarzinom.

Während also für Hochrisikogruppen bereits heute eine engmaschige Screening-Überwachung der Ovarien angezeigt ist, kann ein allgemeines Screening für alle Frauen zur Zeit noch nicht wissenschaftlich fundiert angeboten werden.

Endometriumkarzinom

Beim Endometriumkarzinom sind die Rahmenbedingungen für ein Screening grundsätzlich anders. Für Deutschland wird eine jährliche Neuerkrankungsanzahl von etwa 7.700 angegeben mit einer gesamten 5-Jahres-Überlebensrate von 70%. Die Frauen im FIGO-Stadium I weisen eine 5-Jahres-Überlebensrate von 77% auf; die Möglichkeiten zu einer effektiven Verbesserung durch Früherkennung sind also begrenzt. Das Endometriumkarzinom macht sich in etwa 90% der Fälle durch eine dysfunktionelle Blutung bemerkbar. Als Kandidaten für eine Früherkennungsmethode werden die Abstrich-Zytologie genannt, verschiedene Verfahren zur Zellgewinnung aus dem Uteruskavum sowie die TVS. Während die einfache Zytologie schon an niedrigen Sensitivitäten von 50–60% scheitert, kann das endouterine Sampling in den Händen von Experten 99% erreichen; allerdings ist das Verfahren der Entnahme zum Teil schmerzhaft und wegen Zervikalstenose nur bei 85% der Frauen durchführbar. Die TVS hingegen ist einfach erlernbar, wenig belastend und gut reproduzierbar.

Untersuchungen zur diagnostischen Validität der TVS wurden an postmenopausalen Frauen durchgeführt. Dabei wurde ein PPW von 20% erzielt bei einer Karzinom-Prävalenz von 3% [6]; umgerechnet auf die zu erwartende Prävalenz einer Gruppe nicht ausgewählter asymptomatischer Frauen ergibt sich ein Wert von 0,15%, d. h. 660 Abrasiones für ein zu entdeckendes Karzinom. Eine andere Untersuchung an symptomatischen Patientinnen ergibt einen PPW von 17 % bei einer Prävalenz von 15%; rückgerechnet auf die zu erwartende Prävalenz einer Gruppe nicht ausgewählter asymptomatischer Frauen ergibt sich ein Wert von 0,03%, d. h. ca. 3.300 Abrasiones für ein zu entdeckendes Karzinom [7]. Die Postmenopausenblutung selber als Untersuchung eingesetzt, ergibt einen PPW von 10–20% und stellt damit ein befriedigendes „Diagnostikum" dar.

Das Screening des Endometriums asymptomatischer Frauen mit den derzeit bekannten Verfahren bringt keine erkennbare Verbesserung; bei deutlich *gesteigertem Risiko* ist jedoch die Überwachung des Endometriums mit dem zur Zeit einzigen verbreitbaren Verfahren, der Transvaginalsonographie, zu empfehlen. In diese Risikogruppe gehören Frauen mit Adipositas, mit Diabetes mellitus, mit Tamoxifen-Dauermedikation und solche mit hyperplastischen Schleimhautläsionen in der Vorgeschichte.

Zervixkarzinom

Das Karzinom der Cervix uteri hat sich als ein ideales Objekt für eine Früherkennung erwiesen. Die biologischen Eigenschaften mit langsamem Entstehen über Vorformen und Frühphasen der Invasion bieten bei guter Erreichbarkeit und einer nahezu idealen Nachweismethode wie der Zytologie ein hervorragendes Screening-Setting. Statistiken insbesondere aus den Ländern Skandinaviens mit den umfassenden Tumorregistern weisen nach, daß die Inzidenz und die Mortalität des Zervixkarzinoms nach Einführung der Screening-Untersuchungen mittels Zytologie auf etwa 80% des Ausgangswertes gesunken ist.

Gleichwohl wurde insbesondere in den USA Kritik geäußert, als anhand einiger falsch-negativer Abstrichbefunde die dortige Praxis der Befundung durchleuchtet wurde. Durchschnittlich 20% falsch-negative Befunde sind Anlaß genug, um intensive Verbesserungen zu fordern. Methoden der Verbesserung sind die Kolposkopie, die Zervikographie, die Teilautomatisierung der Zytologie und die Ergänzung durch den Nachweis von DNA der humanen Papillomaviren (HPV).

Der zusätzliche Beitrag der *Zervikographie* ist zur Zeit Gegenstand einer prospektiven Untersuchung in den USA; in den Ländern Europas hat sie bisher keine größere Akzeptanz gefunden, da hier die *Kolposkopie* in der Praxis eine direkte und vom screenenden Gynäkologen zumeist beherrschte Technik darstellt. Aus retrospektiven Statistiken läßt sich ableiten, daß die Rate der falsch-negativen Abstriche durch die routinemäßig parallel durchgeführte Kolposkopie von 20% auf unter 5% gesenkt werden kann. Bislang bestehen jedoch noch Zweifel bei den Kostenträgern darüber, ob die ökonomischen Rahmenbedingungen eine Aufnahme in das gesetzliche Vorsorgeprogramm erlauben.

Die Fortentwicklung der *Automatisierung* des Zytologie-Verfahrens wurde besonders gefördert durch einen Mangel an zytologisch-technischen Assistentinnen in den USA, die offizielle Beschränkung der Leistungszahlen einer ZTA pro Tag und das negative gesellschaftliche Klima gegenüber der Zytologie nach medienwirksamer Darstellung von falsch-negativen Einzelfällen. Gegenstand der Automatisierung ist zum einen die Zubereitung der Abstrichpräparate in besonders gleichmäßiger Verteilung (z. B. ThinPrep®, CytoRich®), zum anderen Analyse-Automaten. Die Analyse-Automaten betreiben im wesentlichen Bildanalyse und detektieren anhand vorgegebener Algorithmen auffällige Zellen. Je nach System werden diese Zellbilder elektronisch gespeichert und über einen PC aufrufbar (z. B. PAPNET®), oder das System reduziert die Durchsicht um die Hälfte durch Weglassen der unauffälligsten Zellbilder (z. B. AutoPap 300®). Bislang wurden unter den Analyse-Automaten das PAPNET und AutoPap 300 von der FDA zum Nachscreenen der negativen Präparate zugelassen. Die Vorteile dieses insgesamt recht sicheren Verfahrens zum Nachscreenen sind offensichtlich, der derzeitige Preis für das PAPNET von DM 95,– pro Präparat spricht aber zur Zeit gegen einen routinemäßigen Einsatz. Zum Einsatz beim Primärscreening sind noch weitere prospektive Untersuchungen zur Diagnosesicherheit erforderlich.

Die mittlerweile gesicherten Erkenntnisse über den kausalen Zusammenhang zwischen einer HPV-Infektion mit bestimmten, sog. High-risk-Subtypen (16, 18, 31, 33, 35, 51) und epithelialen Neoplasien der Zervix hat zu Untersuchungen geführt, die den Beitrag eines hochsensitiven *HPV-DNA-Nachweises in Abstrichmaterial* zur Früherkennung analysieren. Mehrere Untersucher [10] kommen zu der Schlußfolgerung, daß die Kombination aus Zytologie und HPV-Nachweis mittels PCR die Rate der falsch-negativen Abstriche reduzieren könnte; ferner wäre ein Negativ-Befund bei der HPV-DNA-Suche geeignet, das sichere Intervall zwischen Vorsorge-Untersuchungen zu verlängern. Es gibt Hinweise darauf, daß die Hinzunahme der HPV-PCR beim primären Screening insbesondere bei Frauen über 30 Jahren eine Verbesserung im o. g. Sinne mit sich bringt; vor einer allgemeinen Empfehlung sind jedoch die Ergebnisse noch laufender Studien und die aktuelle Kosten-Evaluation abzuwarten [2].

Eine *Erhöhung der Teilnehmerquote* würde in den meisten Ländern den größten Effekt hinsichtlich einer weiteren Erfolgssteigerung des Zervixkarzinoms-Screenings bewirken, denn gerade die Screening-Verweigerer stellen im statistischen Mittel eine Gruppe mit hohem Erkrankungsrisiko dar. Durch ein bevölkerungsweites Screening mit Zytologie und z. B. Kolposkopie könnte die Inzidenz und Mortalität des Zervixkarzinoms erheblich weiter gesenkt werden.

Literatur

1. Campbell S, Bhan V, Royston P (1989) Transabdominal ultrasound screening for ovarian cancer. Br Med J 299: 1363–1367
2. Cuzick J, Meijer CLM, Walboomers JMM (1998) Screening for cervical cancer. Lancet 351: 1439–1440
3. Einhorn N, Sjovall K, Knapp RC (1992) Prospective evaluation of serum CA 125 levels for early detection of ovarian cancer. Obstet Gynecol 80: 14–18
4. Jacobs IJ, Oram DH (1990) Potential screening tests in ovarian cancer. In: Sharp F, Mason WP, Leake RE (eds) Ovarian cancer. London, Chapman and Hall Medical pp 197–205
5. Kurjak A, Schulman H, Sosic A (1992) Transvaginal ultrasound, color flow, and Doppler waveform of the postmenopausal adnexal mass. Obstet Gynecol 80: 917–921
6. Osmers R (1992) Transvaginal sonography in endometrial cancer. Ultrasound Obstet Gynecol 2: 2–3

7. Schramm T, Kürzl R, Schweighart C, Stuckert-Klein AC (1995) Endometriumkarzinom und Vaginalsonographie: Untersuchungen zur diagnostischen Validität. Geburtsh u Frauenheilk 55: 65–72
8. Tamakoshi K, Kikkawa F, Hasegawa N (1995) Clinical value of a new serum tumor marker, CA 125 II, in gynecologic disease: comparison with CA 125. Gynecol Obstet Invest 39: 125–129
9. Van Nagell JR, Gallion HD, Pavlik EJ (1995) Ovarian cancer screening. Cancer 76: 2086–2091
10. Walboomers JMM, de Roda Husmann A-M, Snijders PJF, Stel HV, Risse EKJ, Helmerhorst TJM, Voorhorst FJ, Meijer (1995) Human papillomavirus in false negative archival cervical smears: implications for screening for cervical cancer. J Clin Pathol 48: 728–732

Ultraschall zur Früherkennung

Ergänzende sonographische Methoden zur Differenzierung mammärer Herdbefunde

H. Madjar

Einleitung

Mammographie und Ultraschall haben eine hohe Sensitivität zur Erkennung von Mammatumoren [1, 2]. Allerdings resultieren aus beiden Untersuchungsmethoden häufig unklare Befunde, die eine operative Abklärung erfordern, obwohl eine benigne Veränderung vorliegt [5–8]. Daher muß die Spezifität bei der Brustdiagnostik weiter verbessert werden.

Dopplerdiagnostik: Während der letzten Jahren wurde durch technische Weiterentwicklungen die Empfindlichkeit der Farbdopplergeräte zur Registrierung von niedrigen Flußraten erheblich verbessert [3]. Es wurden zahlreiche Untersuchungen durchgeführt, um die charakteristischen Unterschiede der Durchblutung in benignen und malignen Tumoren zu definieren. Jedoch weisen die Ergebnisse in den meisten Studien große Unterschiede auf, wofür es verschiedene Ursachen gibt.

Ein Problem besteht darin, daß die Gerätequalität sehr unterschiedlich ist [4]. Dies gilt auch für moderne Ultraschallgeräte. Selbst wenn unterschiedliche Untersucher das gleiche Gerät benutzen, können große Unterschiede in der Dopplersensitivität daraus resultieren, daß unterschiedliche Transducerfrequenzen benutzt werden oder daß das Gerät anders eingestellt wurde. Manche Studien wurden mit hoher PRF und Filtereinstellung durchgeführt, da man bei der Untersuchung von hohen Flußgeschwindigkeiten ausging. Dies ist jedoch falsch, da die Flußmenge in diesen Gefäßen sehr klein ist. Diese Einstellung reduziert die Empfindlichkeit zur Entdeckung kleiner Gefäße.

Doppler-Untersuchungsmethode

Eine Schwierigkeit bei der Doppleruntersuchung besteht in der Festlegung suffizienter diagnostischer Kriterien. Der Farbdoppler in Verbindung mit dem Duplexverfahren erlaubt die Messung der folgenden Parameter:

- subjektive Interpretation der Hypervaskularisation,
- subjektive Interpretation der Gefäßanatomie,
- Gefäßsymmetrie,
- selektive Messung des RI in einem der Tumorgefäße oder

- Messung des niedrigsten RI in einem der Tumorgefäße oder
- Messung des mittleren RI aller Tumorgefäße (oder A/B-Ratio oder Pulsatility-Index),
- maximale systolische Flußgeschwindigkeit,
- mittlere systolische Flußgeschwindigkeit,
- Summe aller systolischen Flußgeschwindigkeiten,
- Zahl der Tumorgefäße,
- Computeranalyse des Flußsignals.

Eine weitere Schwierigkeit besteht in den Unterschieden der Brustdurchblutung bei verschiedenen Personen und in der unterschiedlich hohen Tumordurchblutung. In den meisten Karzinomen ist die Durchblutung stark erhöht, in manchen jedoch nur gering. Auch innerhalb eines malignen Tumors finden sich hoch und niedrig durchblutete Regionen. Es muß aber auch bedacht werden, daß statistisch betrachtet die Ergebnisse von der Studienpopulation und von der Prävalenz benigner und maligner Tumoren abhängen. Auch die Untersucher-Bias kann eine Rolle spielen, wenn die Untersuchungsergebnisse anderer Untersuchungen bekannt sind. Daher ist es derzeit kaum möglich, die Ergebnisse verschiedener Untersucher zu vergleichen. Zwar ermöglichen moderne Farbdopplergeräte die Durchblutungsdiagnostik in Mammatumoren, jedoch bestehen Schwierigkeiten in der Standardisierung der Untersuchungstechnik und in der Vereinheitlichung von Einstellungsparametern der Geräte.

Wir haben daher in einer symptomatischen Patientinnengruppe im Rahmen einer prospektiven Studie eine große Zahl von Flußdaten erhoben, um zu überprüfen, welche Meßwerte wichtig sind.

Patientinnen und Methode

458 Patientinnen mit Mammatumoren, die klinisch, mammographisch oder sonographisch auffällig waren, wurden untersucht. In jedem Fall wurden beide Brüste mit der bildgebenden Sonographie vollständig durchsucht. Der Farbdoppler wurde bei umschriebenen Herdbefunden gezielt aktiviert. Ein Ultramark 9-HDI (ATL/USA) mit 10–5 MHz Linear-array-Transducer wurde benutzt. Die Filtereinstellung lag bei 50–100 Hz und die PRF bei 800–1000 Hz. Alle Gefäße innerhalb des Tumors und im Randbereich wurden registiert. Flußmessungen wurden zusätzlich in allen Gefäßen nach Winkelkorrektur durchgeführt. Sämtliche Flußwerte wurden in die statistische Auswertung aufgenommen, so daß keine Präselektion stattfand.

Ergebnisse

Die Zahl der Tumorarterien (ART), die mittlere (Vmean), maximale (Vmax) und gesamte Flußgeschwindigkeit (Vsum) zeigten hochsignifikante Unterschiede ($p < 0.0001$) zwischen 133 Karzinomen und 325 benignen Tumoren (Tab. 1). Die Überlappung zwischen benigne und maligne lag jedoch je nach Meßwert bei 10–20%. Der RImean war signifikant höher in Karzinomen gegenüber benignen Befunden, aber der große Überlappungsbereich erlaubte keine gute Differenzierung. Der RImean zeigte keine signifikanten Unterschiede.

Zusätzlich wurden die benignen Biopsien nach verschiedenen Pathologien getrennt aufgearbeitet. Dabei fand sich in benignen proliferativen Tumoren ein signifikant höherer Fluß als in nichtproliferativen Befunden. Auch entzündliche Veränderungen gingen mit erhöhter Durchblutung einher. Karzinome hatten sehr hohe Flußwerte. Bei den Karzinomen mit niedrigen Meßwerten zeigte jedoch die B-Bilddiagnostik charakteristische Veränderungen. Dagegen waren die zellreichen Tumoren, die im bildgebenden Ultraschall glatt begrenzt erschienen, hoch durchblutet.

Die Schwierigkeit besteht darin, daß Karzinome mit starker Schallabschwächung oft niedrige Flußwerte haben. Mammographie und Sonographie sind jedoch hochgradig suspekt. Ein gleichartiges Erscheinungsbild bieten aber auch Narben nach Biopsie oder brusterhaltender Operation. Diese können oft nur schwierig von Karzinomen oder Rezidiven unterschieden werden. Die native Dopplerdiagnostik ist hier oftmals nicht zuverlässig. Unnötige Biopsien sollten jedoch zugunsten einer nichtinvasiven Diagnostik vermieden werden.

Tabelle 1. Vergleich verschiedener Flußwerte in benignen und malignen Tumoren
ART (Zahl der Tumorarterien), RImean (mittlerer RI), RImin (minimaler RI), Vmean (mittlere systolische Flußgeschwindigkeit), Vmax (maximaler systolische Flußgeschwindigkeit), Vsum (Summe aller systolischen Flußgeschwindigkeiten)

	Benigne Tumore (n = 325)		Maligne Tumore (n = 133)		Wilcoxon Test
	mean	s.d.	mean	s.d.	p <
ART	1,63	1,46	11,27	9,67	0,0001
RImean	0,69	0,11	0,74	0,10	0,0001
RImin	0,64	0,12	0,61	0,12	> 0,1
Vmean	9,70	6,93	19,32	8,01	0,0001
Vmax	11,92	9,79	36,11	19,24	0,0001
Vsum	22,24	27,95	253,48	307,52	0,0001

Um die Differentialdiagnostik in niedrig vaskularisierten Tumoren zu verbessern, prüfen wir derzeit in einer Studie mit Ultraschallkontrastmittel (Levovist, Schering/Berlin), inwiefern sich die Differentialdiagnostik verbessern läßt. In der Regel zeigt sich ein hoher Anstieg der quantitativen Flußkriterien in allen Karzinomen. Jedoch ist bislang die Untersuchungszahl noch zu gering für eine definitive Aussage. Die Standardmethode, um differentialdiagnostisch unklare Befunde zuverlässig abzuklären, ist derzeit die ultraschallgezielte Feinnadelpunktion oder die Hochgeschwindigkeits-Stanzbiopsie.

Interventionelle Sonographie

Diagnostische Punktionen: In geübter Hand erlaubt die ultraschallgezielte Feinnadelpunktion und die Stanzbiopsie eine Treffsicherheit von über 90%. Allerdings hängt die Qualität des Punktates von der Punktionstechnik ab. Grundsätzlich kann in Schallkopfmitte senkrecht zur Schallebene in Richtung auf den Transducer punktiert werden. Der Nachteil besteht jedoch darin, daß der punktförmige Querschnitt der Nadel erst beim

Durchtritt durch die Schallebene sichtbar ist. Der Verlauf der Nadel und die Lokalisation ist dadurch sehr schwierig zu beurteilen. Es ist besser, die Nadel in Längsrichtung unterhalb des Schallkopfes entlang der Bildebene einzuführen. Da der Schall nur bei senkrechtem Einfallswinkel optimal reflektiert wird, sollte die Nadel möglichst horizontal unter dem Schallkopf geführt werden. Dies ist vor allem bei der Stanzbiopsie sehr wichtig, da bei unkontrolliertem Schuß in die Tiefe eine Verletzungsgefahr der Thoraxwand und des Pleuraraumes besteht. Liegt ein Tumor tief in der Brust, so kann er meist dennoch von der Peripherie her parallel zur Thoraxwand punktiert werden. Sofern die Punktionsrichtung und die Nadelspitze optimal dargestellt werden kann, ergibt sowohl die Zytologie als auch die Stanzbiopsie eine weit über 90%ige Treffsicherheit.

Präoperative Lokalisation, Tumormarkierung: Mit der gleichen Punktionstechnik lassen sich nicht tastbare Tumorbefunde präoperativ lokalisieren. Unmittelbar vor der Operation kann man 0,1 ml Patentblau in den Tumor oder ventral davon injizieren. Wenn die Operation jedoch nicht spätestens nach einer Stunde erfolgt, verläuft die Farbstofflösung. Alternativ gibt es Nadeln mit Widerhaken, die über eine Führungskanüle in den Tumor eingebracht werden können. Der Vorteil besteht darin, daß der Zeitpunkt zur Markierung relativ unabhängig zur Operation geplant werden kann. In vielen Fällen genügt es jedoch, wenn über dem Tumor eine Hautmarkierung erfolgt. Bei unsicherer Exzision kann das Operationspräparat nach Abdeckung mit einer Folie sonographisch untersucht werden (Präparatesonographie).

Therapeutische Punktionen: Es gibt neuerdings Stanzbiopsiesysteme (Mammotome Vacuum Biopsy System, Ethicon Endo-Surgery), mit denen sich nicht nur diagnostische Gewebszylinder gewinnen lassen, sondern auch therapeutische Eingriffe erfolgen können. In geübter Hand lassen sich solide Weichteiltumoren unter Ultraschallsicht vollständig resezieren. Derzeit findet dieses Verfahren in der Karzinomchirurgie noch keine Anwendung. Es ist jedoch dafür geeignet, benigne Tumoren nicht nur diagnostisch abzuklären, sondern gleichzeitig in Lokalanästhesie ohne Narbenbildung minimal invasiv ambulant zu entfernen. Inwiefern sich dieses Verfahren durchsetzen wird, muß sich in den nächsten Jahren in klinischen Studien zeigen.

Diskussion

Die meisten Brustbefunde lassen sich durch den klinischen Befund, die Mammographie und den Ultraschall zuverlässig differenzieren. Allerdings gibt es vor allem unter den soliden Tumoren eine Grauzone, die eine sichere Differenzierung nicht immer zuläßt, so daß zusätzliche Methoden nötig sind. Durch die moderne Farbdopplersonographie kann die Tumorvaskularisation untersucht werden. Die Methode ist jedoch schwierig zu standardisieren und kann derzeit noch nicht als Routinediagnostik empfohlen werden. Durch die Anwendung von Echokontrastmittel kann zwar die dopplersonographische Durchblutungsdiagnostik in ausgewählten Fällen verbessert werden, jedoch ist auch hierzu viel Erfahrung nötig.

Die gezielte Feinnadelpunktion oder Stanzbiopsie unter Ultraschallsicht ermöglicht jedoch zumindest in geübter Hand eine zuverlässige Tumordifferenzierung, so daß unnötige Operationen in der Regel vermeidbar sind. Interessant sind die relativ neu eingeführten minimal invasiven Operationsmethoden, die je nach Geräteausstattung unter stereotaktischer Röntgenkontrolle oder unter Ultraschallkontrolle eine diagnostische und therapeutische Tumorresektion erlauben. Da die Langzeiterfahrung bei Karzinomen noch fehlt, sollte man jedoch mit diesen Techniken nur vermutlich gutartige Befunde operieren.

Literatur

1. Day N (1988) The sensitivity and leadtime of breast cancer screening: A comparison of the results of different studies. In: Day N, Miller A (eds) Screening for breast cancer. Hans Huber Publisher, Toronto (105–110)
2. Gordon PB, Goldenberg L (1995) Malignant breast masses detected only by ultrasound: A retrospective review. Cancer 76: 626–630
3. Madjar H, Sauerbrei W, Münch S, Schillinger H (1991) Continuous-wave and pulsed doppler studies of the breast: clinical results and effect of transducer frequency. Ultrasound Med Biol 17: 31–39
4. Madjar H, Prömpeler H, Kommoss F, Göppinger A (1992) Ergänzt der Farbdoppler die Mammadiagnostik? Radiologe 32: 568–575
5. Madjar H, Ladner HA, Sauerbrei W, Oberstein A, Prömpeler H, Pfleiderer A (1993) Preoperative staging of breast cancer by palpation, mammography and high-resolution-ultrasound. Ultrasound Obstet Gynecol 3: 185–190
6. Madjar H, Makowiec U, Mundinger A, du Bois A, Kommoss F, Schillinger H (1994) Einsatz der hochauflösenden Sonographie zur Brustkrebsvorsorge. Ultraschall in Med 15: 20–23
7. Stavros AT, Thickman D, Rapp CL, Dennis MA, Parker SH, Sisney GA (1995) Solid breast nodules: Use of sonography to distinguish between benign and malignant lesions. Radiology 196: 123–134
8. Verbeeck ALM, Straatmann H, Hendriks JHCL (1988) Sensitivity of mammography in Njimwegen. Women under 50: Some trials with the eddy model. In: Day NE, Miller AB (Eds) Screening for breast cancer. Huber, Toronto (29–32)

Ultraschalldiagnostik der Pathologie des Endometriums in der Postmenopause

R. G. W. Osmers

Einleitung

Jährlich ist mit ca. 150.000 neuen Endometriumkarzinomen zu rechnen. Die Majorität der Endometriumkarzinome (ca. drei Viertel) befinden sich zum Zeitpunkt der Erstdiagnose in dem prognostisch günstigen Stadium FIGO I. Da 80–90% aller Endometriumkarzinome sich über eine Postmenopausenblutung klinisch manifestieren, stellt sich grundsätzlich die Frage, inwieweit es sinnvoll wäre, wenn verläßliche Früherkennungsmethoden in die Krebsvorsorgeuntersuchung implementiert werden könnten. Obwohl das Stadium FIGO I mit einer 5-Jahres-Überlebensquote von über 90% eine ausgesprochen günstige Prognose aufweist, so sind dennoch ca. 30% der Endometriumkarzinome im Stadium I dem prognostisch weniger günstigen Stadium FIGO I c mit Infiltration der äußeren Wandhälfte zuzuordnen. Mit Infiltration des äußeren myometranen Drittels sinkt die 5-Jahres-Überlebensquote auf ca. 33%. Daher wäre aufgrund der Häufigkeit des Endometriumkarzinoms durchaus der Wunsch nach einer verläßlichen Früherkennungsmethode gegeben. Die bisherigen Untersuchungstechniken, die in die Krebsvorsorge integriert sind, wie Palpation oder Zytologie, erfüllen hier nicht die entsprechenden Voraussetzungen. In einer eigenen durchgeführten Studie konnte von 92.231 zytologischen Abstrichen, wovon 17.293 in der Postmenopause abgenommen wurden, nur ein einziges asymptomatisches Endometriumkarzinom erkannt werden.

Postmenopausale Beurteilung des Endometriums mittels Transvaginalsonographie

Als ein wesentliches Charakteristikum des Endometriumkarzinoms hat sich die Proliferation sonographisch darstellbaren Endometriums erwiesen. Von allen in der Literatur beschriebenen Endometriumkarzinomen, die sonographisch einer präoperativen Beurteilung unterzogen wurden, waren nur 1,2% schmaler als 5 mm. Wenn man über die endometriale Beurteilung in der Postmenopause spricht, muß zwischen 5 wesentlichen Gruppen unterschieden werden:

1. asymptomatische Frauen ohne hormonelle Substitution,
2. Frauen mit Postmenopausenblutung bzw. Blutung im Senium ohne hormonelle Substitution,
3. asymptomatische Frauen unter hormoneller Substitution,
4. pathologische Blutung bei Frauen mit hormoneller Substitution,
5. Frauen unter Tamoxifen.

Grundsätzlich sollte die Dickenmessung des Endometriums im longitudinalen Schnitt des Uterus erfolgen. Sie wird als Außer-außen-Messung am dicksten endometrialen Durchmesser durchgeführt. Sero- und Hämatometrien sollten grundsätzlich von der Gesamtdicke subtrahiert werden.

Asymptomatische Frauen unter hormoneller Substitution weisen in der Postmenopause das durchschnittlich schmalste Endometrium auf. Mehr als zwei Drittel aller Patientinnen (67,1%) haben eine sonographisch gemessene Endometriumdicke von ≤ 3 mm. Legt man eine arbiträre Grenze von 8 mm endometrialer Dicke fest, so weisen 8,2% der Patientinnen in der Postmenopause ohne hormonelle Substitution eine Endometriumdicke von 8 und mehr Millimetern auf. In dieser Gruppe befinden sich 8,5% Endometriumkarzinome. Vergleichsweise beträgt die Häufigkeit eines histologisch gesicherten Endometriumkarzinoms im Rahmen einer fraktionierten Abrasio aufgrund einer Postmenopausenblutung zwischen 10,5 bis 14,2%.

Neben der endometrialen Dicke scheint auch der Abstand zur Menopause eine wesentliche Rolle zu spielen. Seelbach-Göbel et al. haben 1995 bereits darauf hingewiesen, daß bei einer Endometriumdicke von 8 mm die Wahrscheinlichkeit eines Endometriumkarzinoms von 5,4% innerhalb der ersten 5 Jahre nach der Menopause auf 35,8% nach 5 bis 10 Jahren und auf 46,2% bei mehr als 10 Jahren nach der Menopause ansteigt [1]. Unabhängig von der Endometriumdicke steigt die Wahrscheinlichkeit eines Endometriumkarzinoms bei dicken Endometrien mit zunehmendem Abstand von der Menopause an. So beträgt die Wahrscheinlichkeit eines Endometriumkarzinoms in unserem eigenen Kollektiv bei Endometriumdicken über 20 mm und einem Abstand zur Menopause von mehr als 17 Jahren 53%.

Frauen ohne hormonelle Substitution mit Postmenopausenblutung bzw. Blutung im Senium zeichnen sich durch sonographisch dickere Endometrien als asymptomatische Frauen ohne hormonelle Substitution aus. Dies läßt den Schluß zu, daß eine Blutung sehr häufig mit einer Proliferation des Endometriums assoziiert ist. So finden sich auch in 52,4% Endometriumdicken von ≥ 8 mm (versus 8,2% bei den asymptomatischen Frauen ohne hormonelle Substitution), wobei 31% der auffällig dicken Endometrien sich histologisch als Endometriumkarzinom erweisen. Wie bei Frauen ohne hormonelle Substitution und Blutungsymptomatik weisen auch Frauen mit Blutungssymptomatik ohne hormonelle Substitution ebenfalls eine Zunahme einer Karzinomhäufigkeit mit Abstand zur Menopause auf. So beträgt die Wahrscheinlichkeit eines Endometriumkarzinoms bei einer Endometriumdicke ≥ 8 mm in den ersten vier Jahren nach der Menopause bei Patientinnen mit Postmenopausenblutung ohne hormonelle Substitution 15,4%, 17 Jahre nach der Menopause steigt dagegen die Wahrscheinlichkeit auf 53,8% an.

Patientinnen mit hormoneller Substitution (unabhängig von der Art der hormonellen Substitution) weisen im Schnitt dickere Endometrien als Frauen ohne hormonelle Substitution auf. In 30,4% muß mit einem Endometrium ≥ 8 mm gerechnet werden. Bei Patientinnen mit hormoneller Substitution und einer pathologischen Blutung sind im Schnitt ebenfalls dickere Endometrien zu erwarten. So weisen 51,8% Endometriumdicken von 8 und mehr mm auf. In beiden Gruppen sind Endometriumkarzinome jedoch um ca. die Hälfte seltener als bei Patientinnen ohne Blutung und hormonelle Substitution. Für beide Gruppen gilt jedoch auch, daß der Abstand zur Menopause die Wahrscheinlichkeit des Karzinoms ebenfalls beeinflußt.

Eine eigene Gruppe bilden Patientinnen unter Tamoxifen-Therapie, hier werden im Schnitt die dicksten Endometrien sonographisch vermessen. 77,5% aller Patientinnen weisen Endometriumdicken von 8 und mehr mm auf. Im allgemeinen wird in der Literatur davon ausgegangen, daß unter Tamoxifen die Wahrscheinlichkeit eines Endometriumkarzinoms um das 2–5fache erhöht wird.

Bis jetzt existieren keine sicheren Kriterien einer myometranen Infiltration und keine allgemein reproduzierbaren sonomorphologischen Kriterien als additive sonographische Information zur Beurteilung des postmenopausalen Endometriums. Eine zusätzliche Informationshilfe bildet die Hydrosonographie, wobei durch Instillation von NaCl (ca. 5–10 ml) präoperativ additive Informationen über das Endometrium (Polyp versus Myom versus endometriale Hyperplasie) gewonnen werden können. Der Einsatz des Farbdopplers zur zusätzlichen Beurteilung endometrialer Veränderungen befindet sich im klinisch-experimentellen Stadium, so daß hier noch keine allgemein gültigen Empfehlungen für die klinische Praxis abgeleitet werden können.

Ein möglicherweise aus den o.g. Daten gezogenes klinisches Management könnte sein, daß 10 mm dicke Endometrien asymptomatischer Frauen mit und ohne hormonelle Substitution bzw. Tamoxifen-Einnahme grundsätzlich als unauffällig zu betrachten ist. Endometriumdicken über 20 mm sind aufgrund der hohen Wahrscheinlichkeit eines Karzinoms als pathologisch einzustufen. Da in den ersten fünf Jahren der Postmenopause von zyklischen Restaktivitäten des Ovars auszugehen ist und demzufolge Hyperplasien des Endometriums zu diesem Zeitpunkt sonographisch häufig dargestellt werden, erscheint es erwägenswert, erst 5 Jahre nach der Postmenopause eine sonographische Evaluation beim Endometrium vorzunehmen. Patientinnen mit einer Endometriumshöhe zwischen 10 und 20 mm sollten in einem Gespräch mit dem betreuenden

Arzt unter Berücksichtigung der individuellen operativen Risikofaktoren eine gemeinsame Entscheidung über eine diagnostisch-operative Abklärung treffen. Bei Patientinnen mit hormoneller Situation bietet sich selbstverständlich eine Blutungsinduktion mit Gestagenen an. Sollte danach das Endometrium immer noch verdickt sein, d.h. eine endometriale Dicke von mehr als 10 mm aufweisen, wäre auch in diesem Fall die Möglichkeit einer operativen Abklärung mit der Patientin zu diskutieren.

Schlußfolgerung

Die sonographische Beurteilung des Endometriums in der Postmenopause erfordert eine Differenzierung zwischen symptomatischen/asymptomatischen und zwischen hormonell substituierten und nicht hormonell substituierten Frauen bzw. denjenigen unter Tamoxifen. Jeder dieser Gruppen ist apart zu betrachten. Die Vaginalsonographie kann das Vorliegen eines Endometriumkarzinoms nicht ausschließen, jedoch reduziert das Vorliegen eines schmalen Endometriums die Wahrscheinlichkeit erheblich. Vice versa ist die Diagnose eines dicken Endometriums nicht gleichlautend mit der Diagnose eines Endometriumkarzinoms. Im Gegenteil, im Verhältnis zu einem gefundenen Endometriumkarzinom stehen zahlreiche benigne Befunde. Bei der Entscheidung über eine operative Abklärung ist daher äußerste Zurückhaltung geboten und der Nutzen gegenüber dem operativen Risiko grundsätzlich abzuwägen.

Literatur

1. Seelbach-Göbel B, Rempen A, Kristen P (1995) Transvaginal ultrasound of the endometrium in postmenopause. Geburtsh u Frauenheilk 55: 59–64

Differenzierung gynäkologischer Adnextumore durch B-Bild- und Dopplersonographie – Kann die Sonographie das klinische Procedere bei Adnextumoren indizieren?

H. Schillinger, M. Rentzsch

Entwicklung der Methode

Die Echographie wurde schon in ihren Anfängen nicht nur in der Schwangerschaft, sondern auch in der Diagnostik gynäkologischer Tumore erfolgreich eingesetzt. Dabei galt das Interesse der klinischen Forschung neben der Darstellung von Raumforderungen ihrer strukturellen Differenzierung zur Erfassung der Dignität. Über die Beurteilung der Grenzflächen im bistabilen B-Bild und der Echogenität im A-Bild wurden schon in den 70er Jahren Scores zur Unterscheidung benigner und maligner Prozesse entwickelt [2].

Wesentliche Fortschritte brachten die zweidimensionale Darstellung der Streumuster im Gray-scale-Verfahren [3] und die bessere Auflösung durch die Anwendung höherer Frequenzen beim transvaginalen Zugang (Timor-Tritsch et al. 1988). Zahlreiche Untersucher erreichten eine hohe Sensitivität beim Nachweis maligner Genitalprozesse. Die Spezifität der strukturellen Scores war dagegen unbefriedigend, da ein suspektes inhomogenes Erscheinungsbild auch bei benignen Tumoren wie Teratomen, Endometriomen, entzündlichen oder degenerativen Veränderungen zu beobachten war. Erst die Erfassung der Tumorvaskularisation mit dem gepulsten und dem farbkodierten zweidimensionalen Dopplerverfahren ermöglichte die bessere Unterscheidung bradytropher und proliferativer Neoplasien [1]. Die meisten Autoren verwendeten zur Diskriminierung benigner und maligner Prozesse die Bestimmung des Resistance-Index (RI), wobei der cut-point meist bei 0,5 lag. Mit der Doppleranalyse von Adnextumoren wurde durchschnittlich eine exaktere Beurteilung der Dignität erreicht, obwohl einige Untersucher die Methode skeptisch bewerteten (Abb. 1). Die Problematik scheint einerseits in der begrenzten Wertigkeit des RI, andererseits in der unvollständigen Erfassung der Ge-

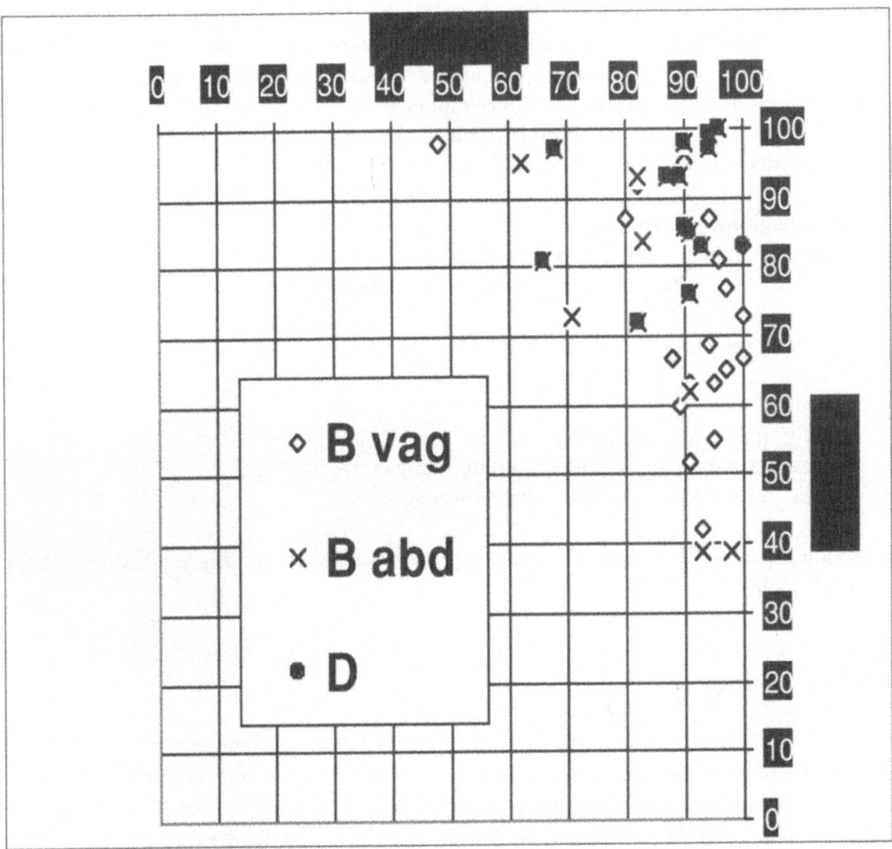

Abb. 1. Darstellung der Treffsicherheit sonographischer Scores zur Erfassung maligner Tumore in einer ROC-Kurve. Ergebnisse von 28 Publikationen zwischen 1976 und 1998 (Literatur bei den Verfassern)

samtvaskularisation bei der selektiven Auswertung einzelner Flußprofile zu liegen. So fanden Prömpeler et al. 1994 [4] in einer umfassenden Studie die beste Treffsicherheit nicht mit der Messung des RI, sondern mit der Auswertung der Zahl der Arterien, der maximalen Flußgeschwindigkeit bzw. der Summe der Maximalflüsse. Da die Quantifizierung aller darstellbarenTumorgefäße den zeitlichen Rahmen einer Routineuntersuchung übersteigt, sprechen die bisherigen wissenschaftlichen Ergebnisse dafür, sich unter klinischen Bedingungen auf die qualitative Beurteilung des Gefäßbilds von Tumoren im Farbdoppler zu beschränken. Sie gewährleistet die Erfassung der Zahl und Dichte nicht nur der Arterien, sondern auch der Venen, darüber hinaus semiquantitativ der Flußgeschwindigkeiten. Die Subjektivität der Bewertung dürfte in der künftigen technologischen Entwicklung durch die rechnergestützte dreidimensionale Analyse eliminiert werden.

Eigene Untersuchungen

An der Frauenklinik Singen wurden von 1991 bis 1996 insgesamt 591 Adnextumore bei 500 prä- und postmenopausalen Patientinnen präoperativ sonographisch analysiert. Die Untersuchung erfolgte transvaginal (+/– abdominal) mit dem Gerät XP 128 Acuson, Vector-Transducer 3,5 MHz. Die sonographische Beurteilung erfolgte prospektiv im B-Bild nach den früher publizierten strukturellen Kriterien (B) [5], im Farbdoppler ebenfalls entsprechend 5 Graden der Vaskularisation (D):

B1 glatt begrenzte Zysten,
B2 andere glatt begrenzte homogene Tumore,
B3 unscharf begrenzte oder gering inhomogene Tumore,
B4 inhomogene Tumore,
B5 inhomogene Tumore mit atypischen Strukturen,
D1 keine nachweisbare Durchblutung,
D2 geringe Durchblutung,
D3 mäßiggradige Durchblutung,
D4 starke periphere oder zentrale Durchblutung,
D5 starke periphere und zentrale Durchblutung.

Die Sicherung der Diagnose erfolgte operativ, außer bei entzündlichen Veränderungen auch histologisch.

Ergebnisse

In Tabelle 1 ist die Verteilung der benignen und malignen (einschließlich LMP) Tumore entsprechend ihrer strukturellen und vaskulären Graduierung aufgeführt. Danach nimmt die Prävalenz von Malignomen überlinear in Abhängigkeit von beiden Kriterien stark zu. Die deutlichere Abhängigkeit vom Durchblutungsgrad weist auf die höhere Spezifität dieses Parameters hin.

Versucht man, aus den strukturellen und vaskulären Parametern ein kombiniertes Score-System abzuleiten, so bietet sich folgende Graduierung nach Malignitätsgraden (M) an:

M I (B1-2,D1-2) mit 3/251 (1,2%) Malignomen,
M II (B3,D1-2 oder D3,B1-2) mit 5/192 (2,6%) Malignomen,
M III (B3,D3 oder B4-5,D1-2 oder D1-2,B4-5) mit 12/72 (16,6%) Malignomen,
M IV (B4-5,D3 oder D4-5,B3) mit 19/33 (57,6%) Malignomen,
M V (B4-5,D4-5) mit 38/43 (88,4%) Malignomen.

Aus klinischer Sicht sind die Grade MI und MII als unverdächtig, MIII als fraglich und M IV und MV als suspekt zu bewerten. Setzt man den cut-point ab MII, so ergeben sich beim Vergleich der diagnostischen Validität des strukturellen (B), vaskulären (D) und des kombinierten Scores BD für Sensitivität und Spezifität folgende prozentualen Werte: B 95/55, D 84/87, BD 90/86; für negative und positive Vorhersage: B 99/24, D 97/45, BD 98/47.

Tabelle 1. Prävalenz von Malignomen in einem sonographischen Tumorscore mit strukturellen (B) und vaskulären (D) Kriterien

Parameter	D 1	D 2	D 3	D 4	D 5	Summe
B 1	0/ 26	0/ 6				0/ 32 (0%)
B 2	2/142 (1,4%)	1/ 77 (1,3%)	1/26 (3,8%)	0/ 3		4/248 (1,6%)
B 3	1/ 95 (1,1%)	3/ 71 (4,2%)	7/40 (17,5%)	02/ 6 (33,3%)	0/ 1	13/213 (6,1%)
B 4	2/ 11 (18,2%)	3/ 18 (16,6%)	16/25 (64,0%)	23/27 (85,2%)	9/10 (90,0%)	53/ 91 (58,2%)
B 5			1/ 1 (100,0%)	4/ 4 (100,0%)	2/ 2 (100,0%)	7/ 7 (100,0%)
	5/274 (1,8%)	7/172 (4,1%)	25/92 (27,2%)	29/40 (72,5%)	11/13 (84,6%)	

Zusammenfassung

Die sonographische Erfassung struktureller und vaskulärer Parameter zur Differenzierung von gynäkologischen Adnextumoren bringt folgende Ergebnisse:

1. Die Sensitivität der B-Bildanalyse zum Nachweis maligner Prozesse wird durch die zusätzliche qualitative Beurteilung der Durchblutung nicht verbessert.
2. Die Doppleranalyse allein zeigt eine geringere Sensitivität als die Strukturanalyse im B-Bild, weist jedoch eine deutlich höhere Spezifität auf.
3. Die kombinierte Tumordifferenzierung durch B-Bild und Doppler führt somit zu einer wesentlichen Verbesserung der diagnostischen Treffsicherheit. Die Rate fraglicher Befunde wird stark reduziert.

Für das klinische Management von Tumoren im Adnexbereich bringt die kombinierte Doppleruntersuchung somit eine wesentliche Erhöhung der diagnostischen Sicherheit. Wenn auch die klassische Regel weiter berechtigt erscheint, Tumore in der Prämenopause zunächst einer Verlaufsbeochachtung zu unterziehen und postmenopausale Tumore grundsätzlich zu entfernen, so ergibt sich aus der erweiterten sonographischen Adnexdiagnostik doch eine weitergehende Information, die Fragen der Dringlichkeit einer Intervention, der Patientenaufklärung, des operativen Zugangs, der Operationsplanung und der Wahl des Eingriffsorts differenzierter beantworten läßt, als dies durch die konventionelle Untersuchung möglich war. Anamnese, Klinik, Laborparameter und Ultraschall bestimmen heute das therapeutische Vorgehen. In der funktionellen und strukturellen Bildgebung wird die Sonographie derzeit durch keine andere Methode übertroffen. Sie versetzt uns in die Lage, das konventionelle Management zugunsten einer direkten und unmittelbaren Indikationsstellung bei einer Reihe von Befunden zu verlassen:

1. Erkennung pathognomonischer Adnexveränderungen (Dermoide, Endometriome, hämorrhagische Zysten),
2. konservatives Vorgehen bei kleinen postmenopausalen Zysten,
3. unverzögerte Abklärung suspekter prämenopausaler Tumore,
4. Wahl eines minimal invasiven Zugangs bei nicht suspekten Befunden,
5. primäre Indikationsstellung zur Längsschnittlaparotomie.

Literatur

1. Bourne T, Campbell S, Steer C, Whitehead MI, Collins WP (1989) Transvaginal color flow imaging: a possible new screening technique for ovarian cancer. Br Med J 299: 1367–70
2. Kobayashi M (1976) Use of diagnostic ultrasound in trophoblastic neoplasms and ovarian tumors. Cancer 38: 441–52
3. Lawson TL, Albarelli JN (1977) Diagnosis of gynecologic pelvic masses by gray scale ultrasonography: Analysis of specificity and accuracy. Am J Radiol 128: 1003–6
4. Prömpeler HJ, Madjar H, Sauerbrei W, Lattermann U, du Bois A, Pfleiderer A (1994) Quantitative flow measurements for classification of ovarian tumors by transvaginal color Doppler sonography in postmenopausal patients. Ultrasound Obstet Gynecol 4: 406–13
5. Schillinger H (1985) Sonographie zur Früherkennung und zu Entscheidung der Dignität. Onkologie 8: 264–70
6. Timor-Tritsch IE, Lerner JP, Monteagudo A, Santos R (1993) Transvaginal ultrasonographic characterization of ovarian masses by means of color flow directed Doppler measurements and morphologic scoring system. Am J Obstet Gynecol 168: 909–13

Karzinomverarbeitung aus der Sicht der Frau

Bedeutung der Nachsorge für die Krankheitsbewältigung

E. Bauer

Die tiefgreifende Erschütterung des Selbstbewußtseins als Frau und die Verunsicherung in bezug auf die Fähigkeit, den eigenen Gesundheitszustand beurteilen zu können, sind bei der Brustkrebserkrankung wesentlich stärker spürbar als bei anderen Genitalkarzinomen, wo sich die betroffenen Organe ohnehin der eigenen Kontrolle entziehen.

Die Wünsche der Frau an die ambulante Krebsnachsorge bestehen daher hauptsächlich darin, wieder ein Gefühl von Sicherheit zu gewinnen. Fehlversuche in dieser Richtung sind m. E. die Delegation der Verantwortung für den Gesundheitszustand der Frau an den Arzt und/oder die häufige Inanspruchnahme sämtlicher Staginguntersuchungen. Denn die dadurch gewonnene Sicherheit ist eine Scheinsicherheit, die nicht lange anhält. Außerdem ist dieses Vorgehen nach den Erkenntnissen aus rund 25 Jahren Nachsorge – „frühzeitige Diagnose von Metastasen verlängert nur die seelische Leidenszeit, nicht aber die Überlebenszeit" – nicht sinnvoll, da das Aufdecken von Metastasen nicht erstes Anliegen einer verantwortungsbewußten Krebsnachsorge sein kann.

Was gehört nun zu einer guten psychosomatischen Krebsnachsorge?

Auf somatischer Ebene:

- Regelmäßige Tastuntersuchung.
- Anleitung zur Selbstuntersuchung.
- Jährliche Mammographie.
- ggf. halbjährliche Mammasonographie.
- Frage nach der Befindlichkeit und der Leistungsfähigkeit.

Auf psychosozialer Ebene:

- Frage nach den Wünschen bzw. Erwartungen der Frau an die Ärztin.
- Frage nach der Bedeutung der Erkrankung für die Patientin.
- Wege aufzeigen, wie es weitergehen kann.
- Informationen über Nachsorgekuren, Selbsthilfegruppen, unterstützende Maßnahmen wie Ernährung, Sport, Lymphdrainage und Möglichkeiten, das Immunsystem zu stärken.
- Beleuchtung der familiären, ggf. der beruflichen Situation.
- Behutsames gemeinsames Erforschen krankmachender Bedingungen und/oder Verhaltensweisen (ohne Schuldgefühle zu machen), mit dem Fernziel, evtl. die Krebserkrankung sogar als positiven Wendepunkt im Leben begreifen zu können.
- Mut machen, etwas zu verändern.

Die Angst der Ärzte vor der Krebspatientin

Chr. Jäger

Die eigene fünfjährige Krankheitsgeschichte als Krebspatientin haben mich sehr viel Professionalität in bezug auf Brustkrebs seitens meiner Kollegen erleben lassen, aber auch Situationen und vor allem Äußerungen, die mich verwundert, irritiert, mitunter sogar verletzt und nachhaltig beschäftigt haben. Ein Aufsatz von Albert Camus *„Das Jahrhundert der Angst"* [1], in dem der Autor das unsrige, das 20. Jahrhundert, als das Jahrhundert der Angst beschreibt, hat mich dazu gebracht, mich mit dem Thema „Angst" aus einer anderen Sicht, nämlich der Angst des Arztes/der Ärztin vor der Krebspatientin zu beschäftigen.

Angst wird im Lexikon der Psychologie beschrieben als ein „Erleben sich verändernder Mischungen von Ungewißheit, Erregung und Furcht", als ein „Spannungszustand, der durch das Erfahren von Mißbilligung in zwischenmenschlichen Beziehungen entsteht."

Die *Angstreaktionen* sind auch dem somatisch ausgerichteten Mediziner bekannt. Neben denen durch Sympathikus und Parasympathikus ausgelösten Reaktionen werden eine gesteigerte Reizbarkeit sowie ein erhöhter Muskeltonus als konstante Begleiterscheinungen der Angst beschrieben. Unangepaßte, „pathologische" Angstreaktionen sind Angstreaktionen auf Reizung ohne Beziehung zu Gefahr. Die geistige Konzentration, der leichte Fluß der Assoziation und die Registrierung von Eindrücken können vermindert sein. Es kann eine reduzierte Effizienz vorliegen sowie ein beeinträchtigtes soziales Funktionieren.

Rieman schreibt in *Grundformen der Angst* [2]: „Angst tritt immer dort auf, wo wir uns in einer Situation befinden, der wir nicht oder noch nicht gewachsen sind. ...Alles Neue, Unbekannte ...enthält neben dem Reiz des Neuen ...auch Angst." In unserer Wahrnehmung versteckt sich die Angst also meistens hinter den *Un*-Gefühlen und letztlich in *Unsicherheit.* Diese taucht gleichermaßen selbständig neben der genannten Professionalität, in jedem neuen Fall einer Krebserkrankung, auf. Denn wer von den behandelnden Ärzten weiß schon – auch bei noch so großem statistischem Wissen –, wie der Krankheitsverlauf bei dieser einen neuen Patientin aussehen oder gar wann und ob sie an dieser Krebserkrankung sterben wird? Und es ist diese Unsicherheit gegenüber Krebspatientinnen im besonderem, die ein *Fehlverhalten* auslösen kann. Es kommt zu einem Kreislauf mit den Elementen ANGST – UNSICHERHEIT – FEHLVERHALTEN.

Angstbedingtes Fehlverhalten findet sich in erster Linie im Bereich der verbalen und nonverbalen Kommunikation zwischen behandelndem Arzt und Krebspatientin. Hierzu wurden Untersuchungen sowie eigene Erfahrungen aus dem Alltag im kommunikativen Umgang mit Krebspatientinnen zitiert [3].

Der richtige *Umgang mit der Angst* erfordert seitens des Arztes ein Bewußtsein ihrer permanenten Existenz, aber auch ihres Doppelaspektes (Riemann): Einerseits kann sie uns lähmen, andererseits kann sie uns aktivieren. Ein Arzt, der sich darauf einläßt, Krebspatientinnen zu behandeln, muß auf Gespräche vorbereitet sein, die auch in ihm Gefühle wie Traurigkeit und Angst auslösen können.

Um der Angst vor der Isolation in der Auseinandersetzung mit Krebspatienten zu entgehen, sollte m. E. jeder Arzt, der mit Krebspatientinnen zu tun hat, in welcher Funktion auch immer, regelmäßig an *Balint-Gruppen* o. ä. und *Teambesprechungen* teilnehmen, wenn erforderlich, diese und entsprechende *Supervisionen* ggf. auch organisieren. Nur so können der Patientin mögliche psychische Traumata erspart bleiben, die durch unpassende Bemerkungen und Reaktionen ihres behandelnden Arztes zusätzlich zu dem Trauma einer Krebserkrankung entstehen und die letztlich in der Angst des Arztes begründet sind.

Literatur

1. Camus, Albert (1996) Weder Opfer noch Henker, Diogenes Verlag
2. Riemann, Fritz (1997) Grundformen der Angst, E. Reinhardt Verlag, München, Basel
3. Schmehring-Kendas (1988) Die Arzt-Patient-Beziehung; Kap. 17; VCH edition Medizin

Psychoonkologische Begleitung

Th. Küchler

Einführung

Seit gut 25 Jahren gibt es in Deutschland psychoonkologische Aktivitäten, seit 1988 ist die Psychoonkologie als offizielle Arbeitsgemeinschaft (PSO) in der Deutschen Krebsgesellschaft vertreten. In diesem Beitrag soll versucht werden, die Grundlagen psychoonkologischer Begleitung zu beschreiben.

Was ist Psychoonkologie? Versuchen wir eine Definition voranzustellen:

Psychoonkologie versteht sich als die Lehre von den psychosozialen Begleitumständen einer Krebserkrankung. Sie ist ihrem Wesen nach interdisziplinär.

Psychosoziale Begleitumstände können vielfältigst sein: Als wesentliche Stichworte sind zu nennen: Diagnoseschock, Copingverhalten, Lebensqualität, Ängste unterschiedlichster Art, Umgang mit diagnosespezifischen Symptomen, Partnerprobleme, soziale Probleme, Identitätsfragen, Körperbildveränderungen, veränderte Kommunikation, Umgang mit Tod und Sterben, Lebensintensität u.v.a.m.

Diese etwas willkürliche Begriffssammlung macht deutlich, daß Psychoonkologie ihrem Wesen nach nur interdisziplinär sein kann, d. h. berufsgruppen- wie fachübergreifend. Sie macht auch deutlich, daß die Tätigkeitsfelder der Psychoonkologie den gesamten Verlauf einer Krebserkrankung betreffen. Entsprechend ist die obige Definition zu erweitern:

Die Praxisfelder der Psychoonkologie sind die Prävention, die Akutbehandlung und die Nachsorge.

Die Praxis der Psychoonkologie im direkten Umgang mit Patienten umfaßt Beratung, supportive Therapie [2], *Kurz- und Langzeittherapie sowie Krisenintervention.*

Ziel der psychoonkologischen Arbeit im Rahmen der Gesamtbehandlung ist die Integration auch der psychosozialen Anteile des Krankheitsgeschehens in die Medizin. Die Betreuung muß an die persönlichen Vorstellungen der Patienten über Krankheit und

Behandlung anknüpfen und sich in die individuelle Situation des Patienten zwischen Krankheit, Behandlung und psychosozialem Kontext einfügen [3].

Die *Ziele der psychoonkologischen Arbeit* sind:
- Anleitung und Unterstützung bei dem Prozeß der Krankheitsbewältigung (emotionale Entlastung, Stützung, Anleitung zur Um- bzw. Neuorientierung) mit dem Ziel, möglichst günstige Voraussetzungen für den Krankheitsverlauf zu schaffen.
- Unterbrechung des Kreislaufs von Angst und innerer Verspannung, der sowohl Übelkeit und Erbrechen als auch Schmerzempfindung verstärken kann (Reduzierung von Streß und Förderung der Einsicht in körperliche Abläufe und Zusammenhänge).
- Angebot einer stützenden therapeutischen Beziehung, orientiert an den Erfordernissen von Krankheitsverlauf und medizinischen Erfordernissen.
- Bearbeitung von zwischenmenschlichen bzw. intrapsychischen Konflikten auf der Basis einer verläßlichen Beziehung unter Anwendung psychotherapeutischer Methoden.

Die Ziele psychoonkologischer Betreuung sind verknüpft mit entsprechenden Indikationsstellungen. Hier ist festzuhalten, daß die primäre Indikation in der Regel nicht von Psychologen, sondern von Ärzten, Schwestern und Pflegern gestellt wird. Außerdem ist zu betonen, daß die Indikation selten vom Patienten selbst (Wunsch nach Betreuung/Unterstützung) gestellt wird. Obwohl der Anteil derjenigen Patienten, die eine solche Betreuung ausdrücklich begrüßen und als Qualitätsmerkmal einer ganzheitlichen Behandlung ansehen, auf derzeit ca. 25% im Akutbereich angestiegen ist, so ist doch den meisten Patienten eine solche Möglichkeit nicht bekannt. Hier hat das Behandlungsteam eine wichtige Brückenfunktion.

Formen psychoonkologischer Versorgung: Nach den Indikationen ist auf die verschiedenen Formen psychoonkologischer Versorgung einzugehen. Derzeit überwiegen in Deutschland einzeltherapeutische Ansätze, entweder in der Form konsiliarischer Betreuung (Psychiater bei entsprechender Vorgeschichte oder psychotischer Dekompensation des Patienten, Psychosomatiker bei psychosomatischen Nebenerkrankungen oder spezifischen Ängsten zur psychosomatischen Tumorgenese, Medizinpsychologe bei Wunsch nach psychologischer Betreuung vor, während oder nach der medizinischen Behandlung) oder in Form eines Liaisondienstes (fest den Stationen zugeordneter psychologischer Mitarbeiter).

Das zuletzt genannte Modell ist kürzlich in einer prospektiven randomisierten Studie in Hinblick auf die Effekte untersucht worden. Es zeigte sich, daß sowohl die Lebensqualität als auch die Überlebenszeit von Patienten mit gastrointestinalen Tumoren durch das Betreuungsprogramm positiv beeinflußt wurden [4].

Welche Ausbildung ist erforderlich?

Die Arbeit mit Krebskranken setzt umfangreiches Wissen und Kenntnisse auf verschiedenen Gebieten voraus. Dieses wird weder im Studium der Medizin noch in anderen heilberuflichen Studiengängen (z. B. Klinische Psychologie) vermittelt. Für diese besonderen Anforderungen in der Psychoonkologie wurde gemeinsam von der Arbeitsgemeinschaft Psychoonkologie (PSO) innerhalb der Deutschen Krebsgesellschaft und der

Deutschen Arbeitsgemeinschaft für Psychoonkologie (dapo) eine systematische Weiterbildung für alle Professionen entwickelt, die seit 1994 angeboten wird [5]. Detaillierte Informationen zu diesem Curriculum sind beim Autor bzw. über die Deutsche Krebsgesellschaft erhältlich.

Zusammenfassung

Psychoonkologische Aspekte sind heute fester Bestandteil der Krebsbehandlung, wobei die institutionelle Umsetzung (= feste Stellen) regional sehr unterschiedlich ist. Das wesentlichste Merkmal der Psychoonkologie ist ihre interdisziplinäre Orientierung. Je besser der/die psychoonkologische Mitarbeiter/Mitarbeiterin in ein multidisziplinäres Behandlungsteam integriert ist, desto erfolgreicher wird er/sie mit Patienten arbeiten können. Dies legt nicht nur die tägliche klinische Erfahrung nahe, sondern zeigt sich auch zunehmend in wissenschaftlichen Studien zur psychoonkologischen Begleitung.

Literatur

1. Freyberger H, Speidel H (1976) Die supportive Psychotherapie in der klinischen Medizin. Bibliotheca Psychiatrica, 152, 141–96. Karger, Basel
2. Holland JC, Rowland JH (Eds) (1989) Handbook of Psychooncology, New York: University Press
3. Küchler Th, Rappat S, Holst K, Graul J, Wood-Dauphinée S, Henne-Bruns D, Schreiber H-W (1996) „Zum Einfluß psychosozialer Betreuung auf Lebensqualität und Überlebenszeit von Patienten mit gastrointestinalen Tumoren“, Forum der Deutschen Krebsgesellschaft 6/96, 448–466
4. Ratsak G, Hensgen U, Alpers J, Metzmacher M, Schwarz R, Heim M, Küchler T – Psychooncological Section of the German Cancer Society: „Psychosocial oncology – a german educational program for health care professionals“ Second International Congress of Psychooncology, 19.–22. 10. 1995, Kobe, Japan

Bedeutung der subjektiven Krankheitstheorie für die Bewältigung einer gynäkologischen Malignomerkrankung – ein Überblick

W. Schuth

Einleitung

Die Diagnosemitteilung „Krebs“ stürzt Betroffene wegen der objektiv dubiosen Prognose und der sozial vermittelten Konnotationen („Todesurteil“) in eine existentielle Krise mit den Kennzeichen: Kontrollverlust und Verlust von bisherigen Selbstverständlichkeiten, kognitives und emotionales Chaos und Verhaltensunsicherheit. Hilfe zur Bewältigung der Krise erwarten die Patientinnen auf drei Ebenen und aus drei Quellen: auf der somatischen Ebene Sicherung des Überlebens durch eine optimale onkologische Therapie durch einen versierten Onkologen, auf der psychosozialen Ebene durch soziale Unterstützung („social support"), vor allem durch den (Ehe-)Partner und die erweiterte Familie, und auf der individuellen Ebene durch eigene, aber (zumindest initial) nach Ziel und Methode unklare Bewältigungsbemühungen.

Die subjektive Krankheitstheorie (SKT) ist zeitlich meist der erste Versuch fast aller Betroffenen, kognitive Kontrolle wiederzugewinnen, retrospektiv durch eine Ursachenkonstruktion und prospektiv durch die Entwicklung von Bewältigungsstrategien.

Elemente der SKT

Strukturanalog zu medizinischen Theorien entwickeln Betroffene als „Wissenschaftler in eigener Sache" elaboriert oder bruchstückhaft eine aktuell gültige SKT mit folgenden Elementen:

1. Subjektive Ätiologievorstellungen: „Krebs" als schlimmste aller Krankheiten ist ein derart bedeutsames und damit erklärungsbedürftiges Ereignis, daß es nicht ursachenlos sein darf, da sonst das ganze Leben willkürlich oder ursachenlos wäre. In einem Such- und Prüfprozeß entwickeln nahezu alle Frauen eine Ätiologievorstellung, die sozial gängigen Erklärungsmustern, z.B. „Umweltvergiftung", oder der eigenen Biographie entstammen. Die Inhalte lassen sich zu folgenden Inhaltsklassen zusammenfassen: „Umwelt", „Körper/Konstitution", „Medizin", „Transzendente Mächte" und „Gesundheitsverhalten/Lebensweise", besonders aber (zu 30–40%) „Psyche", v.a. chronische Partnerschaftskonflikte und eigene Persönlichkeitsmerkmale. Demographische und medizinische Variablen beeinflussen den Inhalt der Ätiologievorstellungen kaum; tendenziell attribuieren jüngere und schichthöhere Frauen verstärkt auf psychische, alte und schichtniedrige Frauen auf körperlich-konstitutionelle bzw. sachlich falsche medizinische Ursachen. Je stärker die Ätiologievorstellung mit Selbstbeschuldigung verbunden ist, desto überzeugter wird sie als „wahre Krebsursache" vertreten.
2. Subjektive Pathogenesevorstellungen: Diese werden nur zu etwa 40% erwähnt und konzeptualisieren monomorph die Vorstellung vom Kampf zwischen den körperlichen und/oder seelischen „Abwehrkräften" und der seelischen und/oder materiellen Krebsursache.
3. Subjektive Prognoseeinschätzung: Da „Krebs" konnotativ ein Todesurteil ist, ist die subjektive Prognoseeinschätzung initial ungünstiger als die medizinisch-statistische Prognose. Verlaufsabhängig gleichen sich medizinische und subjektive Prognose allerdings an.
4. Subjektive Bewältigungsstrategien: Da „Krebs" von früheren Belastungen kategorial abweicht, müssen angemessene Bewältigungsziele und -strategien neu entwickelt werden. Da es im Gegensatz zu den onkologischen Standards keine überindividuell gültigen konkreten Ziele und Strategien gibt, dürfen sie auch nicht „verordnet" werden, z.B. die Aufforderung zum „Kämpfen". Ferner ändern sich Ziele und Strategien in Wechselwirkung zwischen Krankheitsverlauf, neuen Informationen und bisherigen Bewältigungserfolgen oder -mißerfolgen und deren jeweiliger Bewertung durch die Betroffenen. Vor der Entwicklung spezifischer Ziele steht bei

ca. 90% der Betroffenen der Versuch, der Krankheit einen subjektiven Sinn zu verleihen, denn hätte das hochbedeutsame Ereignis „Krebs“ keinen Sinn, wäre die Sinnhaftigkeit des Lebens in Frage gestellt. Zentrales Merkmal dieser Sinnverleihung ist die erlebte Bedrohtheit und Einmaligkeit des eigenen Lebens, das gerade durch die Bedrohtheit an Wert gewinnt und zur Planung des künftigen Lebens herausfordert. Meist werden aus dieser Sinnverleihung konkrete Ziele und Strategien abgeleitet, die wiederum eine hohe intra- und interindividuelle Variabilität aufweisen und sich inhaltlich in Klassen zusammenfassen lassen als „depressive Verarbeitung“, „Vermeidungsverhalten/Verleugnung“, „aktiv problemorientiertes Coping“, „Selbstaufbau“, „Religiosität/Sinnsuche“, „Bagatellisierung/Wunschdenken“, „Hoffen auf social support“ und „soziale und intraindividuelle Vergleiche“.

Abschlußbemerkung

Die SKT ist in der Arzt-Patientin-Beziehung nur selten Thema, obwohl fast alle Patientinnen ihre SKT mit dem Arzt dialogisch überprüfen wollen und die SKT einen unproblematischen Zugang zur Subjektsicht der Patientin auf Krankheit, Therapie und beider Folgen darstellt. Als Kommunikationshindernis geben die Patientinnen an: die Technologie- und Krankheitszentrierung der Ärzte, den sozialen Statusunterschied und Abwertungen ihrer subjektiv bedeutsamen Äußerungen durch den Arzt.

Entwicklung der Therapie des Ovarialkarzinoms

AGO-Studiengruppe Ovarialkarzinom Protokoll OVAR-3: Carboplatin-Paclitaxel versus Cisplatin-Paclitaxel in der Primärtherapie des fortgeschrittenen Ovarialkarzinoms

A. du Bois, H. J. Lück, W. Meier, V. Möbus, M. Warm, S. Costa, B. Richter, W. Schröder, Th. Bauknecht, S. Olbricht, U. Nitz, Ch. Jackisch für die AGO-Studiengruppe Ovarialkarzinom

Die Kombination von Cisplatin und Paclitaxel erwies sich in zwei randomisierten Phase-III-Studien gegenüber dem älteren Standard (Platin plus einem Alkylans) überlegen [1, 2] und wurde deshalb als neuer Standard in der Primärtherapie des fortgeschrittenen Ovarialkarzinoms akzeptiert. Die besseren Resultate wurden mit mehr Toxizität, speziell Neurotoxizität, erkauft. Die Substitution von Cisplatin durch Carboplatin sollte den Effektivitätsvorteil dieser neuen Kombination mit einem günstigeren Toxizitätsprofil verbinden. 7 Phase-I/II-Studien entwickelten eine Kombination von Carboplatin-Paclitaxel [3, 4, 5, 6, 7, 8, 9]; die Erfahrungen dieser Studien führten zur Initiierung von 3 Phase-III-Studien zum Vergleich der Cisplatin-Paclitaxel-Standardtherapie mit einer Carboplatin-Paclitaxel-Kombination. Die Interimsanalyse der AGO-Studie *OVAR-3* [10] wird hier vorgestellt. Zwischen 10/95 und 11/97 wurden 798 Patientinnen in diese prospektiv randomisierte Studie eingeschlossen. Die Therapiearme bestanden aus Carboplatin dosiert nach AUC 6 [11] plus Paclitaxel 185 mg/m^2 (Arm A) und Cisplatin 75 mg/m^2 plus Paclitaxel 185 mg/m^2 (Arm B). Paclitaxel wurde als 3-Stunden-Infusion verabreicht, die Prämedikation bestand aus einer Einmaldosis von Dexamethason, einem 5-HT_3-, einem H_1- und einem H_2-Antagonisten. In beiden Armen wurden 6 Zyklen alle 3 Wochen verabreicht. 790 der 798 rekrutierten Patientinnen erfüllten die Einschlußkriterien mit einem Ovarialkarzinom FIGO IIB-IV und einem Intervall $\leq$ 6 Wochen zur Primäroperation.

Hämatologische Toxizitäten wurden häufiger im Carboplatin-Arm beobachtet. Eine Neutropenie Grad 3/4 wurde bei 31% der Patientinnen in Arm A versus 19% der Patientinnen in Arm B berichtet, eine Thrombopenie Grad 3/4 wurde in 19% versus 1% der Patientinnen beschrieben, und eine Anämie trat in beiden Armen bei weniger als 5% der Patientinnen auf. Eine klinisch relevante Myelosuppression wurde dagegen selten beobachtet: Febrile Neutropenien traten in 1% und 0,3% in Arm A und B auf, und G-CSF, Antibiotika oder Erythrozytenkonzentrate mußten in weniger als 5% der Zyklen verabreicht werden. 690 Patientinnen hatten zum Zeitpunkt der Interimsanalyse ihre Therapie bereits abgeschlossen und wurden bezüglich der nicht-hämatologischen Nebenwirkungen ausgewertet; diese traten signifikant häufiger im Cisplatin-Arm (B) auf. Die größten Unterschiede fanden sich bei Emesis/Nausea mit Grad 3/4 bei 18% versus 6% in Arm B und A ($p < 0{,}05$) und bei der peripheren Neurotoxizität mit 14% versus 8% zuungunsten des Cisplatin-Armes ($p < 0{,}05$). Auch bei Berücksichtigung einer Neurotoxizität Grad 2 fand sich ein signifikanter Vorteil für den Carboplatin-Arm ($p < 0{,}001$). Diese Unterschiede korrelierten mit einem Unterschied in der Lebensqualität, die während der Chemotherapie bei allen Patientinnen mittels des EORTC-Meßinstrumentes evaluiert wurde. Bei der globalen Lebensqualität fand sich bereits nach 3 Zyklen ein signifikanter Unterschied zugunsten des Carboplatin-Armes. Dieser vergrößerte sich bis zum 6. Therapiezyklus (logrank $p < 0{,}0001$).

Die Effektivitätsdaten sind bei einer medianen Nachbeobachtung von 70 Wochen zum Zeitpunkt dieser Interimsanalyse (März 98) noch als vorläufig zu betrachten. Die Remissionsrate im Gesamtkollektiv betrug 74% und entsprach damit den Daten aus der GOG-111-Studie. Ebenso war das mediane progressionsfreie Intervall mit 17 Monaten den amerikanischen Daten (18 Monate) ähnlich. Es fanden sich keine signifikanten Unterschiede zwischen beiden Behandlungsarmen. Eine nicht signifikant höhere Remissionsrate im Cisplatin-Arm (80,1% versus 68,3% im Carboplatin-Arm, $p = 0{,}13$) führte nicht zu Unterschieden im progressionsfreien Überleben. Letzteres betrug 75 Wochen im Carboplatin-Arm versus 73 Wochen im Cisplatin-Arm ($p = 0{,}66$). Das mediane Überleben war noch nicht erreicht, das 1-Jahres-Überleben betrug mehr als 90% in beiden Armen.

Zusammenfassung

- Carboplatin-Paclitaxel und Cisplatin-Paclitaxel können in der verwendeten Dosierung ohne wesentliche Kompromisse bezüglich Dosis und Intervall gegeben werden.
- Carboplatin-Paclitaxel induziert eine höhere Myelosuppression, die jedoch nicht zu klinischen Komplikationen führt; eine Substitutionstherapie mit G-CSF +/– Antibiotika ist nicht notwendig.
- Cisplatin-Paclitaxel induziert mehr nicht-hämatologische Toxizitäten (v.a. Neurotoxizität und Emesis/Nausea) und führt zu einer signifikant schlechteren Lebensqualität unter Therapie.
- Carboplatin-Paclitaxel und Cisplatin-Paclitaxel weisen bezogen auf Remissionsrate, progressionsfreies Intervall und 1-Jahres-Überleben äquieffektive Ergebnisse auf.
- Aufgrund des überlegenen therapeutischen Index hat die AGO-Studiengruppe Ovarialkarzinom Carboplatin-Paclitaxel als ihre neue Standardtherapie definiert.

Literatur

1. McGuire WP, Hoskins WJ, Brady MF et al. (1996) Cyclophosphamide and cisplatin compared with paclitaxel and cisplatin in patients with stage III and stage IV ovarian cancer. N Engl J Med 334: 1–6
2. Stuart G, Bertelsen K, Mangioni C et al. (1998) Updated analysis shows highly significant improved overall survival for cisplatin-paclitaxel as first-line treatment of advanced ovarian cancer: mature results of the EORTC, NOCOVA, NCIC CTG and Scottish intergroup trial. Proc Am Soc Clin Oncol 17, abstr 1394
3. du Bois A, Lück HJ, Bauknecht T et al. (1997) Phase I/II study of the combination of carboplatin and paclitaxel as first-line chemotherapy in patients with advanced epithelial ovarian cancer. Annal Oncol 8: 355–361

4. Bookmann MA, McGuire III WP, Kilpatrick D et al. (1996) Carboplatin and paclitaxel in ovarian carcinoma: a phase I study of the Gynecologic Oncology Group. J Clin Oncol 14: 1895–1902
5. Huizing MT, van Warmerdam LJC, Rosing H et al. (1997) Phase I and pharmacologic study of the combination paclitaxel and carboplatin as first-line chemotherapy in stage III and IV ovarian cancer. J Clin Oncol 15: 1953–1964
6. ten Bokkel Huinink WW, van Warmerdam LJC, Helmerhorst Tjet al. (1997) Phase II study of the combination carboplatin and paclitaxel in patients with ovarian cancer. Annal Oncol 8: 351–354
7. Bolis G, Scarfone G, Zanaboni F et al. (1997) A phase I-II trial of fixed-dose carboplatin and escalating paclitaxel in advanced ovarian cancer. Eur J Cancer 33: 592–595
8. Siddiqui N, Boddy AV, Thomas HD, Robson L, Lind MJ, Calvert AH (1997) A clinical and pharmacokinetic study of the combination of carboplatin and paclitaxel for epithelial ovarian cancer. Br J Cancer 75: 287–294
9. Lhommè C, Kerbrat P, Lejeune C et al. (1996) Carboplatin plus paclitaxel in the first-line treatment of advanced ovarian cancer: preliminary results of a phase I study. Semin Oncol 23 (suppl. 12): 48–54
10. du Bois A, Richter B, Warm M et al. (1998) Cisplatin/paclitaxel vs carboplatin/paclitaxel as 1st-line treatment in ovarian cancer. Proc Am Soc Clin Oncol 17, abstr 1395
11. Calvert AH, Newell DR, Gumbrell LA (1989) Carboplatin dosage: Prospective evaluation of a simple formula based on renal function. J Clin Oncol 17: 1748–1756

Primäre sequentielle Hochdosistherapie des Ovarialkarzinoms – Ergebnisse der multizentrischen Phase-I/II-Studie

V. Möbus, D. Bunjes, F. Opri, W. E. Berdel, D. Wallwiener, R. Haas, W. Kuhn, C. von Schilling, C. Thomssen, D. K. Hossfeld, N. Frickhofen, R. Kreienberg

Das Ovarialkarzinom ist ein primär sehr chemosensitiver Tumor, der aber eine rasche Resistenzentwicklung aufweist. Die primär hohe Chemosensitivität, verbunden mit einer schlechten Langzeitprognose, machen diesen Tumor für Hochdosiskonzepte interessant. Wir haben im Rahmen einer multizentrischen Phase-I/II-Studie ein Hochdosis-Chemotherapieprotokoll in der Primärtherapie des Ovarialkarzinoms untersucht. 19 Zentren haben sich aktiv an diesem Protokoll beteiligt, im Laufe von knapp zwei Jahren konnten insgesamt 49 Patientinnen rekrutiert werden. Die Studie wurde im Sommer 1998 geschlossen.

Patientencharakteristika: medianes Alter 47 Jahre (19–59), FIGO-Stadium III (79%) und IV (21%), 59% mit Resttumor nach Primäroperation (39% $\geq$ 1 cm).

Das Protokoll besteht aus zwei Teilen. Zuerst werden zwei Zyklen einer Mobilisations-Chemotherapie (Cyclophosphamid 3 g/m^2 und Taxol 250 mg/m^2) gegeben, gefolgt von drei Zyklen einer Hochdosistherapie mit peripherem Stammzellsupport. In den beiden ersten Hochdosiszyklen wird Carboplatin kombiniert mit Taxol (250 mg/m^2), im dritten Hochdosiszyklus mit Etoposid (1600 mg/m^2) und Melphalan (140 mg/m^2). In allen drei Hochdosiszyklen erfolgte eine konsequente Dosiseskalation von Carboplatin

(AUC = 18 bis AUC = 22) als der wichtigsten Monosubstanz in der Behandlung des Ovarialkarzinoms.

Die Mobilisationstherapie führte zu einer kurzen, aber intensiven Zytopenie. Eine prophylaktische oder therapeutische Antibiotikagabe erfolgte bei knapp einem Drittel der Patientinnen. Die Ausbeute an peripheren Stammzellen war hervorragend, so betrug die mediane Ausbeute pro optimaler Leukaparese im ersten Mobilisationszyklus 19,7 x 10^6/kg Körpergewicht $CD34^+$ Zellen, nach dem zweiten Mobilisationszyklus lag sie bei 6,5 x 10^6/kg Körpergewicht $CD34^+$ Zellen.

Seitens der nicht-hämatologischen Toxizität stand die Schleimhauttoxizität im Vordergrund. Weitere Nebenwirkungen waren Übelkeit, Schwindel, Mukositis und abdominelle Beschwerden. Die Toxizität bewegte sich nach den CTC-Kriterien mehrheitlich in den Stufen 1–3. Unter Einschluß von Etoposid hatten aber 22% der Patientinnen eine Grad-IV-Stomatitis. Diese dosislimitierende Toxizität veranlaßte uns, Etoposid aus dem dritten Zyklus zu streichen. Hierdurch konnte das Ausmaß der Schleimhauttoxizität wesentlich gemindert werden. Die Dosiseskalation von Carboplatin wurde bis zu einer AUC von 22 mg/ml x min fortgeführt, ohne daß eine erneute dosislimitierende Toxizität erreicht worden wäre. Die Mobilisationstherapie und die komplette Hochdosistherapie konnten innerhalb von 3,5 Monaten abgeschlossen werden. Die angestrebten Intervalle zwischen den einzelnen Zyklen wurden eingehalten. Eine Patientin verstarb an therapiebedingter Toxizität (2%).

Die hämatologische Toxizität unter den drei Hochdosiszyklen lag im erwarteten Rahmen. Eine Granulozytopenie < 0,5/l und Thrombozytopenie < 20/l dauerte für die drei Hochdosiszyklen im Median 4-5 – 5 Tage und 6-5 – 9 Tage. Alle Patientinnen er-

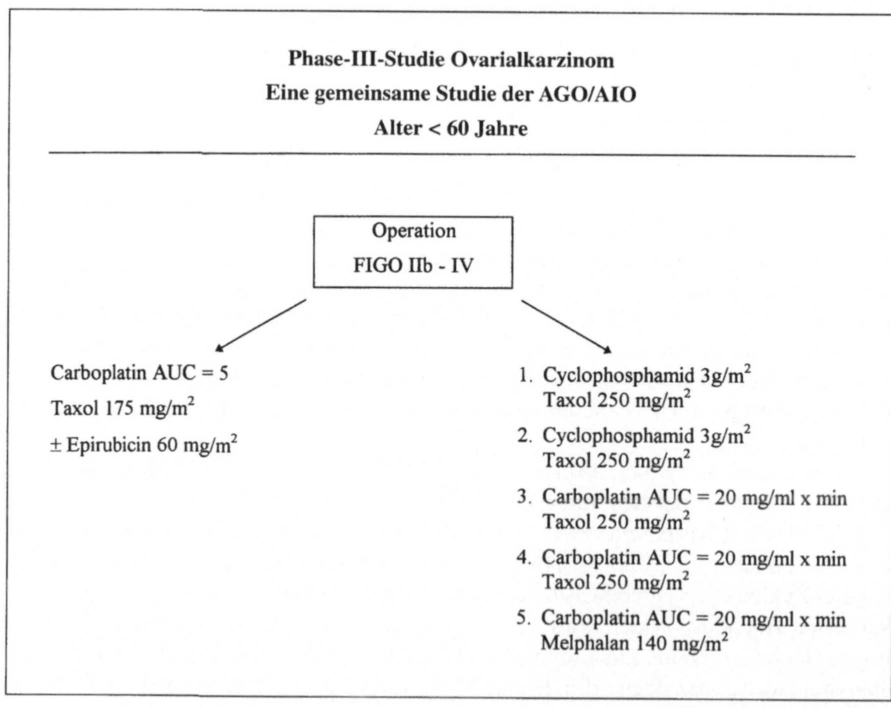

hielten während der drei Hochdosiszyklen Erythrozyten- und Thrombozytenkonzentrate. 69% der Patientinnen wurden parenteral antibiotisch behandelt. Bis auf eine Ausnahme (anhaltende Thrombozytopenie) verlief die hämatologische Rekonstitution bei allen Patientinnen problemlos.

Dies ist weltweit die erste Studie, in der die Praktikabilität einer primären sequentiellen Hochdosis-Chemotherapie im Rahmen einer multizentrischen Studie bewiesen werden konnte. Alle sonstigen Phase-I/II-Studien zur primären Hochdosis-Chemotherapie des Ovarialkarzinoms sind monozentrisch. Die Frage, ob eine stammzellgestützte Hochdosis-Chemotherapie die schlechte Langzeitprognose des Ovarialkarzinoms zu verbessern vermag, ist weiterhin unbeantwortet. Wir haben unter der gemeinsamen Schirmherrschaft der AGO und der AIO im Herbst 1998 die Phase-III-Studie eröffnet, in der die Hochdosis-Chemotherapie gegen eine konventionelle Chemotherapie im Rahmen der OVAR-5-Studie verglichen wird. Geplant ist die Rekrutierung von 208 Patientinnen. Das Studiendesign ist in Abbildung 1 gezeigt. Wir würden uns freuen, möglichst viele Zentren zur aktiven Teilnahme zu gewinnen, um die wichtige Fragestellung des klinischen Stellenwertes einer Hochdosistherapie in kurzer Zeit beantworten zu können.

AGO-Studiengruppe Ovarialkarzinom Protokolle OVAR-4 und OVAR-5: Kombination von Epirubicin mit Carboplatin-Paclitaxel in der Primärtherapie des Ovarialkarzinoms

A. du Bois, H. J. Lück, Th. Bauknecht, W. Meier, B. Richter, W. Kuhn, J. Quaas, J. Pfisterer

Die aktuelle Standardtherapie des forgeschrittenen Ovarialkarzinoms besteht aus Paclitaxel, kombiniert mit Cisplatin [1] oder Carboplatin [2]. Diese Kombination zeigt signifikant bessere Ergebnisse als die ältere Standardkombination, bestehend aus einem Platinanalogon und einem Alkylans. Als eine weitere Option zur Verbesserung der Therapieergebnisse wird die Inkorporation einer dritten, nicht kreuzresistenten Substanz in die Primärtherapie angesehen. Anthrazykline erfüllen die Kriterien, die an eine solche „dritte Substanz" gestellt werden. Metaanalysen konnten zeigen, daß Anthrazykline, wenn sie mit Platin und Alkylantien kombiniert werden, zu einer Verbesserung der Therapieergebnisse beitragen [3, 4, 5].

AGO-Protokoll OVAR-4

In einer Phase-I/II-Studie wurde die Dreierkombination Epirubicin-Paclitaxel-Carboplatin (ET-Carbo) untersucht. Hierzu wurden 26 Patientinnen mit Ovarial- (21 Pat.) oder Peritonealkarzinom (5 Pat.) eingeschlossen. Die Therapie bestand aus Epirubicin in steigender Dosierung (60 - 75 - 90 mg/m^2), gefolgt von einer 3-Stunden-Infusion mit 175 mg/m^2 Paclitaxel und Carboplatin in einer Dosis von AUC 5. Als Begleitmedikation wurden Dexamethason, ein 5-HT_3-, ein H_1- und ein H_2-Antagonist verabreicht, eine prophylaktische G-CSF-Gabe war nicht vorgesehen. Jeweils 8 Patientinnen pro Dosisstufe wurden eingeschlossen. Als dosislimitierende Toxizität (DLT) wurden Thrombopenie Grad 4, Neutropenie Grad 4 > 7 Tage, neutropenisches Fieber und nicht-hämatologische Toxizitäten Grad 3, die einer Fortsetzung der Therapie entgegenstanden, definiert. Nach Erreichen einer DLT bei 2/8 Patientinnen pro Dosislevel wurde die maximal tolerable Dosis (MTD) im nächstniedrigeren Level definiert. Zur Bestätigung wurden mindestens 8 weitere Patientinnen in diesen Level eingeschlossen. 26 Patientinnen wurden zwischen 6/97 und 10/97 rekrutiert und erhielten 140 Therapiezyklen. Nur 1/8 Patientinnen in Dosislevel 1 (60 mg/m^2 Epirubicin) entwickelte eine DLT (Neutropenie Grad 4 > 7 Tage), so daß weitere 8 Patientinnen in Level 2 (75 mg/m^2 Epirubicin) aufgenommen wurden. Da in diesem Level 4/8 Patientinnen eine DLT erreichten (Neutropenie Grad 4 > 7 Tage, neutropenisches Fieber), konnte keine weitere Dosiseskalation durchgeführt werden. Zur Bestätigung der MTD wurden weitere 10 Patientinnen in Level 1 eingeschlossen. Bei den insgesamt 18 Patientinnen in diesem Dosislevel wurde nur bei 2 Patientinnen eine DLT erreicht (Neutropenie Grad 4 > 7 Tage, Thrombopenie Grad 4); damit war die MTD für ET-Carbo (60 mg/m^2 +175 mg/m^2 3 h + AUC 5) bestätigt. Bei der Analyse des höchsten Grades pro Patientin wurden folgende Toxizitäten beobachtet: Eine Neutropenie Grad 4 trat bei 62,5% und 87,5% der Patientinnen in Level 1 und 2 auf; eine Thrombopenie Grad 3/4 trat bei 29% und 75% in Level 1 und 2 auf; sowohl sekundäres G-CSF als auch Antibiotika und Bluttransfusionen wurden häufiger in Level 2 verabreicht; schwere nicht-hämatologische Toxizitäten wurden nicht beobachtet. Bei 5/8 Patientinnen in Level 2 war eine Dosisreduktion im Laufe der Therapie notwendig.

Bei 6 Patientinnen mit primärem Ovarialkarzinom lag ein meßbarer Tumor vor. 4 Patientinnen erreichten eine Komplett- und 1 Patientin eine Partialremission. 10/14 Patientinnen mit nicht meßbarem Tumor wiesen keinen Hinweis auf einen Tumor bei Therapieende auf, 3 von diesen Patientinnen erhielten eine Second-look-Operation, wobei 2x eine pathologische Komplettremission und einmal nur mikroskopischer Tumornachweis beschrieben wurden. Bei 2/21 Patientinnen trat eine Progression auf.

Ähnliche Ergebnisse wurden auch von anderen Arbeitsgruppen, die im Rahmen von Phase-I/II-Studien die Dreierkombination eines Anthrazyklins mit einem Platinanalogon und Paclitaxel untersucht haben, berichtet [6, 7, 8, 9, 10, 11]. Unsere Ergebnisse führten dazu, die Kombination ET-Carbo im Rahmen einer Phase-III-Studie der AGO weiter zu evaluieren.

AGO-Protokoll OVAR-5

Im November 97 wurde die prospektiv randomisierte Phase-III-Studie *OVAR-5* in internationaler Kooperation mit der französischen GINECO-Gruppe gestartet. Bei Patientinnen mit Ovarialkarzinom FIGO IIB-IV wird die Dreierkombination ET-Carbo mit einer Standardtherapie, bestehend aus Carboplatin AUC 5 und Paclitaxel 175 mg/m^2, verglichen. In beiden Armen werden 6 Zyklen in 3wöchigem Abstand appliziert. 800 Patientinnen müssen rekrutiert werden, damit ein 8%-Unterschied im 3-Jahres-Gesamtüberleben, wie ihn die Metaanalysen für eine Addition von Anthrazyklinen zu einer Platintherapie beschrieben haben, als signifikant erkannt werden kann. Innerhalb der ersten

10 Monate konnten bereits mehr als 500 Patientinnen in die Strudie aufgenommen werden. Eine Interimsanalyse liegt noch nicht vor. Diese AGO-Studie ist derzeit noch offen, und Protokolle können im Studiensekretariat (Fax: 0721 8108 3801) angefordert werden.

Literatur

1. McGuire WP, Hoskins WJ, Brady MF et al. (1996) Cyclophosphamide and cisplatin compared with paclitaxel and cisplatin in patients with stage III and stage IV ovarian cancer. N Engl J Med 334: 1–6
2. du Bois A, Richter B, Warm M et al. (1998) Cisplatin/paclitaxel vs carboplatin/paclitaxel as 1st-line treatment in ovarian cancer. Proc Am Soc Clin Oncol 17, abstr 1395
3. Ovarian Cancer Meta-Analysis Project (1991) Cyclophosphamide, doxorubicin, and cisplatin chemotherapy for ovarian carcinoma: a meta-analysis. J Clin Oncol 9: 1668–1674
4. A'Hern RP, Gore ME (1995) Impact of doxorubicin on survival in advanced ovarian cancer. J Clin Oncol 45: 726–732
5. Fanning J, Bennett TZ, Hilgers RD (1992) Metaanalysis of cisplatin, doxorubicin, and cyclophosphamide versus cisplatin and cyclophosphamide chemotherapy of ovarian carcinoma. Obstet Gynecol 80: 954–960
6. Naumann RW, Alvarez RD, Omura GA et al. (1997) A phase I study of paclitaxel and cisplatin with escalating doses of doxorubicin in patients with previously untreated epithelial ovarian cancer. Proc Am Soc Clin Oncol 16, abstr 1333
7. Hill ME, Moore J, Johnston SR et al. (1997) G-CAT (G-CSF, cis/carboplatin, Adriamycin® and Taxol®) for advanced ovarian cancer: active but toxic. Proc Am Soc Clin Oncol 16, abstr 1321
8. Dimipoulos MA, Papadimitriou CA, Akrivos T et al. (1997) Paclitaxel, cisplatin and epirubicin with G-CSF for newly diagnosed patients with epithelial ovarian cancer. Proc Am Soc Clin Oncol 16, abstr 1313
9. Greggi S, Benedetti-Panici P, Amoroso M et al. (1998) Phase I trial of dose-escalated epirubicin (E), and paclitaxel (T), in combination with cisplatin (P) + G-CSF in advanced ovarian cancer (AOC). Proc Am Soc Clin Oncol 17, abstr 1411
10. Brunetti I, Tanganelli L, Romanini A et al. (1998) Epidoxorubicin (EPIDOX), carboplatin (CBDCA) and paclitaxel (PTX) in advanced epithelial ovarian cancer (AEOC). Proc Am Soc Clin Oncol 17, abstr 1350
11. Kristensen GB, Trope C (1998) Carboplatinum, paclitaxel, and epirubicin combination as first-line chemotherapy in ovarian cancer. Gynecol Oncol 68: 117, abstr 184

Zusammenfassung Aktuelle Entwicklung der Therapie des Ovarialkarzinoms Stand der klinischen Forschung in Deutschland – die AGO-Studien

H. G. Meerpohl

In der Primärbehandlung epithelialer Ovarialkarzinome konnten in den letzten Jahren erkennbare Fortschritte erzielt werden. In 6 Einzelbeiträgen unternahmen Mitglieder

der AGO-Studiengruppe den Versuch, abgeschlossene und aktuelle Studienprojekte zur medikamentösen Therapie fortgeschrittener Ovarialkarzinome zu präsentieren und mit einem großen Kreis interessierter Kolleginnen und Kollegen Perspektiven und Zukunftaspekte zu diskutieren.

Im ersten Beitrag analysierte *H. J. Lück (Frauenklinik Oststadtkrankenhaus Hannover)* die Entwicklung und die Aktivitäten der gynäkologischen Onkologie in Deutschland in den späten 80er und frühen 90er Jahren aus der Sicht der Studiengruppe. Er kam zu der Feststellung, daß sich die deutsche Gynäkologie im Vergleich zu anderen europäischen Ländern (z. B. die Niederlande, Italien oder Skandinavien) bisher nur in sehr begrenztem Umfang aktiv an der Planung und Entwicklung neuer Therapiekonzepte beteiligen konnte.

Als mögliche Ursachen und als Erklärung arbeitete der Referent u. a. folgende Punkte heraus:

1. In der Vergangenheit konnten in Deutschland klinische Studien mit aktuellen Fragestellungen und hinreichenden Patientenzahlen nur sehr vereinzelt erfolgreich durchgeführt und abgeschlossen werden. Beispielhaft wurden zwei in den 80er Jahren begonnene prospektiv randomisierte Studien erwähnt. (*GOCA-3*-Studie und *GTOC*-Studie) Beide Studien wurden erst zu einem Zeitpunkt beendet und publiziert, als die mit diesen Studien verbundenen Fragestellungen in der internationalen Diskussion bereits als beantwortet angesehen wurden.
2. Im Vergleich zu anderen europäischen Ländern oder Kliniken und Instituten in den Vereinigten Staaten ist die Infrastruktur an den meisten Universitätsfrauenkliniken und den großen nicht-universitären Frauenkliniken nach wie vor schlecht und behindert zum Teil die aktive Teilnahme an national oder international organisierten klinischen Studien. Insbesondere sind die Patientenrekrutierung, die Datendokumentation sowie das Daten-Monitoring nicht professionell gelöst und entsprechen häufig nicht den Voraussetzungen für die Erfüllung von GCP-Qualitätsstandards.
3. Als weiterer Punkt wurde vom Referenten darauf hingewiesen, daß trotz erheblicher Anstrengungen die gynäkologische Onkologie innerhalb des Fachgebiets Frauenheilkunde und auch innerhalb der Onkologie unverändert nur eine untergeordnete Stellung einnimmt.
4. Wissenschaftlichen Individualinteressen und Einzelprojekten, die sich zum Teil stark überlappen, wird insbesondere in den Universitätskliniken bei der Planung häufig Vorrang vor der Teilnahme an multizentrischen klinischen Studien eingeräumt.
5. Unverändert bestehen Berührungsängste zwischen wichtigen Repräsentanten des Fachgebietes und Vertretern der Industrie, wenn es um die Zusammenarbeit bei klinischen Studien allgemein und speziell um die Teilnahme an Phase-III-Studien geht.

Eine erfreuliche und im Ansatz positive Entwicklung ist seit 1993 zu erkennen. Seit dieser Zeit hat die AGO-Studiengruppe Ovarialkarzinom zunächst in einer Dosisfindungsstudie die Kombination Carboplatin/Paclitaxel in der First-line-Therapie des fortgeschrittenen Ovarialkarzinoms geprüft. Diese Studie gehörte international zu den ersten, die Carboplatin nach der Calvert-Formel dosiert haben. Wesentlicher Vorteil dieses Vorgehens ist die deutliche Absenkung des Thrombopenie-Risikos. Für die sich anschließende Phase-III-Studie (*Ovar-3*-Studie), an der mehr als 100 Kliniken im gesamten Bundesgebiet teilgenommen haben, wurde zunächst mit finanzieller Unterstützung der Pharmaindustrie eine valide Infrastruktur aufgebaut. Wesentliche Punkte dieser Struktur sind die Etablierung regionaler Studienleitzentren, eine eigene Statisitik, die Einrichtung eines zentralen Studiensekretariats in Karlsruhe sowie ein regelmäßiges Monitoring vor Ort.

Im zweiten Referat berichtete *A. du Bois (Frauenklinik St. Vincentius-Krankenhaus Karlsruhe)* über eben diese 10/95 begonnene und 11/97 mit 798 Patientinnen abgeschlossene prospektiv randomisierte Phase-III-Studie zum Therapievergleich Carboplatin/Paclitaxel und Cisplatin/Paclitaxel.(*OVAR-3*-Studie). Sie wurde erstmals national allen Entscheidungsgremien zur Begutachtung vorgelegt und u.a. von der Deutschen Krebsgesellschaft als förderungswürdig zertifiziert. Nicht zuletzt wegen der ungewöhnlich raschen Rekrutierung fand diese Studie auch frühzeitig internationales Interesse. Die Fragestellung der Studie ist die Gleichwertigkeit von Carboplatin/Paclitaxel und Cisplatin/Paclitaxel in der Primärbehandlung primär fortgeschrittener Ovarialkarzinome des Stadiums IIb bis IV. Das Ergebnis der Studie erbrachte keine signifikanten Unterschiede bei den Endpunkten Remission, progressionsfreies Intervall und Überleben. Ein wesentlicher Unterschied konnte aber in den Nebenwirkungsprofilen zugunsten der Kombination Carboplatin/Paclitaxel herausgearbeitet werden. Unter der Therapie mit Carboplatin/Paclitaxel werden seltener febrile Neutropenien, Nausea und Emesis Grad III und IV (18 vs. 6%) und periphere Neuropathie (8 vs. 14%) beobachtet. Häufiger werden unter der Therapie mit Carboplatin/Paclitaxel im Vergleich zu Cisplatin/Paclitaxel Neutropenien Grad III–IV (31 vs. 19%) und Thrombopenien beobachtet (19 vs. 1%).

Im dritten Referat von *W. Meyer, (Univ. Frauenklinik Großhadern München)* wurden aktuelle Studien der AGO-Studiengruppe zur Second-line-Therapie vorgestellt. Die Einschlußkriterien dieser Studien berücksichtigen die Art der Vorbehandlung sowie den Zeitraum zwischen Ende der Primärtherapie und Auftreten des Rezidivs. (< 6 Monate, 6–12 Monate, > 12 Monate) Neben endokrinen Therapien (GnRH-Analogon) werden neue Substanzen (Topotecan) und Therapiekombinationen geprüft. Keine dieser Studien hat bisher die Patientenaufnahme abgeschlossen. Aussagen oder gar Schlußfolgerungen lassen sich noch nicht ziehen.

Parallel zur Entwicklung einer konventionellen Primärtherapie (Carboplatin/Paclitaxel) wurde seit 1995 in einer multizentrischen Phase-I- und -II-Studie ein Hochdosisprotokoll für die Primärbehandlung des Ovarialkarzinoms geprüft. Insgesamt 19 Zentren in Deutschland haben sich an diesem Protokoll beteiligt. *V. Möbus (Univ.-Frauenklinik Ulm)* stellte die Einzelheiten vor. Der innovative Ansatz besteht darin, daß nach zwei Induktionszyklen (Cyclophosphamid/Taxol) als sog. Mobilisations-Chemotherapie insgesamt 3 weitere Zyklen einer Hochdosistherapie angeschlossen werden. Im Hochdosisarm wird Carboplatin als die wichtigste Substanz eingesetzt. (Dosis-Eskalation AUC 18 bis AUC 22). In den zwei ersten Hochdosiszyklen wird Carboplatin mit Taxol (250 mg/m^2 KO) kombiniert, im dritten Hochdosiszyklus erfolgte die Kombination mit Etoposid (1600 mg/m^2 KO) und Melfalan (140 mg/m^2 KO). Die Therapiedauer einschließlich Mobilisationsphase beträgt etwa 3,5 Monate. Insgesamt 49 Patientinnen mit einem Ovarialkarzinom der Stadien FIGO III und IV wurden in die Studie aufgenommen. Alle Patientinnen mußten eine vorangehende Operation mit Hysterektomie, Adnexektomie und Omentektomie erfolgreich hinter sich gebracht haben. Eine Patientin ist therapiebedingt verstorben. Die hämatologische Toxizität lag im erwarteten Rahmen. Eine Neutropenie mit Neutrophilen < 500/µl war im Median nicht länger als 5 Tage. Die mediane Dauer der Thrombopenie (< 20.000/µl) wurde mit 6 Tagen nach dem 1. und 2. Hochdosiszyklus und mit 9 Tagen nach dem 3. Kurs angegeben. Bei 25 von 29 auswertbaren Patientinnen konnte eine CR/NED beobachtet werden. Bei 15/29 Patientinnen ist im Beobachtungszeitraum bereits ein Rezidiv/eine Progression eingetreten. Die vorgestellte Phase-II-Studie wurde vom Referenten als die weltweit bisher einzige multizentrische Studie zur primären Hochdosistherapie des Ovarialkarzinoms vorgestellt.

Die Erfahrungen dieser Studie zeigen, daß ein solches Protokoll mit einigen Modifikationen auch in eine Phase-III-Studie übernommen werden kann. Die AGO-Arbeitsgruppe hat daher im September 1998 ein solches gemeinsames Projekt der AGO und der AIO im Rahmen einer multizentrischen Studie gestartet. In diesen Studien werden Patienten mit dem Stadium FIGO IIb bis IV und jünger als 60 Jahre zwischen einer Hochdosistherapie und einer Standardtherapie randomisiert. Für die Standardtherapie ist eine Randomisation in zwei Therapiearme (Carboplatin/Taxol vs. Carboplatin/Taxol/Epirubicin) vorgesehen. Mit der Wahl der Standardtherapie ist eine Vernetzung der Daten der Hochdosisstudie mit der parallel laufenden AGO-Therapiestudie *(Ovar-5-Studie)* möglich.

In einem weiteren Beitrag skizzierte *A. du Bois (Frauenklinik St. Vincentius KH Karlsruhe)* andere aktuelle Studienprojekte. Die Arbeitsgruppe hat sich entschlossen, eine Dreierkombination mit Epirubicin/Paclitaxel und Carboplatin (ET-Carboplatin) in der Primärtherapie zu untersuchen. Dazu wurden insgesamt 26 Patientinnen in einer Phase-II-Studie vorab behandelt. Im Ergebnis werden Wirksamkeit und Verträglichkeit als akzeptabel eingestuft. Basierend auf diesen Erfahrungen, konnte im November 1997 eine neue prospektiv randomisierte Phase-III-Studie initiiert werden (*OVAR-5*-Studie). Diese Studie ist als internationale Kooperationsstudie zusammen mit der französischen Arbeitsgruppe GINECO konzipiert. Patientinnen mit einem Ovarialkarzinom der Stadien IIb-IV werden nach Primäroperation entweder mit der Dreierkombination ET-Carboplatin oder der Standardkombination Carboplatin (AUC 5) und Paclitaxel (175 mg/m^2 KO) behandelt. In beiden Armen werden 6 Zyklen in dreiwöchigem Abstand appliziert. Ziel der Studie ist es, 800 Patientinnen innerhalb von 15 bis 20 Monaten zu rekrutieren. Statistische Vorgabe ist, einen Unterschied von etwa 8% im 3-Jahres-Gesamtüberleben zwischen den beiden Therapiearme zu erfassen. Ein solcher Unterschied kann unter den genannten Voraussetzungen signifikant erkannt werden. Besonders erfreulich war die Schlußbemerkung des Referenten, daß nach einer Laufzeit von nur 10 Monaten (Stand: September 1998) bereits mehr als 500 Patientinnen in diese Studie rekrutiert worden sind und damit erneut die erfolgreiche Arbeit der AGO-Studiengruppe unterstrichen wird.

Als letzter Referent versuchte *H. G. Meerpohl (Frauenklinik St. Vincentius KH Karlsruhe)* eine Zusammenfassung und einen Ausblick. Platin/Paclitaxel-Kombinationen sind die neue Standardtherapie in der Primärbehandlung epithelialer Ovarialkarzinome, die die bisherige Standardtherapie, bestehend aus Platin und einem Alkylanz, ablösen werden. An dieser Entwicklung ist erstmals eine deutsche Studiengruppe mit einer international akzeptierten Key-Studie beteiligt – eine erfreuliche und bemerkenswerte Feststellung.

Diese erfreulichen Fakten dürfen aber nicht darüber hinwegtäuschen, daß sich die Kurationsrate für Patientinnen mit einem epithelialen Ovarialkarzinom durch die neue Standardtherapie allenfalls marginal verbessern wird. Die langfristige Effektivität der aktuell verfügbaren Zytostatika wird durch drei Faktoren entscheidend limitiert:

1. durch eine frühzeitige Resistenzentwicklung,
2. durch die zum Teil erhebliche Toxizität der aktiven Substanzen und
3. durch Limitierungen der Zugangswege zur Tumorzelle (Sanctuaries).

Der Überwindung der Zytostatika-Resistenz gilt zur Zeit die besondere Aufmerksamkeit der klinischen Forschung (doisisintensivierte Chemotherapie, Hochdosis-Chemotherapie). Daneben sollten in der Zukunft aber auch andere Aspekte bei der Planung klinischer Studien und Prüfung neuer klinischer Therapiekonzepte besondere Beachtung finden:

- die Optimierung der aktuellen Standardtherapie,
- die Prüfung neuer (aktiver) Substanzen in prospektiv randomisierten Studien,
- die Identifikation prädiktiver Faktoren für die Wirksamkeit einer Chemotherapie,
- die Entwicklung neuer biologischer/gentherapeutischer Behandlungsansätze als additive Maßnahme oder als Konsolidierungstherapie.

Die sehr rege Diskussion nach Abschluß der Referate belegte eindrücklich, daß unter den Gynäkologen in Klinik und Praxis ein breites Interesse daran besteht, kooperativ an der Lösung einzelner offener Fragen aktiv mitzuarbeiten.

Einfache versus zweifache Hochdosis-Chemotherapie mit Stammzelltransplantation beim chemotherapiesensiblen metastasierten Mammakarzinom

U. Nitz, M. Frick, S. Mohrmann, N. Kröger, A. Fossari, A. Zander, H. G. Bender

Fragestellung

Mit medianen Überlebenszeiten von etwa 2 Jahren gilt das metastasierte Mammakarzinom als inkurables Erkrankungsstadium. Da z. B. selbst nach antrazyklinhaltiger Polychemotherapie die Rate der rezidivfrei Überlebenden nach 5 Jahren bei 3,1% liegt [1], gilt derzeit allgemein die Behandlungsdevise: nihil nocere.

Ganz im Gegensatz hierzu werden in Studien zur stammzellgestützten Hochdosis-Chemotherapie (HDC) in der Primärtherapie des metastasierten Mammakarzinoms deutlich höhere Toxizitäten, ja sogar eine therapiebedingte Mortalität von 2–4% in Kauf genommen [2]. Die Datengrundlage für dieses Vorgehen bilden zahlreiche Pilotstudien, die uniform rezidivfreie Überlebensraten zwischen 17 und 26% nach zwei Jahren zeigten [3–6].

Eine erste prospektiv randomisierte Studie, die eine Tandem-HDC versus eine konventionelle Chemotherapie bei unselektionierten Patientinnen mit metastasiertem Mammakarzinom prüfte, wurde von Bezwoda et al. veröffentlicht [7]. Nach einer medianen Nachbeobachtungszeit von 140 Wochen waren 18% der Patientinnen im HDC-Arm und 3% im konventionellen Arm rezidivfrei. Seither wurden international mehrere Phase-III-Studien initiiert, die ebenfalls HDC versus konventionelle Chemotherapie testen. In der Bundesrepublik gibt es zwei laufende Phase-III-Studien, wovon eine von der AGO unterstützt wird. Das Projekt wurde von der WSG (Westdeutsche Studiengruppe, UFK Düsseldorf) in Kooperation mit der Arbeitsgruppe um Zander/ Jonat als multizentrische Studie 4/97 gestartet. Die Indikation zur HDC im Stadium IV wird nur bei ER- oder hormonrefraktären chemotherapiesensiblen Tumoren gestellt. Nach den Erfahrungen aus dem amerikanischen Transplantationsregister hat diese Untergruppe den größten Vorteil von einer HDC zu erwarten. Die Studie vergleicht einmal versus zweimal HDC. Als HDC-Protokoll wurde das meistverwendete amerikanische Standardprotokoll (STAMP V), welches auch als Tandem-HDC untersucht ist, ausgewählt. Ausschlaggebend für das Design der Studie waren folgende Überlegungen:

- Das ausgewählte Chemotherapieprotokoll (STAMP V) wird bereits von zwei großen Arbeitsgruppen gegen eine konventionelle Chemotherapie getestet.

- Zahlreiche Arbeitsgruppen (auch die beiden bundesdeutschen) arbeiten mit Tandem-HDC, obwohl hierfür bislang bei keiner Tumorentität der Überlegenheitsnachweis geführt wurde.
- Die Fagestellung erscheint in Hinblick auf die Toxizität und nicht zuletzt in Hinblick auf die eingeschränkten bundesdeutschen Transplantationskapazitäten interessant.

Methoden

Prospektive, randomisierte Phase-III-Untersuchung
Einschlußkriterien:

- metastasiertes Mammakarzinom,
- ER-negativ oder hormonrefraktär,
- Alter: 18–60 Jahre; AZ: ECOG < 2,
- komplette oder partielle Remission nach 4–6 Kursen einer konventionellen Induktions-Chemotherapie (E/Taxol oder E/Taxotere, EC, AC, CMF, NC etc.).

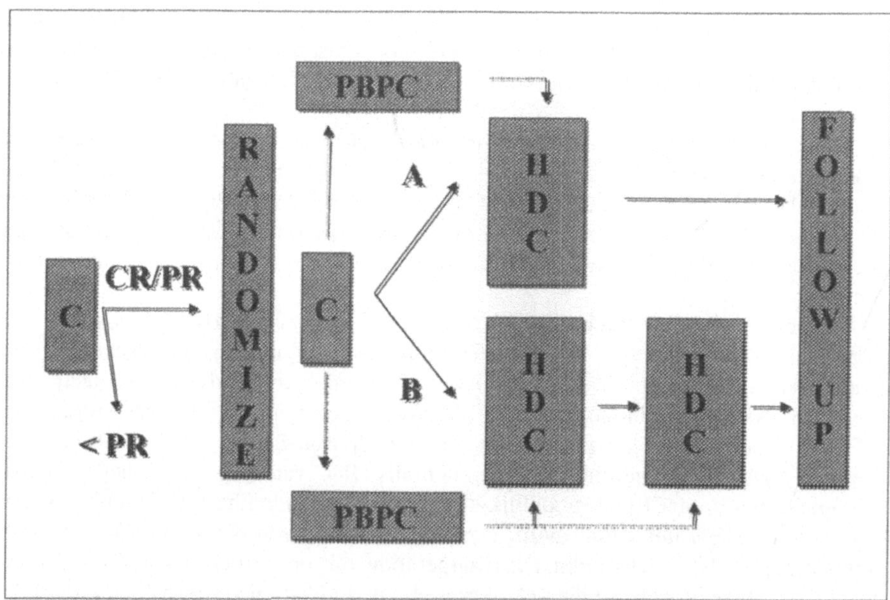

Abb. 1. Flußdiagramm

Behandlung STAMP V (CTCb):

Thiotepa	125 mg/m²/d (2 h)	d – 6 bis – 3
Cyclophosphamid	1.500 mg/m²/d (1 h)	d – 6 bis – 3
Carboplatin	200 mg/m²/d (2 h)	d – 6 bis – 3
PBPC Reinfusion		d 0
Filgrastim (G-CSF)	5 ug/kg/kg/d	d 0 bis engraftment

Studienziele:

- primär: Vergleich von Ansprechen, rezidivfreiem und Gesamtüberleben,
- sekundär: Vergleich von Toxizität, Lebensqualität, Therapiedauer/-kosten.

Ergebnisse

Seit 4/97 wurden 91 Patientinnen randomisiert. Die frühen Daten von 58 Patientinnen wurden ausgewertet.

Alter: 28–62 Jahre (Mittelwert:46 Jahre)

Metastasierung: viszeral 35; rein ossär 23

Apherese: Monozentrische Daten (Düsseldorf) zeigten, daß die Patientinnen mit Epirubicin/Taxan + G-CSF gut mobilisierbar waren. 14/16 Patientinnen benötigten </= 2 Apheresen, 1 Patientin 3 und 1 Patientin 4 Apheresen. Die Ausbeute lag im Median bei 8,7 x 10^6 CD34+ Zellen/kg (4,2 – 49 x 10^6)

Tabelle 1. Hämatologische Toxizität

•	• 1. HDC	• 2. HDC
• Leuko < 1 G/L	• 8 Tage (5 – 13)	• 9 Tage (7 – 9)
• Thr < 20 G/L	• 4 Tage (2 – 9)	• 4 Tage (2 – 7)

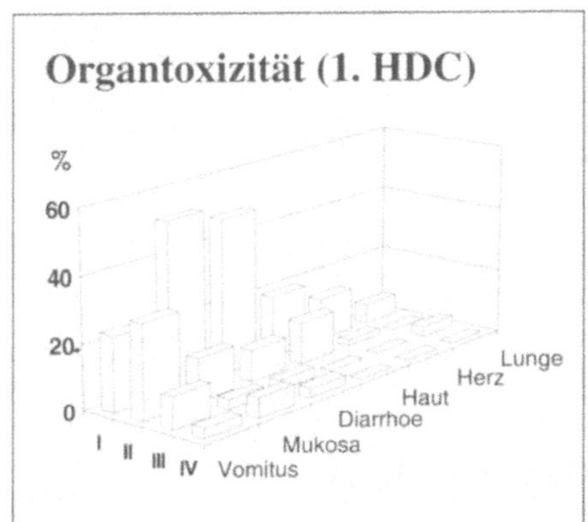

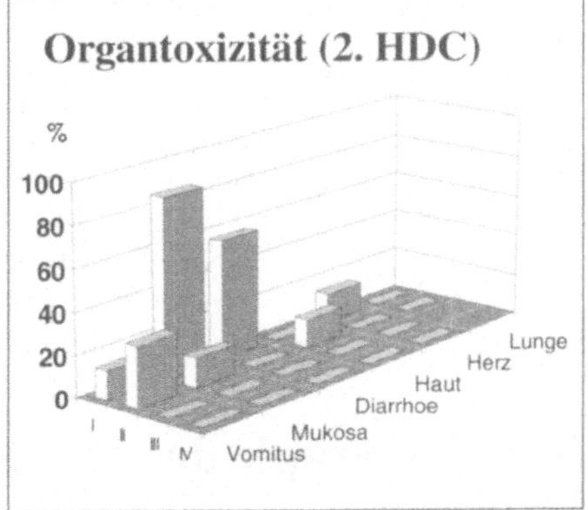

Abb. 2. Organtoxizität

Es gab einen therapieassoziierten Todesfall infolge Septikämie bei einer Patientin, die einen HDC-Kurs erhalten hatte.

Schlußfolgerungen

- Die Fragestellung der Untersuchung ist bisher international nicht bearbeitet, ist komplementär zu den anderen bundesdeutschen Projekten und insbesondere vor

dem Hintergrund der beschränkten Kapazitäten von erheblicher gesundheitspolitischer Bedeutung.
- Die Randomisationszahlen sind in den letzten Monaten befriedigend, so daß die Zielzahlen erreichbar scheinen.
- Die HDC ist als Tandem multizentrisch gut durchführbar.

Literatur

1. Greenberg PAC, Hortobagyi GN, Smith TL, Zigler LD, Frye DK, Buzdar AU (1996) Long-term follow-up of patients with complete remission following combination chemotherapy for metastatic breast cancer. J Clin Oncol 14: 2197–2205
2. Antman K, Rowlings PA, Vaughan WP, Pelz CJ, Fay JW, Fields KK, Freytes CO, Gale RP, Hillner BE, Holland HK, Kennedy MJ, Klein JP, Lazarus HM, McCarthy PL, Saez R, Spitzer G, Stadtmauer EA, Williams SF, Wolff S, Sobocinski KA, Armitage JO, Horowitz MM (1997) High-dose chemotherapy with autologous hematopoietic stem-cell support for breast cancer in North America. J Clin Oncol 15: 1870–1879
3. Dunphy FR, Spitzer G, Dicke KA, Buzdar AU, Hortobagyi GN (1989) Tandem high-dose chemotherapy as intensification in stage IV breast cancer. Bone Marrow Transplantation, Current controversies: 245–251
4. Kennedy MJ, Beveridge RA, Rowley SD, Gordon GB, Abeloff MD, Davidson NE (1991) High-dose chemotherapy with reinfusion of purged autologous bone marrow following dose intense induction as initial therapy for metastatic breast cancer. J Natl Cancer Inst 83: 920–926
5. Williams SF, Mick R, Dresser R, Golick J, Beschorner J, Bitran J (1989) High-dose consolidation therapy with autologous stem cell rescue in stage IV breast cancer. J Clin Oncol 7: 1824–1830
6. Antman K, Ayash L, Elias A, Wheeler C, Hunt M, Eder J P, Teicher BA, Critchlow J, Bibbo J, Schnipper LE, Frei III E (1992) A phase II study of high-dose cyclophosphamide, thiotepa and carboplatin with autologous marrow support in women with measurable advanced breast cancer responding to standard dose therapy. J Clin Oncol 101: 102–110
7. Bezwoda WR, Seymour L, Dansey RD (1995) High-dose chemotherapy with hematopoietic rescue as primary treatment for metastatic breast cancer: a randomized trial. J Clin Oncol 1310: 2483–2489

Immuntherapie des Mammakarzinoms – Möglichkeiten und Grenzen

G. Bastert

Vorbemerkung

Die Molekularbiologie hat der Onkologie weite neue Felder eröffnet, so auch die Möglichkeit für naturwissenschaftlich begründbare Immuntherapien. Am Beispiel des Mammakarzinoms soll dies erläutert werden. Wenn es um eine Immuntherapie in diesem Sinn geht, dann versteht man darunter die medikamentöse Beeinflussung der Immunreaktion, z. B. durch die Gabe von Immunglobulinen oder durch eine Immunisierung. Im vorliegenden Fall soll eine Reaktion zwischen einem Antigen der Tumorzellen und Antikörpern bzw. Immunzellen induziert werden, wobei zytotoxischen T-Zellen oder antiidiotypischen Antikörpern innerhalb des sog. immunologischen Netzwerkes eine besondere Rolle zukommt. Vorbedingung für die Entwicklung einer Immuntherapie ist das Auffinden von möglichst tumorspezifischen Antigenen. Die 1975 von Köhler und Milstein entwickelte Hybridomtechnik zur Herstellung monoklonaler Antikörper durch immortalisierte B-Lymphozyten war eine Voraussetzung für die jetzt in die Klinik übertretenden ersten Immuntherapien beim Mammakarzinom.

Bei den hier vorgestellten vier Beispielen wählte man als Antigen im ersten Fall das HER2/neu- oder c-erb B2-Protein, ein transmembranöses Phosphoglycoprotein, das zu dem Epidermal Growth Factor Receptor große Homologien aufweist und bei 25–30% aller Mammakarzinome überexprimiert wird. Im zweiten Beispiel wird MUC1, ein muzinähnliches Glykoprotein, das ebenfalls transmembranös angeordnet und in unterglykosilierter Form bei 96% aller Mammakarzinome nachweisbar ist, vorgestellt. Im dritten Beispiel wird ein synthetisch hergestelltes Carbohydrat-Sialyl-TN, das eine Epitopstruktur des MUC1 imitiert und mit einem Adjuvans, dem Keyhole Limpet Hämocyanin, konjugiert ist, dargestellt.

Im vierten und letzten Beispiel wird ein von nahezu allen soliden Tumoren exprimierter *Vascular-Endothelial-Growth-Factor*, der im Zusammenspiel mit VEGF-Rezeptoren auf aktivierten Tumorgefäßendothelien den Aufbau eines tumoreigenen Gefäßsystems ermöglicht und dessen Blockade, z. B. mit monoklonalen Antikörpern, eine aussichtsreiche Tumorstromatherapie werden kann, erläutert.

In aller Regel werden monoklonale IgG-Globuline murinen Ursprungs mit der Hybridomtechnik hergestellt und nativ oder als Fab2-Fragmente oder, wie bei dem Beispiel Herceptin, in humanisierter Form zur Therapie eingesetzt.

Herceptin

Eine Überexpression von HER2/neu bzw. c-erb B2 kann bei 28% aller invasiven und nichtinvasiven Mammakarzinome nachgewiesen werden, die somit Kandidaten für eine Therapie mit Herceptin sind. Interessant ist, daß die Überexpression des Protoonkogens HER2 bzw. c-erb B2 eine *prognostische* und gleichzeitig auch eine *prädiktive* Bedeutung hat. *Prognostisch* bedeutet die Überexpression von HER2 eine erhöhte Metastasierungswahrscheinlichkeit und eine verkürzte Gesamtüberlebenszeit, also eine schlechte Prognose. *Prädiktiv* bedeutet die Überexpression von HER2 eine *erhöhte* Ansprechwahrscheinlichkeit auf eine anthrazyklinhaltige, also adriamycin- oder epirubicinhaltige Chemotherapie, ferner eine *erniedrigte* Ansprechwahrscheinlichkeit auf Antiöstrogene wie z. B. Tamoxifen, da HER2 überexprimierende Mammakarzinome meist hormonrezeptornegativ sind. *Prädiktiv* ist die Überexpression von HER2 darüber hinaus, wie bereits erwähnt, als Voraussetzung für eine erfolgversprechende Therapie mit dem chimären monoklonalen Antikörper Herceptin zu werten. Kürzlich wurde Herceptin von der FDA als Single Agent in der Second- und Third-line-Therapie und in Kombination mit Taxol in der First-line-Therapie des metastasierenden Mammakarzinoms als Fast Track Product zugelassen. Der humanisierte MAb HER2 bindet an die extrazelluläre Domäne des HER2-Protein, d.h. des p185, und blockiert damit die Wirkung von Epidermal Growth Factor (EGF) an seinem Rezeptor.

Zunächst wurden 222 Patientinnen mit einem HER2-überexprimierenden metastasierenden Mammakarzinom, die zwei oder drei Chemotherapien zuvor erhalten hatten und erneut in die Progression eingetreten waren, mit einer Herceptin-*Mono*therapie behandelt, wobei zunächst 4 mg/kg und in der Folge 2 mg/kg/Woche gegeben wurden. Zwei Kliniken aus Deutschland, so auch unsere, konnten an dieser Studie teilnehmen. 15% der Patientinnen erlebten durch die Herceptin-Monotherapie eine komplette oder partielle Remission. Die Remissionsdauer betrug 8,4 Monate, das mediane Überleben 13 Monate. Neunmal wurde, vor allen Dingen bei anthrazyklinvorbehandelten Patientinnen, eine myokardiale Dysfunktion als Nebenwirkung beobachtet. Die Studie wurde 1998 auf dem ASCO-Meeting von Frau Melody Cobleigh vorgestellt.

Eine zweite internationale Multicenterstudie, an der von rund 100 Kliniken sich auch 12 aus Deutschland, so auch unsere, beteiligen konnten, ist für die Zulassung von Herceptin besonders wichtig gewesen und wurde von Slamon et al. ebenfalls auf dem ASCO-Meeting, 1998, vorgetragen. 469 Patientinnen mit metastasierendem Mammakarzinom und HER2-Überexpression des Primärtumors erhielten als erste Therapie entweder Adriamycin/Cyclophosphamid oder Taxol und im zugehörigen Vergleichsarm eine der genannten Chemotherapien plus Herceptin. Durch die Hinzunahme von Herceptin konnte bei Adriamycin/Cyclophosphamid die Ansprechrate von 42,1% auf 64,9%, also um 22,8%, und bei Taxol von 25,0% auf 57,3%, also um 22,3%, erhöht werden. Die progressionsfreie Zeit stieg durch Herceptin bei Adriamycin/Cyclophosphamid um 2,5 und bei Taxol um 2,9 Monate. Faßt man beide Chemotherapieprotokolle zusammen, stieg durch die Hinzunahme von Herceptin die Ansprechrate von 36,2% auf 62%, also um 25,8%, und die progressionsfreie Zeit von 5,5 auf 8,6 Monate, also um 3,1 Monate. Allerdings stieg die Rate von myokardialen Dysfunktionen bei anthrazyklinhaltiger Therapie von 7 auf 28%.

Es ist festzustellen, daß der den EGF-R blockierende humanisierte MAb Herceptin bei HER2-Überexpression eine faszinierend neue immuntherapeutische Option darstellt, deren Stellenwert in der präoperativen, d. h. primären und adjuvanten Therapiesituation noch ausgelotet werden muß, immer dann, wenn eine HER2-Überexpression im Primärtumor nachweisbar ist.

MUC1 Antikörper BM7

Nun zu dem zweiten Beispiel einer Immuntherapie beim Mammakarzinom, mit dem meine Arbeitsgruppe, allen voran Herr Priv.-Doz. Dr. Kaul, bestens vertraut ist.
1980 entwickelten wir murine MAb gegen menschliche Mammakarzinome durch Immunisierung von Mammakarzinomen, die wir auf thymuslosen Nacktmäusen gezüchtet hatten. Das Antigen, das wir zunächst nicht kannten, fanden wir auch in T47D-Zellen, einer menschlichen Mammakarzinomzellinie. Bei seiner weiteren Charakterisierung stießen wir, wie auch andere Arbeitsgruppen, auf das humane Brustmuzin MUC1. Es handelt sich um ein sehr langes, filamentartiges Transmembranglykoprotein mit einer Länge von 200–500 nm, das im Normalgewebe die apikale Membran von Gangepithelien in Brust, Endometrium und Ovar pelzartig, wie das Langhaarfell eines Angorakaninchens, überzieht und wahrscheinlich vor Umwelteinflüssen schützt.

Brustmucin MUC1 besteht aus einem Coreprotein, das als Besonderheit 25–100 Tandem-Repeat-Sequenzen aufweist, sich also bis zu 100mal wiederholt. Seitlich an dem zentralen Coreprotein sitzen Zuckerseitenketten, die sich dem Coreprotein entsprechend repetitiv wiederholen. Somit ergeben sich als antigenwirksame Epitope einerseits Coreproteinepitope, andererseits Zuckerseitenkettenepitope. Diese bilden gelegentlich knopfartige Strukturen, die als Antigenstrukturen besonders interessant sind. Von besonderer bzw. sogar äußerster Wichtigkeit war nun die Beobachtung, daß sich *normales* Brustmuzin vom Brustmuzin, das von *Karzinomzellen* gebildet wird, gravierend unterscheidet. *Tumorspezifisches* Brustmuzin ist gegenüber dem normalen erheblich unterglykosiliert, wahrscheinlich bedingt durch die überstürzte Bildung, und bildet dadurch neue antigenwirksame Epitope im Bereich der Zuckerseitenketten aus. Ferner wird es nicht mehr an polarisierter Stelle der Membran eingebaut und dadurch in die Blutbahn sezerniert und überexprimiert. 96% aller Mammakarzinome tun dies. Bestimmte MAb erkennen daher nur das *tumor*assoziierte unterglykosilierte MUC1, nicht aber das normale Brustmuzin MUC1. So sieht man am histologischen Schnitt zwar eine Färbung aller Mammakarzinomzellen, nicht aber eine Anfärbung der normalen Duktusepithelien oder Drüsenzellen im Brustdrüsengewebe. Die geschilderten Veränderungen des tumorassoziierten Brustmuzins führen sogar dazu, daß eine gewisse Zahl von Patientinnen humane Anti-MUC1-Antikörper bilden. Diese wurden im Serum von uns aufgefunden. Darüber hinaus konnten wir aus einem axillären Lymphknoten Lymphozyten isolieren, die diese humanen Anti-MUC1-Antikörper produzieren. Mit unseren murinen MUC1-Antikörpern sind wir nach Überprüfung und Gebrauch in der Immunhistologie und Immunhistochemie – so konnten wir Tumoreinzelzellen im Knochenmark und im Ascites einer Mammakarzinompatientin, die nach In-vivo-Applikation von BM7-Antikörpern an die Oberfläche dieser Zellen angekoppelt haben und lediglich mit einem gegen Maus-Globulin gerichteten Globulin, das an einen Farbstoff gekoppelt ist, nachgewiesen wurden – in die Therapie eingetreten. Bislang haben wir 76 MUC1-positive Mammakarzinome mit Tumorzellnachweis vor und auch noch 12 Monate nach adjuvanter Chemo- oder Hormontherapie siebenmal im Abstand von 4 Wochen mit 2,5 oder 20 oder 50 mg BM7-AK intravenös immunisiert und danach erneut auf Tumorzellen im Knochenmark untersucht. Bei der Kontrolle waren ausnahmslos alle Patientinnen im Knochenmark tumorzellfrei, wobei jeweils 1–2 x 10^7 Knochenmarkszellen untersucht wurden. Es könnte sein, daß die mit dem murinen BM7-Antikörper besetzten und somit Fremdeiweiß tragenden Tumorzellen nunmehr vom Immunsystem erkannt und eliminiert werden. Neben dem Surrogat-Marker: Tumorzellnachweis bzw. dessen Verschwinden im Knochenmark haben wir nach Ab_3-Antikörpern, also antiidiotypischen Antikörpern, gefahndet und sie in nahezu allen Fällen gefunden, ferner nach HAMA, also humanen Antimausantikörpern. Wir suchen auch nach MUC1-spezifischen zytotoxischen T-Zellen, die zu finden uns in Einzelfällen gelungen ist. Zahlen zur Reduktion der Metastasierungsrate oder Veränderung der Überlebensrate können wir derzeit noch nicht vorlegen.

Bislang haben wir auch 9 Patientinnen mit metastasierendem Mammakarzinom und positiver Tumorzellcytologie des Knochenmarkes jeweils mindestens viermal im Abstand einer Woche mit jeweils 50 mg BM7-AK als Monotherapie behandelt. In 6 von 9 Fällen verringerte sich die Zellzahl im Knochenmark, aber nur zweimal waren keine Karzinomzellen mehr nachweisbar. Die Nebenwirkungen, die wir bislang bei der BM7-Antikörpertherapie gesehen haben, beschränken sich auf allergische Reaktionen vom Soforttyp in 10% der Fälle. Anämien, die wir aus bestimmten Gründen erwartet hatten, traten bislang in keinem Fall auf. Derzeit sind Versuche mit bispezifischen Antikörpern im Gange, ferner bemühen wir uns um eine Humanisierung unserer MUC1-AK.

Wir hoffen, daß vor allem in der adjuvanten Therapiesituation monoklonale Antikörper gegen tumorspezifisches MUC1 bei geringen Nebenwirkungen eine Verbesserung der Heilungsraten bewirken.

Sialyl-Tn-Antigen (Theratop)

Das dritte Beispiel für eine Immuntherapie beim Mammakarzinom betrifft die Konstruktion von Zuckerseitenkettenepitopen von Muzinen aus der Sialyl-Tn-Reihe. Die Fa. Biomira hat ein entsprechendes Carbohydratkonstrukt hergestellt und mit dem Adjuvans Keyhole Limpet Hämocyanin gekoppelt. Mit diesem Theratope genannten Produkt versucht man, eine aktiv-spezifische Immuntherapie u. a. beim Mammakarzinom durchzuführen. Eine Monotherapie mit Theratope ist bei 50 Fällen mit metastasierendem Mammakarzinom bereits erfolgt und läßt eine Verbesserung der medianen Überlebenszeit um ca. 10 Monate erwarten. Randomisierte Studien, an denen sich auch unsere Klinik beteiligt, sind auf dem Weg.

Tumorangiogenesehemmung

In meinem vierten und letzten Beispiel geht es um die Tumor-Neoangiogenese und den Versuch, diese z. B. mit monoklonalen MAb zu unterbinden. Diese Antiangiogenese, oder auch Tumorstromatherapie genannt, geht auf die Arbeiten von Folkman et al. zurück. Mittlerweile gibt es viele Arbeitsgruppen, so z. B. die um Marmé in Freiburg, die sich mit der Problematik beschäftigen. Angiostatin und Endostatin, Substanzen, die aus dem Urin tumortragender Mäuse isoliert wurden und eine 98%ige Homologie zu Plasminogen aufweisen, sind in den letzten Monaten ausgiebig in der Laienpresse als neue Hoffnungsträger besprochen worden.

Der wichtigste Angiogenesefaktor, der von fast allen soliden Tumoren sezerniert wird, ist der Vascular Endothelial Growth Factor: VEGF. Fünf verschiedene VEGF-Isoformen sind beschrieben worden. Alle interagieren mit dem VEGF-Rezeptor und sind damit in der Lage, eine Gefäßeinsprossung in Metastasen zu induzieren. Die Tumorangiogenese läuft schematisch wie folgt ab:

Eine Tumorzelle emigriert aus einem Blutgefäß in das darunterliegende Bindegewebe. Sie wächst zunächst zu einer Mikrometastase von 1–2 mm Durchmesser heran, wobei der Stoffwechsel und Sauerstofftransport via Duffusion erfolgt. Durch eine zunehmende Hypoxiesituation wird u.a. eine hypoxievermittelte Produktion von Zytokinen wie TNFα, TGFα + -β, Interleukin 1, Interleukin 6 etc. in Gang gesetzt, die ihrerseits eine VEGF-Expression induziert. Die parakrine Sekretion von VEGF, das nur auf aktivierten Gefäßendothelzellen zugehörige VEGF-Rezeptoren induziert und besetzt, bewirkt das Aussprossen von Endothelzellen in die Tumormetastase hinein, die danach neue Blutgefäße bilden. Nun kann die Metastase weiter wachsen, sie wird zu einer Makrometastase und ist in der Lage, ihrerseits Zellen zur neuen Metastasenbildung auf den Weg zu schicken.

Da das VEGF/VEGF-Rezeptorsystem vornehmlich in und um Tumoren herum aktiviert ist, eignet es sich als Angriffsort für eine Antiangiogenese bzw. Tumorstromatherapie. Auch hier können MAb von therapeutischer Bedeutung sein. Am 30. Mai 1998 wurde in „The Lancet“ eine Vielzahl von Therapiemöglichkeiten bei der Antiangiogenese bzw. Stromatherapie aufgelistet. Darunter befinden sich auch Anti-VEGF-MAb, die bereits in der Phase I und II der Erprobung eingesetzt werden. Man hofft, damit ähnlich wie bei Herceptin und EGF-Rezeptoren gezeigt, VEGF bzw. den Rezeptor blockieren zu können. Nebenbei sei bemerkt, daß ein spezifischer Tyrosinkinaseeinhibitor, der bei dem VEGF eine große Rolle spielt und der mit dem Handelsnamen Marimastat noch dieses Jahr in die Phase III der Erprobung eintritt, eine weitere Möglichkeit zur Tumorstromatherapie bietet.

Zukunftsperspektive

Die spezifische Immuntherapie des Mammakarzinoms ist keine Illusion mehr, sondern Realität. Sie ist auch auf andere Tumorentitäten, so z. B. das Ovarialkarzinom oder das Endometriumkarzinom, übertragbar, sofern z. B. das Protoonkogen HER2 bzw. c-erb B2 überexprimiert wird oder unterglykosilierte Brustmuzine MUC1 gebildet werden oder VEGF bzw. seine Rezeptoren exprimiert werden. Es ist zu erwarten, daß innerhalb der nächsten 12 Monate mehrere spezifische Immuntherapieverfahren kommerziell zur Verfügung stehen.

(Literatur beim Verfasser)

Primäre Chemotherapie beim Mammakarzinom

R. Kreienberg

Zielsetzung jeder operativen Maßnahme in der Therapie des Primärtumors der Mamma ist es, bei ausreichender lokaler Tumorkontrolle Lebensqualität und Kosmetik für die Patientin zu erhalten. In diesem Konzept der brusterhaltenden Therapien sind onkoplastische operative Maßnahmen und brusterhaltende Therapie nach neoadjuvanter systemischer Therapie bei großen Tumoren überlappende Indikationsbereiche. Insgesamt wird heute bei 50–80% aller Patientinnen eine brusterhaltende Therapie plus eine Axilladissektion durchgeführt. Tumoren über 3 cm machen insbesondere bei kleinen Brustgrößen eine brusterhaltende Therapie schwierig, erfordern onkoplastische Operationen oder ein „down staging“ des Tumors durch präoperative systemische chemotherapeutische Maßnahmen („neoadjuvante Chemotherapie“).

Primäre Chemotherapie beim fortgeschrittenen Mammakarzinom

Valagussa und Hortobagyi [2, 3, 6] konnten zeigen, daß das Gesamtüberleben von Patienten mit einem Mammakarzinom in Stadium III nach präoperativer Chemotherapie nach drei Jahren etwa bei 65% liegt. Nach 5 Jahren waren noch 50–55% der Patientinnen am Leben. Randomisierte Studien von Mauriac (1991) und von Scholl (1994) zeigen [4, 5], daß die präoperative Chemotherapie und nachfolgende Operation zu leicht verbessertem (+7%, $p < 0{,}04$) krankheitsfreiem Überleben im Vergleich zur alleinigen primären Operation, gefolgt von der konventionellen adjuvanten Chemotherapie, führt. Auch in der Arbeit von Scholl, der primäre Radiatio, gefolgt von Operation und adjuvanter Chemotherapie, mit primärer Chemotherapie plus Radiotherapie, gefolgt von Operation, miteinander vergleicht, konnte gezeigt werden, daß durch diese präoperative Chemotherapie und Radiatio das krankheitsfreie 5-Jahres-Überleben von 78 auf 86% gesteigert werden konnte ($p < 0{,}039$).

Wesentlich beeinflußt hat die präoperative neoadjuvante Chemotherapie die NSABP-Studie 18 [1]. Hier wurden bei 1523 Patientinnen die Kombination von Adriblastin und Cyclophosphamid präoperativ mit einer postoperativen Therapie mit den gleichen Substanzen (AC 40/600 mg/m^2 alle 21 Tage) verglichen. Insgesamt fanden sich in 36% klinisch komplette Remissionen, in 44% partielle Remissionen, in 17% stable disease und nur in 3% eine Progression. Wichtig ist, darauf hinzuweisen, daß bei der nachfolgenden Operation bei den 36% klinischen Komplettremissionen in nur 20% eine tatsächliche Tumorfreiheit pathohistologisch nachzuweisen war. In 11% fanden sich mehr oder weniger ausgedehnte Herde eines Carcinoma ductale in situ, in 64% der klinisch kompletten Remission ließ sich histologisch noch vitales Tumorgewebe im Operationspräparat nachweisen. Trotzdem kann diese Studie zeigen, daß die präoperative Chemotherapie die Größe der Primärtumoren in etwa 80% der Fälle reduziert und die Zahl der befallenen Lymphknoten in 89% der Fälle vermindert. Eine brusterhaltende Therapie war bei 12% der neoadjuvant vorbehandelten Patienten zusätzlich möglich.

„Quo ad vitam" fand sich kein Unterschied im Überleben zwischen neoadjuvant bzw. adjuvant behandelten Patientinnen. Hierbei ist jedoch anzumerken, daß die Beobachtungsdauer in dieser Studie noch relativ kurz ist, so daß sich dadurch die Gesamtaussage der Studie hinsichtlich des Überlebens noch verbessern könnte. Insgesamt kann aufgrund der bisher vorliegenden Daten festgestellt werden, daß offenbar durch die neoadjuvante präoperative Chemotherapie ein „down staging" großer Tumoren möglich ist und damit mehr Fälle einer brusterhaltenden Therapie zugeführt werden können. Darüber hinaus kann bei der neoadjuvanten systemischen Therapie quasi „in vivo" die Chemosensitivität gegenüber den eingesetzten Zytostatika untersucht werden. Das Vorgehen, neoadjuvant den Tumor zu verkleinern und dann erst eine Operation durchzuführen, ermöglicht damit die Erarbeitung tumorrelevanter Prognose- und prädiktiver Faktoren.

Nachteile könnten sein, daß bislang nicht klar ist, ob der Tumor nach seiner Volumenreduktion durch die neoadjuvante Chemotherapie nicht doch in den alten prätherapeutischen Grenzen operiert werden muß oder ob die postoperative Strahlentherapie mit zusätzlichem Einsatz eines „Boost" eine ausreichende lokale Sanierung beinhaltet. Nachteilig könnte auch sein, daß der Lymphknotenstatus, der ja heute zur Auswahl der Intensität der adjuvanten Therapie herangezogen wird, nach neoadjuvanter Therapie nicht mehr eindeutig beurteilbar ist. Hier könnte es in Einzelfällen zu einer Untertherapie primär hoch-lymphknotenpositiver Patientinnen nach alleiniger präoperativer Chemotherapie kommen.

Derzeitige Studien zur neoadjuvanten Chemotherapie

1. NSABP-B-27-Studie (Fisher)
In der NSABP-B-27-Studie als Nachfolgestudie der NSABP-18-Studie wird die präoperative Gabe von Adriamycin und Cyclophosphamid (60/600 mg/m^2) verglichen mit einer sequentiellen präoperativen Therapie, bestehend aus Adriamycin/Cyclophosphamid, gefolgt von Taxol (75 mg/m^2/1 h). Diese beiden neuen Therapiearme werden mit einer Therapie verglichen, die aus einer neoadjuvanten AC-Therapie (60/600 mg/m^2), gefolgt von einer Operation und einer postoperativen Taxoltherapie (75 mg/m^2), besteht.

2. Milan Trial (Bonadonna)
Hier wird eine klassische adjuvante Therapie, bestehend aus 4 x Adriblastin (60 mg/m^2) und anschließend vier Zyklen einer CMF-Therapie, verglichen mit einer adjuvanten Adriblastin/Taxoltherapie (60/200 mg/m^2), gefolgt von vier CMF-Zyklen und andererseits der neoadjuvanten Durchführung dieser AT/CMF-Therapie (3armige Studie).

3. Gepardo der GABG (Kaufmann)
Patientinnen mit Tumoren ≥ 3 cm, N0-2, M0 erhalten eine neoadjuvante Therapie mit Adriblastin/Taxotere (50/ 75 mg/m^2) in 14tägigen Abständen für sechs Wochen ± einer zusätzlichen Tamoxifentherapie 30 mg/die präoperativ und postoperativ für fünf Jahre.

4. Studiendesign Berlin (Possinger)
Patientinnen mit Tumoren ≥ 2–5 cm, N0, M0 erhalten präoperativ Adriblastin und Taxol (60/200 mg/m^2) über vier Zyklen alle 21 Tage. In diesem Studiendesign soll die Wertigkeit der Kombination von Adriblastin und Taxol gegenüber den historischen Daten der AC-Therapie aus der NSABP-18-Studie geprüft werden.

5. Studiendesign München (Untch)
Im Münchner Studiendesign wird eine feste präoperative Epirubicin/Taxoltherapie (90/175 mg/m^2) alle 21 Tage über vier Zyklen verglichen mit einer dosisdichten Sequenztherapie aus Epirubicin (drei Stöße mit je 150 mg/m^2), gefolgt von 3 Stößen Taxol (250 mg/m^2) in 14tägigen Abständen mit Unterstützung von G-CSF. In beiden Armen erfolgt nach der Operation anschließend die Gabe von drei Zyklen der klassischen CMF-Therapie (500/40/600 mg/m^2).

Fazit für die Praxis

Die präoperative Chemotherapie scheint offenbar einer klassischen adjuvanten Chemotherapie hinsichtlich des krankheitsfreien Überlebens und des Gesamtüberlebens zumindestens äquieffektiv zu sein. Brusterhaltende Operationen sind damit auch bei großen Tumoren über 3 cm in 10 bis 15% mehr möglich als bisher. Durch die neoadjuvante präoperative Chemotherapie kann die Chemosensitivität des Tumors direkt „in vivo“ evaluiert werden. Unklar ist, ob die Resektionsränder „in sano“ ausreichend sind, wenn nicht in den alten Grenzen des primären Tumorausbreitungsstadiums operiert wird. Wichtig ist, daß der Lymphknotenstatus nach neoadjuvanter Chemotherapie nicht mehr eindeutig beurteilbar ist und somit Untertherapien, insbesondere bei hochbefallener Axilla, möglich sein können. Trotzdem ist festzustellen, daß die bessere Operabilität und damit eine weitere Reduzierung der Zahl der Mammaamputationen eine wichtige Rationale für diese Therapieform darstellt. In weiteren Studien muß geklärt werden, welche Patientinnen besonders profitieren: Patientinnen mit großen Primärtumoren und schlechter Tumor-Brust-Relation oder Patientinnen mit ausgedehnten primär inoperablen Tumoren. Besonders spannend scheint die Erarbeitung biologischer Prognose- und prädiktiver Faktoren „in vivo“ unter einer neoadjuvanten Chemotherapie. Aus diesem Grunde können nur alle Kliniken in Deutschland aufgerufen werden, sich an einem der zuvor genannten modernen Studienkonzepte zur Überprüfung der adjuvanten präoperativen Chemotherapie zu beteiligen.

Literatur

1. Fisher B, Brown A, Mamounas E (1997) Effect of preoperative therapy for primary breast cancer (BC) on local-regional disease, disease-free survival (DFS) and survival (S): Results from NSABP-18. Am Soc Clin Oncol 16: 127a, abstr 449
2. Hortobagyi GM, Ames FC, Buzdar AU et al. (1998) Management of stage III primary breast cancer with primary chemotherapy, surgery and radiation therapy. Cancer 62: 2507
3. Hortobagyi GM, Singletary SE, McNeese MB (1996) Treatment of locally advanced and inflammatory breast cancer. Diseases of the breast. Edited by JL Harris, Lippincott-Raven Publishers, Philadelphia. 585–599
4. Mauriac L, Durand MRLA et al. (1991) Effects of primary chemotherapy in conservative treatment of breast cancer patients with operable tumors larger than 3 cm. Annals of Oncology 2: 347–354
5. Scholl SM, Fauget A, Asselan B (1994) Neoadjuvant versus adjuvant chemotherapy in premenopausal patients with tumors considered too large for breast conserving surgery. Preliminary results of a randomized trial: S6, European Journal of Cancer 30: 645–652
6. Valagusa P, Zambetti M, Bignami PD et al. (1983) T3b-T4 breast cancer factors affecting results in combined modality treatment. Clin Exp Metastasis 1: 191

Trophoblasterkrankungen: Neue morphologische Erkenntnisse

G. Dallenbach-Hellweg

Die Erkrankungen des Trophoblasten lassen sich im Hinblick auf ihre Ursachen grob einteilen in *primäre* Fehlentwicklungen durch Chromosomenanomalien oder exogene Schäden sowie Tumoren und *sekundäre* uteroplazentare Durchblutungsstörungen durch EPH-Gestose, Diabetes, Hypertonien, Nikotinabusus sowie aszendierende oder hämatogene Infektionen. Diese Übersicht befaßt sich mit den primären Trophoblasterkrankungen.

1. Primäre Fehlentwicklungen durch Chromosomenanomalien lassen sich in 27–60% aller *Spontanaborte* nachweisen [4]: Rund 50% betreffen Trisomien, 20–25% Monosomien, 15% Triploidien, 5% Tretaploidien und 5% strukturelle Anomalien. Primäre Chromosomenschäden durch exogene Noxen entstehen z. B. durch Radiatio, Nikotinabusus sowie Fehlen oder Überdosierung von endogenen oder exogenen Hormonen. Während die Trisomien in der Regel mit hydropischen, sehr gefäßarmen oder avaskulären Zotten und zirkulär proliferierenden Synzytialknoten bei Ramifikationsarrest einhergehen, kommt es bei einem Überwiegen väterlicher Chromosomensätze zu überschießenden Trophoblastproliferationen in Form der partiellen oder kompletten Blasenmole.

Der *partiellen Blasenmole* liegen zu 85% Triploidien aus zwei väterlichen und einem mütterlichen Chromosomensatz zugrunde: 69 xxx, 69 xxy oder 69 xyy; dabei wird eine normale Eizelle durch zwei haploide Spermien befruchtet. Histologisch sind die meisten Zotten stark vergrößert, hydropisch, ihre Oberfläche ist girlandenförmig und von überschießend proliferierenden Synzytiotrophoblasten besetzt. Eine Gefäßentwicklung fehlt oder ist äußerst spärlich, eine Embryonalanlage ist meist vorhanden, aber stark unterentwickelt.

Die *komplette Blasenmole* hat demgegenüber meist diploide Chromosomensätze, in denen zwei heterozygote Spermien (46 xy in 15–25% der Fälle) oder ein sich duplizierendes homozygotes Spermium (46 xx in 75–85% der Fälle) in eine „leere" Eizelle eindringt, welche bei fehlendem Chromosomensatz nur noch mitochondriale DNS enthält [6, 10]. Ein Embryo fehlt regelmäßig. Statt dessen kommt es zu weit überschießenden Proliferationen von Zyto- und Synzytiotrophoblasten in Umgebung blasenförmig aufgetriebener gefäßfreier Zotten.

Differentialdiagnostisch kann eine ganz frühe komplette Mole sehr schwer von einer partiellen Blasenmole abzugrenzen sein. Demgegenüber gelingt die Abgrenzung von hydropischen molenartigen Zottendegenerationen in der Regel durch den Nachweis einer polarisierten Trophoblastproliferation im Gegensatz zur zirkulären oder wahllosen Anordnung bei der Blasenmole. In schwierigen Fällen kann die Unterscheidung durch DNS-Analyse oder zytogenetisch erfolgen. Im Gegensatz zur kompletten ist die partielle Mole makroskopisch nicht vergrößert.

Bei fortschreitendem Wachstum der kompletten Mole kann sich eine das Myometrium destruierende *invasive Mole* entwickeln. Diese muß differentialdiagnostisch abgegrenzt werden von der überschießenden chorialen Invasion des Plazentarbettes, welche nur aus intermediären Trophoblasten besteht und kaum nukleäre Atypien aufweist.

2. *Maligne Trophoblasttumoren* leiten sich von allen chorialen Differenzierungsformen, dem Synzytio-, Zyto- und intermediären Trophoblasten ab:

Rund 50% aller *Chorionkarzinome* (CC) entwickeln sich aus einer kompletten Blasenmole, aber nur 2% aller kompletten Molen ziehen ein CC nach sich [1]. Die restlichen 50% der CC entstehen nach intrauterinen Aborten (25%), normalen Geburten (22,5%) oder Extrauteringraviditäten (2,5%). Als Risikofaktoren gelten eine vorausgegangene komplette Mole, ein Alter der Patientin über 40 Jahre, Nikotinabusus, Vitamin-A-Mangel und vorausgegangene Hormonzufuhr mit hohem Gestagenanteil.

Histologisch sind beetartige oder plexiforme Stränge aus atypischen Synzytio- und Zytotrophoblasten mit polymorphen hyperchromatischen Kernen bei grob destruierendem Wachstum sowie das komplette Fehlen von Plazentarzotten und ausgedehnte Tumornekrosen mit Hämorrhagien charakteristisch [7].

Differentialdiagnostisch unterscheidet sich das CC von der invasiven Mole durch das Fehlen von Zotten und Nekrosen, von der überschießenden chorialen Invasion durch das einheitliche Zellbild (intermediäre Trophoblasten!) und fehlende Nekroseherde. Intraplazentare CC (CC in situ) kommen gelegentlich vor; sie bleiben für die Mutter ohne Folgen, können aber Metastasen beim Kind in Leber und Lunge setzen.

Das CC läßt sich in den meisten Fällen chemotherapeutisch mit Methotrexat behandeln. Unter dieser Therapie wird eine 5jährige Überlebensrate von 81% erzielt.

Der viel seltenere *placental site trophoblastic tumor* (PSTT) entsteht im Gegensatz zum CC meist nach längerem Zeitintervall (3–18 Jahre!) im Anschluß an eine Geburt, nur 5% der Fälle enwickeln sich nach einer kompletten Mole [2].

Histologisch besteht der PSTT aus maligne entarteten intermediären Trophoblasten, welche meist in Form schmaler Zellverbände das Myometrium invasiv, aber weniger destruierend durchsetzen. Hämorrhagische Nekrosen fehlen. Die schnelle nicht destruierende myometriale Invasion der intermediären Trophoblasten wird erleichtert durch ihre Fähigkeit, Heparansulfat, Fibronektin und Metalloproteinasen zur Auflösung der extrazellulären Matrix zu sezernieren [3]. Nur vereinzelt kommen Synzytiotrophoblasten im Tumor vor, welche für die niedrigen β-HCG-Spiegel verantwortlich sind. Die weit überwiegenden intermediären Trophoblasten reagieren demgegenüber positiv auf HPL. Gefäßinvasionen sind selten.

Die differentialdiagnostische Abgrenzung vom CC gelingt leicht anhand der beschriebenen strukturellen Unterschiede, von weiteren strukturell ähnlichen Malignomen immunhistochemisch (Tab. 1).

Tabelle 1. Immunhistochemische Differentialdiagnose des PSTT

	CK	βHCG	HPL	S100	HMB45	Vim	Aktin
PSTT	+	(+)	+	–	–	–	–
CC	+	+	(+)	–	–	–	–
Sarkome	–	–	–	–	–	+	+
undiff. Ca.	+	–	–	–	–	–	–
Melanom	–	–	–	+	+	–	–

Die Prognose des PSTT wurde zunächst falsch eingeschätzt [5], ist schwer vorhersehbar und hängt wesentlich von der Mitoserate ab [8]. Der nach neueren Erfahrungen in der Regel hochmaligne Tumor setzt in 30% der Fälle frühzeitig Metastasen, 15–20% der Fälle enden tödlich [2]. Der Tumor ist in der Regel chemotherapieresistent und muß operativ entfernt werden.

Der erst kürzlich beschriebene sehr seltene *epitheloide Trophoblastzelltumor* besteht aus gleichmäßigen kleinen mononukleären intermediären Trophoblasten, die in soliden Strängen oder Nestern wachsen und häufig von hyalinen Nekrosezonen umgeben sind. Diese seltene Sonderform der malignen Trophoblasttumoren kann einem invasiven Plattenepithelkarzinom der Zervix sehr ähnlich sehen und läßt sich von diesem durch die positive Reaktion auf β-HCG abgrenzen [9]. Verlauf und Prognose der bisher beobachteten Fälle entsprechen denen des PSTT.

Literatur

1. Baergen R (1997) Gestational Choriocarcinoma. Gen Diagn Pathol 143: 127–141
2. Baergen R, Rutgers J (1997) Trophoblastic lesions of the placental site. Gen Diagn Pathol 143: 143–158
3. Benirschke K, Kaufmann P (1995) The pathology of the human placenta. 3rd edition, Springer-Verlag, New York
4. Goecke H, Schwanitz G et al. (1985) Pathomorphologie und Genetik in der Frühschwangerschaft. Pathologe 6: 249
5. Kurman RJ, Scully RE (1976) Trophoblastic pseudotumor of the uterus. An exaggerated form of syncytial endometritis simulating a malignant tumor. Cancer 38: 1214–1226
6. Lage JM, Mark SD, Roberts DJ et al. (1992) A flow cytometric study of 137 fresh hydrophic placentas: correlation between types of hydatidiform moles and nuclear DNA ploidy. Obstet Gynecol 79: 403
7. Nishikawa Y, Kaseki S (1985) Histopathologic classification of uterine choriocarcinoma. Cancer 55: 1044
8. Scully RE, Young RH (1981) Trophoblastic pseudotumor. A reappraisal. Am J Surg Pathol 5: 75
9. Shih I, Kurman RJ (1998) Epithelioid trophoblastic tumor. A neoplasm distinct from choriocarcinoma and placental site trophoblastic tumor simulating carcinoma. Am J Surg Pathol 22: 1393–1403
10. Szulman AE, Surti U (1978) The syndromes of hydatidiform mole. I. Cytogenetic and morphologic correlations. II. Morphologic evolution of the complete and partial mole. Am J Obstet Gynecol 131: 665, 132–20

Trophoblasttumoren – Klinisch-pathologische Neubewertung

F. Kommoss

Diagnostik der trophoblastären Erkrankungen

Die konventionelle Histologie erlaubt häufig die korrekte morphologische Artdiagnose der trophoblastären Läsionen. Für die vollständigen Blasenmolen gilt hierbei zu berücksichtigen, daß durch routinemäßigen Einsatz der Ultrasonographie eine Tendenz zur immer früheren Diagnosestellung beobachtet werden kann. Hierdurch werden zum einen die klassischen klinischen Symptome der Blasenmolen (Anämie, Uterusübergröße, Hyperemesis, frühe Präeklampsie) im Vergleich zu historischen Kontrollen sehr viel seltener beobachtet [14], zum anderen hat sich auch das morphologische Erscheinungsbild gewandelt. So wird bei kompletten Blasenmolen aus dem ersten Trimenon nicht das klassische Bild mit weintraubenartigen avaskulären Zotten und zirkumferentiellen trophoblastären Proliferaten beobachtet. Statt dessen finden sich plump verzweigte Zotten mit kapillarreichem hyperzellulärem Stroma und nur fokalen trophoblastären Proliferaten [5]. In speziellen Fällen kann die Immunhistochemie für die morphologische Differentialdiagnose der trophoblastären Läsionen hilfreich sein (Tab. 1).

Bei morphologisch nicht sicher klassifizierbaren, auf Blasenmole verdächtigen Abradaten kann eine zytogenetische Untersuchung Klärung bringen. Hierfür werden frisch angelegte Zellkulturen benötigt. Bei Partialmolen findet sich ein triploider Chromosomensatz (meist mit zweifachem paternalem und einfachem maternalem Genomanteil). Die kompletten Molen weisen einen (rein paternalen) diploiden Chromosomensatz auf. Alternativ kann die Flow-Zytometrie an formalinfixiertem Material für die Differentialdiagnostik unklarer hydropischer Aborte eingesetzt werden. Typischerweise ergeben sich für hydropische Aborte ein diploider, für Partialmolen ein triploider und für komplette Molen ein (nach Endoreduplikation) tetraploider DNA-Gehalt [3]. Auch die Interphasenzytogenetik kann mit chromosomenspezifischen Sonden (sog. FISH-Technik) am histologischen Schnitt Rückschlüsse auf die Ploidie und damit auf die Art einer Blasenmole ermöglichen [2]. Die DNA-Markerbestimmung kann auf elegante Weise Herkunft und Art einer trophoblastären Läsion festlegen. So gelingt die Unterscheidung kompletter von partiellen Molen nach restriktionsenzymatischer Verdauung und elektrophoretischer Auftrennung und Hybridisierung mit hochpolymorphen Markern von DNA aus Molengewebe sowie aus Blutzellen beider Eltern [10]. Außerdem kann die PCR-Amplifikation von sog. Dinucleotid-Repeat-Sequenzen (Mikrosatelliten) in molaren DNA-Extrakten im Vergleich zur maternalen DNA aus Paraffinblockmaterial die Molendiagnostik erleichtern [9]. Schließlich erlauben es vergleichende maternale, paternale und trophoblastäre DNA-Analysen auch festzustellen, welche von mehreren vorausgegangenen Schwangerschaften mit einer trophoblastären Tumorerkrankung assoziiert war [15].

Bei vollständigen Blasenmolen ist – unabhängig vom Zeitpunkt der Diagnosestellung [14] – in etwa 20% mit einer persistierenden trophoblastären Erkrankung zu rechnen. Diese wird an einem Plateau oder Wiederanstieg des HCG im Serum erkennbar. Beim Vorliegen bestimmter Risikofaktoren (HCG >100.000 mU/ml, Uterusübergröße, Luteinzysten, atypische Trophoblastproliferation mit Nekrosen) steigt dieser Prozentsatz auf etwa 40%. Keine gesicherte prognostische Signifikanz besitzen dagegen zytogenetischer Befund, DNA-Gehalt oder die trophoblastäre Proliferationsrate (gemäß Ki-67/MIB1 Immunhistochemie am Gewebsschnitt). Bei den Partialmolen sind klinisch zweifelsfrei dokumentierte maligne Verläufe Raritäten. Dennoch muß die Nachsorge für alle Blasenmolen gleichermaßen sorgfältig sein.

Vor Einleitung einer medikamentösen Therapie wegen persistierender trophoblastärer Erkrankung ist eine genaue Erfassung der Tumorausbreitung erforderlich. Hierfür wird neben der quantitativen HCG-Bestimmung ein Röntgen-Thorax sowie ein Schädel-, Thorax- und Abdomen-CT empfohlen [4]. Für die Stadieneinteilung steht seit

Ende 1997 in der aktuellen 5. Auflage der TNM-Klassifikation [16] ein Klassifikationssystem für die trophoblastären Schwangerschaftstumore (invasive Blasenmolen, Chorionkarzinome, trophoblastische Plazentatumoren) vor, welches der FIGO-Klassifikation schwangerschaftsassoziierter trophoblastärer Neoplasien von 1992 entspricht. Eine Besonderheit ist hierbei die fehlende Berücksichtigung des Lymphknotenstatus (TM-Klassifikation) und der mögliche Verzicht auf eine histologische Tumorsicherung im Falle der pathologischen HCG-Erhöhung. Dieses Klassifikationssystem erscheint noch nicht ganz ausgereift zu sein – kritisch anzumerken ist u. a. die fehlende Berücksichtigung der zwischen Chorionkarzinomen und trophoblastischen Plazentatumoren sehr unterschiedlichen Tumormarkerexpression (Tab. 1) [7]. Für die Chemotherapieplanung ist es von großer Wichtigkeit abzuschätzen, ob ein Trophoblasttumor resistent gegen eine Monotherapie sein wird und damit a priori einer Kombinationstherapie zuzuführen ist. Hierfür besser als TM/FIGO geeignet sind die NCI-Klassifikation oder das WHO-Scoring-System [4, 6]. In Ergänzung der mit beiden Schemata verläßlich erfaßbaren Risikosituation gibt es in jüngster Zeit Hinweise, daß auch das Vorliegen einer HIV-Infektion bei den Trophoblasttumoren als High-risk-Kriterium zu werten sei [12].

Tabelle 1. Immunhistochemisches Markerprofil der Blasenmolen und trophoblastären Tumoren (HCG: humanes Choriongonadotropin; PLAP: plazentare alkalische Phosphatase; HPL: humanes plazentares Laktogen; PSTT: trophoblastischer Plazentatumor; ST: Syncytiotrophoblast; ZT: Zytotrophoblast; IT: intermediärer Trophoblast)

	HCG	PLAP	HPL
Blasenmole	+++ (ST)	–/+ (ST)	–/+++ (ST,IT)
Partialmole	–/+ (ST)	–/+++ (ST)	+/+++ (ST)
PSTT	–/+ (IT)		+++ (IT)
Chorion-Ca.	+++ (ST), –/+ (ZT)		–/+ (ST), – (ZT)

Therapie der trophoblastären Erkrankungen

Blasenmolen werden durch schonende Saugcurrettage evakuiert. In Abhängigkeit vom Zervixbefund kann hierfür eine präoperative Prostaglandinapplikation hilfreich sein. Bei latenter Hyperthyreose durch trophoblastär produzierte stimulierende Faktoren ist eine perioperative β-Blockade indiziert. Die Anti-D-Prophylaxe soll eine Sensibilisierung Rh-negativer Frauen durch in Blasenmolen exprimierte paternale Rhesusantigene verhindern. Selbst stark ausgeprägte ovarielle Luteinzysten bilden sich stets zurück und sollen belassen werden. Bei abgeschlossener Familienplanung besteht die therapeutische Alternative der Hysterektomie. Anderenfalls ist post abrasionem eine mindestens 6monatige HCG-Kontrolle angezeigt. Die sichere, möglichst hormonelle Kontrazeption muß in dieser Zeit sicherstellen, daß nicht eine erneute Schwangerschaft mit ihrem in diesem Zusammenhang „falsch-positiven" HCG-Anstieg zur Chemotherapie zwingt. Der Einsatz von Ovulationshemmern nach Blasenmolen ist unbedenklich, denn sie erhöhen entgegen früherer Berichte die Wahrscheinlichkeit einer trophoblastären Neoplasie nicht.

Bei lokal begrenztem trophoblastärem Tumorleiden, beim Vorliegen von Metastasen ohne NCI-Risikofaktoren bzw. bei WHO-Score < 8 kann in den meisten Fällen durch Monochemotherapie mit Methotrexat eine Heilung erfolgen. Tritt im Verlauf der Therapie eine Methotrexatresistenz ein, so führt eine Actinomycin-Monochemotherapie oft noch zum Erfolg. Bei erneuter Resistenz oder bei Auftreten von neuen Metastasen unter der Therapie muß umgehend nach High-risk-Kriterien vorgegangen werden, wie sie auch bei schlechter Prognose nach NCI oder ab WHO 8 anzuwenden sind [4]. Hier hat sich die Fünffachkombination EMA-CO bewährt, welche bei noch akzeptabler Toxizität selbst bei ausgedehnter Metastasierung meist kurativ wirkt. Eine Hysterektomie nach zwei Zyklen Chemotherapie wird zur Tumormassenreduktion empfohlen. Liegen Hirn- oder Lebermetastasen vor, so ist zusätzlich eine Radiatio von Schädel oder Oberbauch (20–30 Gy) erforderlich [4]. In ausgewählten Fällen kann eine Indikation zur chirurgischen Entfernung chemoresistenter Metastasen vorliegen. Bei absoluten Therapieversagern besteht schließlich die Möglichkeit einer erfolgreichen Salvage mit platinhaltigen Kombinationen, mit Taxol oder durch Hochdosis-Chemotherapie mit Knochenmarkstransplantation oder Stammzellsupport. Selbst in scheinbar hoffnungslosen Fällen mit Multiresistenz und diffuser Metastasierung sind hier bleibende Vollremissionen beschrieben worden. Unabhängig davon, welches Schema zum Einsatz kommt, wird die Therapie 2–3 Zyklen über die Normalisierung des HCG-Wertes hinaus fortgesetzt. Nach einem Jahr negativer HCG-Werte kann von einer definitiven Heilung ausgegangen werden. Nach erneuter Konzeption (bei nach Chemotherapie leicht reduzierter Fertilität) scheint das Mißbildungsrisiko nicht erhöht zu sein.

Trophoblastischer Plazentatumor (PSTT)

Der PSTT kann sowohl bipaternal diploid, d.h. nach regelhafter Konzeption und Partus, als auch diploid rein paternal nach Blasenmolen entstehen. Er leitet sich vom extravillösen intermediären Trophoblasten her und exprimiert mehr HPL als HCG (Tab. 1). In den bislang untersuchten Fällen fand sich ein diploider oder tetraploider DNA-Gehalt. Differential-diagnostisch ist in erster Linie an stets gutartige „placental site nodules“ und an „exaggerated placental sites“ zu denken, wobei in schwierigen Fällen der Proliferationsindex gemäß MIB-1/Ki-67, evtl. nach vorheriger Mel-CAM-Markierung des intermediären Trophoblasten, hilfreich sein kann [13]. Klinisch macht der PSTT meist durch eine pathologische uterine Blutung auf sich aufmerksam. Aufgrund langer Latenzen seit den assoziierten Graviditäten kann der PSTT gelegentlich auch postmenopausal beobachtet werden. Assoziierte reversible nephrotische Syndrome und Polyglobulien sind beschrieben worden. In über 80% ist der Tumor auf den Uterus begrenzt und durch möglichst rasche Hysterektomie unter Belassung der Ovarien kurabel. Metastasierte Verläufe sind inzwischen gut dokumentiert und klinisch sehr problematisch. Obwohl anhaltende Vollremissionen auf Polychemotherapie beschrieben wurden, ist die Chemosensitivität sehr variabel und das Ansprechen auf Strahlentherapie schlecht. Die Mortalität beträgt insgesamt 10%. In der Nachsorge ist HPL als Tumormarker dem HCG vorzuziehen.

Inhibin-Expression in trophoblastären Läsionen

Inhibin wird als heterodimeres Glykoprotein bei adoleszenten Frauen ovariell in Granulosa- und Luteinzellen produziert. Es ist an der Regulation der hypophysären

FSH-Produktion sowie der ovariellen Steroidproduktion beteiligt. Inhibin α hat sich als Oberflächenmarker für die Differentialdiagnostik der Ovarialtumoren bewährt [8]. In der Schwangerschaft wird Inhibin im ersten Trimenon mehr im Corpus luteum, im weiteren Schwangerschaftsverlauf in Plazenta und Dezidua produziert. Neben der Verhinderung einer erneuten Ovulation in der Frühschwangerschaft durch FSH-Suppression werden dem Inhibin lokoregionäre Effekte in der fetoplazentaren Einheit zugeschrieben. Blasenmolen und Trophoblasttumoren können Inhibin exprimieren und sezernieren [1, 11]. In eigenen bislang unveröffentlichten Untersuchungen konnte eine Koexpression von Inhibin-α- und -β-Untereinheiten im Synzytiotrophoblasten von vollständigen und partiellen Blasenmolen sowie in Chorionkarzinomen gezeigt werden.

Literatur

1. Badonnel Y, Barbe F, Legagneur H, Poncelet E, Schweitzer M (1994) Inhibin as a marker for hydatidiform mole: a comparative study with the determination of intact human chorionic gonadotrophin and its free beta-subunit. Clin Endocrinol 41: 155–162
2. Cheville JC, Greiner T, Robinson RA, Benda JA (1995) Ploidy analysis by flow cytometry and fluorescence in situ hybridization in hydropic placentas and gestational trophoblastic disease. Hum Pathol 26: 753–757
3. Fukunaga M, Ushigome S, Fukunaga M, Sugishita M (1993) Application of flow cytometry in diagnosis of hydatidiform moles. Mod Pathol 6: 353–359
4. Hammond CB, Evans AC (1997) Gestational trophoblastic disease. Curr Ther Endocrinol Metab 6: 603–606
5. Keep D, Zaragoza MV, Hassold T, Redline RW (1996) Very early complete hydatidiform mole. Hum Pathol 27: 708–713
6. Kohorn EJ (1995) The trophoblastic tower of Babel: Classification systems for metastatic gestational trophoblastic neoplasia. Gynecol Oncol 56: 280–288
7. Kommoss F, Kreienberg R, Wittekind C (1998) TNM-Klassifikation 5. Auflage (1997) Was ist neu? Geburtsh u Frauenheilk 58: in press
8. Kommoss F, Oliva E, Bhan AK, Young RH, Scully RE (1998) Inhibin expression in ovarian tumors and tumor-like conditions. An immunohistochemical study. Mod Pathol 11: 656–664
9. Lane SA, Taylor GR, Ozols B, Quirke P (1993) Diagnosis of complete molar pregnancy by microsatellites in archival material. J Clin Pathol 46: 346–348
10. Lawler SD, Fisher RA (1986) Genetic aspects of gestational trophoblastic tumors. In: Icinoe (ed) Trophoblastic diseases, Igaku-Shoin, Tokyo, New York, pp 23–33
11. McCluggage WG, Ashe P, McBride H, Maxwell P, Sloan JM (1998) Localization of the cellular expression of inhibin in trophoblastic tissue. Histopathology 32: 252–256
12. Rojansky N, Anteby SO (1996) Gynecological neoplasias in the patient with HIV infection. Obstet Gynecol Surv 51: 679–683
13. Shih IM, Kurman RJ (1998) Ki-67 labeling index in the differential diagnosis of exaggerated placental site, placental site trophoblastic tumor, and choriocarcinoma: A double immunohistochemical staining technique using Ki-67 and Mel-CAM antibodies. Hum Pathol 28: 27–33
14. Soto-Wright V, Bernstein M, Goldstein DP, Berkowitz RS (1995) The changing clinical presentation of complete molar pregnancy. Obstet Gynecol 86: 775–779
15. Suzuki T, Goto S, Nawa A, Kurauchi O, Saito M, Tomoda Y (1993) Identification of the pregnancy responsible for gestational trophoblastic disease by DNA analysis. Obstet Gynecol 82: 629–634
16. Wittekind C, Wagner G (Hrsg) (1997) UICC TNM-Klassifikation maligner Tumoren, 5. Aufl. Springer, Berlin, Heidelberg, New York

Trophoblastimplantate bei Extrauteringraviditäten: Charakterisierung von Zellproliferation, Proteasenexpression und Apoptoseregulation

P. Hantschmann, C. Assemi, G. Kindermann

Einleitung

Bei Extrauteringraviditäten (EUG) kommt es selten zur sekundären Implantation von Schwangerschaftsgewebe im Bauchraum. Diese tritt meist im Peritoneum, selten aber auch im Omentum majus und in anderen Lokalisationen auf. Das Risiko der Implantatbildung ist besonders hoch nach tubenerhaltenden Operationen, vor allem bei der laparoskopischen Operationstechnik mit einer Inzidenz von 1,9% [1].

Der Proliferationsindex (PI) des Trophoblasten liegt in der regelrechten intrauterinen Gravidität (IUG) mit bis zu 80% sehr hoch. EUG zeigen bei eher apolarer Trophoblastproliferation einen durchschnittlich geringeren PI, allerdings eine höhere Varianz [3]. Der Apoptoseinhibitor bcl-2 wird im Trophoblasten der IUG stark exprimiert [4].

Bei der Interaktion zwischen Trophoblast und Dezidua im Rahmen des Invasionsprozesses kommt der Proteolyse durch Proteasen, die v. a. der Trophoblast bildet, sowie deren Kontrolle durch Proteaseinhibitoren eine besondere Bedeutung zu. Für die Cathepsinexpression konnte zwischen Tubargraviditäten und Intrauterinschwangerschaften kein Unterschied festgestellt werden [2].

Ziel dieser Untersuchung war die Charakterisierung von Implantaten bei Tubargraviditäten bezüglich der Proliferation, der Apoptoseregulation und der Proteasenexpression.

Methode

An Paraffinschnitten von Trophoblastimplantaten bei EUG (n = 4), Tubargraviditäten ohne Implantatbildung (n = 6), fehlangelegten Frühschwangerschaften (n = 8) und intakten intrauterinen Frühschwangerschaften (n = 2) wurde immunhistologisch die Zellproliferation (MIB-1), die Apoptoseregulation (bcl-2) und die Proteasenexpression (Urokinase-Plasminogen-Aktivator (UPA), Cathepsin-B und -L) untersucht.

Ergebnisse

Der Trophoblast in den Implantaten wies in der MIB-1-Färbung einen hohen Proliferationsindex auf. Innerhalb des Synzytiotrophoblasten zeigte sich entsprechend der regelrechten intrauterinen Schwangerschaft eine starke bcl-2-Färbung, während der Zytotrophoblast weitgehend negativ war (Abb. 1). UPA und die Cathepsine waren dagegen nur schwach nachweisbar, ohne deutliche Unterschiede zu den anderen untersuchten Schwangerschaften. In den Implantaten waren der Proliferationsindex und die Expression von bcl-2 höher als in den fehlangelegten Schwangerschaften und in den Extrauteringraviditäten ohne Implantatbildung (Tab. 1).

Tabelle 1. Übersicht über die immunhistologischen Färbungen

Färbung	vorwiegende Lokalisation	Implantat	EU ohne Implantat	intakte IUG	missed abortion
MIB-1 (PI)	v.a. ZT	65%	45%	50%	20%
Cath-D	SZT	+	+	+	(+)
pro-Cath-L	SZT	++	+	++	+
UPA	SZT	+	+	+	(+)
bcl-2	SZT	++	+	++	+

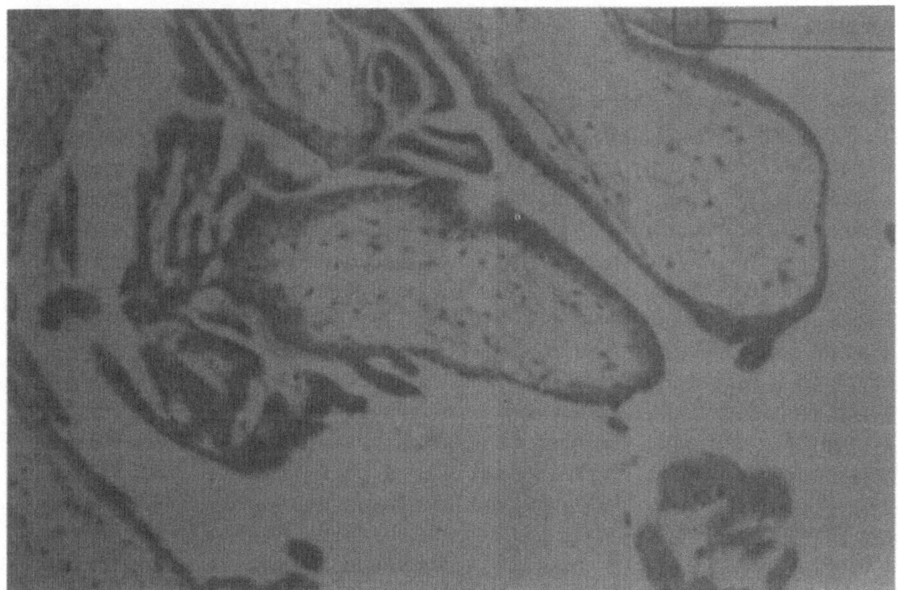

Abb. 1. Deutliche bcl-2-Anfärbung im Synzytiotrophoblasten eines Implantates

Schlußfolgerung

Peritoneale Trophoblastimplantate von Extrauteringraviditäten zeigen eine hohe Proliferation und eine starke Expression des Apoptoseinhibitors bcl-2 und weisen damit Charakteristika eines hoch vitalen Gewebes auf. Dies entspricht der klinischen Beobachtung, daß das Risiko für Trophoblastpersistenzen bei hohem HCG-Anstieg, der mit der Proliferation korreliert ist, deutlich erhöht ist. Die Proteasenexpression unterscheidet sich nicht von anderen Schwangerschaften.

Literatur

1. Cartwright PS (1991) Peritoneal trophoblastic implants after surgical management of tubal pregnancy. J Reprod Med 36: 523–524

2. Earl U, Morrison L, Gray C, Bulmer JN (1989) Proteinase and proteinase inhibitor localization in the human placenta. Int J Gynecol Pathol 8: 114–124
3. Klein M, Graf AH, Hutter W, Hacker GW, Beck A, Staudach A, Kiss H, Egarter C, Husslein P (1995) Proliferative activity in ectopic trophoblastic tissue. Hum Reprod 10: 2441–2444
4. Lea RG, al Sharekh N, Tulppala M, Critchley HO (1997) The immunolocalization of bcl-2 at the maternal-fetal interface in healthy and failing pregnancies. Hum Reprod 12: 153–158

Trophoblasttumoren

G. Kindermann

Das zweite Hauptthema der Arbeitsgemeinschaft Gynäko-Pathologie betraf die Trophoblasterkrankungen, wobei der Schwerpunkt auf die Trophoblasttumoren gelegt werden sollte. In einem klinischen Übersichtsreferat wurden die aktuellen Standards aufgezeigt und dazu genetische und molekularbiologische Befunde zu den proliferierenden Trophoblastzellerkrankungen vorgestellt. Letztere ermöglichen uns heute ein verbessertes Verständnis über die Pathogenese etwa einer partiellen oder auch kompletten Blasenmole und ihre Unterschiede. Ähnliches gilt für das Chorionkarzinom. Während die Gynäkologen mit Erkrankungen wie Blasenmole und Chorionkarzinom vertraut sind, hier sich auch weder in der Diagnostik noch in der Therapie in den letzten Jahrzehnten besondere Neuerungen ergeben haben, hat die wissenschaftliche Auseinandersetzung um die proliferierenden Trophoblasterkrankungen mit der Beschreibung sowohl benigner wie maligner Krankheitsbilder zu einer neuen Klassifikation geführt (Abb. 1). Diese in den letzten Jahren näher definierte Gruppe der placental site trophoblastic diseases (bzw. tumors) stand im Mittelpunkt der Referate, da sie für die deutsche Gynäkologie und Pathologie aufgrund ihrer Seltenheit noch weitgehend Neuland sind und – wie die vergangenen Jahre beweisen – vielerorts verkannt und/oder mißinterpretiert werden.

Unter den placental site trophoblastic diseases (Abb. 2) sind einerseits mehr oder weniger harmlose Befunde zu unterscheiden, wie die syncytiale Endometritis oder die überschießende Reaktion am Plazentabett (exaggerated placental site reaction), die nicht selten nach Aborten oder Geburten beobachtet und in zumeist aus anderen Indikationen entfernten Uteri beschrieben werden können, aber keinen gravierenden Krankheitsbegriff beinhalten. Hier ist die Symptomatik durch atypische Blutungen und ein auffälliges intracavitäres Sonogramm gekennzeichnet. Anders verhält es sich mit den malignen placental site trophoblastic tumors (PSTT), bei denen die Unterscheidung histopathologisch in der Regel außerordentlich schwierig ist, wozu noch ein letztlich uncharakteristisches klinisches Bild hinzukommt. PSTT können nach normalen oder auch gestörten Schwangerschaften (z.B. auch Blasenmolen) und nach sehr unterschiedlich langer Latenzzeit auftreten. Der für eine Blasenmole oder auch ein Chorionkarzinom charakteristische Marker des HCG enttäuscht hier, da nur geringe HCG-Erhöhungen vorliegen und so zu differentialdiagnostischen Überlegungen, wie minimalen Abort- oder Schwangerschaftsresten, Anlaß geben. Grund für diese minimale HCG-Produktion ist die Tatsache, daß die PSTT kaum Trophoblast-Zell-Proliferate enthalten, vielmehr vorwiegend aus gewucherten Intermediärzellen bestehen, die HPL, aber nicht HCG exprimieren (Immunhistologie). Hauptsymptome bei den jungen

Aktuelle Klassifikation

I. **Hydratiforme Mole (Blasenmole)**
   - komplette
   - partielle

II. **Destruierende Mole**
   - Myometrium-Invasion der Trophoblastzellen und Persistenz von Zottenstrukturen

III. **Chorionkarzinom**

IV. **Placental Site Trophoblastic Tumor**
   - benigne
   - maligne

Placental Site Trophoblastic Disease

I. **Syncytiale Endometritis**
   - Normale Reaktion am Plazenta-Bett (nach Abort, Geburt)
     - Invasion von mononucleären (intermediaeren) Trophoblastzellen in Uteruswand

   Überschießende Reaktion am Plazenta-Bett
   - (Exaggerated placental site reaction)
   - Invasion und exophytischen Wachstum

II. **Placental Site Trophoblastic Tumor (PSTT)**
   - benigne Formen
   - maligne Formen (MPSTT)
   - DD: Zellreichtum, Mitosezahl, Blutgefäßbefall
     Exophytisches und infiltrierendes Wachstum
     Mononucleäre und syncytiale Elemente

Frauen sind Amenorrhoe und atypische Blutungen im Wechsel, bei länger bestehender Krankheit eines malignen Placental-site-trophoblastic-Tumors auch die Zeichen der Metastasierung (besondere Aufmerksamkeit verdienen die Scheide und die Lunge als Metastasierungsort). In der klinischen Diagnostik ist die Uterussonographie am wertvollsten, mit der das meist grobe exophytische Wachstum im Cavum uteri, aber auch die

Invasion ins Myometrium nachgewiesen werden kann. Nach histologischer Sicherung durch Biopsie (Kürettage) folgt eine kombiniert chirurgisch-zytostatische Behandlung. Sie besteht beim malignen Placental-site-trophoblastic-Tumor in der Entfernung des Uterus mit oder ohne Adnexe und einer eventuellen Resektion auch von Metastasen (z. B. in der Scheide). Bei der Chemotherapie wird das Fünffachschema EMACO empfohlen, wobei es eine im Vergleich zum Chorionkarzinom leider nur relativ geringe Ansprechbarkeit der Tumoren für Chemotherapie gibt.

In der Diskussion war man sich einig, daß zu den im allgemeinen in Deutschland seltenen Trophoblasttumoren (destruierende Mole, Chorionkarzinom, placental site trophoblastic tumor) nur kasuistische Erfahrungen vorliegen und die differentialdiagnostischen Schwierigkeiten sowohl den Kliniker wie auch den Pathologen treffen.

Peritonealkarzinom – Tubenkarzinom

Die primären Karzinome des Peritoneums

H. Pickartz

Primäre Karzinome des Peritoneums sind seltene Tumoren und betreffen nahezu ausschließlich (Ausnahme: desmoplastischer kleinzelliger Tumor) Frauen. Am häufigsten ist das primäre *seröse papilläre* Karzinom des Peritoneums (PSPKP), andere Typen sind endometrioide Karzinome, klarzellige Karzinome, muzinöse Karzinome und der desmoplastische klein- und rundzellige Tumor des Peritoneums. Die Histogenese der Tumoren ist umstritten, und z.T. gilt dies auch für die Akzeptanz als eigenständige primäre Tumorentität (z.B. Pseudomyxoma peritonei). Für die serösen, endometrioiden, klarzelligen und muzinösen Karzinome werden Läsionen des sog. sekundären Müllerschen Systems als Matrix diskutiert (Endosalpingiose, Endometriose und Endozervikose). Eine andere Vorstellung ist die einer direkten Entstehung aus dem peritonealen Mesothel. Als Hinweise für eine Tumorentstehung des PSPKP auf dem Boden einer Endosalpingiose werden der Nachweis einer Tumorentstehung in lymphonodalen Endosalpingioseherden bei fehlendem Ovarialtumor und die starke Häufung abdomineller Rezidive bei Borderline-Tumoren der Ovarien mit begleitender Endosalpingiose des Peritoneums im Vergleich zu gleichartigen Fällen ohne peritoneale Endosalpingiose angesehen.

Für die Diagnose des PSPKP gelten folgende Kriterien:

1. Haupttumormanifestation intraperitoneal,
2. histologischer Aspekt eines serösen Ovarialkarzinoms, keine oder minimale Tumormanifestation der Ovarien (bis 5 mm Durchmesser nach Auffassung der Gynecologic Oncology Group), bei Zustand nach Oophorektomie: kritische Prüfung des entspechenden pathologisch-anatomischen Befundes.

Die Differentialdiagnose des PSPKP umfaßt:

1. den serösen Borderline-Tumor des Peritoneums,
2. das seröse Psammokarzinom des Peritoneums,
3. das seröse papilläre Oberflächenkarzinom des Ovars,
4. das seröse mikropapilläre Karzinom des Ovars,
5. das seröse papilläre Karzinom des Endometriums und der Cervix uteri,
6. die proliferierende atypische Endosalpingiose,
7. das maligne Mesotheliom und
8. die Mesothelhyperplasie.

Besonders schwierig kann die Abgrenzung des malignen Mesothelioms sein. Das seröse Karzinom besitzt eher zylindrisches Epithel, stärkere Kernatypien, oft reichlich psammösen Kalk und produziert neutralen Schleim, die Mitosefrequenz ist größer als die des Mesothelioms. Immunhistologisch spricht die Expression von S100-Protein, von plazentarer alkalischer Phosphatase, von B72.3 (TAG-72) und von Ber-EP4 für das PSPKP.

Das PSPKP zeigt zwar wie das maligne Mesotheliom einen Erkrankungsgipfel in der 6. Dekade, ist aber wesentlich häufiger (~7–13% aller serösen Karzinome). Es ist besonders im perigenitalen Peritoneum lokalisiert, nicht assoziiert mit einer Asbestanamnese, wurde bisher erst einmal bei einem Mann beobachtet, zeigt eine bessere Prognose und scheint besser auf eine Chemotherapie anzusprechen.

Primäres Tubenkarzinom – aus der pathologisch-anatomischen Sicht

D. Schmidt

Primäre Karzinome der Tube sind selten, und wohl aus diesem Grund sind sie in den letzten Jahren intensiv als „Case reports" oder auch in größeren Fallserien untersucht worden. Tubenkarzinome umfassen nur 0,2 bis 1% aller malignen gynäkologischen Tumoren. Sie entwickeln sich zumeist im ampullären Bereich der Tube, gelegentlich sind sie auf den Fimbrientrichter begrenzt. Die meisten Tubenkarzinome treten als singuläre Tumoren auf, doch multizentrisches Wachstum ist nicht selten und muß dann von Metastasen eines anderenorts im kleinen Becken gelegenen Primärtumors abgegrenzt werden. So fanden sich in einer größeren Fallserie unter 65 primären Tubenkarzinomen 40 singuläre Tumoren, während bei 24 Tubenkarzinomen multiple Primärsitze histologisch gleicher oder abweichender Karzinomformen vorlagen [6]. Bei Diagnosestellung sind die meisten Tubenkarzinome noch auf die Tube begrenzt [7]. Differentialdiagnostische Probleme treten bei fortgeschrittenen Karzinomen auf, die auf das angrenzende Ovar übergegriffen haben. Makroskopisch ist in diesen Fällen der Befund einer länglichen, stark aufgetriebenen Tube bei normaler Größe des Ovars hilfreich. Die einzelnen Tumorstadien sind durch die kürzlich revidierte TNM-Klassifikation (1997) exakt definiert, so daß sich jetzt zuverlässigere Aussagen über das prognostische Verhalten der Tubenkarzinome gewinnen lassen. Histologisch unterscheiden sich Tubenkarzinome nicht wesentlich von den Ovarialkarzinomen, da sich beide Tumortypen vom Müllerschen Epithel ableiten.

Wir haben unser Untersuchungsgut an Tubenkarzinomen hinsichtlich zahlreicher klinisch-pathologischer Parameter analysiert unter besonderer Berücksichtigung der Tumorhistologie, des Tumorstadiums und des immunhistochemischen Verhaltens, hierbei vor allem der Expression des p53-Tumorsuppressorgens und der Steroidhormonrezeptoren.

Material und Methoden

Im Einsendegut unseres Instituts fanden sich in den Jahren 1985–1997 insgesamt 62 Fälle von primären Karzinomen der Tube. In 59 Fällen konnten die Originalschnittpräparate revidiert werden, z.T. wurden neue Präparate angefertigt. Immunhistochemische Zusatzuntersuchungen zur Sicherung der Diagnose wurden in 9 Fällen durchgeführt. Untersuchungen zum Nachweis von p53 waren in 35 Fällen möglich, Hormonrezeptoren wurden imunhistochemisch in 40 Fällen bestimmmt. Bei der konventionell-lichtmikroskopischen Diagnose wurden international anerkannte Einschlußkriterien zugrunde gelegt. Hierzu gehörte insbesondere ein sichtbarer Übergang des normalen Schleimhautepithels in das Karzinom über das Zwischenstadium eines Carcinoma in situ. Klinische Befunde, Angaben zur Therapie und Daten zum Verlauf wurden von den einzelnen Kliniken freundlicherweise zur Verfügung gestellt. Eine postoperative Chemotherapie wurde in 37 Fällen durchgeführt, eine Bestrahlung in zwei Fällen und eine kombinierte Chemo-Radiotherapie in zwei weiteren Fällen. In den anderen Fällen war die Art der postoperativen Behandlung nicht bekannt.

Ergebnisse

1. Alter und Lokalisation
Das Durchschnittsalter betrug 61,7 Jahre (Altersspanne 39–85 Jahre). Von 58 Tumoren fanden sich 25 (43,1%) in der rechten und 26 (44,8%) in der linken Tube. Sieben Fälle (12,1%) traten bilateral auf. Bei sieben Patientinnen trat synchron oder metachron ein Korpuskarzinom auf, bei sechs Patientinnen ein Ovarialkarzinom (4 kontralateral, 1 ipsilateral, 1 bilateral).

2. Histologischer Typ, Malignitätsgrad und Tumorstadium
Weitaus am häufigsten war der serös-papilläre Subtyp des Tubenkarzinoms (33/59 = 55,9%), gefolgt vom endometrioiden Subtyp (10/59 = 16,9%). Die anderen Subtypen waren sehr viel seltener (Tab. 1). Jeweils drei Karzinome (5,1%) entsprachen einem Grad 1 bzw. 2, 45 (76,3%) einem Grad 3 und acht (13,5%) einem Grad 4 (undifferenziert). Die Stadienverteilung war wie folgt: Stadium I 13 Fälle (24,1%), Stadium II 12 Fälle (22,2%), Stadium III 29 Fälle (53,7%), kein Stadium-IV-Karzinom.

Tabelle 1. Häufigkeit der histologischen Subtypen des primären Tubenkarzinoms

Histologischer Subtyp	
Serös-papillär	33 (55,9%)
Endometrioid	10 (16,9%)
Muzinös	2 (3,4%)
Transitionalzellig	3 (5,1%)
Klarzellig	2 (3,4%)
Gemischt	2 (3,4%)
MMT (= Maligner Müllerscher Mischtumor)	1 (1,7%)
Undifferenziert	3 (5,1%)

3. Expression von p53 und Hormonrezeptoren
Eine positive Reaktion für p53 fand sich in 28/35 Fällen (80%; schwach: n = 1, mäßig stark: n = 16, stark: n = 11). Sieben Karzinome waren p53-negativ. 34/40 Fällen waren ER-positiv, und 31 Fälle zeigten eine positive Reaktion für den Progesteronrezeptor.

Stark positive Reaktionen fanden sich für beide Rezeptortypen nur in wenigen Fällen (ER: 7/40, PR: 2/40).

4. Klinischer Verlauf
Fünf Patientinnen waren zum Zeitpunkt der Erhebung verstorben (nach 7, 8, 19, 57, 76 Monaten), 11 lebten mit ihrer Erkrankung, und 11 waren erkrankungsfrei.

Diskussion

Ausgangszelle des Tubenkarzinoms ist die pluripotente Müllersche Epithelzelle. Die Pluripotenz dieser Zelle erklärt die Vielzahl der histologischen Subtypen des Tubenkarzinoms und der anderen, im kleinen Becken der Frau auftretenden gut- und bösartigen Tumoren. Der häufigste Subtyp des Tubenkarzinoms ist, wie auch in unserem eigenen Untersuchungsgut, das serös-papilläre Karzinom, gefolgt vom endometrioiden Karzinom. Alle anderen Subtypen sind demgegenüber wesentlich seltener. So sind muzinöse Karzinome, Transitionalzellkarzinome, maligne Müllersche Mischtumoren und Riesenzellkarzinome meist nur als Einzelbeobachtungen beschrieben worden. Die Herkunft von der Müllerschen Epithelzelle erklärt auch das gelegentlich zu beobachtende multizentrische Wachstum und die Bilateralität einiger Tubenkarzinome, wobei die Angaben zur Häufigkeit zwischen 3% und 27% deutlich schwanken. In unserem Untersuchungsgut traten 12,7% der Karzinome bilateral auf. Der histologische Subtyp scheint nur einen begrenzten Einfluß auf das prognostische Verhalten des Tubenkarzinoms zu haben. So fanden Navani et al. [5] in einer Serie von 26 Fällen von endometrioiden Tubenkarzinomen eine günstigere Prognose bei diesem Tumortyp, da er nur oberflächlich invasiv in die Tubenwand infiltriert. Das Ausbreitungsstadium ist somit die prognostisch wesentliche Determinante, einschließlich des Lymphknotenstatus [2, 4, 9]. Eine besondere Stellung nimmt das kürzlich von Alvarado-Cabrero et al. [1] beschriebene Tubenkarzinom ein, welches auf das Fimbrienende begrenzt ist. Diese Tumoren scheinen eine ungünstigere Prognose als die übrigen Stadium-I-Karzinome zu haben, da die Tumorzellen schon frühzeitig in die Peritonealhöhle verschleppt werden. Sie sollten daher mit einem Stadium I (F) besonders gekennzeichnet werden. Dem Hormonrezeptorstatus kommt aufgrund unserer Befunde offensichtlich keine entscheidende prognostische Bedeutung zu, da die meisten Tubenkarzinome rezeptorpositiv sind, wenn auch in unterschiedlicher Intensität. Anders verhält es sich mit der Expression des p53. Unsere eigenen Daten lassen zwar keine statistischen Analysen zu, doch fanden Zheng et al. [10] einen direkten Zusammenhang zwischen p53-Expression bzw. p53-Alteration und der Überlebenszeit. Patientinnen mit p53-positiven Tumoren hatten eine statistisch signifikant kürzere Überlebenszeit als Patientinnen mit p53-negativen Tumoren, unabhängig vom Tumorstadium. Nach Untersuchungen von Runnebaum et al. [8] zeigen Tubenkarzinome mit p53-Mutation höhere S-Phasen-Werte als solche ohne Mutation. In unserem Untersuchungsgut fand sich bei 80% der Tubenkarzinome eine p53-Expression. Ob eine der zahlreichen kürzlich beschriebenen chromosomalen Aberrationen eine prognostische Bedeutung hat, ist noch offen [3]. Hierzu liegen noch nicht genügend Daten vor.

Zusammenfassend läßt sich feststellen, daß trotz der Fortschritte in der Molekularpathologie derzeit die Aufgabe des Pathologen in der Aufarbeitung des Tubenkarzinoms nach wie vor in der exakten histopathologischen Zuordnung und in der genauen Angabe der Tumorstadiums besteht.

Literatur

1. Alvarado-Cabrero I, Navani SS, Young RH, Scully RE (1997) Tumors of the fimbriated end of the fallopian tube: a clinicopathologic analysis of 20 cases, including nine carcinomas. Int J Gynecol Pathol 16: 189–196
2. Cormio G, Maneo A, Gabriele A, Rota SM, Lissoni A, Zanetta G (1996) Primary carcinoma of the fallopian tube. A retrospective analysis of 47 patients. Ann Oncol 7: 271–275
3. Heselmeyer K, Hellström A-C, Blegen H, Schröck E, Silfverswärd C, Shah K, Auer G, Ried T (1998) Primary carcinoma of the fallopian tube: comparative genomic hybridization reveals high genetic instability and a specific, recurring pattern of chromosomal aberrations. Int J Gynecol Pathol 17: 245–254
4. Muntz HG, Tarraza HM, Granai CO, Fuller AF Jr (1989) Primary adenocarcinoma of the fallopian tube. Eur J Gynaecol Oncol 10: 239–249
5. Navani SS, Alvarado-Cabrero I, Young RH, Scully RE (1996) Endometrioid carcinoma of the fallopian tube: a clinicopathologic analysis of 26 cases. Gynecol Oncol 63: 371–378
6. Rose PG, Piver MS, Tsukada Y (1990) Fallopian tube cancer. The Rosewell Park experience. Cancer 66: 2661–2667
7. Rosen A, Klein M, Lahousen M, Graf AH, Rainer A, Vavra N (1993) Primary carcinoma of the fallopian tube – a retrospective analysis of 115 patients. Austrian Cooperative Study Group for Fallopian Tube Carcinoma. Br J Cancer 68: 605–609
8. Runnebaum IB, Kohler T, Stickeler E, Kieback HR, Kreienberg R (1996) p53 mutation is associated with high S-phase fraction in primary fallopian tube adenocarcinoma. Br J Cancer 74: 1157–1160
9. Wolfson AH, Tralins KS, Greven KM, Kim RY, Corn BW, Kuettel MR, Philippart C, Raub WA Jr, Randall ME (1998) Adenocarcinoma of the fallopian tube: results of a multiinstitutional retrospective analysis of 72 patients. Int J Radiat Oncol Biol Phys 40: 71–76
10. Zheng W, Sung CJ, Cao P, Zhang ZF, Cai R, Godwin TA, Kramer EE, Lauchlan SC (1997) Early occurrence and prognostic significance of p53 alteration in primary carcinoma of the fallopian tube. Gynecol Oncol 64: 38–48

Peritonealkarzinom – Tubenkarzinom

A. Pfleiderer

Peritoneal- und Tubenkarzinome sind zwar vom histologischen Bild her meist gleich, aber klinisch ganz verschiedene Erkrankungen.

Das Peritonealkarzinom

Beim Peritonealkarzinom findet man eine Peritonealkarzinose wie bei einem Ovarialkarzinom, aber ohne wesentliche Beteiligung der Ovarien. Der histologische Typ entspricht dem des Ovarialkarzinoms. Die Ovarien sind makroskopisch frei oder nur unwesentlich von außen befallen. Sicher scheint die Diagnose nur dann, wenn früher beide Ovarien entfernt wurden und damals gesund erschienen. Man bezeichnet diese Karzinome bis heute als eine mehr oder weniger extraovarial ausgeprägte Variante des Ovarialkarzinoms. Auch in Freiburg haben wir darauf in zunehmendem Maße geachtet und fanden 1985–89 5,7% und 1990–94 8,0% der Ovarialkarzinome in dieser Form. Bei 5 der insgesamt 31 Fälle (16%) waren die Ovarien früher entfernt worden. Die Verteilung auf die Stadien IIIa, IIIb, IIIc und IV entspricht der beim Ovarialkarzinom. Die Prognose scheint Stadium für Stadium etwas schlechter als die der übrigen Ovarialkarzinome.

Gelingt es bei der *Operation*, das Tumorgewebe weitgehend zu entfernen, so ist die Prognose sehr gut (Tab. 1). Allerdings steht dieser Erfolg in direkter Korrelation zur primären Ausdehnung, also zur Operabilität im Einzelfall. Diese ist durch die maligne Potenz des einzelnen Tumors bzw. durch den Zustand und das Alter der Tumorträgerin vorgegeben. Das Ansprechen auf die *Chemotherapie* ist beim Peritonealkarzinom für das Überleben wahrscheinlich bedeutsamer als der Erfolg der Operation: Von den Frauen die primär wenigstens 3 Zyklen einer Platin-Kombinationstherapie bekommen haben, überlebte die Hälfte 2 Jahre (Tab. 2). Diese Zahl entspricht dem Ergebnis des Cisplatin-Cyclophosphamid (CP)-Armes der GOG-Studie 111 (McGuire et al. 1996): Dort betrug die mediane Überlebenszeit 24,4 Monate. Das Peritonealkarzinom unterscheidet sich damit auch in dieser Beziehung nicht vom „typischen“ Ovarialkarzinom. Untersuchungen in der internationalen Literatur an entsprechend kleinen Kollektiven kommen zu gleichen Resultaten (Piver et al. 1997).

Tabelle 1.

Peritonealkarzinom Postoperativer Resttumor und Überleben				
Resttumor	n	Tod bis 28 d	median (Mo)	lebt > 3 Jahre
< 0,5 cm	5	0	> 60	3 (60%)
0,5–2 cm	8	0	16	1 (13%)
> 2 cm	18	3	17	4 (22%)

Tabelle 2.

Peritonealkarzinom Chemotherapie und Überleben				
Chemotherapie	n	Tod < 28 d	median (Mo)	lebt > 3 Jahre
keine < 3 Zyklen	5	3	1	1
keine Platin-Komb.	2	0	7	0
Platinkombination	24	0	24	7 (29%)

Das Tubenkarzinom

Das Tubenkarzinom unterscheidet sich vom Ovarialkarzinom. Da es aber relativ selten und nur unbefriedigend vom Ovarialkarzinom abgegrenzt ist und da sich alle Aussagen nur auf sehr kleine Kollektive stützen, die randomisierte Studien fast unmöglich machen, fehlt es an sicheren Informationen. Eine Ausnahme bilden die große (und längst vergessene) Untersuchung von Nürnberger (1931) [3] und die multizentrische Koordination bei der Diagnostik und Therapie des Tubenkarzinoms in Österreich (Rosen et al. 1993, Wenzl et al. 1998).

Epidemiologie: Die *Inzidenz* des Tubenkarzinoms wird mit 0,3–0,4/10^5 Frauen und Jahr angegeben und wäre damit etwa um den Faktor 50 niedriger als für das Ovarialkarzinom. Wer sich speziell mit dem Tubenkarzinom beschäftigt, findet es häufiger: Woolas et al. (1994) berichten über eine Relation von 1 : 12, und auch in unserem Beobachtungsgut liegt die Relation bei 1 : 20. Möglicherweise werden viele Tubenkarzinome aufgrund einer zu exklusiven Diagnostik als Ovarialkarzinom bezeichnet. Nach Hu et al. (1950) darf die Diagnose Tubenkarzinom nur gestellt werden, wenn der Tumor makroskopisch auf die Tube begrenzt, mikroskopisch von papillär-serösem Wachstum ist, wenn die Ovarien und der Uterus tumorfrei sind und wenn sich in der Tube der Übergang von normalem zu malignem Epithel nachweisen läßt. Das schließt viele Karzinome, die zweifelsfrei Tubenkarzinome sind, aus. Als *Risikofaktoren* gelten die Infertilität und eine gewisse Häufung bei anderen malignen Tumoren. Die *Altersverteilung* entspricht der beim Ovarialkarzinom.

Diagnostik: Da man sich in der FIGO erst 1991 auf eine Stadieneinteilung einigte, lassen sich Daten aus älteren Publikationen nicht ohne weiteres mit aktuellen Daten vergleichen.

Das Tubenkarzinom zeichnet sich mit hoher Regelmäßigkeit durch eine auffallende und ganz typische *Symptomatik* aus, die es von allen anderen intraabdominalen Malignomen und auch anderen Erkrankungen unterscheidet: Patientinnen mit einem Tubenkarzinom berichten in 30–35% über Unterbauchschmerzen auf der erkrankten Seite, in 30–40% über einen auffallenden Fluor und in 35–46% über unregelmäßige Blutungen.

Tubenkarzinome sind in ca. 80% einseitig. Oft ist ein einseitiger Tumor tastbar oder sonographisch nachweisbar. Der *Sonographie* kommt zur Diagnose entscheidende Bedeutung zu, besonders wenn sie mit einer *Farbdoppleruntersuchung* verbunden wird (Kurjak et al., 1998).

In 10–13% finden sich Tumorzellen in der Zervixzytologie, die sich nicht durch ein Zervix- oder durch ein Endometriumkarzinom (Abrasio oder Hysteroskopie nötig!) erklären lassen.

Die *Laparoskopie* hat bei der Diagnostik des Tubenkarzinoms versagt: Bei einer Laparoskopie ohne Karzinomverdacht fand sich nur in 0,3% ein Tubenkarzinom. Dieses wurde zudem in 4 von 5 Fällen nicht als solches erkannt (Wenzl et al. 1998) Von einer *Probebiopsie* im Rahmen einer Laparoskopie ist dringend *abzuraten*, da sie dann, wenn noch keine peritoneale Aussaat erfolgt ist, unweigerlich dazu führen müßte.

Stadium und Prognose: 61,7% aller Tubenkarzinome werden heute in einem auf das kleine Becken begrenzten Stadium diagnostiziert und damit wesentlich häufiger als beim Ovarialkarzinom, wo diese Häufigkeit bei 38,6% für das Stadium I und II liegt. Die Prognose des Tubenkarzinoms im Stadium I und II ist viel schlechter als in entsprechenden Stadien des Ovarialkarzinoms. Rosen et al. (1994) fanden beim direkten Vergleich eine 5-Jahres-Heilung von 77,5% beim Ovarialkarzinom und von 50,8% beim Tubenkarzinom. Beim Tubenkarzinom scheint die Metastasierung in die Lymphknoten und die hämatogene Metastasierung klinisch bedeutsamer als beim Ovarialkarzinom. Zur peritonealen Ausbreitung kommt es, wenn die Tubenwand durchbrochen oder das Ostium offen ist.

Therapie: Im Mittelpunkt der Therapie des Tubenkarzinoms steht die *Operation.* Dabei kommt der Lymphonodektomie große Bedeutung zu. Notwendig, aber weniger im Mittelpunkt stehend ist die Entfernung des Beckenperitoneums und des großen Netzes.

Über die Notwendigkeit einer adjuvanten *Chemotherapie* gehen die Meinungen noch mehr als beim Ovarialkarzinom auseinander. Offensichtlich sprechen bei intraperitonealer Ausbreitung Tubenkarzinome etwa so wie Ovarialkarzinome auf eine Chemotherapie an. Auch hier haben Platinkombinationen alles andere verdrängt. Kontrollierte Studien sind aber nicht bekannt.

Die 5-Jahres-Überlebensrate wird in sehr unterschiedlicher Höhe angegeben. Sie scheint schlechter als beim Ovarialkarzinom.

Zusammenfassung

Weder pathohistologisch noch klinisch besteht ein Unterschied zwischen einem *Peritonealkarzinom* und einem Ovarialkarzinom mit peritonealer Metastasierung. Das gilt für die Diagnostik und für die Therapie. Das *Tubenkarzinom* ist das seltenste Organkarzinom im weiblichen Genitaltrakt. Das Wissen darüber ist deshalb lückenhaft. 80% aller Erkrankten sind zwischen 40 und 70 Jahren. Wichtig für die Diagnostik ist die typische Symptomatik, der Tastbefund und die Vaginalsonographie. Die Laparoskopie ist nicht geeignet. Erst seit 1991 gibt es eine allgemein verbindliche Stadieneinteilung. Bei der Ausbreitung steht zunächst die Metastasierung auf dem Lymph- und dem Blutweg, erst später die intraperitoneale im Vordergrund. Eine radikale Operation ist besonders wichtig. Das genaue Anwendungsprofil für eine Chemotherapie ist noch nicht bekannt. Cisplatin-Kombinationen sind wirksam.

Literatur

1. Kurjak A, Kupesic S, Ilijas M, Sparac V, Kosuta D (1998) Preoperative diagnosis of primary fallopian tube carcinoma. Gynecol Oncol 68: 29–34
2. McGuire WP, Hoskins WJ, Brady MF et al. (1996) Cyclophosphamide and cisplatin compared with paclitaxel and cisplatin in patients with stage III and IV ovarian cancer. N Engl J Med 334: 1–6
3. Nürnberger L (1932) Die gutartigen und bösartigen Neubildungen der Tuben. In: Stöckel W (ed) Handbuch der Gynäkologie Band III, S. 574–973, Bergmann, München
4. Rosen AC, Klein M, Lahousen M, Graf HA et al. (1993) Das primäre Tubenkarzinom – eine österreichische Multizenterstudie. Geburtsh u Frauenheilk 53: 321–325
5. Rosen AC, Sevelda P, Klein M et al. (1994) A comparative analysis of management and prognosis in stage I and II fallopian tube carcinoma and epithelial ovarian cancer. Brit J Cancer 69: 577–579
6. Piver MS, Eltabbakh GH, Hempling RE, Recio FO, Blumenson LE (1997) Two sequential studies for primary peritoneal carcinoma: Induction with weekly cisplatin followed by either cisplatin-doxorubicin-cyclophosphamid or paclitaxel-cisplatin. Gynecol Oncol 67: 141–146
7. Wenzl R, Lehner R, Dräger M, Jirecek St, Gamper C, Sevelda P (1998) Unsuspected primary tubal carcinoma during operative laparoscopy. Gynecol Oncol 68: 240–243
8. Woolas RP, Jacobs I, Prys Davies A, Leake J, Brown C, Grudzinskas JG, Oram D (1994) What is the true incidence of primary fallopian tube carcinoma? Int J Gynecol Cancer 4: 384–388

Unerwartete Befunde bei klinisch diagnostiziertem Ovarialkarzinom

W. Friedmann, H. Weidemann, W. Henrich, A. Switala, M. Vogel

Es werden zwei Fälle von jüngeren Frauen vorgestellt, die aufgrund eines suspekten Tast- oder Sonographiebefundes unter der Verdachtsdiagnose eines metastasierten Ovarialkarzinoms längslaparotomiert wurden.

Fall 1

Eine 40jährige Nulligravida wurde 2 Wochen nach Beginn einer progredienten Belastungsdyspnoe stationär aufgenommen. Aufgrund eines linksseitigen Pleuraergusses erfolgte eine Thorakoskopie mit Ableitung von 2000 ml chylösen Ergusses. Das Abdomen-CT zeigte eine linksseitige retrouterine und beidseitige retroperitoneale Raumforderung. Eine Laparotomie ergab eine Endometriosezyste sowie einen ausgedehnten weichen retroperitonealen Tumor, der sich entlang der pelvinen Gefäße und der Aorta bis zum Zwerchfell erstreckte. Im Schnellschnitt fand sich lediglich ein mesenchymaler Tumor der Lymphknoten unklarer Dignität. Nach Paraffineinbettung zeigten sich in kleinen Gruppen und Faszikeln angeordnete Zellen mit eosinophilem Zytoplasma und relativ monomorphen Kernen mit Fehlen von atypischen Mitosen. Die immunhistochemische Untersuchung ergab eine positive Reaktion für Desmin, eine negative für epitheliale Marker, Neurofilamente und Hormonrezeptoren. Entsprechende Herde fanden sich auch im Myometrium des Uterus. Es wurde die Diagnose einer *Lymphangioleiomyomatose* gestellt.

Trotz einer hochdosierten Gestagentherapie mit 2 x 500 mg MPA und einer Radiatio des Mediastinums nahm die Produktion des Chylus auf Werte bis 3000 ml pro Tag zu. Die Patientin verstarb an einer pulmonalen Insuffizienz vor einem weiteren Therapieversuch mit Interferon alfa 2a.

Fall 2

Anläßlich einer routinemäßig durchgeführten Röntgen-Thorax-Untersuchung ergab sich bei einer 43jährigen, von den Philippinen stammenden Frau ein Infiltrat im 3. Segment der linken Lunge. Für eine Lungentuberkulose oder eine Neoplasie ergab sich laut Bronchoskopie kein Hinweis. Allerdings fiel bei sonographisch suspektem Ovar (37x25x23 mm zystisch-solides Ovar, wenig Aszites) ein mit 494 U erhöhtes Ca 125 auf. Eine Laparoskopie ergab aufgrund multipler 1–2 mm großer grau-weißlicher Herde im Peritoneum des gesamten Bauchraumes den hochgradigen Verdacht auf ein Ovarialkarzinom. Nach Längslaparotomie und Adnektomie ergab die Schnellschnittuntersuchung eine granulomatöse Entzündung mit zahlreichen epitheloidzelligen Granulomen und mäßiggradiger lymphozytärer und plasmazellulärer entzündlicher Reaktion. Postoperativ kam es unter einer Dreifachtherapie mit INH, Rifampicin und Pyrafat zu einer deutlichen Besserung des klinischen Befundes. Vier Wochen nach Beginn der tuberkulostatischen Therapie bestätigte sich der Verdacht einer *Peritonealtuberkulose* durch den kulturellen Nachweis von Mykobakterien.

Im ersten Fall sollte eine differentialdiagnostische Abgrenzung zu einer Metastase eines Leiomyosarkoms, welches keine konstante Zuordnung zu lymphatischen Gefäßen zeigt und meist einen Pleomorphismus sowie eine mitotische Aktivität erkennen läßt, vorgenommen werden. Eine Abgrenzung sollte auch zum sog. benignen metastasierenden Leiomyom erfolgen [1]. Als Marker der glatten Muskelzellen der Lymphangioleiomyomatose dient der Antikörper HMB-45 [2]. Es existieren auch Literaturangaben eines erhöhten Ca 125 bei der Lymphangioleiomyomatose [3]. Somit zeigt dieser Marker nicht nur bei Fall 1, sondern auch bei Fall 2 eine geringe Spezifität [4]. Die primäre klinische Diagnose einer Peritonealtuberkulose gelang in einer chinesischen Studie nur in etwa 40% [5]. Gerade in einer Zeit zunehmender Mobilität durch Migration und Ferntourismus sowie bei weltweit steigenden Inzidenzen von HIV sollte eine Peritonealtuberkulose auch von Gynäkologen differentialdiagnostisch ausgeschlossen werden.

Literatur

1. Banner AS, Carrington CB, Emory WB et al. (1981) Efficacy of oophorectomy in Lymphangioleiomyomatosis and benign metastasizing leiomyoma. N Engl J Med 305: 204–9
2. Clement PB (1994) Diseases of the peritoneum. In: Blaustein's Pathology of the female genital tract, Kurman (ed) Springer-Verlag, New York, 4. Auflage, S. 647–704
3. Zahner J, Strauer BE (1993) Ca-125 – a tumour marker of lymphangioleiomyomatosis of diagnostic and prognostic importance? Geburtsh u Frauenheilk 57 (7): 492–4
4. Simsek H, Savas MC, Kadayifci A, Tatar G (1997) Elevated serum CA 125 concentration in patients with tuberculous peritonitis. Am J Gastroenterol 92 (7): 1174–6
5. Zhang AT, Zhang GZ (1991) Diagnostic value of fibrolaparoscopy and direct-vision peritoneal biopsy in atypical tuberculous peritonitis. Chung-Hua-Nei-Ko-Tsa-Chih 30 (5): 286–8

Peritonealkarzinom und Tubenkarzinom

G. Dallenbach-Hellweg, D. Schmidt

Bei der Tumorentstehung im kleinen Becken der Frau spielt die peritoneale und subperitoneale Müllersche Stammzelle eine entscheidende Rolle: Aufgrund ihrer Pluripotenz können bei genetischer Veranlagung und einer chemischen (diverse Hormonpräparate) oder mechanischen (Laparoskopien oder Laparotomien) Reizung ubiquitär diverse Metaplasien und auf deren Boden gut- und bösartige Neubildungen entstehen. Diese können entweder gleichzeitig oder in längeren Zeitabständen multizentrisch auftreten und die gesamte Bandbreite der Differenzierungsmöglichkeiten des Müllerschen Epithels umfassen.

Histogenetisch gehen die *primären Peritonealkarzinome* am häufigsten von einer Endosalpingiose aus als serös-papilläre Karzinome, seltener von einer Endometriose als endometrioide Adenokarzinome oder klarzellige Karzinome, noch seltener von einer

Endocervikose als mucinöse Adenokarzinome. In 85% der Fälle ist bei den serös-papillären Karzinomen eine Endosalpingiose als Ausgangsherd in der Umgebung des Karzinoms noch nachweisbar.

Rein histologisch lassen sich die primären Peritonealkarzinome nicht von primären Ovarialkarzinomen gleicher Struktur unterscheiden. Differentialdiagnostisch ausschlaggebend ist die topographische Ausbreitung des Tumors mit ausgedehntem Wachstum in Peritoneum und Netz bei normalen, nicht vergrößerten Ovarien, die nur gelegentlich im Oberflächenbereich des peritonealen Deckepithels befallen sind. Auch die klinische Symptomatik ist der des primären Ovarialkarzinoms sehr ähnlich. Es handelt sich allerdings meist um jüngere infertile Patientinnen unter 35 Jahren mit chronischen Unterleibsbeschwerden. Das Durchschnittsalter liegt bei 16–67 Jahren.

Aufgrund der meist schnellen Tumorausbreitung im kleinen Becken ist die Prognose noch ungünstiger als beim primären Ovarialkarzinom. Das therapeutische Vorgehen unterscheidet sich nicht von dem des primären Ovarialkarzinoms.

Differentialdiagnostisch ist das primäre, serös-papilläre Peritonealkarzinom abzugrenzen

1. von nicht invasiven Netzimplantaten eines serös-papillären Zystadenoms im Ovar: Diese sind meist von einer intakten Basalmembran umgeben bei fehlender oder geringer desmoplastischer Stromareaktion, wachsen selten papillär, Kernatypien und Mitosen fehlen weitgehend.
2. von malignen Mesotheliomen: Diese enthalten keine Psammomkörper, exprimieren nur wenige Zytokeratine und sind negativ mit S 100.

Primäre Tubenkarzinome sind nach der gängigen Lehrmeinung extrem selten. Sie sollen nur 0,2 bis 0,5% aller gynäkologischen Tumoren umfassen. Neuere Untersuchungen haben demgegenüber gezeigt, daß die Tube zwar selten sekundär von Karzinommetastasen befallen wird, dafür aber viel häufiger primärer Ausgangsherd eines Karzinoms ist. Dies gilt auch unter strengen Einschlußkriterien: Befall der Tuben*schleimhaut*, nicht nur der äußeren Wandschichten, und noch erkennbare Entwicklung aus Vorstadien in Form von Metaplasien, Dysplasien oder einem Carcinoma in situ. Der häufigste Primärsitz ist im ampullären Tubenabschnitt, der zweithäufigste im Fimbrienbereich. Meist ist nur eine, selten sind beide Tuben primär befallen. Auch multiple Primärtumoren kommen sowohl in der gleichen Tube als auch im Sinne des Müllerschen Feldeffekts an diversen anderen Lokalisationen vor. Häufigste Begleitveränderung ist eine Sactosalpinx.

Das Durchschnittsalter der Patientinnen liegt bei 61 Jahren. Die klinische Diagnose bereitet große Schwierigkeiten: Im Frühstadium geht man bei Vorliegen einer Sactosalpinx von der viel häufigeren entzündlichen Genese aus, im Spätstadium präoperativ von einem primären metastasierenden Ovarialkarzinom. Aufgrund der meist späten Erkennung befinden sich bei Diagnosestellung nur 7% der Patientinnen noch im Stadium 0 bis II, die überwiegende Mehrzahl in den Stadien III bis IV. Dementsprechend schlecht ist die Prognose mit einer 5-Jahres-Überlebensrate von nur 30–40%.

Histologisch handelt es sich ganz überwiegend (über 70%) um serös-papilläre Karzinome, seltener um endometrioide oder mucinöse; extrem selten kommen lymphoepitheliale, Transitionalzellkarzinome oder maligne Müllersche Mischtumoren vor. Über 80% der Karzinome sind aneuploid entsprechend Grad 3–4. Über 70% der Karzinome zeigen immunhistochemisch eine Überexpression von p 53. Auch Steroidrezeptoren, insbesondere Progesteronrezeptoren, sind häufig positiv; diese Parameter haben bei der allgemein schlechten Prognose aber keine prädiktive Bedeutung. Die Therapie unterscheidet sich nicht von der des primären Ovarialkarzinoms.

Abschließend erscheint die Feststellung klinisch relevant, daß sowohl primäre Peritonealkarzinome als auch primäre Tubenkarzinome viel häufiger vorkommen als bisher angenommen. Diese Möglichkeiten sollten im Hinblick auf das agressive Wachstum und die dementsprechend schlechte Prognose möglichst früh in die klinische Differentialdiagnose einbezogen werden.

Gynäkologische Onkologie

H. G. Bender

Früherkennung

Die Wirksamkeit von Früherkennungs-Untersuchungsprogrammen hängt von der generellen Planung ab. Neben einem generellen Screening können verschiedene Ebenen von Früherkennungsprogrammen durch Risikostratifizierung geschaffen werden. Als Beispiel kann das Merkmal BRCA1 und BRCA2 gesehen werden, für die im Rahmen einer aufwendigen Studie der Deutschen Krebshilfe Möglichkeiten der Diagnose und weiterführenden Abklärung entwickelt werden. (M. W. Beckmann, Düsseldorf).

K. D. Schulz (Marburg) zitierte die Studien, die für die 50- bis 70jährigen Frauen eine eindeutige Mortalitätsabsenkung durch regelmäßige Mammographie-Untersuchungen belegt haben. Die Ergebnisse der Studien für bis zu 50jährige Frauen sind bisher noch als fraglich anzusehen. Ein wesentlicher Aspekt sind die Qualitätsmerkmale von Mammographie-Untersuchungen, ein Faktum, das insbesondere für die Aufrechterhaltung der Mammographie und konsekutiver diagnostisch-therapeutischer Verfahren in der Hand der Gynäkologie von Bedeutung ist. Bei den ersten Krankenversicherern beginnen jetzt regelmäßige Mammographie-Screeninguntersuchungen.

Nach H.-G. Schnürch (Düsseldorf) ist ein Früherkennungsprogramm aufgrund der hohen Mortalität insbesondere für das Ovarialkarzinom von großer Wichtigkeit. Allerdings sind die bisherigen Studien nicht überzeugend. Mit der transvaginalen Sonographie und der Tumormarkerbestimmung CA 125 sind positiv prädiktive Werte von ca. 10% zu erreichen. Negativ prädiktive Werte sind bisher nicht erarbeitet worden. Derzeit läuft eine größere Studie des National Institute of Health in den USA.

Nach den bisherigen Daten muß für die Erkennung eines einzigen Endometriumkarzinoms eine Gesamtzahl von 660 Abrasiones durchgeführt werden, wenn man sich an Screening-Untersuchungsbefunde durch die transvaginale Sonographie hält. Bei den relativ spezifischen Frühsymptomen der postmenopausalen Blutung liegt dieses Verhältnis bei nur 5 bis 10 Abrasiones pro einem Endometriumkarzinom. Unter diesen Bedingungen erscheint es sinnvoll, lediglich bei Risikogruppen, die durch Adipositas, Diabetes, langfristige Tamoxifen-Einnahme oder frühere Risikohistologie gekennzeichnet sind, Screening-Untersuchungen mit transvaginalem Ultraschall vorzunehmen.

Für das Zervixkarzinom ist festzuhalten, daß zunehmend falsch-negative Quoten für die Zervixzytologie mitgeteilt werden. Als Gegenmaßnahme kommt eine Optimierung des Programmes in Betracht, bei dem die Qualität der Zytologieassistentinnen-Ausbildung insgesamt noch verbessert werden muß und eventuell ein Screening auf Human-Papilloma-Viren integriert werden könnte. Eine Integration der Papnet-Untersuchungen kann derzeit nicht empfohlen werden.

Nach den Erfahrungen und Konzepten von E. Wynder (New York) ist eines der aktuellen pathogenetischen Prinzipien in einem „metabolic overload" zu sehen. Dieses ist erkennbar an Rauchen, Alkohol, Sonneneinstrahlung, sexueller Hygiene und einer übermäßigen Östrogen-Exposition, die sich zum Beispiel in den bekannten Risikofaktoren frühe Menarche, späte Menopause und Nulliparität äußern kann. Gegensteuernde Maßnahmen müssen schon bei der Erziehung der Jugendlichen ansetzen. Derzeit konzentrieren sich seine Überlegungen auf eine Verminderung der Stoffwechselbelastung durch Fettreduktion. In einer von ihm geleiteten NIH-Studie bemüht man sich, den Therapieeffekt allein durch eine Reduktion der Fettzufuhr in der Ernährung zu überprüfen. Mammakarzinompatientinnen der Stadien I und II werden in Abhängigkeit ihrer diätetischen Fettzufuhr (eine Gruppe 15%, die andere Gruppe 30%) daraufhin überprüft, ob damit bereits ein deutlich erkennbarer Therapieeffekt verbunden ist. Nach den Einschätzungen Wynders läßt sich ein Benefit in der Größenordnung, wie er ansonsten mit medikamentöser Therapie erreicht werden kann, erwarten.

Medikamentöse Therapie des Mammakarzinoms

Mit der primären oder neoadjuvanten Chemotherapie läßt sich offenbar kein Überlebensvorteil gegenüber Standardchemotherapie-Regimen im Anschluß an eine operativ-radiologische Primärbehandlung erreichen. Allerdings läßt sich die Rate der brusterhaltenden Therapien um 12% oder mehr erhöhen und eine Reduktion der Lymphknotenmetastasen erreichen, so daß insgesamt die primäre Chemotherapie als eine Art In-vivo-Chemosensitivitätstest zu interpretieren ist. Als Problemfälle bleiben nach R. Kreienerg, Ulm, das lobuläre Karzinom und das duktale Carcinoma in situ zu beachten. Insgesamt scheint die Domäne der primären Chemotherapie die großen Primärtumoren und das inflammatorische Mammakarzinom zu sein.

Die Hochdosis-Chemotherapie bei Mammakarzinom ist derzeit noch nicht abschließend zu bewerten, da die endgültigen Ergebnisse mit ausreichend langer Beobachtungszeit noch nicht vorliegen und erst in den Jahren 1999 bis 2000 frühestens beurteilt werden können (U. Nitz, Düsseldorf). Nach den jetzigen Daten sind Patientinnen im Rahmen von Studien mit einer akzeptablen Mortalität bzw. Morbidität zu behandeln. Der derzeitige Umfang der Studien zur adjuvanten Therapie und bei metastasiertem Mammakarzinom lassen erwarten, daß auch aus deutschen Studien international beachtenswerte Ergebnisse vorgelegt werden können.

Nach F. Jänicke (Hamburg) liegt ein wichtiges Problem darin, daß bei nodal-negativen Mammakarzinompatientinnen nur 8% der Patientinnen profitieren, nach den St. Gallener Konsensusempfehlungen damit jedoch eine deutliche Übertherapie für das Gros der Patientinnen ohne axilläre Lymphknotenmetastasen vorgegeben ist. Eine ideale Trennung wäre zum Beispiel bei der Aufteilung von Patientenkollektiven in 70 bzw. 30% ungünstiger Prognose. Hierbei könnten eventuell die Proteasenausprägungen helfen, wie zum Beispiel die Urokinase und der Plasminogenaktivator-Inhibitor beim Mammakarzinom, wobei sich gleichzeitig eine Tamoxifen-Resistenz andeuten könnte. Ähnliches gilt auch für Her-2/neu und den EGF-Rezeptor.

Nach G. Bastert (Heidelberg) bilden etwa ein Drittel der Mammakarzinome das Merkmal Her-2/neu-Rezeptor aus, womit einerseits eine ungünstige Prognose, andererseits aber auch die Prädiktion einer verminderten Tamoxifen-Ansprechbarkeitsrate und einer erhöhten Wahrscheinlichkeit einer Anthrazyklinwirkung verbunden ist. Mit dem Antikörper gegen den Her-2/neu-Rezeptor läßt sich eine zirka 30%ige Verlängerung der Time-to-Progression gegenüber Chemotherapie erreichen sowie eine 20 bis 50%ige Verbesserung der Ansprechrate auf eine Therapie im Vergleich mit einer Chemotherapie. Derzeit wird vom Oncologic Drugs Advisory Committee eine positive Bewertung von Herceptin vorgenommen und der Einsatz als Einzelsubstanz in zweiter und dritter Behandlungsreihe beim metastasierten Mammakarzinom und als Erstbehandlung in Kombination mit Paclitaxel beim metastasierten Mammakarzinom befürwortet. Die zur Zeit erkennbaren Vorteile überwiegen derzeit nicht die Nachteile der Kombination von Anthrazyklin und Herceptin, die insbesondere in der Ausbildung von Arrythmien und Einschränkungen der Links-Herz-Auswurffunktion bestehen.

Ein weiteres Behandlungskonzept besteht in der Antiangiogenese, für das Angiostat und Endostatin bereits überprüfte Substanzen sind, die den die Gefäßaussprossung bewirkenden Vascular Endothelial Growth Factor blockieren. Dieser wird wiederum durch hypoxische Gewebsspiegel in seiner Neubildung intensiviert. Ein antiangiogenetisches Wirkprinzip kann auch mit der Metalloprotease Marimastat unternommen werden. Mit der autologen Tumorimmunisierung lassen sich einige gute Resultate belegen, als insgesamt wirksames Therapieprinzip ist dieses Verfahren jedoch bisher nicht zu bestätigen.

Endoskopische Operationstechniken bei onkologischen Krankheitsbildern

Mit der Ausräumung der Axilla bei Mammakarzinompatientinnen ist die Ausgangssituation problematisch, da insbesondere bei kleinen Mammakarzinomen eine relativ hohe Morbidität mit der Axillaausräumung verbunden ist, auf der anderen Seite zeigen mehrere Studien, daß die Prognose der Gesamterkrankung abhängig von der Zahl der aus der Axilla entfernten Lymphknoten ist. So läßt sich bei nodal-negativen Patientinnen eine Verbesserung der Therapieergebnisse bestätigen, wenn mehr als 17 Lymphknoten entfernt wurden. Andererseits werden bei ca. 27.000 nodal-negativen Mammakarzinompatientinnen im Jahr in Deutschland die Lymphknoten überflüssigerweise entfernt. Nach W. Jonat (Kiel) gibt es die Möglichkeit, bei negativen Lymphknoten auf die Lymphonodektomie zu verzichten, wobei dann aber die Voraussage der metastasenfreien Lymphknoten ein Problem ist. Andererseits kann eine endoskopische Lymphonodektomie mit Lipolyse und Liposuktion vorgenommen werden. Nach eigenen Erfahrungen wurden damit 6 bis 24 Lymphknoten bei 25 Patientinnen ohne wesentliche Komplikationen entfernt. Als weitere Alternative ergibt sich die Möglichkeit der sogenannten Sentinel Biopsy, wobei nur eine Umgehung des zentralen Lymphknotens in einer Häufigkeit von etwa 1 bis 2% zu erwarten ist. Nach den bisherigen Studiendaten ist mit Technetium-Nachweis der Wächterlymphknoten in etwa 90 bis 100%, mit blauem Vitalfarbstoff nur in 65% der Fälle nachzuweisen. Nach A. Schneider (Jena) ergeben sich zunehmend Indikationen für kombinierte Vaginal- und endoskopische Vorgehensweisen bei Zervixkarzinompatientinnen. So kann eine radikale Trachelektomie im Stadium IA_2 und IB_1 bei Patientinnen mit Kinderwunsch vorgenommen werden, während eine laparoskopisch assistierte vaginale radikale Hysterektomie vom Typ II bei Patientinnen mit IA_2- bzw. IB_1-Tumoren möglich ist. Die radikalere Form der LAVRH kann bei zusätzlichen Risikofaktoren vorgenommen werden. Bei fortgeschrittenen Fällen ergibt sich die Erweiterung um die paraaortale Lymphonodektomie bzw. die Chemotherapie, wobei auch eine sekundäre Radikaloperation vorgenommen werden kann. Für diese Techniken ist eine außerordentlich große Bedeutung der Lernkurve und der Standardisierung im Sinne einer Komplikationsvermeidung festzuhalten. Die Entfernung von 25 pelvinen Lymphknoten sollte als Standard angesehen werden. Als Vorteil der endoskopischen Zervixkarzinomoperation gilt eine Verminderung des Blutverlustes, eine erhöhte Radikalität und die allgemeine Lehrmöglichkeit durch die Nutzung eines Fernsehmonitors, als Nachteile Schwierigkeiten in der Blutstillung, die eventuell mit Clips vorgenommen werden muß, sowie die Gesamtdauer der Eingriffe von etwa 4,5 Stunden bei langer Lernphase und eventueller Begünstigung einer Tumorzelldissemination im Zusammenhang mit dem CO_2-Pneumoperitoneum.

Nach J. Hucke (Düsseldorf) werden für Adnexbefunde zu häufig Operationen – zum Beispiel bei funktionellen Ovarialzysten – durchgeführt, auf der anderen Seite häufiger maligne Befunde der Adnexe anoperiert. Für eine präoperative Risikoabschätzung kann man sonomorphologische Kriterien heranziehen, insbesondere kann man als Indikatoren der Malignität komplexe Strukturen, die Größe, die Anwesenheit von Aszites, das Alter und möglicherweise den Nachweis von CA 125 ansehen. Die zumeist unter 10 cm großen, durch glatt sonomorphologische Kriterien gezeichneten Ovarialzysten bilden sich im allgemeinen bis zu 90% zurück, wobei insbesondere die Perimenopause mit 20% betroffen ist. Insgesamt erhöht sich die Regressionsrate nicht durch Einsatz hormoneller Therapie. Nach den Daten der Düsseldorfer Universitäts-Frauenklinik waren nur außerordentlich wenige Befunde maligne, bei denen man primär ein endoskopisches Vorgehen gewählt hatte. Davon waren 13% Patientinnen prä- und 10% Patientinnen postmenopausal. Entscheidend ist, daß im Abklärungsvorgang suspekter Adnexbefunde von Anfang an die Betreuung in einer Klinik mit voller Ovarialkarzinom-Therapiemöglichkeit durchgeführt wird, in der eine adäquate Patientenversorgung auch beim Nachweis maligner Befunde vorgenommen werden kann. Gegebenenfalls muß ein schrittweiser Ablauf mit diagnostischer Therapie, Peritonealzytologie und danach erfolgender Entscheidung über das Vorgehen gewählt werden. Für die Situation einer Zystenruptur ist das Grading und die Tumoraussaatmöglichkeit von Bedeutung, wobei möglicherweise durch das CO_2-Peritoneum eine Induktion des peritonealen Wachstums von Tumorzellen möglich ist. Als wesentlicher Fortschritt ist anzusehen, daß zwischen der Arbeitsgemeinschaft Gynäkologische Endoskopie und der Arbeitsgemeinschaft Gynäkologie Onkologie ein gemeinsames Papier für die Qualitätsstandards bei der Abklärung von Adnexbefunden erarbeitet und verabschiedet wurde.

Die Bedeutung der photodynamischen Diagnostik und Phototherapie

U. Haller

Einleitung

Das Prinzip der Photomedizin war schon in der Antike bekannt (Indien 1400 Jahre v. Chr., Ägypten 12. Jh.). Zu Beginn des 20. Jahrhunderts führte Oskar Raab den Begriff des photochemischen Prozesses für die westliche Medizin ein [1]. 1903 behandelte sein Lehrer in München, von Tappeiner, zum ersten Mal Hauttumoren [2]. 1978–1984 wurden erste klinische Ergebnisse der Behandlung weiterer Tumoren publiziert, so des Endometriums, der Harnblase, der Mundhöhle, des Rachens, der Speiseröhre und der Bronchien. Damit erweist sich die photodynamische Therapie (PDT) in der Medizin als typisches Beispiel für die klinische Anwendung einer Methode, für die in bezug auf Pharmakokinetik und Nebenwirkungen kaum klare Vorstellungen und Grundlagenergebnisse vorhanden sind. Während der letzten 10 Jahre mußten deshalb zur Klärung der Pharmakokinetik der Photosensibilisatoren und zur Entwicklung der Methodik wesentliche Forschungsergebnisse erbracht werden, damit die photodynamische Therapie ohne Bedenken in die Klinik eingeführt werden konnte. So mußte u. a. die Toxizität der Photosensibilisatoren sowie die Lichtsensibilisierung der Patienten besser untersucht und auch die Entwicklung von entsprechenden Lichtdiffusoren für die Laserapplikation vorangetrieben werden.

Photochemischer Prozeß als Grundlage zur photodynamischen Diagnostik und Therapie

Die Voraussetzung für das Zustandekommen des photochemischen Prozesses ist das Vorhandensein eines Photosensibilisators, welcher topisch oder systemisch appliziert wird und sich selektiv an Tumorzellen anlagert. Wird der Photosensibilisator von Laserlicht, welches im Absorptionsbereich des Sensibilisators liegt, angeregt, kann ein photooxidativer Prozeß induziert werden (Abb. 1). Dabei entsteht vor allem Singulett-Sauerstoff, ein hoch reaktives Molekül, welches wichtige Gewebe und zelluläre Komponenten irreversibel oxidiert. Die daraus hervorgehende Photodestruktion bewirkt ultimativ eine Tumornekrose.

Präklinische In-vitro-Forschung

Um die noch vor knapp 10 Jahren offenen Fragen zu beantworten, mußten zuerst einmal Ergebnisse aus der Grundlagenforschung erbracht werden. So wurde an Karzinomzell-Linien die Dunkeltoxizität verschiedener Photosensibilisatoren und die Toxizität des Laserlichtes untersucht und dabei festgestellt, daß Zellkolonien bei Anwesenheit eines Photosensibilisators ungehindert wachsen, bei zusätzlicher Applikation von geeignetem Laserlicht jedoch absterben [3]. Es konnte auch nachgewiesen werden, daß eine photo-

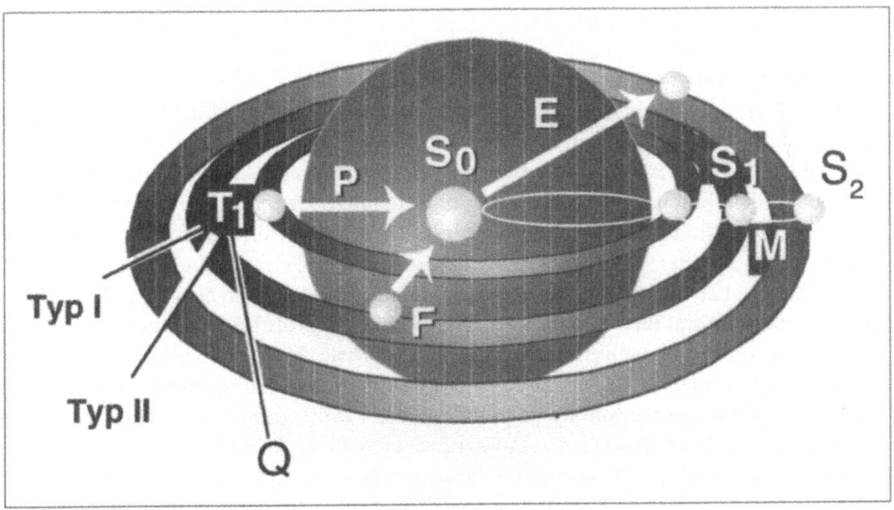

Der photochemische Prozeß wird dadurch induziert, daß sein photosensibler Farbstoff (Photosensibilisator) ein Laser-Photon spezifischer Wellenlänge absorbiert (E). Der Farbstoff wird dadurch in ein energiereiches Molekül umgewandelt, d.h., daß das Farbstoffmolekül durch die Absorption von Licht von einem energetisch stabilen Grundniveau (S_0) in ein unstabileres, angeregtes Energieniveau (S_2) befördert wird. Spontan fällt das angeregte Molekül über innere Konversion und Molekularschwingungen auf ein tiefes Energieniveau, das Singulett-Niveau (S_1). Das Molekül im S_1-Zustand unterliegt einer kurzen Halbwertzeit und zerfällt schnell auf drei verschiedene Arten: Es erreicht über Molekularschwingungen und innere Konversion unter Hitzeverlust oder über Abgabe von Fluoreszenz erneut den energetischen Grundzustand (S_0), das kurzlebige S_1-Singulett-Molekül kann aber auch in den langlebigen Triplett-Zustand (T_1) übergehen. Das Molekül auf dem T_1-Niveau befindet sich in einer wichtigen Ausgangsposition für die photodynamische Therapie. Es kann in diesem Zustand über Emission von Phosphoreszenz (P) in den Grundzustand zurückgehen, oder aber es entsteht eine Typ-I-Reaktion durch Wasserstoffabspaltung mit nachfolgender freier Radikalbildung einerseits, oder es kommt durch einen Elektronentransfer zur Typ-II-Reaktion, welche die Bildung von Singulett-Sauerstoff beinhaltet, indem das Molekül im Triplett-Zustand direkt mit einem Sauerstoffmolekül interagiert.

Abb. 1. Photochemischer Prozeß als Grundlage zur photodynamischen Diagnostik und Therapie.

dynamische Lasertherapie keine Resistenz gegen Chemotherapie, Radiotherapie oder PDT induziert [4] und daß Fraktionierung des Laserlichts den photodynamischen Effekt verstärkt [5]. Es mußte als nächstes anhand von Fluoreszenzintensitätsmessungen geklärt werden, wie sich die Photosensibilisatoren im Gewebe sowohl räumlich als auch zeitlich verteilen. Dabei wurde auch festgestellt, daß die Fluoreszenzverteilung im Gewebe nicht unbedingt korreliert mit der photodynamischen Aktivität bei Zugabe von Laserlicht [6]. Weitere Untersuchungen an der Drosophila-Fliege zeigten, daß die photodynamische Therapie keine genetischen Schäden erzeugt [7]. Von großem Interesse war auch die Erforschung der Akkumulation von Photosensibilisatoren in der Zelle. Diese Untersuchungen zeigten, daß die Akkumulation zwar zuerst in den Mitochondrien auftritt, zeitabhängig aber auch in anderen Organellen der Zelle, nicht aber im Kern [8].

Präklinische In-vivo-Forschung

Experimentelle Untersuchungen an Ratten und Kaninchen wurden durchgeführt, um zu zeigen, daß eine lokale intrauterine Applikation eines Photosensibilisators möglich ist und daß damit die unerwünschten Nebenwirkungen nach systemischer Verabreichung, insbesondere die langdauernde Lichtsensibilisierung, pharmakokinetisch umgangen werden können. Die Fluoreszenzmessungen am Rattenuterus zeigten, daß ein Gradient der Fluoreszenzintensität zwischen Endometrium und Myometrium eintritt und damit die Voraussetzung für eine selektive photodynamische Therapie des Endometriums gegeben war [9, 10, 11, 12]. Weitere Untersuchungen an der Ratte zeigten den Einfluß der PDT des Endometriums auf die biologische Funktion des Uterus als Reproduktionsorgan [13]. Als Maß für die funktionelle Intaktheit des Organs wurde die Anzahl der Schwangerschaftsimplantationen nach Behandlung des einen Uterushornes getestet und mit der Anzahl der Implantationen im korrespondierenden zweiten, unbehandelten Uterushorn verglichen. Es kam in dem mit Aminolävulinsäure (ALA) photodynamisch lasertherapierten Rattenuterushorn im Anschluß daran zu einer signifikanten Reduktion der Anzahl der Implantationen. Präklinische In-vivo-Studien an Ratten- und Kaninchenendometrien zeigten, daß die Fluoreszenz des Sensibilisators in den epithelialen Strukturen (Drüsen) des Endometriums signifikant höher als im Stroma oder Myometrium war. Die histologischen Untersuchungen zeigten eine persistierende Zerstörung der epithelialen Strukturen mit minimaler Regeneration. Die photodynamische Technik erlaubt somit eine selektive Zerstörung des Endometriums. Elektronenmikroskopische Untersuchungen zeigten, daß eine Regeneration des Endometriums bei niedriger Dosierung (40–80 J/cm^2), jedoch eine irreversible Störung der epithelialen Strukturen bei höherer Lichtdosis (80–160 J/cm^2) eintritt [11, 14].

Klinische Studien am menschlichen Endometrium, an der Vulva, der Vagina, der Portio

Untersuchungen am menschlichen Endometrium zeigten, daß eine maximale Fluoreszenz zwischen 4 und 8 Stunden nach Instillation des Photosensibilisators ALA eintritt und daß aber keine Aufnahme des Photosensibilisators im Myometrium stattfindet [15, 16, 17]. Nach Entwicklung entsprechender Lichtdiffusoren konnte nach topischer Applikation des Sensibilisators mit Laserlicht eine selektive Zerstörung (Ablation) des Endometriums bei Frauen erzeugt werden, welche unter invalidisierenden Blutungsstörungen litten [18].

Eine weitere Möglichkeit für die topische Applikation besteht für proliferative Veränderungen und Dysplasien der Vulva, der Vagina, der Portio. Dabei wird zur Diagnostik die Fluoreszenz ausgenützt. Es konnte gezeigt werden, daß vulväre Condylomata acuminata eine selektive Fluoreszenz der behaarten und nichtbehaarten Region bei geeigneten Zeitintervallen und entsprechender Dosierung aufweisen [19]. Damit wird auch die photodynamische Destruktion im therapeutischen Ansatz möglich. Erste klinische Untersuchungen wurden auch bereits bei Lichen sclerosus und Dysplasien der Vulva durchgeführt [20].

Die Behandlung von Hautmetastasen bei austherapierten Mammakarzinomen (Status nach Primärchirurgie, Chemotherapie, Bestrahlungstherapie, onkoplastischen Operationen) hat sich im klinischen Alltag bereits mehrfach bewährt [21].

Photodynamische Diagnostik (PDD)

Als Forschungsgebiet ist die PDD erst am Beginn einer rasanten Entwicklung. Es sind experimentelle Systeme entstanden, bei denen zwar eine optische Auflösung entfällt, dafür aber spezifische Charakteristika eines Tumors nachgewiesen werden können (optical properties). Die ersten klinischen Untersuchungen mit dieser neuen Technologie erfolgten beim Mammakarzinom, welches parallel durch Palpation oder Sonographie lokalisiert wurde [22]. Das Verfahren heißt Frequency Domain Photomigration (FDPM) und bietet auf nicht invasive Weise die Möglichkeit, u. a. die absolute Konzentration von Hämoglobin, die Sauerstoffsättigung sowie den Gehalt an Wasser auch im tieferliegenden Gewebe nachzuweisen [23]. Dies wird durch die Kombination von photonendichten Wellen (im Hochfrequenzbereich bis 1 Gigahertz) und 4 Diodenlasern (Wellenlängenbereich 674–956 nm) ermöglicht. Mittels einer von Hand geführten, nicht invasiven FDPM-Sonde, welche ihrerseits das vom Gewebe emittierte Licht identifiziert, konnten eindeutige Unterschiede der obigen Gewebecharakteristika zwischen Tumor und normalem Brustgewebe gefunden werden.

Je nach Bedarf nach mehr oder weniger optischer Auflösung sind technologische Entwicklungen denkbar, welche das ganze diagnostische Spektrum zwischen Makro- und Mikroskopie umfassen. Durch das Kolposkop von morgen sollten Gewebeveränderungen früher und exakter diagnostiziert werden können. Dazu können die Molekularbiologie, die Fluoreszenztechnologie, Optoelektronik und die Computertechnologie wichtige Beiträge liefern. Zielsuchende fluoreszierende Farbstoffe sind dabei nur eines der diagnostischen Werkzeuge in der zukünftigen gynäkologischen Klinik.

Literatur

1. Raab O. Über die Wirkung Fluorescierender Stoffe auf Infusorien (1900) Z Biol 39: 524–546
2. Von Tappeiner H, Jesionek A (1903) Therapeutische Versuche mit fluorescierenden Stoffen. Munch Med Wochenschr 47: 2042–2044
3. Dobler-Girdziunaite D, Burkard W, Haller U, Larsson B, Walt H (1995) The combined use of photodynamic therapy with ionizing radiation on breast carcinoma in vitro. Strahlenther u Onkol 171: 622–629
4. Hornung R, Walt H, Crompton NEA, Keefe KA, Jentsch B, Perewusnyk G, et al. (in press) m-THPC-mediated photo-dynamic therapy (PDT) does not induce resistance to chemotherapy, radiotherapy or PDT on human breast cancer cells in vitro. Photochem Photobiol 1998
5. Müller S, Walt H, Dobler-Girdziunaite D, Fiedler D, Haller U (1998) Enhanced photo-dynamic effects using fractionated laser light. J Photochem Photobiol B 42 (1): 67–70
6. Dobler-Girdziunaite D, Burkard W, Haller U, Larsson B, Walt H (1995) Kombinierte Anwendung der Photodynamischen Therapie mit ionisierenden Strahlen bei Mammakarzinom-Zellen in vitro. Strahlenther u Onkol 171: 622–629
7. Schweizer PM, Walt H, Fehr M, Haller U (1997) Basic research on the biology of meta-tetra (hydroxyphenyl) chlorin for photodynamic therapy in gynaecology: somatic genotoxicity assayed with Drosophila melanogaster. Lasers Med Sci 12: 280–284
8. Klein SD, Walt H, Richter C (1997) Photosensitization of isolated rat liver mitochondria by tetra(m-hydroxyphenyl)chlorin. Arch Biochem Biophys 348 (2): 313–319
9. Steiner RA, Tadir Y, Tromberg BJ, Krasieva T, Ghazains AT, Wyss P et al. (1996) Photosensitization of the rat endometrium following 5-aminolevulinic acid induced photodynamic therapy. Lasers Surg Med 18 (3): 301–308

10. Steiner RA, Tadir Y, Tromberg B, Wyss P, Walt H, Haller U (1996) Benzoporphyrin-derivat-Monosäure zur photodynamischen Therapie des Endometriums. Geburtsh u Frauenheilk 56: 1–7
11. Wyss P, Tromberg BJ, Wyss MT, Krasieva T, Schell M, Berns MW, Tadir Y (1994) Photodynamic destruction of endometrial tissue using 5-aminolevulinic acid (5-ALA) in rats and rabbits. Am J Obstet Gynecol 171 (9): 1176–1183
12. Wyss P, Svaasand LO, Tadir Y, Haller U, Berns MW, Wyss MT, Tromberg BJ (1995) Photomedicine of the endometrium: experimental concepts. Hum Reprod 10 (9): 221–226
13. Steiner RA, Tromberg BJ, Wyss P, Krasieva T, Chandanani N, McCoullough J, Berns MW, Tadir Y (1995) Rat reproductive performance following photodynamic therapy with topically-administered photofrin. Human Reprod 10: 227–233
14. Wyss P, Steiner R, Liaw LH, Wyss MT, Ghazarians A, Berns MW et al. (1996) Regeneration processes in rabbit endometrium: a photodynamic therapy model. Hum Reprod 11 (9): 1992–1997
15. Fehr M, Madsen SJ, Svaasand LO, Tromberg BJ, Eusebio J, Berns MW et al. (1995) Intrauterine light delivery for photodynamic therapy of the human endometrium. Hum Reprod 10 (11): 3067–3072
16. Fehr M, Wyss P, Tromberg BJ, Krasieva T, Didaia PJ, Lin F, Tadir Y (1996) Selective photosentizer localisation in the human endometrium after intrauterine application of 5-aminolevulinic acid. Am J Obstet Gynecol 10 (11): 1253–1259
17. Wyss-Desserich MT, Sun CH, Wyss P, Kurlawalla CS, Haller U, Berns MW, Tadir Y (1996) Accumulation of 5-Amino-levulinic acid-induced proto-porphyrin IX in normal and neoplastic human endometrial epithelial cells. Biochem Biophys Research Communications 224: 819–824
18. Wyss P, Fehr M, Van den Bergh H, Haller U (1998) Feasibility of photodynamic endometrial ablation without anesthesia. Int J Gynaecol Obstet 60 (3): 287–288
19. Fehr M, Chapman CF, Krasieva T, Tromberg BJ, McCullough JL, Berns MW, Tadir Y (1996) Selective photosensitizer distribution in vulvar condyloma acuminatum after topical application of 5-aminolevulinic acid. Am J Obstet Gynecol 174: 951–957
20. Hillemanns P, Untch M, Pröve F, Baumgartner R, Hillemanns M, Korell M (1998) Photodynamic therapy of vulvar lichen sclerosus with 5-aminolevulinic acid. Obstet Gynecol 91: XXX–XX
21. Wyss P, Walt H, Dobler-Girdziunaite D, Fehr M, Jentsch B, Haller U (1996) Photodynamische Therapie von Mammakarzinom-Rezidiven (Fallbeispiel). Arch Gynecol Obstet 259 Suppl. 1: 282
22. Tromberg BJ, Coquoz O, Fishkin JB, Pham T, Anderson ER, Butler J et al. (1997) Non-invasive measurements of breast tissue optical properties using frequency-domain photon migration. Philos Trans R Soc Lond B Biol Sci 352 (1354): 661–668
23. Tromberg BJ, Haskell RC, Madsen SJ, Svaasand LO (1995) Characterization of tissue optical properties using photon density waves. Comments on Molecular and Cellular Biophysics 8: 359–386

Beckenbodenschaden: Diagnostik und operative Therapie

J. Eberhard

Unter dem Einfluß amerikanischer Arbeitsgruppen [1, 2] beginnen sich auch in Europa die Vorstellungen über die Pathophysiologie, die Morphologie und die operativen Therapiekonzepte des Beckenbodenschadens zu ändern.

Europäische Konzepte zur Pathophysiologie und Therapie

In den deutschsprachigen Lehrbüchern [3] herrscht die Meinung vor, daß der Beckenbodendefekt vor allem auf eine Insuffizienz des Stützapparates des Beckenbodens, d.h. der Muskulatur und des Bindegewebes, zurückzuführen ist. Ätiologisch werden Geburtsverletzungen, angeborene Bindegewebeschwäche und atrophische Veränderungen angegeben.

Die Diagnostik konzentriert sich auf die Beurteilung der Senkungszustände; Descensus uteri I–II°, Zystozele I–II°, Urethrozele, Rektozele I–II°, Enterozele.

Funktionelle Störungen, wie Deszensus- und Inkontinenzbeschwerden, werden als Folge verschiedener Senkungszustände angesehen. Die operativen Therapiekonzepte zielen auf die anatomische Rekonstruktion hin, in der Meinung, damit auch die funktionellen Störungen zu beheben. Folgerichtig bestehen operative Behandlungskonzepte vorwiegend aus Geweberaffungen, wie Diaphragmaplastik und Kolpoperineoplastik, bei schwachem Gewebe und ausgeprägtem Deszensus ergänzt durch die sakrospinale oder sakrale Vaginopexie, bei schwerer Streßinkontinenz mit Schlingen- und retropubischen Suspensionstechniken.

Amerikanische Konzepte zur Pathophysiologie und Therapie

Amerikanische Arbeitshypothesen [1, 2] führen den Beckenbodenschaden, die morphologischen Veränderungen und funktionellen Störungen auf Defekte an unterschiedlichen Stellen der Fascia endopelvina zurück. Dabei wird unterschieden zwischen

- *Lateralem bzw. paravaginalem Defekt:* (Abriß der lateralen Verankerung am Arcus tendineus) mit Zystozele, Urethozele und verstrichenen lateralen Sulci bei erhaltenen Querrugae, evtl. mit Streßinkontinenz.
- *Zentralem Defekt:* Zystozele, laterale Sulci erhalten, Querrugae verstrichen.

- *Transversalem Defekt:* Uterus- / Vaginalstumpfdeszensus und Prolaps.
- *Distalem Defekt:* Urethrozele, Urethraprojektion, Streßinkontinenz.

Die operative Behandlung zielt auf eine Wiederherstellung der defekten Verankerungsstrukturen der Fascia endopelvina durch entsprechende Kolpopexieoperationen, z. B. paravaginal, sakrospinal, sakral oder retropubisch. Nur beim zentralen Defekt wird eine Geweberaffung (Diaphragmaplastik) durchgeführt.

Ergebnisse und Konsequenzen operativer Nachuntersuchungen

Untersuchungen nach Geweberaffungsoperationen [4] und Vaginopexieoperationen [1, 5] zeigen, daß anatomische Rekonstruktionen nicht gleichzusetzen sind mit einer Wiederherstellung der Funktion. Auch sind die operativen Spätergebnisse nicht so gut, wie Operateure und Patientinnen gerne glauben möchten.

Deshalb sollte eine operative Behandlung nur dann durchgeführt werden, wenn folgende Bedingungen erfüllt sind:

- Die konservative Therapie ausgeschöpft ist und der Erfolg nicht befriedigt.
- Die Operation eine gute Erfolgschance hat.
- Die Patientin eine Operation wünscht, auch nach Aufklärung über Heilungschancen und Risiken.

Diagnostik, Anamnese und klinische Untersuchung

Die *Anamnese* [4, 6] soll gezielt auf urogynäkologische Beschwerden eingehen, besonders auf

- Inkontinenz: Streß / Urge / Pollakisurie / Nykturie,
- Infekte: Vulva / Vagina / Blase / obere Harnwege,
- Pruritus / Dysurie / Dyspareunie,
- Deszensus- und Miktionsbeschwerden,
- Hormonstatus: Zyklus / Menopause / Substitution,
- Operationen / Geburten,
- Hauptbeschwerden / Untersuchungsgrund.

Bei der *klinischen urogynäkologischen Untersuchung* [1, 4, 6] werden anatomische Defekte in Ruhe, beim Pressen und Husten beurteilt und auch mit Bezug auf die Anamnese einfache Funktionstests (Hustentest, Blasenrepositionstest) und spezifische Zusatzuntersuchungen durchgeführt (Tab. 1).

Klinische Diagnose, konservative Therapie

Anamnese und klinische Untersuchungsbefunde lassen die anatomischen Defekte beschreiben, die Funktionsstörungen erklären, die klinische Diagnose stellen und leiten über zur konservativen Therapie [4, 7]. Diese soll patientenorientiert, in der Regel mindestens für drei Monate konsequent ausgeschöpft werden. Die wichtigsten Bausteine der konservativen Therapie sind Östrogene, Beckenbodentraining, Pessare, Medikamente, Infektsanierung, Trink- und Miktionstraining.

Tabelle 1. Die urogynäkologischen Untersuchungen haben sich an den anamnestischen Beschwerden zu orientieren

Anamnese	Spezifische Untersuchung
● Streßinkontinenz	➔ Hustentest, volle Blase, liegend und stehend
● Urgeinkontinenz / Pollakisurie / Nykturie / Dysurie	➔ Urinkultur, Chlamydien, Miktionskalender, evtl. Zystoskopie
● Pruritus / Fluor / Dysurie	➔ Infektkette Vulva / Vagina / Harnwege / lokaler Hormonstatus / Dystrophie
● Miktionsbeschwerden / rez. Harnwegsinfekte	➔ Restharn / Urethrakalibrierung / Zystoskopie
● Deszensusbeschwerden	➔ Blasenrepositionstest

Operative Behandlung des Beckenbodenschadens

Wenn der konservative Therapieerfolg nicht befriedigt, wird entschieden, ob eine Deszensus- und/oder eine Inkontinenzoperation indiziert ist. Diese Entscheidung kann besser gefällt werden, wenn eine erweiterte Diagnostik [4, 6] mit bildgebenden und funktionellen Untersuchungmethoden (Perinealultraschall, laterales Urethrozystogramm, Urethrozystometrie) durchgeführt wird.

Welche Technik einer Inkontinenz- und/oder Deszensusoperation [1, 4, 5, 8] letztlich gewählt wird, ist weitgehend abhängig von der operativen Schule. Wichtig ist eine systematisch reproduzierbare Operationstechnik, welche eine hohe Heilungsrate für die Streßinkontinenz und Deszensusbeschwerden erzielt und postoperative Miktions-, Kohabitations- und Deszensusbeschwerden minimiert. Dieses Ziel kann nur erreicht werden bei obligaten Nachkontrollen zwecks Korrektur der eigenen Technik.

Als *Inkontinenzoperationen* [9] durchgesetzt haben sich vor allem die abdominalen Kolposuspensionsoperationen, dann die vaginalen Suspensionsoperationen und auch die Schlingenoperationen. Bei den Suspensionsoperationen ist nicht-resorbierbares Suspensionsmaterial (Fäden oder Netze) zu wählen. Die Suspensionsmaterialien sind stabil zu fixieren (oben am Periost bzw. Pecten ossis pubis, unten in der Vaginalfaszie und nicht im periurethralen Gewebe).

Entscheidend für den Erfolg (Kontinenz) der Suspensionsoperation und auch für deren Komplikationen (Rezidivinkontinenz/Blasenentleerungsstörungen/Deszensus) ist wohl das richtige Plazieren der Suspensionsfäden an der Vaginalfaszie und die Wahl der optimalen Elevationshöhe [9].

Bei den Schlingenoperationen ist die neue Technik [10] des Tension-free Vaginal Tape (TVT) nach Ulmsten faszinierend einfach und zudem sehr erfolgreich.

Bei *Deszensusoperationen* [11] muß stets der Einfluß einer operativen Deszensusreposition auf die Urethraverschlußfunktion durch eine klinische Untersuchung (Hustentest/Blasenrepositionstest bei voller Blase) geprüft werden. Eine operative Deszensusreposition verschlechtert die Kontinenz. Die Diaphragmaplastik ist keine Inkontinenzoperation. Die heutigen Deszensusoperationskonzepte sind situationsbezogene Kombinationen von Raffungsoperationen (Kolpoperineoplastik/Diaphragmaplastik) mit Vaginopexieoperationen, allen voran die sakrospinale Vaginopexie, seltener die abdominale sakrale Vaginopexie und zunehmend auch die paravaginale Vaginopexie.

Postoperative Kontrollen sollten sowohl vom einweisenden Arzt wie auch vom Operateur so lange durchgeführt werden, bis eine optimale Funktion wieder hergestellt ist, d. h. Kontinenz, Miktion, beschwerdefreie Kohabitation und Schmerzfreiheit.

Literatur / Operative Lehrfilme

1. Hohl MK (1996) Paravaginale Kolpopexie: Indikationen, operative Techniken, Ergebnisse. Gynäkologe 29: 671–676
2. Wall L, Norton P, De Lancey J (1993) Practical Urogynecology. Williams & Wilkins, Baltimore
3. Retzke U, Methfessel HD (1990) Funktionelle Harninkontinenz der Frau. JA Barth, Leipzig
4. Eberhard J, Schär G (1991) Gynäkologische Urologie. Gynäkol Rundsch 31 (Suppl 1): 1–52
5. Colombo M et al. (1996) A randomized comparison of Burch colposuspension and abdominal paravaginal defect repair for female stress urinary incontinence. Am J Obstet Gynecol 175: 78–84
6. Eberhard J (1997) Abklärung der Harninkontinenz. Praxis 86: 1254–1259
7. Eberhard J, Geissbühler V (1994) Harninkontinenz und Blasenbeschwerden der Frau. Hospitalis 64, 11-12: 543–559
8. Eberhard J (1997) Vaginale Inkontinenzoperationen – wann, wie und warum? Speculum 3: 10–13
9. Eberhard J, Geissbühler V. Stressinkontinenzoperationen. Lehrfilm VHS, 27 Min. (erhältlich beim Autor)
10. Ulmsten U. TVT – Tension-free Vaginal Tape. Lehrfilm VHS, 22 Min. (erhältlich bei Ethicon Johnson & Johnson, Rotzenbühlstr. 55, CH-8957 Spreitenbach)
11. Eberhard J, Geissbühler V. Deszensusoperationen. Lehrfilm VHS, 30 Min. (erhältlich beim Autor)

Naturheilkunde und Umweltmedizin

Psychoonkologie

J. Derbolowsky

Psycho-Onkologie ist befaßt mit der Erforschung von Zusammenhängen zwischen der Art und Weise, wie ein Mensch sein Leben lebt (Psycho), und seiner Krebserkrankung (Onko) sowohl in Hinblick auf Genese und Verlauf wie auch auf die psychisch/psychosomatischen Behandlungsmethoden und zwischenmenschlichen Abläufe mit ihren nutzbaren therapeutischen Chancen. Von unterschiedlichen psychologischen, psychosomatischen und auch somatischen Ansätzen ausgehend, werden deren Verflechtungen mit Hilfe der neu entstandenen Psycho-neuro-endokrino-immunologie (PNI) immer besser belegt.

Grundlage psychoonkologischer und psychosomatischer Forschung sind vor allem ideoplastische Gesetzmäßigkeiten, durch deren Anwendung empirisch bewiesen werden konnte, daß Vorstellungen und Empfindungen im Menschen *stets* mit dazu passenden körperlichen Veränderungen verknüpft sind, die auch reproduzierbar sind. Die bis vor 20 Jahren nur empirischen Daten werden durch die Ergebnisse der PNI laufend naturwissenschaftlich untermauert.

Wenn auch mit Recht zunehmend von einer genetischen/geistigen Prädisposition und Umweltnoxen als Hauptgenesefaktoren ausgegangen wird, kann die psychische Komponente jedoch nicht ausgeschlossen werden, sei es als Auslöser oder als neurotischer „Umweltfaktor".

Auch wenn es die „Krebspersönlichkeit" als solche vermutlich nicht gibt, werden dennoch einige Charakteristika ziemlich einhellig bei Erkrankten beschrieben, die klar deprimierende Wirkungen auf das Immunsystem haben. Dazu gehören Hoffnungslosigkeit und Verzweiflung, Aufopferung und Selbstbeschuldigung, ein großes Harmoniebedürfnis, die mangelnde Fähigkeit, Emotionen auszudrücken und Gefühle herauszulassen, Verdrängung und Verleugnung von Realität, eine verminderte Selbstwahrnehmung und Innenschau, ein starrer und konformer Lebensstil, die Tendenz, es allen recht zu machen, eine hohe ethisch-moralische Selbsteinschätzung, flache, verwundbare Beziehungen, ein starker Hang, nachtragend zu sein und nicht verzeihen können, Selbstmitleid und vor allem ein schlechtes Selbstbild.

An diesen Beobachtungen und den Möglichkeiten der modernen Psychotherapie sind praktisch alle Therapieansätze ausgerichtet. Sie arbeiten vor allem an einer Umorientierung der Patientin durch den Abbau wenig hilfreicher Überzeugungen, an einer Verbesserung der Beziehung zum eigenen Körper über Entspannungstechniken, Bewegung und Ernährung eingeschlossen, an einem Zugewinn sozialer/kommunikativer Fähigkeiten, an der Förderung von Kreativität (Musik-, Kunst-, Tanztherapie) und am Abbau autodestruktiver Tendenzen/Handlungen mit dem Ziel der Entwicklung eines warmherzigen Verhältnisses zu sich selbst. Bewährte Hilfe bieten Methoden wie Hypnose, Selbsthypnose und Meditation sowie der Einsatz von Vorstellungen, Suggestionen/Affirmationen und ganzheitliche Entspannungsübungen wie das von uns entwickelte TrophoTraining und verschiedene Psychotherapien einschließlich der Psychopädie. Der soziale Bereich wird unterstützt durch Verhaltens- und Sozialtrainings.

Eine ärztliche psychoonkologische Grundversorgung sollte enthalten:

- die Stärken der Patientin aufzubauen;
- die Klärung dessen, was in der Patientin stimmt und nicht nur, was nicht stimmt;
- die Patientin durch die Therapie zu kräftigen;
- die Patientin zu lehren, wie Glaubenssätze und Gesundheit zusammenhängen, wie die Vorstellungskraft die Prozesse im Körper beeinflußt und wie Autodestruktivität abgebaut wird;
- welche persönliche Bedeutung die Krankheit für die Patientin hat und sie ihre eigenen Realität finden lassen;
- die Vermittlung von Entspannungstechniken (z. B. TrophoTraining) und der großen Bedeutung des menschlichen Geistes bei der Heilung.

Dann werden die Lebensqualität und die Überlebenszeit der Patientin nachweislich verbessert.

Die Therapie funktioneller Störungen

Schmerzproblematik in der postoperativen Rekonvaleszenzphase und deren Therapie in der Anschlußheilbehandlung (AHB)

Chr. Niehues

Schmerzen in der Rekonvaleszenzphase nach gynäkologischen Operationen sind nicht isoliert zu betrachten. Andere häufige Funktionsstörungen wirken sich insbesondere dann negativ synergistisch aus, wenn sie als belastend und wenig beeinflußbar erlebt werden (Blasen- und Darmfunktionsstörungen, hormonelle und vegetative Dysregulation, depressive Stimmung, im späteren Verlauf auch sexuelle Inappetenz). Einige dieser Beschwerden sind vorübergehender Natur. Sie können problemlos therapiert werden und heilen erwartungsgemäß folgenlos aus. Das wichtigste dabei ist der Faktor Zeit und günstige Bedingungen für die Rekonvaleszenzphase. Bei anderen Patientinnen ist aufgrund der Art der Operationstechnik, der notwendigen Radikalität, eventueller Komplikationen oder z. B. der Radiatio als adjuvanter Therapie mit bleibenden Funktionsstörungen und Restbeschwerden zu rechnen.

Der dritte Faktor ist mit Maladaption zu bezeichnen, einer subjektiven Größe, die durch die Persönlichkeit und Lebensumstände der Patientin bestimmt wird, aber auch von der Interaktion mit den beteiligten Ärzten und den Erfahrungen der Patientin im Umgang mit dem Medizinsystem.

Akuter Schmerz ist zeitlich begrenzt und hat eine physiologische Schutzfunktion.

Chronischer Schmerz hingegen hat keine klare biologische Funktion und kann sich im Zusammenspiel verschiedener Faktoren zu einer eigenständigen Krankheit entwickeln, für die auch der Begriff „Schmerzkrankheit" gewählt wurde.

Wir haben mit Patientinnenfragebögen typische Funktionsstörungen nach gynäkologischen Operationen zu Beginn und Ende der AHB erfaßt. Die Operation lag bei Aufnahme im Mittel drei Wochen zurück. Geplant sind Nachbefragungen nach sechs Monaten und Kontrollgruppen mit Patientinnen ohne AHB. Schmerz als Symptom (einschließlich Lumbosakralbereich) gaben 80% der Patientinnen an (n = 102). Weitere häufige Nennungen finden sich bei Darmfunktionsstörungen (85%) und Blasenfunktionsstörungen (60%). Eine Untergruppe stellen Patientinnen dar, die Schmerzen als Operationsindikation angaben.

Die stationäre AHB bietet den Rahmen, um in konzentrierter Form Einfluß auf den Krankheitsverlauf zu nehmen und einer Chronifizierung vorzubeugen. Chronischem Geschehen werden nur interdisziplinäre, komplexe Ansätze gerecht, die die Gesamtperson der Patientin, deren körperliche, psychische und soziale Problematik beachten. Für den Erfolg der Rehabilitation ist gleichermaßen eine sorgfältige medizinische

Anamnese und Untersuchung sowie eine psychosoziale Diagnostik erforderlich. Diese darf nicht erst bei mangelnder organischer Erklärung der Beschwerden eingesetzt werden. Auch bei vorschneller Beurteilung als psychogen wird man dem Problem und der Patientin nicht gerecht.

Ziele der AHB bei Schmerzen: Verminderung der Schmerzen, Verringerung des Schmerzmittelkonsums, adäquate Bewältigung der Grunderkrankung, Kenntnisse über postoperative Anatomie, Akzeptanz somatopsychischer Zusammenhänge, Kompetenzerwerb für selbstfürsorgliches Verhalten, Förderung eines angemessenen Trainings- und Gesundheitsverhaltens mit positiver Körperwahrnehmung, Erlernen von Entspannungsfähigkeit, Vorbeugung der Chronifizierung, Verhinderung weiterer Operationen, Entwicklung längerfristiger Strategien, Motivierung zu psychotherapeutischer Begleitung bei entsprechender Indikation.

Therapie funktioneller Störungen nach Mammakarzinombehandlung

I. Nowitzki

Wichtige lokale funktionelle Störungen nach Behandlung des Mammakarzinoms sind Beschwerden im Schulter-Arm-Bereich (25%), neuralgiforme Schmerzen und Dysästhesien in der Region von Thoraxwand, Axilla, Oberarm und ein Lymphödem des entsprechenden Armes und der Thoraxwand (5–20%). Lokale Strahlenschäden können noch vorhanden sein.

Maßnahmen zur Therapie dieser Folgestörungen umfassen physikalische Behandlungen, besonders als spezielle Krankengymnastik und komplexe physikalische Entstauungstherapie, eine spezielle Hilfsmittelversorgung sowie die Information und Verhaltensschulung der Patientin.

Behandlungsmaßnahmen, die zu einer Hyperämisierung in der betroffenen Körperregion führen, sind kontraindiziert.

In einem Zeitraum von 3 Monaten wurden in den Kliniken „Maximillianbad", Bad Waldsee, „Klinik am Burggraben", Bad Salzuflen, und in der Rehabilitationsklinik für Orthopädie und Gynäkologie, Bad Schmiedeberg, 187 Patientinnen mit Mammakarzinom behandelt. Bei 56,7% der Patientinnen erfolgte eine Anschlußheilbehandlung und bei 43,3% wurde ein stationäres Heilverfahren durchgeführt.

In der AHB-Gruppe hatten 38,7% der Frauen eine brusterhaltende Operation und 61,3% eine Ablatio. Im Vergleich dazu wurde in der Heilverfahrensgruppe bei 58% der Patientinnen eine brusterhaltende Operation durchgeführt und bei 42% eine Ablatio.

Der Anteil der Patientinnen mit Bewegungseinschränkungen war erwartungsgemäß in der AHB-Gruppe höher als in der Heilverfahrensgruppe. Ein Lymphödem fand sich häufiger bei den Frauen, die ein stationäres Heilverfahren wahrnahmen.

In unserem Patientinnengut lag bei 44,4% (= 83 Pat.) eine Bewegungseinschränkung und bei 17,1% (= 32 Pat.) eine ausgeprägte Einschränkung in Form einer sekundären Schultersteife vor.

Bei 69 Patientinnen (= 83,1%) trat durch die Behandlungen eine Besserung der Schultergelenksbeweglichkeit ein.

41,7% (= 77) der Patientinnen hatten ein Lymphödem zu verzeichnen, davon 12 Patientinnen einen Schweregrad II (2,1–6 cm). In 63,6% der Fälle (49 Pat.) trat durch die Behandlungsmaßnahmen eine Besserung ein.

Systemische und allgemeine Folgestörungen in Form von psychischen und klimakterischen Beschwerden, Blutbildveränderungen, Strahlenpneumonitis, Polyneuropathie, sexuellen Störungen, Alopezie und Fatigue können ebenfalls vorliegen.

Die Krebserkrankung betrifft Körper und Seele gleichermaßen. Aus diesem Grund beinhaltet die Therapie vor allem im rehabilitativen Bereich eine ganzheitliche Betreuung durch ein interdisziplinäres Team.

Neue klinische Erfahrungen mit Taxol®

Neue klinische Erfahrungen mit Taxol® beim Ovarial- und Mammakarzinom

F. Jänicke, J. Hilfrich

Einleitung

Paclitaxel (Taxol®) ist für die First-line-Behandlung des fortgeschrittenen Ovarialkarzinoms und die Behandlung des metastasierten Mammakarzinoms nach Anthrazyklin-Vorbehandlung zugelassen. Seit den Ergebnissen der GOG-111- und der OV-10-Studie hat sich die Kombination Paclitaxel/Cisplatin als Standardtherapie für Patientinnen mit fortgeschrittenem Ovarialkarzinom etabliert. Beide Studien haben übereinstimmend und unabhängig voneinander gezeigt, daß Paclitaxel/Cisplatin der damaligen Standardtherapie Cisplatin/Cyclophosphamid statistisch signifikant überlegen war in bezug auf das Ansprechen und Überleben.

Beim Mammakarzinom befindet sich Paclitaxel auf dem Weg in die adjuvante Therapie. Die Ergebnisse einer großen randomisierten Intergroup-Studie der CALBG mit über 3.100 Patientinnen mit nodalpositivem Mammakarzinom haben neue Eckpunkte in der adjuvanten Therapiesituation gesetzt. Durch die Addition von Paclitaxel zur derzeitigen Standardtherapie Doxorubicin/Cyclophosphamid (AC) für Patientinnen mit einem hohen Risiko wurden Rezidiv- und Mortalitätsrate um jeweils deutlich über 20% gesenkt. Einen Fortschritt in der Therapie in dieser Größenordnung hat es bei der adjuvanten Behandlung des Mammakarzinoms das letzte Mal vor 20 Jahren gegeben, als CMF in die Therapie eingeführt wurde. Die Ergebnisse dieser Intergroup-Studie führen zu ernsthaften Überlegungen, Paclitaxel als neuen Standard in die adjuvante Behandlung des nodalpositiven Mammakarzinoms zu integrieren.

Nachfolgend werden die aktuellen klinischen Studienergebnisse mit Paclitaxel in der Behandlung des Mamma- und des Ovarialkarzinoms sowie die neuesten Therapieansätze vorgestellt, die im Rahmen randomisierter Phase-III-Studien geprüft werden.

Adjuvante Therapie des Mammakarzinoms

Die neuen Therapieansätze in der adjuvanten Behandlung des nodalpositiven Mammakarzinoms basieren auf drei Strategien:

- der Erhöhung der Dosisintensität der Einzelsubstanzen mittels sequentieller Therapieregime,

- der dosisdichten Therapie durch Verkürzung der Therapieintervalle und
- der Integration neuer Substanzen, die eine hohe Wirksamkeit bei der metastasierten Erkrankung gezeigt haben, wie z. B. Paclitaxel.

1995 publizierte Bonadonna die Ergebnisse einer 10-Jahres-Nachbeobachtungsstudie, in der er die sequentielle Therapie mit vier Zyklen Doxorubicin (75 mg/m^2), gefolgt von acht Zyklen CMF (600/40/600 mg/m^2), mit der alternierenden Gabe von Doxorubicin/CMF verglichen hatte. Der 10-Jahres-Überlebensvorteil zugunsten des sequentiellen Regimes war statistisch signifikant (DFS: 42% versus 28%, OS: 58% versus 44%, jeweils $p = 0{,}002$). Dies wird vor allem auf den Effekt der höheren Dosisintensität der sequentiellen Therapieform (25 mg vs. 8,3 mg/m^2/Woche Doxorubicin) zurückgeführt.

Wood et al. publizierten 1994 die Ergebnisse einer 3armigen CALGB-Studie (NEJM, 1994), durchgeführt bei Patientinnen mit 4–9 positiven Lymphknoten, in der sich zeigte, daß eine höhere Dosisdichte und eine höhere Gesamtdosis dazu führen, daß mehr Patientinnen krankheitsfrei überleben und die Gesamtüberlebensrate höher liegt (jeweils $p < 0{,}05$).

Arbeitsgruppen am Memorial Sloan Kettering Cancer Center (MSKCC), New York, waren die ersten, die im Rahmen klinischer Studien Paclitaxel in die adjuvante Therapie des nodalpositiven Mammakarzinoms integrierten. In einer randomisierten Pilotstudie (MSKCC-Studie 94-85) wurde die etablierte Kombination Doxoruicin/Cyclophosphamid (AC) um Paclitaxel erweitert, einmal als Sequenz (A – T – C) und im zweiten Therapiearm als Doxorubicin-Monotherapie, gefolgt von der Kombinationstherapie Paclitaxel/Cyclophosphamid (A-T/C) mit G-CSF-Support (jeweils Tag 3–10). Die Therapieintervalle betrugen in beiden Armen 14 Tage. Die Studie wurde vorzeitig abgebrochen, nachdem der sequentielle Therapiearm eine höhere Gesamtdosis und Dosisintensität erlaubte und gleichzeitig zu einer signifikant geringeren Toxizität führte.

Daraufhin entwickelte die Arbeitsgruppe um Hudis et al. (MSKCC) die Sequenztherapie weiter, bestehend aus 90 mg/m^2 Doxorubicin, 250 mg/m^2 Paclitaxel (24-h-Infusion) und 3 g/m^2 Cyclophosphamid, jeweils alle 14 Tage, plus G-CSF (Tag 3–10). Dieses Regime erwies sich in Phase-I/II-Studien als verträglich und sehr effektiv mit einer vergleichsweise niedrigen Rezidivrate.

Eine der wichtigsten Studien zur adjuvanten Therapie des nodalpositiven Mammakarzinoms wurde dieses Jahr erstmals auf der ASCO-Jahrestagung präsentiert. Es handelt sich um eine Intergroup-Studie der CALGB (9344) unter der wissenschaftlichen Leitung von Henderson et al. (MSKCC). Bei über 3.100 Patientinnen mit nodalpositivem Mammakarzinom wurde Doxorubicin/Cyclophosphamid (AC), gefolgt von Paclitaxel, gegen die Standardtherapie AC verglichen.

Diese Studie kann (nach der Einführung von CMF in den 70er Jahren) als weiterer „Meilenstein" in der Entwicklung der adjuvanten Therapie des nodalpositiven Mammakarzinoms bezeichnet werden. Durch die zusätzliche Paclitaxel-Therapie konnte nach 18 Monaten die Rezidiv- und Todesrate um 22% bzw. 26% gesenkt werden gegenüber der alleinigen AC-Therapie (Tab. 3). Dieser Unterschied bedeutete eine statistisch signifikante weitere Verbesserung der Überlebenschance der Patientinnen.

Der Erfolg der CALGB-9344-Studie basiert wesentlich darauf, daß sehr konsequent die derzeit gesicherten Erkenntnisse zur Therapieoptimierung beim Mammakarzinom bei der Studienplanung berücksichtigt wurden. Vorangegangene Studien haben gezeigt, daß die Dosisintensität eine wichtige Rolle spielt, daß mit Paclitaxel eine neue, hoch effektive Substanz zur Verfügung steht, daß Paclitaxel und Doxorubicin nicht kreuzresistent sind und daß Paclitaxel problemlos nach Cyclophosphamid und Doxorubicin gegeben werden kann.

Das Studiendesign zeigt Abbildung 1. Um den Stellenwert einer Dosisintensivierung von Doxorubicin im Rahmen dieses Protokolls zu evaluieren, wurde Doxorubicin in drei Dosierungen appliziert (60/75/90 mg/m^2). Zweites Studienziel war die Beurteilung der Wirksamkeit einer zusätzlichen Gabe von Paclitaxel. In einer zweiten Randomisierung der drei Arme wurde daher jeweils die eine Hälfte der Patientinnen mit 175 mg/m^2 Paclitaxel behandelt, während die andere Hälfte der Patientinnen keine weitere Therapie erhielt. Alle Frauen hatten ein operables nodalpositives Mammakarzinom: 1–3 LK: 46%, 4–9 LK: 42%, ≥ 10 LK: 12%. 62% der Frauen waren prämenopausal, und 40% hatten einen negativen Östrogen-Rezeptor-Status.

Tabelle 1. Adjuvante Therapie des Mammakarzinoms. Ergebnisse der CALGB-Studie von Henderson et al. mit AC versus AC-T

Ergebnisse nach 18 Monaten: – 453 Rezidive – 200 Todesfälle	**3.170 Patientinnen**	
Therapieregime	Krankheitsfreies Überleben	Gesamtüberleben
AC	86% ± 1,2%	95% ± 0,7%
AC - T	90% ± 1,0%	97% ± 0,6%
	p = 0,0077	p = 0,039

Tabelle 2. Adjuvante Therapie des Mammakarzinoms. Ergebnisse der CALGB-Studie von Henderson et al. mit AC versus AC-T

Vorteile durch Paclitaxel in den Patienten-Subgruppen		
Subgruppen	**Reduktion des jährlichen Rezidivrisikos**	**Anstieg des krankheitsfreien Überlebens nach 18 Monaten**
1–3 pos. LK	24,6 %	4%
4–9 pos. LK	23,3 % (n. s.)	6%
ER+ Patientinnen	18,9 %	1%
ER– Patientinnen	34,3 % (p < 0,05)	12%

Tabelle 3. Paclitaxel in der adjuvanten Therapie des Mammakarzinoms. Reduktion des jährlichen Rezidiv- bzw. Mortalitätsrisikos im historischen Vergleich

Therapie	**Rezidivreduktion**	**Mortalitätsreduktion**
CMF vs. keine Chemotherapie	24%	17%
AC vs. CMF	12%	11%
AC+Taxol® vs. AC	22%	21%
Der Gewinn durch Paclitaxel ist die größte Zunahme des Nutzens einer adjuvanten Therapie seit der CMF-Einführung vor über 20 Jahren!		

Tabelle 1 zeigt, daß die Dosissteigerung von Doxorubicin keinen Einfluß auf das Überleben der Patientinnen hatte. Offensichtlich ist der statistisch signifikante Überlebensvorteil im AC-T-Arm auf die sequentielle Addition von Paclitaxel zurückzuführen. Der absolute Unterschied zwischen AC und AC-T erscheint zunächst aufgrund der kurzen Nachbeobachtungszeit von 18 Monaten weniger beeindruckend, ist jedoch aufgrund der großen Patientenzahl statistisch signifikant. Die Subgruppenanalyse (Tab. 2) zeigt eine Reduktion der jährlichen Rückfallswahrscheinlichkeit von knapp 25% für Patientinnen mit 1–3 und gut 23% für Patientinnen mit 4–9 positiven Lymphknoten. Da Rezidive bei ER-positiven Tumoren im allgemeinen später auftreten als bei ER-negativen Tumoren, zeigte die aktuelle Zwischenauswertung (noch) keinen Nutzen für Patientinnen mit ER-positiven Tumoren.

In der noch laufenden NSABP-B-28-Studie wird ebenfalls das AC-T-Regime gegen AC verglichen. Bestätigt die NSABP-B-28-Studie die Ergebnisse der CALGB-Studie, muß Paclitaxel als Standard in die adjuvante Therapie des Mammakarzinoms eingeführt werden.

In Deutschland ist eine große randomisierte multizentrische Phase-III-Studie unter der wissenschaftlichen Leitung der Universitätsfrauenklinik Ulm angelaufen, in der die sequentielle Gabe von Epirubicin/Cyclophosphamid/Paclitaxel gegen die Kombinationstherapie aus Epirubicin/Cyclophosphamid, gefolgt von Paclitaxel, verglichen wird. Aufgrund der geringeren Kardiotoxizität von Epirubicin wurde in Deutschland das ATC- in ein ETC-Regime modifiziert. Frühere Studien haben gezeigt, daß Doxorubicin und Epirubicin in Kombination mit Paclitaxel äquieffektiv sind.

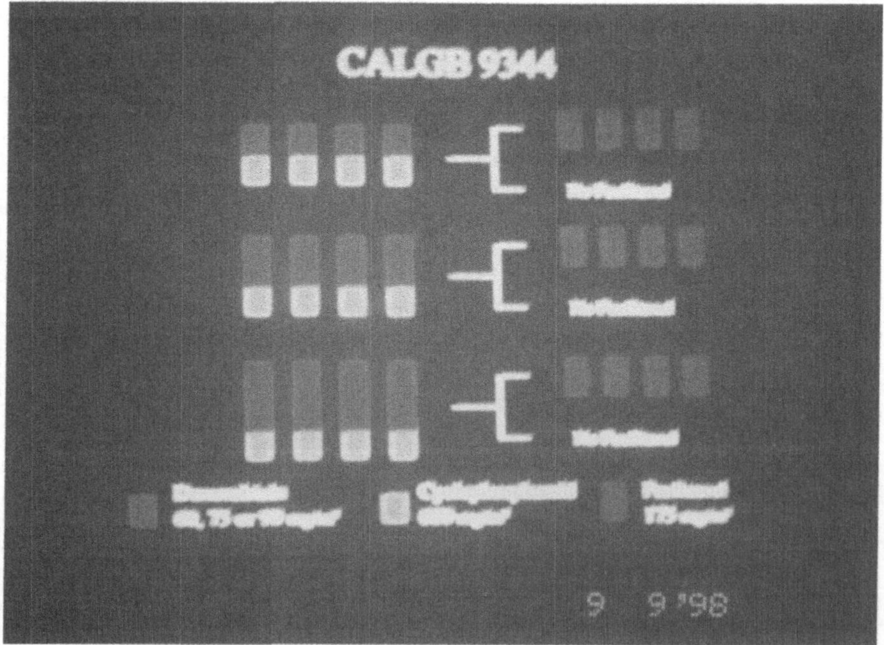

Abb. 1. Studiendesign der CALGB-Studie von Henderson et al. zur adjuvanten Therapie des nodalpositiven Mammakarzinoms

Neoadjuvante Therapie des Mammakarzinoms

Die Ergebnisse in der adjuvanten Therapie des nodalpositiven Mammakarzinoms sind prinzipiell auf die neoadjuvante Situation übertragbar. Wegweisend für den Einsatz einer neoadjuvanten Chemotherapie beim fortgeschrittenen Mammakarzinom sind die Ergebnisse der NSABP-B-18-Studie. Die aktuelle Auswertung dieser Studie (1998) zeigt, daß nach fünf Jahren Nachbeobachtung keine Unterschiede zwischen dem adjuvanten und dem neoadjuvanten Therapiearm bezüglich des rezidivfreien Überlebens bestehen, wobei durch den neoadjuvanten Therapiearm die Rate an brusterhaltenden Operationen erhöht werden konnte.

In Deutschland laufen zur Zeit drei große randomisierte Phase-III-Studien, in denen Anthrazykline und Taxane in Kombination und neoadjuvant eingesetzt werden. Alle drei Studien berücksichtigen die Prinzipien der sequentiellen und dosisdichten Therapie. Im sog. „Münchner Protokoll" wird die Sequenz aus Epirubicin und Paclitaxel mit der Kombination der Substanzen verglichen. Postoperativ erhalten die Patientinnen CMF (Tag 1 + 8). Das „Bayreuther Protokoll" vergleicht neoadjuvant zwei EC-Regime mit unterschiedlicher Dosisdichte; das Therapieintervall beträgt 14 Tage bzw. 3 Wochen, die Epirubicin-Dosis liegt in beiden Armen mit 120 mg/m^2 sehr hoch. Interessant ist in dieser Studie, daß Patientinnen, die auf die neoadjuvante Therapie nicht bzw. nicht adäquat angesprochen haben, postoperativ das „Essener Schema" mit Paclitaxel/5-FU erhalten. Eine wichtige Frage in der neoadjuvanten Therapie ist, was mit Nonrespondern geschehen soll. In der dritten randomisierten Phase-III-Studie, dem „Frankfurter Protokoll", wird Docetaxel mit Doxorubicin kombiniert. Alternativ erhalten die Patientinnen in einem Arm zusätzlich noch Tamoxifen, das dann auch postoperativ weitergegeben wird.

Entscheidend für den Langzeiterfolg einer neoadjuvanten Chemotherapie scheint die Rate der pathologischen Komplettremissionen zu sein. Hoffnungsvoll stimmen daher die Therapieergebnisse einer nicht-randomisierten Studie von Schwartzberg et al. (ASCO, 1998), der bei Patientinnen mit lokal fortgeschrittenem Mammakarzinom neoadjuvant vier Zyklen Doxorubicin/Methotrexat/5-FU, gefolgt von zwei Zyklen Paclitaxel und einem Zyklus Paclitaxel/Cyclophosphamid, eingesetzt hat. Postoperativ erhielten die Patientinnen eine Hochdosis-Chemotherapie. Die Rate der pathologischen Komplettremissionen lag mit 35% sehr hoch und korrelierte mit einer 2-Jahres-Überlebensrate von 93%. Dies sind sehr gute Ergebnisse, insbesondere angesichts der fortgeschrittenen Erkrankung: 45% der Patienten hatten ein inflammatorisches Mammakarzinom, 17% befanden sich im Stadium IIIb und 38% im Stadium IIIa.

Behandlung des metastasierten Mammakarzinoms

Die bisherigen Therapiekonzepte zur Behandlung des metastasierten Mammakarzinoms gehen davon aus, daß eine Heilung in dieser Situation nicht mehr möglich ist. Im Mittelpunkt stehen daher Palliation und Lebensqualität der Patientinnen. Zukünftige Behandlungsperspektiven berücksichtigen allerdings auch klinische Daten, wonach es unter den Patientinnen mit kompletter Remission einen gewissen Anteil an Langzeitüberlebenden gibt. Die neuen Therapieansätze beim metastasierten Mammakarzinom fokussieren daher darauf, den Anteil kompletter Remissionen möglichst zu erhöhen.

Ein interessanter Ansatz ist die Hochdosis-Chemotherapie bei Patientinnen, die auf eine klassische Standard-Chemotherapie angesprochen haben. Die Patientinnen erreichen möglicherweise mit der Hochdosis-Chemotherapie eine komplette Remission mit der Chance auf ein Langzeitüberleben. Randomisierte Studien müssen dies klären, da nur so der Einfluß der Therapie voneinander abgegrenzt werden kann.

Die Therapie an die palliative Situation anzupassen und ein Höchstmaß an Wirksamkeit bei guter Verträglichkeit zu erreichen, sind Ziele von derzeit laufenden Therapieoptimierungsstudien. Paclitaxel ist eine der effektivsten Substanzen zur Behandlung des Mammakarzinoms. Die besondere Bedeutung der Substanz beim metastasierten Mammakarzinom besteht u.a. darin, daß Paclitaxel auch bei anthrazyklinvorbehandelten und -resistenten Patientinnen in bis zu 30% der Fälle eine objektive Remission induzieren kann und dabei nur eine vergleichsweise geringe Rate an schweren hämatologischen Nebenwirkungen hervorruft. In der First-line-Behandlung des metastasierten Mammakarzinoms erreicht Paclitaxel in Kombination mit Doxorubicin objektive Remissionsraten von bis zu 90%. Auch in Kombination mit Epirubicin, das gegenüber Doxorubicin den Vorteil hat, weniger kardiotoxisch zu sein, werden mit Paclitaxel objektive Remissionsraten von 70–80% angegeben.

In Deutschland wird zur Zeit eine große randomisierte Phase-III-Studie der AGO bei Patientinnen mit metastasiertem Mammakarzinom durchgeführt, in der 175 mg/m^2 Paclitaxel in Kombination mit 60 mg/m^2 Epirubicin als First-line-Therapie mit einer Standardtherapie Epirubicin/Cyclophosphamid (EC) verglichen wird. In einer vorangegangenen Phase-II-Dosisfindungsstudie (Lück et al., Hannover) hatte sich diese Dosierung unter Wirkung-Nebenwirkungs-Aspekten als die günstigste erwiesen. Sie war mit einer objektiven Remissionsrate von 68% genauso effektiv wie die höhere Dosierung mit 90 mg/m^2 Epirubicin und 175 mg/m^2 Paclitaxel. Auch bezüglich des krankheitsfreien Überlebens zeigten sich keine Unterschiede zwischen beiden Dosierungen. Die Kombination mit 60 mg/m^2 Epirubicin war aber besser verträglich – insbesondere traten keine Kardiotoxizitäten auf. Endpunkte der Phase-III-Therapieoptimierungsstudie sind das progressionsfreie Überleben sowie die Wirksamkeit, die Toxizität, das Gesamtüberleben und die Lebensqualität.

Wöchentliche Therapie mit Paclitaxel

Ein dritter erfolgversprechender Therapieansatz beim metastasierten Mammakarzinom besteht in der wöchentlichen Gabe von Paclitaxel mit und ohne Kombinationspartner. In Phase-I/II-Studien hat sich die wöchentliche Paclitaxel-Therapie als ausgesprochen gut verträglich erwiesen. Sie bietet sich daher speziell für Patientinnen an, bei denen der palliative Gesichtspunkt im Vordergrund steht. Gleichzeitig zeigt sich, daß aufgrund der hohen Dosisdichte dieser Regime eine hohe Wirksamkeit impliziert wird. Die Ansprechraten liegen gerade im Rahmen multimodaler wöchentlicher Therapiekonzepte sehr hoch, ohne daß die Nebenwirkungen zunehmen. Dies hängt wesentlich mit dem Applikationsmodus zusammen: Niedrige Dosen in kurzen Zeitabständen sind offenbar besonders gut verträglich und scheinen die Tumorzelle besonders effektiv zu schädigen. Die wöchentliche Therapie wird in nationalen und internationalen Phase-I/II-Studien geprüft.

Interessante Ergebnisse erzielten Köhler et al., Leipzig, mit der wöchentlichen Kombinationstherapie von 80 mg/m^2 Paclitaxel plus 25 mg/m^2 Epirubicin bei 35 Patientinnen mit metastasiertem Mammakarzinom. Die Patientinnen waren adjuvant vorbehandelt, hatten allerdings keine Anthrazykline erhalten. Ausgewertet wurden 341 Therapiezyklen, darunter 123 Zyklen mit 35 mg/m^2 Epirubicin (statt 25 mg/m^2). Die Epirubicin-Dosis hatte initial 35 mg/m^2 betragen, war dann aber aus Toxizitätsgründen nach den ersten zehn Patientinnen um 10 mg/m^2 reduziert worden. Das niedriger dosierte wöchentliche Therapieregime wurde ausgesprochen gut vertragen. Grad-3-4-Nebenwirkungen traten – mit Ausnahme von Alopezie – sehr selten auf: keine schwere Polyneuropathie, keine schwere Mukositis, nur 4,5% schwere Myalgien und nur 5% schwere Übelkeit/Erbrechen. Die Rate schwerer Polyneuropathien lag nur bei 1,7%. Bei den hämatologischen Nebenwirkungen stand die Neutropenie im Mittelpunkt. Sie war aber in der niedrig dosierten Gruppe vergleichsweise gering ausgeprägt mit weniger als 20% Grad-3-4-Neutropenien. Über die Hälfte dieser prognostisch ungünstigen Patientinnen erreichte eine objektive Remission (CR/PR), darunter 20% komplette Remissionen.

Diese Ergebnisse sind sehr ermutigend. Ein weiterer Vorzug der wöchentlichen Therapie besteht darin, daß der Therapieerfolg bereits nach sechs Wochen beurteilt werden kann. Aus anderen Untersuchungen ist bekannt, daß selbst Patientinnen, die bereits eine Behandlung mit Paclitaxel/Epirubicin im 3wöchigen Abstand erhalten haben, noch einmal auf die wöchentliche Gabe dieser Kombination ansprechen.

Ovarialkarzinom: Ergebnisse der AGO-Studie

Beim fortgeschrittenen Ovarialkarzinom hat sich Paclitaxel/Cisplatin als Standardtherapie etabliert. Zwei große randomisierte Phase-III-Studien, die GOG-111- und die OV-10-Studie der EORTC, haben übereinstimmend an über 700 Patientinnen belegt, daß Paclitaxel/Cisplatin der ehemaligen Standardtherapie Cisplatin/Cyclophosphamid statistisch signifikant überlegen ist in bezug auf Ansprechraten, progressionsfreies Überleben und Gesamtüberleben.

Im Rahmen der weiteren Therapieoptimierung hat die AGO in einer randomisierten Phase-III-Studie bei über 700 Patientinnen mit fortgeschrittenem Ovarialkarzinom (FIGO IIb-IV) Paclitaxel/Cisplatin mit Paclitaxel/Carboplatin verglichen. Die Ergebnisse der ersten entblindeten Zwischenauswertung zeigen, daß beide Kombinationen äquieffektiv sind, Paclitaxel/Carboplatin von den Patientinnen jedoch besser vertragen wird. Entsprechend geben die Patientinnen im Paclitaxel/Carboplatin-Arm eine statistisch signifikant bessere Lebensqualität an. Die AGO empfiehlt, Paclitaxel/Carboplatin als neuen Standardarm für zukünftige randomisierte Phase-III-Studien einzusetzen.

Die Ergebnisse der Zwischenauswertung der AGO-Studie (Ovar-3) waren erstmals auf der diesjährigen ASCO-Jahrestagung präsentiert worden. Die Studie im Detail: Die Patientinnen erhielten 185 mg/m^2 Paclitaxel als 3-h-Infusion plus 75 mg/m^2 Cisplatin bzw. Carboplatin AUC 6. Gut zwei Drittel der Patientinnen pro Therapiearm hatten einen Tumorrest ± 1 cm.

Entscheidend für die bessere Verträglichkeit von Paclitaxel/Carboplatin war, daß die Rate der schweren nicht-hämatologischen Nebenwirkungen statistisch signifikant niedriger lag: 37% versus 56% ($p < 0,05$). Insbesondere schwere Übelkeit und Erbrechen sowie schwere periphere Neuropathien waren statistisch signifikant seltener: 6% versus 18% bzw. 8% versus 14%, jeweils $p < 0,05$. Außerdem war die Zeitspanne bis zum Auftreten von WHO-Grad-2-Neurotoxizitäten unter Paclitaxel/Carboplatin statistisch signifikant länger, und die Rate an kumulativer Neurotoxizität war statistisch signifikant niedriger. In der Lebensqualitätsanalyse gaben die Patientinnen unter Paclitaxel/Carboplatin eine statistisch signifikant bessere Lebensqualität an.

Mit 80,1% versus 68,3% lag die Rate der objektiven Remissionen unter Paclitaxel/Cisplatin etwas höher, der Unterschied ist jedoch statistisch nicht signifikant ($p = 0,13$). Noch geringer sind die Unterschiede bezüglich des medianen progressionsfreien Überlebens, das 75 Wochen nach Paclitaxel/Carboplatin und 73 Wochen nach Paclitaxel/Cisplatin betrug ($p = 0,66$).

Eine weitergehende Therapieoptimierung besteht möglicherweise in der 3er-Kombination aus Paclitaxel/Carboplatin und einer dritten Substanz, z. B. Epirubicin. Dieser Ansatz wird jetzt im Rahmen einer randomisierten Phase-III-Studie der AGO (Ovar-5) validiert: Die AGO vergleicht Paclitaxel/Carboplatin/Epirubicin gegen Paclitaxel/Carboplatin.

Zusammenfassung

Paclitaxel hat in Kombination mit Cisplatin die Prognose von Patientinnen mit fortgeschrittenem Ovarialkarzinom statistisch signifikant verbessert. Mit Blick auf die Verträglichkeit der Behandlung ist die Kombination von Paclitaxel/Carboplatin eine weitere Therapieoptimierung. Möglicherweise bringt die Zugabe einer dritten Substanz weitere therapeutische Vorteile.

Die Behandlung des nodalpositiven Mammakarzinoms befindet sich in einer Umbruchsituation. Zur Zeit laufen verschiedene Phase-III-Studien, die den Stellenwert neuer Therapieansätze evaluieren werden. Erfolgversprechende Therapiestrategien sind die Dosisintensivierung und die Integration neuer Substanzen. Paclitaxel ist eine aussichtsreiche Substanz, die kurz davor steht, in die adjuvante Standardtherapie des nodalpositiven Mammakarzinoms integriert zu werden. Wichtige neue Therapieansätze zur Behandlung des metastasierten Mammakarzinoms sind wöchentliche Therapieregime mit Paclitaxel sowie für selektionierte Patientinnen möglicherweise die Hochdosis-Chemotherapie.

Drei Jahre Informationsservice „Ich weiß Bescheid!" zum Thema Wechseljahre

I. Ehmer-Papaioannou

Im Oktober 1995 wurde „Ich weiß Bescheid!", der Informationsservice für Frauen zum Thema Wechseljahre, von der Nourypharma GmbH ins Leben gerufen. Die große Anzahl von Frauen, die schriftliche Information in Form von Broschüren anfordern oder anrufen, zeigt die immer noch unterschätzte Bedeutung der Thematik. Die Reaktion der Frauen auf diese „erste Anlaufstelle" für die Wechseljahre ist durchweg positiv.

Ganz im Vordergrund des Interesses stehen bei den Frauen Fragen zur hormonellen Ersatztherapie unter den verschiedensten Aspekten. In den letzten Monaten wurde dabei vor allem die Thematik der verschiedenen Applikationsformen aufgegriffen und hinterfragt. Auffallend ist der hohe Stand an Vorinformation zu den Wechseljahren, wobei die meisten Frauen ihr bisheriges Wissen aus den Medien schöpfen.

Die Frauen bringen generell zum Ausdruck, daß sie das persönliche und individuelle Beratungsgespräch bevorzugen. Aus diesem Grunde und im Hinblick auf die wachsende Zahl an Frauen in den Wechseljahren wird Nourypharma mit der erfolgreichen Aktion „Ich weiß Bescheid!" weiterhin Aufklärungsarbeit leisten, um mehr Frauen den Weg zu kompetenter Hilfe und Unterstützung beim Frauenarzt/bei der Frauenärztin aufzuzeigen.

Wechseljahre: Natur – Mythos oder ein sozialer Fall

R. Schmid-Heinisch

Die medizinische Beobachtung und Analyse der Menopause ist immer wieder ergänzt worden durch Hinweise auf psychosoziale und kulturelle Einflüsse.

Neben der dominierenden Hormonsubstitutionstherapie haben diese schmalen und vernachlässigten Seitenwege bis heute keinen nennenswerten Niederschlag in der ärztlichen Praxis gefunden.

Nicht übersehen werden kann eine zunehmend kritische Einstellung von Frauen in bezug auf einseitige Fixierung des Arztes/der Ärztin auf rein medikamentöse Behandlung und schnelle Rezepte.

Die zum Teil dramatischen Veränderungen innerhalb unserer gesellschaftlichen Strukturen betreffen vorwiegend Frauen, unter ihnen ganz besonders Frauen in der

Lebensmitte. Sowohl innerhalb der Familie (Stichwort: Patchwork-Family) wie auch im beruflichen Bereich (Stichwort: Gleichberechtigung) finden sich Frauen nicht nur auf ungeübten Wegen, sondern vorwiegend im Schleudergang.

Es gibt für sie keine Generation mit Vorbildcharakter.

Die „Natur der Frau“ als gegebene Konstante und damit ihre tradionelle Rollenzuweisung innerhalb der Gesellschaft ist durch die Frauen selbst in Frage gestellt worden.

Frauen mit vierzig werden heutzutage Großmutter oder zum erstenmal Mutter. Sie fangen eine Ausbildung an oder werden Chefin. Frauen in den Wechseljahren wechseln Partner und Lebenskonzepte, werden arm oder stark oder beides. Sie beeinflussen so – noch immer weitgehend ignoriert – durch ihren Ausstieg aus traditionellen Stereotypen ganz entscheidend die heutige Gesellschaft.

Im Hinblick auf die allgemein zunehmende Bedeutung der älteren Menschen, insbesondere aber im Hinblick auf die hohe Lebenserwartung der Frau, ist die Weichenstellung in den Wechseljahren für Frauen die entscheidende Neuorientierung für ein gelingendes Altern.

Es gibt dafür inzwischen eine Reihe von unterschiedlichen, zukunftsweisenden Modellprojekten.

MRS II – Ein evaluiertes Instrument zur Erhebung menopausaler Beschwerden

H. P. G. Schneider

Auf Initiative einer Gruppe schweizerischer, österreichischer und deutscher Gynäkologen wurde eine Menopause Rating Scale entwickelt, die mit elf aus heutiger Sicht menopausespezifischen Symptomen geladen war und die Bewertung durch den betreuenden Arzt in zehn Beschwerdestufen zuließ (Hauser, G. A., Huber, I. C., Keller, P. J., Lauritzen, C., Schneider, H. P. G.: Evaluation der klimakterischen Beschwerden [Menopause Rating Scale (MRS)]. Zentralbl. Gynäkol. 116 [1994] 16–23). Basierend auf dieser Untersuchung, wurde ein Vorschlag für eine revidierte Version der Menopause Rating Scale gemacht. Die Revision enthielt überwiegend Veränderungen im Layout der MRS sowie eine Gestaltung als Fragebogen zum Selbstausfüllen. Diese neue Version wird als „Menopause Rating Scale II“ bezeichnet.

Im Jahre 1996 hat die Infratest – Epidemiologie und Gesundheitsforschung – an 683 repräsentativ ausgewählten Frauen im Alter von 40 bis 60 Jahren eine Methodenstudie zu den Meßgüte-Eigenschaften der Menopause Rating Scale durchgeführt. Eine Wiederholungserhebung wurde im Herbst 1997 nach einem Zeitraum von ca. anderthalb Jahren durchgeführt, an der sich aus dem alten Befragungskollektiv insgesamt 306 Frauen beteiligten. Der Altersprozeß der Frauen, ihr Eintritt in die Menopause, therapeutische und medikamentöse Einwirkungen auf die Menopausebeschwerden sowie die Zunahme an chronischen Erkrankungen gehörten zu den untersuchten Einflußgrößen.

Eine Korrelation der Erst- und Zweiterhebung mit der MRS II zeigt, daß eine durchschnittliche Verschlechterung von zwei MRS-II-Punkten über diese anderthalb Jahre beobachtet wurde. Aber auch individuell erhebliche Verbesserungen konnten beobachtet werden; dies kommt in einer Korrelation von 0,55 (Produkt-Moment-Korrelation) zum Ausdruck, die unter psychometrischen Gesichtspunkten als guter Indikator für eine hohe Wiederholungszuverlässigkeit gewertet werden kann.

Die Frage nach der Komorbidität (Herzinsuffizienz, chronische Magenerkrankungen, Angina pectoris, Gelenkrheumatismus, chronische Hauterkrankungen) und MRS-II-Veränderungen ergibt im Mittel eine Verschiebung von zwei MRS-II-Punkten; dabei kann zum Beispiel die Herzinsuffizienz zu Abweichungen von bis zu fünf MRS-II-Punkten führen. Die klinische Plausibilität der Zusammenhänge und die Frage des generellen Zusammenhangs zwischen biologischem Altern, Hormonverlust und Auftreten chronischer Erkrankungen kann naturgemäß nicht durch eine Querschnittsuntersuchung in einer Bevölkerungsstichprobe überprüft werden.

Hinsichtlich der Medikamentenwirkung auf Menopausebeschwerden (Hormonpräparate, andere Medikamente, keine Medikamente) erweist sich die MRS II sehr sensitiv. Die Fallzahlen lassen jedoch keine Verallgemeinerung zu.

Ein Vergleich des Kupperman-Index mit der MRS II in der zweiten Befragung von 1997 hat zu folgenden Ergebnissen geführt:

a) Die Punkt-Rohwerte von MRS II und Kupperman-Index korrelieren sehr hoch miteinander. Beide Indexwerte messen offensichtlich das gleiche Symptomspektrum.
b) Die MRS II ist in zweierlei Hinsicht ökonomischer als der Kupperman-Index:
   1. Die Angaben können von Patientinnen gemacht werden.
      Der Arzt hat keinen zusätzlichen Dokumentationsaufwand.
   2. Die Berechnung des Punktsummenindex der MRS II ist wesentlich einfacher, da eine Gewichtung und damit ein zusätzliches Multiplikationsverfahren entfällt.
c) Die kategorisierten Indexwerte der MRS II differenzieren in den hohen Symptomengraden besser als der Kupperman-Index. Die Skalenspreizung der MRS II ist ausgewogener.
d) In einer nicht-klinischen Bevölkerungsstichprobe fällt eine sehr große Anzahl von Frauen in Symptomenniveaus, die durch den klassifizierten Kupperman-Index nicht definiert sind.
   Dementsprechend sind die Meßeigenschaften der MRS II für viele Anwendungszwecke vorteilhafter und ökonomischer als die des Kupperman-Index.

Zu Beginn des fünften Lebensjahrzehnts beginnt die Lebensqualität von Frauen in bestimmten Lebensbereichen deutlich abzusinken. Die Lebensqualität wurde mit der deutschsprachigen Version des „Quality of Life Inventory SF–36" erfaßt. Starke Altersunterschiede ergaben sich für den Bereich körperliche Leistungsfähigkeit und Rolleneinschränkung aufgrund körperlicher Probleme. Im Vergleich dazu sind Altersunterschiede in den Bereichen Vitalität, soziale Funktionsfähigkeit, Rolleneinschränkung aufgrund emotionaler Probleme und psychisches Wohlbefinden nur geringfügig ausgeprägt. Um den Zusammenhang zwischen Menopausebeschwerden und Lebensqualität deutlich zu machen, haben wir das Lebensqualitätsprofil von drei Frauengruppen untersucht, die sich nach den Schweregraden der MRS II unterscheiden. Es fällt auf, daß die Lebensqualitätsunterschiede zwischen den Frauengruppen in Abhängigkeit des Menopausesymptomenniveaus wesentlich stärker ausgeprägt sind als die Unterschiede nach Altersgruppen. Die Lebensqualitätsbeeinträchtigung bei Frauen mit starken Menopausesymptomen sind in allen Bereichen deutlich stärker. Diese Ergebnisse belegen sehr eindrucksvoll, daß die Menopausesymptomatik stärker als Alterseinflüsse die Lebensqualität beeinträchtigt.

Sisare® Gel mono – Ergebnisse einer Anwendungsbeobachtung

J. Schmidt

Die gängige Therapie zur Behandlung der klimakterischen Beschwerden und der Östrogenmangelerkrankungen ist die Substitution von Sexualhormonen.

Hierzu stehen im wesentlichen zwei systemisch wirksame Applikationsformen, nämlich die orale und die transdermale Therapieform, zur Verfügung.

Für den Therapieerfolg ist vor allem bei der Prävention der Östrogenmangelerkrankungen die Dauer der Anwendung von entscheidender Bedeutung. Der Auswahl der Therapieform, die großen Einfluß auf die Compliance der Patientinnen hat, kommt hier also eine ganz zentrale Bedeutung zu. Die Behandlung muß einfach anwendbar, diskret, wirksam und dabei gut verträglich sein.

Sisare® Gel mono stellt durch eine neue Applikationsform eine Innovation im Bereich der transdermalen Hormonersatztherapie (HRT) dar. Es handelt sich um ein estradiolhaltiges Gel zum täglichen Auftragen auf die Haut. Das Gel liegt in Sachets mit definierter Wirkstoffmenge vor. Je nach Verordnung des Arztes steht eine Dosierung von 0,5 mg und 1,0 mg zur Verfügung. Hierdurch sind standardisierte Wirkstoffmengen gewährleistet, was auch zur Sicherheit für die Patientinnen beiträgt.

In dieser Anwendungsbeobachtung führten 2.500 Patientinnen drei Monate lang eine HRT mit Sisare® Gel mono durch. Die Ergebnisse von über 1.700 Patientinnen liegen vor und werden vorgestellt. Etwa die Hälfte der Patientinnen hatte bereits eine anderweitige HRT durchgeführt und wurde auf Sisare® Gel mono umgestellt. Bei der Auswertung wurden auch Patientinnen nach einer Hysterektomie von Patientinnen mit noch vorhandenem Uterus unterschieden. Dabei zeigte sich, daß 64% der Anwenderinnen keinen Uterus mehr hatten. Bei vorhandenem Uterus muß zum Schutz des Endometriums eine Gestagenzusatztherapie durchgeführt werden, was in 81% der Fälle erfolgte. Beide Patientinnengruppen unterschieden sich jedoch in der Compliance, Wirksamkeit, Akzeptanz und Verträglichkeit nicht. Alle Bewertungen in beiden Gruppen lagen in der Beurteilung gut/sehr gut deutlich über 90%. Die weitaus häufigste Dosierung (86%) lag bei 1 g Gel pro Tag (Standarddosierung). 84% wendeten Sisare® Gel mono kontinuierlich über 28 Tage im Monat an, 16% zyklisch mit einwöchiger Pause.

Eine deutliche Besserung klimakterischer Beschwerden unter der Therapie mit Sisare® Gel mono nach der Menopause Rating Scale II lag für das gesamte Spektrum der Symptome vor. Das Gewicht und der Blutdruck änderten sich im Median unter der Therapie nicht. Nebenwirkungen traten nur sehr selten (in 4% der Fälle auf), es waren keine schwerwiegenden Nebenwirkungen zu verzeichnen.

Vor der Therapie vorhandene Beschwerden wie Blutungsstörungen, Kopfschmerzen und Brustspannen etc. waren unter Sisare® Gel mono deutlich rückläufig.

Aufgrund der guten Verträglichkeit befolgten das Verordnungsschema 97% der Patientinnen, und es war somit eine hohe Compliance gegeben. 90% führten die Therapie mit Sisare® Gel mono fort.

Diese Dokumentation bestätigt, daß Sisare® Gel mono eine hervorragende Wirksamkeit und Verträglichkeit bietet und damit zu einer hohen Compliance und zufriedenen Patientinnen führt.

Lebensqualität – Was leistet die MRS II bei der Erkennung psychosozialer Aspekte im Klimakterium?

H. P. Rosemeier

Die Menopause-Rating-Scale (MRS) als Selbstbewertungsskala wurde zur Evaluierung überarbeitet und anschließend einer randomisierten repräsentativen Stichprobe von 683 Frauen zwischen 40 und 60 Jahren in der Bundesrepublik Deutschland vorgelegt. Dieser Datensatz ließ bereits eine breite differenzierte Darstellung vegetativer, psychischer und urogenitaler klimakterischer Beschwerden zu. Dem Ziel, einer Evaluierung und Validierung des diagnostischen Instrumentes MRS II, kam die Arbeitsgruppe um Schneider, Rosemeier, Hauser, Ernst und Potthoff noch näher, als nach 20 Monaten eine Follow-up-Studie angeschlossen wurde. In der Tat konnte aus derselben Stichprobe der erstbefragten Frauen eine Fallzahl von 306 Frauen ein zweites Mal mit der Selbstbewertung durch die MRS II erreicht werden. Damit konnte zum ersten Mal ein Verlauf von klimakterieller Bewertung an einer Normalpopulation in Deutschland nachgewiesen werden. Zur Beurteilung der Reliabilität des Instrumentes MRS II reichen die Daten gut aus. Eine hohe Zuverlässigkeit wurde festgestellt. Aussagen über individuelle und Gruppenverläufe sind möglich. Im zweiten Durchlauf wurde ein Vergleich zwischen der Leistung der neuen revidierten MRS II und dem alten Verfahren des Cuppermann-Index durchgeführt. Über die Ergebnisse berichtet H.P.G. Schneider auf dieser Tagung.

Um festzustellen, ob die von den Frauen in der MRS genannten Beschwerden allein dem klimakterischen Komplex zuzuordnen sind oder ob vielmehr eine Verschiebung des Morbiditätsspektrums mit zunehmendem Alter hier als „menopausaler Effekt“ womöglich ungerechtfertigterweise angenommen wird, haben wir eine ausgewiesene Quality-of-Life-Skala (SF–36) zur Prüfung herangezogen. Es handelt sich um ein methodisch sorgfältig evaluiertes Meßverfahren für Lebensqualität (Bullinger), das von Symptomen und Krankheiten ausgehende Beeinträchtigungen der Lebensqualität in folgenden acht Dimensionen erfaßt: körperliche Leistungsfähigkeit, Rolleneinschränkungen aufgrund körperlicher Probleme, körperlicher Schmerz, allgemeine Gesundheitseinschätzung, Vitalität, soziale Funktionsfähigkeit, Rolleneinschränkungen aufgrund emotionaler Probleme, psychisches Wohlbefinden. Die Beziehungen zwischen Lebensqualität und Alter einerseits sowie zwischen Lebensqualität und menopausalen Beschwerden andererseits lassen nun Schlüsse zu, inwieweit die Menopausesymptomatik und die Verluste an Lebensqualität durch Alterseinflüsse unabhängig voneinander sind. In der Tat konnten wir feststellen, daß die klimakterischen Symptome stärkere ungünstige Auswirkungen auf die Lebensqualität aufweisen als das Alter und diese negativen Wirkungen größer sind als die durch Alterseffekte veränderte Lebensqualität.

Als Schlußfolgerungen für die erfolgreiche Behandlung der Menopausesymptome ergeben sich: Eine Behandlung der klimakterischen Beschwerden hebt die Lebensqualität der behandelten Frauen. Über die symptombezogene und präventive Wirkung der HRT hinaus hat die Menopausetherapie sowohl eine die Lebensqualität steigernde Wirkung als auch einen gesundheitsökonomischen Nutzen. Die Ergebnisse erfordern von den behandelnden Gynäkologen/Gynäkologinnen eine intensive Beratung bezüglich der Lebensführung ihrer Patientinnen. Mit der MRS II liegt somit ein diagnostisches Instrument für die Beurteilung der Menopausebewältigung vor, das eine Beurteilung der individuellen Lebensqualität einschließt.

Metabolische Veränderungen bei einer Hormonersatztherapie mit einem östradiolhaltigen Gel

J. Heikkinen

Nach der Menopause erhöhen atherogene Veränderungen im weiblichen Fettstoffwechsel, eine verminderte Glukosetoleranz und eine Gewichtszunahme, bevorzugt im Abdominalbereich, das Morbiditäts- und Mortalitätsrisiko durch kardiovaskuläre Erkrankungen. Die nützlichen Wirkungen der Östrogene nach der Menopause sind gut bekannt, die Mechanismen aber komplex und nur zum Teil aufgeklärt.

Wir verglichen die Wirkungen des transdermalen östradiolhaltigen Gels mit der oralen Gabe von Estradiolvalerat auf den Lipid-, Lipoprotein- und Glukosemetabolismus. 79 hysterektomierte Frauen in der Postmenopause im Alter von 48 bis 62 Jahren wurden in einer Doppelblindstudie mit Placeboarm für sechs Monate randomisiert.

Es wurden täglich 2 mg Estradiolvalerat oral oder 1 mg östradiolhaltiges Gel transdermal (Sisare® Gel mono 1 mg) verabreicht.

Während die Östradiolserumspiegel signifikant anstiegen, wurden geichzeitig die Gonadotropine in beiden Gruppen supprimiert. Die Östronspiegel waren in der oralen Therapiegruppe nach sechs Monaten fünfmal höher als in der transdermalen Gruppe. Oral verabreichtes Estradiolvalerat senkte das Gesamtcholesterin (8%) sowie das LDL-Cholesterin (19%) und erhöhte das HDL-Cholesterin (13%) und die Triglyceride (15%) ($p < 0{,}01$). Das Lipoprotein(a) wurde um 23% gesenkt. Das östradiolhaltige Gel senkte das Gesamtcholesterin (6%) und das LDL-Cholesterin (9%) ($p < 0{,}01$), beeinflußte aber das HDL-Cholesterin und die Triglyceride nicht. Sowohl die orale als auch die transdermale Östrogentherapie reduzierten den Quotienten vom Gesamt- zum HDL-Cholesterin und vom LDL- zum HDL-Cholesterin ($p < 0{,}001$). Insgesamt war das Absinken des LDL-Cholesterins verbunden mit einem Anstieg der katabolen Quote für LDL-ApoB ($p < 0{,}001$) und einem Anstieg der Serum-Östronspiegel ($p < 0{,}01$) und

Serum-Östradiolspiegel ($p < 0,05$). Beide Therapieregime reduzierten die Cholesterinabsorption um 10% ($p < 0,05$). Sowohl oral als auch transdermal appliziertes Östrogen reduzierten das Gesamt- und LDL-Cholesterin, und dies scheint mit einer Zunahme der LDL-Rezeptoraktivität zusammenzuhängen.

Im Glukosestoffwechsel fand man keine signifikanten Unterschiede beim Nüchternblutzucker, im Glukosetoleranztest oder beim Seruminsulin in beiden Studiengruppen.

Der Gesamtspiegel des C-Peptid war signifikant in beiden Gruppen vermindert, nicht jedoch der Blutzuckerspiegel und das Seruminsulin. Das Gesamt-HbA1c sank in beiden Gruppen ($p < 0,01$).

Zusammenfassend kann gesagt werden, daß die orale und die transdermale Hormonersatztherapie günstige Auswirkungen auf die Plasmalipide haben, indem sie das Gesamtcholesterin, das LDL-Cholesterin und das Verhältnis LDL/HDL-Cholesterin senken. Diese Veränderungen korrelieren mit einer Erhöhung des Östrogenspiegels.

Ein vermindertes Gesamt-HbA1c durch eine Hormonersatztherapie läßt einen langandauernden günstigen Effekt auf den Glukose- und Insulin-Stoffwechsel vermuten, der möglicherweise auf einer geringeren endogenen Insulinsekretion (C-Peptid) beruht. Sowohl die transdermale als auch die orale Hormonersatztherapie verbessern die Glukosetoleranz und die Insulinsensitivität in gleichem Maße.

Hormonsubstitution heute – Das Gestagenperlenspiel

Der Stellenwert der Gestagene in der gynäkologischen Endokrinologie

Th. Römer, K. Rudolf, A. E. Schindler, K. W. Schweppe

Einleitung

Das natürliche Progesteron und seine Metaboliten haben neben den Östrogenen eine wesentliche Bedeutung für die physiologische Entwicklung und Funktion des Körpers sowie der Psyche der Frau. Ein Mangel an Progesteron führt zu einer Störung des Gleichgewichtes an den östrogenstimulierten Geweben, was letztendlich bis zur Karzinomentwicklung führen kann. Trotz dieser wichtigen Funktionen, die das Progesteron im Organismus der Frau erfüllt, steht die Gestagentherapie seit Jahren deutlich im Schatten der Östrogensubstitution. Der Grund hierfür dürfte in erster Linie in der auf den ersten Blick verwirrenden Vielfalt der zur Verfügung stehenden Gestagene und deren unterschiedlichen Partialwirkungen auf die verschiedenen Zielgewebe zu suchen sein. Gerade diese unterschiedlichen Partialwirkungen gilt es jedoch zu beachten bzw. zu nutzen, um individuellen Therapiebedürfnissen von Patientinnen gerecht zu werden und Nebenwirkungen zu vermeiden. Da zur peri- und postmenopausalen Hormonsubstitution heute üblicherweise Östrogene und Gestagene in Kombination angewendet werden, darf man erwarten, daß eine differenzierter vorgenommene Gestagenauswahl auch die nach wie vor unbefriedigende Langzeitcompliance unter einer Hormonsubstitution verbessern wird. Gerade eine Verbesserung dieser Langzeitcompliance gilt es anzustreben, um die vielfältigen Vorteile der Hormonsubstitution zur Prävention sozioökonomisch bedeutender Erkrankungen wie Osteoporose und Herz-Kreislauf-Erkrankungen voll zum Tragen zu bringen.

Gestagene in der Endometriosetherapie

Verschiedene Gestagene – allein oder in Kombination mit niedrig dosierten Östrogenen – werden seit über 20 Jahren zur symptomatischen Behandlung der Endometriose eingesetzt. Es gibt eine große Zahl von Substanzen, die entweder Derivate des Progesterons (Medrogeston, Dydrogesteron, u. a.) oder C-19-Nortestosteron-Abkömmlinge sind (Norethisteron, Lynestrenol, Desogesterel u. a.). Sie unterscheiden sich im Wirkungsprofil und in der Wirkungsintensität auf den Stoffwechsel, die Hypophyse, die Mamma und die Genitalorgane. Gemeinsam ist ihre Eigenschaft, östrogenvorbehandeltes Endometrium sekretorisch zu transformieren, wobei ihre biologische Aktivität unterschiedlich ist, so daß unterschiedliche Substanzmengen für eine suffiziente Transformation benötigt werden. Neben ihrer eigentlichen gestagenen Wirkungen haben praktisch alle synthetischen Gestagene auch andere Partialwirkungen, die sich aus der strukturellen Ähnlichkeit zu anderen Steroiden erklären lassen; so sind für Abkömmlingen des Progesterons antiandrogene bzw. androgenneutrale Wirkungen und für Abkömmlinge des Nortestosterons androgene und östrogene Wirkungen charakteristisch.

Wirkungsmechanismus

Die Ausschüttung der Gonadotropine aus der Hypophyse wird durch die pulsatile GnRH-Freisetzung reguliert. Für ovarielle Steroide sind positive und negative Rückkopplungsmechanismen nachgewiesen worden. Ob der Angriffspunkt für diese Modulation am Hypothalamus und/oder an der Hypophyse liegt, ist im Detail noch unbekannt. Gestagene vermindern diese Frequenz und erhöhen die Amplitude der GnRH-Pulse und supprimieren über diesen Effekt die Gonadotropinfreisetzung, so daß eine kontinuierliche Gestagenmedikation in geeigneter Dosierung indirekt die ovarielle Steroidbiosynthese supprimiert und zu niedrigen peripheren Östrogen- und Gestagenspiegeln führt, die für die anovulatorische Situation charakteristisch sind. Der postulierte Wirkungsmechanismus der Gestagentherapie bei Endometriose soll über diesen zentral und ovariell bedingten Hypoöstrogenismus hinaus zusätzlich darin bestehen, daß die endometriosebedingte Aktivierung und Erhöhung der Makrophagenzahl im Douglassekret reduziert wird, so daß die intraperitoneale Begleitentzündung abgeschwächt wird [1] und daß andererseits sekretorische und deziduale Veränderungen analog zu denen am Endometrium auftreten. Diese morphologischen Veränderungen werden bei Langzeittherapie durch Regression, Atrophie und Abbau der nekrotisch zerfallenden Implantate abgelöst. Diese Wirkung am Zielorgan soll rezeptorvermittelt sein und wird durch die Suppression der Ovarien, den niedrigen peripheren Östrogenspiegel und den dadurch fehlenden proliferativen Stimulus unterstützt. Obwohl die Progesteronwirkungen am Endometrium bekannt und wissenschaftlich gesichert sind, gibt es kaum Daten über die Progesteronwirkung an Endometrioseherden. Neuere Studien legen nahe, daß die oben formulierten Hypothesen nicht zutreffen:

1. Die Progesteronrezeptoren in Endometrioseimplantaten sind nur in niedriger Konzentration vorhanden oder fehlen völlig [2].
2. Spezifische Enzymsysteme in Endometrioseherden verhalten sich anders als im eutopen Endometrium [3].
3. Gestagene reduzieren die Synthese von Gestagenrezeptoren, so daß eine Langzeittherapie die Sensibilität der Implantate auf die therapeutische Substanz vermindert.
4. Alleinige Gestagengabe führt bei kastrierten Tieren mit Endometriose nicht zur Regression der Erkrankung, sondern vitale Implantate persistieren [4].

Morphologische Untersuchungen bei Endometriosepatientinnen zeigten unterschiedliche Veränderungen: Nach neunmonatiger Therapie waren einige Herde unverändert, andere zeigten ruhendes, nicht proliferatives Epithel oder aber abortive Sekretionsphänomene. Deziduale Umwandlung des Stromas oder gar Nekrose waren nicht nachweisbar [5]. Nach sechs Monaten Behandlungsdauer mit 5 mg Lynestrenol/d fanden

Donnez et al. [6] zwar eine Regression der Implantate in 72% der Fälle, jedoch bei der nachfolgenden operativen Sanierung in allen Fällen noch vitale Endometrioseherde. In der einzigen randomisierten, placebokontrollierten Studie, die bei Frauen mit Endometriose durchgeführt wurde [7], fand sich eine 50%ige Regression der ektopen Herde mit narbiger Abheilung und eine 13%ige Teilregression, während die entsprechenden Zahlen für die Placebogruppe 12% und 6% betrugen. Ähnliche Ergebnisse zeigte eine prospektive, randomisierte Studie, die eine Hochdosis-Gestagentherapie (Medrogeston 75 mg/d) mit der Standardmedikation Danazol verglich [8]. Aus diesen Gründen sind Fragen der histologischen Veränderungen unter Gestagentherapie und der genaue Wirkungsmechanismus dieses seit Jahren eingesetzten Therapieprinzips bis heute ungeklärt.

Behandlungsergebnisse bei Endometriose

Orale Gestagenbehandlung in niedriger Dosierung (5 mg bis 20 mg täglich) wurde als wirksames Behandlungsprinzip bei endometriosebedingten Symptomen beschrieben (Tab. 1). Da eine kontinuierliche Gestagengabe aber zu niedrigen Östrogenspiegeln führt, resultieren häufig Schmier- und Zwischenblutungen, die zur Dosiserhöhung oder Östrogenzugabe zwingen. Bei kontinuierlicher Östrogen-Gestagen-Medikation schwanken die subjektiven Erfolgsraten in der Literatur zwischen 60% und 94%. Wegen der kurzen Nachuntersuchungszeiträume liegen nur wenig aussagekräftige Angaben über Rezidivraten vor; diese liegen jedoch langfristig über 50%.

Tabelle 1. Klinische Ergebnisse der Gestagenbehandlung

Autor	Jahr	Medikation	Besserung	Schwang.-Rate	Rez.-Rate
Korte	1970	Lynestrenol	68% *	nb	34%
Johnston	1976	Dydrogesteron	94% #	52%	53%
Moghissi	1976	Medroxyprog.-Acetat	100% *	46%	9%
Willemsen	1985	Medroxyprog.-Acetat	50% #	nb	nb
Donnez	1987	Lynestrenol	72% #	56%	nb
Köhler	1987	Dienogest	80% #	nb	nb
Kaiser	1989	Dydrogesteron	90% #	nb	nb

nb = nicht berichtet
* = beurteilt durch gynäkologische Untersuchung
# = beurteilt durch pelviskopische Kontrolle

Theoretisch hat der Behandlungsmodus der alleinigen Gestagengabe den Vorteil der besseren Verträglichkeit, da relevante Nebenwirkungen der Standardmedikationen (anabole, androgene Reaktionen und Fettstoffwechselveränderungen bei Danazol; klimakterische Beschwerden und Demineralisierung bei GnRH-Agonisten) vermieden werden. Allerdings ist das Problem der Blutungsstörungen und Desensibilisierung auch der Endometriumimplantate durch gestageninduzierten Verlust der Steroidrezeptoren noch ungeklärt. Die Effekte der verschiedenen Gestagene an den Endometrioseherden selbst sind ungenügend untersucht und – wie die eingangs erwähnten Daten zeigen – völlig unklar. Sicher ist, daß die endometrioseabhängigen Symptome unterdrückt werden, wobei aber die Rezidivate hoch zu sein scheint. Die Schwangerschaftsraten nach Behandlung mit Medroxyprogesteronacetat, Lynestrenol, Norethisteronacetat oder Dienogest schwanken aufgrund differenter Selektionskriterien zwischen 5% und 90% und unterscheiden sich damit nicht von denen einer Gestagen-Östrogen-Kombinationsbehandlung.

Nachteilig sind neben der schlechten Zykluskontrolle und der hohen Rezidivrate die durch die Restandrogenwirkung der C19-Abkömmlinge verursachten negativen Einflüsse auf Fettstoffwechsel, Gerinnung, Kohlenhydratstoffwechsel und Psyche. Systematische Studien zu Nebenwirkungsprofilen und Stoffwechselbeeinflussungen während der Endometriosetherapie fehlen. Lediglich zum Lynestrenol gibt es einige Arbeiten, die eine reversible Abnahme des HDL-Cholesterins und eine reversible Zunahme des LDL-Cholesterins fanden, allerdings nicht so ausgeprägt, wie sie vom Danazol bekannt sind [9]. Gestagene, androgene und antigonadotrope Partialwirkungen werden für diese Stoffwechselveränderungen verantwortlich gemacht. Im Gegensatz dazu fanden sich während der Behandlung mit Depot-Medroxyprogesteronacetat [10], Desogestrel [11] und Dienogest [12] keine negativen Fettstoffwechselveränderungen; dies konnte auch für Medrogeston als Hochdosistherapie mit 75 mg/d bestätigt werden [8].

Da hinsichtlich der Endometrioseregression effektivere Substanzen zur Verfügung stehen, sind Gestagene in den letzten Jahren vor allem zur Behandlung der endometriosebedingten Schmerzsymptomatik und bei der Notwendigkeit einer Langzeittherapie in niedriger Dosis eingesetzt worden. Erst durch hochdosierte Gestagenapplikation (z. B. 100 mg MPA/d oder 75 mg Medrogeston/d) werden Behandlungsergebnisse erzielt, die mit der bisherigen Standardmedikation Danazol 600 mg/d oder Gabe eines GnRH-Agonisten vergleichbar sind. Da die potenten Therapiestrategien wegen ihrer Nebenwirkungen nur maximal sechs Monate durchführbar sind und Langzeitergebnisse sowohl für Danazol als auch für GnRH-Agonisten eine hohe Rezidivrate zeigen, wird zunehmend deutlich, daß die Endometriose eine chronische, zu Rezidiven neigende Krankheit ist und allein durch passageren Einsatz von Medikamenten nicht heilbar ist. Insofern gewinnen Behandlungskonzepte mit möglichst wenig subjektiven Nebenwirkungen und möglichst geringer Beeinträchtigung der Stoffwechselvorgänge, die man auch rezidivierend einsetzen kann, wieder zunehmend an Bedeutung. Diese Erkenntnisse könnten eine Renaissance der niedrig dosierten Gestagentherapie bedeuten. Prospektiv randomisierte klinische Studien mit den neu entwickelten Gestagenen und vor allem mit den nicht androgen wirkenden Substanzen sind nötig, um den Stellenwert im Rahmen der Behandlungsmöglichkeiten bei Endometriose wissenschaftlich zu definieren.

Gestagentherapie bei prämenopausalen Erkrankungen

Gestagene spielen im physiologischen Zyklus der Frau eine enorme Rolle. Zumeist werden die Gestagene nur als Gegenspieler der Östrogene am Endometrium angesehen. Die Funktion der Gestagene geht jedoch weit über die Regulation im genitalen Bereich hinaus. Eine Östrogen-Gestagen-Imbalance bei jungen Patientinnen kann zu Fertilitätsstörungen führen. Ausdruck dieser Dysbalancen ist meist eine Corpus-luteum-Insuffizienz. Im Rahmen des prämenstruellen Syndroms spielt der Gestagenmangel ebenfalls eine wesentliche pathophysiologische Rolle. Gestörte Hormonbalancen finden ihren Ausdruck häufig in Blutungsstörungen, die ein wesentliches Problem in der täglichen gynäkologischen Praxis darstellen dürften. Neben Zusatzblutungen sind dies dysfunktionelle Blutungen in Form von Dauerblutungen, aber auch die rezidivierenden Hypermenorrhoen. Im Übergang zur Menopause kommt es in der perimenopausalen Phase zu einer Dominanz der Östrogene, so daß Endometriumhyperplasien klinisch bedeutsam werden. In den meisten Fällen handelt es sich um eine passagere physiologische Erscheinung. Es kann allerdings zur Progredienz bzw. Persistenz bei anhaltenden Östrogenstimuli kommen. Dies kann über die Form der adenomatösen Hyperplasie bis hin zu einem Endometriumkarzinom führen. Auch vor der Menopause spielen deshalb Gestagene im therapeutischen Konzept eine wesentliche Rolle.

Die Corpus-luteum-Insuffizienz ist eine der häufigsten Störungen im Rahmen einer gestörten Reproduktion. Die Corpus-luteum-Insuffizienz, als Ausdruck einer mangelhaften Progesteronproduktion des Corpus luteum, hat in vielen Fällen ihren Ursprung bereits in einer gestörten Follikelphase. Auch andere Ursachen, wie Hyperprolaktinämien oder Hyperandrogenämien, müssen als Primärursache ausgeschlossen bzw. entsprechend behandelt werden. Zur Stützung der Corpus-luteum-Phase in stimulierten Zyklen (Clomifenstimulation bzw. auch in HMG-stimulierten Zyklen) hat sich bei uns das Duphaston® bewährt. Der in diesem Präparat enthaltene Wirkstoff Dydrogesteron ist ein Isomer des natürlichen Progesterons und unterscheidet sich von diesem nur in seiner räumlichen Struktur, jedoch nicht in seiner chemischen Zusammensetzung. Besonders hervorzuheben ist außerdem die außerordentlich gute Verträglichkeit von Dydrogesteron. Wenn es zum Eintritt einer Schwangerschaft kommt, ist die Therapie bis zur 12. Woche fortzuführen. Auch eine gewisse präventive Wirkung bezüglich habitueller Aborte, die bedingt sind durch eine Corpus-luteum-Insuffizienz, ist damit zu erwarten. Hier liegen allerdings keine beweisenden Studien vor. Bei allen Verfahren der assistierten Reproduktion hat sich eine Stützung der Corpus-luteum-Phase generell durchgesetzt.

Auch beim prämenstruellen Syndrom haben Gestagene einen therapeutischen Effekt. Es muß nach Ausschluß anderer Faktoren (z. B. Endometriose) an Hormondysbalancen gedacht werden. Hier ist ein Therapieversuch mit Gestagenen stets gerechtfertigt. Die Verordnung dieser Gestagene sollte nur im Zusammenhang eines Gesamttherapiekonzepts des prämenstruellen Syndroms gesehen werden. Blutungsstörungen stellen ein wesentliches Problem in der Praxis dar. Sehr häufig finden sich Hypermenorrhoen, die einer entsprechenden Therapie bedürfen. Diese Hypermenorrhoen belasten die Patientin oft sehr stark und können auch zu sekundären Anämien führen. In diesen Fällen hat sich eine Gestagenapplikation in der zweiten Zyklushälfte bewährt. Progesteronderivate, wie das gut verträgliche Gestagen Medrogeston (Prothil®), sind hier zu bevorzugen und werden üblicherweise vom 15. bis 24. Zyklustag oral appliziert. Diese Gestagentherapie ist zumeist nur bei idiopathischen Blutungsstörungen indiziert. Wird eine intrauterine Ursache vermutet (Polyp, Myom) muß diese diagnostiziert und gezielt therapiert werden. Auch bei intramuralen Myomen kann zumindestens eine Besserung der Blutungssymptomatik durch eine Gestagentherapie erreicht werden, wobei dies dann nur eine symptomatische Therapie darstellt.

Die Adenomyosis uteri ist eine Erkrankung, die zumeist erst am Hysterektomiepräparat diagnostiziert werden kann. Die Hyper- und Dysmenorrhoen sind für die betroffenen Patientinnen oft belastend. In diesen Fällen kann eine Gestagentherapie in der zweiten Zyklushälfte zu einer Linderung der Symptomatik für die betroffenen Patientinnen führen und so eine Hysterektomie vermieden werden.

Für die Diagnostik von Zwischenblutungen ist es notwendig, daß eine genaue Zuordnung des Zeitpunktes der Blutung im Zyklus erfolgt. Während mittzyklische Blutungen meist Ursache eines Östrogenmangels sind, werden prä- und postmenstruelle Blutungen meist durch Gestagenmangel induziert und sind dementsprechend einer Gestagentherapie in der zweiten Zyklushälfte gut zugänglich. Hiervon sollte großzügig Gebrauch gemacht werden, bevor invasive diagnostische und therapeutische Maßnahmen ergriffen werden. Ein Haupteinsatzfeld der Gestagene stellt die Endometriumhyperplasie dar, die zumeist perimenopausal eintritt. Es kommt zu einer relativen Östrogendominanz am Endometrium, bedingt durch eine Follikelpersistenz im Ovar. Der Zusammenhang Ovar und Endometrium, den R. Schröder schon 1915 beschrieb, ist zum Verständnis dieser häufigen Erscheinung wichtig. Es kommt meistens nach einem längeren blutungsfreien Intervall zu einer stärkeren Dauerblutung, die dann zumeist eine Abrasio erfordert. Anhand des Kaltenbach-Schemas ist oft schon die Diagnose zu stellen. Es empfiehlt sich dann eine entsprechende Gestagenprophylaxe mit potenten Gestagenen (z. B. Medrogeston vom 15. bis 24. Zyklustag), wenn es sich um perimenopausale Patientinnen handelt. In der frühen Postmenopause ist eine Gestagentherapie, d. h. eine kontinuierliche Applikation, zu empfehlen. Allerdings zeigen nach unseren Erfahrungen nur 60% der glandulär-zystischen Hyperplasien eine vollständige Regression. Deshalb ist unabhängig vom Blutungsverhalten unter der Gestagenapplikation eine ambulante Kontrollhysteroskopie und Endometriumbiopsie nach 6 Monaten in jedem Fall zu empfehlen. Bei Versagen der Gestagenprophylaxe sollte dann eine entsprechende Gestagentherapie (kontinuierliche Gabe) angeschlossen werden. Kommt es zur Progredienz des Befundes, ist zumeist eine operative Therapie (Hysterektomie) unumgänglich. Obwohl das Risiko des Übergangs einer glandulär-zystischen Hyperplasie in ein Endometriumkarzinom nur max. 4% beträgt, ist durch die Gestagentherapie eine Prävention von Endometriumkarzinomen möglich. Dies gilt insbesondere für adipöse Patientinnen mit einer hohen endogenen Östrogenproduktion. Die adenomatöse Hyperplasie Grad I ist eine Präkanzerose des Endometriumkarzinoms. Trotzdem ist bei einem Grading I eine hormonelle Therapie mit Gestagentherapie über 6 Monate möglich. Hier sollte auf keinen Fall auf eine Kontroll-Hysteroskopie und -Histologie verzichtet werden, da das Risiko für ein Endometriumkarzinom bis zu 27% beträgt. Neben diesen genannten Therapien spielt auch bei der Endometriose- und Mammaerkrankung die Gestagentherapie eine wesentliche Rolle. Meist müssen wir multiple Symptomenkomplexe behandeln (z. B. Blutungsstörungen und Mastopathie). Beim therapeutischen Ansatz sollte dies auch Berücksichtigung finden. Das Progesteron als Substanz spielt im natürlichen Zyklus der Frau eine wichtige Rolle, und so sind Gestagene eine einfache bedeutsame Therapiemöglichkeit bei vielen Problemen in der täglichen Praxis.

Kardiovaskuläre Aspekte der Gestagentherapie

Die Wirkung der Gestagene auf deren Zielorgane muß im Zusammenhang mit der Wirkung der Östrogene bewertet werden. Dies ist auch für die Hormonsubstitution im Klimakterium zutreffend.

Heute besteht kein Zweifel mehr an dem protektiven Effekt der natürlichen Östrogene auf das Herz-Kreislauf-System. Die durch Östrogenmangel begünstigte Entstehung arteriosklerotischer Gefäßveränderungen und die Ausbildung eines Hypertonus mit ihren klinischen Folgen, wie z. B. Myokardinfarkt oder Apoplex, können durch eine adäquate Östrogenzufuhr vermieden oder deutlich gemindert werden. Die kardioprotektiven Effekte der Östrogene basieren dabei zu etwa einem Drittel auf Veränderungen im Lipidstoffwechsel, die in einer Zunahme des HDL-Cholesterins und in einer Reduktion des LDL-Cholesterins bestehen. Darüber hinaus wird das kardiovaskuläre System auch indirekt über Veränderungen im Kohlenhydratstoffwechsel beeinflußt. So führt Östrogenmangel zu einer Verschlechterung der Glukosetoleranz. Als Ergebnis der vorliegenden Insulinresistenz kommt es nicht nur zur Ausbildung eines Diabetes mellitus, sondern aufgrund der atherogenen Wirkung konstant hoher Blutzuckerspiegel auch zur Förderung der Ausbildung von arteriosklerotischen Plaques in der Wand der Gefäße.

Der Hauptanteil der protektiven kardiovaskulären Effekte der Östrogene wird allerdings durch lokale Mechanismen in der Gefäßwand der Arterien selbst realisiert. Hier handelt es sich um die antioxidative Östrogenwirkung, durch die die Einlagerung von LDL in die Gefäßwand reduziert wird. Ein anderer wesentlicher kardioprotektiver Wirkmechanismus besteht in der gefäßdilatierenden Wirkung der Östrogene, einem Summationseffekt verschiedener Partialmechanismen wie Blockade der Kalziumkanäle, Biosynthese der Gefäßdilatatoren Stickstoffmonoxyd (NO) und Prostazyklin (PGL-2), Blockade von Endothelin-1 sowie in der Modulation der Wirkung von Wachstumsfaktoren. Außerdem üben die Östrogene ihre protektive Wirkung über ihre sogenannte Radikalfängerfunktion aus.

Die genannten Effekte der Östrogene auf das Herz-Kreislauf-System können durch Gestagene in unterschiedlichem Umfang beeinflußt werden. Von entscheidender Bedeutung ist dabei die Natur des Gestagens, da sich Derivate des Progesterons bzw. des 17α-OH-Progesterons von denen des 19-Nortestosterons in ihren Partialwirkungen unterscheiden. Diese Wirkungen können, außer der eigentlichen gestagenen, antiöstrogen, östrogen, antiandrogen, androgen/anabol, glukokortikoid und/oder antimineralkortikoid sein. Im Hinblick auf das kardiovaskuläre System steht die androgene Partialwirkung im Mittelpunkt. Von praktischer Relevanz sind dabei außer der Art des Gestagens und dem Applikationsweg die eingesetzte Dosis, die Dauer und die Häufigkeit der Anwendung. Für eine individuell gestaltete Substitution mit natürlichen Östrogenen in Kombination mit Gestagenen im Klimakterium stellt daher die Kenntnis der Gestagenwirkung auf die östrogenvermittelten kardiovaskulären Effekte eine wichtige Grundlage dar.

Einfluß auf den Fettstoffwechsel

Bei Anwendung einer Östrogen-Gestagen-Kombination wird durch Gestagene – unabhängig von ihren Partialwirkungen – die LDL-senkende Östrogenwirkung nicht aufgehoben.

Der Effekt auf HDL-Cholesterin hängt nicht nur von der Art, Dosis und Applikationsart des Gestagens ab, sondern wird auch durch den Applikationsmodus sowie Dosis und Natur des angewandten Östrogens bestimmt. Einsatz von oralen Östrogenen in Verbindung mit Gestagenen vom Progesteron-Typ, in erster Linie aber Progesteron selbst und Dydrogesteron beeinflussen den östrogenvermittelten Anstieg von HDL-Cholesterin nicht. Vertreter des 19-Nortestosterons wie z. B. Norethisteronacetat führen bei einer Anwendung von mehr als 10 Tagen zu einer Reduktion der HDL-Cholesterinspiegel.

Bei der transdermalen Östrogenanwendung ist der Anstieg des HDL-Cholesterins geringer als bei der oralen Anwendung. Ein gleichsinniges Verhalten ist auch für den östrogenbedingten Abfall des LDL-Cholesterins zu erkennen.

Zugabe eines Gestagens mit androgener Partialwirkung in üblicherweise verwendeten Dosierungen führt zu einem Abfall des HDL-Cholesterins. Bei oraler Anwendung kann dadurch zumindest partiell der Östrogeneffekt antagonisiert werden, bei transdermaler Anwendung sogar vollständig. Die Anwendung eines Gestagens ohne androgene Partialwirkung beeinflußt hingegen die östrogeninduzierten Veränderungen im Lipidstoffwechsel nicht [13, 14].

Östrogensubstitution führt zu einer Zunahme der Triglycerid-Spiegel im Serum. Die klinische Relevanz dieses Anstiegs im Hinblick auf das kardiovaskuläre Risiko wird derzeit noch kontrovers diskutiert.

Einfluß auf den Kohlenhydratstoffwechsel

Östrogenmangel führt zu einer Verschlechterung der Glukosetoleranz, die im Zusammenhang mit der vorliegenden Insulinresistenz erhöhte Blutzuckerspiegel nach sich zieht. Hierdurch wird die Atherosklerose begünstigt. Östrogensubstitution bewirkt wieder eine Normalisierung der Glukosetoleranz. Gestagene mit androgener Partialwirkung können in Abhängigkeit von ihrer Dosis und von der Dauer der Anwendung eine Verschlechterung der Glukosetoleranz nach sich ziehen. Gestagene vom Progesterontyp hingegen weisen diesen Effekt nicht auf.

Gefäßsystem

Prinzipiell können alle Gestagene als funktionelle Gegenspieler der Östrogene die vasodilatorische Östrogenwirkung mindern oder aufheben. Auch hier ist entscheidend, wie die Dosis des eingesetzten Gestagens gewählt wird und wie das Verhältnis zwischen Östrogen und Gestagen quantitativ beschaffen ist. Die gefäßverengende Wirkung der Gestagene scheint dabei über eine Bremsung der östrogenvermittelten NO-Freigabe zu erfolgen sowie möglicherweise in der Antagonisierung spezifischer Östrogeneffekte an der glatten Muskulatur und dem Endothel der Gefäße. Die proliferationshemmende Wirkung der Östrogene auf die Muskulatur der Gefäßwand wird durch Gestagene ebenfalls antagonisiert.

Während Östrogene offensichtlich auch im venösen System eine dilatierende Wirkung aufweisen, ist hier der Einfluß der Gestagene noch weitgehend unklar.

Gerinnungssystem

Gestagene üben selbst in hohen Dosen nur geringfügige Veränderungen im Gerinnungssystem aus, so daß eine klinische Relevanz bisher nicht bekannt ist.

Wachstumsfaktoren

Östrogene interagieren auf zellulärer Ebene mit verschiedenen Wachstumsfaktoren. Von Relevanz für das kardiovaskuläre System, aber auch für die Kanzerogenese ist dabei nach oraler Östrogenzufuhr die als vorteilhaft anzusehende Reduktion der IGF-1-Serumspiegel. Bei transdermaler Anwendung hingegen ist diese Wirkung zu vernachlässigen. Zusatz eines Gestagens mit androgener Partialwirkung kann bei transdermaler Anwendung des Östrogens sogar zum Anstieg von IGF-1 führen. Auch bei oraler Anwendung des Östrogens zusammen mit einem Gestagen mit androgener Restwirkung ist zumindest tendenziell ein Anstieg von IGF-1 zu verzeichnen. Gestagene ohne androgene Partialwirkung weisen diesen Effekt nicht auf [15].

Aufgrund der vorliegenden Daten wird offensichtlich, daß speziell bei Frauen mit kardiovaskulären Risikofaktoren der Einsatz von Gestagenen ohne androgene Partialwirkung zu bevorzugen ist.

Die Rolle der Gestagene bei gut- und bösartigen Brusterkrankungen

Die Entwicklung der Brust wird im wesentlichen durch die ovarielle Estradiol- und Progesteronsekretion determiniert. Dies geschieht in Abhängigkeit von der Fähigkeit der Brustdrüse auf den Hormonstimulus mit einer Synthese von Rezeptoren und lokalen Wachstumsfaktoren zu reagieren, die wiederum autokrine und parakrine Effekte ausüben. Die volle Ausdifferenzierung der Brust wird durch die erste vollständig ausgetragene Schwangerschaft erreicht, in deren Rahmen sich die Differenzierung der Lobuli vom Typ 1 zu den Typen 2, 3 und 4 vollzieht. Bei benignen Mammaerkrankungen konnte gezeigt werden, daß ein Mangel an Progesteron zu einer relativ erhöhten Östrogen- und Prolaktinwirkung führt. Unter Gestagenanwendung fand man deutliche Wirkungen auf Brustbeschwerden und eine Reduktion abnormaler Gewebestrukturen der Mamma, die mit einem deutlichen Anstieg der Apoptose und einer verminderten Durchblutung der Brust einhergehen. Darüber hinaus fand man eine Rückbildung duktaler Hyperplasien. Es konnte ferner gezeigt werden, daß sowohl die Dosis als auch die Länge der Therapie von Bedeutung sind. Bei prämenopausalen Frauen mit Progesteronmangel konnte man ein fünffach höheres Risiko für die Mammakarzinomentwicklung im Vergleich zur Kontrollgruppe feststellen. Ferner fand man bei prämenopausalen Frauen, die an einem Mammakarzinom erkrankt waren, einen Gestagenmangel. Ferner kann ein vermehrter Östrogeneinfluß angenommen werden, da gleichzeitig eine verminderte SHBG-Konzentration vorlag. Sinnentsprechend gilt dasselbe auch für postmenopausale Patientinnen mit einer Mammakarzinomerkrankung. Allerdings findet man hier kontroverse Ergebnisse, bezüglich des Einflusses der Gestagene auf das Brustgewebe und die Brustkrebsentwicklung. Einerseits konnte eine verstärkte Mitosis, verbunden mit einem erhöhten Thymidin-Labeling gezeigt werden. Des weiteren gibt es Ergebnisse einer ausgeprägteren Proliferation unter einer kombinierten Östrogen/Gestagenbehandlung als unter alleiniger Estrogengabe. Die Proliferation der Brust soll ebenfalls mit der Höhe der Serumprogesteron-Konzentration korrelieren. Andererseits existieren zahlreiche Daten, die eine antiproliferative Aktivität des Progesterons sowie ein unter Gestageneinfluß auftretendes „Escape-Phänomen" östrogeninduzierter Aktivitäten beschreiben. Dies konnte anhand eines abnehmenden

Thymidin-Labelings, einer vermehrten Apoptose [16] und einer verminderten mitotischen Aktivität gezeigt werden. Auch finden sich Anzeichen einer reduzierten Expression von Protoonkogenen wie c-myc sowie einer Stimulation der Expression des p-53-Tumorsuppressorgens [17]. Zusammenfassend ist zu sagen, daß die im Rahmen biochemischer und klinischer Studien gewonnenen Ergebnisse Hinweise darauf geben, daß Progesteron und Gestagene einen protektiven Effekt auf benigne und maligne Brusterkrankungen haben. Vor allem relativ hohe Gestagendosierungen haben sich als günstig erwiesen. Andererseits können hohe Gestagendosierungen unerwünschte Nebenwirkungen auf das Serumlipidprofil ausüben. Daher sollten Pregnanderivate wie Dydrogesteron und Medrogeston aufgrund ihres im Vergleich zu 19-Nortestosteronderivaten (z. B. NETA) vorteilhaften Serumlipidprofils vorzugsweise verwendet werden.

Literatur

1. Haney AF, Weinberg JB (1988) Reduction of the intraperitoneal inflammation associated with endometriosis by treatment with medroxyprogesterone acetate. Am J Obstet Gynecol 159: 450
2. Kauppila A, Rönnberg L, Viehko R (1986) Steroidrezeptoren im endometrischen Gewebe. Endometriose 4: 56
3. Vierikko P, Kauppila A, Rönnberg L et al. (1985) Steroidal regulation of endometriosis tissue. Fertil Steril 43: 218
4. DiZerega GS, Barber DL, Hodgen GD (1980) Endometriosis: role of ovarian steroids in initiation, maintenance and suppression. Fertil Steril 33: 649
5. Obolensky W, Kamber J (1973) Therapie der Endometriose mit Dydrogesteron in Depotform. Ther Umsch 30: 558
6. Donnez J, Nisolle-Pochet M, Lemaire-Rubbers M et al. (1987) Combined (hormonal and microsurgical) therapy in infertile women with endometriosis. Fertil Steril 48: 239
7. Telimaa S, Puolakka J, Rönnberg I (1987) Placebo controlled comparison of danazol and high dose medroxyprogesterone acetate in the treatment of endometriosis. Gynecol Endocrinol 1: 13
8. Schweppe KW (1996) Einsatz der Gestagene zur Behandlung der Endometriose – Medrogeston versus Danazol. In: Menopause aktuell (ed: Schindler AE). Aesopus-Verlag, Basel: 85
9. Teichmann AT, Wieland H, Cremer P et al. (1984) Lipoproteinveränderungen unter Lynestrenol und Danazol in der hormonellen Behandlung der Endometriose. Geburtsh u Frauenheilk 44: 171
10. Huovinen K, Tikkanen MJ, Autio SJ et al. (1991) serum lipids and lipoproteins during therapeutic amenorrhea induced by lynestrenol and depot-medroxyprogesterone acetate. Acta Obstet Gynecol Scand 70: 349
11. Cullberg C (1984) Androgenic, anabolic and antiestrogenic effects of desogestrel and lynestrenol: effects on serum proteins and vaginal cytology. Contraception 30: 73
12. Köhler G (1995) Die Therapie der Endometriose mit Dienogest: eine Renaissance der Gestagene. In: Dienogest – Präklinik und Klinik eines Gestagens (ed: Teichmann AT). De Gruyter-Verlag, Berlin, New York: 244
13. Gambacciani M, Ciaponi M, Cappagli B et al. (1997) Long-term effects of cyclic combined conjugated estrogens and dydrogesterone in postmenopausal women. In: Progress in the Management of the Menopause (ed: Wren BG). Parthenon Publishing Group, New York, London: 432–437
14. Sonnendecker EWW, Polakov ES et al. (1989) Serum lipoprotein effects of conjugated estrogen on a sequential conjugated estrogen-medrogestone regimen in hysterectomized postmenopausal women. Am J Obstet Gynecol: 1128–1134

15. Campagnoli C, Biglia N, Lanza MG (1994) Androgenic progestogens oppose the decrease of insulin-like growth factor I serum level induced by conjugated estrogens in postmenopausal women. Maturitas 19: 25–31
16. Foidart JM, Desreux J, Beliard A et al. (1997) Hormone replacement therapy in women over 60: management of cancer risks. In: Progress in the Management of the Menopause (ed: Wren BG). Parthenon Publishing Group, New York, London: 463–468
17. Musgrove EA, Lee CSL, Sutherland RL (1991) Progestins both stimulate and inhibit breast cancer cell cycle progression while increasing expression of transforming growth factor, epidermal growth factor receptor, c-fos and c-myc genes. Mol Cell Biol 11: 5032–43

Molekularbiologische Aspekte der Endometriose – Was ist relevant für die Praxis?

L. Kiesel

Die Endometriose gehört zu den häufigsten gynäkologischen gutartigen Erkrankungen. Sie wird ursächlich in Zusammenhang gebracht mit unklaren pelvinen Schmerzen und mit der Sterilität. Die heutige Stadieneinteilung der Endometriose erlaubt nicht die genaue Beurteilung der Aktivität dieser Erkrankung.

Neue Erkenntnisse der Molekularbiologie stellen hier eine zukunftsweisende Möglichkeit dar, die Erkrankung genauer zu charakterisieren. Seit mehreren Jahrzehnten wird die hormonale Steuerung der Endometriose als ein wichtiger Aspekt für die Entstehung und vor allem Progression des Krankheitsbildes angesehen.

Rezeptoruntersuchungen zeigen klare Unterschiede zwischen der Rezeptorkonzentration für Östradiol und Progesteron im Endometrium- und Endometriosegewebe. Die Ausbildung dieser Rezeptoren kann jedoch das Wachstumspotential dieses Gewebes nicht genau beschreiben. Autokrine und parakrine Faktoren scheinen zusätzliche Systeme in der Regulation der Endometriose darzustellen. Lokale immunmodulatorische Bestandteile der Peritonealflüssigkeit werden für das Anwachsen ektoper Endometriumzellen verantwortlich gemacht. Zu den wesentlichen lokalen Regulationsfaktoren gehören Zytokine (z. B. Rantes), Wachstumsfaktoren (z. B. TGF-b), Angiogenesefaktoren (z. B. VEGF) sowie zahlreiche Enzymsysteme (z. B. Metalloproteinasen). Unter experimentellen In-vitro-Bedingungen führt die Zugabe von Wachstumsfaktoren zur Stimulation bzw. Hemmung der Proliferation und Differenzierung von stromalen und glandulären Endometriosezellen. Der molekularbiologische Nachweis der o. g. lokalen Faktoren ist bereits unter verschiedenen klinischen und experimentellen Bedingungen gelungen und könnte in Zukunft zur näheren Charakterisierung des Aktivitätspotentials von Endometrioseherden herangezogen werden.

Kombiniertes chirurgisch-hormonelles Management der Endometriose – Langzeit-Follow-up

A. E. Schindler

Endometriose ist die häufigste gutartige gynäkologische Erkrankung. Für die Gynäkologen ist das Management der Erkrankung immer noch sowohl eine diagnostische als auch eine therapeutische Herausforderung. Dies liegt zum einen daran, daß die Erkrankung sich durch eine sehr variable Symptomatik auszeichnet und die Diagnose nur invasiv durch eine Laparoskopie zu stellen ist. Aufgrund des klinischen Bildes dominiert entweder der zyklische oder nicht zyklusgebundene Unterbauchschmerz und/oder das eingeschränkte reproduktive Potential der Patientin. Zum anderen verläuft Endometriose in vielen Fällen als progrediente Erkrankung mit hoher Rezidivneigung, deren Verlauf nur durch den kombinierten Einsatz aller chirurgischen und hormonellen Möglichkeiten zu beherrschen ist.

Die Progressionsneigung einer unbehandelten Endometriose ist dabei sowohl bei Primaten als auch beim Menschen überzeugend gezeigt worden.

Aktive und inaktive Endometriose – eine therapierelevante Differentialdiagnose

In der Zwischenzeit liegen zahlreiche experimentelle Befunde vor, die eine differenziertere Betrachtung der einzelnen Endometriosestadien als bisher ermöglichen. In der Vergangenheit wurden insbesondere die „klassischen" Erscheinungsformen der Endometriose wie die blau-schwarzen zystischen Strukturen, die Endometriome und Endometrioseknoten als relevante Ausdrucksformen der Erkrankung betrachtet. Diese Befunde treten jedoch im „Lebenszyklus" der Endometriose erst relativ spät auf und sind deshalb insbesondere für die fortgeschrittenen Stadien charakteristisch. Den frühen Endometrioseformen, die als klare oder rosafarbene Vesikel oder Implantate imponieren, wurde in der Vergangenheit vergleichsweise wenig Beachtung geschenkt. Zum Teil wurden sie sogar als physiologisches Korrelat der retrograden Menstruation angesehen. Dies liegt auch an den diagnostischen Anforderungen, die die frühen, häufig auch atypischen Endometrioseformen stellen. Sie werden in der Regel nur von einem erfahrenen Laparoskopiker entdeckt; die periläsionale Vaskularisation als Zeichen der implantierten, aktiven Läsion ist nur lupenlaparoskopisch zu sehen. Doch es sind gerade diese frühen, sehr kleinen und dissiminiert vorkommenden Endometriosestadien, die metabolisch hochaktiv sind und für die Progredienz der Erkrankung verantwortlich zeichnen. Experimentell wurde bestätigt, daß diese Läsionen sich durch eine sehr hohe mitotische Aktivität auszeichnen sowie über die Prostaglandin- und Zytokinsekretion die Fähigkeit haben, Adhäsionen und Schmerzen zu induzieren. All dies führt dazu, daß die frühen Endometriosestadien in einem erheblichen Umfang nicht diagnostiziert und/oder untertherapiert werden.

Diagnoseverzögerung an der Tagesordnung

In einer aktuellen Studie konnten Dmowski et al. überzeugend demonstrieren, daß bei Patientinnen mit dem Leitsymptom „Unterbauchschmerz" das Stadium der Erkrankung signifikant mit dem Zeitintervall zwischen dem erstmaligen Einsetzen der endometriosetypischen Symptomatik und der diagnostischen Laparoskopie korreliert ($p < 0,0001$). So findet sich bei Patientinnen im Stadium I nach r-AFS eine Zeitverzögerung von $4,6 \pm 4,7$ Jahren, die im Stadium IV auf $8,2 \pm 6,0$ Jahre ansteigt. Nimmt man alle Endometriosestadien zusammen, ergibt sich eine diagnostische und damit auch therapeutische Verzögerung von 6,4 ± 5,4 Jahren. Bei den Patientinnen mit dem Leitsymptom „Infertilität" betrug die diagnostische Verzögerung stadienunabhängig 3,1 ± 2,6 Jahre. Dies korrespondierte mit der Stadienverteilung bei Erstdiagnose in den beiden Gruppen. Die fortgeschrittenen Stadien III und IV nach r-AFS finden sich bei 56,0% der Schmerzpatientinnen, im Vergleich zu „lediglich" 36,6% der Infertilitätspatientinnen. Bei diesen Patientinnen liegt ein fortgeschrittener Endometriosebefall mit Organdestruktionen und Adhäsionen vor, der häufig überhaupt nicht während des operativen Ersteingriffs zu sanieren ist. Die Befunde von Dmowski et al. sind sicher auch auf die Verhältnisse in Deutschland übertragbar und entsprechen den Erfahrungen der meisten Endometriosezentren. Somit wird der klinische Alltag von Patientinnen mit fortgeschrittenen Endometriosestadien bei Erstdiagnose oder Rezidiven dominiert.

Die von SEMM inaugurierte 3-Stufen-Therapie, bestehend aus diagnostischer Laparoskopie mit nach Möglichkeit vollständiger Entfernung aller sichtbaren Herde, 6monatiger endokriner Therapie mit GnRH-Agonisten, Second-look-Laparoskopie mit Sanierung von Restherden, Adhäsiolyse und Organrekonstruktion, wurde von vielen Zentren als Standard übernommen. GnRH-Agonisten gehören heute zu den etablierten Therapieoptionen zum medikamentösen Management der Endometriose und sollten neben Danazol bei der aktiven Endometriose bevorzugt eingesetzt werden.

Welchen Anteil hat die hormonelle bzw. die chirurgische Therapie am Therapieerfolg?

Diese Frage stellt sich, wenn man zwei derart unterschiedliche Behandlungsformen kombiniert. Sie ist um so wichtiger, da manche Arbeitsgruppen auf die hormonelle Therapie verzichten und allein der chirurgischen Primärintervention vertrauen. In einer eigenen Studie sind wir dieser Frage bei 112 Patientinnen mit zumeist Rezidivendometriose nachgegangen. Die Patientinnen wurden einer 3-Stufen-Therapie mit einer sechsmonatigen Behandlung mit dem GnRH-Agonisten Leuprorelinacetat (Enantone®-Gyn Monats-Depot) unterzogen. Die Dauer des unerfüllten Kinderwunsches betrug knapp 4 Jahre; mehr als die Hälfte bzw. ein Drittel der Patienten war bereits operativ und/oder medikamentös vortherapiert worden.

Betrachtet man für die 88 Patientinnen mit Angaben den r-AFS-Score prä- und postoperativ, first- und posttherapeutisch bei der Second-look-Laparoskopie, so wird deutlich, daß die operative Primärintervention 34%, die kombinierte Anschlußtherapie jedoch 66% zur Gesamtreduktion des r-AFS-Scores beiträgt. Dieser Trend findet sich bei allen 4 r-AFS-Stadien sowie bei den Mittel- und Medianwerten des Gesamtscores. Ein Stadium 0, d.h. Endometriosefreiheit, ist das Ziel jeglicher Behandlung. Auch hier findet sich erst bei der Second-look-Laparoskopie ein signifikanter Anstieg von 3,4% postoperativ auf 30,7% posttherapeutisch. Für das Stadium I nach r-AFS findet sich ein vergleichbares Bild mit 26,1% postoperativ und 42,0% posttherapeutisch. Die Effekte der 3-Stufen-Therapie waren dabei sowohl bei Peritoneal- als auch bei Ovarialbefall sowie bei oberflächlichen bzw. tief infiltrierenden Läsionen nachweisbar. Außerdem fand sich kein Unterschied im therapeutischen Ansprechen hinsichtlich des Zeitpunktes der Second-look-Laparoskopie (≤ 30 Tage vs. ≥ 60 Tage nach der letzten Injektion).

Einfluß der 3-Stufen-Therapie auf die Progression der Endometriose

Das subjektive Rezidiv, d. h. das erstmalige erneute Auftreten endometriosetypischer Beschwerden, ist eine Möglichkeit, den Therapieerfolg im Langzeit-Follow-up zu beschreiben. Sind die Beschwerden für die Patientin jedoch jetzt sehr viel geringer hinsichtlich Frequenz und Intensität ausgeprägt, so wird die Patientin dieses Resultat wahrscheinlich nicht als Therapieversagen, sondern zumindest als Teilerfolg empfinden. Insbesondere für die Patientin mit Rezidivendometriose kommt es in erster Linie darauf an, ob eine Behandlung die Notwendigkeit, sich erneut einer medikamentösen und/oder chirurgischen Endometriosetherapie unterziehen zu müssen, reduziert. Für die 3-Stufen-Therapie liegen hierzu Daten vor. 62 Patientinnen mit Rezidivendometriose mit einer Endometriose-Anamnese von maximal drei Jahren wurden über mindestens drei Jahre nach Abschluß der 3-Stufen-Therapie verfolgt. Dabei wurde die Anzahl der chirurgischen und/oder medikamentösen Interventionen aufgrund der Endometriose verglichen. Jede Patientin fungierte also als ihre eigene Kontrolle. Das Ergebnis gibt zumindest Hinweise, daß die 3-Stufen-Therapie wahrscheinlich auch vom pharmakoökonomischen Standpunkt positiv zu bewerten ist, da die Zahl der posttherapeutischen chirurgischen Eingriffe (15) und hormonellen Therapien (21%) im Vergleich zur prätherapeutisch dokumentierten Zahl (32 bzw. 34%) deutlich sinkt. Daraus dürfte eine erhebliche Netto-Kostenreduktion resultieren.

Aber auch die Patientinnen, die nach der 3-Stufen-Therapie ein Rezidiv erleiden, zeigen in Abhängigkeit vom r-AFS-Stadium bei Abschluß der Second-look-Laparoskopie einen unterschiedlichen klinischen Verlauf. Wir haben dies bei 50 Patientinnen zeigen können. Je höher das postoperativ vorliegende r-AFS-Stadium war, desto kürzer war die Zeit bis zum erneuten Auftreten von Beschwerden. Sie beträgt im Median für die endometriosefreie Patientin (r-AFS-Stadium 0) 18 versus 8 Monate für Patientinnen im Stadium r-AFS III ($p = 0{,}007$, Log Rank Test). Auch diese Daten unterstreichen eindeutig die Forderung nach einer frühen Diagnose und anschließenden konsequenten Therapie.

Selbsteinschätzung der Patientinnen

51 Endometriosepatientinnen beantworteten im Median 33,5 Monate nach Abschluß der 3-Stufen-Therapie einen Fragebogen zur Selbsteinschätzung. 28 von 51 (54,9%) bzw. 27 von 51 (52,9%) Patientinnen gaben an, daß ihnen die Behandlung eine deutliche Besserung bzw. ein Plus an Lebensqualität gebracht habe.

Ein Plädoyer für eine frühe 3-Stufen-Therapie der Endometriose – Aktive Endometriose aktiv behandeln!

Nach unseren Erfahrungen sprechen eine Reihe von Argumenten für den kombinierten chirurgisch-hormonellen Ansatz zur Therapie der aktiven Endometriose.

- Die frühen Endometriosestadien sind immunologisch und metabolisch aktiver als die Spätstadien.

- Die frühen Stadien reagieren besser auf eine Hormontherapie (z. B. mit GnRH-Agonisten) als die fortgeschritteneren Stadien.
- Die absolute Rezidivrate und die rezidivfreie Zeit sind für die Frühstadien deutlich niedriger bzw. länger als für die Spätstadien.
- Das aktive therapeutische Angehen der Frühstadien ist als beste Prävention der endometriosebedingten Sterilität anzusehen. Die optimale Langzeit-Strategie zum Management der Patientin mit Rezidivendometriose ist die Optimierung der Primärtherapie!

Aktive und inaktive Endometriose – Eine prognose- und eine therapierelevante Differentialdiagnose

K.-W. Schweppe

Einführung

Die Endometriose ist eine chronische Erkrankung, die während der gesamten Reproduktionsphase zu Rezidiven oder Neuentwicklungen neigt und die Lebensqualität der betroffenen Frauen und ihre Fruchtbarkeit erheblich beeinträchtigen kann. Die Effektivität der Behandlungsmöglichkeiten wird bei Schmerzpatientinnen deshalb am besten anhand der Rezidivraten und bei Kinderwunschpatientinnen anhand der Schwangerschaftsraten beurteilt. Eine Querschnittsstudie der Stiftung Endometriose-Forschung berichtete während eines Nachuntersuchungszeitraumes von 3 Jahren bei 476 Frauen über Rezidivraten von 32% bis 50% in bezug auf die verschiedenen chirurgischen, medikamentösen oder kombinierten Behandlungsmöglichkeiten. Langzeitdaten nach GnRH-Agonisten-Behandlung (Waller u. Shaw, 1993) oder nach GnRH-Agonisten-Therapie, kombiniert mit pelviskopischer Sanierung der Residualendometriose (Sahl u. Mitarb., 1996), bestätigten, daß auch moderne suffiziente Therapiekonzepte die Krankheit zwar stoppen und regressiv verändern, daß aber vor allem in fortgeschrittenen Stadien mit Rezidivraten bis zu 80% innerhalb von 3–5 Jahren zu rechnen ist. Auch hinsichtlich der Schwangerschaftsraten nach medikamentöser und/oder chirurgischer Endometriosebehandlung sind die Literaturdaten widersprüchlich. Während zahlreiche klinische Studien die positiven Effekte der chirurgischen Beseitigung oder medikamentöser Regression der Implantate belegen, zeigen einige kleine prospektiv randomisierte Untersuchungen zumindest bei minimaler Endometriose keine Verbesserung der Fruchtbarkeit durch eine Endometriosetherapie (Schweppe u. Küpker, 1998). Möglicherweise sind die makroskopisch und mikroskopisch unterschiedlichen Endometrioseformen von unterschiedlicher Relevanz hinsichtlich Schmerz- und/oder Sterilitätsursache und bedürfen je nach Typ und Aktivitätsgrad einer unterschiedlichen Therapie.

Material und Methode

Vor 5 Jahren begannen wir eine prospektiv randomisierte klinische Studie, um die Abhängigkeit der Behandlungergebnisse von unterschiedlichen Endometrioseformen zu klären. Verglichen wurde die primäre nach makroskopischen Kriterien komplette pelviskopisch-chirurgische Sanierung mit der klassischen Dreiphasentherapie nach Semm (pelviskopische Teilsanierung, 6monatige medikamentöse Therapie mit einem GnRH-Agonisten in Depotform, gefolgt von pelviskopischer Restsanierung). Schmerz-Score und rAFS-Score wurden zur Klassifikation der Symptome und des Schweregrades der Erkrankung angewendet. Makroskopische und mikroskopische Kriterien dienten zur Einteilung der Endometrioseherde in aktiv und inaktiv. Mischformen mit aktiven Anteilen wurden zur aktiven Endometriose gerechnet. Insgesamt konnten 544 Patientinnen für die Studie rekrutiert werden; von diesen wurden 324 wegen endometriosebedingter Beschwerden und 220 wegen endometrioseassoziierter Sterilität mit oder ohne Beschwerden behandelt. Der Nachuntersuchungszeitraum betrug zwei Jahre, wobei in der Gruppe der Schmerzpatientinnen die Rezidivrate und das rezidivfreie Intervall und bei den Sterilitätspatientinnen die Schwangerschaftsraten und die Zeit bis zum Eintritt der Schwangerschaft als Studienendpunkte dienten.

Ergebnisse

In der Gruppe der Schmerzpatientinnen mit aktiver Endometriose war die Rezidivrate signifikant niedriger und das rezidivfreie Intervall signifikant länger nach der Dreiphasentherapie im Vergleich zur alleinigen pelviskopischen Sanierung. Bei inaktiver Erscheinungsform der Endometriose ließen sich keine Unterschiede sichern, so daß diese Gruppe von Patientinnen keinen Vorteil von der 6monatigen medikamentösen Behandlung und der Re-Pelviskopie hatten. Bei Frauen mit aktiver Endometriose und Sterilität führte die medikamentöse Suppressionstherapie mit dem GnRH-Agonisten und die Beseitigung der Residualendometriose und der endometriosebedingten Sekundärschäden wie Adhäsionen, Narben und Fibrosierungen durch Second-look-Pelviskopie zu signifikant höheren Schwangerschaftsraten und zum schnelleren Eintritt dieser Schwangerschaften im Vergleich zur primären alleinigen Pelviskopie. Keine statistischen Unterschiede zeigten sich bei inaktiver Endometriose hinsichtlich der geprüften Behandlungsmodalitäten.

Schlußfolgerung

Die makroskopische und mikroskopische Differenzierung der Endometriose ist für den gezielten Einsatz der zur Verfügung stehenden Endometriosetherapien erforderlich. In Fällen mit aktiver Endometriose ist die pelviskopische Operation allein nicht ausreichend, und durch eine medikamentöse Behandlung wird die Rezidivrate bei Schmerzpatientinnen gesenkt und die Schwangerschaftsrate bei Sterilitätspatientinnen erhöht. Für Schmerzpatientinnen mit inaktiver Endometriose ist die chirurgische Sanierung am besten und im Falle von inaktiver Endometriose und Sterilität ist die Endometriose vielleicht nur bedeutungsloser Zufallsbefund und nicht Ursache der reduzierten Fruchtbarkeit. Eine medikamentöse Behandlung verbessert die Schwangerschaftsraten nicht.

Wie durchbricht man den Teufelskreis der aktiven Endometriose?

Th. Römer

Die Endometriose stellt eine der häufigsten gutartigen gynäkologischen Erkrankungen dar, deren Bedeutung oft unterschätzt wird, da die klinische Relevanz für die einzelnen Patientinnen sehr unterschiedlich sein kann. Diese reicht vom asymptomatischen Krankheitsbild bis hin zu schwersten Destruktionen von Nachbarorganen (Darm und Blase, Ureter), die ausgedehnte operative, zum Teil interdisziplinäre chirurgische Sanierungen erfordern. Im Zusammenhang mit Infertilitätsstörungen wird insbesondere der minimale Endometriosebefall (rAFS-Stadien 1 und 2) bezüglich seiner Behandlungsrelevanz unterschiedlich beurteilt. Die Endometriose ist eine progrediente proliferative Erkrankung, so daß eine frühzeitige Behandlung gerechtfertigt scheint. Die globale Betrachtung des Krankheitsbildes Endometriose reicht jedoch nicht aus, da wir sehr unterschiedliche morphologische Bilder, Lokalisationen sowie Response-Raten bezüglich einer hormonellen Therapie haben. Der Lebenszyklus der Endometrioseimplantate hat erhebliche Konsequenzen für die klinische Praxis.

Die frühen aktiven Endometrioseherde sind einer Therapie gut zugänglich, während narbige Residuen kaum noch auf eine hormonelle Behandlung ansprechen. Dies spricht für die Tatsache, daß eine aktive Endometriose frühzeitig aktiv behandelt werden sollte. Die Aktivität der Endometriose läßt sich anhand von typischen endoskopischen Befunden (roter vesikulärer Endometrioseherd = aktiv) erkennen. Durch die histologischen Befunde, die in jedem Fall durch Biopsien im Rahmen der Laparoskopie erhoben werden sollten, läßt sich eine aktive Endometriose nachweisen, die durch eine hohe proliferative Aktivität gekennzeichnet ist. Anhand des Mitoseindex und vor allem anhand des Proliferationsmarkers kann die unterschiedliche Aktivität der Endometriose beurteilt werden. Für die Praxis ist es daher sehr wichtig, eine Aussage zur Aktivität der Endometriose zu erhalten, denn dies ist für Prognose und Progredienz bedeutsamer als die Ausdehnung der Läsionen. Eine geringgradige aktive Endometriose kann z. B. für die Schmerzsymptomatik stärker verantwortlich sein als ausgedehnte inaktive Endometrioseherde. Eine sinnvolle Behandlungsform der Endometriose stellt die in Deutschland etablierte Dreistufentherapie dar. Nach einer First-Look-Laparoskopie erfolgt eine endokrine Therapie zumeist mit GnRH-Agonisten. Eine Second-Look-Laparoskopie mit kompletter chirurgischer Sanierung schließt sich an. Unter dem Kostendruck sowie wegen der Unkenntnis oder unklaren Differenzierung zwischen aktiver und inaktiver Endometriose wird oft auf eine hormonelle Therapie verzichtet und primär die alleinige chirurgische Sanierung durchgeführt, was meist nur zu einem temporären Erfolg und einer hohen Rezidivrate führt.

In einer Studie konnten wir zeigen, daß es keine signifikante Korrelation zwischen dem Stadium der aktiven Endometriose und der Expression des Proliferationsmarkers gibt, so daß das Stadium die Response-Rate auf eine GnRH-Analoga-Therapie nur in geringem Maße beeinflußt. Die proliferative Aktivität der Endometrioseherde ist somit der wichtigere Marker. Je höher die proliferative Aktivität in einem Endometrioseherd ist (Expression von ki-67), desto günstiger ist die Response-Rate der Endometriose. Dies bedeutet für die Praxis, je aktiver und proliferativer eine Endometriose ist, desto sinnvoller ist die strikte Einhaltung des Dreistufenkonzeptes. So kann der Teufelskreis der aktiven Endometriose durchbrochen werden. Bei einer inaktiven Endometriose kann primär die chirurgische Sanierung erfolgen. Auch unter dem Aspekt des Kostendrucks sollte jedoch nicht auf die hormonelle Therapie verzichtet werden, da die Rezidivraten nach unvollständig sanierten Endometriosen deutlich höher sind. Diese Rezidive erfordern dann meist eine langwierige aufwendige und kostenintensive Behandlung mit sich ständig verschlechternder Prognose, die bis zum Organverlust führen kann.

Aktive Endometriose sollte daher heute frühzeitig diagnostiziert und angemessen therapiert werden, um den Teufelskreis zu durchbrechen und somit die Rezidivrate zu senken. Das Dreistufenkonzept, d.h. die Kombination von hormoneller und chirurgischer Therapie, ist daher die adäquate Methode bei aktiver Endometriose.

Die hysteroskopische Endometriumablation – vom experimentellen Ansatz zu einer etablierten Indikation

R. Deckhardt

Einleitung

In den Vereinigten Staaten werden jährlich mehr als 600.000 Hysterektomien durchgeführt, in Deutschland mehr als 140.000. Etwa 30% dieser Operationen erfolgen lediglich aufgrund starker Regelblutungen ohne Vorliegen einer weiteren begleitenden Pathologie des Uterus.

Da die bisherigen therapeutischen Versuche mittels Abrasiones, hormoneller Therapie, anti-inflammatorischer und anti-fibrinolytischer Substanzen sowie Ergotaminderivaten nur von limitiertem Nutzen waren, blieb häufig nur die Hysterektomie als dauerhafte Lösung, mit all den unerwünschten Folgen dieses Eingriffes, die ausreichend dokumentiert sind.

Mit der Einführung der operativen Laser-Hysteroskopie, 1979, ergab sich eine Alternative. M. H. Goldrath veröffentlichte 1981 die ersten Ergebnisse zur Endometriumablation mit dem Neodym-YAG-Laser. Weitere Veröffentlichungen durch R. S. Neuwirth und A. DeCherney, 1983, sowie T. Vancaillie, 1989, etablierten Methoden der Endometriumablation mit monopolarem Hochfrequenzstrom. Zusätzliche Techniken wie z.B. die Radiofrequenztherapie und intrauterine, thermale Wasserballon-Anwendungen folgten. Da es sich bei letzteren um blinde Verfahren handelt, die ohne Visualisierung der intrauterinen Pathologie durchgeführt werden, sollen sie hier nicht weiter erörtert werden.

Heute werden hauptsächlich zwei unterschiedliche Techniken zur Endometriumablation angewandt:

- Ablation mit dem Neodym-YAG-Laser,
- Ablation bzw. Resektion mit Hochfrequenzstrom, wobei hierfür verschiedene Elektroden entwickelt wurden:

- Schlingenelektrode (DeCherney; Neuwirth, 1983),
- Rollerball, Rollerbarrel (Vancaillie, 1989),
- Vapotrode (Brooks, 1994),
- Spike-Elektrode (Deckardt, 1995).

Die Vorteile der Laserablation beruhen auf dem Erzielen hoher postoperativer Amenorrhoe- bzw. Hypomenorrhoeraten, während als Nachteile ein großer apparativer Aufwand sowie lange Operationszeiten zu nennen sind. Nicht zuletzt deshalb haben sich im Laufe der letzten Jahre die Hochfrequenz-Elektroablationsmethoden etabliert. Sie bieten neben den nahezu identisch positiven Ergebnissen der Laseroperation die Möglichkeit zur Gewinnung einer Histologie, weisen eine kurze Eingriffszeit auf und sind bez. der apparativen Voraussetzungen weniger aufwendig. Größter Nachteil dieser Verfahren ist sicherlich die schwierige und zeitaufwendige Erlernbarkeit des Eingriffes.

Indikationen zur Endometriumablation

Die Hauptindikationen für eine hysteroskopische Endometriumablation sind medikamentös nicht ausreichend zu behandelnde Hyper- bzw. Menorrhagien und therapierefraktäre dysfunktionelle Blutungen, auch in der Peri- und Postmenopause. Seltenere Indikationen sind Blutungsstörungen bei Koagulopathien und bei Patientinnen mit Antikoagulantiendauertherapie. Absolute Kontraindikationen sind nicht abgeschlossene Familienplanung sowie prämaligne und maligne Veränderungen des Endometriums. Patientinnen mit uterinen Sondenlängen von mehr als 10 cm sowie Patientinnen mit Adenomyosis weisen schlechtere postoperative Ergebnisse auf, so daß hier eine relative Kontraindikation zur Durchführung dieses Eingriffes gegeben ist.

Gegenüber der Hysterektomie weist die hysteroskopische Endometriumablation folgende entscheidende Vorteile auf:

- Organerhalt,
- kurze Operationszeit,
- ambulante Durchführung,
- geringerer Medikamentenverbrauch,
- niedrigere Kosten,
- kürzere Arbeitsunfähigkeit,
- geringere Schmerzen,
- geringere Morbidität,
- geringere intraoperative Komplikationsrate,
- geringere postoperative Komplikationsrate.

Medikamentöse Vorbereitung des Endometriums

Um für den Eingriff ein möglichst flaches Endometrium zu erhalten, ist eine medikamentöse Vorbehandlung der Patientinnen aus mehreren Gründen zu empfehlen. Neben einer deutlich besseren Übersicht und der damit verbundenen größeren intraoperativen

Sicherheit vermindert das atrophische Endometrium die Menge des anfallenden Gewebes. Sowohl Flüssigkeitsresorption als auch Blutverlust werden vermindert, die postoperative Erfolgsrate, definiert als Amenorrhoe oder Hypomenorrhoe, wird verbessert.

Zur Vorbehandlung der Patientin stehen verschiedene Medikamente zur Wahl.

Niedrig dosierte Gestagene sind zwar am kostengünstigsten, zeigen jedoch, sowohl was die subjektive Einschätzung des Operateurs als auch die Histologie angeht, nicht den gewünschten Effekt. Die eigentlich erforderlichen hohen Dosen führen häufig zu Nebenwirkungen in Form von uterinen Blutungen, die zu einem schlechteren Befinden der Patientinnen beitragen.

Danazol führt zwar zu einer guten Vorbehandlung des Endometriums, nachteilig sind jedoch die androgenen Nebenwirkungen sowie die notwendige hohe Compliance der Patientin zur erforderlichen 3mal täglichen Einnahme des Medikaments.

GnRH-Analoga sind in ihrer Wirkung dem Danazol zumindest gleichwertig, besitzen jedoch auf Grund ihrer einfachen und sicheren Anwendungsweise praktische Vorteile. In einer prospektiven Studie von Garry et al. zeigte sich die Gabe von GnRH-Analoga im Vergleich zur Gabe von 800 mg Danazol/die sogar effektiver bezüglich der Vorbehandlung des Endometriums. Die Suppressionswirkung durch die GnRH-Agonisten war stärker ausgeprägt als in der Danazolgruppe. Die Rezidivrate zeigte sich beim Einsatz von GnRH-Analoga geringer als nach Danazolvorbehandlung.

GnRH-Analoga, wie z. B. Leuprorelinacetat, werden zweimal im Abstand von einem Monat subkutan als Depot verabreicht, wobei die Operation unter Suppression der Östrogenspiegel etwa 2 Wochen nach der 2. Injektion, also 6 Wochen nach Beginn der Therapie, erfolgen sollte.

Klinische Studie mit Leuprorelinacetat-Monats-Depot zum präoperativen Einsatz vor Endometriumablation (EC 110)

Diese aktuell ausgewertete Studie wurde prospektiv, offen, nicht vergleichend als Phase-III-Studie an 102 Patientinnen mit therapierefraktären uterinen Blutungen durchgeführt. Das primäre Zielkriterium der Studie war die Abflachung des Endometriums durch 2 Injektionen Leuprorelinacetat-Monats-Depot.

Insgesamt konnten nach der Per-Protokoll-Analyse 94 Patientinnen in die Auswertung einbezogen werden. Der Gesamterfolg in bezug auf die Wirksamkeit zur Endometriumabflachung lag bei 91,5 % (86/94 Patientinnen).

Ein sekundäres Zielkriterium der Studie war die Ermittlung des postoperativen Blutungszustandes sowohl nach 6 Wochen als auch zum Studienabschluß nach 6 Monaten.

Nach 6 Monaten wurde eine allgemeine Beurteilung des Erfolges von den Prüfärzten dokumentiert. Dabei wurde in knapp 60 % der Fälle der Behandlungserfolg als exzellent bewertet.

Zusammenfassung der Studienergebnisse

Anteil der Patientinnen mit zufriedenstellendem oder besserem Ergebnis in bezug auf:

- die medikamentöse Vorbereitung des Endometriums: 87,2 %
- die Vorbehandlung und Operation: 93,6 %
- den Gesamterfolg, beurteilt nach 6 Monaten: 80,9 %

Die medikamentöse Vorbehandlung zur Abflachung des Endometriums vor geplanter Endometriumablation mit 2 Injektionen Leuprorelinacetat-Monats-Depot wurde in dieser Studie bei über 80% der Patientinnen erfolgreich eingesetzt. Bei guter Verträglichkeit des Präparates sollte die operative Hysteroskopie 2 Wochen nach der 2. Injektion durchgeführt werden.

Fazit

Die Studienergebnisse bestätigen die bislang publizierten Erfahrungen zur hormonsuppressiven Therapie vor Endometriumablation. Der Einsatz von GnRH-Agonisten kann somit als effektive Vorbereitung bei der sich etablierenden Indikation zur hysteroskopischen Endometriumablation angesehen werden*.

* Bislang ist in Deutschland kein GnRH-Agonist für diese Indikation zugelassen!

Sicherheit und Verträglichkeit von GnRH-Agonisten in der Gynäkologie

K. Bühler

Leuprorelinacetat-Depot, sechsmonatlich appliziert, führt zu einer effektiven Desensitivierung der Hypophyse und einem Hypo-Östrogenismus, ohne besondere Einflüsse auf den Gesamtmetabolismus auszuüben. Schon zu Ende des ersten Behandlungsmonats wird mit der Verabreichung von Leuprorelinacetat-Depot, 3,75 mg, eine Suppression der Serum-Östradiolwerte auf unter 30 pg/ml erzielt, die Spiegel von LH und FSH werden in den hypogonadotropen Bereich gesenkt. Ein negativer Einfluß auf den Lipidstoffwechsel kann unter der Verabreichung eines GnRH-Agonisten nicht verzeichnet werden. Das Verhältnis von HDL (High Density Lipoprotein) zu LDL (Low Density Lipoprotein) änderte sich nicht unter der Therapie. Ebensowenig ergeben sich negative Veränderungen im Lebermetabolismus, in der Nierenfunktion oder im Elektrolythaushalt. Bei prämenopausalen Frauen mit Anämie, z. B. aufgrund erheblicher Blutungsstörungen, ergibt sich schon nach einer Behandlungsdauer von 12 Wochen eine Normalisierung der Hämoglobinkonzentration. Bezüglich der Hämostase ist unter GnRHa-Therapie eine signifikante Reduktion der prokoagulatorischen Aktivität, des Fibrinumsatzes und eine deutliche Verbesserung der fibrinolytischen Aktivität festzuhalten. Obwohl die Anwendung der GnRHa zweifelsfrei zu einer drastischen Verminderung z. B. der Uterusdurchblutung führt, gibt es keinerlei Anzeichen dafür, daß damit auch eine Veränderung des Blutflusses der Cerebral-Arterien verbunden wäre.

Im gynäkologischen Bereich, bei Einsatz in benignen Indikationen, traten durchschnittlich drei Monate nach der letzten Injektion von Leuprorelinacetat-Depot wieder

Menstruationsblutungen auf. Theoretische Überlegungen sowie der weltweite Einsatz im Rahmen der Sterilitätstherapie – in manchen Ländern finden schon mehr als 90% aller durchgeführten IVF-Zyklen unter gleichzeitiger Applikation von GnRHa statt – sprechen dagegen, daß von den GnRH-Agonisten eine teratogene Wirkung ausgeht.

Während der Therapie mit GnRH-Agonisten dominieren unerwünschte Begleiterscheinungen, die nahezu ausschließlich auf den effektiven Hormonentzug zurückzuführen sind. Es ist dabei bemerkenswert, in welchem Prozentsatz die Patientinnen bereits vor Therapie mit Leuprorelinacetat-Depot über Beschwerden dieses Spektrums klagten.

Die chronische Reduktion der Sexualhormon-Spiegel führt zweifelsfrei zu einem Verlust an Knochenmasse. Die klinische Relevanz wird weiterhin konträr diskutiert. Eine Vorbeugung kann durch eine Add-back-Therapie durchgeführt werden. Diese hilft dann auch bei den durch die Sexualhormonsenkung hervorgerufenen vegetativen Begleiterscheinungen. Es stellt sich die Frage, inwieweit bei der Therapie von sexualhormonabhängigen malignen Tumoren effektive nicht-hormonale Add-back-Therapien zur Verfügung stehen. Auch Männer können auf Testosteron-Deprivation mit ausgeprägten Hitzewallungen, Schlafstörungen und depressiven Verstimmungen reagieren, die zum Erhalt einer akzeptablen Lebensqualität ebenfalls einer Linderung bedürfen.

Endokrine Therapie des prä- bzw. perimenopausalen Mammakarzinoms

M. Untch

Einleitung

Die endokrine Therapie des Mammakarzinoms hat mit dem Antiöstrogen Tamoxifen traditionell ihren Hauptschwerpunkt in der postmenopausalen Situation. Die neusten Empfehlungen des Konsensus-Meetings in St. Gallen vom Februar 1998 sehen zunehmend eine Tamoxifen-Therapie auch in der Prämenopause vor. Allerdings müssen gerade bei diesen Patientinnen Daten zur endgültigen Risiko-Nutzen-Relation abgewartet werden, da insbesondere in der Prämenopause zum Teil erhebliche Nebenwirkungen durch den östradiolstimulierenden Effekt zu erwarten sind. Die prä- bzw. perimenopausale Patientin wird bevorzugt zytostatisch behandelt. Dies gilt sowohl für die fernmetastasierte als auch für die adjuvante Situation. In erster Linie ist dies darauf zurückzuführen, daß die endokrine Therapie in der Prämenopause das Ziel des kompletten Östrogenentzugs verfolgt. Dies war bis zur Mitte der 80er Jahre nur durch eine Strahlenkastration oder durch die chirurgische Ovarektomie zu erreichen. Beide Verfahren traten zum einen aufgrund der beeindruckenden Erfolge der Chemotherapie, zum andern infolge der Irreversibilität des Eingriffs und der damit verbundenen mangelnden Akzeptanz der Patientin in den Hintergrund. Von Nachteil war vor der Ära der Hormonrezeptor-Bestimmungen besonders im Stadium der Fernmetastasierung das variable und kaum abschätzbare Ansprechen des Karzinoms. Insbesondere die subtile Kenntnis von prognostischen Faktoren hat eine sehr viel individualisiertere Therapie des prä- bzw. perimenopausalen Mammakarzinoms ermöglicht. Des weiteren stehen heute Medikamente wie die GnRH-Agonisten als subkutan zu injizierende bzw. zu implantierende Monats-Depots zur Verfügung, die pharmakologisch einen gut steuerbaren, reversiblen Östrogenentzug bewirken. In der Zwischenzeit hat deshalb ein Prozeß des Umdenkens und der Restrukturierung des Therapiekonzeptes begonnen. Am Beispiel des GnRH-Agonisten Leuprorelinacetat (Enantone®-Gyn Monats-Depot) soll das gesicherte Wissen zur Wirksamkeit und Verträglichkeit im Stadium der Fernmetastasierung und in der adjuvanten Situation zusammengefaßt werden.

Metastasiertes Mammakarzinom

Im Stadium der Fernmetastasierung ist eine Dauerheilung in der Regel nicht mehr möglich. Deshalb stehen palliative Therapiestrategien im Mittelpunkt der Überlegungen. Therapieziele sind dabei die langfristige Besserung bzw. Prävention tumorinduzierter Beschwerden, ein Erhalt der Organfunktionen sowie nach Möglichkeit die Lebensverlängerung. Aufgrund der limitierten Lebenserwartung der Patientin sollten diese Ziele mit einer minimalen therapiebedingten Toxizität und bestmöglicher individueller Lebensqualität erreicht werden.

Die deutsche Leuprorelin-Studie

In einer prospektiven Multizenterstudie wurden 73 prä- bzw. perimenopausale Mammakarzinompatientinnen mit nachgewiesener Fernmetastasierung und meist positivem Hormonrezeptorstatus mit Leuprorelinacetat-Depot als monatliche subkutane Injektion behandelt. Die endokrine First-line Therapie wurde für die Dauer des Ansprechens bis zur nächsten Progression der Erkrankung fortgesetzt. Bereits eine Woche nach Therapiebeginn lag der Serum-Östradiolspiegel infolge des supprimierten LH-Spiegels im Kastrationsbereich ($\leq$ 30 pg/ml). Die hypophysäre und ovarielle Suppression war im Therapieverlauf konstant. Ab dem steady state wurde dazu korrelierend eine konstante Leuprorelinfreisetzung aus dem injizierten Depot nachgewiesen. Ein objektives klinisches Ansprechen (komplette oder partielle Remission) wurde bei 25/73 Patientinnen (34,2%) beobachtet. Unter Einschluß der Stabilisierungen (no change) ergibt sich, daß 42/73 Patientinnen (58%) von der Therapie profitiert haben. Die mediane Dauer bis zum Ansprechen auf die Therapie wurde mit 3, die mediane Zeit bis zur Tumorprogression mit 6 und das Gesamtüberleben mit 24,3 Monaten bestimmt. Stratifiziert nach einem Risiko-Score (Possinger) wurde in der Low- bzw. High-risk-Gruppe ein objektives Ansprechen bei 19/50 (38%) bzw. 6/23 (26%) Patientinnen dokumentiert. Den stärksten prädiktiven Wert in bezug auf den Therapieerfolg hatte jedoch die vorausgegangene adjuvante Chemotherapie. Dies war nicht unerwartet, da insbesondere bei Patientinnen > 45 Jahre eine partielle oder vollständige cyclophosphamidinduzierte Schädigung der endokrinen Ovarfunktion eintritt. Die Therapie wurde von den Patientinnen gut vertragen, es dominierten Nebenwirkungen des klimakterischen Bereichs. Lediglich 1 Patientin brach aufgrund von Nebenwirkungen die Studie vorzeitig ab.

Stellenwert der GnRH-Agonisten

Zusammengefaßt unterstreichen die Ergebnisse dieser Studie, daß eine prä- bzw. perimenopausale, hormonrezeptorpositive Mammakarzinompatientin von einem Hormonentzug als First-line-Therapie profitieren kann. Dabei ist die GnRH-Agonistentherapie bei Patientinnen mit nicht vital gefährdender Metastasierung indiziert. Eine aktuelle prospektive Studie konnte noch einmal eindrucksvoll klären, daß eine GnRH-Agonistentherapie der chirurgischen Ovarektomie hinsichtlich des progressionsfreien und des Gesamtüberlebens vergleichbar ist. Im Durchschnitt ist jede dritte Patientin als objektiver Responder zu klassifizieren. Die Erkrankung kann bei diesen Patientinnen im Mittel 1–2 Jahre mit einem Hormonentzug als Monotherapie beherrscht werden. Aufgrund des Verträglichkeitsprofils der Substanz ist auch ein Einsatz bei Patientinnen mit weit fortgeschrittener Erkrankung und reduzierten Organfunktionen möglich.

Adjuvante Situation

Die aktuelle Analyse der Early Breast Cancer Trialists' Collaborative Group (EBCTCG), die zuletzt für die Ovarektomie 1996 aktualisiert wurde, konnte eindrucksvoll demonstrieren, daß eine adjuvante Ovarektomie sowohl das rezidivfreie als auch das Gesamtüberleben bei Mammakarzinompatientinnen < 50 Jahre signifikant gegenüber einer Kontrollgruppe ohne adjuvante Therapie verlängert. Dieser Überlebensvorteil war über den gesamten 15jährigen Nachbeobachtungszeitraum und unabhängig vom Nodalstatus nachweisbar. Ebenso fand sich kein Unterschied hinsichtlich der mammakarzinomunabhängigen Mortalität (kardiovaskuläres bzw. Osteoporose-Risiko). Bei ER-positiven Tumoren resultierte ein zusätzlicher Überlebensgewinn im Vergleich zur alleinigen zytostatischen Behandlung, wenn die Chemotherapie mit einer Ovarektomie kombiniert wurde. Stewart et al. publizierten 1993 die ersten Ergebnisse einer randomisierten Studie, die die Ovarektomie und CMF-Polychemotherapie verglich. Es fand sich sowohl hinsichtlich des Auftretens eines Lokalrezidivs als auch einer Fernmetastasierung kein Unterschied zwischen den beiden Studienarmen. Stratifiziert nach dem Rezeptorstatus konnte ein Überlebensvorteil der Ovarektomie in der ER-positiven Situation gezeigt werden. Bei ER-negativen Patientinnen erwies sich dagegen die Chemotherapie als überlegen. Diese Ergebnisse basieren auf 332 prämenopausalen Patientinnen und sind als erste Hinweise für einen differenzierten Einsatz der beiden unterschiedlichen Therapieregime zu werten.

In der Studie von Roche und Mitarbeitern wurde erstmals die Wirksamkeit der Ovarablation mit einer anthrazyklinhaltigen Polychemotherapie (FAC) verglichen. Der Vorteil der Ovarablation für das progressionsfreie (82,8% vs. 55%) bzw. Gesamtüberleben (84% vs. 74%) war statistisch aufgrund der kleinen Fallzahl nicht signifikant. Die vorhandenen Studien konnten damit eindrucksvoll zeigen, daß eine Ovarektomie einer Chemotherapie in der prä- bzw. perimenopausalen Situation auf keinen Fall unterlegen war, ja sogar in der Gruppe der hormonrezeptorpositiven Patientinnen einen signifikanten Vorteil hat.

Boccardo et al. berichteten 1996 die ersten Ergebnisse einer Studie, die einen zeitlich begrenzten Hormonentzug (2 Jahre GnRHa, gefolgt von 3 Jahren Tamoxifen) mit einer CMF-Polychemotherapie verglich. Behandelt wurden 235 prä- bzw. perimenopausale, nodalpositive, rezeptorpositive Patientinnen. Auch in dieser Studie war das 5-Jahres-Gesamtüberleben der beiden Gruppen mit 78% vs. 80% nicht unterschiedlich. 1998 stellte die gleiche Arbeitsgruppe die Studienergebnisse mit einem noch längeren Follow-up auf dem ASCO vor. Auch bei diesem Update fand sich kein signifikanter Unterschied zwischen den beiden Studienarmen. Eine GnRHa-/Tamoxifen-Sequenztherapie dürfte demnach eine echte Alternative zur CMF-Polychemotherapie darstellen.

Die TABLE-Studie

Basierend auf den o.g. Daten und Vorerfahrungen in der adjuvanten und metastasierten Situation bei prämenopausalen Patientinnen und auch auf dem Hintergrund der Tamoxifenergebnisse bei postmenopausalen Patientinnen, wurde unsere Studie als eine zeitlich befristete endokrine Therapie konzipiert. Dies basiert auf der Vorstellung, den Patientinnen eventuell eine Ovarektomie oder auch die belastende Chemotherapie, ohne eine verminderte Wirksamkeit in Kauf nehmen zu müssen, zu ersparen. 1994 wurde die sog. TABLE-Studie (Takeda Adjuvant Breast Cancer Study with Leuprorelin = Enantone®) mit 600 prä- bzw. perimenopausalen, rezeptorpositiven, nodalpositiven Patientinnen begonnen. Für diese europäische Multizenterstudie konnte im Sommer 1998 die Rekrutierungsphase abgeschlossen werden. Die Patientinnen im Stadium pT1-3, pN1-3, M0 mit ein bis neun befallenen Lymphknoten werden randomisiert zwischen sechs Zyklen CMF (500/40/600 mg/m^2/ KOF, Tag 1 und 8, Wiederholung alle 4 Wochen) oder mit Leuprorelinacetat 3-Monats-Depot für 2 Jahre behandelt. Nach Abschluß der zweijährigen Studienphase werden alle Patientinnen über mindestens weitere drei Jahre nachbeobachtet.

Ziel ist es zu zeigen, daß eine zweijährige GnRHa-Therapie einer CMF-Therapie in bezug auf das progressionsfreie Überleben ebenbürtig ist. Als sekundäre Zielparameter fungieren Lebensqualität und Verträglichkeitsspektrum der beiden Therapien. Eine erste Zwischenanalyse basiert auf 133 von 600 randomisierten Patientinnen mit einer Mindesttherapiedauer von sechs Monaten. Das Alter zu Therapiebeginn (44 ± 7 Jahre vs. 42 ± 6 Jahre), die Verteilung des Rezeptorstatus (ER+ und/oder PR+: 94% bzw. 95%) sowie des Nodalstatus (N1-3: 71% vs. 71%; N4-9: 27% vs. 29%) waren zwischen der GnRHa- und der CMF-Gruppe nicht unterschiedlich. Ebenso fanden sich keine Unterschiede für die Art des chirurgischen Primäreingriffs (Mastektomie: 66% vs. 61%) und des Stadiums des Primärtumors (pT1: 35% vs. 36%; pT2: 52% vs. 49%; pT3: 13% vs. 15%). Bereits nach dreimonatiger Therapie ist in der CMF-Gruppe im Vergleich zum Leuprorelinarm ein deutlich erhöhter LH-Spiegel als Zeichen niedriger Östradiolspiegel nachweisbar (LH: 13,6 U/l vs. 0,5 U/l, Median), der nach Beendigung der Chemotherapie im Median noch weiter ansteigt. Während der ersten sechs Behandlungsmonate zeigen die Patientinnen beider Behandlungsarme im Mittel einen supprimierten Serum-Östradiolspiegel, wobei die Suppression im Leuprorelinarm ausgeprägter ist. Zudem liegen die Östradiolspiegel bei 11/31 Patientinnen (35,5%) 6 Monate nach Beendigung der Chemotherapie bereits wieder im physiologischen Normbereich. Damit haben wir in der adjuvanten Situation zum ersten Mal systematisch den östradiolsenkenden Effekt einer Chemotherapie für einen Teil der behandelten Patientinnen nachweisen können. Beide Therapien weisen ein stark differierendes Verträglichkeitsspektrum auf. Während für die Patientinnen im GnRHa-Arm Hitzewallungen (69,1 vs.

27,2%) und Arthralgien (16,2 vs. 9,2%) im Vordergrund stehen, klagen die CMF-Patientinnen intensiver über Übelkeit (78,5 vs. 13,2%), Erbrechen (52,3 vs. 1,5%), Appetitverlust (30,8 vs. 4,4%), nachlassende Leistungsfähigkeit (64,6 vs. 30,9%) und Stomatitis (20,0 vs. 4,4%). Bei einer aktuellen Zwischenauswertung im August 1998 waren bezüglich der Wirksamkeit keine Unterschiede zwischen den beiden Studienarmen zu verzeichnen. Allerdings müssen erst die Ergebnisse des Langzeit-Follow-up abgewartet werden, bevor endgültige Aussagen möglich sind.

Zusammenfassung

Wir haben im Rahmen einer europäischen, randomisierten Phase-III-Studie die ovarielle Ablation mittels eines GnRH-Agonisten (Leuprorelinacetat 3M-Depot, Takeda Pharma GmbH, Aachen) mit einer CMF-Polychemotherapie bei prä- bzw. perimenopausalen, hormonrezeptorpositiven Patientinnen mit 1–9 befallenen axillären Lymphknoten untersucht. Alle geplanten 600 Patientinnen wurden rekrutiert. Bei 133 Patientinnen haben wir eine Zwischenauswertung bezüglich der endokrinen Effekte sowie der Verträglichkeit durchgeführt. Der „Kastrationseffekt" der Chemotherapie wurde bisher vermutet, jedoch nicht systematisch untersucht. Der endokrine Effekt sollte ein wichtiger Aspekt der adjuvanten chemotherapeutischen Behandlung beim nodalpositiven Mammakarzinom sein. Zum ersten Mal konnten wir einen deutlichen östradiolsenkenden Effekt einer „Standard"-Chemotherapie zumindest für die Dauer der Anwendung nachweisen. Das Nebenwirkungsspektrum beider Therapien zeigte in der Zwischenauswertung deutliche Vorteile zugunsten der GnRHa-Therapie. Aktuell ergeben sich keine Unterschiede in der Wirksamkeit. Verläßliche Schlüsse können jedoch erst bei deutlich längerer Beobachtungsdauer, insbesondere auch nach Stratifizierung nach dem Ausmaß des Nodalbefalls und der Hormonrezeptoren, gezogen werden.

Quo vadis adjuvante Therapie?

Weltweit werden aktuell mehr als 10.000 prä- bzw. perimenopausale Patientinnen adjuvant mit einem GnRH-Agonisten allein oder in Kombination mit Tamoxifen oder einer Chemotherapie (CMF, FAC, EC, EC/CMF) behandelt. Diese Zahlen verdeutlichen den erheblichen Nachholbedarf für die endokrine Therapie der prämenopausalen Patientin. Für mehrere Studien sind für die nächsten 2 Jahre Ergebnisse angekündigt. Gemäß der diesjährigen Konsensuskonferenz von St. Gallen ist der adjuvante Einsatz von GnRH-Agonisten nach wir vor auf die Studiensituation beschränkt. Es bleibt zu hoffen, daß das adjuvante Therapiekonzept des prämenopausalen Mammakarzinoms bereits in naher Zukunft unter Einschluß der GnRH-Agonisten als Mono- oder Kombinationstherapie neu zu definieren ist.

Teil IV
Gynäkologische Endokrinologie und Fortpflanzungsmedizin

Klinische Einsatzmöglichkeiten der Molekularbiologie

Technische Aspekte der Präimplantationsdiagnostik

M. Ludwig, K. Diedrich

Einleitung

Die Präimplantationsdiagnostik bezeichnet die Möglichkeit, bereits vor Beginn einer Schwangerschaft durch Entnahme von Zellen (Blastomeren) aus einem Embryo eine schwerwiegende genetische Erkrankung auszuschließen. So kann bei Paaren mit einem hohen Risiko für eine solche Erkrankung die Schwangerschaft mit der Sicherheit begonnen werden, daß diese Erkrankung sich nicht manifestieren wird. Unter einem hohen Risiko versteht man hierbei ein solches von 25% oder höher.

So wie bei der konventionellen Pränataldiagnostik und beim Schwangerschaftsabbruch werden die betroffenen Paare die Situation definieren, in der sie eine Präimplantationsdiagnostik wünschen. Ob dann tatsächlich eine solche aus ethischen Erwägungen durchgeführt werden kann, sollte nicht der Entscheidung eines einzelnen, sondern z. B. einer Ethikkomission überlassen sein.

Der Unterschied zur konventionellen Pränataldiagnostik ist mehrschichtig. Bei der Pränataldiagostik besteht bereits eine Schwangerschaft, die Techniken sind etabliert und routinemäßig durchführbar, und die Konsequenz wird nach positiver Diagnose in aller Regel der Schwangerschaftsabbruch sein. Die Präimplantationsdiagnostik setzt die Durchführung einer IVF-Behandlung voraus, die Techniken sind weitaus komplizierter, ein Schwangerschaftsabbruch wird jedoch in aller Regel nicht notwendig sein.

Bisher wird in Deutschland die Präimplantationsdiagnostik aus rechtlichen Erwägungen nicht durchgeführt. Thema dieses Beitrages sind die technischen Aspekte, der Leser sollte sich jedoch bewußt sein, daß ethische Momente in diesem Zusammenhang stets mitbedacht werden müssen und untrennbar mit der Methode verbunden sind.

Ablauf der Präimplantationsdiagnostik

Um eine Diagnostik an Embryonen durchführen zu können, hat sich die IVF-Behandlung als die optimale Möglichkeit bewährt. Andere Techniken, wie z. B. die uterine Lavage nach Konzeption in vivo, liefern nur eine geringe Zahl von Embryonen, die sich zudem schon im fortgeschrittenen Stadium der Blastozyste befinden. Darüber hinaus besteht stets die Gefahr, daß Embryonen der Lavage entgehen und ohne Diagnostik zur Implantation kommen, so daß das Ziel der Präimplantationsdiagnostik verfehlt wird [2].

Die Biopsie der Embryonen wird vorzugsweise im 8-Zell-Stadium durchgeführt. Versuche in verschiedenen Tierspezies haben zeigen können, daß dadurch keine Beeinträchtigung der weiteren Entwicklungspotenz von Embryonen zu erwarten ist [6].

Techniken der molekulargenetischen Einzel-Zell-Diagnostik

Die entnommenen Zellen – bis zu zwei Blastomeren können ohne Nachteil gewonnen werden – werden dann einer molekulargenetischen Diagnostik durch PCR (Polymerase-Ketten-Reaktion) oder FISH (Fluoreszenz-in-situ-Hybridisierung) zugeführt. Andere Techniken, wie die klassische Zytogenetik, sind bisher noch nicht soweit entwickelt, daß sie auf der Ebene der einzelnen Zelle mit hoher Effizienz angewendet werden könnten [3].

Die PCR wird immer dort eingesetzt, wo es um die Darstellung von definierten Einzelgendefekten geht. Hier ist sie durch ihre hohe Sensitivität allen anderen Techniken weit überlegen. Auch die erste Präimplantationsdiagnostik wurde mit einer PCR durchgeführt [4; 5]. Eine Schwäche der PCR ist das Problem der Kontamination mit Fremd-DNA, dem durch entsprechende Dekontaminationsmethoden und hygienische Maßnahmen erfolgreich begegnet werden kann. Dazu gehört z. B. der Einsatz spezifischer Restriktionsenzyme. Ein anderes Problem ist das des allelic drop out, d. h. der bevorzugten Amplifizierung von nur einem Allel, trotz eines heterozygoten Status. So kann es bei Nichtbeachtung zu Fehldiagnosen kommen. Auch hier wird jedoch durch Entwicklung entsprechender Protokolle diesem Problem begegnet.

Durch FISH ist es möglich, innerhalb von zwei Stunden mehrere Chromosomen farblich darzustellen. Daher findet FISH bevorzugt bei der Geschlechtsdiagnostik im Rahmen von X-chromosomal gebundenen Erkrankungen Anwendung, wenn der Erbgang zwar bekannt, der Gendefekt jedoch nicht beschrieben ist. Die Probleme von Kontamination und allelic drop out sind hier vernachlässigbar gering – in erfahrenen Händen ist daher die FISH eine sehr verläßliche und sichere Diagnostik.

Ausblick

Andere Techniken befinden sich momentan noch in der Entwicklung bzw. werden erst seit kurzem in diesem Zusammenhang eingesetzt. Dazu gehört z. B. die Fluoreszenz-PCR, welche eine sehr viel höhere Sensitivität hat als die konventionelle PCR und damit die Diagnostik noch sicherer und verläßlicher gestalten kann [1]. Des weiteren kann durch die Anwendung eines Lasers die Biopsie vereinfacht und zeitlich straffer gestaltet werden [7].

Die Geburt von mittlerweile wohl mehr als 100 Kindern nach einer Präimplantationsdiagnostik ohne Hinweis auf Fehlbildungen durch die Anwendung der Biopsie spricht für sich. Zehn Jahre nach der ersten klinischen Anwendung beschäftigen sich weniger als 30 Zentren weltweit mit der klinischen Anwendung, so daß – vor allem unter Berücksichtigung des Aufwandes der IVF – die Befürchtung der Kritiker in bezug auf eine hemmungslose Ausweitung der Technik gemildert werden kann.

Literatur

1. Findlay I, Quirke P, Hall J, Rutherford A (1996) Fluorescent PCR: a new technique for PGD of sex and single-gene-defects. J Assist Reprod Genet 13: 96–103
2. Formigli L, Roccio C, Belotti G, Stangalini A, Coglitone MT, Formigli G (1990) Non surgical flushing of the uterus for pre-embryo recovering: Possible clinical applications. Hum Reprod 5: 329–335
3. Gimenez C, Egozcue J, Vidal F (1993) Cytogenetic sexing of mouse embryos. Hum Reprod 8: 470–474
4. Handyside AH, Kontogianni EH, Hardy K, Winston RML (1990) Pregnancy from biopsied human preimplantation embryos sexed by specific DNA amplification. Nature 344: 768–770
5. Handyside AH, Lesko JG, Tarin JJ, Winston RLM, Hughes M (1992) Birth of a normal girl after in vitro fertilization and preimplantation diagnostic testing for cystic fibrosis. N Engl J Med 327: 905–909
6. Krzyminska UB, Lutjen J, O'Neill C (1990) Assessment of the viability and pregnancy potential of mouse embryos biopsied at different preimplantation stages of development. Hum Reprod 5: 203–208
7. Montag M, Van der Ven K, Delacretaz G, Rink K, Van der Ven H (1998) Laser-assisted microdissection of the zona pellucida facilitates polar body biopsy. Fertil Steril 69: 539–42

Thrombophiliediagnostik vor der Verordnung oraler Kontrazeptiva

M. Sillem, C. Kirchmaier

Einleitung

Die Inzidenz tiefer Beinvenenthrombosen bei gesunden jungen Frauen beträgt etwa 1/10.000 Frauen/Jahr, durch die Einnahme oraler Kontrazeptiva wird diese um den Faktor 3 bis 4 erhöht [6]. Der überwiegenden Zahl von spontan auftretenden Thrombosen liegt eine Mutation zugrunde, welche in der weißen europäischen Bevölkerung mit einer heterozygoten Frequenz zwischen 1% und 15% zu finden ist (APC-Resistenz bei Faktor-V-Leiden) [2]. Homozygote Träger haben ein 80mal höheres Risiko, an einer tiefen Venenthrombose zu erkranken, Heterozygote ein 7fach erhöhtes Risiko [5]. Die Kombination beider Faktoren (Einnahme oraler Kontrazeptiva und Thrombophilie) führt zu einer Erhöhung um den Faktor 35. Auf welchen Mechanismus die erhöhte Resistenz gegen aktiviertes Protein C unter Verwendung oraler Kontrazeptiva zurückgeht, ist bisher unklar. Beschrieben wurde jedoch, daß sich bei Frauen, welche nicht Träger einer Mutation sind, eine APC-Resistenz nach Absetzen oraler Kontrazeptiva wieder normalisierte [4].

Pathophysiologie

Im Rahmen der Selbstlimitierung der Gerinnungskaskade spielt Protein C an zwei Stellen eine wichtige Rolle. Es wird aktiviert durch Thrombin, als Cofaktor wird Protein S benötigt. Nach der Aktivierung ist Protein C (APC) in der Lage, sowohl den (aktiven) Faktor VIIIa als auch den (aktiven) Faktor Va zu inaktivieren. Bertina u. Mitarb. [1]

beschrieben eine Punktmutation des Faktors V, bei der an Position 506 Glyzin statt Arginin auftritt, hierdurch kann APC den aktivierten Faktor V nicht mehr spalten und inaktivieren (Faktor-V-Leiden) [1]. Eine weitere, seltenere Punktmutation führt zum Einbau von Arginin statt Threonin an Position 306 [7]. Noch wesentlich seltenere Ursachen der Thrombophilie sind der Protein-S-Mangel und der Protein-C-Mangel. Letzterer scheint jedoch gehäuft mit der Faktor-V-Leiden-Mutation gemeinsam aufzutreten [3].

Labormethoden

Der erste Schritt in der Thrombophilie-Diagnostik besteht in der Bestimmung der APC-Resistenz, ausgedrückt als APC-Ratio, pathologisch sind Werte unter 2,2. Die APC-Ratio ist wie folgt definiert: (aPTT + APC):aPTT (Kosten etwa 50,00 DM). Gleichzeitig sollten auch die Plasmaspiegel von Protein S und Protein C bestimmt werden (Kosten etwa 160.00 DM).

Findet sich eine APC-Ratio < 2,2, so besteht der nächste Schritt in der molekularbiologischen Diagnostik. Hierzu wird zunächst DNA aus Leukozyten extrahiert und die relevanten Genabschnitte mittels PCR amplifiziert. Zur Identifikation der Mutation stehen drei Methoden zur Verfügung:

1. Sequenzierung,
2. Hybridisierung des Gens mit einem komplementären markierten DNA-Strang,
3. in der Praxis hat sich der Nachweis des Restriktionsfragmentlängenpolymorphismus durchgesetzt. Das Prinzip: Die Punktmutation führt zu einer Veränderung an der Angriffsstelle einer Restriktionsendonuklease (MnL I). Nach Verdauung der amplifizierten Genabschnitte mit diesem Enzym verändert sich das Bandenmuster nach elektrophoretischer Auftrennung auf einem Gel (Kosten etwa 200.00 DM).

Klinische Konsequenzen

Wir führen eine Thrombophilie-Diagnostik vor Verordnung eines oralen Kontrazeptivums durch,

1. wenn Verwandte ersten Grades bereits eine tiefe Beinvenenthrombose hatten und
2. wenn die Patientin selbst eine tiefe Beinvenenthrombose hatte und keine Indikation zur Dauer-Marcumarisierung besteht.

Ist eine Thrombophilie ausgeschlossen, so kann ein orales Kontrazeptivum verordnet werden. Bei APC-Resistenz muß auf andere Kontrazeptionsmethoden ausgewichen werden. Hiervon ausgenommen sind Patientinnen, bei denen aufgrund einer rezidivierenden Thrombose ohnehin eine lebenslange Marcumarisierung indiziert ist; hier bestehen keine Bedenken gegen die zusätzliche Gabe eines oralen Kontrazeptivums.

Literatur

1. Bertina RM, Koeleman BP, Koster T, Rosendaal FR, Dirven RJ, de Ronde H, van der Velden PA, Reitsma, PH (1994) Hemostasis and Thrombosis Research Center, University Hospital, Leiden, The Netherlands. Nature May 5; 369 (6475): 64–7
2. Dahlbäck B (1997) Resistance to Activated Protein C as Risk Factor for Thrombosis: Molecular Mechanisms, Laboratory Investigaton, and Clinical Management. Seminars in Hematology, Vol 34, No 3: 217–234
3. Koeleman BPC, Reitsma PH, Allaart CF, Bertina RM (1994) Activated Protein C Resistance as an Additional Risk Factor for Thrombosis in Protein C-Deficient Families. Blood Vol 84, No 4: 1031–1035
4. Olivieri O, Friso S, Manzato F, Guella A, Bernardi F, Lunghi B, Girelli D, Azzini M, Brocco G, Russo C, Corrocher R (1995) Resistance to activated protein C in healthy women taking oral contraceptives. British Journal of Hematology 91: 465–470
5. Rosendaal FR, Koster T, Vandenbroucke JP, Reitsma PH (1995) High Risk of Thrombosis in Patients Homozygous for Factor V Leiden (Activated Protein C Resistance). Blood Vol 85, No 6: 1504–1508
6. Vandenbroucke JP, Koster T, Briet E, Reitsma PH, Bertina RM, Rosendahl FR (1994) Increased risk of venous thrombosts in oral-contraceptive users who are carriers of factor V Leiden mutation. Lancet 344: 1453–1457
7. Williamson D, Brown K, Luddington R, Baglin C, Baglin T (1998) Factor V Cambridge: A New Mutation (Arg 306 Thr) Associated With Resistance to Activated Protein C, Blood Vol 91, No 4: 1140–1144

Literatur

Intersexualität

Operative Strategien bei Intersexualität

G. Schott

Optimale Feminisierungsoperationen bei adrenogenitalem Syndrom bzw. einer Reihe weiterer Indikationen intersexuellen Genitales bedeuten die Entfernung erektilen Gewebes der Corpora cavernosa mit sensibler und nutritiver Erhaltung der Glans, die plastische Korrektur der Vagina mit Gestaltung eines adäquaten Introitus sowie ein kosmetisch normales Äußeres mit Vestibulum und komplett bedeckter Glans clitoridis.

Die Geschichte der Klitorisplastiken zeigt seit der früher obligat durchgeführten kompletten Klitoridektomie vor allem zwei technische Entwicklungen. Anfang der 60er bis in die 80er Jahre wurde eine Vielzahl an Rezessions- und Plikationstechniken vorgestellt, die ihren Ursprung bei Lattimer [4] bzw. Randolph and Hung [9] hatten und in vielen Modifikationen publiziert wurden. Ihr gemeinsames Problem war die Erhaltung des gesamten erektilen Gewebes, wodurch sich trotz passabler kosmetischer Resultate später oft Schmerzen und Dyspareunien entwickeln konnten.

Von Goodwin bzw. Spence und Allen [10] ausgehend, setzten sich schließlich Resektionstechniken wiederum in mannigfaltigen Modifikationen durch, wobei, je nach Technik, besonderer Wert auf die minutiöse Erhaltung des dorsalen Gefäßnervenbündels gelegt wird. In Anlehnung an die Techniken von Kumar und Kiefer [3] sowie von Mollard [5] mit Resektion der Corpora cavernosa und Readaptation der gut durchbluteten und sensibel versorgten Glans auf die Crura führten wir speziell an unserem Krankengut die Klitorisreduktionstechnik durch.

Ein weiteres entscheidendes Problem der Feminisierung ist zweifellos die Vaginalplastik, zumal eine Standardlösung in Anbetracht der variablen Ausgangssituation nicht ohne weiteres angeboten werden kann. Entsprechend findet sich auch hier eine bunte Reihe verschiedenster Techniken, angefangen von der einfachen Dilatation des oberflächlich gelegenen Vaginaleinganges über simple Cutback-Inzisionen bis hin zu den vielfach erprobten Flap-Vaginoplastiken, am bekanntesten in der Fortunoff-Technik oder entsprechenden Modifikationen. Langstreckige kanalikuläre Sinus können entweder klassisch als Durchzugsvaginalplastik nach Hendren-Crawford [2] korrigiert werden oder unter Verwendung tubularisierter Schafthaut in den modifizierten Techniken nach Parrott [6] bzw. aktuell nach Passerini-Glazel [7]. Kompletter Vaginalersatz, glücklicherweise verhältnismäßig selten indiziert, findet sich beispielsweise bei feminisierten maskulinen Pseudohermaphroditen. Hier konkurrieren vor allem Neovaginabildungen aus Spalthaut-Inlay mit der Bildung einer Neovagina aus Darmsegmenten, am bekanntesten mittels tubularisiertem Sigmasegment in modifizierter Technik nach Wagner-Baldwin [8].

Am eigenen Krankengut bevorzugen wir aufgrund ungünstiger früherer Erfahrungen mit Introitusstenosen lediglich für Urogenitalsinus mit tiefer Konfluenz einaktige Rekonstruktionen, dann meist als YV-Fortunoff-Plastik. Bei mittlerer oder hoher Konfluenz wird die Klitorisplastik im ersten Lebensjahr (ggf. in Kombination mit einem Cutback des Sinus urogenitalis) und der vaginale Durchzug nach der Pubertät mit 14 bis 16 Jahren durchgeführt.

Insgesamt haben wir an unserem Zentrum seit 1980 33 Indikationen zur Feminisierung gestellt, wobei bislang 31 durchgeführt wurden. Es waren insgesamt 21 AGS-Patientinnen vertreten, davon 13 mit Salzverlust. Zwei gemischte Gonadendysgenesien aus den Jahren 1980 bis 1990, eine mit Turner-, eine mit Klinefelter-Mosaik, waren von besonderem Interesse, bedürfen aber beide noch der definitiven Vaginalkorrektur – ebenso wie die maskulinen Pseudohermaphroditen, von denen 6 feminisiert wurden. Zwei idiopathische Klitorishypertrophien, im übrigen Geschwister im Abstand von 3 Jahren, boten ausgeprägte phallusähnliche Hypertrophien. Ungeklärt sind noch zwei weitere Fälle.

Die Diafolge zeigt entsprechende Kasuistiken unserer modifizierten, an Mollard angelehnten Technik der Klitoris-Reduktionsplastik, wobei besonderer Wert auf die minutiöse Präparation des dorsalen Gefäßnervenbündels gelegt und hierbei fallweise die Tunica albuginea bzw. das Interseptum zur strikten Schonung des Gefäßnervenbündels mitreseziert wird. Gleichzeitig wird der frenulare Schleimhautstreifen als zusätzliche Vaskularisation erhalten. Nach Resektion der Corpora cavernosa wird die gut durchblutete und sensibel versorgte Glans mittels fortlaufender Naht auf die Crura, die evtl. noch nachgekürzt werden, readaptiert. Die so versorgte Glans wird, wenn möglich, noch anatomiegerecht retrosymphysär fixiert. Die vielfach obligat geforderte Labioplastik, also Gestaltung der meist fehlenden kleinen Schamlippen aus der Schafthaut, sollte nicht erzwungen werden, zumal die gespaltenen Schafthautläppchen oft nicht bis zum Introitus vaginae reichen und ein entsprechender Zug nach dorsal eine kosmetisch ungünstige Umformung des Mons pubis mit Hervortreten der versenkten Glans bedeuten kann. Nur bei günstigen Voraussetzungen führen wir die Labioplastik entsprechend durch; Priorität hat aber die komplette Versenkung der Glans zwischen den großen Schamlippen.

Der definitive Scheideneingang wird bei uns einaktig, wie erwähnt, nur bei relativ oberflächlichem Vaginaleingang, also kurzstreckigem Sinus urogenitalis durchgeführt, dann meist als Fortunoff-Läppchenplastik. Bei stark antepositioniertem Anus mit kurzem Damm, wie beispielsweise kombinierten Fehlbildungen von Sinus urogenitalis mit kloakaler Dysgenesie, haben sich posterolaterale Lappen, z. B. in modifizierter Technik nach Braren, [1] zur Scheideneingangserweiterung bewährt. Höhergradige Sinus urogenitalis werden zweizeitig korrigiert. Im ersten Lebensjahr wird, wie erwähnt, die Klitorisreduktionsplastik durchgeführt. Die Scheidenkorrektur erfolgt dann um den Zeitpunkt der Pubertät, wobei wie im vorgestellten Beispiel mit 16 Jahren die vaginale Korrektur als Durchzugsplastik nach Hendren-Crawford [2] realisiert wurde. Hier bot sich gleichzeitig eine anteriore Harnröhrenprolongation an, und die ursprünglich rekonstruierten kleinen Schamlippen dienten zur Deckung der Neourethra und zum Ausgleich des ventral verkürzten Vaginalschlauches.

Die Ergebnisse nach unseren Feminisierungsoperationen zeigen ein kosmetisch gutes Resultat, vor allem mit vollständiger Bedeckung der Glans clitoritis als Kriterium, in 29 der vorgestellten 31 operierten Fälle, wobei ausdrücklich betont werden muß, daß regelrechte Glansreduktionsplastiken, die vielfach bei hypertropher Glans beschrieben und praktiziert werden, von uns mit Rücksicht auf Sensibilität und Durchblutung dieser

Fälle bewußt nicht durchgeführt wurden. Wir hatten entsprechend zwei Situationen mit nur teilbedeckter Glans: eine gemischte Gonadendysgenesie und einen Pseudohermaphroditismus masculinus. Im Laufe der weiteren Nachschau ließ sich bei guter Durchblutung jedoch auch hier eine langsame Volumenabnahme der hypertrophierten Glans mit entsprechend kosmetisch günstigem Resultat erkennen. Klitorismangeldurchblutungen oder Nekrosen fanden sich bei keinem unserer operierten Fälle. Die Sensibilität war, soweit das ohne objektive Maßnahmen geprüft werden kann, in allen Fällen regelrecht. Frühkomplikationen, wie insbesondere Nachblutungen, fanden wir bei keinem Kind. Durch die Readaptation der Glans auf die Crura mittels fortlaufender Naht konnte immer eine sichere Blutstillung erreicht werden. Klitorisnekrosen, aber auch Labiennekrosen bei erhaltener Schafthaut traten gleichfalls in keinem Fall auf. Spätkomplikationen, wie besonders Scheideneingangsstenosen mit der Notwendigkeit frühzeitiger Korrektur, fanden wir häufiger in den früheren Jahren, wobei in 5 Fällen zu einem späteren Zeitpunkt eine nochmalige definitive Vaginalkorrektur erforderlich wurde. Primär zweizeitig geplant bzw. durchgeführt wurden 12 der 31 Fälle.

Abschließend muß nochmals betont werden, daß unsere letztlich günstigen Erfahrungen mit Vaginalkorrekturen zum späteren Zeitpunkt uns auch bis jetzt veranlaßt haben, das hier vorgestellte Konzept, trotz moderner einaktiger Techniken bei hoher Konfluenz und hochgradigem kanalikulären Sinus urogentialis nicht zu korrigieren.

Literatur

1. Braren V (1981) Vaginal Amplification Using A Posterolateral Y-V Plasty. J Urol 126: 645–647
2. Hendren H, Crawford JD (1969) Adrenogenital Syndrome: The Anatomy of the Anomaly and its Repair. Some new concepts. J Pediat Surg 4: 49–58
3. Kumar H, Kiefer JH, Rosenthal IE, Clark SS (1974) Clitoroplasty: Experience During A 19-Year Period. J Urol 111: 81–84
4. Lattimer JK (1961) Relocation and Recession of the Enlarged Clitoris with Preservation of the Glans: An Alternative to Amputation. J Urol 86: 113–116
5. Mollard P, Juskiewenski S, Sarkissian J (1981) Clitoroplasty in Intersex: A New Technique. Br J Urol 53: 371–373
6. Parrott TS, Scheflan M, Hester TR (1980) Reduction Clitoroplasty and Vaginal Reconstruction in a Single Operation. Urology XVI: 367–369
7. Passerini-Glazel G (1989) A New 1-stage Procedure for Clitorovaginalplasty in Severely Masculinized Female Pseudohermaphrodites. J Urol 142: 565–568
8. Radhakrishnan J (1987) Colon Interposition Vaginoplasty: A Modification of the Wagner-Baldwin Technique. J Pediat Surg 22: 1175–1176
9. Randolph JG, Hung W (1970) Reduction Clitoroplasty in Females with Hypertrophied Clitoris. J Pediat Surg 5: 224–231
10. Spence HM, Allen TD (1973) Genital Reconstruction in the Female with the Adrenogenital Syndrome. Br J Urol 45: 126–130

Gynäkologische Befunde bei erwachsenen Frauen mit AGS

I. Wachter, M. Stefanidou, H. P. Schwarz, D. Knorr

Das kongenitale adrenogenitale Syndrom (AGS) mit und ohne Salzverlust stellt die häufigste Ursache der bereits antenatalen Virilisierung des äußeren Genitale infolge Enzymdefekts in der Kaskade der Kortisolbiosynthese dar. Aus gynäkologischer Sicht interessierte die Frage, wie sich der Genitalbefund im Zustand nach (Z. n.) Operation in der Kindheit später im Erwachsenenalter darstellt und inwieweit der Grad der Virilisierung das Sexualverhalten, die Kohabitationsfähigkeit und den Geburtsmodus beeinflussen kann. Es wurden 100 Frauen angeschrieben, die zwischen 1958 und 1996 im Dr. von Haunerschen Kinderspital wegen eines AGS betreut wurden und zum Zeitpunkt der Untersuchung älter als 18 Jahre waren. Sie wurden zu einem persönlichen Gespräch mit gynäkologischer Untersuchung eingeladen. 21 Patientinnen nahmen dieses Angebot an.

Entsprechend dem Schweregrad des Hydroxylasedefekts lag in 5 Fällen ein AGS mit Salzverlust, 15 x ein unkompliziertes AGS und 1 x die Late-onset-Form vor. Zum Zeitpunkt der Diagnosestellung im Kindesalter waren 4 Fälle dem Prader-Stadium I und III zugeordnet worden, 5 Fälle dem Prader-Stadium II und 7 Fälle einem Prader-Stadium IV.

Korrigierende operative Eingriffe nach den damals üblichen Verfahren der Klitorisverlagerung und vaginalen Eingangsplastik waren bei 13 der untersuchten 21 Frauen in der Kindheit durchgeführt worden. 8 dieser Patientinnen berichteten über regelmäßige Kohabitationen, wobei eine primär ausgeprägte Virilisierung im Z. n. Operation nicht unbedingt einen negativen Einfluß auf die Kohabitationsfähigkeit haben muß, wenn ein narbenfreies postoperatives Ergebnis vorliegt. 3 von 7 Frauen mit Prader Stadium IV führen ein erfülltes Sexualleben.

Der Genitalbefund präsentiert sich im Z. n. Operation charakteristisch: Die Klitoris ist – unterschiedlich groß – meist relativ weit nach ventral verlagert, mitunter in Höhe der Symphyse als Wulst in der Tiefe zu tasten, aber auch als kleiner Phallus, von Präputium bedeckt, vorzufinden. Der Abstand zwischen Klitoris und Orificium urethrae ext. präsentiert sich vergleichbar einer langen Raphe von durchschnittlich 4 bis 5 cm. Das Orificium selbst liegt direkt der oberen Begrenzung des Scheideneingangs an, fast immer mit trichterförmig gelappter Schleimhautstruktur, ähnlich dem darunter liegenden Zugang zur Vagina: Hier sind die konzentrisch zusammenlaufenden Schleimhautfalten sehr ausgeprägt entwickelt und vermitteln den Eindruck des bereits oben beschriebenen Trichters: Scheidenvorhof und Hymenalsaum fehlen, die Scheide selbst läßt sich problemlos entfalten, die Mucosa ist ebenso wie die Portio uteri unauffällig. Die hintere Kommissur sowie Anus mit Sphinkterfältelung sind regelrecht, die kleinen Labien von den großen Labien mitunter nicht zu differenzieren.

Der beschriebene Genitalbefund im Z. n. Operation scheint die vaginale Geburt dann nicht zu behindern, wenn Narben fehlen. Die Syntopie von Orificium urethrae ext. und Scheideneingang hatte in keinem Fall eine Läsion der Urethra verursacht, wenn vaginal entbunden wurde. Für das Eintreten der Schwangerschaft ist die konsequente Durchführung der Substitutionstherapie absolute Voraussetzung, der Geburtsmodus scheint weitgehend allein von den geburtshilflichen Mechanismen abhängig zu sein.

Psychosoziale und psychosexuelle Adaption erwachsener Frauen mit adrenogenitalem Syndrom

U. Kuhnle, M. Bullinger

Einleitung

Das adrenogenitale Syndrom (AGS) auf Grund eines 21-Hydoxylase-Mangels ist gekennzeichnet durch die Virilisierung des äußeren Genitale betroffener Mädchen sowie durch eine Nebenniereninsuffizienz, die bei beiden Geschlechtern zu tödlich verlaufenden Addison-Krisen führen kann [2]. Die biochemischen und genetischen Grundlagen dieser Störung sind weitgehend aufgeklärt, wobei eine gute Korrelation der klinischen Symptome mit dem Schweregrad des genetischen Defektes besteht [7].

Seit 1950 ist es möglich, postpartal die vermehrte Androgensekretion der Nebennierenrinde durch die Substitution von Glukokortikoiden zu unterdrücken, wodurch die weitere Virilisierung des äußeren Genitale vermieden werden kann. Durch Feminisierungsoperationen kann das Genitale soweit wiederhergestellt werden, daß Geschlechtsverkehr und Fertilität möglich sind. Es gibt aber noch wenige systematische Untersuchungen zur Lebensqualität und Problematik des Geschlechtserlebens erwachsener Frauen mit AGS [1].

Wir führten bei den von uns betreuten Patientinnen eine systematische Lebensqualitätsstudie durch und interviewten noch persönlich anhand eines strukturierten Interviews jede der teilnehmenden Frauen. Die Auswertung dieser Daten ist bereits publiziert, im folgenden soll eine zusammenfassende Darstellung der wichtigsten Ergebnisse dieser Studie dargelegt werden [3, 4]. Zwischenzeitlich wurden unsere Ergebnisse auch von anderen bestätigt [6].

Patientinnenkollektiv

Von den 94 Patientinnen aus der Datei der Universitätskinderklinik München, die älter als 18 Jahre waren, erklärten sich 45 Frauen bereit, sich an unseren Untersuchungen zu beteiligen. Eine Vergleichsgruppe bestand aus 46 Frauen, die nach Alter, Bildung und Beruf ausgesucht worden waren.

Klinische und soziologische Daten

Das durchschnittliche Lebensalter der Frauen betrug 27,0 ± 6,6 Jahre, die Körpergröße war mit 157,8 ± 5,6 cm deutlich unterhalb, das Körpergewicht mit 56,8 ± 8,5 kg deutlich oberhalb der Norm.

Die verschiedenen Formen des adrenogenitalen Syndroms waren wie folgt vertreten: Salzverlustsyndrom 45%, einfach-virilisierendes AGS 38% und Late-onset-Form 17%. Die Virilisierung des äußeren Genitale nach Prader war Typ 1 bei 7.1%, Typ 2 bei 19%, Typ 3 und 4 bei jeweils 35.7% und Typ 5 bei 2.4% [5]. Diese Werte entsprechen dem

Verteilungsmuster des adrenogenitalen Syndroms, wie es auch in anderen größeren Studien festgestellt worden war [7].

Das Alter bei Diagnosenstellung lag bei 2,3 ± 1,55 Jahren, die erste Korrekturoperation des Genitale erfolgte im Alter von 3,9 ± 3,2 Jahren. Das Menarchealter war nach oben verschoben und lag bei den Salzverlustpatientinnen bei 15,5, bei den Frauen mit der einfach virilisierenden Form des AGS bei 13,5 und den Patientinnen mit der Late-onset-Form bei 13.0 Jahren.

Die Patientinnen waren sehr gut in der Lage, Sozialkontakte aufzubauen, allerdings muß man sie als angepaßt, auffallend passiv und wenig kritisch ansehen. Auch im Verhältnis gegenüber den behandelnden Ärzten kann dies beobachtet werden; die Frauen sind sehr vertrauensvoll und hinterfragen ärztliche Maßnahmen nicht.

Körperliche Beschwerden

In einer Reihe von Fragebögen und Interviewfragen wurden krankheitsspezifische Beschwerden ebenso wie Probleme, bedingt durch die chronische Medikamenteneinnahme, abgefragt. Dabei zeigte sich, daß beinahe die Hälfte der Frauen über Zyklusunregelmäßigkeiten und vermehrten Haarwuchs klagte, ein Drittel über Akne und zu starkes Körpergewicht, während beinahe ein Viertel die zu geringe Körpergröße und die tiefe Stimme beklagte. Bis auf das vermutlich steroidbedingte Übergewicht kann man davon ausgehen, daß diese Beschwerden androgenbedingt und auch bei guter Einstellung kaum reversibel sind.

Diese Probleme äußerten sich auch in Unzufriedenheit mit dem eigenen Körper, dem Wunsch nach einem anderen Körper bzw. dem Gefühl der Unattraktivität, die zu Angst vor Partnerschaft und Sexualkontakten führen.

Partnerbeziehungen, Fertilität und Lebensqualität

Die Tabelle 1 vergleicht die Partnerbeziehungen der Patientinnen mit dem Normalkollektiv. Dabei fällt auf, daß signifikant weniger Patientinnen mit einem Partner leben bzw. verheiratet sind. Auch die Fruchtbarkeit der verheirateten Frauen ist deutlich reduziert.

Tabelle 1. Partnerschaft, Familienstand und Fertilität. Signifikante Unterschiede sind durch einen Stern gekennzeichnet[1]

	Patientinnen n = 45	Kontrollkollektiv n = 46
Alleinstehend**	66.7%	47.8%
Alleinlebend**	52.4%	37.1%
Lebt mit einem Partner	58.1%	69%
Lebt mit einer Partnerin	2 von 45	1 von 46
Verheiratet**	25.5%	41.3%
Kinder*	22.2%	38.6%

[1]) * $p \leq 0.05$; ** $p \leq 0.01$

Um so erstaunlicher war, daß sämtliche Fragen bezüglich der Lebensqualität positiv ausfielen, so daß die Gesamtlebensqualität der Patientinnen nicht eingeschränkt war.

Zusammenfassende Diskussion

Wir wollten in dieser Zusammenfassung besonders auf die den gynäkologischen Bereich interessierende Problematik eingehen. Bei den Frauen mit adrenogenitalem Syndrom stehen androgenbedingte körperliche Beschwerden im Vordergrund. Diese Beschwerden mögen die Ursache für ein gestörtes Körperbild sein, woraus Probleme bei der Partnerschaft und Fertilität resultieren. Verglichen mit dem Normalkollektiv, war nur die Hälfte der Frauen verheiratet bzw. lebte mit einem Partner. Inwieweit dies das Ergebnis von Desinteresse oder mangelnder sexueller Erlebnisfähigkeit war, läßt sich aus unseren Untersuchungen nicht beantworten. Unbeantwortet muß insbesondere die Frage bleiben, inwieweit durch die vorangegangenen Feminisierungsoperationen überhaupt die anatomischen Gegebenheiten für einen befriedigenden Sexualkontakt geschaffen werden konnten.

Die positive Einschätzung der eigenen Lebensqualität durch die Frauen darf nicht über die bestehende Problematik der Partnerschaft hinwegtäuschen. Das Durchschnittsalter der Frauen lag bei ca. 27 Jahren, in diesem Alter sind in Deutschland heutzutage auch noch viele „gesunde" Frauen nicht verheiratet oder beginnen eben mit der Familiengründung. Man kann daher durchaus annehmen, daß die Probleme, die aus der Unfähigkeit resultieren, befriedigende Sexualkontakte aufzubauen, mit zunehmendem Alter ebenfalls zunehmen, so daß die Patientinnen dann im höheren Alter vereinsamen. Inwieweit dies durch die positiven Verhaltensweisen bezüglich sozialer Interaktion ausgeglichen werden kann, muß abgewartet werden.

Daher müssen wir trotz des positiven Ergebnisses dieser Studie bezüglich der Lebensqualität die Partnerschaftsprobleme dieser Patientinnengruppe für langfristig äußerst problematisch ansehen.

Literatur

1. Federmann DD (1987) Psychosexual adjustment in congenital adrenal hyperplasia. N Engl J Med 316: 209–211
2. Kuhnle U (1996) Congenital adrenal hyperplasia due to 21-hydroxylase deficiency: an update. JAMA 12: 6–8
3. Kuhnle U, Bullinger M, Schwarz HP (1995) The quality of life in adult female patients with congenital adrenal hyperplasia: a comprehensive study of the impact of genital malformations and chronic disease on female patients life. Eur J Pediatr 154: 708–716
4. Kuhnle U, Bullinger M, Heinzlmann M, Knorr D (1997) Sexuelle und psychosoziale Entwicklung von Frauen mit adrenogenitalem Syndrom. Monatsschr Kinderheilkd 145: 815–821
5. Prader A (1954) Der Genitalbefund beim Pseudohermaphroditismus femininus des kongenitalen adrenogenitalen Syndroms. Morphologie, Häufigkeit, Entwicklung und Vererbung der verschiedenen Genitalformen. Helv Paediatr Acta 9: 231–242
6. Slijper FME, Drop SLS, Molenaar JA, de Muinck Keizer-Schrama SMPF (1998) Long-Term Psychological Evaluation of Intersex Children. Archives of Sexual Behavior 27: 125–144
7. Speiser PW, Dupont J, Zhu D, New MI (1992) Disease expression and molecular genotype in congenital adrenal hyperplasia due to 21-hydroxylase deficiency. J Clin Invest 90: 84–595

Androgenisierung der Frau

Molekulargenetische und endokrine Grundlagen der Androgenisierung

E. Schulze

Eine Hyperandrogenämie kann durch die folgenden Ursachen hervorgerufen werden:

a) PCO-Syndrom (PCO-S) mit funktioneller ovarieller oder adrenaler Hyperandrogenämie;
b) ovarielle oder adrenale Enzymdefekte;
c) androgensezernierende Tumoren;
d) andere endokrine Erkrankungen wie Cushing-Syndrom, Hyperprolaktinämie, Akromegalie.

Unter dem Begriff PCO-Syndrom werden unabhängig vom Ultraschallbefund der Ovarien Patientinnen mit Hyperandrogenämie und Anovulation unter Ausschluß anderer spezifischer Ursachen (z. B. Tumoren, adrenale Enzymdefekte) zusammengefaßt [1]. Polyzystische Ovarien (PCO) wurden bei ca. 70% der Frauen mit Hyperandrogenämie und Oligo-Amenorrhoe sowie bei bis zu 85% der Frauen mit Hirsutismus beschrieben. Bei den meisten Patientinnen mit PCO-S kann eine funktionelle ovarielle Hyperandrogenämie (FOH) nachgewiesen werden. Neuere Definitionen beziehen in die Definition des PCO-S auch ein metabolisches Syndrom mit Hyperinsulinämie bzw. Insulinresistenz und/oder Adipositas ein. Zwischen Hyperinsulinämie bzw. Insulinresistenz und funktioneller ovarieller Hyperandrogenämie (FOH) wurde eine kausale Verbindung postuliert, die inzwischen auch durch Therapiestudien belegt werden konnte.

Die Differentialdiagnostik der Hyperandrogenämie ist in den letzten Jahren von einer Zunahme der verfügbaren Labormethoden (besonders auch in der genetischen Diagnostik) geprägt worden. Die Bedeutung dieser Methoden und die Konsequenz der Befunde für eine möglichst kausale Therapie ist allerdings nur unzureichend validiert. Zwischen den angewandten Funktionstests für die Charakterisierung der ovariellen bzw. adrenalen Hyperandrogenämie (GnRH-Test, Dexamethason-Suppressions-Test, ACTH-Test) existiert ein großer Überlappungsbereich (30–50%), der oft keine Differentialdiagnose zuläßt. Deshalb wird versucht, die Kausalität der Erkrankung auf molekularer (genetischer) Ebene zu untersuchen und die Primärdefekte zu charakterisieren (Übersicht in [2]).

Für eine genetische Komponente der Hyperandrogenämie spricht die familiäre Häufung der klinischen Symptomatik und verschiedener assoziierter Erkrankungen (z. B. PCO-S, Insulinresistenz und Adipositas). In den bisher durchgeführten Familienuntersuchungen konnte die Frage einer autosomal dominanten oder rezessiven Vererbung nicht eindeutig beantwortet werden. Bisher gelang auch kein Nachweis einer monogenetischen Ursache, vielmehr scheint die Hyperandrogenämie ein Ausdruck verschiedener variabler Funktionsstörungen unterschiedlicher Ätiologien (polygenetische Defekte) unter Beteiligung von Umweltfaktoren zu sein [2, 3].

Genetische Defekte, die zu einer Hyperandrogenämie führen, können Störungen der Steroidbiosynthese im Ovar bzw. in der Nebennierenrinde, Veränderungen der Hormonsynthese oder -wirkung (z. B. LH, Insulin), Veränderungen von Hormonrezeptoren oder Bindungsproteinen (z. B. für LH, FSH, Insulin, IGF-1) oder regulatorische Faktoren (z. B. Transkriptionsfaktoren) betreffen. Eine Hyperandrogenämie kann Folge einer gesteigerten ovariellen oder adrenalen Enzymaktivität sein (z. B. 17-α-Hydroxylase/17,20-Desmolase). In der Nebennierenrinde können Enzymdefekte (z. B. 21-Hydroxylase, 11-β-Hydroxylase) zu einer verminderten Glukokortikoidsynthese mit nachfolgender ACTH-Überstimulation und Umwandlung der angestauten Metabolite in Androgene führen. Bisher konnte nur für eine geringe Anzahl von Gendefekten ein direkter Zusammenhang mit klinischen Symptomen einer Hyperandrogenämie beschrieben werden. Für andere Gene wurden Veränderungen in nicht-kodierenden Sequenzen beschrieben, deren Einfluß auf die Androgensynthese nur indirekt (Korrelation von genetischen Polymorphismen mit Hormonspiegeln und klinischer Symptomatik) belegt ist [2].

Zu den relativ gut charakterisierten Gendefekten gehört die milde (sogenannte Late-onset-)Verlaufsform des adrenogenitalen Syndroms durch 21-Hydroxylase-Defekt [4]. Heterozygote Mutationen des 21-Hydroxylase-Gens wurden bei 30–50% der Patientinnen mit Hyperandrogenämie, Akne oder prämaturer Adrenarche nachgewiesen. Wir konnten bei 82 Patientinnen mit Hirsutismus bzw. Fertilitätsstörungen und pathologisch erhöhtem 17-OH-Progesteron im ACTH-Test in 9% der Fälle ein homozygotes Late-onset-AGS diagnostizieren. Bei 29% der Patientinnen wurden heterozygote Mutationen des 21-Hydroxylase-Gens nachgewiesen. Andere adrenale Gendefekte sind extrem selten. Obwohl Funktionsstörungen der 3-β-Hydroxysteroiddehydrogenase (3-β-HSD) biochemisch bei bis zu 30% der Frauen mit Hyperandrogenämie diagnostiziert wurden, beschränkt sich der Nachweis von Gendefekten auf Einzelfälle [5]. Das Gleiche gilt für die adrenale 11-β-Hydroxylase, die Aromatase und die 17-β-Oxidoreduktase. Ein Einfluß ovarieller (hormonaler) Faktoren auf die adrenale Steroidsynthese konnte nicht nachgewiesen werden. Damit stellen Patientinnen mit primärer, z.T. genetisch charakterisierter adrenaler Funktionsstörung eine wichtige Untergruppe der Hyperandrogenämie und des PCO-S dar.

Theka-Zellen von PCO-Patientinnen produzieren verstärkt Androgene und Progesteron. Deshalb wurde das Gen (CYP11a) für den geschwindigkeitsbestimmenden Schritt der Steroid-Biosynthese, das „Cholesterol side chain cleavage"-Enzym (P450scc) als Kandidatengen für eine veränderte Steroidbiosynthese untersucht. Zwischen einem 5-Pentanukleotid-Repeat im CYP-11a-Gen und dem PCO-Syndrom wurde ein enger Zusammenhang beschrieben. Dieses Allel korreliert auch mit erhöhten Serum-Testosteronspiegeln bei Patientinnen mit PCO-S [6].

Als weiteres Kandidatengen wurde CYP17, das die 17-α-Hydroxylase/17,20 Lyase kodiert und die Verbindung zwischen den ovariellen bzw. adrenalen Steroidvorstufen und der Androgensynthese herstellt, diskutiert [7]. Eine verstärkte 17,20-Lyase-Aktivität wurde in der Nebenniere nach Serin-Phosphorylierung beschrieben [8]. Diese Stimulation der adrenalen Androgensynthese kann durch die Hyperinsulinämie bei

PCO-Syndrom reguliert werden. Eine durch Insulin und IGF-1 stimulierbare 17-α-Hydroxylase-Aktivität wurde auch im Thekazell-Kompartiment beschrieben. Die Enzymaktivität verringerte sich unter Metformin bzw. bei Gewichtsreduktion [9]. Für die erhöhte 17-α-Hydroxylase-Aktivität wurden zunächst ein Polymorphismus (–34 bp) und verschiedene andere Mutationen im CYP-17-Gen verantwortlich gemacht. Dieser Zusammenhang konnte allerdings in mehreren Untersuchungen der letzten Jahre nicht bestätigt werden [2, 7].

Durch den kausalen Zusammenhang zwischen Hyperinsulinämie und funktioneller ovarieller Hyperandrogenämie gelangte auch die Kaskade der Insulinwirkung in den Blickpunkt der Genetik. Veränderungen am Insulinrezeptor konnten ausgeschlossen werden. Eine positive Korrelation zur Hyperandrogenämie und besonders zu anovulatorischem PCO-S wurde für einen Polymorphismus (VNTR) in der 5-Region des Insulin-Gens beschrieben, der an der Regulation der Expression dieses Gens beteiligt ist [10]. Allele mit einer größeren Länge dieses VNTR sind mit Hyperinsulinämie und anovulatorischem PCO-Syndrom assoziiert. Eine Verbindung zwischen der Signaltransduktion für Insulin und der 17,20-Lyase-Aktivität wurde über Störungen der Serin-Threonin-Phosphorylierung hergestellt. Ein bisher noch hypothetischer Gendefekt in diesem Phosphorylierungsmechanismus könnte sowohl die Insulinresistenz als auch die Hyperandrogenämie bei Patientinnen mit PCO-S erklären [8]. Weitere positive Korrelationen zwischen genetischen Polymorphismen und Symptomen des PCO-S wurden für die LH-β-Untereinheit und den Dopamin-D_3-Rezeptor erhalten.

Für die folgenden Gene konnte ein kausaler Zusammenhang mit dem PCO-S ausgeschlossen werden: Insulin-Rezeptor, Aromatase, Dopamin-D_2-Rezeptor, Glykogen-Synthetase, IGF-II .

Hirsutismus, Akne und Alopezie sind periphere Erscheinungsformen einer Hyperandrogenämie, die sich auch unabhängig von einer FOH oder einer adrenalen Funktionsstörung entwickeln können. Für eine erhöhte Empfindlichkeit des Androgenrezeptors oder eine erhöhte Aktivität der 5-alpha-Reduktase als Ursachen einer verstärkten peripheren Androgenkonversion bzw. -wirkung gibt es bisher keine experimentellen Ergebnisse an einer größeren Patientengruppe. Beide Proteine sind aber wichtige Ansatzpunkte für die Entwicklung neuer Therapieformen (5-α-Reduktasehemmer, Antiandrogene).

Zusammenfassend kann festgestellt werden, daß die Hyperandrogenämie Folge multifaktorieller Störungen ist. Die Basisdiagnostik kann durch die Bestimmung von Basalspiegeln hypophysärer, ovarieller und adrenaler Hormone erfolgen. Verschiedene Funktionsteste (ACTH-Test, GnRH-Test, Dexamethason-Suppressionstest, GnRHa-Test, Glukose-Belastungstest) ermöglichen bei ca. 80% der Patientinnen eine weitere Differenzierung. Molekulargenetische Methoden werden in der Routine bisher nur zum Ausschluß eines adrenogenitalen Syndroms durch 21-Hydroxylase-Gendefekt angewandt. Der Zusammenhang zwischen anderen genetischen Defekten, aktivierenden Genmutationen bzw. Polymorphismen in regulatorischen Gensequenzen, Umweltfaktoren sowie hormonellen Veränderungen und klinischen Manifestationsformen der Hyperandrogenämie muß weiter an klar definierten Patientengruppen untersucht werden. Als Ergebnis dieser Studien müssen vor allem zwei Fragen beantwortet werden: Welche genetischen Veränderungen haben Bedeutung für die klinische (Routine-)Diagnostik der Hyperandrogenämie? Welche therapeutischen Konsequenzen ergeben sich aus dem Nachweis von genetischen Veränderungen?

Literatur

1. Barnes RB (1997) Baillieres Clin Obstet Gynaecol 11: 369–396
2. Franks S, Gharani N et al. (1997) Hum Reprod 12: 2641–2648
3. Jahanfar S, Eden A (1996) Gynecol Endocrinol 10: 357–364
4. Dörr HG, Schulze E (1998) Gynäkologe 31: 539–548
5. Zerah M, Rheaume E et al. (1994) J Clin Endocrinol Metab 79: 1811–1817
6. Gharani N, Waterworth D et al. (1997) Hum Mol Genet 6: 397–402
7. Carey AH, Waterworth D et al. (1994) Hum Mol Genet 3: 1873–1876
8. Miller WL, Auchus RJ, Geller DH (1997) Steroids 62: 133–142
9. Nestler JE, Jakubowicz DJ (1996) N Engl J Med 335: 617–623
10. Waterworth D, Bennett ST et al. (1997) Lancet 349: 986–990

Psychosomatik der androgenisierten Frau

H. Kentenich

Täglich erfahren wir, daß die Haut ein sehr sensibles Organ ist und situationsabhängig reagieren kann. So kennen wir die Begriffe „rot vor Scham zu werden“, „vor Schreck eine Gänsehaut bekommen“. Es kann einem „etwas unter die Haut gehen“, man kann „vor Schreck erblassen“ oder auch „aus der Haut fahren“. Auf der anderen Seite kann man „sich in seiner Haut wohl fühlen“. Insofern ist es augenfällig, daß die Haut als „Spiegel der Seele“ anzusehen ist. Die Haut ist eines unserer größten Organe und hat etwa 2 m^2 Oberfläche. Sie ist pro cm^2 mit 7–135 Tastkörperchen ausgestattet, und etwa 1,5 Millionen sensible Fasern sind in der Haut vorhanden [3, 4].

Die Haut ist unsere äußere Grenze. Grenzen sind in der Entwicklung des Menschen wichtig. Zunächst befindet sich das Neugeborene in einer Dyade mit der Mutter und nimmt zur Haut/Brustdrüse der Mutter Kontakt auf. Mehr und mehr erfährt das Neugeborene aber, daß die Haut eine Grenze zwischen sich und der Umwelt darstellt. Borelli (1967) hat die Funktionen der Haut in der Entwicklung des Ichs zusammengefaßt:

- Haut als Grenzorgan zwischen Person und Umwelt,
- Haut als Kontaktorgan zur Umwelt,
- Haut als Sinnesorgan,
- Haut als Eindrucksorgan,
- Haut als Ausdrucksorgan.

In der frühkindlichen Entwicklung ist die taktile Stimulation von Beginn des Lebens an bedeutsam. Eine offensichtlich sehr sensible Zeit besteht zwischen dem 6. und 8. Monat. Anfassen, Streicheln und Berühren ist meist eine beruhigende Grunderfahrung. Jedoch kann später die gleiche Erfahrung in bestimmten Situationen auch bedrohlich und grenzverletzend sein.

Montagu (1980) sieht in der taktilen Stimulation eine wichtige Bedeutung in der kindlichen Entwicklung. So führt mangelnde taktile Stimulation mitunter auch zur Entwicklungshemmung in der Organreifung. In der schlimmsten Ausprägung kann dies zu Kontaktstörungen (bis hin zum Kaspar-Hauser-Syndrom) führen.

Da die Haut als psychosomatisches Organ aufzufassen ist, wird in einigen psychotherapeutischen Verfahren (Körpertherapie) der Körper und die Haut miteinbezogen. Die Haut ist auch deswegen ein psychosomatisches Organ, weil wir Unwohlsein, Frieren, Hitzewallungen und Schmerzen über die Haut ausdrücken. Auch der Juckreiz (Pruritus) ist eine unangenehme Erfahrung bzw. ein Ausdruck von Beschwerden oder eines Konfliktes über die Haut.

Psychosomatische Effekte können in zwei Richtungen ablaufen: Narben und Entstellungen können zu Veränderungen der Persönlichkeit führen (somatopsychische Veränderungen). Auf der anderen Seite können Persönlichkeitsveränderungen zu Selbstbeschädigungen (Kratzen, Schneiden an der Haut) führen. Auch können Hauterkrankungen (Ekzem, Neurodermitis) im Sinne einer psychosomatischen Reaktionsbildung verstanden werden.

Patientinnen mit Hirsutismus

Etwa 3% aller Frauen in Europa haben Symptome der Androgenisierung. Man rechnet außerdem, daß im Bereich der Bundesrepublik etwa 2,7–3,5 Millionen Männer und Frauen an Akne leiden. Aber nur etwa 500.000 befinden sich in Behandlung [5].

Es stellt sich die Frage, ob Patientinnen mit Hirsutismus besondere Persönlichkeitsstrukturen haben. Verständlich ist, daß sie weniger gesellig, kontaktärmer und emotional labiler sind. Sie haben mitunter Unsicherheiten in der Geschlechtsidentität, bevorzugen aber eher traditionell weibliche Rollenbilder. In psychosomatischen Untersuchungen geben sie mehr körperliche Beschwerden an. Depressive Befunde sind jedoch in der Literatur uneinheitlich vorhanden [8]. Insgesamt besteht eine Diskrepanz zwischen einem hohen Ich-Ideal und einem reduzierten Selbstkonzept [7].

Patientinnen mit Hirsutismus bzw. mit Akne haben zusätzlich Folgeeffekte: Sie kontrollieren immer wieder ihre Haut. Vorhandene Pusteln werden gequetscht und gedrückt (Autoaggression). Zudem beobachten wir eine übertriebene Reinlichkeit mit einer hohen Anwendung von verschiedenen Flüssigkeiten/Lotionen. Dies alles führt zur Chronifizierung der subjektiven Beschwerden und eventuell auch zu einem Circulus vitiosus der Hautbeschädigung [7].

Ein Teil dieser Patientinnen begibt sich in ärztliche Behandlung. Korczak (1989) ging der Frage nach, wie diese Patientinnen die Kontakte einschätzten.

Zufriedenheit mit dem Arzt

genug Zeit	50%
nicht auf seelische Aspekte eingegangen	47%
nicht auf unterschiedliche Aspekte eingegangen	49%

Zudem werden die Befunde unterschiedlich eingeschätzt. Strauß (1993) führte eine Untersuchung bezüglich der Symptomatik und Belastung aus der Sicht der Patientin sowie des Arztes durch. Generell schätzen die Ärzte die Symptomatik geringer als die Patientinnen selbst ein. Einheitlich war die Wahrnehmung der subjektiv besonders unangenehmen Befunde an Unter- und Oberschenkeln. Bei den Patientinnen folgte an 3. Stelle dann die Oberlippe, wohingegen der Arzt diese Symptomatik erst an 5. Stelle als besonders belastend einstufte.

Insgesamt scheint in diesem Kollektiv ein größeres Maß an Unzufriedenheit mit der ärztlichen Behandlung vorhanden zu sein. Korczak (1989) fand bei den unzufriedenen Patientinnen:

Medikation zeigt keine Wirkung	61%
Arzt hat sich zu wenig Zeit genommen	39%
die Erkrankung wird nicht ernst genommen	19%
Nebenwirkung der Medikamente	19%

Rein medizinisch können die Folgeerscheinungen einer Hyperandrogenämie an Haut und Haar mit den Antiandrogenen Cyproteronacetat sowie Chlormadinonacetat recht gut behandelt werden. Es sollte aber unbedingt auf Nebenwirkungen hingewiesen werden (meist Libidoverlust). Appelt und Strauß (1984) fanden in einem Kollektiv von Patientinnen mit Hyperandrogenämie vor Behandlung bei 21% sexuelle Dysfunktionen. Nach Einsatz von Antiandrogenen zeigten 44% dieser Patientinnen eine Verschlechterung der sexuellen Funktion, bei Paaren in stabiler Partnerschaft waren es sogar 61%. Ursächlich dürfte vor allen Dingen der beschriebene Libidoverlust sein.

Schlußfolgerungen

Für die Betreuung in unseren Sprechstunden dürften sich daher folgende Forderungen aufstellen lassen:

- Keine Bagatellisierung der vorgebrachten/vorgezeigten Befunde.
- Nicht nur auf Hautprobleme achten. Die Persönlichkeit der Patientin ist insgesamt davon betroffen. Wir sollten nicht an der Haut „kleben“ bleiben.
- Die Therapie sollte über die Gabe von CPA und CMA hinausgehen. Die psychosomatische Grundversorgung ist ein gutes Mittel in der niedergelassenen Praxis, um die Patientin insgesamt in ihrem Beschwerdebild zu erfassen.
- Cave: Die Patientin wünscht eine schnelle Heilung. Hier sind übertriebene Hoffnungen zu relativieren und auf die Langfristigkeit des therapeutischen Kontaktes zu setzen.
- Die Nebenwirkungen der Medikamente sind zu erklären, insbesondere auch bezüglich der Veränderungen der Sexualität.
- Die besonderen Probleme von Patientinnen im Übergang (Pubertät, Klimakterium) müssen zusätzlich beachtet werden. Diese vulnerablen Phasen bedürfen in einer besonderen Weise der psychosomatischen Zuwendung.
- Insgesamt ist die Haut als Schutzorgan zwischen Körper und Umfeld nicht nur von der somatischen Seite her zu verstehen. Die Haut beinhaltet eine psychosomatische Grenze zwischen den Individuen und der bio-psycho-sozialen Umwelt.

Literatur

1. Appelt H, Strauß B (1984) Effects of Antiandrogen Treatment on the Sexuality of Women with Hyperandrogenism. Psychother Psychosom 42: 177–181
2. Borelli S (1967) Haut und Psyche. In: Gottron HA (Hrsg) Grundlagen und Grenzgebiete der Dermatologie. (Handbuch der Haut- und Geschlechtskrankheiten. Ergänzungsband VIII), S 264–268
3. Brähler E (1995) Körpererleben. Ein subjektiver Ausdruck von Körper und Seele. Beiträge zur psychosomatischen Medizin. Psychosozial-Verlag, Gießen
4. Gieler U (1995) Haut und Körpererleben. In: Brähler E (Hrsg) Körpererleben. Ein subjektiver Ausdruck von Körper und Seele. Beiträge zur psychosomatischen Medizin. Psychosozial-Verlag, Gießen, S 62–73
5. Korczak D (1989) Psychische Situation der Akne-Patienten. Persönlichkeitsstruktur und Arzt-Patienten-Beziehung. Fortschr Med 107: 309–313
6. Montagu A (1980) Körperkontakt. Klett-Cotta, Stuttgart
7. Scholz OB (1987) Streß und Akne. Dtsch med Wschr 112: 516–520
8. Strauß B (1993) Psychosomatische Betreuung von Frauen mit Hirsutismus. TW Gynäkologie 6: 257–260

Andrologie in der Gynäkologie

Genetische Störungen bei hochgradiger männlicher Infertilität und ihre Bedeutung vor ART

D. Meschede, J. Horst

Genetische Risiken von ART

Seit Einführung der intracytoplasmatischen Spermieninjektion (ICSI) können auch ausgeprägte Störungen der männlichen Fertilität mit guten Erfolgsaussichten symptomatisch therapiert werden. Dieses neue Verfahren der assistierten Reproduktion (Assisted Reproduction Technologies, ART) hat mittlerweile seinen festen Stellenwert in der Reproduktionsmedizin. Der berechtigte Enthusiasmus über die jetzt auch bei schwerer männlicher Subfertilität erzielbaren therapeutischen Erfolge war aber stets von der Sorge um mögliche genetische Risiken für die Nachkommengeneration begleitet [2, 3]. Die intensiv geführte Diskussion um die genetischen Risikoaspekte von andrologisch indizierter ART/ICSI verläuft im wesentlichen in zwei Argumentationslinien. Auf der einen Seite stehen Überlegungen, ob die mikromanipulativen Techniken selbst einen teratogenen Effekt auf die nachfolgenden Schwangerschaften haben könnten. Des weiteren wird die Frage gestellt, wie es um die genetische Konstitution der jetzt mittels ART artefiziell fortpflanzungsfähig gemachten Männer steht. Hier mündet die Diskussion um mögliche genetische Risiken von ART in die Frage nach genetischen Aberrationen als Grundursache oder Begleitphänomen männlicher Unfruchtbarkeit. In der Tat hat die Forschung in den letzten Jahre mit großem Erfolg Veränderungen des Erbguts bei fertilitätsgestörten Männern aufspüren können.

Chromosomenanomalien

Bei unfruchtbaren Männern liegt die Rate an mikroskopisch erkennbaren chromosomalen Aberrationen zwischen 2,2 und 23,3% [5] und damit deutlich über der bei unselektierten Neugeborenen beobachteten Basisprävalenz von ca. 0,6%. Die starke Divergenz der Rate an Positivbefunden von Studie zu Studie erklärt sich aus der unterschiedlichen klinischen Vorselektion der Patienten. Die Häufigkeit chromosomaler Aberrationen ist bei Azoospermie höher als bei Oligozoospermie. Der Genotyp korreliert mit dem spermatologischen Phänotyp auch insofern, als bei Azoospermie vor allem numerische Chromosomenstörungen (insbesondere 47,XXY) vorherrschen, bei Oligozoospermie hingegen eher strukturelle Aberrationen wie Translokationen oder Inversionen. Kürzlich wurde gezeigt, daß spezifisch bei Männern, die vor einer geplanten ICSI-Therapie stehen, Chromosomenanomalien mit 2,1 bis 12,0% eine hohe Prävalenz haben [6]. Der Nachweis einer chromosomalen Aberration ist nicht nur wegen der damit geleisteten

Darstellung der Grundursache der Fertilitätsstörung wichtig. Darüber hinaus sind vor allem manche strukturellen Chromosomenanomalien als Risikofaktor für einen unbalancierten Chromosomensatz und hieraus resultierende Erkrankungen bei den Kindern solcher Männer anzusehen. Deshalb wird eine Chromosomenanalyse vor in Aussicht genommener ICSI-Therapie für erforderlich gehalten. Wird eine Chromosomenanomalie bei einem der Partner nachgewiesen, kann hieraus die Indikation zu einer invasiven Pränataldiagnostik in nachfolgenden Schwangerschaften resultieren.

Mutationen im CFTR-Gen

Mutationen im für die systemische Erkrankung zystische Fibrose verantwortlichen CFTR-Gen können auch zu isolierten Fertilitätsstörungen bei ansonsten gesunden Männern führen [7]. Gut dokumentiert ist die Rolle von CFTR-Mutationen als häufigste Grundursache der beidseitigen Samenleiteraplasie [1]. Auch bei einseitiger Samenleiteraplasie [1] und beidseitigem Ductus-ejaculatorius-Verschluß [7] ist dieser Typ genetischer Aberration häufig zu finden. Insofern ist bei Männern mit diesen Formen der Genitaltraktobstruktion eine genetische Testung auf CFTR-Mutationen dringend indiziert. Insbesondere bei positivem Befund des Mannes ist in die molekulargenetische Untersuchung auch die Partnerin einzubeziehen. Nur so kann eine solide Abschätzung erfolgen, wie groß für ein solches Paar das Risiko ist, ein Kind mit dem Vollbild der zystischen Fibrose zu bekommen, wenn mittels ART eine Schwangerschaft erzielt wird.

Mikrodeletionen des Y-Chromosoms

Bestimmte Abschnitte des langen Arms des Y-Chromosoms sind essentiell für den regulären Ablauf der Spermatogenese [4]. Ihr Verlust führt zur Azoo- oder schweren Oligozoospermie, woher sich ihre Bezeichnung als Azoospermiefaktor-Loci ableitet. Die genetische Detailstruktur der mindestens drei Azoospermiefaktoren (AZF a, b und c) ist Gegenstand intensiver Forschung. Klar ist bereits, daß es sich bei den im Bereich der Azoospermiefaktor-Loci liegenden Erbanlagen um sogenannte Multikopien-Gene handelt. Die enge räumliche Nachbarschaft mehrerer identischer oder hochgradig homologer Kopien dieser Gene macht die wissenschaftliche und klinische Analyse problematisch. In der Routinepraxis der Andrologie präsent ist bereits das Screening nach submikroskopischen „Mikro"-Deletionen der Azoospermiefaktor-Loci mittels der Analyse sog. STS-Marker. Mit dieser relativ insensitiven Technik werden – je nach klinischer Vorselektion – bei ca. 1 bis 20% schwer subfertiler Männer Y-chromosomale Mikrodeletionen nachgewiesen [8]. Ihre Erkennung ist für die prätherapeutische genetische Beratung insofern von Bedeutung, als diese Deletionen von den infertilen Patienten obligat an alle Söhne weitervererbt werden.

Ausblick

Von den vermuteten 60.000 Genen des Menschen sind bislang vielleicht 3.000 bis 5.000 bekannt. Es ist zu vermuten, daß die weitere Aufklärung der strukturellen und funktionellen Eigenschaften des humanen Genoms weitere entscheidende Einblicke in die genetische Physiologie und Pathologie der männlichen Reproduktion liefern wird. Man kann davon ausgehen, daß nur ein Bruchteil der genetischen Einflußfaktoren, die bei Fruchtbarkeitsproblemen des Mannes eine Rolle spielen, mit der heute verfügbaren Methodik erfaßbar ist. Die Forschung auf diesem Gebiet muß intensiviert fortgesetzt werden, um die Behandlungsverfahren zu optimieren und eine höchstmögliche Sicherheit in bezug auf Gesundheitsrisiken in der Nachkommengeneration zu gewährleisten.

Literatur

1. Dörk T, Dworniczak B, Aulehla-Scholz C et al. (1997) Distinct spectrum of CFTR gene mutations in congenital absence of vas deferens. Hum Genet 100: 365–377
2. Engel W, Schmid M, Pauer H-U (1998) Genetik und mikroassistierte Reproduktion durch intrazytoplasmatische Spermieninjektion. Dt Ärztebl 95: A-1902–1908
3. Meschede D, De Geyter C, Nieschlag E, Horst J (1995) Genetic risk in micromanipulative assisted reproduction. Hum Reprod 10: 2880–2886
4. Meschede D, Horst J (1997) The molecular genetics of male infertility. Molec Hum Reprod 3: 419–430
5. Meschede D, Horst J (1997) Genetic counselling for male infertile patients. Int J Androl 20 (Suppl 3): 20–30
6. Meschede D, Lemcke B, Exeler JR et al. (1998) Chromosome abnormalities in 447 couples undergoing intracytoplasmic sperm injection – prevalence, types, sex distribution and reproductive relevance. Hum Reprod 13: 576–582
7. Meschede D, Dworniczak B, Nieschlag E, Horst J (1998) Genetic disorders of the seminal ducts. Biomed Pharmacother 52: 197–203
8. Simoni M, Gromoll J, Dworniczak B et al. (1997) Screening for deletions of the Y chromosome involving the DAZ (Deleted in Azoospermia) gene in azoospermia and severe oligozoospermia. Fertil Steril 67: 542–547

Rationale andrologische Differentialdiagnostik

M. Bals-Pratsch

Zielsetzung der andrologischen Diagnostik in der Sterilitätstherapie

Vor jeder Sterilitätstherapie ist die Diagnostik bei der Frau und beim Mann erforderlich, um die Ursache der Infertilität zu diagnostizieren. Grundsätzlich sollte eine kausale Sterilitätstherapie angestrebt werden. In der Regel besteht jedoch bei der männlichen Infertilität keine kausale Therapieoption [4]. Daher kann meist nur durch ovarielle Stimulation in Kombination mit Verfahren der assistierten Fertilisation die Wahrscheinlichkeit für eine Schwangerschaft bei einem Paar mit männlicher Infertilität erhöht werden. Hierzu zählen die homologe intrauterine Insemination (IUI) oder die intrazytoplasmatische Spermieninjektion (ICSI) als Erweiterung der In-vitro-Fertilisation/des Embryotransfers (IVF/ET). Die andrologischen Befunde sind für die Therapieentscheidung unverzichtbar, ob eine Sterilitätstherapie im homologen System möglich ist, eine

IUI erfolgversprechend erscheint oder nur durch die IVF/ICSI eine realistische Chance für eine Konzeption bei einem Paar mit männlicher Infertilität besteht (Tabelle 1).

Tabelle 1. Therapiemöglichkeiten mit assistierter Fertilisation bei männlicher Infertilität in Abhängigkeit von Ejakulatbefund/Hodenhistologie (Normwerte Spermienmorphologie laborspezifisch)

Intrauterine Insemination (IUI)	**Intrazytoplasmatische Spermieninjektion (ICSI)**	**Keine Therapie im homologen System**
Spermien-Konz. > 5 Mill./ml	Spermienkonzentration > 0,05 Mill/ml < 5 Mill./ml	Histologisch: Sertoli-cell-only-Syndrom
Progressivmotilität > 30%	Progressivmotilität < 30%	oder Spermatogenesestop
Normale Morphologie > 10%	Normale Morphologie < 10%	Ebene der Spermatozyten

Abklärung der männlichen Infertilität

Wünschenswert ist vor jeder Sterilitätstherapie auch bei normaler exokriner Hodenfunktion (Normozoospermie) und eindeutigem weiblichem Sterilitätsfaktor die komplette andrologische Diagnostik mit Anamnese, körperlicher Untersuchung, Skrotalsonographie, Ejakulatuntersuchung und endokrinologischer Diagnostik [2]. Weitergehende Labordiagnostik wie zytogenetische und molekulargenetische Untersuchungen (Karyotyp, FISH-Diagnostik an Spermien, CFTR-Screening, Mikrodeletionen) sind entsprechend den Empfehlungen der Fachgesellschaften vor neuen Behandlungsverfahren wie der ICSI oder bei Verdacht auf eine mögliche genetische Ursache indiziert. Die andrologisch-urologische Diagnostik ist z.B. zur Ausschöpfung der konservativen Therapiemöglichkeiten (medikamentöse Therapie bei retrograder Ejakulation, penile Vibratorstimulation oder Elektrostimulation bei Querschnittssyndrom) bei einer Aspermie notwendig.

Ejakulatuntersuchung

Die Samenuntersuchung erlaubt die Abklärung der exokrinen Hodenfunktion. Eine Ausnahme besteht nur bei obstruktiver männlicher Infertilität wie z. B. der Aplasie des Ductus deferens oder bei Ejakulationsstörungen. Die Labormethode der Ejakulatuntersuchung ist standardisiert [7] und wird weltweit nach den WHO-Kriterien seit mehr als 15 Jahren durchgeführt. Die Qualität der Samenuntersuchung muß in Deutschland dringend verbessert werden, da diese häufig noch nach modifizierten Methoden insuffizient durchgeführt wird. Nur so kann die Indikation z. B. für Verfahren der assistierten Reproduktion richtig gestellt werden. Die Bestimmungen der Spermienkonzentration, -motilität und -morphologie sind obligat, während die Bestimmung der Seminalparameter als Marker für die Nebenhoden-, Samenblasen- oder Prostatafunktion fakultative Labormethoden darstellen. Zur Beschreibung der Abweichungen von normalen Ejakulatparametern wurde eine Nomenklatur geschaffen (Tabelle 2). Der Begriff „-spermie“

bezieht sich dabei auf das gesamte Ejakulat, „-zoospermie“ auf die vitalen Spermien. Grundsätzlich müssen zwei Ejakulate zur Beurteilung der Samenqualität möglichst im Abstand von drei Monaten (Dauer der Spermatogenese) untersucht werden.

Tabelle 2. Nomenklatur einiger Ejakulatparameter

Normozoospermie	normales Ejakulat
Oligozoospermie	Spermien-Konz. < 20 x 10^6/ml
Asthenozoospermie	weniger als 50% Spermien mit „a+b“-Motilität oder < 25% „a“-Motilität
Teratozoospermie	verminderter Anteil normal geformter Spermien (laborabhängig)
Oligoasthenoteratozoospermie	alle drei Variablen sind gestört (Kombinationen von nur zwei Vorsilben können auch verwendet werden)
Azoospermie	keine Spermien im Ejakulat
Aspermie	kein Ejakulat

Spermien-Mukus-Interaktion

Der Postkoitaltest untersucht als Funktionstest die Spermien-Mukus-Interaktion und gibt sowohl Auskunft über die Vitalität und Funktion der Spermatozoen als auch über fertilitätshemmende seminale (Spermienantikörper) und zervikale Faktoren (WHO, 1993). Wenn zervikale Faktoren als Ursache für ein pathologisches Postkoitaltestergebnis ausgeschlossen werden können, ist ein männlicher Sterilitätsfaktor wahrscheinlich (z. B. Spermienantikörper, [1]).

Partnerinfektionen

Die mikrobiologische Ejakulatuntersuchung ist klinisch relevant, wenn der Patient vor der Spermagewinnung zunächst uriniert, daraufhin Hände und Penis wäscht und das Ejakulat in einem sterilen Gefäß auffängt [7]. Es sollte grundsätzlich eine mikrobiologische Untersuchung auf Mykoplasmen und Chlamydien durchgeführt werden und ggf. die notwendige antibiotische Partnerbehandlung im Sinne einer Infertilitätstherapie eingeleitet werden. Bei einer Leukozytospermie (Leukozytenkonzentration >1 Mill/ml, [5]) als Symptom für eine Infektion der ableitenden Samenwege ist die mikrobiologische Diagnostik auf andere pathogene Keime und ggf. urologische Diagnostik zu empfehlen.

Hormondiagnostik

Die Hormone Testosteron, LH und FSH sind entscheidend für die Beurteilung der endokrinen Testisfunktion. Die eingeschränkte endokrine Testisfunktion geht immer mit einer Fertilitätsstörung einher. Die Ursache einer endokrinen testikulären Insuffizienz (männlicher Hypogonadismus) kann durch die Bestimmung von LH und FSH lokalisiert werden. Bei infertilen Patienten ist ein Hypogonadismus selten, sollte jedoch wegen der medizinisch notwendigen Testosteronsubstitution nicht übersehen werden [6]. Die Unterscheidung zwischen primärem (FSH erhöht) und sekundärem (FSH vermindert) Hypogonadismus ist von therapieentscheidender Bedeutung, da beim seltenen sekundären (hypophysären oder hypothalamischen) Hypogonadismus eine kausale effektive Therapie des Testosteronmangels als auch der Infertilität durch Gonadotropinstimulation bzw. pulsatile GnRH-Therapie möglich ist.

Hodenbiopsie

Die Indikation zur Hodenbiopsie ist bei Patienten mit obstruktiver oder nicht-obstruktiver hochgradiger männlicher Infertilität (Nekrozoospermie, Oligozoospermie < 0,05 Mill. Spermien/ml, Azoospermie, konservativ nicht behandelbarer Aspermie) vor einer ICSI-Behandlung mit epididymalen (MESA) oder testikulären Spermien (TESE), im Rahmen einer Refertilisierung oder bei Tumorverdacht (0,5–5% je nach Untersuchungskollektiv) zu stellen. Die Biopsie sollte „offen“ im Sinne einer Skrotalexploration durchgeführt werden, damit Fehlbildungen wie die Aplasie des Ductus deferens (mögliche genetische Ursache) sicher diagnostiziert werden können. Es sollte Hodengewebe für eine spätere Sterilitätstherapie mit TESE immer kryokonserviert und die histologische Untersuchung nach der Semidünnschnitt-Diagnostik durchgeführt werden [3]. Denn diese bietet bei der nicht-obstruktiven Azoospermie auf Grund der genauen Begutachtung der Spermatogenesestadien (Spermatogonien bis Spermatiden) die Entscheidungsgrundlage für die Behandlungsmöglichkeit mit testikulären Spermatiden/Spermatozoen (TESE; Tabelle 1).

Literatur

1. Bals-Pratsch M, Dören M, Karbowski B, Schneider HPG, Nieschlag E (1992) Cyclic corticosteroid immunosuppression is unsuccessful in the treatment of sperm antibody-related male infertility: a controlled study. Hum Reprod 7: 99–104
2. Bals-Pratsch M, Schill T, Diedrich K (1998) Der andrologische Patient in der gynäkologischen Praxis. In: Diedrich (Hrsg) Weibliche Sterilität, Springer-Verlag, Berlin, Heidelberg, New York, 437–490
3. Johannisson R, Bals-Pratsch M, Diedrich K (1998) Die Bedeutung der Semidünnschnitt-Diagnostik an Hodenbiopsaten bei der Mikroinjektion (ICSI) mit testikulären Spermien. Frauenarzt 39: 1398–1494
4. Leifke E, Nieschlag E (1996) Evidence-based andrology: the importance of controlled clinical trials. Testis workshop, Springer-Verlag, 287–306
5. Nahoum CRD, Cardozo D (1980) Staining for volumetric count of leucocytes in semen and prostate – vesicular fluid. Fertil Steril 34: 68-69
6. Nieschlag E, Behre H (1996) Therapie mit Testosteron. In: Nieschlag et Behre (Hrsg) Andrologie. Springer-Verlag, Berlin, Heidelberg, New York, 315–329
7. World Health Organization (1993) Laborhandbuch zur Untersuchung des menschlichen Ejakulates und der Spermien-Zervikalschleim-Interaktion. Übersetzung: Nieschlag E, Bals-Pratsch M, Behre HM, Knuth UA, Meschede D, Nieschlag S. Springer-Verlag, Berlin, Heidelberg, New York

Stellenwert der Andrologie in der Gynäkologie

U. A. Knuth

Andrologie in der Gynäkologie scheint auf den ersten Blick einen Widerspruch in sich darzustellen. Da die Frau als Mutter und (Aus-)Trägerin der Frucht(-barkeit) im Vordergrund steht, wird der Schwerpunkt der Infertilitätstherapie historisch der Gynäkologie zugerechnet. Dadurch hat die Fertilitätsforschung in der Gynäkologie traditionell eine kontinuierliche Entwicklung erfahren, die schließlich bis zur In-vitro-Fertilisation (IVF) führte. Auf männlicher Seite kann diesem Spektrum der weiblichen Diagnose- und Therapiemöglichkeiten bisher nur wenig entgegengestellt werden. Das männliche Fertilitätspotential wird routinemäßig nach wie vor mit Methoden beurteilt, die sich seit der Erfindung des Mikroskopes kaum geändert haben. Spermienkonzentration, -motilität und -morphologie sind dabei die zentralen Größen. Selbst ein wesentlicher Durchbruch bei der Therapie hochgradig subfertiler Männer durch testikuläre Spermienextraktion (TESE) und intracytoplasmatische Spermieninjektion (ICSI) [4] liefert nur die Basis für eine sehr weitgreifende invasive Medizin bei der möglicherweise vollständig fertilen Partnerin in Form einer IVF-Maßnahme, so daß auch objektiv der Schwerpunkt der Sterilitätstherapie der Gynäkologie zufällt. Die daraus resultierende „Fachfremdheit" eines wesentlichen Teils der Sterilitätstherapie durch den Frauenarzt führt in einer Zeit der knappen Mittel zu berufspolitischen Auseinandersetzungen, bei denen leider nicht mehr allein das Wohl der Patienten im Mittelpunkt steht. Dabei ließen sich diese Probleme leicht aus der Welt schaffen, wenn man der Sonderstellung der Reproduktionsmedizin im weiten Feld der Heilkunde Rechnung trüge.

Die Reproduktionsmedizin stellt dem Arzt kein Individuum, sondern ein Paar als Patienten gegenüber. Ungewollte Kinderlosigkeit als Zeichen einer gestörten reproduktiven Funktion muß daher primär als Krankheit des Paares angesehen werden. Eingeschränkte reproduktive Abläufe des Mannes können dabei durch optimale reproduktive Funktionen bei der Partnerin in gewissen Grenzen ausgeglichen werden, wie auch das Umgekehrte gilt [3, 1]. Addieren sich jedoch bei beiden Partnern alleingenommen nur mäßiggradige Funktionsstörung der Reproduktionsphysiologie, so kann dadurch eine erfolgreiche Fertilisierung und Schwangerschaft verhindert werden. Dieser wichtige Zusammenhang ist ein Grundprinzip der Reproduktionsmedizin. Die gegenseitige Abhängigkeit männlicher und weiblicher Einflußfaktoren auf dem Weg zur Schwangerschaft fordert eine umfassende und möglichst objektive Beurteilung der Fertilitätspotentiale der einzelnen Partner. Sieht man nur Teile der Gesamtheit, besteht die große Gefahr, daß der erste pathologische Befund – auf welcher Seite auch immer – als alleinige Ursache der gemeinsamen Kinderlosigkeit gesehen wird, obwohl in Wirklichkeit weitere Störungen bei dem Partner bestehen. In der allgemeinen Routine der gynäkologischen Infertilitätsdiagnostik hat diese Erkenntnis bisher nicht den notwendigen Stellenwert erhalten. Noch 1990 zeigte eine Untersuchung von 750 Wöchnerinnen, daß 74 Frauen (9,9%) zuvor wegen unerwünschter Kinderlosigkeit untersucht oder behandelt worden waren. Bei 38 Paaren (50,6%) dieser Gruppe war aber nur die Frau untersucht worden. Die absolute Ausnahme stellten 4 Paare dar (0,2%), bei denen allein der männliche Partner untersucht worden war [3].

Die Situation mag sich etwas verbessert haben, insbesondere da in der Zwischenzeit die fakultative Weiterbildung für „*Gynäkologische Endokrinologie und Reproduktionsmedizin*“ geschaffen worden ist, die auch für den Gynäkologen mit zusätzlicher Ausbildung andrologische Grundkenntnisse fordert. Im Idealfall hat hier ein späterer Facharzt für Gynäkologie an einer Spezialeinrichtung für Reproduktionsmedizin oder Andrologie über mehrere Jahre neben der andrologischen Laboranalytik auch die Anamneseerhebung und körperliche Untersuchung des Mannes erlernt. Im schlechtesten Fall wird dabei im Zuge der Besitzstandswahrung die Zusatzbezeichnung von einer Ärztekammer an einen Gynäkologe verliehen worden sein, ohne daß durch den Kandidaten je ein Ejakulat vollständig beurteilt wurde. Die meisten Kollegen, selbst in reproduktionsmedizinischen Spezialpraxen, dürften ihre Ausbildung zwischen diesen Extremen erhalten haben. Die geringe andrologische Spezialkenntnis reduziert daher für viele Gynäkologen den Stellenwert der Andrologie nur auf Methoden der Spermiengewinnung und -aufbereitung, damit man wenigsten eine Mikroinsemination durchführen kann. Dies unterschätzt die Rolle der Andrologie erheblich. Gerade im weiteren *Vorfeld der IVF-Therapie* wird die weibliche Therapie maßgeblich von den andrologischen Befunden geprägt. Gerade bei unauffälliger weiblicher Diagnostik beruht die Indikation gynäkologischer Therapieformen auf den männlichen Befunden. Ob der Frauenarzt hier zu einem milden Ovulationstiming, zu einer kontrollierten ovariellen Hyperstimulation oder gar zum Abbruch der Therapie rät, basiert auf einem eingehenden Verständnis reproduktionsmedizinischer Zusammenhänge und nicht auf den Ergebnissen einiger weniger Spermiogramme.

Bei objektiver Betrachtung gibt es daher den scheinbaren Gegensatz Andrologie vs. Gynäkologie im Rahmen der Infertilitätstherapie nicht. Die klassischen Fächer Gynäkologie, innere Medizin, Urologie und Dermatologie, die alle Anteile in die Reproduktionsmedizin einbringen, sollten eine für alle Fächer gemeinsame Weiterbildungsordnung entwerfen, die einen soliden Stamm bildet, um viele Äste und Früchte im Einzelfach zu tragen.

Literatur

1. Freischem CW, Knuth UA, Langer K, Schneider HPG, Nieschlag E (1984) The lack of discriminant seminal and endocrine variables in the partners of fertile and infertile women. Arch Gynecol 236: 1–12
2. Knuth UA, Mühlenstedt D (1991) Kinderwunschdauer, kontrazeptives Verhalten und Rate vorausgegangener Infertilititätsbehandlungen: Eine epidemiologische Untersuchung bei 750 konsekutiv erfaßten Wöchnerinnen der Oldenburger Frauenklinik durch strukturiertes Interview. Geburtsh u Frauenheilk 51: 678–684
3. MacLeod J, Gold RZ, McLane CM (1955) Correlation of the male and female factors in human infertility. Fertil Steril 6: 112–143
4. Schulze W, Knuth UA, Fischer R, Naether OGJ, Baukloh V (1999) Das Kryo-TESE-Konzept. In diesem Band

Arbeitsgemeinschaft Gynäkologische Endokrinologie und Fortpflanzungsmedizin

Neues in der gynäkologischen Endokrinologie

Th. Rabe, B. Runnebaum

1. Diagnostik

- *Thrombose:* APC-Resistenz bei 5% aller deutschen Frauen. Bei pos. Familienanamnese hinsichtlich kardiovaskulärer Erkrankungen (< 45 Jahre) bzw. Thrombose in der Anamnese: Test für APC-Resistenz bzw. Gentest (Faktor-V-Leiden) (Treffsicherheit: 99%)
- *Adrenogenitales Syndrom:* 21-Hydroxylase-Defekt als Ursache für AGS rel. häufig: homozygot: 1/5 000 (kongenitales AGS); heterozygot: 1/50 (postpuberales AGS); bei androgenisierten Patientinnen mit Kinderwunsch: ACTH-Test als Screening; bei 17-OH-Progesteron > 4 ng/ml Gentest; bei pos. Gentest Partneruntersuchung; bei pos. Gentest des Partners und Schwangerschaftseintritt Dexamethason bis Geschlechtsdiagnose des Kindes
- *Mammakarzinom:* familiäre Belastung: rel. Kontraindikation für OC und HRT; wenn ja: regelmäßige Brustvorsorge (Klinik; US; Mammographie); in besonderen Fällen Gentest; Bedeutung des Gentests (BRCA 1 und BRCA 2) für die Indikation zur Hormontherapie muß weiter untersucht werden
- *Rezeptormutationen:* FSH-Rezeptor: bei der Frau primäre Amenorrhoe (Studie aus Finnland); beim Mann Spermiogenesestörung (Nieschlag et al., 1998)
- GnRH-Rezeptor: bei Mutation hypogonadotrope Amenorrhoe (Bouchard, pers. Mitteilung 1998) (n = 10)
  Polymorphismen von Genen für Hormone, deren Transportproteine, Hormonrezeptoren und Enzyme des Hormonstoffwechsels müssen auf der Basis klinischer sowie epidemiologischer Untersuchungen bewertet werden
- *Labordiagnostik:*
  - Östron: bei oraler HRT 4–5mal höher als Estradiol; für die klinische Bewertung noch wenig Relevanz (hohes Östron u. östrogenbedingte Nebenwirkungen: HRT transdermal statt oral?) (klinische Studien fehlen noch)
  - Estradiol: unter HRT zur Bewertung der Compliance von Bedeutung, für die Therapie nur begrenzte Aussage (z. B. Compliance der Patientin)
  - 17-OH-Progesteron >4 ng/ml im ACTH-Test → Gentest: 21-Hydroxylase-Defekt

  - Leptin: Bedeutung für Klinik immer noch unklar
  - Progesteron: Erkennung von Arzneimittelinteraktionen mit OC: sog. Durchbruchsovulationen sind selten
  - Insulin: Bedeutung im Rahmen des PCO-Syndroms; Insulinresistenz bei Hyperandrogenämie
  - APC-Resistenz (s.o.); Faktor-V-Gentest
  - Rezeptoren: Mammakarzinom: neben Steroidhormonrezeptoren (Estradiol/Progesteron) spielt in Zukunft auch die Bestimmung der Wachstumfaktor-Rezeptoren: z. B. Erb2-Rezeptoren und sgF-P3-Rezeptoren eine Rolle
- *Laborscreening:* Problem: unnötige Screening-Untersuchungen ohne adäquate Befundung; Labor dann, wenn Klinik nicht richtungsweisend! Qualitätsmanagement durch u. a. Laborleitlinien; Krankenkasse schlägt Minimalprogramm für bestimmte Indikationen vor; Limitierung der Laborkosten pro Arzt je nach fakultativer Weiterbildung (?)

2. Familienplanung

2.1 Kontrazeption bei der Frau

2.1.1 Ovulationshemmer

- *Neue Therapieschemata:*
  - 24-Tage-Schema: Gestoden u. EE (Minesse/Wyeth)
  - 23-Tage-Schema: Gestoden u. EE (Schering; klinische Prüfung)
  - Östrogenpriming im pillenfreien Intervall: (z. B. 10 μg EE/Tag)
- *Natürliche Östrogene:* Dienogest u. Estradiolvalerat; Cyproteronacetat u. Estradiolvalerat
- *Dosisreduktion:*
  - Dienogest u. Estradiovalerat in 4 Stufen (Dienogest plus 10 μg EE u. E2val);
  - 60 μg Gestoden plus 15 μg EE - über 24 Tage (Wyeth)
  - 75 μg 3-Ketodesogestrel (Cerazette/Organon) = Ovulationshemmer ohne Östrogene
- *Neue Gestagene* (z. B. Drospirenon/Schering)
- *Neuzulassungen (BfArM)(Indikation):* 1999 Valette (Akne) (Jenapharm); 1999 Tricilest (Akne) (Jansson-Cilag); 2000 Drospirenon 3 mg/30 μg EE (OC) (Schering)
- *Einmonatspille* Bedeutung nur in Entwicklungsländern, z. B. als „once-a-month-pill“ (sog. „Vacation pill“) in China
- *Melatoninpille* = wirkt über Gestagenzusatz, dieses ist zur Zyklusstabilisierung notwendig
- *Risikogruppen:* für kardiovaskuläre Erkrankungen; Mammakarzinom; bessere Definition von Screening-Parametern; sorgfältige Familien- und Eigenanamnese, evtl. Screening-Untersuchungen
- *Depot-Hormonspritzen:* Einmonatsspritzen: Cyclo-Provera (25 mg Depotmedroxyprogesteronacetat (DMPA) u. 5 mg Estradiolcypionat) (Pharmacia-Upjohn) (in Deutschland: Lunella; Zulassung 1999 erwartet); in Südamerika: Cyclofem; Mesigyna (50 mg Norethisteronenanthat u. 5 mg Östradiolvalerat)

2.1.2 Fertilisierungshemmung

- *Verhaltensmethoden:* Temperatur- und Zykluscomputer bisher nicht überzeugend (Spermien überleben bis 6 Tage im zervikalen Mukus). Strenge symptothermale Methode (NFP) ist noch am besten
- *Barrieremethoden:* Frauenkondom zu unsicher! Versagerrate bis 26% Vaginalschwämme (mit Nonoxynol): Zervixkarzinome in USA (?); neue Portiokappen
- Spermizide: neue Spermizide/Gleitgels: ohne Einfluß auf Kondomstabilität, z.T. mit 24-Stunden-Haftung an der Zervix
- *Tubensterilisation:* Diskussion über kontrazeptive Sicherheit durch Studien in den USA. Versagerrate (kumulativ – bis 10 Jahre): 2–5% (methodische Fehler!) (Peterson (1996), Am J Obstet Gynecol 174: 1161–70)
  - Ovubloc = Siloxanstopfen – hysteroskopisch eingesetzt; Versager: 3/1000 – nach 1 Jahr; 8/1000 – nach 3 Jahren
  - Quinacrin = chemische Sterilisation durch entzündliche Verklebung der Tube
- *Intrauterinpessare:*
  - Herkömmliche Kupfer-IUPs: 380 mm^2 Kupferoberfläche; Liegedauer bis 5 (maximal 8–10) Jahre: gute kontrazeptive Sicherheit; Risiko für PID hängt von der Anzahl der Sexualpartner auf beiden (!) Seiten ab
  - Levonorgestrel-IUS (Mirena/Schering) am erfolgversprechendsten; Liegedauer 5 Jahre; Amenorrhoe in 20% der Fälle
  - Neue Verankerungssysteme: GynFix; auch zur postpartalen und Insertion post Abortum geeignet
- *Hormonimplantate:* Levonorgestrel-Implant: Norplant (Wyeth); 3-Ketodesogestrel-Implantat: Implanon (Organon)
- *Hormonring:* Levonorgestrel vermehrt Blutungsstörungen; Organon-Ring (Ethinylestradiol/3-Ketodesogestrel) am erfolgversprechendsten (Wirkungsweise wie OC; Vorteil: konstante Steroidspiegel im Blut) (120 µg Etonogestrel (= 3-Ketodesogestrel) und 15 µg EE/Tag)
- *Depot-Hormonspritzen:* Akzeptanz der sog. Dreimonatsspritze (Depotclinovir) in den USA bei den 12–16-jährigen Mädchen niedriger sozialer Schichten sehr hoch
- Immunologische Kontrazeption: Eizellantigene: „out“, z.T. kompletter Verlust der Primordialfollikel; Spermienantigene werden z. Zt. weiter untersucht!
- *Antigestagene:* niedrigdosiert als Endometriumschutz (= nur Oberflächenveränderung ohne Einfluß auf Zyklus) vor Implantationen (Cave: mißbräuchliche Anwendung!)

2.1.3 Implantationshemmung

- *Postkoitale Kontrazeption:* Östrogen/Gestagenkombinationen (Levonorgestrel)-Methode nach Yuzpe weit verbreitet; WHO fordert keine gyn. Voruntersuchung (!); Zykluszeitpunkt ebensowenig relevant für Anwendung. Nebenwirkungen: Übelkeit, Erbrechen, Zyklusstörungen
- *Antigestagene:* RU-486 noch nicht in Deutschland verfügbar. Fa. Roussel-Uclaf-Hoechst haben Patent an Erfinder Dr. Sakiz zurückgegeben; Cave: mißbräuchliche Anwendung; andere Antigestagene z.T. hepatotoxisch!

- *Immunologische Kontrazeption:* HCG-Immunisierung: bisher noch kein Durchbruch abzusehen

2.2 Kontrazeption beim Mann

2.2.1 Spermiogenesehemmung

- *GnRH-Analoga u. Androgensubstitution:* prinzipiell eine erfolgreiche Neuentwicklung durch die Arbeitsgruppe Professor Nieschlag/Münster; in Zusammenarbeit mit Jenapharm. Akzeptanz der Anwender letztlich nicht geklärt; Hepatotoxizität einiger früher angewandter Androgene spielt angeblich keine Rolle mehr
- *Gossypol* spielt keine Rolle mehr; z.T. irreversible Spermiogenesehemmung

2.2.2 Fertilisierungshemmung

- *Barrieremethoden:* Kondome gelten immer noch als Goldstandard. Neuentwicklung latexfreier Kondome (jede 7. Person im Gesundsheitswesen soll Latexallergie haben?) (RAL-Normen einhalten) (wirksamster Schutz vor STD); neue Modelle (z. B. United Colors of Benetton-Serie)
- *Sterilisation* = Vasektomie. Kein Risiko durch Vasektomie! „No scalpel"-Techniken, „Plug"-Techniken (statt späterer potentieller Refertilisierung – vorher Spermakryokonservierung; Frage: Gefriertrocknung von Sperma in naher Zukunft möglich?)

3. Hormonersatztherapie

- *Allgemeines:*
  - *Primäre Frage:* Brauchen alle Frauen in der Postmenopause eine HRT oder nur spezielle Risikogruppen? Vorteile versus Nachteile bewerten. Patientenaufklärung wichtig
  - *Positive Wirkungen:* Besserung von psychovegetativen Beschwerden (60–100%), vasomotorischen Beschwerden (60–100%) und urogenitalen Beschwerden (60–100%). Prävention und Therapie der Osteoporose; Herabsetzung der Frakturrate; Schutz vor dem Endometriumkarzinom; Schutz vor M. Alzheimer; primäre Prävention vor Gefäßerkrankungen, gute Verträglichkeit und geringe Nebenwirkungen. Lebenserwartung verlängert
  - *Negative Wirkungen:* Erhöhtes Mammakarzinomrisiko; erhöhtes Endometriumkarzinomrisiko bei reiner Östrogentherapie; unerwünschte Blutungen je nach Phase der Menopause und Therapieschema
- *Innovationen:* zur Zeit 70 Innovationen im Bereich der HRT angemeldet; 35 Neuanmeldungen betreffen die Hormonpflastertherapie
- *Dosisreduktion*
  - Östrogene: 0,5 mg Estradiolvalerat (in Entwicklung)
  - Gestagene: 0,5 mg Norethisteronacetat (Activelle/Novo-Nordisk); 2,5 mg Medroxyprogesteronacetat (Climopax 0,625 mg konj. Östrogene/2,5 mg MPA) (Wyeth)

- *Neue Substanzen:*
  - *Östrogene:* 17-α-Estradiol, weitere Östrogenester und Sulfamatöstrogene in Präklinik
  - *Gestagene:* Progesteron mikronisiert oder Vaginalgel (4 mg); Gestoden (25 µg plus 1 mg E2), Dienogest (2 mg plus 2 mg E2-val)
  - *Androgene:* Testosteronester
  - *Mischformen:* Tibolon = Steroid mit gestagener, östrogener und androgener Wirkkomponente (Livial/Organon)
  - *SERMs = selective estrogen receptor modulator:*
    Wirkung: östrogen-agonistisch: Herz-Kreislauf-System; Knochen; Zentralnervensystem; östrogen-antagonistisch/inaktiv: Uterus; Mammae: selektive protektive Wirkung (Langzeitstudien fehlen jedoch noch)
    Substanzen: Raloxifen (Evista/Lilly) (60 mg/die) (Ind.: Osteoporose-Prophylaxe); Levomerloxifen (Novo-Nordisk; Entwicklung eingestellt wegen vermehrt auftretender Harninkontinenz u. Deszensus); Idoxifene (SmithBeecham) (10 mg/die) (klinische Prüfung), Torimifen (Fareston; Asta-Medica; Ind.: metastasierendes Mammakarzinom) (60 mg/die); Ormeloxifen (Novo-Nordisk) (klinische Prüfung, Phase I); Panomifen (Fujimoto) (klinische Prüfung, Phase I); Zindoxifen (Asta) (klinische Prüfung, Phase I); Iproxifen (Taiho) (klinische Prüfung, Phase I)
  - *Phytopharmaka:* Screening von Substanzen zum Einsatz in der Postmenopause (Östrogen-(artige) Wirkung) (z.B. Soja-Extrakte, z.T. mit Östrogenwirkung auf das Vaginalepithel)
- *Anwendungsschemata:* 28-Tage-Schema (Östronara/Asche) bessere Compliance, ansonsten vergleichbar: Tag 1–28: Estradiolvalerat 2 mg; Tag 17–28: Levonorgestrel 75 µg
- *Applikationswege:*
  - *Transnasal:* Estradiol-Nasenspray: Gabe von 1–2 x tgl. Estradiol (Aerodiol); gute Resorption, gute Compliance, gute Form der Östrogensubstitution.
  - *Transdermal: Gel:* transdermale Gabe von Estradiol, gute Resorption, gute Compliance, gute Form der Östrogensubstitution: Sandrena 1 mg (Organon), Sisare Gel mono (Nourypharma), Gynokadin Gel (Kade), GynPolar (Orion Pharma)
  - *Transdermal: Hormonpflaster:* Membranpflaster mit Estradiol: Estraderm TTS (Novartis) seit 10 Jahren immer noch Marktführer; Matrixpflaster: transdermale Gabe von Estradiol, Wirkdauer bis 7 Tage, gute Resorption, gute Compliance, gute Östrogensubstitution; Beweis, daß Matrixpflaster über 7 Tage besser sind als ein Reservoirpflaster, steht noch aus; in Deutschland sind z. Zt. 10 Matrixpflaster im Handel; Hersteller: u. a. Novartis, Jansson-Cilag, Schering, Merck, Opfermann, Hexal, Sanofi-Wintrop
    Reduktion der Pflasterfläche (z. B. 3 cm^2); Kombipflaster mit Östrogenen/Gestagenen (zyklisch (Estracomb TTS/Novartis) oder „continuous combined" (Estragest TTS/Novartis)
  - *Vaginal:* Vaginalring mit Estradiol; Vaginaltablette mit Estradiol
  - *Implantate:* mit Estradiol; Wirkdauer 6–12 Monate
  - *Depotspritzen*: Wirkdauer: 1–3 Monate
- *Prävention und Diagnostik des Endometriumkarzinoms:*
  - Verbesserung von *Ultraschall-Screening* und *biochemischen Markern*
  - *Intrauterine Anwendung von Gestagenen* (z. B. „kleineres Mirena") zum Endometriumschutz bei Östrogenmonotherapie

  - *Endometriumablation:* Verbesserung der Methoden: thermisch bzw. photodynamische Lasertherapie
  - *Alloöstrogene:* Bedeutung bei der Entstehung östrogenabhängiger Neoplasien wie Mammakarzinom und Endometriumkarzinom; Umwelt und Krebs?
- *Patientenselektion:*
  - *Risikogruppen:* bessere Definition, wer HRT benötigt, d.h. Patienten mit Risiko für z.B. Osteoporose, arterielle kardiovaskuläre Erkrankungen oder Diabetes mellitus. Frauen mit z.B. venösen Gefäßleiden (Thrombose und Thromboembolien) dürfen keine HRT erhalten. Bei einem erhöhten Risiko für Mammakarzinom ist eine Bewertung des familiären genetischen Risikos hilfreich
  - Verbesserung *paraklinischer Untersuchungsmethoden* zur Erkennung von Risikogruppen (z.B. Ultraschall-Knochendichtemessung; biochemische Parameter zum Screening des Skelettsystems), endoskopische und sonographische Methoden zur Beurteilung des Endometriums
- *Patientenaufklärung*
  - Verbesserung von *Aufklärung und Compliance* der Patientin durch ausführliche ärztliche Beratung und bessere Informationssysteme (u.a. Internet-Datenbanken) für Arzt und Patient erforderlich
  - Bedeutung von Selbsthilfegruppen wird zunehmen
- *Alternativtherapien*
  - *Nahrungsergänzung:* DHEA: klinische Studien laufen; Wirkung bei Hitzewallungen und positive Wirkung auf den Knochen
    Calcium (1,5 g/die); Vitamin D (800 IE Tag)
  - *Nicht-hormonelle Therapie:*
    - Belladonna-Präparate: günstig bei Schlafstörungen
    - Methyldopa
    - Clonidin (oral oder Pflaster)
  - *Nicht-medikamentöse Therapie:* Bewegung u. Sport (gut bei Hitzewallungen); Ernährung; Kleidung; Massage, Akupunktur, Entspannungsübungen, Meditation, Einstellen von Rauchen

4. Fertilitätstherapie

4.1 Gonadotropine

- *Substanzen:* rekombinante Gonadotropine versus urinäre; Bedeutung von rek. LH; Immunreaktion bei urinären Gonadotropinen (s.c. versus i.m.)
- *Neuentwicklungen:* Suche nach weiteren Gonadotropinrezeptoren (s.u.); Verlängerung der Halbwertszeit und Erhöhung der Rezeptorbindung/-aktivierung

4.2 GnRH-Analoga

- *Indikationen:* ass. Reproduktion, Endometriose, Uterus myomatosus
- *Wirkstoffe:*

  - *GnRH-Agonisten:* Buserelin (Hoechst) (kein IVF mehr!); Naferelin (Heumann) (IVF-Zulassung!); Triptorelin (Depotpräparat mit IVF-Zulassung) (Ferring); Goserelin (Implantat) (Zeneca); Leuprorelin (Takeda) (s.c.); Wirkung: Down-Regulation des GnRH-Rezeptor (passager: Flair-up-Effekt); Wirkdauer: 1 Tag bis 3 Monate; Anwendungswege: Injektion (s.c.; i.m.), nasal, Implantat
  - *GnRH-Antagonisten:* Cetrorelix (Asta) (bisher noch keine Zulassung); Ganirelix (Organon) (bisher noch keine Zulassung); Wirkung: kompetitive Hemmung der GnRH-Rezeptor-Bindung; Wirkdauer: 1 Tag bis 3 Monate; Anwendungswege: Injektion, (Implantat); Indikationen: sog. „Soft-IVF-Protokolle“ = geringere ovarielle Überstimulierung mit 2–3 Eizellen/Zyklen und später Transfer von 2 Embryonen; einfachere und billigere Protokolle

4.3 Dopaminagonisten

- *Wirkstoffe* (T1/2): Bromocryptin (4–8 h) (Pravidel/Novartis); Lisurid (2 h) (Dopergin/Schering); Cabergolin (79–115 h) (Dostinex/Pharmacia-Upjohn); Metergolin (Liserdol/Wyeth); Quinagolid (24 h) (Norprolac/Novartis); Anwendung: oral; vaginal; Wirkung: Dopamin-(D1) D2-Rezeptoren; Wirkdauer: 2–115 h
- *Nebenwirkungen:* gastrointestinale Nebenwirkungen (Übelkeit) bei den neuen Produkten geringer (30% statt 60%); Kopfschmerzen; Schwindel, Orthostase seltener

5. Phytopharmaka

- gewinnen immer größere Bedeutung, z.B. Johanniskraut bei depressiven Verstimmungen, Agnus castus zur Zyklusregulierung
- Suche nach neuen Wirkstoffen, Screening auf klinische Wirkung; Cave: nicht alles, was aus der Natur kommt, muß gesund sein; häufig fehlen (Langzeit-) Studien über Wirkung und Nebenwirkung
- Bedeutung von Umweltgiften (auch pflanzlicher Art) noch weitgehend unklar

6. Neue Wirksubstanzen und Angriffspunkte

- *Gewebespezifizität:* Aufnahme von Substanzen in bestimmten Gewebe, Anreicherung und Stoffwechsel
- *Enzymhemmer:*
  - *Antiandrogene:* neben Antiandrogenen mit Angriff am Androgenrezeptor (z.B. Cyproteronacetat) gewinnen 5-α-Reduktaseblocker eine immer größere Bedeutung (Akne, Alopecie, Hirsutismus; Prostatahypertrophie)
  - Aromatasehemmer: selektive Hemmung bei metastasierendem Mammakarzinom, aber auch zur Prophylaxe
- *Rezeptoren:* Polymorphismen; Gewebespezifizität; Mutationen; Anzahl und Aktivität
  - Rezeptor-Agonisten/Antagonisten
  - Down/Up-Regulation

  - Rezeptorbindung durch Konformationsänderung: neben SERMs auch evtl. SARMs (specific androgen receptor modulators); SPRMs (specific progesteron receptor modulators) und andere Rezeptoren (z. B. für Glukokortikoide, Schilddrüsenhormone etc.); evtl. auch GnRH-Rezeptoren
  - erhöhte Rezeptorbindung und verbesserte Bindungsaffinität: nur geringe Mengen an Wirksubstanz notwendig
  - Suche nach analogen Rezeptoren durch Genetik-Engineering: Vergleich der bekannten DNS-Sequenzen des menschlichen Genomprojekts mit bekannten Rezeptorstrukturen (vgl. Gonadotropinrezeptor)
- *Genetik-Engineering als Drug Design:* z. B. längere Halbwertszeit der Gonadotropine; bessere Bindungsspezifität; Screening auf „Gonadotropin-like-acting-substances“ = z. B. kleinere Moleküle mit Rezeptorwirkung
- *Risikokollektive für bestimmte Krankheiten:* genetische Grundlagen; Familienanamnese; Lebensgewohnheiten; Labordiagnostik
- *Umwelt und endokrines System:* Phytoöstrogene; u. a. Schwermetalle und Fertilität; Holzschutzmittel; Immunsystem
- *Hormone und Krebs:* direkte Effekte; Noxe; kokarzinogen; Mutagen; Einfluß auf Zellzyklus und Apoptose; Second-Generation-Effekt
- *Hormone und Anti-Aging:* Wachstumshormone, DHEA, Vitamine (z. B. Vit. E, B-Komplex); Schwermetalle (z. B. Selen); Antioxidantien; (beim Mann: Testosteron); lokale Hormonanwendung auf der Haut (z. B. Estradiol etc.)
- *Hormone und ZNS:* Beeinflussung mentaler Funktion (z. B. Gedächtnis) bzw. Verhaltensmuster direkt oder indirekt (z. B. Normalisierung eines prämenstruellen Syndroms); Stimmungsaufhellung (z. B. bei Östrogenmangel (Postmenopause, Gonadeninsuffizienz): Östrogene als HRT); Frage, inwieweit OC in der Prä- und HRT in der Postmenopause Verhaltensmuster beeinflussen; Sexualhormone und Alzheimer, Schizophrenie etc.; Interaktion mit Licht, elektromagnetischer Strahlung (z. B. PC-Bildschirme) und Zyklus

Varia

Das Gehirn als endokrines Organ

W. G. Rossmanith

Neue Einsichten

In den letzten beiden Jahrzehnten standen Untersuchungen im Vordergrund, die die wesentlichen zentralnervalen Regeleinheiten der Reproduktion, die Hypophyse und den Hypothalamus, anatomisch, pharmakologisch und elektrochemisch charakterisierten [4]. Klassische Studien wandten Läsionen zentralnervaler Gebiete an, um die Orte endokriner Rückkoppelung einzugrenzen. Häufig wurden auch lokale Hormonkonzentrationen gemessen oder durch Bestimmung von Sekretionsrhythmen im Serum indirekte Hinweise für zentrale neuronale Aktivität gewonnen [4]. Einblicke in die zellulären Prozesse erklärten darüber hinaus die Grundmechanismen endokriner Sekretion durch gehirneigene Prozesse.

Unser Verständnis vom Gehirn als endokrinem Organ hat sich entscheidend erweitert: Das klassische Konzept vom Nervengewebe als Zielorgan für organperiphere endokrine Rückkoppelungen wich der umfassenden Ansicht, daß das Gehirn selbst als endokrines Organ zu verstehen sei [1]. Obwohl das Gehirn weiterhin als wesentlicher Zielort unterschiedlicher hormonaler Rückkoppelungen aus peripheren Organen gilt [4], ergänzen diese Ansicht heute allerdings Erkenntnisse, die auf das Gehirn als endokrines Organ hinweisen. Denn zahlreiche Befunde belegen, daß das Gehirn Hormone selbst synthetisiert und freisetzt. Funktionelle und morphologische Befunde unterstützen die Ansicht vom Gehirn als autonomen endokrinen Organ und weisen ihm neben seinem Charakter als Zielpunkt für Hormone auch eine wichtige Aufgabe als Produktions- und Sekretionsquelle endokriner Substanzen zu [2].

Neurosteroide

Darunter verstehen wir Sexualsteroide, die in Neuronenverbänden des Gehirns synthetisiert werden [1, 2]. Für den Nachweis der organeigenen Steroidproduktion des Gehirns müssen mehrere Bedingungen erfüllt sein: Ein Steroid muß in höheren Konzentrationen im Nervengewebe als im Serum gefunden werden; dadurch besteht ein Konzentrationsgradient zwischen Produktionsorgan und Umgebung. Tatsächlich wurde dies für Neurosteroide nachgewiesen: Dehydroepiandrosteron (DHEA) und sein Sulfatester (DHEAS) sowie Pregnenolon finden sich in einigen Hirnarealen (Großhirnrinde, Hypothalamus) vielfach höher konzentriert als im Serum [1]. Des weiteren sind diese Substanzen auch nach Adrenalektomie oder bilateraler Gonadektomie unverändert hoch im Nervengewebe zu finden; ein Befund, der die Synthese dieser Steroide unabhängig von peripheren endokrinen Organen nahelegt. Inkubation von Neuroglia mit Cholesterol führt zur Synthese von Pregnenolon, 20-OH-Pregnenolon und Progesteron und läßt daher vermuten, daß im Nervengewebe auch Schlüsselenzyme für die Steroidsynthese vorhanden sind [2]. Tatsächlich sind die komplementären DNAs für Schlüsselenzyme der Steroidbildung im Nervengewebe lokalisiert. Substanzen wie Pregnenolon und Progesteron werden im Gehirn de novo synthetisiert, dort aber auch Östrogene aus Testosteron aromatisiert. Interessant ist die Regulation der Aktivität dieser Enzyme: Sie wird offensichtlich von den systemischen Konzentrationen der Sexualsteroide mit gesteuert und ist daher unter Östrogensubstitution sehr hoch. Sexualsteroide aus gehirnfernen Organen steuern deshalb über die Regulation enzymatischer Aktivität des Gehirns die Synthese und wahrscheinlich auch Freisetzung von Neurosteroiden.

Neuere Überlegungen zur Synthese und Freisetzung von neurotropen Hormonen beziehen die gehirneigene Produktion mit ein, die zu Substanzen mit Wirkungsgleichkeit wie solchen aus etablierten endokrinen Organen führt. Nach ihrer Freisetzung können Neurosteroide auf Nervengewebe wirken, andererseits aber auch inaktiv bleiben und die Funktionen von Neuronen nicht wesentlich beeinflussen [2]. Neurosteroide binden sich an spezifische klassische und nicht-klassische intrazelluläre Steroidrezeptoren, aber auch an Rezeptoren von Neurotransmittersystemen (wie etwa GABA oder NMDA) [5]. Die Regelung der Expression von Neuropeptiden durch diese Steroidrezeptoren führte zu der Auffassung, daß innerhalb des Gehirns komplette autokrine oder parakrine Regelkreise vorliegen [3]. Sie bestimmen bei relativer Autonomie die Synthese und Sekretion von Hormonen durch das Gehirn. Über die Beeinflussung von reinen endokrinen Regelvorgängen hinaus modifizieren hirneigene Neurosteroide jedoch auch insbesondere Verhaltens- und Gedächtnisleistungen.

Neuropeptide

Bei zunehmenden gegenteiligen Hinweisen ließ sich die Ansicht vom Neuron als Speicher für nur eine Substanz oder nur für einen Transmitter nicht länger aufrechterhalten. Heute nehmen wir an, daß eher zwei oder mehr neuroaktive Substanzen in einer Zelle zu finden sind; diese morphologische Kolokalisation findet ihre physiologische Bedeutung in der gegenseitigen Regulation [4]. Vor kurzem untersuchte Neuropeptide zeigen Koexpression mit anderen hormonalen Substanzen in Neuronen: So findet sich Galanin, ein Polypeptid mit 29 Aminosäuren, in Neuronen mit Gehalt an Gonadotropin-Releasing-Hormon (GnRH) [3]. Das Gehirn ist in der Lage, Galanin organeigen zu synthetisieren, in Neuronen zu konzentrieren und dann freizusetzen. Im Zentralnervensystem finden sich hohe Konzentrationen an Galanin unter anderm im Hypothalamus, besonders an den Nervenendigungen in der Eminentia mediana, sowie im Hypophysenvorderlappen. Wegen der bekannten Schlüsselstellung von Sexualsteroiden und Neurotransmittersystemen (etwa GABA, NE, NMDA) in der Regulation der Genexpression wurde deren Bedeutung als Einflußfaktoren für die Regulation hypothalamischer Galanin-Genexpression untersucht: Durch systemisches Östradiol-Priming nimmt die Genexpression von Galanin in GnRH-Neuronen zu. Reduzierte systemische Östrogenspiegel wie etwa nach Ovariektomie gehen mit vermindertem Galanin-mRNA-Gehalt in GnRH-Neuronen einher. Jedoch ist eine basale Genaktivierung auch in Abwesenheit höherer systemischer Östrogenspiegel vorhanden [3]. Steroide regulieren daher die

Galanin-Genexpression in zweifacher Weise: Gehirneigene Neurosteroide können eine basale Rate an Transkription und Biosynthese von Galanin aufrechterhalten, während systemische ovarielle Steroide Prozesse der Genexpression in zentralen Neuronen stark steigern [3].

Aussichten

Die klinische Wertung dieser grundlegenden Erkenntnisse beginnt sich eben erst abzuzeichnen; doch schon jetzt beginnt sich die große Bedeutung von hirneigenen Steroiden und Peptiden für die endokrine Funktion sowie für spezifische Gehirnleistungen abzuzeichnen. Es läßt sich vermuten, daß unser erweitertes Verständnis vom Gehirn als endokrinem Produktions- wie Zielorgan neue Wege in der Diagnostik und vor allem in der endokrinen Therapie fördert, die wahrscheinlich in der Entwicklung von Modulatoren der Gehirnfunktion sowie in hormonalen Substanzen mit psychotropen Charakter münden.

Literatur

1. Baulieu EE (1997) Neurosteroids: of the nervous system, by the nervous system, for the nervous system. Rec Prog Horm Res 52: 1–32
2. Mellon SH (1994) Neurosteroids: biochemistry, modes of action, and clinical relevance. J Clin Endocrinol Metab 78: 1003–1008
3. Rossmanith WG, Clifton DK, Steiner RA (1996) Galanin gene expression in GnRH neurons of the rat: a model for autocrine regulation. Horm Metab Res 28: 257–266
4. Rossmanith WG (1994) Neuroendokrine Steuerung der menschlichen Reproduktion: Regulation der Gonadotropinfreisetzung durch ovarielle Steroide und Neurotransmitter. Ullstein-Mosby-Verlag, Wiesbaden
5. Shingai R, Sutherland ML, Barnard EA (1991) Effects of subunit types of the cloned GABAA receptor on the response to a neurosteroid. Eur J Pharmacol 206: 77–80

Bedeutung der Umweltöstrogene in der Gynäkologie

G. H. Degen

Einleitung – Hintergrund

Sogenannte Umwelthormone, insbesondere Substanzen mit östrogener Aktivität, stehen in Verdacht, möglicherweise bei Mensch und Tier entwicklungsbiologische, reproduktionsbiologische und onkologische Effekte zu verursachen [3]. Substanzen mit einer großen strukturellen Vielfalt haben östrogenartige Eigenschaften, z. B. zahlreiche von Pflanzen und Pilzen gebildete Stoffe (Phyto- und Mykoöstrogene) sowie eine Reihe von Industriechemikalien und Pestiziden; sie alle zeigen aber *in vitro* und *in vivo* um mehrere Größenordnungen geringere Wirkungsstärken als Estradiol. In Anbetracht der zumeist sehr niedrigen Konzentrationen synthetischer Stoffe in Lebensmitteln und

Umwelt sind Zweifel an deren biologischer Relevanz geäußert worden, zumal sich die Befürchtung synergistischer Wirkungen von Gemischen nicht bestätigt hat [Lit. in 4]. Die Frage, ob Umweltöstrogene unter realistischen Expositionsbedingungen tatsächlich schädigende Wirkungen haben, wird daher kontrovers diskutiert.

Eine toxikologische Risikoabschätzung für Umweltöstrogene wird Faktoren wie Wirkungsstärke und Exposition (Art, Höhe, Zeitraum) einbeziehen und folgende Aspekte berücksichtigen:

- der Mensch ist neben Stoffen anthropogenen Ursprungs vor allem gegen solche natürlicher Herkunft exponiert, nämlich Phytoöstrogene;
- gerade schwache Agonisten können auch antagonistische Wirkungen entfalten;
- endokrine Wirksamkeit ist nicht automatisch mit adversem Effekt gleichzusetzen;
- exogene Belastungen mit Umweltöstrogenen sind vor dem Hintergrund endogener Hormonspiegel zu betrachten.

Nach Ansicht der DFG-Senatskommission zur Beurteilung der gesundheitlichen Unbedenklichkeit von Lebensmitteln spielen pflanzliche Östrogene unter den in der Nahrung vorkommenden Stoffen mit hormonellem Potential die größte Rolle, während synthetische Stoffe, die östrogene Eigenschaften besitzen, mit Lebensmitteln in viel geringeren Mengen aufgenommen werden [5]. Dieser Beitrag ist daher auf *Phytoöstrogene* fokussiert und skizziert kurz deren mögliche Bedeutung in der Gynäkologie. Für weitergehende Informationen zum Thema und eine detalliertere Diskussion wird auf aktuelle Übersichtsartikel verwiesen.

Phytoöstrogene in der Nahrung

Östrogene in Pflanzen sind schon seit geraumer Zeit bekannt. Zu den Phytoöstrogenen gehören eine Vielzahl von Substanzen, die sich verschiedenen Stoffklassen zuordnen lassen: Beispiele sind Coumestrol (ein Coumestan), Daidzein und Genistein (Isoflavone), Apigenin und Naringenin (Flavone), Enterodiol und Enterolacton (Lignane) sowie β-Sitosterol (ein Steroid) und einige natürlich vorkommende Stilbenderivate. Auch das Schimmelpilzprodukt Zearalenon (ein Resorcylsäurelakton) zählt im weiteren Sinne zu den Phytoöstrogenen [2].

Als wichtigste Phytoöstrogene für den Menschen gelten die *Isoflavone* Daidzein und Genistein. Die Hauptquelle dafür sind Sojabohnen und daraus hergestellte Lebensmittel. *Lignane* finden sich in recht hoher Konzentration in Leinsamen [7]. In der Nahrung liegen die Stoffe meist als Vorstufen bzw. in glykosidischer Bindung vor; sie werden im Gastrointestinaltrakt in die resorbierbare, östrogene Wirkform umgewandelt und im Organismus weiter metabolisiert [8]. Die Exposition hängt von den Ernährungsgewohnheiten ab und variiert auch deutlich in verschiedenen Ländern. Die geschätzte mittlere Aufnahme an Isoflavonen beträgt z. B. in Großbritannien < 1 mg pro Tag, in Asien dagegen 50–100 mg pro Tag [2]. Dementsprechend liegen auch Plasmaspiegel für Daidzein und Genistein bei Japanern und Vegetariern viel höher als bei omnivoren Bewohnern westlicher Länder, nämlich zwischen 40–240 bzw. 28–100 und 3–4 ng/ml [9].

Ernährung und Nahrung unterliegen einem Wandel, der einerseits durch die Wahl der Verbraucher (vegetarische Kost), andererseits von der Lebensmitteltechnologie beeinflußt ist. Sojaprodukte sind heute in westlichen Industrienationen weiter verbreitet als früher (wie u. a. die Diskussion um genetisch veränderte Sojabohnen erkennen läßt), und sie spielen auch in der Kinder- und Säuglingsernährung (nicht nur bei Kuhmilchallergien) eine Rolle.

Eigenschaften – Wirkungsweise

Phytoöstrogene binden an Östrogenrezeptoren, allerdings mit viel geringerer Affinität als Estradiol (ca. 1/1000). Es gibt geringe Unterschiede in der Affinität für die beiden bekannten Rezeptor-Subtypen (ER-alpha und ER-beta); inwieweit dies in Hinblick auf gewebespezifische Effekte und/oder agonistische/antagonische Wirkungen der Stoffe u. U. Bedeutung hat, ist noch unklar. Isoflavone stimulieren in relativ geringen Konzentrationen die Proliferation östrogensensitiver Zellen und bewirken eine vermehrte Expression ER-regulierter Gene. Diese Phänomene werden im sogenannten „E-Screen“ (MCF-7 Brustkrebs-Zellkulturen) zur Prüfung östrogenartig wirkender Stoffe genutzt. Für einzelne Stoffe wurden in Kombination mit E2 auch antagonistische Effekte in solchen *In-vitro*-Systemen gefunden, z. B. für Enterolacton und für den Daidzein-Metaboliten Equol. – Auch *in vivo*, z. B. im Uterusgewichtstest an Nagern, ist die östrogene Wirkstärke der meisten Phytoöstrogene vergleichsweise gering [5]. In verschiedenen Studien zeigen Isoflavone auch antiöstrogene Wirkungen [Lit. in 2, 8]. Dieses partial agonistische/antagonistische Verhalten ist schon für andere schwache Östrogene bekannt. Es werden verschiedene Mechanismen diskutiert, z. B. Konkurrenz am Rezeptor und ein Einfluß auf hypothalamisch-hypophysäre Regelkreise. Inwieweit stimulierende oder hemmende Effekte zum Tragen kommen, kann von der Dosis, dem betrachteten Zielorgan und vom endokrinen Status des Organismus abhängen.

Aus Untersuchungen mit Genistein ist ferner bekannt, daß diese Substanz auch andere als ER-vermittelte Wirkungen zeigt: Hohe Genistein-Konzentrationen hemmen z. B. die Proliferation ER-negativer (und -positiver) Brustkrebszellen, Tyrosinkinasen und Angiogenesen im In-vitro-Modell [Lit. in 2, 8]. Allerdings ist unklar, ob diesen Befunden auch *in vivo* Bedeutung zukommt, denn die für solche Effekte *in vitro* benötigten Konzentrationen an Genistein (> 10 μM) werden selbst bei regelmäßigem Sojaverzehr im Plasma deutlich unterschritten.

Biologische Effekte beim Menschen

Unstrittig ist, daß östrogene Substanzen in hinreichender Dosierung in hormonell gesteuerte Prozesse eingreifen können. In der Gynäkologie wird dies für verschiedene Indikationen genutzt; beispielsweise werden zur Hormonersatztherapie in der Menopause außer den gängigen Steroidöstrogenen auch Präparate eingesetzt, die pflanzliche Östrogene enthalten [6 und „Rote Liste“]. Ein Vergleich der Präparate und Dosierungen, die für vergleichbare therapeutische Effekte sorgen sollen, illustriert gleichzeitig die Bedeutung pharmakokinetischer Faktoren (und der Applikationspfade) für die Wirksamkeit dieser Substanzen und liefert auch Anhaltspunkte dafür, bei welchen Hormonmengen (bzw. „Östrogenäquivalenten“) mit einer Wirkung auf das Endokrinium zu rechnen ist.

Bei einer entsprechenden Ernährungsweise (viel Sojaprodukte oder Leinsaat) können Phytoöstrogene im Plasma immerhin in 100fach höherer Konzentration als endogene Östrogene vorliegen. Obwohl ihre Wirkungsstärke im Vergleich zu Estradiol deutlich geringer ist, wurden bei hinreichender Exposition daher Wirkungen auf das endokrine System beobachtet, z. B. in Studien von Cassidy und Kollegen [2]. Junge Frauen, deren Zykluslänge vorher bekannt war, erhielten einen Monat lang täglich 60 g Sojaprotein (mit 45 mg Isoflavon). Unter dieser Diät kam es zu einer signifikanten Verlängerung des Menstruationszyklus, insbesondere der follikulären Phase, und zu deutlich erniedrigten LH- und FSH-Gipfeln in der Zyklusmitte.

Das Beispiel illustriert, daß eine „endokrine Wirksamkeit" der Phytoöstrogene hier sicher nicht mit „adversem Effekt" gleichzusetzen ist, denn für Frauen mit einem längeren Zyklus wird ein niedrigeres Brustkrebsrisiko erwartet, weil die Zellteilungsrate in der Brustdrüse in der Follikelphase niedriger ist als in den übrigen Zyklusphasen. Daraus resultiert insgesamt eine reduzierte Proliferation in den prämenopausalen Jahren. In diesem Kontext sind epidemiologische Befunde aus Ländern mit unterschiedlicher Ernährungsweise von Interesse: In Japan, wo der Verzehr von Sojaprodukten 30–50mal höher ist als in den USA, sind die Brustkrebsraten bekanntlich 4mal niedriger als in den USA. Die mittlere Zykluslänge beträgt bei Asiatinnen 32 Tage, bei Frauen westlicher Länder 28–29 Tage [Ref. in 2]. Die Vorstellung, daß Sojaprodukte bzw. die darin enthaltenen Phytoöstrogene in Hinblick auf das Brustkrebsrisiko möglicherweise eine günstige Wirkung haben, wird durch Befunde in verschiedenen tierexperimentellen Tumormodellen gestützt [1].

Als günstig wird ferner eine Senkung der Serum-Cholesterinspiegel (im Mittel um 9,9%) angesehen, die bei den Frauen in der o. g. Studie unter Sojadiät gefunden wurde [2]. Ähnliche Einflüsse auf den Menstruationszyklus wie dort sind auch bei Verzehr von Leinsaat (ca. 10 g täglich) beobachtet worden. Nicht alle Sojaprodukte und „Phytoöstrogen-Dosen" waren gleich wirksam. Auch vergleichbare Expositionen führten zu unterschiedlich starken Veränderungen der gemessenen Parameter bei einzelnen Frauen, die vermutlich auf interindividuelle Unterschiede in der Metabolisierung der Isoflavone zurückgehen [2, 8].

Ein weiterer interessanter Aspekt für die Gynäkologie sind Phytoöstrogen-Effekte bei Frauen in der Menopause: In einer Studie nahm unter Sojadiät die Zahl der Hitzewallungen bei Frauen deutlich ab (Murkies et al, 1995). Wilcox und Kollegen (1990) berichteten bei postmenopausalen Frauen nach mehrwöchiger Phytoöstrogen-Gabe über östrogene Effekte in der Vaginalschleimhautzytologie und sinkende Spiegel von FSH. Dies wurde in einer weiteren Studie (Baird et al., 1995) aber nicht bestätigt [Ref. in 2, 8]. Am Endometrium wären östrogene Effekte eher unerwünscht, aber in Hinblick auf einen möglichen Einsatz von Phytoöstrogenen und abgewandelten Produkten (z. B. Ipriflavon) zur Behandlung von Beschwerden in der Menopause und vorbeugend gegen Osteoporose sind sie erwünscht.

Das gestiegene Interesse an möglichen gesundheitsfördernden Effekten von Phytoöstrogenen in Hinblick auf Krebs, kardiovaskuläre Erkrankungen und Osteoporose kann hier nur kurz unter Verweis auf weitere Übersichtsartikel [7, 9] erwähnt werden. Aus den oben erwähnten Studien ergeben sich durchaus Hinweise auf ein endokrines (anti- bzw. östrogenes) Wirkpotential von Nahrungs-Phytoöstrogenen. Doch sind weitere, kontrollierte klinische Studien notwendig, um solche Effekte noch besser zu charakterisieren und abzusichern. Es wäre daher verfrüht, Empfehlungen für die Einnahme von Supplementen (oder „Phytohormon-Pillen") auszusprechen. Andererseits spricht wenig dagegen, z. B. Frauen in der Menopause, die einer klassischen Hormonersatztherapie ablehnend gegenüberstehen, eine „asiatische" Ernährungsweise zu empfehlen.

Unsicherheit besteht aber in Hinblick auf mögliche endokrine Effekte von Phytoöstrogenen bei Säuglingen und Kleinkindern: Säuglinge, die Babynahrung auf Sojabasis erhalten, verzehren auf Körpergewichtsbasis mit 4,5–8 mg/kg das 6–11fache der täglichen Isoflavon-Dosis (0,7 mg/kg), die in erwachsenen Frauen eine Zyklusverlängerung bewirkte [10]. Die in den Säuglingen gemessenen Plasmaspiegel (Genistein + Daidzein ca. 980 ng/ml) sind erheblich höher als die endogenen Östrogenspiegel; daher wird trotz der geringeren Wirkstärke der Isoflavone nicht ausgeschlossen, daß sie biologisch wirksam werden. Andererseits werden Sojadiäten seit ca. 30 Jahren bei Säuglingen mit Kuhmilchallergien eingesetzt; die damit bestehende Erfahrung hat bislang keine nachteiligen Effekte auf die Entwicklung dieser Kinder erkennen lassen. Genauere Untersuchungen an diesen Personen stehen aus.

Zusammenfassung

Phytoöstrogene werden vor dem Hintergrund ihrer anti-/östrogenen Aktivität und der Höhe der Exposition als die wesentliche Quelle der in Nahrungsmitteln vorkommenden Stoffe mit hormonellem Potential angesehen. Die Bedeutung ihres Vorkommens in Lebensmitteln für die Gesundheit des Menschen in verschiedenen Lebensphasen ist jedoch noch nicht endgültig geklärt. Eine hohe Exposition im frühkindlichen Alter verdient dabei besondere Beachtung.

Literatur

1. Adlercreutz H (1995) Phyto-estrogens: Epidemiology and a possible role in cancer protection. Environm Health Perspect 103 (suppl 7): 103–112
2. Cassidy A (1996) Physiological effects of phyto-estrogens in relation to cancer and other human health risks. Proceedings of the Nutrition Society 55: 399–417
3. Colburn T, Clement C (Eds) (1992) Chemically-induced alterations in sexual and functional development: The wildlife/ human connection. Princeton Scientific Publ Co, New Jersey
4. Degen GH, Foth H, Kahl R, Kappus H, Neumann HG, Oesch F, Schulte-Hermann R (1999) Hormonell aktive Substanzen in der Umwelt: Xenooestrogene. Stellungnahme der Beratungskommission der Sektion Toxikologie der DGPT. DGPT-Forum, im Druck
5. Deutsche Forschungsgemeinschaft (1998) Hormonally Active Agents in Food, Symposium, DFG-Senatskommission zur Beurteilung der gesundheitlichen Unbedenklichkeit von Lebensmitteln, Wiley-VCH, Weinheim, pp 3–9
6. Jarry H, Gorkow CH, Wuttke W (1995) Treatment of menopausal symptoms with extracts of cimicifuga racemosa: In vivo and in vitro evidence for estrogenic activity. In Loew D, Rietbrock N (Hrsg) Steinkopf-Verlag, Darmstadt, pp 99–112
7. Knight DC, Eden JA (1996) A review of the clinical effects of phytoestrogens. Obstet Gynecol 87: 897–904
8. Kurzer M, Xu X (1997) Dietary phytoestrogens. Annu Rev Nutr 17: 353–381
9. Setchell KDR, Zimmer-Nechemias L, Cai J, Heubl JE (1997) Exposure of infants to phytoestrogens from soy-based infant formula. Lancet 350: 23–27
10. Tham DM, Gardner CD, Haskell WL (1998) Potential health benefits of dietary phytoestrogens: a review of the clinical, epidemiological, and mechanistic evidence. J Clin Endocrinol Metab 83: 2223–2235

Bedeutung von Struktur und Funktion der „Archimetra" in der Pathogenese der Endometriose

G. Leyendecker, G. Kunz, M. Noe, M. Herbertz, D. Beil, G. Mall

Einleitung

Im Zuge der Forschung der letzen Jahre wurde deutlich, daß die Endometriose primär eine Erkrankung des Uterus ist und die Dissemination endometriotischen Gewebes lediglich ein Sekundärphänomen darstellt [2]. Mit diesem Konzept können die vielen Beobachtungen, die in der Klinik der Endometriose sowie in der Grundlagenforschung gemacht werden, zu einem in sich konsistenten Bild zusammengefügt werden. Dies erfordert allerdings zuvor einen kurzen Überblick über einige neue Aspekte der Struktur des Uterus sowie seiner Funktionen im sehr frühen Prozeß der Reproduktion.

Die Archimetra: Struktur und Funktion

Der menschliche Uterus setzt sich aus zwei unterschiedlichen Organen, der inneren, phylogenetisch und ontogenetisch älteren „Archimetra", die sich vom Müllerschen Gangsystem ableitet, und der äußeren, entwicklungsgeschichtlich jüngeren „Neometra" [3], zusammen. Die Archimetra besteht aus dem epithelialen und stromalen Anteil des Endometriums und dem unmittelbar darunter befindlichen Stratum subvasculare des Myometriums mit vorwiegend zirkulärer Anordnung der Muskelfasern, während die Neometra das Stratum vasculare mit kurzen, dreidimensional angeordneten und das Stratum supravasculare mit vorwiegend longitudinal ausgerichteten Faserbündeln umfaßt.

Die Archimetra und die Neometra haben unterschiedliche Funktionen während des Reproduktionsprozesses. Während die Neometra nur dem Gebärvorgang dient, nimmt die Archimetra zusätzliche fundamentale Funktionen im frühen Reproduktionsprozeß wahr. Diese Funktionen können unter den Begriffen der zyklischen Veränderungen des Endometriums mit dem Ziel der Implantation, der uterinen Peristaltik für den gerichteten Spermientransport und der Infektabwehr zusammengefaßt werden. Zur Wahrnehmung dieser Funktionen werden alle Komponenten der Archimetra fundamentalen strukturellen und biochemischen Veränderungen während des Zyklus unterzogen.

Während die zyklischen Veränderungen des Endometriums als Vorbereitung für die Implantation seit langem Gegenstand biologischer und reproduktionsmedizinischer Forschung sind und in der Literatur umfassend diskutiert werden, sollen im folgenden als neue Erkenntnisse die uterine Peristaltik und die uterine Infektabwehr erörtert werden.

Uterine Peristaltik

Während des menstruellen Zyklus werden das Endometrium und das Stratum subvasculare des Myometriums von peristaltischen Kontraktionswellen erfaßt, die sich in Richtung, Qualität und Intensität während des Zyklus ändern und unter der endokrinen Kontrolle des Ovars stehen [1]. Die uterine Peristaltik dient im wesentlichen dem gerichteten Spermientransport in die Tube des dominanten Follikels und der fundalen Implantation der Blastozyste.

Der gerichtete Spermientransport beruht strukturell auf einer fundo-cornualen Raphe der Zirkulärmuskulatur in der Sagittallinie als Folge der Fusion der Müllerschen Gänge und funktionell auf dem utero-ovariellen Gegenstromsystem, welches eine ipsilateral zum dominanten Follikel gesteigerte fundo-cornuale Perfusion und damit eine asymmetrische endokrine Signaltransmission bewirkt.

Uterine Infektabwehr

Die Infektabwehr kann als phylogenetisch alte Funktion der endometrial-subendometrialen Einheit angesehen werden. Bei niedrigeren Tieren münden die Müllerschen Gänge in die Kloake, und beim Menschen fungiert der zervikale Mucus nicht als Barriere, da infolge der uterinen Peristaltik die passive Aszension inerter Partikel in allen Zyklusphasen möglich ist. Das Endometrium sezerniert antibakterielle Polypeptide. Mucopolysaccharide wie das MUC1 sowie das Monozyten-chemotaktische Protein 1 (MCP1) werden im menschlichen Endometrium exprimiert und die Oberfläche des Endometriums mit Makrophagen besiedelt. Postovulatorisch findet ein starker Einstrom immunkompetenter Zellen in das Endometrium statt.

Die Archimetra bei Endometriose

Das eutope Endometrium weist bei Frauen mit Endometriose zelluläre und biochemische Veränderungen auf, die es mit den Endometrioseherden teilt, die aber nicht im eutopen Endometrium gesunder Frauen beobachtet werden. Hinzu kommt, daß die Archimetra bei Frauen mit Endometriose charakteristische morphologische, sonomorphologische sowie funktionelle Veränderungen aufweist. Zusammengenommen unterstützen die erhobenen Befunde die Auffassung, daß die Endometriose eine primäre Erkrankung der Archimetra darstellt.

Konzept der Pathogenese der Endometriose

Frauen mit Endometriose zeigen eine Hyperperistaltik mit einer Verdopplung der peristaltischen Frequenz in der mittleren Proliferationsphase gegenüber der Norm, verbunden mit einer erheblichen Erhöhung des intrauterinen Drucks. Dies führt bevorzugt im Bereich der fundo-cornualen Raphe infolge von Zerrungen zu einer chronischen Mikrotraumatisierung der subendometrialen Zirkulärmuskulatur und dem anliegenden endometrialen Stroma, wodurch in diesem Bereich chronische Entzündungs- und Reparaturprozesse induziert und unterhalten werden.

Die endometriale Expression von verschiedensten Proteinen der Entzündungskaskade, wie etwa Complementfaktor C3, Interleukin-6, Heat-shock-Protein oder MCP1 u. a. m., sowie die Einwanderung immunkompetenter Zellen und die Zytokin- und Prostaglandinsynthese werden induziert bzw. gesteigert. Insgesamt bietet das Endometrium die gleichen Entzündungszeichen wie die Endometrioseherde in der Peritonealhöhle.

Im Zentrum der Pathogenese der Endometriose steht offenbar die pathologisch erhöhte endometriale Expression der P450-Aromatase, die Androstendion und Testosteron in Östron und Östradiol umwandelt. Dies hat eine chronische Erhöhung der Östradiolgewebsspiegel zur Folge, welche die oben geschilderten östrogenabhängigen Mechanismen der Infektabwehr steigert und über die Stimulation von Wachstumsfaktoren chronische Proliferationsvorgänge unterhält.

Diese gesteigerten Proliferationsvorgänge im Bereich der Archimetra von Frauen mit Endometriose lassen sich mit modernen bildgebenden Verfahren nachweisen. Mit der hochauflösenden Vaginalsonographie läßt sich zeigen, daß die Archimetra gegenüber Frauen ohne Endometriose signifikant verbreitert ist. Während bei gesunden Frauen sich die Muskulatur der Archimetra, das Stratum subvasculare, als schmaler, die Mucosa umgebender dunkler Saum darstellt, wirkt dieser „Halo“ bei Frauen mit Endometriose infiltrativ verbreitert. Bei coronarer Schnittführung sind diese Veränderungen am häufigsten und stärksten in der Sagittallinie, also im Bereich der fundo-cornualen Raphe, ausgeprägt. Diese vaginalsonographischen Befunde können durch die Magnetresonanz bestätigt werden (Kunz et al., in Vorbereitung) und ähneln jenen Befunden, die mit der Magnetresonanz bei Adenomyosis uteri erhoben werden.

In einer Serie von histologisch aufgearbeiteten Uteri von Frauen mit Endometriose zeigte sich in allen Fällen eine Infiltration von endometrialen Drüsenschläuchen in das Myometrium bis zum typischen Bild der Adenomyosis uteri. Dem entspricht der vaginalsonographische Befund, daß bei allen Frauen mit laparoskopisch nachgewiesener Endometriose unterschiedlicher Schweregrade eine infiltrative Verbreiterung des „Halo“ besteht. Allerdings haben nicht alle Frauen mit infiltrativer Verbreiterung des „Halo“ eine Endometriose. Dies legt den Schluß nahe, daß die infiltrativ-proliferativen Vorgänge des Endometriums im Bereich der Archimetra das primäre Ereignis darstellen und die pelvine Endometriose ein Sekundärphänomen ist, dessen Ausprägung davon abhängt, ob und wieviele zur Infiltration befähigte, also durch den chronischen Prozeß im Uterus veränderte Endometriumszellen in die Peritonealhöhle gelangen und dort implantieren.

Literatur

1. Kunz G, Beil D, Deininger H, Wildt L, Leyendecker G (1996) The dynamics of rapid sperm transport through the female genital tract. Evidence from vaginal sonography of uterine peristalsis (VSUP) and hysterosalpingoscintigraphy (HSSG). Hum Reprod 11: 627–632
2. Leyendecker G, Kunz G, Noe M, Herbertz, M, Mall G (1998) Endometriosis: a dysfunction and disease of the archimetra. Hum Reprod Update 4: 00–00
3. Noe M, Kunz G, Herbertz M, Mall G, Leyendecker G (1999) The cyclic pattern of the immunocytochemical expression of oestrogen and progesterone receptors in human myometrial and endometrial layers: Characterisation of the endometrial-subendometrial unit. Hum Reprod 14: 101–108

Das Kryo-TESE-Konzept – Kryokonservierung und Aufarbeitung von Spermatozoen aus testikulärem Gewebe

W. Schulze, U. A. Knuth, R. Fischer, O. G. J. Naether, K. Rudolf, V. Baukloh

Als eine herausragende Innovation der Reproduktionsmedizin muß die Methodik der intrazytoplasmatischen Spermieninjektion (ICSI) angesehen werden. Mit ihr gelingt es selbst in früher aussichtslosen Fällen – wenn im Ejakulat des Mannes lediglich ganz vereinzelt Spermatozoen nachweisbar sind – hohe Fertilisierungs- und Schwangerschaftsraten zu induzieren [10]. Mehr noch, durch die Erkenntnis, daß auch funktionell noch nicht voll ausgereifte testikuläre Spermatozoen mittels ICSI in gleicher Weise verwendbar sind wie Ejakulat-Spermatozoen [7, 8], hat sich eine Behandlungsperspektive auch für jene Männer eröffnet, die bislang als obligat infertil angesehen werden mußten. Es handelt sich hierbei um jene Männer, bei denen aufgrund von Defekten des Hodenparenchyms eine Azoospermie des Ejakulats besteht. Da bekannt ist, daß in vielen dieser Fälle durchaus noch Areale mit spermatogenetischer Aktivität im Hoden vorhanden sein können, besteht die Möglichkeit der operativen Gewinnung von Gameten („testikuläre Spermatozoenextraktion" = TESE). Auf dieser Grundlage wurde kürzlich ein optimiertes Behandlungskonzept entwickelt, das die Entnahme einer Hodenbiopsie zur diagnostischen Abklärung der Fertilitätsstörung mit der TESE/ICSI-Option kombiniert [5]. Hierbei werden zunächst mehrere, d. h. mindestens vier Gewebsproben, nach einem besonderem Schema entnommen, das wir „sandwich pattern" genannt haben [7]. Eine Gewebsprobe wird mit der Semidünnschnitt-Histologie untersucht, die eine Analytik bis in zytologische Details ermöglicht [2]. Mindestens zwei weitere Proben werden ähnlich wie Ejakulate nach vorheriger Inkubation in einem kommerziell erhältlichen Kryoprotektivum (SpermFreeze, MediCult) eingefroren. An einer weiteren Gewebsprobe wird unmittelbar postoperativ eine enzymatische „Test-TESE" durchgeführt. Dabei wird versucht, Spermatozoen über eine Gewebsdigestion mittels Kollagenase Typ 1a schonend zu isolieren. Beim Nachweis von Spermatozoen kann auch dieses Testmaterial kryokonserviert werden. Die histologische Untersuchung sowie die „Test-TESE" geben komplementäre Informationen über die Morphologie des Hodenparenchyms am Entnahmeort und gestatten eine sehr sichere Einschätzung der TESE-Eignung der Kryokonservate. Falls keine haploiden Gameten vorhanden sein sollten, eröffnen sich keine weiteren Behandlungsperspektiven im homologen System. Aber immerhin kann so der Frau schon im Vorfeld eine aussichtslose reproduktionsmedizinische Behandlung erspart bleiben. Sofern die Vordiagnostik hingegen den Nachweis von Spermatozoen erbracht haben sollte, kann zu einem späteren Zeitpunkt die definitive TESE/ICSI-Behandlung mit den kryokonservierten Gewebsteilen durchgeführt werden. Die nicht verwendeten Kryokonservate können zwischengelagert werden, um sie für weitere Fertilisierungsversuche, evtl. auch zu einem späteren Zeitpunkt (2. Kind), verfügbar zu haben. Eine erneute Operation des Mannes ist im Regelfall nicht nötig.

In einer Reihe von experimentellen Ansätzen konnten wir zeigen, daß durch die Kryokonservierung eines Biopsats von ca. 3–4 mm Kantenlänge kein Vitalitätsverlust der darin enthaltenen frühen und reifen Spermatiden eintritt. Entscheidend hierfür ist, daß die Inkubationszeit des Biopsats im Kryprotektivum nicht länger ist als 15 Minuten [7].

Bei dieser kurzen Inkubationszeit wird das Gewebe in einem Gradienten von außen nach innen penetriert. Je nach Glyceringehalt schrumpfen die Zellen, sind also von außen nach innen abnehmend gefriergeschützt. Die Zellen im Zentrum des Biopsats sind nur gering gefriergeschützt, aber auch wenig osmotisch geschädigt. Beim Gefrieren erstarren die äußeren wasserarmen Zellen glasartig, bilden also keine großen Eiskristalle. Dadurch wird auch keine Wärme frei. Durch die schlechte Wärmeleitfähigkeit der amorph erstarrten äußeren Gewebeschicht verzögert sich das Gefrieren im Inneren des Biopsats. Dadurch nähert sich die lokale Abkühlung der optimalen Kühlrate. Beim Auftauen wird im äußeren Bereich des Biopsats keine Umkristallisationswärme frei (da wenig Wasser vorhanden ist). Somit wird keine Wärme ins Innere des Gewebes getragen, und die hier wahrscheinlich nur leicht geschützten Zellen können ohne größere Eiskristallbildung auftauen. Begünstigt sind hier insbesondere die Spermatiden, die wenig Zytoplasma und damit auch wenig intrazelluläres Wasser enthalten. Die detaillierten Protokolle für die Kryokonservierung und Aufarbeitung der Biopsate finden sich in der Publikation von Schulze et al. [6].

Bis Ende 1997 wurden in der Abteilung für Andrologie des Universitäts-Krankenhauses Eppendorf, Hamburg, bei 770 Patienten Hodenbiopsien entnommen und gemäß dem Kryo-TESE-Konzept aufgearbeitet. Es handelte sich hierbei um Männer, bei denen vorangegangene Ejakulatanalysen eine Azoospermie oder dermaßen niedrige Konzentrationen vitaler Spermatozoen ausgewiesen hatten, daß ein hohes Risiko bestand, zum Zeitpunkt der definitiven ICSI-Behandlung keine geeigneten Gameten aus der Spermaprobe isolieren zu können. Bei 629 (81,7%) dieser Patienten konnten im Zuge der unmittelbar postoperativ durchgeführten enzymatischen Test-TESE Spermatiden bzw. Spermatozoen isoliert werden. Bei den verbleibenden 171 (18,3%) Männern fiel die Testuntersuchung negativ aus. Auch die zugehörigen histologischen Befunde ergaben keinen Nachweis haploider Keimzellen. In diesen Fällen wurden die kryokonservierten Gewebsteile sukzessiv aufgetaut und aufgearbeitet mit der Option, im Falle des Nachweises von Spermatozoen eine abermalige Kryokonservierung durchzuführen. Es konnten bislang aber lediglich in einem einzigen Fall doch noch ICSI-geeignete Gameten in den Kryokonservaten nachgewiesen werden. Dies belegt eindrücklich die hohe prädiktive Sicherheit, die die kombinierte Vordiagnostik aus Semidünnschnitt-Histologie und Test-TESE bezüglich der Gewebsbeschaffenheit der Kryokonservate bietet.

Daß die alleinige histologische Analytik für eine sichere Prognose im Hinblick auf das Vorkommen von Spermatiden nicht ausreicht, ließ sich an Untersuchungen von 552 Biopsien bestätigen. Obwohl die histologischen Präparate keine reifen Spermatiden aufwiesen, ergab bei immerhin 209 Proben (37,9%) die enzymatische Aufarbeitung der angrenzenden Gewebsteile doch noch ein positives TESE-Resultat. Die Wahrscheinlichkeit für ein diskrepantes Ergebnis zwischen histologischem Befund und TESE-Resultat nimmt mit dem Ausmaß pathologischer Parenchymveränderungen zu. Grundsätzlich könnte daher von Fall zu Fall erwogen werden, mehrere Biopsien aus unterschiedlichen Regionen des Hodens zu entnehmen, um die Chance zu erhöhen, Areale mit spermatogenetischer Aktivität zu erfassen. Jedoch ist zu bedenken, daß bei vielen Männern mit schweren Defekten des samenbildenden Gewebes die Hodenvolumina deutlich reduziert sind, so daß ein singulärer Eingriff mit der Entnahme von vier Gewebsteilen die Grenze des medizinisch Vertretbaren darstellen dürfte.

Bilaterale Hodenbiopsien konnten bei 656 Patienten entnommen werden. Jedoch waren in nur 55% dieser Fälle die Test-TESE-Resultate beider Hodenbiopsien gleich. In 28,2% der Fälle wies die rechtsseitige Test-TESE und in 16,8% die linksseitige Test-TESE ein besseres Resultat aus als jene der kontralateralen Gonade. Aufgrund dieser Daten ergibt sich die eindrückliche Empfehlung, möglichst immer beidseitige Hodenbiopsien durchzuführen.

Bei 538 Patienten hatte die andrologische Vordiagnostik das Bestehen einer kompletten Azoospermie ausgewiesen. In 409 Fällen (76,0%) ergab die postoperative Test-TESE hier noch ein positives Resultat.

Wesentlich für die Erfolgsaussichten der testikulären Spermatozoenextraktion ist die Höhe der FSH-Konzentration im Serum der Patienten. Bei Männern mit normogonadotroper Azoospermie (FSH-Konzentration <8 IU/L) war in 187 von 197 Fällen ein positives Test-TESE-Resultat zu verzeichen (94,9%). Bei den 341 Männern mit hypergonadotroper Azoospermie (FSH-Konzentration >8 IU/L) sanken die Erfolgschancen. Dennoch ließen sich immerhin noch bei mehr als der Hälfte dieser Patienten (65,1%) hinreichend viele ICSI-geeignete Gameten aus dem testikulären Testmaterial isolieren. Es ist bemerkenswert, daß diese Resultate auch für Männer gelten, bei denen anamnestisch eine Chemotherapie und/oder Radiatio infolge eines Hodentumors oder anderer maligner Erkrankungen bekannt war. Bei 19 (67,9%) von 28 dieser Patienten bestand zumindest in einem Hoden noch hinreichende spermatogenetische Aktivität, um eine erfolgversprechende TESE/ICSI-Behandlung in die Wege zu leiten.

Die detaillierte Analytik der Untersuchungsdaten zeigt die Tendenz an, daß die Chance für ein positives TESE-Resultat um so geringer wird, je höher die FSH-Konzentration im Serum des Patienten ist. Jedoch gibt es offensichtlich keine FSH-Obergrenze, ab der keine spermatogenetische Aktivität mehr erwartet werden kann. So konnten bei dem Patienten mit dem höchsten FSH-Wert (82,9 IU/L!) noch genügend viele Spermatozoen extrahiert werden, um eine ICSI-Behandlung durchzuführen.

Die bisherigen Erfahrungen haben gezeigt, daß mit der Mikroinjektion testikulärer Spermatozoen ähnliche Ergebnisse zu erzielen sind wie mit Spermatozoen aus dem Ejakulat [1, 4, 8]. Bis Ende 1997 führten wir in unserer Arbeitsgruppe Kryo-TESE/ICSI-Behandlungen bei 246 Patienten durch. In 160 Fällen wurde die Behandlung wiederholt, so daß insgesamt 406 Behandlungszyklen erfolgten. In 90,4% der Zyklen war ein Embryotransfer möglich. 75 Schwangerschaften wurden induziert (bei 30,5% der Patientinnen). Die Abortrate betrug 12%. Geboren wurden bis Dezember 1997 34 Kinder (1 Drillingsgeburt, 7 Zwillings- sowie 26 Einlingsgeburten). Diese Daten belegen, daß es durch den Prozeß des Einfrierens/Auftauens sowie der enzymatischen Aufarbeitung von Hodenbiopsien zu keiner Minderung der Schwangerschafts- und Geburtsraten unter ICSI-Bedingungen kommt [1, 4, 7].

Das Kryo-TESE/ICSI-Konzept bietet optimierte Voraussetzungen für eine erfolgreiche reproduktionsmedizinische Behandlung bei schwersten männlichen Fertilitätsstörungen. Zudem ermöglicht die in den Vordergrund gestellte morphologische Diagnostik weitere Erkenntnisse über die Pathologie der männlichen Gonade. In unserer Arbeitsgruppe wurden bislang über 1900 Hodenbiopsien befundet, die vom eigenen Patientenkollektiv stammten oder von anderen reproduktionsmedizinischen Zentren zugesandt wurden, die das Kryo-TESE-Konzept übernommen haben. Dabei konnte in 17 Fällen ein früher, therapierbarer Hodentumor (carcinoma in situ, „Cis“) entdeckt werden. Dies entspricht einer Inzidenz von knapp unter 1% und deckt sich mit Angaben aus der Literatur [9]. Wir sind der Auffassung, daß dieser Vorsorgeaspekt ein weiteres gewichtiges Argument darstellt, den hier aufgezeigten Behandlungsweg gegenüber jenen Methoden zu bevorzugen, die ausschließlich auf die Gewinnung von Spermatozoen ausgerichtet sind. Unsere Daten zeigen darüber hinaus an, daß die bisher im „klassischen Sinn" gestellte Diagnose „Azoospermie" relativiert werden muß und um differenzierende Ergänzungen erweitert werden sollte, die den Möglichkeiten der modernen Methoden der Reproduktionsmedizin Rechnung tragen. Wir schlagen vor, zur eindeutigen Kennzeichnung der Diagnoseebene künftig von testikulärer oder ejakulatorischer Azoospermie zu sprechen.

Literatur

1. Fischer R, Baukloh V, Naether OGJ, Schulze W, Salzbrunn A, Benson DM (1996) Pregnancy after intracytoplasmic sperm injection of spermatozoa extracted from frozen-thawed testicular biopsy. Hum Reprod 11: 2197–2199
2. Holstein AF, Schulze W, Breucker H (1994) Histopathology of human testicular and epididymal tissue. In: Hargreave TB (ed) Male Infertility, edn 2. Springer, London, Berlin, Heidelberg, New York, 105–148
3. Jezek D, Knuth UA, Schulze W (1998) Successful testicular sperm extraction (TESE) in spite of high serum follicle stimulating hormone and azoospermia: correlation between testicular morphology, TESE results, semen analysis and serum hormone values in 103 infertile men. Hum Reprod 13: 1230–1234
4. Nagy Z, Liu J, Janssenswillen C, Silber SJ, Devroey P, Van Steirteghem AC (1995) Comparison of fertilization, embryo development and pregnancy rates after intracytoplasmatic sperm injection using ejaculated, fresh and frozen-thawed epididymal and testicular spermatozoa. Fertil Steril 63: 808–815
5. Salzbrunn A, Benson DM, Holstein AF, Schulze W (1996) A new concept for the extraction of testicular spermatozoa as a tool for assisted fertilization (ICSI). Hum Reprod 11: 752–755
6. Schulze W, Hohenberg H, Knuth UA (1998) Cryopreservation of testicular tissue: a highly effective method to provide sperm for successful TESE/ICSI procedures. In: Kempers RD, Cohen J, Haney AF, Younger JB (eds) Fertility and reproductive medicine. Elsevier Science, 621–626
7. Schulze W, Knuth UA, Jezek D, Benson DM, Fischer R, Naether OGJ, Baukloh V, Ivell R (1997) Intratesticular sperm extraction. Basis for a successful treatment of infertility in men with ejaculatory azoospermia. In: Ivell R, Holstein AF (eds) The fate of the male germ cell. Plenum Press, New York, 81–88
8. Silber SJ, Van Steirteghem AC, Nagy Z (1995) High fertilization and pregnancy rate after intracytoplasmic sperm injection with spermatozoa obtained from testicle biopsy. Hum Reprod 10: 148–152
9. Skakkebaek NE (1978) Carcinoma in situ of the testis: frequency and relationship to invasive germ cell tumors in infertile men. Histopathology 2: 157–170
10. Van Steirteghem AC, Nagy Z, Joris H, Liu J, Staessen C, Smitz J, Wisanto A, Devroey P (1993) High fertilization and implantation rates after intracytoplasmic sperm injection. Hum Reprod 8: 1061–1066

Zum differenzierten Einsatz nativer und kryokonservierter epididymaler und testikulärer Spermien zur ICSI

W. Würfel

Mit der intracytoplasmatischen Spermieninjektion (ICSI) ist es möglich geworden, humane Eizellen auch mit epididymalen (MESA = mikrochirurgische epididymale Spermatozoenaspiration) und testikulären (TESE = testikuläre Spermatozoenextraktion) Spermatozoen zu fertilisieren und somit die Voraussetzungen für eine Schwangerschaft zu schaffen. Da die Spermatozoen aus dem Nebenhoden bzw. Hoden operativ gewonnen werden müssen, ist eigentlich für jeden Behandlungszyklus ein erneuter operativer Eingriff erforderlich. Es ist deshalb sinnvoll, die Spermatozoen zu kryokonservieren. So wird es auch möglich, die Behandlungen von Mann und Frau zu entkoppeln, was organisatorische Vorteile mit sich bringt bzw. unötige Behandlungen der Frau vermeidet, wenn sich trotz einer multilokalen TESE keine Spermatozoen finden lassen (15,6% in unserem Krankengut). Wie wir schon früher zeigen konnten, führt die Verwendung kryokonservierter Spermatozoen zur ICSI zu keinen schlechteren Behandlungsergebnissen, weswegen wir seit Anfang 1996 routinemäßig auf Kryokonservate zurückgreifen.

Das „Münchner Kryo-TESE-Konzept"

Für (Kryo-)MESA/ICSI bzw. (Kryo-)TESE/ICSI ist eine enge interdisziplinäre Zusammenarbeit von Gynäkologen, Urologen, Humangenetikern und Pathologen erforderlich. Um dies zu gewährleisten, entwickelten wir folgendes Konzept: Die operativen Eingriffe beim Ehemann werden in einem speziellen andrologischen OP in der Frauenklinik durchgeführt. Der Urologe operiert, der Gynäkologe assistiert. Direkt neben dem OP befinden sich die andrologischen Labors. Sobald eine Biopsie entnommen wurde, wird ein Teil für die histologische Untersuchung abgetrennt; der andere Teil wird sofort (und deshalb mechanisch) aufgearbeitet. Der operative Eingriff wird situationsgerecht fortgeführt, d. h. bei hoher Spermatozoendichte wenige Biopsien bzw. vice versa. Die präparierten Biopsien werden abschließend gepoolt und in Straws mit identischer Spermatozoenkonzentration gefrierkonserviert. Bei der späteren Durchführung der ICSI werden dann nur so viele Straws aufgetaut wie erforderlich. Die Vorteile dieses Konzeptes liegen in einem maximal befundadaptierten Vorgehen und dem späteren, sehr ökonomischen Gebrauch der kryokonservierten Spermatozoen. Das „Hamburger Konzept" (siehe Beitrag Schulze) kommt dann zum Tragen, wenn die hier beschriebene Infrastruktur nicht existiert und dem reproduktionsmedizinischen Zentrum Hodenbiopsien von anderen Kliniken zugesandt werden. Die Hypothese freilich, daß die hierbei geübte „Blockkonservierung" der Biopsate – aufgrund der besseren Kryoprotektion – zu besseren Behandlungsergebnissen führen müsse, muß aufgrund der identischen Resultate als widerlegt betrachtet werden.

Indikationen zur TESE

In Tab. 1 sind die Indikationen zur TESE und die Häufigkeit in unserem Krankengut aufgeführt. Hierbei handelt es sich nahezu ausnahmslos um nichtobstruktive Azoospermien, also testikuläre Insuffizienzen. Eine Ausnahme hiervon stellen die Samenleiteraplasie sowie die postentzündliche Samenleiterobstruktion, bei der eine MESA nicht möglich ist, dar.

Tabelle 1. Indikationen zur TESE

postentzündliche Samenleiterobstruktion	ca. 25%
hypergonadotroper Hypogonadismus (unbekannter Genese)	ca. 20%
bilaterale Samenleiteraplasie	ca. 15%
Z. n. Chemotherapie / Radiatio	ca. 10%
Z. n. Orchitis	ca. 10%
Z. n. Maldescensus testis	ca. 10%
SCO-Syndrom	ca. 5%
Klinefelter-Syndrom	ca. 4%

Ergebnisse von Kryo-TESE/ICSI

In Tab. 2 sind die Behandlungsergebnisse wiedergegeben. Auch wenn die kumulative Schwangerschaftsrate (pro Patientin) derzeit schon bei deutlich über 50% liegt, so sind die Ergebnisse insgesamt etwas schlechter als bei der ICSI mit ejakulierten Spermatozoen.

Tabelle 2. Ergebnisse von ICSI/Kryo-TESE (bis 8/98)

Patientinnen für ICSI:	203
Behandlungszyklen:	466
Embryotransfers:	421 (90,3%)
Klinische Schwangerschaften:	110
Schwangerschaftsrate pro ET:	26,1%
Klinische Aborte:	16 (14,5%)
Kumulative Schwangerschaftsrate (bisher):	**54,1%**

Indikationen zur erneuten Simultan-TESE

Wegen zu schlechter Fertilisationsraten oder zuwenig vitaler Spermatozoen entschlossen wir uns bei 24 Patienten zu einer erneuten TESE, also einer Simultan-TESE parallel zur Eizellentnahme der Ehefrau. Da die Ergebnisse anfangs schlecht waren (eine Schwangerschaft nach 11 Simultan-TESE/ICSI), werden die Ehemänner nun über 2 Monate mit FSH (75–150 IE/tgl.) vorbehandelt – auch bei hypergonadotropem Hyypogonadismus. Die zugrundeliegende Überlegung ist, daß das endogene FSH bei solchen Krankheitsbildern oft biologisch weitaus weniger aktiv ist als bislang angenommen. Tatsächlich kam es bisher bei allen Patienten zu Verbesserungen der TESE-Resultate, und die bislang erzielte Schwangerschaftsrate liegt bei 23% pro Behandlungszyklus.

Indikationen zur MESA

Diese Indikationen sind in Tab. 3 dargestellt. Die Hauptindikation sind hier die obstruktiven Azoospermien und hier insbesondere die Spermatozoenentnahme bei (Re-Re-) Refertilisierungseingriffen. Da solche Interventionen nur unter mikrochirurgischen Kautelen erfolgen können, ergibt sich die Technik der *mikrochirurgischen* epididymalen Spermatozoenaspiration von selbst. Aus diesem Grunde haben Techniken wie z. B. PESA (perkutane epididymale Spermatozoenaspiration), bei der die Samenleiter transkutan mit einer Butterflykanüle punktiert werden, unserer Meinung nach hier keine Indikation – ganz unabhängig davon, daß sie in Händen des Gynäkologen bei Komplikationen auch zu forensischen Problemen führen.

Tabelle 3. Indikationen zur MESA

(Re-Re-) Fertilisierungs-Op.	ca. 70%
Emissionsstörungen	ca. 15%
postentzündliche Samenleiterobstruktion	ca. 10%
Kartagener-Syndrom	u. a.

Ergebnisse von Kryo-MESA/ICSI

Die Behandlungsergebnisse der Kryo-MESA sind in Tab. 4 aufgeführt. Nicht dargestellt ist, daß es nach 11,5% aller Refertilisierungseingriffe zu einer Normozoospermie und nach 25,6% zum Auftreten von Spermatozoen im Ejakulat kam. Bei 20,6% der Ehepaare kam es nachfolgend zu einer Schwangerschaft, entweder spontan oder nach ICSI mit ejakulierten Spermatozoen. Es ist also erst der operative Erfolg abzuwarten, weswegen *Kryo*-MESA die Methode der Wahl ist. In Hinblick auf die relativ hohe Inzidenz von malignen Hodentumoren bzw. Präkanzerosen ist eine Hodenbiopsie bei MESA sinnvoll, wenn sie nicht schon vorher durchgeführt wurde (bei uns in über 50% der Patienten). Allerdings sollte eine solche Biopsie nur probatorisch sein und dabei nicht den erheblichen Umfang einer TESE erreichen.

Tabelle 4. Ergebnisse der ICSI/Kryo-MESA (bis 8/98)

Patientinnen für ICSI:	69
Behandlungszyklen:	137
Embryotransfers:	131 (95,6%)
Klinische Schwangerschaften:	40
Schwangerschaftsrate pro ET:	30,5%
Klinische Aborte:	6 (15,0%)
Kumulative Schwangerschaftsrate (bisher):	**57,9%**

Zusammenfassung

1. Bei der Verwendung epididymaler oder testikulärer Spermatozoen zur ICSI ist die Kryokonservierung obligat.
2. Die Techniken der Biopsataufarbeitung und Kryokonservierung (Münchner und Hamburger Konzept) haben keinen unterschiedlichen Einfluß auf die Behandlungsergebnisse.
3. Das Hamburger Konzept ist vorteilhafter, wenn Proben zugesandt werden; das Münchner Konzept setzt eine komplexere Infrastruktur voraus, erlaubt hingegen ein befundadaptierteres Vorgehen und eine ökonomischere Nutzung der gewonnenen Spermatozoen.
4. MESA bzw. Kryo-MESA haben ihren Stellenwert vor allem als Zusatzmaßnahme bei der wiederherstellenden Samenleiterchirurgie. Nichtmikrochirurgische Verfahren wie PESA oder RESA sind deshalb nicht zu empfehlen.
5. Bei einer erneuten Simultan-TESE scheint – aufgrund der bisherigen Erfahrungen – eine Vorbehandlung mit FSH sinnvoll zu sein.

Literatur

Beim Verfasser erhältlich.

Aktueller Stand der Reproduktionsmedizin

K. Diedrich, R. Felberbaum, M. Ludwig

Einleitung

Die assistierte Reproduktion (ART) hat sich in den vergangenen 20 Jahren – nach der Geburt des ersten Kindes nach einer künstlichen Befruchtung (IVF – *In-vitro*-Fertilisation) – als weitverbreitete Technik etabliert [8]. Es wird geschätzt, daß etwa 1%, teilweise bis zu 3% aller Kinder in westlichen Ländern nach derartigen Methoden empfangen und geboren werden. Etwa 10–15% aller Paare in diesen Ländern können, trotz eines langjährigen Wunsches, kein eigenes Kind bekommen. Dies macht die epidemiologische Bedeutung der Sterilität, der ungewollten Kinderlosigkeit, deutlich.

Die Ursache liegt in etwa 40% bei der Frau, in 40% beim Mann, in 10–15% bei beiden Partnern und bleibt trotz intensiver Diagnostik auch in hochspezialisierten Zentren bei etwa 5–10% der Paare ungeklärt [7].

Der Einsatz von GnRH-Agonisten im Rahmen der kontrollierten ovariellen Stimulation

Problematisch war von jeher die frühzeitige Auslösung des Eisprungs durch den körpereigenen LH-Anstieg mit einer deletären Auswirkung auf Eizellqualität und

Schwangerschaftsrate. Dies kann seit den frühen 80er Jahren durch den Einsatz von GnRH-Agonisten verhindert werden [6]. Diese Medikamente führen zu einer langandauernden Unterdrückung des körpereigenen LH, so daß ohne diese Gefährung eine Stimulation durchgeführt werden kann. Mittlerweile werden bei der IVF-Behandlung mehr als 90% aller Behandlungszyklen in Deutschland unter Verwendung eines solchen GnRH-Agonisten durchgeführt [2].

GnRH-Antagonisten

Einen neuen Aspekt im Rahmen der Hormonstimulation haben die sogenannten GnRH-Antagonisten gebracht. Der am besten untersuchte, das *Cetrorelix*, steht kurz vor der europäischen Markteinführung.

Diese Medikamentengruppe ist bei mindestens gleicher Effizienz mit sehr viel weniger Nebenwirkungen behaftet als die GnRH-Agonisten. So haben die Antagonisten nicht das Problem der Zystenbildung und der Hormonentzugssymptomatik; die Überstimulationsrate ist signifikant niedriger in Antagonisten-Protokollen verglichen mit Agonisten-Protokollen. Es ist abzusehen, daß durch den Einsatz der GnRH-Antagonisten auch die Kosten der Hormonvorbehandlung deutlich geringer werden können.

Bei über 1.000 Patientinnen, bei denen bis heute Cetrorelix im Rahmen einer Sterilitätsbehandlung eingesetzt wurde, konnten in den verschiedenen Studien in etwa 26% der Zyklen Schwangerschaften erzielt werden. Von den 128 bisher geborenen Kindern nach den verschiedenen Cetrorelix-Protokollen gibt es keine Auffälligkeiten gegenüber einer Normalpopulation oder gegenüber Kindern nach Agonisten-Protokollen zu berichten [3].

Rekombinante Hormonpräparate

Andere, neu entwickelte und seit Anfang der 90er Jahre verfügbare Medikamente sind die rekombinanten Hormone. Bisher wurden die Stimulationshormone FSH (follikelstimulierendes Hormon) und LH aus dem Urin postmenopausaler Frauen gewonnen, gereinigt und in eine als Medikament verfügbare Form gebracht. Durch die weltweit zunehmende Verbreitung der Hormonstimulation betrüge der weltweite Bedarf an diesen urinären Hormonpräparten so viel, daß etwa 120 Millionen Liter Urin jährlich notwendig wären, um ihn zu decken. Dazu wiederum wären 600.000 Spenderinnen notwendig, die permanent auf ihre Gesundheit hin untersucht werden müßten, und riesige Aufbereitungsanlagen.

Da die Gene für die menschlichen Hormone FSH, LH und HCG mittlerweile identifiziert und synthetisiert werden konnten, stehen heute diese Hormone in rekombinanter Form zur Verfügung. So kann eine permanent gleichbleibende Qualität, eine hohe Effizienz und vor allem die Gewißheit garantiert werden, daß allergische Reaktionen die absolute Ausnahme bilden werden. Letztere haben bei Verwendung urinärer Präparate gelegentlich zum Wechsel von Präparaten oder auch zum Abbruch einer Stimulation geführt. Schließlich werden diese Medikamente besser verfügbar und können unter besser kontrollierten Bedingungen hergestellt werden [5].

Erfolge der IVF-Behandlung

In etwa 80% der Behandlungszyklen kann ein Embryotransfer, also ein Zurücksetzen von Embryonen in die Gebärmutterhöhle der Frau, durchgeführt werden. Mit einer Schwangerschaft ist dann in ca. 20–25% der Fälle zu rechnen, wobei diese deutlich abhängig ist vom Alter der Frau. Während unterhalb des 35. Lebensjahres in bis zu 25% mit einer Schwangerschaft zu rechnen ist, sinkt diese Wahrscheinlichkeit auf unter 10% jenseits des 40. Lebensjahres ab.

Durch Nidationsprobleme und Frühaborte kann dann in etwa 18% aller Behandlungszyklen mit der Geburt eines Kindes gerechnet werden. Da bis zu 3 Embryonen intrauterin transferiert werden, liegt die Mehrlingsschwangerschafts-Rate höher im Vergleich zu spontan eingetretenen Schwangerschaften: In etwa 20% der eingetretenen Schwangerschaften muß mit einer Zwillingsschwangerschaft, in 3% mit einer Drillingsschwangerschaft gerechnet werden [2].

ICSI – intrazytoplasmatische Spermieninjektion

Ursprünglich war die IVF für die Behandlung der tubaren Sterilität entwickelt worden. Da – wie bereits erwähnt – aber etwa 40% der Ursachen beim Mann zu suchen sind, wurde die IVF auch in solchen Fällen, nach Ausreizung anderer Therapieformen – insbesondere der Insemination – angewendet. Waren es zu Beginn etwa 5% der IVF-Fälle, die aufgrund einer männlichen Subfertilität durchgeführt wurden, so steigerte sich dieser Anteil in einem eigenen Patientenkollektiv im Laufe der Jahre auf etwa 30%. Die Erfolge hinsichtlich der Befruchtung der Eizellen waren jedoch deutlich schlechter als bei unauffälligem Spermiogramm. Insbesondere wenn Grenzwerte hinsichtlich der Spermienzahl, der Spermienbeweglichkeit und des Anteils normalgeformter Spermien unterschritten wurden, war in kaum mehr als 5% der Eizellen mit einer Befruchtung zu rechnen!

Da zwar zahlreiche Therapiestrategien für die Behandlung der männlichen Subfertilität entwickelt wurden, aber bis heute *keine* auf dem Prüfstand prospektiver, randomisierter Studien beweisen konnte, tatsächlich die männliche Fertilität verläßlich zu verbessern, war in solchen Fällen oft keine Erfüllung des Kinderwunsches möglich.

1992 wurde an der Brüsseler Universität die ICSI entwickelt [9]. Tatsächlich kann durch diese Technik in über 70% eine Eizelle auch bei extrem eingeschränkten Spermien befruchtet werden. Selbst bei Azoospermie kann durch Einsatz operativ gewonnener Spermien aus dem Nebenhoden oder dem Hoden in ähnlicher Rate eine Befruchtung und Schwangerschaft erzielt werden [4].

Mehrere 100.000 Behandlungszyklen sind in dieser Weise weltweit durchgeführt worden. Die Schwangerschaftsrate liegt mit 25% mindestens so hoch wie die nach einer herkömmlichen IVF-Behandlung. Ob die ICSI auch ansonsten, d.h. auch bei normalem Spermiogramm, gegenüber der herkömmlichen IVF-Behandlung Vorteile hinsichtlich der Befruchtungs- und Schwangerschaftsrate bringt, ist momentan Gegenstand der wissenschaftlichen Diskussion. Hier müssen besondere Studien mit großem Zahlenmaterial abgewartet werden.

Auf jeden Fall hat die ICSI die Behandlung der Fälle der männlichen Subfertilität revolutioniert: Männer, die noch vor wenigen Jahren als absolut zeugungsunfähig galten, können heute Väter werden.

Gesundheit der Kinder nach einer IVF/ICSI-Behandlung

Bisher liegen verschiedene Studien vor, die zeigen konnten, daß auch nach einer ICSI-Behandlung nicht damit zu rechnen ist, daß vermehrt Fehlbildungen bei den geborenen Kindern auftreten [1]. Voraussetzung ist, daß bei den Eltern genetische Auffälligkeiten ausgeschlossen werden, die insbesondere für ein auffälliges Spermiogramm, gehäuft bei einer Azoospermie, verantwortlich sein können. Gegenteilige Darstellungen mit Berichten über eine bis zu fast 3fach erhöhte Fehlbildungsrate beispielsweise einer australischen Arbeitsgruppe haben zu reger Diskussion der ICSI auch in Deutschland geführt.

Nach dem heutigen Wissensstand scheint es sich aber so zu verhalten, daß tatsächlich nicht mit einer erhöhten Fehlbildungsrate zu rechnen ist, sondern daß derartige Meldungen auf einer falschen Auswertung vorhandenen Zahlenmaterials beruhen. Dennoch wurde vor wenigen Wochen in Deutschland die bisher größte Untersuchung weltweit begonnen, die innerhalb von etwa 2 Jahren Klarheit in die Frage nach einem Fehlbildungsrisiko bringen soll und eben derartige Fehlauswertungen von vornherein ausschließt.

Künftige Entwicklungen

Ein besonderer Stellenwert im Rahmen abzusehender Entwicklungen kommt der Verwendung unreifer Eizellen und Follikel im Rahmen der *In-vitro*-Reifung bzw. des *In-vitro*-Wachstums zu. So lassen sich die Nebenwirkungen der Stimulation verhindern. Bisher liegen jedoch nur Daten aus Tierexperimenten, insbesondere mit der Maus, vor. Lebende Mäuse wurden geboren.

Problematisch ist beim Menschen die sehr viel längere Reifungsdauer der Eibläschen, die ca. 85 Tage in Anspruch nimmt und offensichtlich von zahlreichen, bisher nicht bekannten Reifungsfaktoren abhängig ist. Dennoch ist damit zu rechnen, daß innerhalb der nächsten 5 Jahre hier deutliche Fortschritte erzielt werden.

Literatur

1. Bonduelle M, Wilikens A, Buysse A, Van Asche E, Wisanto A, Devroey P, Van Steirteghem AC, Liebaers I (1996) Prospective follow-up study of 877 children born after intracytoplasmic sperm injection (ICSI), with ejaculated epididymal and testicular spermatozoa and after replacement of cryopreserved embryos obtained after ICSI. Hum Reprod 11 (Suppl 4): 131–159
2. D.I.R. (1997) Deutsches IVF Register – Jahrbuch 1997
3. Felberbaum R, Ludwig M, Diedrich K (1998) Kontrollierte ovarielle Stimulation (COS) mit GnRH-Antagonisten. Reproduktionsmedizin 14: 187–193
4. Ludwig M, Küpker W, Al-Hasani S, Diedrich K (1996) Intrazytoplasmatische Spermatozoeninjektion (ICSI). Überblick über die aktuelle Situation. Frauenarzt 37: 1624–1634
5. Out HJ, Driessen SGAJ, Mannaerts BMJL, Bennink HJTC (1997) Recombinant follicle-stimulating hormone (follitropin beta, Puregon) yields higher pregnancy rates in in vitro fertilization than urinary gonadotrophins. Fertil Steril 68: 138–142
6. Smitz, J, Ron-El R, Tarlatzis BC (1992) The use of gonadotrophin releasing hormone agonists for in vitro fertilization and other assisted procreation technique: Experience from three centres. Hum Reprod 7: 49–66

7. Snick HKA, Snick TS, Evers JLH, Collins JA (1997) The spontaneous pregnancy prognosis in untreated subfertile couples: the Walcheren primary care study 12: 1582–1588
8. Steptoe, PC, Edwards RG (1978) Birth after the reimplantation of a human embryo. Lancet 2: 366
9. Palermo G, Joris H, Devroey P, Van Steirteghem AC (1992) Pregnancies after intra-cytoplasmic injection of single spermatozoon into an oocyte. Lancet 340: 17–8

Hormonsubstitution und Mammakarzinom

O. Ortmann, K. Diedrich

Das Mammakarzinom ist die häufigste maligne Erkrankung der Frau. In den letzten Jahren wird eine ansteigende Inzidenz beobachtet. Bei der überwiegenden Anzahl der Erkrankungen handelt es sich um sporadische Karzinome. Ein Zusammenhang mit Umweltfaktoren ist von hoher Wahrscheinlichkeit. Hier können auch extern applizierte Östrogene eine Rolle spielen. Auch Phytoöstrogene sind wahrscheinlich bei der Ätiologie des Mammakarzinoms von Relevanz. Es gibt eine Reihe von etablierten Risikofaktoren wie z. B. die frühe Menarche oder eine späte Menopause, die darauf hinweisen, daß eine verlängerte Östrogenexposition zu einer Erhöhung des Mammakarzinomrisikos führt.

Hormonsubstitution und Mammakarzinomrisiko

Seit über 20 Jahren werden Studien zur Problematik Hormonsubstitutionstherapie und Mammakarzinomrisiko publiziert. Die Resultate aus diesen Studien sind kontrovers, sie reichen von einer Risikofaktorsteigerung auf den Faktor 2 bis zu Reduktionen auf einen Faktor von ca. 0,5. In den letzten Jahren wurden Daten großer Studien sowie umfangreiche Re-Analysen durchgeführt, die darauf hinweisen, daß eine geringgradige Steigerung des Mammakarzinomrisikos nach einer lang andauernden Östrogentherapie zu verzeichnen ist. Die größte prospektive Studie, die u. a. die Frage des durch eine Hormonsubstitutionstherapie (HRT) induzierten Mammakarzinomrisikos untersucht, ist die Nurses' Health-Study. An dieser Studie nehmen über 120.000 postmenopausale Krankenschwestern teil. Sie entscheiden selbst über die Einnahme einer HRT. Die Daten von sog. „Current Users" (Frauen unter HRT) werden von den „Past Users" (Frauen, die unter HRT standen) und „Never Users" (Frauen, die nie unter einer HRT standen) verglichen. Bei den current users war das relative Risiko (RR) für ein Mammakarzinom auf 1,32 (95% Konfidenzintervall (CI): 1,14–1,54) im Vergleich zu den never users erhöht. Der Effekt dieser Risikosteigerung war zeitabhängig. Bis zu einer Einnahmedauer von 2 Jahren war das RR auf 1,14 (95% CI: 0,91–1,45), bis zu 5 Jahren auf 1,20 (95% CI: 0,95–1,44), bis zu 10 Jahren auf 1,46 (95% CI: 1,22–1,74) erhöht. Bei Frauen, die über 10 Jahre eine HRT erhielten, blieb das RR für ein Mammakarzinom konstant bei 1,46 (95% CI: 1,20–1,76). Bei den past users sank das erhöhte Risiko rasch und war nach 2 Jahren nicht mehr nachweisbar. Eine ebenfalls 1995 publizierte Studie von allerdings geringerem Umfang konnte keine Risikosteigerung durch eine HRT finden. Jüngste Daten aus der Nurses' Health-Study bestätigen das leicht erhöhte RR für ein Mammakarzinom nach Langzeitanwendung von Östrogenen.

Die Collaborative Group on Hormonal Factors in Breast Cancer hat 1997 eine Re-Analyse von 90% der weltweit existierenden Daten zur Beziehung zwischen Mammakarzinom und HRT veröffentlicht. Es wurden Daten von über 50.000 Frauen mit Mammakarzinom und über 100.000 Kontrollen einbezogen. Das RR für ein Mammakarzinom war bei Frauen, die 5 oder mehr Jahre (mittlere Anwendungsdauer 11 Jahre) eine HRT betrieben, 1,35 (95% CI: 1,21–1,49). Diese Risikosteigerung ist mit der Wirkung einer verspäteten Menopause auf das Mammakarzinomrisiko vergleichbar. Die Anwendung einer HRT erhöht das RR für ein Mammakarzinom um 2,3% pro Jahr, während es um 2,8% für jedes Jahr steigt, das die Menopause später einsetzt; 5 Jahre nach Absetzen der HRT ist das erhöhte RR nicht mehr nachweisbar. Aufgrund der derzeitigen Datenlage kann man somit festhalten, daß eine HRT bis zu einer Dauer von 5 Jahren keine Wirkung auf das Mammakarzinomrisiko hat, während Einnahmezeiten von über 5–10 Jahren zu einer geringgradigen Erhöhung des Risikos führen. Dieser ungünstige Effekt ist nach kurzen Zeiten von 2–5 Jahren voll reversibel. Was bedeutet nun eine Risikosteigerung des RR um 30% nach Langzeiteinnahme von Östrogenen? Legt man ein absolutes Risiko für ein Mammakarzinom von 10% bei Frauen zwischen dem 50. und 80. Lebensjahr zugrunde, so erkranken von 100 Östrogenanwenderinnen 13 an einem Mammakarzinom. Von diesen 13 sind 3 auf die Östrogenwirkung zurückzuführen. Da nur ca. 25% der Mammakarzinompatientinnen an dieser Erkankung sterben, sollte theoretisch weniger als 1 Todesfall unter 100 substituierten Frauen auf die Östrogengabe zurückzuführen sein. Demgegenüber werden ca. 30 von den 100 Frauen aufgrund der HRT keine tödliche kardiovaskuläre Erkrankung erleiden.

HRT und mammakarzinombedingte Mortalität

In einigen Studien konnte trotz der geringen Steigerung des Mammakarzinomrisikos eine Abnahme der Gesamt- und der mammakarzinombedingten Mortalität gezeigt werden. Die unter HRT entstandenen Tumoren waren häufiger auf die Brust begrenzt. Das RR für eine axilläre Lymphknotenbeteiligung lag bei 0,82, für eine Fernmetastasierung bei 0,54. Für diesen Effekt könnte auch ein Screening bias verantwortlich gemacht werden. Demgegenüber ist zu erwähnen, daß der Effekt auch in prospektiven Studien nachweisbar war. Daneben konnte gezeigt werden, daß Karzinome, die unter einer HRT auftraten, mehr als doppelt so häufig ein Grading I aufwiesen.

Verschiedene Untersucher konnten nachweisen, daß die Mortalität des unter oder nach HRT entstandenen Mammakarzinoms geringer ist als bei Nichtanwenderinnen von Hormonen. In einer jüngeren Untersuchung lag das RR für ein tödliches Mammakarzinom bei Frauen, die jemals eine HRT anwendet haben, bei 0,84 (95% CI: 0,75–0,94). Es kann derzeit jedoch nicht beurteilt werden, ob dieser Effekt auf eine Östrogenwirkung zurückzuführen ist. Er könnte mit anderen Faktoren, die mit der Einnahme einer HRT vergesellschaftet sind, erklärt werden (höheres Gesundheitsbewußtsein, Teilnahme an Screeningprogrammen etc.).

Rolle der Gestagene

Die Daten, die derzeit zur Thematik Mammakarzinomrisiko und HRT vorliegen, beziehen sich fast ausschließlich auf die Anwendung von Östrogenen. Es wäre falsch anzunehmen, daß Gestagene ähnlich wie beim Endometriumkarzinom im Rahmen einer HRT protektiv wirken. Die meisten Studien zu dieser Thematik konnten diesen Effekt nicht nachweisen und kamen teilweise sogar zu gegenteiligen Resultaten. Derzeit ist das umfangreichste Datenmaterial zur Frage Gestagene und Mammakarzinomrisiko im Rahmen der Nurses' Health-Study dokumentiert worden. Frauen, die eine kombinierte HRT erhielten, hatten ein geringgradig erhöhtes Mammakarzinomrisiko (s. o.), welches nicht unterschiedlich im Vergleich zu dem von Frauen unter alleiniger Östrogentherapie war. Ein protektiver Effekt der Gestagene ist somit nach derzeitigem Kenntnisstand nicht vorhanden.

Bildgebende Mammadiagnostik

Es ist bekannt, daß bildgebende Verfahren der Mammadiagnostik durch hormonelle Faktoren beeinflußt werden können. Die HRT könnte daher eine Dichtezunahme oder Persistenz bewirken, die zu einer Senkung von Sensitivität und Spezifität des bildgebenden Verfahrens führen. Die Wirkung einer HRT ist diesbezüglich außerordentlich variabel. Eine jüngere Untersuchung, in der umfangreiches Material eines Screening-Programms analysiert wurde, fand bei Frauen unter HRT häufiger falschpositive (RR = 1,33) und falschnegative (RR = 5,23) Mammographiebefunde. Dies bedeutet einerseits eine Steigerung von nicht erforderlichen weiteren diagnostischen Schritten oder Operationen, andererseits kann es zu einer Verzögerung der Karzinomdiagnose kommen. Auch die Magnetresonanztomographie mit Kontrastmittel kann durch eine HRT beeinflußt werden. Es wurden diffuse und lokale Kontrastmittelanreicherungen beobachtet; diese sind in der Regel rasch reversibel, aber in Einzelfällen mehrere Monate nachweisbar. Die beschriebenen Wirkungen einer HRT auf die bildgebende Mammadiagnostik sind für Screening und Nachsorge von erheblicher Bedeutung. Bei einem Nachweis ungünstiger Veränderungen muß die HRT abgesetzt und die Mammographie 6–8 Wochen später durchgeführt werden.

HRT nach Mammakarzinom

Das Mammakarzinom gilt als klassische Kontraindikation für eine HRT, obwohl nie bewiesen wurde, daß sie das Rezidivrisiko der Erkrankung steigert. Andererseits weiß man, daß Mammakarzinome hormonabhängig sein können und Strategien, die die endogene Östrogenwirkung antagonisieren bzw. aufheben, in adjuvanten und palliativen Therapien erfolgreich sind. Im Gegensatz zu dem umfangreichen Datenmaterial, das aus Studien zur Therapie des Mammakarzinoms vorliegt, sind nur wenige Untersuchungen durchgeführt worden, die die Wirkung einer HRT auf das Rezidivrisiko geprüft haben. Keine dieser Studien wurde randomisiert placebokontrolliert durchgeführt. Die Nachbeobachtungszeiten waren relativ kurz. In keiner der Studien wurde ein erhöhtes Rezidivrisiko durch die HRT festgestellt. Eine relativ umfangreiche Studie von Eden et al. hat 90 Patientinnen nach Mammakarzinom einbezogen. Diese wurden mit einer HRT behandelt, die aus einer kombinierten kontinuierlichen Gabe von verschiedenen Östrogenen und Gestagenen (50 mg MPA oder äquivalente Dosen anderer Gestagene) bestand. Sie wurden mit 180 Mammakarzinompatientinnen verglichen, die keine HRT erhielten. Das mittlere rezidivfreie Intervall betrug 5 (0–25) Jahre. Das RR für ein Rezidiv war in der HRT-Gruppe auf 0,40 (95% CI: 0,17–0,93) erniedrigt. Obwohl der Rezeptorstatus nur bei 24% der Patientinnen bekannt war, fand sich keine höhere Rezidivneigung bei rezeptorpositiven Tumoren. Eine kleine Gruppe von Patientinnen erhielt kontinuierlich eine mittlere MPA-Dosis von 50 mg/Tag. Bei diesen Frauen war das RR für ein Mammakarzinomrezidiv auf 0,22 (95% CI: 0,03–1,6) reduziert.

In einer Studie mit 41 Mammakarzinompatientinnen, die eine HRT erhielten, war die Rezidivrate halb so hoch wie bei den Kontrollpersonen. Die Todesrate war bei den nicht substituierten Frauen um 50% höher. Diese Daten sind sicherlich ermutigend. Große Studien müssen jedoch belegen, ob sie sich in dieser Weise halten lassen.

Viele internationale Experten sowie Fachgesellschaften sind der Ansicht, daß heute eine hormonelle Substitutionstherapie Frauen nach Mammakarzinom nicht grundsätzlich vorenthalten werden kann. Wie bereits geschildert, sind die Daten, die ein derartiges Vorgehen zulassen, äußerst spärlich. Andererseits können die Östrogenmangelerscheinungen nach natürlicher oder therapieinduzierter Menopause jedoch zu drastischen Einschränkungen der Lebensqualität führen. Die Vorschläge der Arbeitsgruppe Hormonsubstitution in der Postmenopause und Mammakarzinom der Deutschen Gesellschaft für Senologie von 1989 wurden kürzlich revidiert. Aufgrund der Datenlage war es jedoch nicht möglich, klare Richtlinien zur HRT nach Mammakarzinom zu geben. Für die Praxis bedeutet dies, daß die Indikation zu einer HRT nach behandeltem Mammakarzinom eine Einzelfallentscheidung bleibt. Die Patientin, die nach Aufklärung über Alternativen eine HRT wünscht, muß darüber aufgeklärt werden, daß zur Zeit keine definitiven Informationen über die Sicherheit einer HRT in dieser Situation vorliegen. Derzeit kann nicht entschieden werden, ob Östrogene in Kombination mit Gestagen oder Gestagen allein die bessere Alternative darstellt. Patientinnen, bei denen die Kardio- und Osteoprotektion im Vordergrund stehen, kann eine Behandlung mit Tamoxifen bzw. mit Raloxifen angeboten werden.

Literatur

1. Ortmann O, Diedrich K, Schulz KD (1997) Hormonelle Substitutionstherapie und gynäkologische Malignome. Gynäkologe 30: 326–331
2. Ortmann O, Schulz KD, Diedrich K (1998) Hormonelle Substitutionstherapie und Mammakarzinomrisiko: Gynäkologe 31: 885–890
3. Braendle W, Schulz KD (Hrsg) Hormone und Mammakarzinom. Akt. Onkol. 100, Zuckerschwert-Verlag, München (1998)

Teil V
Verschiedenes

Spezialreferat

Qualitätssicherung in der operativen Gynäkologie und Perinatologie*

H. Koester, D. Berg, R. Rauskolb

Ein Bekenntnis zur Qualitätssicherung gehört heute zu den Pflichtritualen eines jeden, der im großen Gebiet des Gesundheitswesens zu irgend etwas Stellung nimmt. Doch jeder versteht etwas anderes darunter.

Vor allem die Theoretiker und die Krankenhaus- und Kostenträger pochen darauf, eine von den wissenschaftlichen Fachgesellschaften erarbeitete Qualitätssicherung greife zu kurz. Erst wenn die von den Genannten vertretenen Gesichtspunkte berücksichtigt würden, werde aus Qualitätssicherung das einzig anzustrebende Qualitätsmanagement.

Jede Qualitätssicherung beginnt jedoch in jenem engsten Bereich der Medizin, in dem ein Mensch krank und nicht etwa Kunde ist. Es ist der Bereich der wissenschaftlichen Fachgesellschaften, deren Aufgabe die Erforschung und Lehre der Medizin und deren Pflicht es somit ist, Kriterien für eine Beurteilung zu formulieren, ob das, was gelehrt wird, auch getan wird, und ob das, was getan wird, richtig ist. Dann erst beginnt all das andere. Nichts anderes sind die von uns entwickelten Programme zur Qualitätssicherung.

Es wird gesagt, mit den Programmen zur Qualitätssicherung würden große Datenmengen produziert, praktische Konsequenzen aber nicht gezogen. Es sei deshalb am Beispiel der Perinatalerhebung (PE) Westfalen-Lippe die Funktionsweise demonstriert.

Erfaßt wurden 1996 98% aller Geburten. Die erste Durchsicht der Daten auf statistische Auffälligkeiten geschieht EDV-gestützt durch die Projektgeschäftsstelle. Sodann wird jede Auffälligkeiten aufweisende Klinik anonym im Arbeitskreis Geburtshilfe beurteilt und ggf. schriftlich auf die Abweichung und mögliche Ursachen hingewiesen oder um eine Stellungnahme gebeten.

Ist bei der nächsten Analyse eine Änderung nicht erkennbar, wird unter Aufhebung der Anonymität der Klinikleiter zum Fachgespräch mit dem Arbeitskreis eingeladen. Bei ausbleibendem Erfolg ist dieser vertraglich verpflichtet, die uneinsichtige Klinik im Lenkungsausschuß, bestehend aus gesetzlichen Krankenkassen, Landeskrankenhausgesellschaft und Ärztekammer, zu melden.

1996 wurden 1136 Kriterien ausgewertet (acht pro Klinik), wovon 118 (10,4%) statistisch auffällig waren, und zwar bei 67 (47,2%) der 142 Kliniken. Bei 6 (9,0%) war dies medizinisch plausibel. 35 (52,2%) wurden schriftlich unterrichtet und 24 (35,8%) zur Stellungnahme aufgefordert. Nur zwei (3,0%) mußten zum Fachgespräch gebeten

* Der ungekürzte Text dieses Spezialreferats erscheint im „Frauenarzt" (1999) 40

werden. Wichtige Qualitätsindikatoren, wie Sectiofrequenz, pH-Metrierate, Acidoseindex, konnten so in allen Kliniken in den anzustrebenden Bereich geführt werden.

Ein nicht unwichtiger Nebeneffekt: Eine Rückführung z. B. der in Bayern in fast 8% der Schwangerschaften bis zur 37. Woche ausgeführten prophylaktischen Cerclagen auf 1% ersparten dort jährlich 13 Mio DM, also weit mehr, als die bayerische Perinatalerhebung mit DM 800.000 kostet.

Die schon früh erkennbare Effektivität eines solchen Systems war der Grund, auch für die operative Gynäkologie ein ähnliches Programm zu entwickeln. Das Programm der DGGG zur „Qualitätssicherung in der operativen Gynäkologie", das gemeinsam mit Selbmann und Geraedts entwickelt wurde, ist für stationäres und ambulantes Operieren gleichermaßen geeignet. Im Unterschied zum Konzept von Stark [4, 10], welches erkennen ließ, daß sich die Komplikationsrate als alleiniger und wichtigster Qualitätsparameter für die operative Gynäkologie nicht eignet, wurde unter Kompletterfassung sämtlicher Eingriffe zusätzlich ein neuer Parameter, mit welchem sich Qualität beurteilen ließ, entwickelt.

Entscheidend für die Qualität ärztlichen Handelns ist die richtig gestellte Indikation zum Eingriff, also die Angemessenheit der gewählten Operation für den vorliegenden krankhaften Befund. Dieses Kriterium ist anwendbar, wenn sich die zuvor gestellte Diagnose nachher durch eine histologische Diagnose objektivieren läßt. Dies gelingt bei Eingriffen an den Adnexen, an der Zervix und an der Brust, nur begrenzt am Uterus.

Die hohe Aussagekraft der in zwei umfangreichen Studien [2, 3] gewonnenen Daten wurde in der Praxis bestätigt. Als bisher einziges Bundesland hat Hessen das DGGG-Programm vor zwei Jahren an 37 der 80 Kliniken eingeführt, mit deren Daten von 1997 [7] im Vergleich zur BMG-Studie der DGGG 1994 [3, 5, 6] die Funktion des Programms demonstriert sei.

Zunächst ein Beispiel aus der Gruppe der Adnexoperationen, das nach der Veröffentlichung dieser Zahlen zu sehr unsachlichen Kommentaren führte. Alle Daten wurden im stationären Bereich erhoben. Fast 20% waren alleinige laparoskopische Eingriffe. Im ambulanten Bereich sind es fast 40% [1].

Bei einer Aufteilung in Organgruppen wurde in 29,6% (1994: 33,1%) aller Eingriffe an den Adnexen operiert. In 27,2% (1994: 53,2%) dieser Fälle war es der alleinige Eingriff, der Adnexbefund also die Indikation für die Operation.

Es überrascht der hohe Anteil funktioneller Zysten mit 23,6% (1994: 23,0%) und unauffälliger Histologie mit 18,2% (1994: 27,9). Darunter sind auch jene Adnexeingriffe, die anläßlich einer anderen Operation vorgenommen wurden, bei denen die Entfernung einer als Nebenbefund festgestellten Zyste sinnvoll ist. Erst bei isolierter Adnexoperation ist der histologische Befund die Indikation zur Operation. Mit 29,8% funktioneller Zysten (1994: 29,9%) und 11,6% (1994: 14,9%) unauffälliger Histologie weichen die Zahlen von der Erwartung ab (Tab. 1).

Diese Rohdaten sagen jedoch nur, daß eine Auffälligkeit vorliegt, die einer Abklärung bedarf. Bei einer Analyse liegen die Ursachen nicht nur bei jenen, die wirtschaftliches Denken allzu gut beherzigt haben. Vaginalsonographisch unauffällige einkammrige Zysten unter 12 cm Durchmesser sind bei prämenopausalen Frauen zwar meist funktionelle Zysten, in 0,8% aber auch ein Karzinom [8]. Sollte sich nach der in sechs Wochen empfohlenen Kontrollsonographie, die in 90% eine Operation ersparen würde, später ein Karzinom finden, wird der Arzt trotz richtigen Handelns mit einer juristischen Klage rechnen können. Eine großzügige Indikationsstellung ist die Folge.

Tabelle 1. Alleinige Adnexeingriffe mit histologischer Diagnose. Ergebnisse des Programms der Deutschen Gesellschaft für Gynäkologie und Geburtshilfe (DGGG) zur „Qualitätssicherung in der operativen Gynäkologie" bei hessischen Frauenkliniken 1997

	Gesamt		davon laparosk.	
Kystoma serosum	111	10,6	73	65,8
Kystoma mucinosum	54	5,2	38	70,4
Dermoid	86	7,3	49	64,5
Endometriose	149	14,3	109	73,2
Entzündung	21	2,0	9	42,9
EUG	4	2,4	2	50,0
Karzinom	18	0,4	5	27,8
Foll./Lut. Zyste	311	29,8	264	84,9
Unauffällige Hist.	121	11,6	99	81,8
Andere Histologie	168	16,1	125	74,4
Alle	1044	100,0	773	74,0

Qualitätssicherung schützt nicht nur die Patientin, sondern entlastet auch den Arzt von juristischem Druck. Der Anteil der funktionellen Zysten, der etwa 15% nicht überschreiten sollte, ließe sich sogar unter 10% [9] senken. Anhand der Daten der hessischen Kliniken ließ sich folgender Nebeneffekt hochrechnen: Bei einer Reduktion auf 15% errechnet sich für Hessen eine jährliche Kostenersparnis von gut DM 2,0 Mio., bei 10% sogar DM 2,4 Mio.

Zurückhaltung bei der Hysterektomie wegen gutartiger Veränderungen ließ sich durch Koppelung mit dem Alter der Patientin beurteilen. Bei Frauen unter 35 Jahren schwankt sie zwischen 0% und 12,5%. Ähnlich war die Häufigkeit einer Blutübertragung bei Hysterektomie bei benignem Befund, die auch von 0% bis 12% variierte. Beide offenbaren ein typisches Dilemma. Bei seltenen Ereignissen ermöglicht erst die statistische Analyse die Erkenntnis einer nicht unerheblichen Abweichung.

Bei Mammakarzinom sollte stets eine Hormonrezeptoranalyse vorgenommen werden. In der BMG-Studie von 1994 war die Variationsbreite 10,0% bis 100% bei einem Median von 71,0%. Aus falsch verstandenem Sparwillen wurden auch notwendige Leistungen eingeschränkt. Drei Jahre später lassen die hessischen Zahlen eine Normalisierung erkennen.

Das DGGG-Programm zur Qualitätssicherung ermöglicht also eine Beurteilung, ob Leistungen unnötig erfolgen und ob notwendige erbracht werden. Außerdem wird der qualitative Referenzbereich, der sich aus den Werten der 25% Besten errechnet, schmaler.

Diese Beispiele genügen, um Funktionsweise und Effektivität der beiden QS-Programme darzulegen. Die Perinatalerhebung hat ihren Wert lange bewiesen. Es wäre naheliegend, nun auch das Programm für die operative Gynäkologie, das seine Feuerprobe ebenfalls bestanden hat, nicht nur in Hessen umgehend flächendeckend einzusetzen.

Eine Umfrage bei allen Landesärztekammern ließ erkennen, daß die Einführung des Programms in drei Ländern für das kommende Jahr geplant ist, ohne Angaben darüber, in welcher Weise es geschehen soll. In drei weiteren Ländern ist nichts vorgesehen. Bei den restlichen läuft die Einführung unseres Programms zögernd an, die Auswertung erfolgt jedoch zentral durch die Servicestelle QualitätsSicherung (SQS). Was aber bedeutet das?

Der Gesetzgeber verfügte 1993 eine „Qualitätssicherung bei Fallpauschalen und Sonderentgelten“ (FP/SE) durch ein Bundeskuratorium, deren Träger GKV und DKG sind. Erst seit dem 1. 7. 97 ist durch § 137a auch die Bundesärztekammer beteiligt. Eine Probeauswertung durch die von diesem Gremium beim Deutschen Krankenhausinstitut eingerichteten SQS zeigte jedoch, daß nur FP/SE ausgewertet wurden. Die Qualitätsindikatoren unseres Programms sind bei diesen jedoch nicht anwendbar. Trotz besseren Wissens betreibt man dort einen untauglichen Versuch am untauglichen Objekt.

Für das ambulante Operieren wurde empfohlen, den derzeitigen Erhebungsbogen durch die Erfassung der Codeziffer der histologischen Diagnose endlich auch qualitätssichernd zu machen. Mit einer niedrigen Komplikationsrate bei Operationen zu prahlen, bei denen es ohnehin kaum Komplikationen gibt, ist Spiegelfechterei. Auch Patientenzufriedenheit wird von anderem geprägt, eine richtige Indikationsstellung kann eine Patientin nicht beurteilen.

Qualitätssicherung kann ohne entsprechende Finanzierung nicht umgesetzt werden. Obwohl sie dann mehr spart, als sie kostet, wird sie verhindert. Werden etwa im Windschatten permanenter Reden über Qualitätssicherung ganz andere Ziele verfolgt? Könnte es sein, daß Qualitätssicherung gar nicht gemeint ist, sondern im lukrativen Wirtschaftszweig Gesundheitswesen mit dem Instrument Qualitätskontrolle nur um Macht und Einfluß gerungen wird? Jener engste Bereich, in dem ein Mensch krank und nicht Kunde ist, sollte davon ausgespart bleiben.

In seiner berühmten Berliner Rede meinte Bundespräsident Herzog, in Deutschland fehle es nicht an Erkenntnis, jedoch an Umsetzung des als richtig Erkannten in die Praxis. Das gilt offensichtlich auch für die Qualitätssicherung in der Medizin.

Literatur

1. Brökelmann J, Hennefründ J, Dohnke H (1996) Qualitätssicherung 1995 hinsichtlich der ambulanten gynäkologischen Operationen. gyne 12: 441–443
2. Eichhorn S, Koester H, Selbmann HK (1989) Qualitätssicherung in der operativen Gynäkologie. Ergebnisse der „Pilotstudie 1984“. Materialien u. Berichte der Robert-Bosch-Stiftung. Band 31. Bleicher-Verlag, Gerlingen
3. Gerardts M, Koester H, Berg D, Rauskolb R, Scheidel P, Selbmann HK (1998) Qualitätssicherung in der operativen Gynäkologie. Schriftenreihe d. Bundesministeriums für Gesundheit. Band 98. Nomos-Verlagsgesellschaft, Baden-Baden
4. Koester H (1985) Qualitätssicherung in der operativen Gynäkologie. Arch Gynec Obstet 242: 37–41
5. Koester H (1995) Qualitätssicherung in der operativen Gynäkologie aus klinischer Sicht. Zbl Gynäk 117: 670–673
6. Koester H (1996) Qualitätssicherung: Anspruch, Realität und Auswirkungen auf den medizinischen Alltag. Arzt u Krankenhaus 69: 249–256
7. Kugler, C (1998) Geschäftsstelle Qualitätssicherung Hessen bei der Hessischen Krankenhausgesellschaft eV, 65760 Eschborn
8. Osmers R, Kuhn W (1995) Diagnostik und Therapie bei Ovarialtumoren. Frauenarzt 36: 925–932
9. Rehbock J, Kindermann G (1997) Diagnostische Abklärung der klinisch oder sonografisch auffälligen Adnexe. Gynäkologe 30: 92–97
10. Stark G (1985) Qualitätssicherung in der operativen Gynäkologie. Arch Gynec Obstet 242: 37–41

Qualitätssicherung in der gynäkologischen Rehabilitation

Zur Frage der wissenschaftlichen Begründung balneogynäkologischer Indikationen

Chr. Gutenbrunner

In der balneogynäkologischen Literatur finden sich zahlreiche ausführliche Beschreibungen der Therapiemittel sowie von komplexen Therapiekonzepten. Darüber hinaus liegen einzelne wissenschaftliche Arbeiten über Wirkungsmechanismen und Wirkungen einzelner Therapieverfahren, wie z. B. der Moorbäder, vor. Schließlich werden zahlreiche Indikationen angegeben, die überwiegend aus der klinischen Erfahrung der Kurorttherapie hergeleitet werden (Lit.-Übers. s. [1]). Diese sind aber aus Sicht einer modernen wissenschaftlichen Medizin z.T. nicht ausreichend begründet, so daß sich für die Zukunft ein erheblicher Forschungsbedarf ergibt.

So werden z. B. für die Peloidtherapie eine Reihe chronisch-entzündlicher Genitalerkrankungen (Vulvitis, Zervizitis, Endometritis, Adnexitis, Prametritis und postoperative Entzündungen) und endokriner Dysfunktionen (primäre und sekundäre hormonale Insuffizienz, juvenile hormonale Dysregulation, Ovarialinsuffizienz bei Reifungsretardierung, Sterilität, Klimakterium und Prävention der postmenopausalen Osteoporose) angegeben [1]. Während die physikalischen Moorbäderwirkungen (mechanische Gelenkentlastung durch verstärkten Auftrieb, verstärkter Bewegungswiderstand mit Gelenkruhigstellung durch erhöhte Viskosität und Hyperthermie durch intensive Wärmezufuhr) gut bekannt und in bezug auf ihre Wirksamkeit unumstritten sind, ist die Relevanz der nachweisbaren resorptiven Wirkungen der Moorinhaltsstoffe (östrogene Wirkungen, Hyaluronidasehemmung, glattmuskuläre Wirkungen u. a.) trotz ermutigender Einzelergebnisse nach wie vor fraglich. Gleiches gilt für spezielle gynäkologisch relevante Effekte, wie eine kortikoidbedingte Steigerung der FSH-Sekretion und Hemmung der LH-Sekretion. Lediglich die nachgewiesenen funktionell-adaptiven Umstellungen vegetativer Funktionen können als Hinweis für eine klinische Wirksamkeit dieser Therapieform bei den genannten entzündlichen Erkrankungen und endokrinen Funktionsstörungen dienen [2]. Es muß aber festgestellt werden, daß klinische Studien bei entsprechenden Patientinnenkollektiven als Begründung für die genannten Indikationen vollständig fehlen. Auch bei der empfohlenen Solebäderbehandlung können die in der Literatur genannten Indikationen bestenfalls als theoretisch begründet angesehen werden.

Es erscheint also dringend notwendig, klinische Studien zur Wirksamkeit balneogynäkologischer Anwendungen durchzuführen, die allerdings einen besonders hohen Aufwand hätten. So ist der Wirkungsnachweis balneologischer Therapieverfahren im Vergleich zur Pharmakotherapie besonders schwierig und erfordert eine spezielle, dem vermuteten Wirkungsmechanismus angepaßte Methodik. Bei kurörtlichen Heilverfahren sind stets eine Reihe unterschiedlicher Therapiefaktoren wirksam. Auch wenn sie einzeln gut definierbar sind, ist die wissenschaftliche Bewertung ihres Anteils am gesamten Effekt der Behandlung außerordentlich problematisch, zumal bereits der Ortswechsel psychische und vegetative Funktionen beeinflussen kann. Erschwerend kommt hinzu, daß wegen ihrer adaptiven Wirkungsweise die immediaten Wirkungen balneologischer, klimatologischer, physikalischer, diätetischer und psychomentaler Therapiefaktoren nicht mit ihren Langzeitwirkungen identisch sind. Schließlich hat wegen des phasisch-periodischen Ablaufs funktioneller Adaptations- und Deadaptationsprozesse der Zeitpunkt der Messung einen großen Einfluß auf das Meßergebnis.

Folgende Methoden können zur Evaluation komplexer Therapiekonzepte in der Kurortmedizin beitragen:

1. vergleichende Untersuchungen der Immediateffekte der therapeutischen Anwendungen,
2. vergleichende Längschnittuntersuchungen der Wirkungen der seriellen Anwendung einzelner Therapiemittel,
3. Untersuchung der Wirksamkeit des Therapiekonzeptes unter Weglassen einzelner Therapiekomponenten,
4. Nachweis eines adaptiven Wirkungsmechanismus komplexer Therapiekonzepte und
5. vergleichende Langzeitstudien zur Wirksamkeit des gesamten Therapiekonzeptes, wobei heute eine Reihe von sog. Outcome-Meßinstrumenten zur Verfügung stehen, die speziell für rehabilitative Fragestellungen entwickelt wurden.

Dabei sollte sich die zukünftige balneogynäkologische Forschung auf ausgewählte Indikationsbereiche beziehen, und zwar solche, in denen vegetative Regulationsstörungen eine dominierende Bedeutung an der Symptomatik haben und für die es bisher keine ausreichend erfolgreiche medikamentöse oder operative Therapieform gibt (z. B. Chronic Pelvic Pain Syndrome, sog. Senkungsbeschwerden). Dabei sollten neben klinischen (z. B. Schmerzintensität und -häufigkeit, Miktionsstörungen) auch psychosoziale Outcomeparameter (Wohlbefinden, soziale Integration) erfaßt werden. Die Durchführung prospektiver Vergleichsstudien ist in diesem Zusammenhang zwar schwierig, aber durchaus möglich (vgl. [3]). Erst im zweiten Schritt ist der Nachweis der Wirksamkeit einzelner therapeutischer Anwendungen sowie die Aufklärung des Wirkungsmechanismus notwendig.

Literatur

1. Baatz H, Dietrich J (1998) Gynäkologische Erkrankungen. In: Gutenbrunner C, Hildebrandt G (Hrsg) Handbuch der Balneologie und Medizinischen Klimatologie. Springer-Verlag, Berlin-Heidelberg-New York-Barcelona-Budapest-Honkong-London-Mailand-Paris-Santa Clara-Singapur-Tokyo, S. 706–715
2. Hildebrandt G, Gutenbrunner C (1998) Balneologie. In: Gutenbrunner C, Hildebrandt G (Hrsg) Handbuch der Balneologie und Medizinischen Klimatologie. Springer-Verlag, Berlin-Heidelberg-New York-Barcelona-Budapest-Honkong-London-Mailand-Paris-Santa Clara-Singapur-Tokyo, S. 187–476

3. Schreiber C, Gutenbrunner C, Gehrke A, Walter N, von Pezold E (1998) A Prospective Comparative Study of long-term Effectiveness of Rehabilitative Measures on the Cardiovascular Risk-Factor Profile („Lower Saxony Cardiovascular Prevention Study") – Preliminary Results. In: Verband Deutscher Rentenversicherungsträger (Hrsg) Proceedings of the 6th European Congress on Research in Rehabilitation. DRV-Schriften, Band 10, Frankfurt am Main, S. 67–68

Qualitätssicherung in der gynäkologischen Rehabilitation

K. Zacharias

In vielen medizinischen Bereichen gewinnt die Qualitätssicherung an Bedeutung. Durch den Verband Deutscher Rentenversicherungsträger wurde nach mehrjähriger Entwicklungs- und Umsetzungsphase ein gemeinsames Qualitätssicherungsprogramm für die medizinische Rehabilitaton eingeführt.

Für das Kur- und Bäderwesen in Deutschland werden durch die Rehabilitationskliniken bedeutsame Beiträge zur Verbesserung des Image der Kurorttherapie bzw. Rehabilitationsmedizin erbracht. Für die Beurteilung der medizinischen Leistungen sind die 3 Dimensionen Struktur-, Prozeß- und Ergebnisqualität zu prüfen (System nach Donabedian). In Übertragung der Definition der Deutschen Industrienorm zur Qualitätssicherung bedeutet das für die Rehabilitationsmedizin insbesondere die Beschreibung und Beurteilung der medizinischen Versorgungsziele und der dafür eingeleiteten Maßnahmen.

Zur *Strukturqualität* gehören technische Ausstattung der Rehabilitationsklinik, Belegung der Klinik, Qualifikationen des Personals, Dokumentation der Klinikabläufe.

Die *Prozeßqualität* beschreibt alle medizinischen Aktivitäten im Verlauf der Rehabilitationsmaßnahme. Sie setzt voraus, daß die diagnostischen und therapeutischen Maßnahmen dem aktuellen Stand der medizinischen Wissenschaft und Berufserfahrung entsprechen. Durch einen hochwertigen Behandlungsprozeß wird das definierte Rehabilitationsergebnis angestrebt. Hierzu ist das kontinuierliche Zusammenwirken der Ärzte mit dem Pflegepersonal, den Therapeuten der physikalischen und balneologischen Abteilung der Klinik, den Psychologen, Diätassistenten und dem Sozialdienst erforderlich („Therapeutisches Team").

Die gynäkologische Rehabilitation beinhaltet die Gesamtheit aller Bemühungen, die betreffenden Patientinnen körperlich, psychisch, sozial und beruflich in die Lage zu versetzen, in größtmöglicher Selbstbestimmung eine Lebensform und Stellung im Alltag, in der Gesellschaft und auch im Beruf zu finden. Hierbei sollte immer die Motivation zur Eigenverantwortung und Selbsthilfe eingeschlossen sein.

Voraussetzungen für die Beurteilung der *Ergebnisqualität* sind die Festlegung der Rehabilitationsziele und die Dokumentation des Reha-Verlaufes.

1. psychisch: Krankheitsbewältigung – die Wiedererlangung und Erhaltung von Selbstsicherheit und Wertgefühl.

2. physisch: Die Wiederherstellung und Erhaltung von Wohlbefinden, Funktionsfähigkeit, Beschwerde- und Schmerzfreiheit.
3. sozial: Die Wiedererlangung der „Rolle“ in den Beziehungssystemen Familie, Beruf und Umfeld einschließlich materieller Sicherheit.

Zur Einschätzung der Ergebnisqualität erfolgt eine Beurteilung der Rehabilitationsmaßnahme in bezug auf den Therapieeffekt und -erfolg mit den Kriterien das Rehabilitationsziel wurde erreicht, teilweise erreicht oder nicht erreicht. Dabei wird neben der ärztlichen Beurteilung die subjektive Zufriedenheit der Patienten einbezogen. Es schließen sich Empfehlungen für die Weiterbehandlung am Heimatort an. Für die klinikinterne Qualitätssicherung ergeben sich Schlußfolgerungen für weitere Verbesserungen der medizinischen Betreuung.

Die Vogtland-Klinik Bad Elster erhielt als erste Rehabilitationsklinik in den neuen Bundesländern im Januar 1998 das Qualitätsmanagement-Zertifikat.

Die in der gynäkologischen Abteilung erstellten Therapiekonzepte beachten die Grundsätze zur Reizregulationstherapie sowie die von Professor Jordan propagierten fünf Säulen der Kurorttherapie, allerdings in veränderter Rangfolge.

1. Physiotherapie (Da die Vogtland-Klinik in einem staatlich anerkannten Kurort gelegen ist, kommen neben der physikalischen Therapie auch natürliche Heilmittel zur Anwendung. Einen besonderen Stellenwert haben Moortamponaden und Solevaginalspülungen.)
2. Medikamentöse Therapie.
3. Psychotherapie.
4. Ergänzende Kurmaßnahmen (Gesundheitsberatung, Gesundheitstraining, Anleitung für den „Hausgebrauch“).
5. Milieutherapie.

Beispielhafte Therapiepläne für stationäre Heilverfahren bei gynäkologischen Indikationen werden dargestellt und können beim Autor angefordert werden.

Möglichkeiten und Grenzen bei der Anwendung balneologischer Maßnahmen in der Akutklinik

A.-M. Beer

Die Integration balneologischer Maßnahmen in die Akutklinik optimiert die Behandlungserfolge. Diese These stützt sich auf Erfahrungswerte. Bislang gibt es keine Untersuchungen, die diese These bestätigen.

Die Abteilung Naturheilkunde der Klinik Blankenstein ist Modellklinik, da sie künftig diesen Fragestellungen nachgehen wird.

Es werden folgende Krankheitsbilder in der Abteilung Naturheilkunde behandelt:

- der gesamte rheumatische Formenkreis,
- Stoffwechselerkrankungen,
- funktionelle Magen-Darmleiden,
- chronische Infekte der oberen Luftwege,
- allergische und atopische Erkrankungen,
- Leiden und Schmerzsyndrome im Bereich von Gynäkologie, Neurologie, Urologie,
- onkologische Zustandsbilder, insbesondere nach Chemotherapie und Radiatio.

Da das Patientenkollektiv der Abteilung Naturheilkunde zu 80% aus Frauen besteht, werden balneogynäkologische Maßnahmen regelmäßig eingesetzt. Der interdisziplinäre Behandlungsansatz zwischen den Abteilungen Innere Medizin, Chirurgie, HNO grenzt das Konzept gegen die Rehabilitation ab.

Gemeinsam mit der Universität Witten-Herdecke wird die Abteilung Naturheilkunde ab Januar 1999 die wissenschaftliche Begleitung, wie mit den Krankenkassenspitzenverbänden vereinbart, beginnen.

Ziel ist es, die Indikationsstellungen zur stationären Behandlung mit klassischen Naturheilverfahren zu evaluieren. Es werden auch balneologische Maßnahmen erfaßt. Die klassischen Naturheilverfahren werden schwerpunktmäßig angewandt. Dabei handelt es sich um wissenschaftlich begründete Verfahren, die seit jeher Bestandteil der wissenschaftlichen Medizin (Schulmedizin) sind und deren Wirksamkeit nachgewiesen ist. Die Balneologie wird zu den klassischen Naturheilverfahren gezählt. Durch die rasante Entwicklung der wissenschaftlichen Medizin (Schulmedizin) sind die natürlichen Therapien, die stets Bestandteil der Schulmedizin waren, in den Hintergrund getreten.

Indikationen zur gynäkologischen Balneotherapie in einem Akutkrankenhaus nach § 39 SGB V sind:

- Zustand nach Salpingitis,
- postoperative Adhäsionsprophylaxe,
- postoperative Infiltrate,
- Sterilität unterschiedlicher Genese,
- genitale Atrophie und Hypoplasie,
- vegetative Störungen,
- klimakterische Beschwerden,
- Reizblase,
- nach Karzinomtherapie,
- Schwangerschaft und Wochenbett.

Zwar zählen diese Indikationen nicht zu den Tracer-Diagnosegruppen, sie werden jedoch miterfaßt und ausgewertet.

Die wissenschaftliche Begleitung ist auf 5 Jahre angelegt, und erst dann kann eine erste Aussage zu den Möglichkeiten und Grenzen bei der Anwendung balneologischer Maßnahmen in der Akutklinik entsprechend der evidence-based medicine (EBM) getroffen werden.

Balneologie in der Lehre – Ergebnisse studentischer Befragungen

A.-M. Beer

In den Jahren 1990–1998 wurden im Rahmen des Lehrauftrages zum Thema „Balneogynäkologie“ an der Universität Düsseldorf, aber auch im Rahmen von Vorlesungen in Würzburg und Erlangen-Nürnberg studentische Befragungen zu 15 verschiedenen Befragungszeitpunkten durchgeführt. Es wurde im Rahmen der Vorlesung nach der Notwendigkeit eines stärkeren Lehrangebotes in der Balneologie und Balneogynäkologie gefragt und die Frage nach der gewünschten Vorlesungszahl und Exkursionen gestellt.

Es handelt sich hierbei um keine repräsentative Stichprobe, da es sich um ein vorselektiertes Studentengut handelte. Es sollen vielmehr erste Anhaltspunkte für eine Tendenz aufgezeigt werden.

Im Rahmen der studentischen Exkursion, die jedes Semester nach Bad Aachen durchgeführt wird, erfolgen regelmäßig Diskussionsrunden zum Thema Balneogynäkologie. Am Beispiel einer Vorlesung vom Herbst 1997 sollen exemplarisch die Ergebnisse dargestellt werden, die sich aus einer Befragung von 55 Studenten ergaben.

60% der Studenten waren der Meinung, daß eine Vorlesungsstunde Balneogynäkologie zu wenig sei, 38% fanden dies ausreichend, 2% fanden es eine Vorlesungsstunde zuviel.

Ein hoher Anteil der Studenten wünschte eine stärkere Integration balneologischer Lehrinhalte im Medizinstudium (90%).

Die Studenten forderten in bezug auf die Balneogynäkologie bis zu 6 Semesterstunden und eine Exkursion im Verlauf des Studiums (80%).

Folgende Vorstellungen existieren zum Thema Balneogynäkologie: Aus Sicht der Studenten hat die Balneogynäkologie ein Negativimage. Es bestehen heterogene Vorstellungen über Inhalte, Zukunft und Identität. Fehlende eigenständige Lehrangebote, mangelnde studentische Akzeptanz, ineffektive Lehrformen seien, so die Studenten, hierfür verantwortlich zu machen.

In der Diskussion wurde auch der Unterschied zwischen praktischer und wissenschaftlicher Balneologie thematisiert. Die praktische Balneologie zeige mangelndes Interesse an wissenschaftlicher Arbeit. Die wissenschaftliche Balneologie hingegen zeige eine ungenügende Wertplazierung von Praxisproblemen bei schwacher Repräsentanz von klinisch-praktischer Balneologie.

Die Studenten fordern daher von der balneologischen Forschung einen starken Praxisbezug, Themen von allgemeinem Interesse und umsetzbare Ergebnisse. Diese Forderungen seien in Zeiten knapper Mittel und schwindender Akzeptanz unverzichtbar.

Ein weiterer Diskussionspunkt war die Frage, inwieweit die Balneologie den Naturheilverfahren zuzuordnen sei. Handelt es sich um eine befruchtende Dualität oder um „doppeltgemoppelten“ Luxus? Sind Naturheilverfahren „alter Wein in neuen Schläuchen“, geht es um Konkurrenz bei knappen Mitteln, oder haben wir es mit einem „langsamen Sterben der Balneologie zu tun“?

Zusammenfassend läßt sich sagen, daß die befragten Studenten ein großes Informationsdefizit bezüglich der Inhalte und des Stellenwertes der Balneologie, insbesondere der Balneogynäkologie, hatten. Auderdem zeigte sich, daß ein großes Interesse der Studentinnen und Studenten an einer Intensivierung der Lehre besteht, zumal im 2. Staatsexamen zum Thema Naturheilverfahren - Balneologie nach dem Gegenstandskatalog Fragen gestellt werden. Das universitäre Angebot ist jedoch diesbezüglich mangelhaft.

Bund Deutscher Hebammen e.V.

Geburtsvorbereitung im Wandel

L. Fehrenbach

Geburtsvorbereitung, wie sie heute praktiziert wird, ist das Ergebnis einer historischen Entwicklung. Sie wurde geprägt von Namen wie Read, Nikolajew, Velvovski, Platonov, Lamaze, Leboyer [1], Odent [4] und Kitzinger [2]. In den Aussagen dieser Menschen verdeutlicht sich die Geschichte der Physiologie, Psychologie und der Sozialwissenschaften im 20. Jahrhundert.

Historische Elemente der Geburtsvorbereitung

Die Suche nach einer risikolosen Analgesie war das Motiv der „Erfinder" der Geburtsvorbereitung. Schon zu Beginn des 20. Jahrhunderts fand Hypnose Eingang in die Schulmedizin. Auch in der Geburtshilfe wurde Hypnose als Mittel der Schmerzbeseitigung, allerdings mit geringem Erfolg, angewandt.

1928 veröffentlichte Jacobson in Chicago sein Buch „Progressive Relaxation". Er beschrieb eine Methode der Tiefenmuskelentspannung. Was damals ein neuer Gedanke war, nämlich, daß Geist und Seele über den Körper zu erreichen sind, ist heute zum allgemeinen Wissen geworden. Durch bewußte Entspannung der Muskeln setzt über das vegetative Nervensystem eine Wirkung ein, die unter anderem auch die Schmerzschwelle senkt.

Die 50er Jahre und die „Read-Gymnastik"

Grantly Dick Read (1890–1959) griff diese Gedanken auf. Zu Beginn der dreißiger Jahre entwickelte der Londoner Geburtshelfer seine Ideen, die man ruhig als Pionierleistung auf dem Gebiet der psychosomatischen Geburtshilfe bezeichnen darf.

1944 veröffentlichte er sein Buch „Childbirth without Fear", 1950 in deutscher Übersetzung unter dem mißverständlichen Titel „Mutterwerden ohne Schmerz" erschienen.

Read stellte als erster die emotionale Situation der Frau in den Mittelpunkt des Geschehens.

In seinen Augen ist Geburt ursprünglich schmerzlos. Er beschreibt einen Teufelskreis, der, ausgelöst durch Angst, zu Verspannung der Muskeln führt und über das vegetative Nervensystem zu Schmerzen, die die Angst vergrößern, bis das Ganze in ein katastrophales Geburtserlebnis mündet. Diesen Teufelskreis gilt es zu durchbrechen. Read betont die Rolle des geburtshilflichen Begleitpersonals. Jede Geste, jedes Wort muß wohlüberlegt sein, um Frauen zu ermutigen und nicht zu verunsichern. Viele Gedanken, die heute selbstverständlich sind, hat Read zum ersten Mal ausgedrückt. Da er sah, daß die Frauen viel zu verschieden sind, hat er seine Gedanken nie in Form einer Methode zusammengefaßt. Seine Ansätze zur Beseitigung von Ängsten waren Unterweisung in Entspannung, Information über den Geburtsablauf, Gymnastik, damit der Körper beweglich ist, und tiefe, entspannte Atmung.

Platonov, Nikolajev und Velvovski entwickelten die „psychoprophylaktische Methode“ (PPM), die 1951 in Leningrad der Öffentlichkeit vorgestellt wurde.

Diese Methode sollte dazu dienen, die Entstehung des Geburtsschmerzes zu verhindern und entwickelte sich aus den Forschungen von Pawlow zur Entstehung des bedingten Reflexes.

Ein bedingter Reflex ist erlernt. Ein Beispiel hierfür ist ein Hund, der Futter bei gleichzeitigem Klingelzeichen bekommt. Nach einigen Versuchen entwickelt dieser Hund Speichelfluß auf Klingelzeichen, auch wenn kein Futter gereicht wird. So wurde auch der Geburtsschmerz zu einem bedingten Reflex erklärt, erlernt in Jahrhunderten, die geprägt waren von falschen Vorstellungen und Ängsten in bezug auf die Geburt. Dagegen setzten die russischen Wissenschaftler ein ausgefeiltes Programm von Übungen, Informationen und Atemtechniken zum Thema Schwangerschaft, um das Gehirn sozusagen „umzukonditionieren.“

Die Lamaze-Methode der schmerzlosen Geburt

1951 lernte der französische Geburtshelfer Dr. Lamaze diese Methode während eines Kongresses in der Sowjetunion kennen. Er war so begeistert, daß er mehrere Monate dem Studium der „PPM“ widmete. Daraus entwickelte er die nach ihm benannte „Lamaze-Methode“, die seitdem an der von ihm geleiteten Klinik, dem Centre des Metallurgistes, Paris, angewandt wird. Das war das erste Mal, daß eine ganze Klinik auf eine bestimmte Methode eingestellt war. Darauf beruhte sicher ein großer Teil des Erfolges. Die Lamaze-Methode verbreitete sich in den folgenden Jahren vor allem in Frankreich und den USA. Lamaze starb 1957, sein Nachfolger, Dr. Pierre Vellay, führte seine Arbeit fort.

Lamaze war der erste, der den werdenden Vater in die Geburtsvorbereitung miteinbezog. Ihm kommt eine wichtige Rolle als „Trainingspartner“ und Unterstützer zu.

Lamaze entwickelte eine differenzierte Palette von Atemtechniken, die im Geburtsvorbereitungskurs und zu Hause mit dem Partner trainiert werden. Vor allem die Hechelatmung ist ein Erbe, das uns heute noch begleitet.

Die 70er Jahre und das Gedankengut der humanistischen Psychologie

Als Fortsetzung der Entwicklung soll der Name Leboyer genannt werden. Frédérick Leboyer war der erste, der die Rolle des Kindes bei der Geburt in den Mittelpunkt stellte. 1974 erschien in Deutschland sein Buch „Der sanfte Weg ins Leben“. Er vermittelte nicht eigentlich eine Methode der Geburtsvorbereitung, aber neue Gedanken über das Erleben des Kindes während der Geburt. Damals war man der Meinung, daß das Neugeborene nur über sehr beschränkte Sinneswahrnehmungen verfügt. Niemand konnte glauben, daß das Schreien des Neugeborenen ein Ausdruck von Schmerz oder Unwohlsein sein könnte. Mit Verwunderung betrachtete man seine Bilder von entspannten und zufriedenen Babys, wenige Minuten nach der Geburt. Leboyer artikulierte die Bedürfnisse des Kindes nach Wärme, gedämpftem Licht, Ruhe und Zeit für die Anpassung seines Organismus an Schwerkraft, Atmung, Berührung, Luft, Temperatur, Licht und Geräusche.

Michel Odent, Leiter einer kleinen Klinik in Pithiviers, Frankreich, setzte diese Forderungen in die Praxis um. Zu Beginn der siebziger Jahre begann er, ein ganzheitliches Konzept von Geburt und Geburtsvorbereitung umzusetzen. Geburtsvorbereitung war in seinen Augen keine Methode, sondern ein Prozeß der Einstimmung. Alles sollte dazu dienen, diesen Prozeß zu unterstützen.

In seiner Klinik gab es dazu verschiedene Angebote, z.B. Gesprächskreise für werdende Eltern, die nicht nur informativen Charakter hatten. Sie wurden von Hebammen, aber auch von Psychologen geleitet. Einmal in der Woche wurde Singen angeboten. Odent vertrat die Auffassung, daß die werdenden Eltern sich in der Klinik vertraut und zu Hause fühlen sollten und daß das die beste Voraussetzung für ein Loslassen während der Geburt sei. Er richtete einen „wilden Gebärraum" ein, in dem die Frauen sich völlig uneingeschränkt bewegen und verhalten konnten. Gedämpftes Licht, freie Wahl der Gebärhaltung, das Auspulsieren der Nabelschnur nach der Geburt und eine Übergangszeit von einer Stunde, die das neugeborene Kind auf dem Bauch der Mutter verbrachte, sowie das erste Stillen in diesem Zeitraum wurden in Pithiviers praktiziert.

Sheila Kitzinger, geboren 1929, Sozialanthropologin, Soziologin und Geburtsvorbereiterin, betonte einen weiteren Aspekt der Geburtsvorbereitung, nämlich die Rolle der „Solidargemeinschaft", der Gruppe. Für Frauen und Paare ist die Geburt eines Kindes eine „Lebenskrise" im Sinne eines Übergangs in eine neue Lebensphase. Im Geburtsvorbereitungskurs finden die zukünftigen Eltern andere Paare in der gleichen Situation. Das bestärkt und unterstützt sie darin, sich auf ihre neue Elternidentität einzustellen. Kitzinger sieht die Geburt als einen Teil des umfassenden psychosexuellen Lebens einer Frau.

Kitzinger verläßt die stark vereinfachte Denkweise, die von Read und Lamaze geprägt wurde, und bietet einen differenzierten Ansatz, in den sowohl Erkenntnisse der Psychologie als auch der Gruppendynamik Eingang finden. Seit den siebziger Jahren hat sie in zahlreichen Büchern ihre Gedanken veröffentlicht. Auch sie baut in ihren Kursen auf Entspannung nach Jacobson, Entspannung durch Berührung, zeigt aber eine kritische Haltung zur bis dahin üblichen Gymnastik. Durch Wahrnehmen des Körpers, nicht durch mechanische Gymnastik, wächst die Chance der „Reifung des eigenen Körperbildes". Es geht ihr um die individuelle Erfahrung. Eine Geburt ist nicht herausgehoben aus dem sonstigen Leben, sondern so, wie eine Frau üblicherweise auf Streß reagiert und mit Streß umgeht, wird sie auch während der Geburt reagieren. Kitzinger spricht zum ersten Mal von Loslassen, was auch ein emotionales und geistiges Loslassen bedeutet. Sie stellt die in der westlichen Welt bis dahin übliche Form des Pressens in der Austreibungsphase (Read, Lamaze) in Frage.

Lieselotte Kuntner [3] entfachte Mitte der achtziger Jahre eine Diskussion über die in unserer Kultur übliche Gebärhaltung. Bewegungsfreiheit unter der Geburt ist eine neue Aufgabe für die Geburtsvorbereitung. Nicht nur Geburtshelfer, sondern auch Frauen müssen erst lernen, daß Bewegung und Beweglichkeit während der Geburt in jeder Phase hilfreich, nützlich und vor allem möglich ist.

Fazit

Heute ist Geburtsvorbereitung auf dem Weg, prozeßorientiert und familienorientiert die individuellen Bedürfnisse von Frauen und Paaren zu erkennen und zu bearbeiten.

Frauen und Paare haben nicht nur ein Recht auf Information, sondern auch auf menschlich wie fachlich kompetente Begleitung auf dem Weg der Familienwerdung.

Literatur

1. Leboyer, Frédérik: Geburt ohne Gewalt. Kösel
2. Kitzinger, Sheila: Schwangerschaft und Geburt. Kösel
3. Kuntner, Lieselotte: Die Gebärhaltung der Frau. Marseille
4. Odent, Michel: Erfahrungen mit der sanften Geburt. Kösel
4. Odent, Michel: Geburt und Stillen. Becksche Reihe

Podiumsdiskussion

Blutungsstörungen – Eine europäische Herausforderung

H. P. Zahradnik, G. Rybo, B. von Schoultz, S. K. Smith

Gegenstand der Podiumsdiskussion waren nicht Regel-Rhythmusstörungen, d.h. die Diagnostik und die Therapie der primären oder sekundären Amenorrhoe, Oligomenorrhoe etc., sondern Thema waren die Regel-Typusstörungen, wie z.B. Hypermenorrhoe, Menorrhagie, Metrorrhagie.

Regel-Typusstörungen sind in Großbritannien bei 17% aller Frauen bis zum 50. Lebensjahr der Grund, daß die Gebärmutter entfernt wird. Die Wahrscheinlichkeit, daß eine Frau an ihrem Lebensende noch ihre Gebärmutter besitzt, ist in Dänemark mit 90% relativ hoch, in den Vereinigten Staaten mit 50–60% erschreckend gering. Die Ursachen für diese erheblich divergierenden Zahlen sind vielfältig, sicherlich spielen unterschiedliche Definitionen der Blutungsstörungen eine wesentliche Rolle. Hinzu kommen erhebliche Unterschiede im diagnostischen Vorgehen, und schließlich bestehen wesentliche Unterschiede in der Wertigkeit der zu Verfügung stehenden therapeutischen Möglichkeiten.

Einführend wurde dargelegt, daß der normale menstruelle „Blut"-Verlust einer gesunden mitteleuropäischen Frau 25–45 ml beträgt, 60% davon sind Schleim, Zelltrümmer und Gewebe. 9–14% aller mitteleuropäischen Frauen haben einen menstruellen „Blut"-Verlust von über 80 ml durch verstärkte oder verlängerte Blutungen oder wegen Zwischenblutungen. Die Bedeutung des Problems der Blutungsstörungen hat im Laufe der letzten Jahrzehnte erheblich zugenommen. Viel mehr Frauen haben mehr Menstruationen, da die Reproduktion adäquat geplant und beschränkt werden kann. Hinzu kommt eine zunehmende, kritische Selbstbeobachtung der Frauen, die dazu führt, daß Unannehmlichkeiten im Zusammenhang mit Blutungsstörungen nicht mehr so wie früher toleriert bzw. übergangen werden. Ferner ist die Einschätzung des Blutverlustes äußerst divergent. Beispielsweise haben in England und Schweden 10–11% aller Frauen einen objektiv gemessenen menstruellen Blutverlust von über 80 ml, während 27–30% der Frauen in diesen beiden Ländern subjektiv über verstärkte Regelblutungen berichten. Vergleichbare Zahlen in Deutschland fehlen, sowohl was die objektive Messung als auch die subjektive Aussage betrifft.

Die Frage ist somit erlaubt, ob man in verschiedenen Ländern unter Blutungsstörungen etwas Unterschiedliches versteht, ob die diagnostischen Verfahren in verschiedenen Ländern so unterschiedlich sind, daß andere Schlüsse daraus gezogen werden müssen, und es ist zu fragen, ob die Therapierichtlinien bei der gleichen Erkrankung in verschiedenen Ländern tatsächlich unterschiedlich sind.

Die terminologische Konfusion innerhalb Europas wurde anhand vorläufiger Ergebnisse von Prof. Rybo aus Gotenburg/Schweden präsentiert. Prof. Rybo, ein Pionier auf dem Gebiet der Erforschung von Blutungsstörungen, verschickte Fragebögen bezüglich dysfunktioneller uteriner Blutungen, Hypermenorrhoe und Menorrhagie an einige europäische Kollegen. Er fragte nach dem landesüblichen diagnostischen Vorgehen bei Frauen, die diese Blutungsstörungen aufwiesen. Das Ergebnis dieser vorläufigen Fragebogen-Aktion war äußerst ernüchternd. Bei fast allen Definitionen wie Regelmäßigkeit des Blutungstyps, Blutungsdauer, hormoneller Background der Blutungsstörungen usw. waren deutliche Unterschiede zwischen deutschen, englischen, französischen, italienischen und schwedischen Gynäkologen feststellbar. Natürlich gab es auch Übereinstimmungen, aber eine zufriedenstellende Übereinstimmung als Grundlage gemeinsamen Handelns existiert in Europa nicht. Eine gewisse Einheitlichkeit war bei der Diagnostik verstärkter menstrueller Blutungen zu verzeichnen, allerdings muß auch festgehalten werden, daß manche diagnostischen Maßnahmen, die in einigen europäischen Ländern als überflüssig erachtet werden, in anderen Teilen Europas sehr häufig angewandt werden. Aufgrund dieser sehr vorläufigen Erkenntnisse, die aus dieser Pilotstudie gewonnen werden konnten, wird nun eine systematische, breiter angelegte Untersuchung europaweit in die Wege geleitet, um Übereinstimmung und Differenzen bezüglich der Definition, Diagnostik und Behandlung von Frauen mit Hypermenorrhoen bei den europäischen Gynäkologen aufzuzeigen.

Prof. Smith, Leiter der Universitätsfrauenklinik in Cambridge/U. K. und Mitglied des Royal College of Obstetricians and Gynaecologists in Großbritannien, stellte ebenfalls die Frage, ob Frauen in unterschiedlichen Teilen Europas so unterschiedlich sind, daß sie unterschiedlich diagnostiziert und behandelt werden müssen, je nachdem in welchem Teil Europas sie sich befinden. Die Antwort ist sicherlich klar, dies ist nicht der Fall. Allerdings bedarf es seiner Meinung nach einer sehr viel besseren und klareren Standardisierung der diagnostischen und therapeutischen Vorgehensweisen innerhalb Europas. Gerade vor dem Hintergrund der in Europa stark variierenden Hysterektomierate ist diese Standardisierung zu fordern.

Großbritannien hat hierbei eine Vorreiterrolle übernommen, wie die Ausführungen von Prof. Smith klarmachen. Es wurden vom Royal College of Obstetricians and Gynaecologists neue Richtlinien für praktische Ärzte und Gynäkologen ausgearbeitet, die das Management dysfunktioneller Blutungen festlegen. Die Richtlinien empfehlen die Anwendung von Tranexam-Säure, Mefenamin-Säure und gestagenabgebender intrauteriner Systeme als ersten Schritt bei Regel-Typusstörungen. Dieses Vorgehen sollte den oralen Gestagenen in der für Großbritannien typischen Dosierung vorgezogen werden. Die Rangordnung der bei Blutungsstörungen anzuwendenden Maßnahmen wurde erstellt aufgrund der Härte der klinisch-wissenschaftlichen Datenlage. Besondere Bedeutung bekamen randomisierte kontrollierte Studien. Beachtet wurden ferner andere plausible Studien, und schließlich wurden Untersuchungsergebnisse zur Kenntnis genommen, die vom Ansatz her zwar nicht den o. g. Kriterien entsprachen, aber von Experten-Gremien als plausibel und akzeptabel eingestuft wurden. Bezüglich der First-Line-Therapie bei Hypermenorrhoe kommt der Behandlung mit Tranexam-Säure oder auch mit Mefenamin-Säure laut Prof. Smith eine besondere Bedeutung zu, und man hofft aufgrund der vorgeschlagenen Behandlungsrichtlinien die unverhältnismäßig hohe Zahl überflüssiger Hysterektomien reduzieren zu können.

Die anschließende Diskussion der zuvor dargestellten Probleme unter Teilnahme von Meinungsbildnern aus 6 europäischen Ländern machte deutlich, daß eine einheitliche europaweite Terminologie bei blutungsassoziierten Besonderheiten anzustreben ist. Hierzu bedarf es nicht einer einheitlichen Sprache, es bedarf eines einheitlichen Verständnisses für eine meßbare bzw. beobachtbare Besonderheit. „Wir sollten die internationale Nomenklatur akzeptieren" führte Prof. Haller aus Zürich aus. Übereinstimmende Definitionen, gleiche diagnostische Maßnahmen und die daraus resultierenden logischen therapeutischen Konsequenzen sollten in einem europäischen Konsens erarbeitet werden. Es sollte aber auch die Chance genutzt werden, eigene Ideen in gemeinsame europäische Richtlinien einzubringen, um klarstellen zu können, daß nicht unbesehen beispielsweise die vom Royal College of Obstetricians and Gynaecologists aufgestellten Empfehlungen in Deutschland übernommen werden können. „Wir Gynäkologen müssen die Möglichkeit der Individualisierung der Therapie beibehalten dürfen. Wir können uns nicht von zu strikten Vorschriften einengen lassen", waren die vom deutschem Berufsverband für Gynäkologen zu hörenden Einwände gegen die gezeigten RCOG-Vorschläge. Es wurde jedoch aus dem Auditorium auch zu bedenken gegeben, daß der Kostenfaktor bei der Erstellung europaweiter Richtlinien besonders berücksichtigt werden sollte. Nur so könnten „europäische Richtlinien einen erheblichen Schutz vor ungerechtfertigten diagnostischen Abläufen bieten und ein erheblicher Schutz vor suboptimalen, aber kostenträchtigen therapeutischen Alternativen sein".

Vorschriften oder, besser ausgedrückt, Richtlinien, an denen sich das therapeutische Vorgehen orientieren sollte, wurden ausführlich diskutiert, und es wurde wiederum von Prof. Haller aus der Sicht der Schweiz, die bereits gewisse Richtlinien erarbeitet hat, klargestellt, daß therapeutische Übereinkünfte festgelegt werden müssen. „Es ist ein hartes Stück Arbeit. Aber es ist besser, sich zunächst einmal mit den Richtlinien des RCOG als Grundlage zu beschäftigen oder andere qualitativ ähnlich hoch stehende Richtlinien heranzuziehen und diese dann auf die lokalen deutschen Verhältnisse zu übertragen, als überhaupt nichts zu tun". Richtlinien oder Behandlungsempfehlungen sollten dazu führen, daß sinnlose therapeutische Maßnahmen, die darüber hinaus noch kostenträchtig sind, eliminiert werden können. „Es muß allerdings noch Raum für individuelles Handeln bei der individuellen Patientin bleiben".

Die Podiumsdiskussion über *Blutungsstörungen – Eine europäische Herausforderung* wollte und konnte nicht das Problem europaweit unterschiedlicher Definitionen, Diagnostik und Behandlungs-Schemata bei Regel-Typusstörungen lösen. Die Absicht war, die Existenz der Unterschiede zu thematisieren. Dieses Vorhaben ist gelungen. Wenn die deutsche Gynäkologie hierbei nicht ihre berechtigten und begründeten eigenen Vorschläge einbringt, könnte es dazu kommen, daß auf Verwaltungsebene inadäquate Vorschriften vorgelegt werden. Um diesem Problem vorzubeugen, wurde eine europaweite Arbeitsgruppe etabliert, die sich z.T. hier vorstellte und es sich zur Aufgabe gemacht hat, die erkannten Probleme wissenschaftlich aufzuarbeiten. Die ersten Ergebnisse sollen im kommenden Jahr auf dem Kongreß der Europäischen Gesellschaft für Gynäkologie und Geburtshilfe in Spanien präsentiert werden.

Immunologie in der Geburtshilfe

Die Bedeutung des HLA-Systems bei der Reproduktion

K. van der Ven

Die Mechanismen, die in der Gravidität die Entwicklung eines immunologischen Gleichgewichtes zwischen Mutter und Fetus gewährleisten, sind trotz großen wissenschaftlichen Interesses noch unzureichend geklärt. Aufgrund der Bedeutung der HLA-Antigene in der Transplantationsmedizin wurden HLA-assoziierte regulative Mechanismen auch in der Schwangerschaft vermutet. Das spezifische Expressionsmuster der HLA-Antigene auf der Plazenta gilt als entscheidend für die maternale immunologische Akzeptanz des Feten. Darüber hinaus werden verschiedene indirekte Effekte klassischer HLA-Antigene oder HLA-assoziierter Gene auf Fertilität und Schwangerschaftsverlauf postuliert.

HLA-Antigene an der fetomaternalen Kontaktzone

Nur an der fetomaternalen Kontaktzone der Plazenta stehen immunkompetente maternale und fetale Zellen in dauerndem direkten Kontakt. Es wurde deshalb postuliert, daß das spezifische Expressionsmuster der HLA-Antigene auf der Plazenta einer der Schlüsselmechanismen ist, die die maternale immunologische Akzeptanz des Feten gewährleisten. Während fast alle kernhaltigen Zellen des menschlichen Körpers die klassischen Antigene HLA-A,-B und -C exprimieren, sind auf Synzytiotrophoblasten, die in der hämochorialen Plazenta des Menschen in direktem Kontakt mit mütterlichem Blut stehen, weder HLA-Klasse-I- noch -II-Antigene nachweisbar. Dagegen sind extravillöse Zytotrophoblasten, die invasiv in die mütterliche Dezidua und in maternale deziduale Blutgefäße einwachsen, zwar negativ für HLA-A, -B und HLA-II, exprimieren jedoch die atypischen HLA-I-Antigene HLA-G und -E sowie im ersten Trimenon zusätzlich HLA-C [1, 5, 7].

Das atypische HLA-Klasse-I-Antigen HLA-G

HLA-G wurde 1987 geklont [4] und erregte als dominantes HLA-Antigen der fetomaternalen Kontaktfläche erhebliches wissenschaftliches Interesse. Einige Charakteristika, die sich von klassischen HLA-Antigenen unterscheiden, schienen HLA-G für eine hochspezialisierte immunregulatorische Rolle in der Gravidität zu prädestinieren. Das

HLA-G-Molekül zeigt im Vergleich zu HLA-A, -B und -C eine verkürzte Proteinstruktur, eine sehr limitierte Gewebsexpression sowie eine hochkonservierte DNA- und Aminosäuresequenz [1]. Basierend auf diesen Eigenschaften, wurde für HLA-G eine neutralisierende Rolle auf der Plazenta postuliert, wobei einerseits potentielle maternale Immunreaktionen durch HLA-G abgeblockt und andererseits bereits deren Entstehung durch die monomorphe Struktur von HLA-G verhindert werden sollte. Das ursprüngliche Konzept von HLA-G als alleinigem Garanten der fetomaternalen Immuntoleranz mußte jedoch in mehreren Punkten revidiert werden.

HLA-G-Transkripte (mRNA) wurden in verschiedenen fetalen und adulten Zellsystemen identifiziert. Das HLA-G-Protein konnte neben extravillösen Zytotrophoblasten auch in peripheren Monozyten, fetalem Thymus, Amnionepithel und Präimplantationsembryonen [1] und in löslicher Form im Serum von weiblichen und männlichen Probanden nachgewiesen werden. Der Nachweis von HLA-G in letztgenannten Geweben wird noch kontrovers diskutiert [7], eröffnet jedoch die Möglichkeit weiterer extrauteriner Funktionen von HLA-G.

Auch der monomorphe Charakter von HLA-G erwies sich als weniger ausgeprägt als ursprünglich angenommen. Auf der Basis von Aminosäurevariationen der HLA-G-Sequenz wurden Allele für HLA-G in verschiedenen ethnischen Gruppen definiert, wobei deutliche Unterschiede in Zahl und Lokalisation der Polymorphismen im Vergleich zu klassischen HLA-Loci bestehen. Die HLA-G-Allele definieren sich durch eine deutlich geringere Anzahl polymorpher Positionen als HLA-A, -B und -C. Polymorphismen in HLA-G decken sich nicht mit den hypervariablen Regionen klassischer HLA-Moleküle, sondern befinden sich an strukturell wichtigen Positionen des HLA-G-Proteins. Dagegen sind Positionen, die essentiell für die Funktion klassischer HLA-Moleküle sind, wie z. B. Interaktion mit β-2-Mikroglobulin, dem T-Zell-Rezeptor oder Natural-Killer (NK)-Zellen, hochkonserviert. Die Sequenzvarianten im HLA-G-Gen zielen nicht auf die Erhöhung der Variabilität der Antigenbindungsregion wie bei HLA-A, -B oder -C ab und können deshalb kaum als Polymorphismen im Sinne klassischer HLA-Antigene bezeichnet werden [10].

Durch alternatives Spleißen der HLA-G mRNA entstehen verschiedene lösliche und membranständige Varianten des HLA-G-Proteins, wovon nur eine (HLA-G1) strukturelle Ähnlichkeit mit klassischen HLA-Molekülen hat. Obwohl in vitro die Bindung endogener Peptide, die Inaktivierung von NK-Zellen und die Modulation der Zytokinsekretion peripherer Lymphozyten als Funktionen von HLA-G demonstriert werden konnten, steht die endgültige Definition der Rolle von HLA-G in vivo noch aus. Vor kurzem wurde anhand einer gesunden und fertilen Probandin, die homozygot für ein HLA-G-Nullallel ist, belegt, daß zumindest die HLA-G1-Spleißform nicht essentiell für das fetale Überleben in der Schwangerschaft ist [8]. Eine Aussage über die Rolle der übrigen HLA-G-Spleißvarianten in der Gravidität ist zur Zeit nicht möglich, die geschilderten Ergebnisse stellen jedoch das HLA-G-Molekül als alleinigen Garanten der fetomaternalen Toleranz in Frage.

Andere HLA-Klasse-I-Antigene an der fetomaternalen Zone

1996 wurde zusätzlich zu HLA-G das klassische Antigen HLA-C auf fetalen Trophoblasten des ersten Trimenons nachgewiesen, wobei HLA-C trotz hoher intrazellulärer

Transkriptionswerte nur in geringen Mengen auf der Zelloberfläche erscheint [6]. Das Peptidrepertoire von HLA-C ist vergleichbar mit dem anderer HLA-Loci. HLA-C zeigt jedoch deutlich geringere Immunogenität als HLA-A und -B. Die vermutlich wichtigste Funktion von HLA-C besteht in der Interaktion mit Natural-Killer (NK)-Zellen, einer Untergruppe zytotoxischer Lymphozyten. Expression von HLA-C verhindert eine NK-Zell-induzierte Zelllyse [3]. Die Inhibition der lytischen NK-Zellaktivität wurde vor kurzem auch für HLA-G nachgewiesen, wobei eine mögliche funktionelle Redundanz beider Moleküle besteht.

Die Rolle von HLA-E, eines ubiquitären, nonpolymorphen nicht-klassischen HLA-I-Moleküls, das mit HLA-G und -C an der fetomaternalen Kontaktfläche koexprimiert wird, kann zur Zeit noch nicht beurteilt werden. Ebensowenig liegen bislang detaillierte Daten zur Beteiligung der genannten HLA-Moleküle an der Pathogenese von Schwangerschaftsstörungen wie Gestose und Präeklampsie vor.

Zusammenfassend ist zu sagen, daß sich die fetomaternale Kontaktzone durch ein spezifisches Expressionsmuster von HLA-Antigenen auszeichnet, denen eine geringe Immunogenität im Vergleich zu klassischen HLA-Loci gemeinsam ist. Die Präsenz von HLA-G- und -C-Molekülen inhibiert die lytische Aktivität von NK-Zellen, und der Schutz des Trophoblasten vor dezidualen NK-Zellen ist möglicherweise eine Hauptfunktion dieser Moleküle.

Klassische HLA-Antigene in der Ätiologie habitueller Aborte und Infertilität

Obwohl weder die klassischen HLA-I-Antigene A und B noch HLA-II-Antigene auf dem fetalen Trophoblasten exprimiert werden, wird ein Einfluß des HLA-Komplexes auch bei der Ätiologie habitueller Aborte und anderen Störungen der Fertilität diskutiert. Zur Erklärung der Assoziation reproduktiver Störungen mit bestimmten HLA-Klasse-II-Allelen wurden z.B. eine Störung der maternalen Immunresponse gegen paternale HLA-Antigene, maternale Autoimmunreaktionen gegen Trophoblastantigene oder der potentielle Einfluß MHC-assoziierter Gene herangezogen.

In der Diskussion um die Ätiologie repetitiver Aborte galt zunächst die Annahme, daß diese durch eine allogene Immunreaktion der Mutter gegen paternale HLA-Antigene des Feten verursacht werden. Eine schwangerschaftsinduzierte maternale T-Zell-Reaktion gegen paternale HLA-Antigene ist jedoch selten und nicht vermehrt mit habituellen Aborten assoziiert [2]. Dagegen ist eine maternale humorale Immunantwort gegen paternales HLA häufig, wobei jedoch weder das Auftreten zytotoxischer antipaternaler Antikörper noch deren Konzentration einen prädiktiven Wert für den Schwangerschaftsverlauf hat [2]. Als gegenteiliges Konzept wurde eine reduzierte maternale Immunresponse gegen den Feten auf der Grundlage einer erhöhten Übereinstimmung der Partner in ihren HLA-Antigenen postuliert. Auch diese Hypothese ist angesichts der publizierten Daten über HLA-Sharing der Ehepartner bei habituellem Abort nicht eindeutig belegbar [Übersicht bei 9]. Aus den angeführten Gründen ist die routinemäßige Bestimmung zytotoxischer Antikörper oder eine HLA-Typisierung als Teil der Diagnostik bei Ehepaaren mit repetitiven Aborten gegenwärtig nicht zu empfehlen.

Angesichts der hohen Prävalenz von Autoantikörpern bei den Patientinnen wurde auch eine organspezifische maternale Autoimmunreaktion gegen den Trophoblasten als mögliche Ursache habitueller Aborte postuliert [2]. Vor dem Hintergrund einer autoimmunologischen Pathogenese sind Studien zur Prävalenz von HLA-II-Antigenen auch bei repetitiven Fehlgeburten von Interesse, da HLA-Allele mit hoher Bindungsaffinität zu autoimmunassoziierten Antigenen gehäuft bei Autoimmunerkrankten auftreten. Eine retrospektive Studie konstatierte in der Tat in einer Untergruppe von Patientinnen mit mehr als vier konsekutiven Aborten eine signifikante Häufung der HLA-DR1- und -DR3-Allele bzw. der entsprechenden HLA-II-Haplotypen [2]. Da die genannten Ergebnisse noch nicht in Vergleichsstudien bestätigt wurden, kann ihre Relevanz für die Ätiologie habitueller Aborte derzeit nicht beurteilt werden.

Retro- und prospektive Studien an Paaren mit idiopathischer Sterilität, aber auch mit normaler Fertilität weisen auf einen Einfluß von Genen der HLA-Region auf Implantation und frühe Embryonalentwicklung hin, wobei die deutlichsten Effekte bei Übereinstimmung der Partner in mehreren benachbarten HLA-Klasse-I oder -II-Loci oder HLA-Haplotypen, d. h. durch bestimmte HLA-Allele gekennzeichneten Chromosomenabschnitten, beobachtet werden konnten [9]. So scheint die Rate der Ehepaare mit Übereinstimmung in einem oder mehreren HLA-Antigenen bei idiopathischer Infertilität, aber auch bei Therapieversagen nach In-vitro-Fertilisation erhöht zu sein [Übersicht bei 9]. Studien an fertilen Bevölkerungsisolaten ergaben Hinweise auf Effekte des Locus HLA-DR auf Fertilität bzw. des Locus HLA-B auf fetale Verlustraten. Signifikant erhöhte fetale Verlustraten wurden bei Übereinstimmung der Partner im gesamten 16-Locus-Haplotyp, der alle HLA-Regionen erfaßt, beobachtet [9]. Die Gültigkeit dieser Beobachtungen für offene Populationen ist noch nicht erwiesen. Ebenso ist die Frage, ob immunologische Reaktionen oder die Effekte anderer, eng HLA-gekoppelter Gene die Grundlage der beschriebenen Assoziationen sind, weiterhin ungeklärt.

Zusammenfassend ist zu sagen, daß in den letzten Jahren wesentliche Erkenntnisse zur Antigenität der Plazenta und zu den Mechanismen, die die maternale immunologische Akzeptanz des Feten gewährleisten, gewonnen werden konnten. Es wurden verschiedene Genregionen im Bereich des MHC eingegrenzt, die Einfluß auf reproduktive Funktionen beim Menschen haben. Die Identifikation der genauen Wirkmechanismen steht jedoch noch aus, so daß bislang gewonnene Kenntnisse noch nicht in therapeutische Empfehlungen umgesetzt werden können.

Danksagung: Unterstützt durch DFG VE 174/ 1-3 und 1-4

Literatur

1. Carosella ED, Dausset J, Kirszenbaum M (1996) HLA-G revisited. Immunol Today 17: 407–409
2. Christianssen OB (1996) A fresh look at the causes and treatments of recurrent miscarriage, especially its immunological aspects. Hum Reprod Update 2: 271–293
3. Falk CS, Schendel DJ (1997) HLA-C revisited. Immunologic Research 16/2: 203–214
4. Geraghty DE, Koller BH, Orr HT (1987) A human histocompatibility complex class I gene that encodes a protein with a shortened cytoplasmic segment. Proc Natl Acad Sci USA 85: 227–231
5. Johnson PM, Stern Pl (1986) Antigen expression at the human materno-fetal interfaces. Prog Immunol 6: 1056–1069
6. King A, Boocock C, Sharkey AM, Gardner L, Beretta A, Siccardi AG, Loke YW (1996) Evidence for the expression of HLA-C class I mRNA and protein by human first trimester trophoblast. J Immunol: 2068–2076

7. Loke YW, King A, Burrows T, Gardner L, Bowen M, Hiby S, Howlett S, Holmes N, Jacobs D (1997) Evaluation of trophoblast HLA-G antigen with a specific monoclonal antibody. Tissue Antigens 50: 135–146
8. Ober C, Aldrich C, Rosinsky B, Robertson A, Walker MA, Willadsen S, Verp M, Geraghty D, Hunt J (1998) HLA-G1 protein expression is not essential for fetal survival. Placenta 19: 127–132
9. Ober C, van der Ven K (1997) Immunogenetics of reproduction: an overview. Curr Top Microbiol Immunol 222: 1–23
10. van der Ven K, Skrablin S, Engels G, Ober C, Krebs D (1998) HLA-G polymorphisms – ethnic differences and implications for potential molecule functions. Am J Reprod Immunol 40: 145–157

Immunkompetenz der Dezidua

K. Marzusch

Einleitung

Im Rahmen der Ausbildung der hämochorialen Plazenta kommt es zu einer ausgedehnten Infiltration des Uterus durch invasive Zytotrophoblastzellen fetalen Ursprungs. Dieses infiltrative Wachstum erstreckt sich beim Menschen über das dezidualisierte Endometrium (Dezidua) bis in das innere Drittel des Myometriums. Die ausgeprägtesten Infiltrationsprozesse finden in zwei Schüben bis etwa zur 18. Schwangerschaftswoche statt, wobei sich die invasiven Zytotrophoblastzellen gehäuft im Bereich des periarteriellen Stromas nachweisen lassen. Die Zytotrophoblastzellen infiltrieren und zerstören auch die Wandung der Spiralarterien, um diese durch ein spezielles Fibrinoid zu ersetzen. Durch diesen Vorgang wird wahrscheinlich eine Umwandlung der mütterlichen Spiralarterien in Niedrigresistenzgefäße erreicht, wodurch eine Anpassung an den zunehmenden Blutfluß im Verlauf der weiteren Schwangerschaftsentwicklung bewirkt wird.

Die Infiltration uteriner Gewebestrukturen durch Zytotrophoblastzellen verläuft in der Regel zeitlich und räumlich kontrolliert. Bei der Präeklampsie – insbesondere mit intrauteriner Wachstumsretardierung – finden sich histomorphologische Hinweise für eine mangelnde Invasion uteriner Spiralarterien durch Zytotrophoblastzellen. Umgekehrt versagen offenbar entsprechende Kontrollmechanismen bei der Entstehung von sogenannten „überschießenden Plazentationen“ (Placenta accreta, increta oder percreta) und bei der Tubargravidität.

In jüngster Zeit wurde eine Vielzahl von regulativen Vorgängen aufgedeckt, die möglicherweise das infiltrative Wachstum der Zytotrophoblastzellen im Rahmen der Plazentation beim Menschen zu beeinflussen vermögen. Die Dezidua stellt eine erste Barriere für die Ausbildung der Plazenta dar, weshalb es an diesem anatomischen Ort zwangsläufig zu direkten Zell-Zell-Kontakten zwischen mütterlichen Zellpopulationen und Zytotrophoblastzellen embryonalen und später fetalen Ursprungs kommen muß. Quantitative Analysen haben interessanterweise zeigen können, daß im ersten Schwangerschaftstrimenon – zur Zeit des ausgeprägtesten Trophoblastenwachstums – immunkompetente Zellen mit ca. 70% die dominante Zellpopulation in der Dezidua darstellen.

Ziel der vorliegenden Arbeit ist es, die aktuellen Erkenntnisse zur potentiellen Rolle der verschiedenen dezidualen immunkompetenten Zellpopulationen bei der Regulation des infiltrativen Wachstums der Zytotrophoblastzellen im Rahmen der Plazentation kurz zusammenzufassen.

Zusammensetzung der immunkompetenten Zellpopulationen in der Dezidua bei intakter Intrauteringravidität

Im Endometrium der Proliferations- und frühen Sekretionsphase setzen sich die Leukozytenpopulationen hauptsächlich aus Makrophagen und klassischen T-Zellen zusammen. In der späten Sekretionsphase kommt es jedoch zu einer Vermehrung von Leukozyten, die das Oberflächenmerkmal CD56 – einen Marker für natürliche Killer-Zellen (NK-Zellen) – aufweisen und die morphologisch den Large Granular Lymphocytes (LGL) aus dem peripheren Blut ähneln. Periimplantatorisch besteht bereits die Mehrzahl der endometrialen Leukozyten aus LGL. Quantitative Analysen mittels Durchflußzytometrie haben zeigen können, daß sich die Dezidua des ersten Schwangerschaftstrimenons zu 70% aus Leukozyten zusammensetzt, wobei die CD-56-positiven LGL mit ca. 65% anteilsmäßig die dominante Zellpopulation darstellen, gefolgt von Makrophagen und T-Zellen [1, 2]. Am Geburtstermin finden sich noch zu 50% Leukozyten in der Dezidua, wobei hieran die CD-56-positiven LGL nur noch mit ca. 9% beteiligt sind. Vielmehr bestimmen jetzt Makrophagen, gefolgt von neutrophilen Granulozyten und T-Zellen, das leukozytäre Zellbild im dezidualen Stroma [2].

Die Large Granular Lymphocytes (LGL) scheinen somit im Rahmen der ausgedehnten Infiltrationsvorgänge durch invasive Zytotrophoblastzellen eine besondere Funktion zu erfüllen: So ist ihr Anteil an der Gesamtpopulation immunkompetenter Zellen in der Dezidua zur Zeit des ausgeprägtesten invasiven Trophoblastenwachstums – in der Frühschwangerschaft – am höchsten und nimmt dann kontinuierlich bis zur Geburt hin ab. Eingehendere Charakterisierungen der LGL konnten zeigen, daß es sich bei diesen Zellen um eine uterusspezifische immunkompetente Zellpopulation handelt [1], wobei sie eine gewisse Ähnlichkeit mit NK-Zellen aufzuweisen scheint. Die Beobachtung, daß eine Subpopulation von NK-Zellen aus dem peripheren Blut nach Stimulation mit Interleukin-2 (IL-2) den Phänotyp von dezidualen LGL aufweist und zudem das Integrin $\alpha 1$ (CD49a) exprimiert [3], weist auf eine mögliche Aktivierung der LGL in der Dezidua hin. Unterstützung findet diese Annahme durch den Befund, daß eine Subpopulation der dezidualen LGL das Zelladhäsionsmolekül (ZAM) ICAM-1 (CD54) – welches ebenfalls ein Zelladhäsionsmolekül darstellt – exprimiert, wohingegen sich dieses Merkmal auf CD-56-positiven LGL aus dem peripheren Blut praktisch nicht findet [4].

Funktionelle Bedeutung der dezidualen immunkompetenten Zellpopulationen im ersten Schwangerschaftstrimenon

Im Hinblick auf eine mögliche Funktion der LGL bei der Regulation des invasiven Trophoblastenwachstums stellt sich zwangsläufig die Frage, inwieweit diese Zellen die Zytotrophoblastzellen als immunologische Zielstellen erkennen können. Durch die Abwesenheit wesentlicher „human leukocyte antigen" (HLA)-Merkmale der Klasse I (A, B) sowie der Klasse II (DP, DQ, DR) auf dem Synzytio- und Zytotrophoblasten kommt es zu keinen klassischen Abstoßungsreaktionen, wie sie beispielsweise bei transplantierten Organen beobachtet werden. Untersuchungen der letzten Jahre haben zeigen können, daß die invasiven Zytotrophoblastzellen auf ihrer Oberfläche ein nicht-klassisches und weitgehend non-polymorphes MHC-Antigen (HLA-G) exprimieren [5]. Auch HLA-C, von dem man bislang annahm, daß es nicht exprimiert wird, konnte zwischenzeitlich mit verfeinerten Methoden auf Zytotrophoblastzellen nachgewiesen werden [6]. Frühe Experimente haben bereits vermuten lassen, daß die trophoblastäre HLA-G-Expression einer Lyse durch LGL entgegenwirkt, wohingegen die Chorionkarzinomzellinie JAR – diese Zellen verfügen über keine MHC-Antigene auf ihrer Oberfläche – durch LGL lysiert werden. Aktuelle Arbeiten konnten jetzt auch zeigen, daß deziduale LGL über den Rezeptor CD94 sowie über Killer-inhibitory/activatory-Rezeptoren (KIR/KAR) verfügen [7], die sowohl HLA-G als auch HLA-C auf dem Zytotrophoblasten erkennen können. Im Hinblick auf die Inhibition der Killeraktivität von dezidualen LGL durch HLA-G-Erkennung scheint hierbei CD94 der bedeutungsvollere Rezeptor zu sein [8].

Inwiefern deziduale LGL, nach Erkennung des trophoblastären HLA-G und -C, auch tatsächlich zytotoxisch bzw. lytisch aktiv werden können, ist noch Gegenstand aktueller Untersuchungen. Obwohl unbehandelte LGL aus der Dezidua eine Lyse der „leukemia cell line K526" bewirken, findet sich hingegen keine bzw. eine nur sehr geringe zytotoxische Aktivität gegenüber Trophoblastzellen und Chorionkarzinomzellen der BeWo-Zellinie. Allerdings können deziduale LGL durch ausgiebige Stimulation mit dem Zytokin IL-12 in potente „lymphokine-activated killer cells" (LAK-Zellen) transformiert werden, die eine ausgeprägte NK-Zellen-Zytotoxizität gegenüber entsprechenden Zielzellen (u. a. Trophoblastzellen) aufweisen.

Im Zusammenhang mit dem potentiellen Einfluß weiterer Zytokine auf die Entwicklung der Plazenta konnte in Tierversuchen gezeigt werden, daß sogenannte Th1-Zytokine (IFN-γ, IL-2, TNF-α, Lymphotoxin) die plazentare Entwicklung hemmen können. Hingegen scheinen Zytokine der Th2-Familie (IL-4, IL-6, IL-10, IL-13) einen vorteilhaften Einfluß auf das Wachstum der Plazenta auszuüben [9]. Da außer LGL auch Makrophagen und T-Zellen in relevanter Anzahl in der Dezidua vorkommen, könnten diese zytokinsezernierenden Zellpopulationen von besonderer Bedeutung für die Etablierung und Regulation eines „Zytokingleichgewichts" an der maternofetalen Grenzzone sein. So enthalten die LGL in der Dezidua eine Vielzahl von Zytokinen von denen einige (M-CSF, GM-CSF, LIF, IFN-γ) auch tatsächlich von diesen Zellen sezerniert werden. Aktuelle Befunde zeigen, daß aus der Dezidua isolierte LGL unter dem Einfluß von IL-2, IL-12 und dezidualen Makrophagen das Th1-Zytokin IFN-γ im verstärkten Maß sezernieren können [10].

Zusammenfassend ist zu sagen, daß den intradezidualen LGL eine besondere Bedeutung bei der Regulation der Trophoblasteninvasion im 1. Schwangerschaftstrimenon zuzukommen scheint: Sie verfügen über ein Repertoire an Rezeptoren zur Erkennung von trophoblastärem HLA-G und -C sowie über eine potentielle natürliche Killerzellaktivität. Des weiteren sind sie – im Zusammenspiel mit dezidualen Makrophagen und T-Zellen – in der Lage, eine Vielzahl von Zytokinen zu sezernieren, die einen Einfluß auf die Entwicklung der Plazenta ausüben können. Inwiefern sich bei gestörter Ausbildung der Plazenta (z. B. bei der Präeklampsie, bei Placenta accreta, increta oder percreta) Abweichungen hinsichtlich der Zusammensetzung der dezidualen immunkompetenten Zellen sowie deren Zytokinsekretion finden, ist Gegenstand aktueller Untersuchungen.

Literatur

1. Starkey PM, Sargent IL, Redman CWG (1988) Cell populations in early human pregnancy decidua: Characterisation and isolation of large granular lymphocytes by flow cytometry. Immunology 65: 129–134
2. Starkey PM (1993) The decidua and placentation. In: Redman CWG, Sargent IL, Starkey PM (Hrsg) The Human Placenta. Blackwell, London Boston, pp 362–413
3. Dietl J, Ruck P, Marzusch K, Horny H-P, Kaiserling R (1992) Uterine large granular lymphocytes are activated natural killer cells. Immunol Today 13: 236
4. Marzusch K, Ruck P, Geiselhart A, Handgretinger R, Dietl J, Kaiserling E, Horny HP, Vince G, Redman CWG (1993) Distribution of cell adhesion molecules on CD56++, CD3-, CD16-large granular lymphocytes and endothelial cells in first trimester human decidua. Hum Reprod 8: 1203–1208
5. Kovats S, Main EK, Librach C, Stubblebine M, Fisher SJ, DeMars RA (1990) A class I antigen, HLA G, expressed in human trophoblast. Science 248: 220–223
6. King A, Boocock C, Sharkey AM, Gardner L, Beretta A, Siccardi AG, Loke YW (1996) Evidence for the expression of HLA-C Class I mRNA and protein by first trimester trophoblast. J Immunol 156: 2068–2076
7. Verma S, King A, Loke YW (1997) Expression of killer cell inhibitory receptors on human uterine natural killer cells. Eur J Immunol 27: 979–983
8. Soderstrom K, Corliss B, Lanier LL, Phillips JH (1997) CD94/NKG2 is the predominant inhibitory receptor involved in recognition of HLA-G by decidual and peripheral blood NK cells. J Immunol 159: 1072–1075
9. Mosmann TR, Sad S (1996) The expanding universe of T cell subsets: Th1, Th2 and more. Immunol Today 17: 138–146
10. Marzusch K, Buchholz F, Ruck P, Handgretinger R, Geiselhart A, Engelmann L, Dietl J (1997) IL-12- and IL2-stimulated release of IFN-γ by uterine large granular lymphocytes is amplified by decidual macrophages. Human Reprod 12: 921–924

Derzeitiger Stand der Immuntherapie in der gynäkologischen Onkologie

P. Mallmann

Nach unserem heutigen Verständnis wird die Entstehung einer Krebserkrankung nicht mehr als die Folge eines irgendwie definierten Immundefekts verstanden; sie ist vielmehr die Folge einer bislang noch ungeklärten Immuntoleranz gegenüber dem Tumor. Das grundsätzliche Problem besteht darin, daß die maligne Transformation von Zellen nicht grundsätzlich deren Immunogenität verändert und daher nur ein Teil der spontan entstandenen soliden Tumore an ihrer Oberfläche spezifische Antigene exprimieren, die prinzipiell eine tumorspezifische Immunantwort des Tumorträgers induzieren können. Die Krebserkrankung ist daher immunologisch gesehen auch nicht die Folge eines allgemeinen Immundefekts, sondern eines bislang ungeklärten „Antigenerkennungsdefekts".

Die aktuellen Ansätze zur Immuntherapie versuchen daher, diesen Defekt bei der immunologischen Erkennung von Tumorzellen zu überwinden. Im Rahmen von Studien werden derzeit schwerpunktmäßig die folgenden Verfahren untersucht:

1. Tumorvakzination

Bei der Tumorvakzination wird die Patientin durch Immunisierung mit tumorassoziierten Antigenen spezifisch gegen den Tumor stimuliert. Bei gynäkologischen Karzinomen gibt es eine Reihe definierter Antigene wie Her 2 neu beim Mammakarzinom, Ca 125 beim Ovarialkarzinom u. a., die für eine Vakzination verwendet werden können. Das Problem der schwachen oder fehlenden Antigenität wird dabei umgangen, indem mittels verschiedener gentherapeutischer Verfahren eine rekombinante Vakzine hergestellt wird, die das entsprechende Tumorantigen exprimiert und den Patientinnen intradermal appliziert wird (Abb. 1).

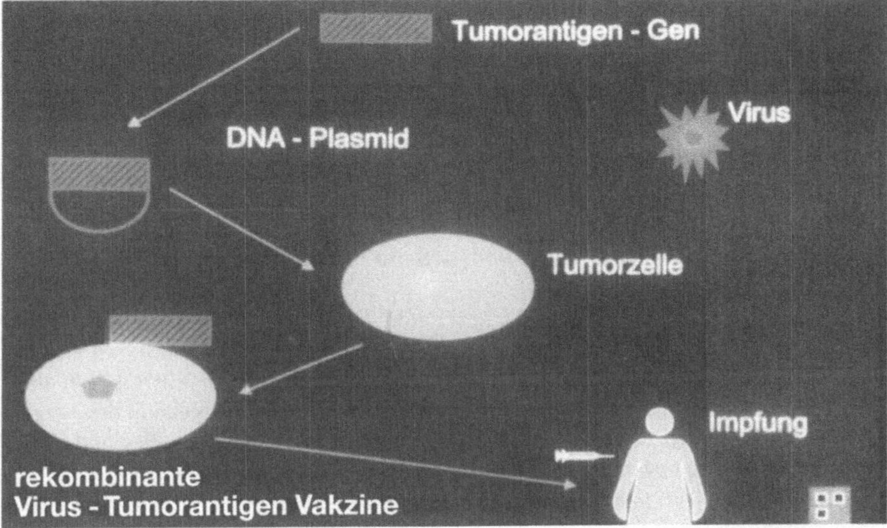

Abb. 1. Konzept der Herstellung einer rekombinanten Tumorvakzine durch Transfektion von Tumorzellen mit einem „Tumorantigen-Gen"

Von besonderem Interesse sind diese Ansätze beim Zervixkarzinom. Während bei vielen Karzinomen über die Faktoren, die zur Tumorinduktion führen, keine Informationen vorliegen, ist beim Zervixkarzinom eine Assoziation zwischen der Infektion mit bestimmten humanen Papillomaviren und der Inzidenz des Zervixkarzinoms belegt. Man versucht nun, durch eine Vakzinierung mit E6- und E7-Peptiden onkogener humaner Papillomaviren eine entsprechende Immunantwort zu induzieren. In einer Phase-I-Studie konnten bei Patientinnen mit fortgeschrittenen Zervixkarzinomen nach Immunisierung mit einer rekombinanten E6/E7-Vakzine bei ungefähr der Hälfte der behandelten Patientinnen HPV-spezifische zytotoxische T-Zellen nachgewiesen werden.

Eine Immunisierung mit E6/E7-Peptiden spielt auch eine wichtige Rolle im Rahmen der prophylaktischen HPV-Vakzinierung zur Prävention HPV-assoziierter Erkrankungen. Durch eine Immunisierung mit E6- und E7-Proteinen werden Antikörper gegen diese HPV-Bestandteile sezerniert, die diese Proteine binden und ihre onkogene Funktion blockieren. Einen Überblick über den derzeitigen Stand der Studien zur Herstellung einer HPV-Vakzine zur Prophylaxe HPV-assoziierter Erkrankungen gibt Tab. 1.

Tabelle 1. Derzeitiger Stand der HPV-Vakzine zur Prophylaxe HPV-assoziierter Erkrankungen

Apollon Inc.: HPV-DNA-Vakzine, laufende tierexperimentelle Studien.
Cantab Pharmaceuticals: HPV-16/18-Fusionsproteinvakzine, laufende Phase-I-Studien.
DKFZ und MediGene: Chimeric VLP-HPV-16-Vakzine, klinische Studien Phase I geplant.
MedImmune: HPV-11-Fusionsproteinvakzine, Phase-I-Studie seit 1997, Anti-HPV-18-Antikörper, tierexperimentelle Studien.
Merck Pharmaceuticals: VLP-HPV-Vakzine und Plamid-DNA-Vakzine, tierexperimentelle Studien.
National Cancer Institute: HPV-16-VLP-Vakzine, laufende Phase-I-Studie.

2. Adoptive Immuntherapie mit zytotoxischen Effektorzellen

Bei der adoptiven Immuntherapie werden immunkompetente Zellen aus dem Körper der Tumorpatienten gewonnen, dann in der Zellkultur durch Stimulation mit entsprechenden tumorassoziierten Antigenen spezifisch stimuliert und aktiviert, um dann anschließend wieder in den Körper zurückgegeben zu werden. Während in den vergangenen Jahren vor allem die sogenannten Lymphokin-aktivierten Killerzellen und tumorinfiltrierenden Lymphozyten Gegenstand zahlreicher, bei gynäkologischen Karzinomen meist enttäuschender Studien waren, sind derzeit vor allem die sogenannten dendritischen Zellen von Interesse.

Dendritische Zellen gehören zu den sogenannten antigenpräsentierenden Zellen (APC). Tumorantigene werden in den dendritischen Zellen aufgenommen, innerhalb der Zelle verarbeitet und anschließend in veränderter Form T-Zellen präsentiert, um damit eine entsprechende Immunantwort zu induzieren.

In einem entsprechenden immuntherapeutischen Ansatz versuchen wir derzeit an der Universitäts-Frauenklinik Köln die Entwicklung einer tumorspezifischen Vakzine, bestehend aus autologen dendritischen Zellen von Mamma- und Ovarialkarzinompatientinnen (Abb. 2). Dabei werden dentritische Zellen aus dem peripheren Blut gewonnen und in vitro mit Peptiden des c-erbB-2-Rezeptorproteins stimuliert. Nach In-vitro-Pulsation der dendritischen Zellen werden diese dann aktiviert den Patientinnen zurückgegeben. Klinische Ergebnisse liegen bislang noch nicht vor.

3. Immuntherapie mit monoklonalen Antikörpern

Monoklonale Antikörper erkennen an der Zelloberfläche lokalisierte Antigene von Tumorzellen und bieten sich daher für klinische Studien zur Immuntherapie von Krebserkrankungen an.

In der gynäkologischen Onkologie liegen derzeit die größten Erfahrungen beim Mammakarzinom mit einem humanisierten monoklonalen Antikörper gegen HER 2 neu, Handelsname Herceptin, vor. In einer randomisierten Studie konnte durch die Addition von Herceptin zu einer First-Line-Chemotherapie bei Patientinnen mit metastasiertem Mammakarzinom und HER-2-neu-Überexpression eine Verbesserung der Ansprechrate um 53% und der Zeit bis zum Progress um 65% im Vergleich zur alleinigen Chemotherapie beobachtet werden. Mit der Einschränkung, daß diese Daten bislang auf einer mittleren Beobachtungszeit von 12 Monaten beruhen und bislang noch nicht durch weitere Studien bestätigt wurden, ist dies doch bislang die einzige Phase-III-Studie, in der die Wirksamkeit eines immuntherapeutischen Ansatzes bei gynäkologischen Karzinomen bestätigt werden konnte.

Bispezifische monoklonale Antikörper

Bispezifische Antikörper sind im Gegensatz zu monoklonalen Antikörpern in der Lage, zwei unterschiedliche Antigene zu binden. Es handelt sich hierbei um Hybridmoleküle, die zwei unterschiedliche Antigenbindungsstellen besitzen (Abb. 3). Bispezifische monoklonale Antikörper haben die Eigenschaft, zirkulierende Effektorzellen direkt an die Tumorzelle zu binden. Daneben bestehen noch weitere Einsatzmöglichkeiten: Sie können durch Kopplung an Zytostatika diese direkt an antigenpositive Tumorzellen binden, es können durch Kopplung an Enzyme Zytostatika-Vorstufen aktiviert werden (sogenannte Prodrug-Aktivierung), und es können zytotoxische Effektorzellen direkt an die Tumorzelle gebunden werden.

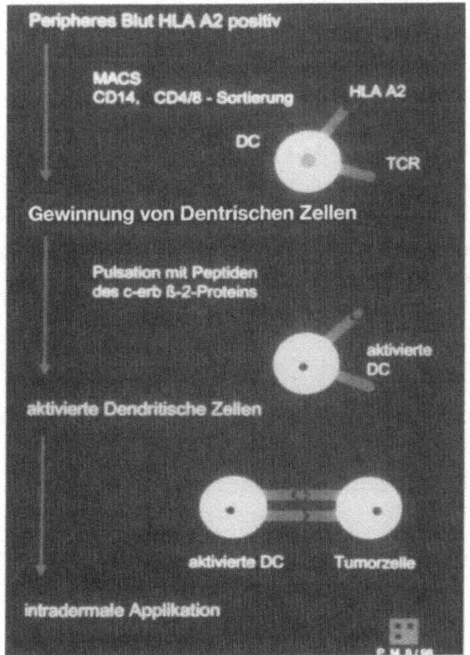

Abb. 2. Immuntherapie mit autologen dendritischen Zellen, gepulst durch Peptide des c-erb B-2-Proteins beim Mammakarzinom

Abb. 3. Bispezifische Antikörper beim Ovarial- und Mammakarzinom

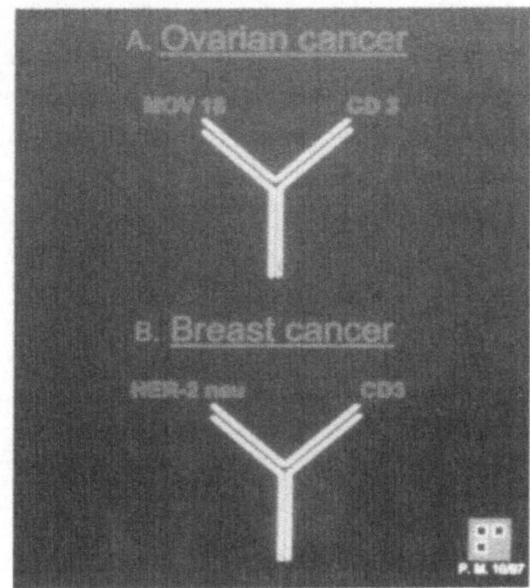

Es liegen bislang Phase-1-Studien beim Ovarialkarzinom vor, wo im Anschluß an eine positive Second-Look-Laparotomie mit Nachweis eines Tumorrestes intraperitoneal ein bispezifischer Antikörper appliziert wurde, der mit einem Arm an das tumorassoziierte Antigen MOV 18, mit dem anderen Arm an das CD-3-Epitop zytotoxischer Effektorzellen bindet. Es konnten hier nur in Einzelfällen Remissionen beobachtet werden. In einer anderen Studie wurden T-Zellen von Ovarialkarzinompatientinnen ex vivo mit Interleukin 2 aktiviert und die Zellen mit bispezifischen Antikörpern intraperitoneal injiziert. Bei 9 von 27 Patienten konnten partielle oder komplette intraperitoneale Remissionen erzielt werden.

Beim Mammakarzinom werden derzeit Studien mit einem bispezifischen Antikörper gegen HER 2 neu und einem Oberflächenmerkmal zytotoxischer Effektorzellen (CD 3) durchgeführt. Bei Patientinnen mit Her-2-neu-Überexpression konnten ebenfalls bei erträglicher Toxizität Remissionen erzielt werden. Kleine Fallzahlen lassen derzeit aber auch hier noch keine weitergehenden Schlußfolgerungen zu.

Zusammenfassung und kritische Wertung

Das Konzept der Immuntherapie, durch eine Stimulation körpereigener Abwehrvorgänge die Entstehung und Entwicklung maligner Tumore zu verhindern, ist vom theoretischen Ansatz hier faszinierend. Trotzdem ist der Stellenwert der Immuntherapie in der gynäkologischen Onkologie bislang weder definiert noch stellt sie eine therapeutische Alternative dar.

Die bis heute enttäuschenden Ergebnisse sind in einer Reihe grundsätzlicher Probleme der Immuntherapie begründet. Aus Tiermodellen ist bekannt, daß bereits bei einer Tumorlast von mehr als 100.000 Zellen ein Tumorwachstum durch das Immunsystem nicht behindert wird. Viele Immuntherapiestudien wurden bei fortgeschrittenen Tumorerkrankungen durchgeführt, wo ein Ansprechen bereits aufgrund der großen Tumorlast unwahrscheinlich ist und wo vorausgegangene oder parallel durchgeführte immunsuppressive Therapien bereits die Kapazität des Immunsystems wesentlich beeinträchtigten. Wenn überhaupt, scheint eine Immuntherapie bei Mikrometastasen und Minimal residual disease sinnvoll, ein Ansatz, der beim Kolonkarzinom mit dem monoklonalen Antikörper 17-1A bereits erfolgreich durchgeführt wird. Die derzeit laufenden Studien müssen noch zeigen, ob die großen, z. T. vor allem in der Laienpresse geschürten Hoffnungen bezüglich neuer immuntherapeutischer Ansätze, insbesondere der monoklonalen Antikörper und rekombinanter Tumorvakzine, gerechtfertigt sind.

Infektiologie und Infektionsimmunologie

Chlamydia-trachomatis-Infektion in der Schwangerschaft

U. B. Hoyme

Sowohl die perinatale Morbidität als auch die Mortalität konnten in den vergangenen Jahren in der Bundesrepublik Deutschland deutlich gesenkt werden. Bekanntermaßen ist dies unter anderem mit dem rapiden Fortschritt im Bereich der Pränataldiagnostik, aber auch im Bereich der Neonatologie sowie mit organisatorischen Verbesserungen an der Schnittstelle zwischen diesem Fachgebiet und der Geburtshilfe begründet. Eine weitere Reduzierung der häufig auch politisch diskutierten Neugeborenensterblichkeit erscheint heute über die angeführten Faktoren kaum noch möglich. Vielmehr ist ein erfolgversprechender Ansatz nun verstärkt bei der Senkung der Frühgeburtlichkeit zu suchen, deren Inzidenz über mehr als 10 Jahre mit knapp 6% praktisch unverändert geblieben ist.

Eine Reihe von Faktoren wird in den Lehrbüchern der Geburtshilfe als Ursache für die Frühgeburtlichkeit angeführt, darunter auch einige ausgesprochen seltene Dispositionen. Als quantitativ relevant, korrigierbar und zugleich wissenschaftlich einwandfrei belegt können aber bisher nur einige Infektionen von Vagina und Cervix uteri gelten, darunter die mit Chlamydia trachomatis.

Chlamydia trachomatis ist der am häufigsten vorkommende sexuell übertragbare Mikroorganismus in der Bundesrepublik Deutschland. Als genitale Chlamydieninfektion wird unabhängig vom klinischen Erscheinungsbild die Kolonisation mit den Serotypen D-K bezeichnet. Sie erhöht das peripartuale Erkrankungsrisiko für Mutter und Kind und sollte deshalb behandelt werden.

Das klinische Erscheinungsbild reicht vom typischen mukopurulenten Ausfluß aus der Cervix uteri bis zur unspezifisch wirkenden Zervizitis und völlig asymptomatischen Verlaufsformen. Trotz weiterhin widersprüchlicher Untersuchungsergebnisse steht ein gehäuftes Auftreten von vorzeitigem Blasensprung, Chorioamnionitis, Frühgeburt, niedrigem Geburtsgewicht und eine damit erhöhte perinatale Morbidität und Mortalität außer Zweifel. Bei der Geburt kommt es infolge der Infektion der Cervix uteri zur Übertragung auf das Kind, was eine Disposition unter anderem hinsichtlich Einschlußkörperchenkonjunktivitis und atypischer Pneumonie darstellt. Im Wochenbett kann es zur späten postpartualen Endometritis kommen.

Dem geschilderten Sachverhalt haben die Deutsche Gesellschaft für Perinatale Medizin und die Deutsche Gesellschaft für Gynäkologie und Geburtshilfe mit einer von der Standardkommission „Infektionen in der Perinatalen Medizin“ erarbeiteten gemeinsamen Stellungnahme 1992 Rechnung getragen:

Seinerzeit wurde ein Screening auf Chlamydien mittels Enzymimmunassay oder Immunfluoreszenzmikroskopie bei Erstuntersuchung in der Schwangerschaft empfohlen. Bei zweifelsfreiem Erregernachweis ergibt sich die Indikation zur Behandlung mit Erythromycinethylsukzinat nach der 14. Schwangerschaftswoche oder bei entsprechend später Diagnose postpartual. Die Partnertherapie ist obligat, wobei Doxycyclin dabei das Mittel der Wahl darstellt. Trotz Bekanntmachung dieses im Konsensus getragenen Standard of care in den Publikationsorganen der beiden Gesellschaften ergab eine stichprobenartige Erhebung im Dezember 1992 bei insgesamt 131 niedergelassenen Frauenärzten ein erstaunliches Fazit: 21% der Befragten gaben an, die Empfehlung zu kennen, aber nur 2/3 führten das Screening auch folgerichtig im ersten Trimenon durch. Des weiteren ergab die Befragung, daß in 1/3 der Fälle die Serologie in der Diagnostik sowie Doxycyclin in der Therapie Anwendung fanden. Beides war im Statement der Standardkommission ausdrücklich und begründet abgelehnt worden!

Vor dem geschilderten wissenschaftlichen und politischen Hintergrund war es erfreulich und anerkennenswert, daß der Bundesausschuß der Ärzte und Krankenkassen mit der Änderung der Mutterschaftsrichtlinien vom 22. November 1994 in adäquater Weise reagiert hat: Seit dem 1.4.1995 ist das Screening auf Chlamydien in der Schwangerschaft obligat, abrechenbar und aufgrund zahlreicher zur Verfügung stehender diagnostischer Tests auch weitgehend praktikabel.

Nach den derzeit gültigen Richtlinien umfaßt die erste Untersuchung nach Feststellung der Schwangerschaft unter anderem „die gynäkologische Untersuchung (einschließlich eines Zervixabstriches zur Untersuchung auf Chlamydia trachomatis mittels eines geeigneten Antigen-Nachweises) oder eines Nukleinsäurenachweises ohne Amplifikation (sogenannter Gen-Sonden-Test)". Es ist deshalb zu erwarten, daß chlamydienassoziierte Komplikationen in der Schwangerschaft, im Wochenbett sowie beim Neugeborenen in Zukunft weitgehend ausgemerzt werden können. Dieser Erfolg dürfte sich insbesondere dann einstellen, wenn die mäßige Sensitivität von Schnelltests, aber auch von aufwendigeren Antigennachweisverfahren verbessert werden kann. Die Anwendungen von Amplifikationsverfahren, wie zum Beispiel Polymerase- oder Ligasekettenreaktion (PCR, LCR), auf breiter Basis in der Vorsorge erscheint noch verfrüht. Als ein Argument sei die für diese Tests noch nicht abgeschlossene wissenschaftliche Bewertung des Screenings in der Schwangerschaft angeführt. Insbesondere erscheinen weitere Untersuchungen über die Eignung von Urin als Untersuchungsprobe, über mögliche Alternativen sowie hinsichtlich der Korrelation von Urethra-, Zervix- und Urinbefunden notwendig, da Hemmfaktoren, vor allem im Urin, zu widersprüchlichen Ergebnissen geführt haben. Ein weiterer Punkt, der zu Bedenken Anlaß gibt, ist der erhebliche Kostenaufwand für die zweifelsfrei hochsensitiven und -spezifischen Amplifikationsverfahren, für die eine Erstattung durch die Krankenkassen im übrigen bisher nicht erfolgt.

Bei adäquatem Screening sowie nachfolgender Therapie darf davon ausgegangen werden, daß die Gefährdung des Neugeborenen durch eine chlamydienbedingte Konjunktivitis deutlich reduziert werden kann. Dieser Aspekt ist auch im Zusammenhang mit der Blenorrhoeprävention bewertet worden. Sowohl bei der Prophylaxe mit Silbernitrat als auch mit Erythromycin und anderen Antibiotika werden Versagen und Konjunktivitiden anderer Ätiologie beobachtet, abgesehen davon, daß die lokale Applikation gegen die übrigen Chlamydieninfektionen nicht wirksam ist. Obwohl die gesetzliche Grundlage der Augenprophylaxe mit Silbernitrat nicht mehr besteht, hat die

Standardkommission seinerzeit empfohlen, daß diese Form zunächst beibehalten werden sollte, da eine besser wirksame, wissenschaftlich fundierte und praktikable Alternative nicht zur Verfügung steht. Dieser Standard of care ist auch weiterhin durch die DGGG getragen.

Die Chlamydieninfektion ist nur eine geburtshilflich und namentlich für die Frühgeburtlichkeit relevante Infektion. Bakterielle Vaginose, Trichomoniasis und Gonorrhoe müssen unter anderem ebenfalls in Betracht gezogen werden. Insbesondere die erstgenannte vaginale Dysbiose ist mit einer Prävalenz in der Schwangerschaft von bis zu 20% und einem relativen Frühgeburtsrisiko von etwa 1,6 bedeutsam; ein adäquates Regime in der Gravidität könnte hier zu einer erheblichen Verringerung der Frühgeburtlichkeit führen.

Greifen die seit 1995 etablierten und insbesondere die in Aussicht genommenen Strategien, so ist nach den vorliegenden Untersuchungen mit einer Reduktion der Frühgeburtlichkeit um mindestens 10% zu rechnen, wobei alle Daten dafür sprechen, daß dies vor allem im Bereich der besonders komplikationsträchtigen frühen Frühgeburten der Fall sein wird. In einen weiteren Rahmen gestellt, bedeutet dies aber auch, daß wir, an die Grenzen des neonatologisch derzeit Machbaren gekommen, uns mit der Konzentration auf eine Infektions- und Frühgeburten-Prävention auf dem richtigen Weg zu einem effizienten, praktikablen und bezahlbaren Regime befinden.

B-Streptokokken

J. Martius

Einleitung

Die Streptokokken der serologischen Gruppe B (GBS) sind eine der häufigsten Ursachen für die Neugeborenensepsis. Das Risiko für diese mit hoher Mortalität und Morbidität verbundenen kindlichen Infektionen läßt sich durch gezielte prophylaktische Maßnahmen vor der Geburt deutlich senken.

Streptokokken der Gruppe B in der Schwangerschaft

Die rektovaginale Nachweisrate von GBS bei Schwangeren liegt zwischen 10 und 30%. Als Keimreservoir gilt der Gastrointestinaltrakt, was eine dauerhafte Beseitigung des Erregers aus dem Genitalbereich durch Antibiotikagabe letztlich unmöglich macht.

In der Schwangerschaft können die GBS zu Harnweginfektionen führen, und sie erhöhen das Risiko für ein Fieber der Mutter unter der Geburt (Chorioamnionitis) und nach der Geburt (Endometritis post partum), für Wundinfektionen (Sectio caesarea) und für die Frühgeburtlichkeit.

Von besonderer Bedeutung sind die gefürchteten Neugeboreneninfektionen durch GBS. Dabei ist zwischen einer frühen Form der Sepsis (early onset, ca. 80%) innerhalb von 7 Tagen nach der Geburt und einer späten Form der Sepsis (late onset, ca. 20%) nach 7 Tagen post partum zu unterscheiden.

Die im folgenden ausgesprochenen Empfehlungen zur Prophylaxe der Neugeborenensepsis durch GBS beziehen sich ausschließlich auf die frühe Form der Sepsis, da nur sie prophylaktischen Maßnahmen zugänglich ist.

Die frühe Form der Sepsis, die im Mittel bereits innerhalb von 20 Stunden post partum zu ersten Symptomen führt, verursacht bei den Neugeborenen Bakteriämie, Pneumonie und Meningitis. Die Mortalität wird mit 5 bis 20% angegeben und betrifft vor allem die unreifen Frühgeburten. Mit neurologischen Langzeitfolgen muß in bis zu 30% der Fälle gerechnet werden. Die Häufigkeit der Early-onset-Sepsis liegt zwischen 1 und 2% bei Kindern von Müttern, die zum Zeitpunkt der Geburt kulturpositiv sind.

Zu den wichtigsten *Risikofaktoren* für die frühe Form der Neugeborenensepsis durch GBS gehören:

- die genitale GBS-Besiedlung der Mutter zum Zeitpunkt der Entbindung,
- die Dauer zwischen Blasensprung und Entbindung von ≥ 18 Stunden,
- das Fieber unter der Geburt von ≥ 38°C,
- die Frühgeburt vor der 37. Woche,
- die GBS-bedingte Bakteriurie während der Schwangerschaft und
- der Zustand nach Geburt eines an GBS erkrankten Kindes.

Die prophylaktische intrapartuale Verabreichung von Antibiotika kann die Häufigkeit der frühen Form der Neugeborenensepsis durch GBS deutlich verringern.

Durch Abstriche vom Anorektum und vom Introitus vaginae (eine Spekulumuntersuchung ist dafür nicht notwendig) sowie unter Verwendung von geeigneten Transport- und Selektivmedien bei allen Schwangeren zwischen der 35. und 37. Woche kann mit hinreichender Sicherheit eine Aussage über den GBS-Kolonisierungsstatus zum Zeitpunkt der Entbindung gemacht werden.

Die Verwendung von Selektivmedien erhöht die GBS-Nachweisrate um bis zu 50%, und durch die zusätzliche Abstrichentnahme vom Anorektum steigt die GBS-Nachweisrate nochmals um bis zu 30%.

Das mikrobiologische Labor ist davon zu unterrichten, daß insbesondere das Ergebnis bezüglich der GBS von Interesse ist, damit die entsprechenden Selektivmedien zur Anwendung kommen.

Von der Verwendung von Schnelltesten zum Nachweis einer anogenitalen GBS-Besiedlung wird ausdrücklich abgeraten, da die Treffsicherheit dieser Teste nach wie vor zu gering ist, um Schwangere mit niedriger Keimkonzentration zu identifizieren.

Die Centers for Disease Control (USA) empfehlen, daß eine der beiden folgenden Strategien zur Prophylaxe der Neugeborenensepsis zur Anwendung kommen sollte [2].

a. Prophylaxe aufgrund eines generellen präpartualen GBS-Screenings und aufgrund von Risikofaktoren

Alle Schwangeren werden zwischen der 35. und 37. Woche auf GBS durch anogenitale Abstriche untersucht. Ergibt sich dabei ein positiver Befund, wird eine intrapartuale Chemoprophylaxe angeboten (Tab. 1).

Liegt das Ergebnis der GBS-Kultur zum Zeitpunkt der Geburt nicht vor, so wird die antibiotische Prophylaxe empfohlen, wenn einer der folgenden Risikofaktoren nachweisbar ist:

- drohende Frühgeburt vor der 37. Woche,
- Dauer des Blasensprunges ≥ 18 Stunden,
- mütterliche Temperatur ≥ 38°C.

Das beschriebene kombinierte Vorgehen beruht also auf einem generellen antepartualen GBS-Screening und der Berücksichtigung einzelner Risikofaktoren und führt bei einer angenommenen GBS-Prävalenz von 19% dazu, daß bei 27% aller Entbindungen eine intrapartuale Chemoprophylaxe erfolgt. 86% aller Fälle von Early-onset-Sepsis werden damit verhindert [1].

b. Prophylaxe allein aufgrund von Risikofaktoren

Bei diesem Vorgehen wird auf ein generelles GBS-Screening in der Schwangerschaft verzichtet und die intrapartuale antibiotische Prophylaxe ausschließlich vom Vorhandensein der folgenden Risikofaktoren abhängig gemacht (Tab. 1):

- drohende Frühgeburt vor der 37. Woche,
- Dauer des Blasensprunges ≥ 18 Stunden,
- mütterliche Temperatur ≥ 38°C.

Tabelle 1. Intrapartuale Chemoprophylaxe zur Vermeidung der Neugeborenensepsis durch Streptokokken der Gruppe B (Kombination aus präpartualem GBS-Screening und der Berücksichtigung von Risikofaktoren)

Risikofaktoren: Zustand nach Geburt eines Kindes mit GBS-Infektion GBS-Bakteriurie während dieser Schwangerschaft Drohende Frühgeburt < 37 Wochen * Mütterliches Fieber ≥ 38°C unter der Geburt Dauer des Blasensprunges ≥ 18 Stunden	ja ➡	Intrapartuale Prophylaxe, z.B. mit Penicillin G i.v. einmalig 5 Mio. E., anschließend 2,5 Mio. E. alle 4 Std. bis zur Entbindung oder Ampicillin i.v. einmalig 2 g, anschließend 1 g alle 4 Std.

nein

GBS-Screening zwischen der 35. und 37. Woche durch Abstriche vom Anorektum und Introitus vaginae	GBS positiv ➡	Intrapartuale Chemoprophylaxe

GBS negativ oder unbekannt

Keine Prophylaxe

Das allein risikobezogene Vorgehen, das in Deutschland bisher empfohlen wurde, ohne ein GBS-Screening zwischen der 35. und 37. Woche, führt zu einer antibiotischen Prophylaxe in 18% aller Geburten und verhindert die frühe Form der Neugeborenensepsis in 69% der Fälle [1].

Unabhängig von den beiden beschriebenen Strategiealternativen gilt, daß alle Patientinnen mit einer symptomatischen oder asymptomatischen GBS-Bakteriurie während der Schwangerschaft umgehend antibiotisch zu behandeln sind und zum Zeitpunkt der Entbindung unabhängig vom Schwangerschaftsalter eine intrapartuale Chemoprophylaxe erhalten, da bei ihnen mit einer besonders hohen Keimdichte zu rechnen ist.

Auch Mütter, die bereits ein Kind mit einer GBS-Infektion geboren haben, erhalten generell unabhängig vom Gestationsalter zum Zeitpunkt der nächsten Geburt eine antibiotische Prophylaxe. Ein präpartuales GBS-Screening ist bei diesen Patientinnen nicht notwendig.

Literatur

1. Rouse JD, Goldenberg RL, Cliver SP, Cutter GR, Mennemeyer ST, Fargason CA (1994) Strategies for the prevention of early-onset neonatal group B streptococcal sepsis: A decision analysis. Obstet Gynecol 83: 483–94
2. Schuchat A, Whitney C, Zangwill K (1996) Prevention of perinatal group B streptococcal disease: A public health perspective. MMWR 45/No. RR-7: 1–24

Prävention und Lebensführung

Psychologische Aspekte der Lebensführung und Prävention

B. Schultz-Zehden

In den letzten Jahren hat sich immer deutlicher gezeigt, daß der Fortschritt in der Medizin nur zusammen mit einer gesundheitsbewußten Lebensführung zu einem wirklichen Fortschritt führen kann. Trotz einer im Vergleich zum Mann im Durchschnitt 6–7 Jahre höheren Lebenserwartung der Frau belegen epidemiologische Studien häufigere Erkrankungen bei den Frauen. Eine These ist die, daß es sich hierbei möglicherweise um ein methodisches Artefakt handelt, da die überlebenden Männer im Alter relativ zu den bereits verstorbenen gesünder sind und so in geschlechtsvergleichenden Statistiken die Gruppe der Frauen als verhältnismäßig „kränker" dasteht. Durch die höhere Lebenserwartung kumuliert die Morbidität im Alter der Frau. Das Ziel ist also die frühe Erfassung von Risikofaktoren und deren rechtzeitige Modifikation, um das Auftreten bestimmter Erkrankungen entweder ganz zu verhindern oder die Komprimierung in ein höheres Alter zu verschieben [1].

Es gibt viele Theorien und Vermutungen, warum die Lebenserwartung der Frau höher ist als die des Mannes. Empirische Untersuchungen belegen, daß Frauen ein höheres Gesundheitsinteresse haben und häufiger Gesundheitsangebote wahrnehmen [2]. Sie suchen früher und häufiger schon bei relativ kleinen Erkrankungszeichen den Arzt auf; sie reagieren schon auf feine Signale bei niedriger Bedrohung sensibel, wohingegen Männer sich im Sinne eines Repressor-Verhaltens oft in unangebrachtem Optimismus subjektiv gesünder einschätzen als sie real sind und häufig erst sehr spät ärztliche Hilfe suchen [3]. Frauen sind offenbar eher bereit, Schwächen einzugestehen und sich als krank zu bezeichnen. Dafür spricht die hohe Frequenz von Arzt-Konsultationen pro Jahr bei den Frauen. In der Altersgruppe 50 bis 70 Jahre sind es 85%, die ihren Hausarzt durchschnitttlich 8mal im Jahr aufsuchen [4]. Diese Zahl bezieht sich nur auf den Hausarzt und nicht etwa auch noch auf die Konsultation eines Facharztes. Ein weiteres Ergebnis dieser Studie zeigte, daß 62% zudem regelmäßig zum Gynäkologen gehen, wobei die jüngere Frau das noch häufiger tut (Abb. 1). Bei der jüngeren Frau übernimmt der Gynäkologe oftmals die Hausarztfunktion. Auf diese Weise entsteht eine hohe Bindung mit lebenslangem Beratungscharakter, weshalb die Gynäkologie für die Präventivmedizin ein besonders geeignetes und ergiebiges Fach ist.

Folgende psychologische Aspekte spielen im Bereich der Prävention eine wichtige Rolle: Unter welchen Umständen ist eine Person überhaupt bereit, sich präventiv zu verhalten? Welches sind ihre individuellen Motive? Ist eine entsprechende Motivation vorhanden, mündet diese auch in gesundheitsrelevantes Verhalten? Gelingt es einer Person, ihr Verhalten auch langfristig zu ändern? Welche Faktoren spielen hier mit hinein?

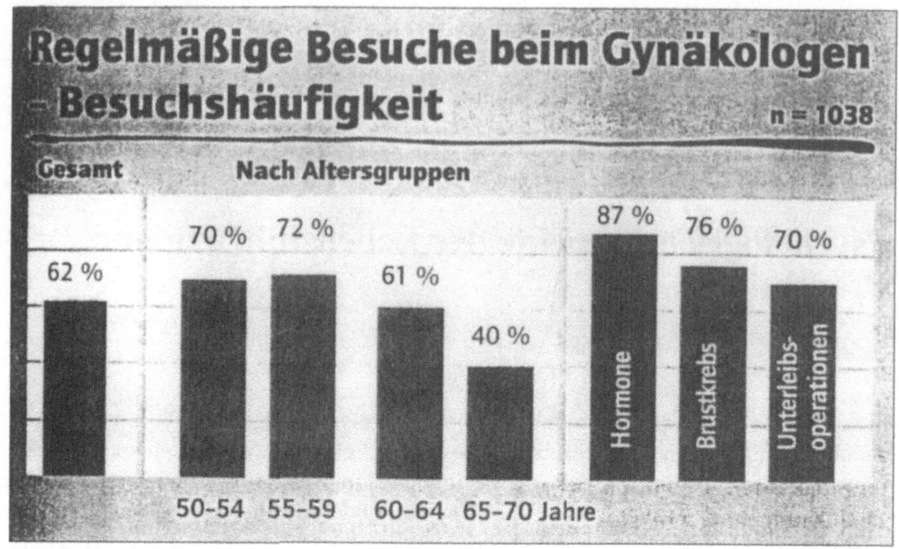

Abb. 1. Besuche beim Gynäkologen

Wann verändern wir unser Verhalten? Wann ist ein Individuum bereit, etwas für seine Gesundheit zu tun?

Mit Hilfe von Studien zu dem am meisten zitierten und bekanntesten Modell zur Vorhersage von Gesundheitsverhalten, dem „Health-Belief-Modell" [5], konnte zu Beginn der psychologischen Gesundheitsförderung ermittelt werden, daß ein präventives Handeln von folgenden Faktoren abhängig ist:

1. Ob ein Individuum Risiken für sein Leben oder seine Gesundheit erkennen kann (über eine sog. *Risikowahrnehmung* verfügt). Diese ist abhängig von spezifischen Erfahrungen, die es mit sich selbst/anderen gesammelt hat. Persönliche Erfahrungen mit einer Krankheit erhöhen die Wahrscheinlichkeit eines gesundheitspräventiven Handelns!
2. Inwieweit die Eintrittswahrscheinlichkeit und der Schweregrad einer Bedrohung (Erkrankung) realistisch eingeschätzt und nicht unter- oder überschätzt wird.
3. Daß man sich grundsätzlich auch für verletzlich hält (nicht denkt, „wenn, dann trifft es die anderen, aber nicht mich!")
4. Ich muß daran glauben, daß eine Maßnahme auch einen bestimmten Wert für meine Gesundheit hat und sich der ganze Aufwand und die Mühe auch wirklich lohnt (Wirksamkeit/Effektivität einer Maßnahme).
   Ein Individuum könnte sich beispielsweise fragen, ob es sich überhaupt lohnt, intensiv Sport zu treiben, um die Lebenserwartung vielleicht um zwei Jahre zu verlängern, wenn dieser Lebenszeitgewinn nämlich dem Zeitverlust durch den Sport selbst entspricht.
5. Als letztes ist die Selbstwirksamkeits-Erwartung anzuführen, damit gemeint ist ein gewisses Vertrauen in die eigenen Fähigkeiten, ein bestimmtes Verhalten auch ausführen zu können.

Folgende psychologische Gründe lassen sich anführen, warum Individuen zu einem eher niedrigen Risikobewußtsein neigen:

a) Weil sie unbewußt aus einer Angst heraus eine gesundheitliche Bedrohung abwehren, Symptome verdrängen oder verleugnen.
b) Weil sie sich mit Hochrisikogruppen vergleichen und bei einem entsprechenden Vergleich immer besser abschneiden als die Hochrisikogruppe.
c) Weil sie der Ansicht sind, über genügend protektive Faktoren zu verfügen.
d) Fehlendes Wissen und der Mangel an eigener Erfahrung tragen zu einem *„unrealistischen Optimismus"* bei.

Kritisch betrachtet, muß einem zu niedrigen Risikobewußtsein ein zu hohes Risikobewußtsein gegenübergestellt werden. Hierbei stoßen wir auf ein ethisches Problem. Um präventives Verhalten zu implementieren, muß das Gefühl vermeintlicher Nichtbetroffenheit aufgebrochen werden. Dabei haben wir es alles andere als mit einer frohen Botschaft zu tun, die Frauen für diverse Risiken zu sensibilisieren. Keiner Gesundheitsmaßnahme hat es bisher genutzt, Ängste bei Individuen zu erzeugen. Es stellt sich das Problem, ob nicht die Besorgnis, die durch falsche und übertriebene Risikoeinschätzung induziert wird, vielleicht sogar gesundheitsschädigend wirkt und Disstreß erzeugt. Ist das nun „der Preis der Prävention"? Was ist mit dem „realistischen" Risikobewußtsein in einer Welt, in der sich die Risiken geradezu überbieten, sich bisweilen gegenseitig widersprechen, sich alle paar Wochen ändern, wenn es nicht ganz und gar Eintagsrisiken sind?

Was gesundheitsspezifische Sorgen von Frauen sind, zeigt ein Ergebnis aus der 1000-Frauen-Studie. Die meisten Sorgen, so wurde es in der Studie deutlich, machten sich die Frauen über das Krebsrisiko: Jede zweite Frau nannte Krebs allgemein, immerhin noch jede vierte Frau speziell Brustkrebs als besorgniserregendes gesundheitliches Risiko (vgl. Abb. 2). Auffällig war, daß an zweiter Stelle bereits die Sorge um das Nachlassen geistiger Fähigkeiten (42%) stand. Das Risiko einer Herz-Kreislauf-Erkrankung wird von den Frauen leicht unterschätzt.

Ein weiterer Punkt ist die Fremdkontrolle in der Gesundheitsförderung, die oft kontraproduktiv wirkt. Wir alle treffen auf eine Reihe von Gesundheitsgeboten – Verbote –, Gesetze oder anderweitige öffentliche Vorgaben (Bsp.: „Du sollst nicht rauchen, Du sollst nicht trinken", bei der Ernährung geraten wir dann in ein Geflecht solcher Gebote und Verbote!). Hinzu kommt, daß widersprüchliche Informationen in den Medien zu einer allgemeinen Verunsicherung beitragen.

Vielen Präventionskampagnen, Vorsorgeangeboten und Früherkennungsmaßnahmen fehlt es an Akzeptanz und an Effektivität, weil die individuellen motivationalen Bedingungen nicht genügend berücksichtigt werden. Die Vorstellung, Gesundheit sei in jedem Falle auch für die einzelne Frau das entscheidende Ziel, ist mehr von der Hoffnung der Forschenden getragen als realistisch. Man ist eher bereit, sich einer Diät zu unterziehen, um dem Partner zu gefallen oder den gängigen Schlankheitsnormen zu genügen als dem ärztlichen Rat Folge zu leisten. Eine solche Vorgehensweise wie die der Fremdkontrolle löst – psychologisch ausgedrückt – oft *Reaktanz* (Opposition, Trotz) bei dem Betreffenden aus. Eine Person fühlt sich unter Druck gesetzt, in ihrer Entscheidungs- und Verhaltensfreiheit eingeschränkt und ignoriert letztendlich die Warnung. Nur durch zusätzliche Maßnahmen einer psychosozialen Medizin kann hier die Bereitschaft zur Kooperation und eine Erhöhung der Compliance bei den Frauen erreicht werden. Die

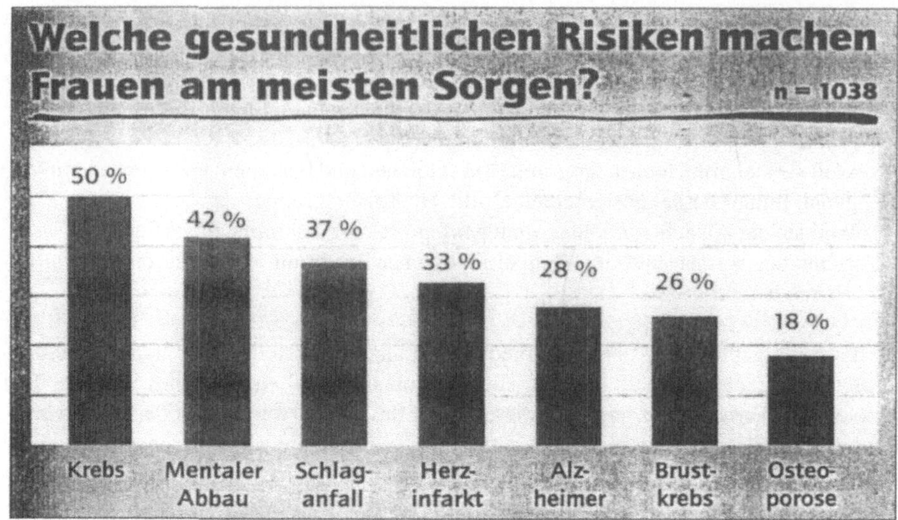

Abb. 2. Gesundheitsspezifische Sorgen

traditionellen Vorgehensweisen lassen zu wenig Selbstbestimmung oder wenigstens Mitbestimmung zu.

Was hat der Gynäkologe/die Gynäkologin für Möglichkeiten, im Bereich der *primären Prävention* aktiv zu werden? Die beste Chance hat primäre Prävention durch eine *sprechende Medizin.* Wir wissen, Kommunikationsdefizite fördern die Non-Compliance und Unsicherheit, Zweifel, Angst oder Enttäuschung und Nichtbefolgen des ärztlichen Rates sind Reaktionen der Patientinnen. Die Aufklärung eignet sich als Methode der Prävention besonders zur Schaffung von Problembewußtsein, in einer ausführlichen Beratung kann die individuelle Risikoabschätzung erfolgen, und der mit Sicherheit schwierigste Teil von ärztlicher Seite her ist, die Patientin zu einer präventiven Maßnahme zu motivieren und sie auch wirklich von dem Wert für sich selbst und für ihre Gesundheit zu überzeugen.

Ziel ärztlicher Bemühungen sollte die eigenverantwortliche Gesundheitsförderung durch die Frau selbst sein, wofür sie Instrumente der Selbstkontrolle nutzen kann. Die Eigensteuerung ist medizinpsychologisch deshalb effizienter als die Fremdsteuerungs-Doktrin, weil eine selbst kontrollierte Gesundheitsstrategie, wenn sie Erfolg zeigt, als Eigenbeitrag erlebt und so gewertet wird. Durch dieses Feedback schleift sich das erwünschte gesundheitsrelevante Verhalten wirksam ein. „Verhaltenswirksam" ist dabei sicher das Prinzip der kleinen Schritte anzuwenden, um so Patienten zu führen, die Compliance zu fördern und damit das nötige Vertrauen des Patienten zu gewinnen.

Literatur

1. Fries J. (1980) Aging, natural death, and the compression of morbidity. N Engl J Med 303: 130–135
2. Hinze L, Samland A, Swart E (1996) Geschlechtsspezifische Gesundheitskompetenz der Frauen in der Praxis der Prävention – Ergebnisse einer regionalen Studie zur Inanspruchnah-

me von Gesundheitsförderungskursen. Vortrag auf dem Kongreß der DGMP und DGMS 29–31. Mai in Leipzig
3. Schwarzer R, Renner B (1997) Risikoeinschätzung und Optimismus. In: Schwarzer R: Gesundheitspsychologie. Hogrefe, Göttingen, 43–66
4. Schultz-Zehden B (1998) Frauengesundheit in und nach den Wechseljahren. Die 1000 Frauen-Studie. Verlag Kempkes, Gladenbach
5. Becker MH, Maimann LA, Kirscht JP, Haefner DP, Drachman RH, Taylor DW (1982) Neuere Untersuchungen zum „Health Belief Model“. In Haynes RB, Taylor DW, Sackett DL (Eds), Compliance Handbuch. Oldenbourg, München, 94–131

Prävention und Lebensführung – Ernährung

H. K. Biesalski

Zusammenfassung

Die unterschiedlichsten frauenspezifischen Tumore lassen sich, wie aus einer Vielzahl von epidemiologischen Studien der letzten Jahre ersichtlich, offensichtlich in ihrer Häufigkeit, aber auch in ihrem Verlauf durch Ernährung beeinflussen. So galt es lange als gesichert, daß eine erhöhte Fettzufuhr das Brustkrebsrisiko steigert und eine erhöhte Zufuhr an Betacarotin das Risiko, an einem Zervixkarzinom zu erkranken, reduziert. Auch rotes Fleisch, Schokolade, Nüsse und insbesondere Alkohol fördern die Entwicklung von Zervix- und Brustkrebs. Allgemein galt die Beobachtung, daß Übergewicht per se einen risikosteigernden Effekt nicht nur für die Entwicklung von Brustkrebs, sondern auch auf seine spätere Prognose hat. Viele dieser scheinbar klaren epidemiologischen Aussagen, die vorwiegend aus retrospektiven Studien stammen, sind den Patientinnen vermittelt worden und haben den Eindruck erweckt, daß die richtige Lebensführung in der Tat einen effektiven Schutz vor verschiedenen Krebsformen bewirkt. Verunsicherung ist dadurch entstanden, daß einzelne Arbeitsgruppen darauf hingewiesen haben, daß es in erster Linie der Salzverzehr oder aber nur gesättigte Fette oder aber ausschließlich der Alkohol oder aber Bewegungsmangel seien, die z.B. die Entwicklung von Brustkrebs begünstigen. Neben all diesem war es dann letztlich auch die Genetik, die unbestritten einen hohen Stellenwert in der Beurteilung der Inzidenz des Brustkrebses aufweist. All diese unterschiedlichen wissenschaftlichen wie preudowissenschaftlichen Erklärungen zum Brustkrebsrisiko haben zu einer erheblichen Verunsicherung geführt. Hinzu kommt, daß valide, physiologische Modelle, die einen Zusammenhang zwischen verschiedenen Lebensmittelinhaltsstoffen und der Entwicklung des Brustkrebses hätten zeigen können, nicht vorlagen. Letztlich wurde auf den antioxidativen Effekt einzelner Vitamine hingewiesen, was zu einer Vielzahl von mehr oder weniger seriösen Empfehlungen zur Chemo-Prävention des Brustkrebses durch Vitamine oder auch andere bioaktive Pflanzeninhaltstoffe (Phytochemicals) geführt hat. Um Klarheit darüber zu gewinnen, welche Art der Ernährung und möglicherweise auch welche besonderen Inhaltsstoffe tatsächlich einen Effekt auf die Entwicklung des Brustkrebses haben, wurde im Herbst 1996 an der Universität Hohenheim ein internationales, von der WHO und von dem Bundesministerium für Gesundheit unterstütztes Konsensusgespräch zum Thema „Ernährung und Krebs“ durchgeführt. 50 internationale Experten auf dem Gebiet – von Grundlagenwissenschaftlern über Ernährungsmediziner bis hin zu Klinikern – haben drei Tage damit verbracht, um vier Konsensus-Papiere mit den Schwerpunkten Ernährung und Lungenkrebs, Ernährung und Kolonkrebs, Ernährung und Magenkrebs sowie Ernährung und Brustkrebs zu erstellen. Diese Ergebnisse sind inzwischen in internationalen Zeitschriften publiziert und stellen eine wichtige Grundlage auch für die weitere Vorgehensweise im Zusammenhang mit der Forschung und der Interpretation der Bedeutung der Ernährung und der Entwicklung von Krebs dar. Das Ergebnis der Konsensus-Konferenz läßt sich wie folgt kurz zusammenfassen:

Eine gezielte Prävention durch Einnahme von Vitaminen ist nicht nachgewiesen, obgleich aus Tierexperimenten sich entnehmen läßt, daß besonders eine Kombination von Selen und Vitamin E die Entwicklung des experimentellen Brustkrebses einschränkt. Übergewicht begünstigt die Entwicklung von Brustkrebs dann, wenn das Übergewicht in erster Linie auf eine Kombination aus hoher Fettzufuhr, unter Umständen in Verbindung mit Alkohol, und Bewegungsmangel zurückzuführen ist. Pathophysiologisch hat die körperliche Bewegung eine Reduktion des Östrogens zur Folge, was sich insbesondere dann als risikoreduzierender Faktor ergibt, wenn die körperliche Bewegung schon im jugendlichen Alter begonnen und regelmäßig durchgeführt wird. Auch eine hohe Zufuhr von Ballaststoffen scheint über eine direkte Interaktion mit Östrogenrezeptoren (über Abbauprodukte in der Mikroflora) einen protektiven Effekt zu haben. Klinische Studien zur Frage der Bedeutung der Ernährung in der Prävention von Brustkrebs können nach Ansicht der Experten erst dann durchgeführt werden, wenn es akzeptierte Biomarker für Frühstadien der Entwicklung des Brustkrebses gibt. Zum jetzigen Zeitpunkt liegen keine gesicherten Daten vor, die z.B. zeigen würden, daß eine Änderung der Ernährungsweise tatsächlich mit einer Risikoreduktion des Brustkrebses in einem definierten Kollektiv einhergeht. Tierexperimentelle Studien sind wegen Unterschieden, z.B. in der Östrogenproduktion oder auch in der Metabolisierung von Karzinogenen, nur schwer auf den Menschen übertragbar. Aufgrund der doch noch sehr unsicheren Datenlage kommen die Experten nun zu folgenden Empfehlungen: Obst und Gemüse sollten zu jeder Mahlzeit gehören, die Energiezufuhr sollte so angepaßt sein, daß kein starkes Übergewicht entsteht, die Gesamtfettzufuhr und die Alkoholzufuhr sollte reduziert werden, regelmäßige körperliche Bewegung sollte eingehalten werden.

Lebensführung und Prävention in der gynäkologischen Onkologie

A. S. Wolf

Männer und Frauen in Ostasien (China, Japan, Thailand) haben eine deutlich niedrigere Krankheitswahrscheinlichkeit für Mamma-, Kolon- und Prostatakarzinom im Vergleich zu Europa und Nordamerika. Brustkrebs hat unter Frauen nicht nur die höchste Malignominzidenz, sondern auch die höchste Mortalität, insbesondere in den westlichen Industrienationen. Abgesehen von den ethnischen und damit genetischen Besonderheiten und dem völlig andersartigen soziokulturellen Hintergrund der Menschen in Ostasien, kommt der Ernährung mit geringem Fettanteil, reichlich Faserstoffen, grünen

Tees und der Verwendung von Soja als Grundnahrungsmittel eine besondere Bedeutung zu [1]. Sowohl Migrationsstudien von japanischen Emigranten auf Hawaii als auch protokollierte Ernährungsstudien deuten auf die hohe Wertigkeit von Lebensführung bzw. Lebensstil für die Karzinomentstehung. Unter *Lebensstil* werden selbstgesteuerte Faktoren zusammengefaßt wie z. B.

- Ernährung (Eß- und Trinkgewohnheiten),
- Konsum von Genußmitteln (Alkohol, Nikotin, Rauschmittel etc.),
- Exposition gegenüber Umwelttoxinen,
- Bewegung und sportliche Betätigung,
- Übung kognitiver Funktionen, sozialer Eigenschaften, Interaktion und Streßcoping.

Ernährung und Malignomprävention

Die erheblichen Unterschiede in der Malignominzidenz und Mortalität von Mamma-, Kolon- und Prostatakarzinom in den Industrieländern im Vergleich zu Asien sowie im Vergleich zwischen den nord- und westeuropäischen Nationen und Südeuropa (Italien, Frankreich, Portugal) lehren, daß der dort übliche höhere Anteil an Obst und Gemüse („mediterrane Kost") sowie die ballaststoffreiche, fettarme Kost in Ostasien gegenüber Malignomen protektiv wirken [1].

Zahlreiche Faktoren sind daran beteiligt:

Die üppige, konzentrierte, fettreiche Ernährung sowie das verbreitete „Fast food" in den Industrieländern wirken durch die enthaltenen Fette, Nitrosamine und Konservierungsstoffe krebsfördernd. Demgegenüber sind in Obst, Gemüse und Vollkornprodukten zahlreiche antioxidativ wirksame Vitamine (Vitamin A, E, C), reichlich Ballaststoffe, fermentierte Lebensmittel und sekundäre Pflanzenstoffe enthalten [4]. *Ballaststoffe* wirken in erster Linie protektiv durch Komplexbildung mit potentiell kanzerogenen Gallensäuren sowie durch Beschleunigung der Passagezeit. Auch können Ballaststoffe zahlreiche wirksame Fremdsubstanzen absorbieren und fäkal ausscheiden. *Fermentierte Lebensmittel,* z. B. Joghurt und Sauerkraut, wirken durch die Präsenz verschiedener Milchsäurebakterien, welche prokanzerogene und mutagene Substanzen inaktivieren. *Sekundäre Pflanzenstoffe* sind die in zahlreichen Pflanzen (z. B. Weißkohl, Knoblauch, Broccoli, Tomaten) enthaltenen, biochemisch wirksamen kanzeroprotektiven Pflanzenstoffe. Die wichtigsten Vertreter sind *Carotinoide* (β-Carotin und Lycopen), Saponine (bes. in Hülsenfrüchten), Proteaseinhibitoren sowie *Phytoöstrogene.*

Insbesondere Phytoöstrogene zeigen eine ausgeprägte protektive Wirkung auf hormonabhängige Malignome wie Mamma-, Prostata-, Endometrium- und Kolonkarzinom. Phytoöstrogene sind natürlich vorkommende pflanzliche Stoffe mit Ähnlichkeit zum natürlichen 17-β-Estradiol. Biochemisch sind die wichtigsten Phytoöstrogene in zwei Klassen, den Lignanen (Enterolacton, Enterodiol) und Isoflavonen (Genistein, Daidzein), zu finden.

Isoflavone finden sich vor allem in Hülsenfrüchten (Soja!!) und in rotem Klee, Lignane sind in Vollkorngetreide, Leinsamen, Beeren und Samen in großer Menge enthalten. Lignane und Isoflavone werden in Form von biochemischen Vorstufen aus der Nahrung aufgenommen und im Darm zu den eigentlichen Wirkstoffen metabolisiert. Ihre Wirkung ist vielseitig [5]:

1. Proliferationshemmung durch die Verdrängung des Estradiols vom Estradiol-β-Rezeptor.
2. Enzymhemmung zahlreicher Enzymkomplexe wie Aromatase, 5-α-Reduktase und *Tyrosinkinase,* wobei der Blockierung der Tyrosinkinase, dem wichtigsten Signaltransduktor sämtlicher Wachstumfaktoren der sog. IGF-1 Familie, die größte Bedeutung zukommt.
3. Radikalenfänger.
4. Absorptionseffekt der mit der Nahrung aufgenommenen Ballaststoffe.

Der Schutzeffekt von Lignanen und Isoflavonen gegen Mammakarzinom ist durch zahlreiche klinische Studien sowie fünf prospektive Untersuchungen belegt [2]. Auch sind Schutzeffekte gegenüber Prostatakarzinom, Kolonkarzinom und kardiovaskulären Erkrankungen in klinischen Studien verifiziert.

Bei der Beratung von Patienten mit erhöhtem Mammakarzinomrisiko ist deshalb eine Ernährungsberatung mit Nahrungsumstellung und die gezielte Empfehlung von Nahrungsergänzungsmitteln sinnvoll. Besonders reich an sog. „Schutzstoffen" ist hierzulande eine Kost mit Karotten (β-Carotin), Broccoli (Flavonoiden-Sulforofan), Tomaten (Lycopen), Hülsenfrüchten (Isoflavone), Äpfeln (Pectin), Beeren und Früchten (Lignane) und selbst Rotwein (Resveratrol mit cyclogenasehemmender Wirkung). In Anlehnung an die Erfahrungen aus Ostasien kann man zusätzlich als Nahrungsergänzung 30–50 g Sojamehl, Sojaflocken täglich (z. B. in Joghurt gerührt) oder einen speziellen Sojariegel empfehlen, der den Tagesbedarf von Lignanen und Isoflavonen deckt. Bei Übergewicht ist die Gewichtsreduktion mit Hilfe von Ernährungsberatung und Nahrungsumstellung eine weitere dringliche Notwendigkeit.

Sport und Malignomprävention

Eine Normalisierung des Stoffwechsels und der Energiebilanz ist nur durch gleichzeitige sportliche Betätigung zu erreichen. In einer Kohorten-Studie mit mehr als 25.000 Frauen konnte gezeigt werden, daß ein aerobes Ausdauertraining von >4 Std./Woche mit einem erheblich niedrigeren Risiko für Mammakarzinom (RR 0,28) verbunden ist [3]. Die Studie zeigte ferner, daß schlanke Frauen mit einem Body-Mass-Index von <22,8 (RR 0,63) das geringste Risiko haben, an einem Mammakarzinom zu erkranken. Für die Sportpraxis empfiehlt sich bei Betroffenen eine gut verträgliche, individuell ausgewählte Sportform im Ausdauerbelastungs-Bereich mit Fahrradfahren, leichtem Jogging oder Walking mit dosierter Energie im aeroben Bereich. Der tägliche Sport sollte 40–60 min bei 60–75% der maximalen Belastbarkeit (meßbar am Puls), möglichst vier- bis fünfmal pro Woche, praktiziert werden. Ziel wäre: 4 x 60 min, Puls 120 pro Woche!

Training in Kognition und Streßcoping

Zahlreiche Probleme ergeben sich aus den individuellen, starken persönlichen Belastungen, die als „subjektiver Streß" wissenschaftlich nur schwer charakterisiert sind. Streßcoping-Verfahren wie Yoga, autogenes Training, progressive Muskelentspannung oder auch Ausdauersport sind geeignete Verfahren, die Flut von Stressoren abzuschwächen. Betroffene Frauen und Männer sollten angehalten werden, passive und lähmende Maßnahmen wie Fernsehen durch kreative Tätigkeiten wie Bücher lesen, Kommunikation, Austausch und Gespräche abzulösen. Insbesondere bei Familien mit Malignomhäufung sind angstlösendeTrainingsmethoden, evtl. mit verhaltenstherapeutischen Ansätzen, zur Überwindung der allgemeinen Krebsangst sinnvoll.

Die Malignomprävention ist ein wichtiger Beratungsgegenstand in der Peri-, Postmenopause und im Alter. Die in diesem Altersbereich verbreitete Empfehlung zur Substitution sollte mehr als nur den Hormonersatz erfassen und auch eine *Substitution von Wissen* zu wichtigen Lebensstilfragen einbeziehen. Die vier goldenen Regeln zur Primärprävention von Malignomen mit Ernährungs- und Verhaltensempfehlung (Lebensstilfaktoren) sind:

1. Tägliche Zufuhr von Früchten, Gemüse und Vollkornprodukten.
2. Vermeidung von Übergewicht.
3. Verminderung der Gesamtfettzufuhr (Fleischmenge) und Förderung des Konsums von Fisch und Pflanzenöl.
4. Verringerung oder Vermeidung der Alkoholzufuhr.
5. Frühzeitige körperliche Bewegung.

Literatur

1. Adlercreutz H, Hämäläinen E, Gorbach S, Goldin B (1992) Dietary phyto-estrogens and the menopause in Japan. Lancet 339: 1233
2. Ingram D, Sanders K, Kolybaba M et al. (1997) Case-control study of phyto-oestrogens and breast cancer. Lancet 350: 990–994
3. Thune I, Brenn T, Lund E, Gaard M (1997) Physical activity and the risk of breast cancer. N Engl J Med 336: 1269–1275
4. Wirthensohn G, Petri E, Kaffenberger W, Altwein JE (1998) Diät und Mammakarzinom. Frauenarzt 10: 1558–1568
5. Wolf AS (1998) Phytoestrogene. J Menopause 3: 29–35

Hormonbehandlung und Lebensführung – Prävention

J. C. Huber

Die Nebenwirkungen einer Hormonbehandlung können gemildert und die Effizienz verbessert werden, wenn sich die Hormonersatztherapie mit einer Lifestyle-Beratung paart. Durch Lebensgewohnheiten kann ein faszinierendes Gebiet der gynäkologischen Endokrinologie beeinflußt werden, nämlich die parakrine Hormonproduktion.

Wird bei der Hormonersatztherapie z. B. 17-Beta-Östradiol zugeführt, so gelangt es nicht unverändert in die Zielzelle, sondern wird im Organismus in Östron und anschließend in Östronsulfat konvertiert. In den einzelnen Geweben – vor allem in der weiblichen Brust – wird inaktives Östron in aktives 17-Beta-Östradiol umgewandelt, andererseits wird im peripheren Gewebe männliches Hormon in weibliches Hormon aromatisiert. Bei beiden Vorgängen, nämlich bei der Dehydrogenisierung und bei der Aromatisierung, ist das reduzierte Coenzym Nikotinamiddinukleotidphosphat notwendig, dessen Anwesenheit erst die Aromatisierung bzw. die Umwandlung des inaktiven Östrons in das aktive 17-Beta-Östradiol möglich macht. Ob sich das Östron vermehrt in Östradiol oder umgekehrt das Östradiol in Östron konfiguriert, hängt letzten Endes von der Menge des NADPH ab. Ist dieses im Überschuß vorhanden, so wird parakrin vermehrt aromatisiert bzw. das aktivierte Östradiol gebildet.

NADPH und NADH haben zwar unterschiedliche Schwerpunkte, allerdings greifen sie auch ineinander über.

Dieser Ausflug in die Biochemie hängt sehr wohl mit Lifestyle zusammen. Alkoholkonsum z. B. erhöht die Menge des reduzierten NADPH und verschiebt damit das Gleichgewicht zugunsten des biologisch aktiven 17-Beta-Östradiols. Beim Abbau des Alkohols in Acet-Aldehyd entsteht besagtes reduziertes Nikotinamiddinukleotidphosphat in hoher Konzentration und stimuliert damit die parakrine Östrogensynthese. Möglicherweise ist das einer jener Mechanismen, der erklärt, warum Alkohol ein Risikofaktor für das Brustgewebe zu sein scheint. Sicher ist allerdings, daß es durch den Alkoholkonsum zu einem Ansteigen des Östrogens um 300% kommt, was teilweise durch diesen Mechanismus, teilweise auch durch eine Induktion der Sulfatase hervorgerufen wird. Letztere verstärkt jenes Enzym, welches aus Östronsulfat Östron und damit auch Östradiol bildet.

Frauen, die mit einer Hormonersatztherapie beginnen, soll man raten, Alkohol zu meiden, nicht nur wegen der onkologischen Perspektive, sondern auch wegen des Gewichtsproblems. Besagtes NADPH, das durch den Alkoholabbau vermehrt zur Verfügung steht, wird nicht nur zur Aktivierung des Östrogens benützt, sondern auch zur Fettsäure-Synthese. Damit wird die Lipolyse gehemmt, die betroffene Frau leidet an Gewichtsproblemen.

Wird der Gynäkologe von der Patientin auf Gewichtszunahme unter einer Hormonersatztherapie angesprochen, so muß er sich im Gespräch versichern, ob zumindest in der ersten Zeit nach Beginn der Hormonersatztherapie tatsächlich eine Alkoholkarenz vorliegt. Während Alkohol das NADPH erhöht, kommt es durch körperliche Betätigung zu einer Umwandlung des reduzierten Coenzyms in Adenosintriphosphat, dadurch steht es in geringerer Menge für Synthesevorgänge zur Verfügung. Dies mag eine der Erklärungen dafür sein, daß körperliche Betätigung möglicherweise auch vor Brustkrebs schützt.

Fettreiche Nahrung erhöht auf der anderen Seite, ähnlich wie Alkohol, die Reduktionsäquivalente und kann damit in der vermehrten Produktion von parakrinem Östrogen involviert sein.

Alkoholkarenz, körperliche Aktivität und das Vermeiden fettreicher Speisen sind einfache Inhalte der Lebensberatung, welche in der Menopause, nach Beginn einer Hormonersatztherapie realisiert werden sollten. Epidemiologische Untersuchungen zeigten, daß ihnen ein hoher klinischer Wert zukommt. Biochemische Forschungsergebnisse illustrieren diese Erkenntnisse, nicht zuletzt auch durch das Verständnis, daß NATPH die Steroidsynthese grundsätzlich beeinflußt. Die Schätze, die Mutter Natur bereit hält, sollten nicht ironisiert und belächelt werden, darf man doch nicht vergessen, daß das Penicillin und – um erst von jüngster Zeit zu sprechen – auch das Taxol Naturprodukte sind.

In Soja ist ein Steroid enthalten, das Genistein, welches bei der Hormonersatztherapie additiv eingesetzt werden kann. Genistein senkt den Cholesterinspiegel, schützt vor der Osteoporose, blockiert aber andererseits den Östrogenrezeptor in der Brust und ist damit dem Tamoxifen vergleichbar. Große epidemiologische Untersuchungen zeigten, daß in Ländern, in denen viel Soja konsumiert wird, die Inzidenz des Mamma- und des Prostatakarzinoms gering ist. Wandern andererseits die Betroffenen in Erdteile mit anderen Lebensgewohnheiten aus, so unterliegen sie der gleichen Inzidenz des Brust- und des Prostatakrebses. Dies ist ein beredter Hinweis darauf, daß Soja ein nicht zu unterschätzender Lifestyle-Faktor ist.

Gleiches gilt auch für den grünen Tee, welcher eine starke Tyrosinkinase-inhibierende Wirkung hat. Die Tyrosinkinase gehört zu jenen wachstumshormonabhängigen Second-Messenger-Kaskaden, deren sich auch maligne Zellen bedienen. Da in der Postmenopause die Inzidenz für Karzinome eo ipso zunimmt, ist eine Chemoprävention mit Soja und mit grünem Tee sinnvoll. Natürlich liegen diesbezüglich noch keine randomisiert prospektiven Untersuchungen vor. Allerdings ist dies ein grunsätzliches Problem der modernen Medizin: Die Grundlagenforschung bringt zahlreiche evidente Erkenntnisse ans Tageslicht, die in prospektiven Untersuchungen zu evaluieren die Zeit fehlt. Deswegen ist es in der Zwischenzeit korrekt, die „evidence-based medicine" durch eine „nil nocere based medicine" zu ersetzen.

Zu den effektivsten Lifestyle-Beratungen gehört das Dinner-Cancelling. Durch die passagere nächtliche Hypoglykämie werden prämaligne Zellen, die in jedem von uns, vor allem mit zunehmenden Alter, vorkommen, in den programmierten Zelltod, in die Apoptose, geschickt. Gleichzeitig steigt durch die kurzfristige, passagere Hypoglykämie in der Nacht das Wachstumshormon und das Melatonin an. Dieser Lifestyle-Rat ist nicht nur onkologisch von Interesse, sondern bietet auch eine Möglichkeit, das Gewichtsproblem, welches in der Perimenopause besonders virulent wird, zu kontrollieren. Dabei soll man Hungerphasen unbedingt umgehen und weder beim Frühstück noch beim Mittagessen eine Nahrungskarenz praktizieren.

Das muß allerdings ab 17.00 Uhr konsequent vorgenommen werden; ab diesem Zeitpunkt soll nur mehr Flüssigkeit aufgenommen werden. Diese Form der Kalorienrestriktion ist von der Molekularbiologie und von der Schulmedizin als wirksame Waffe gegen das Altern überprüft und approbiert worden. Für die postmenopausale Frau kann die Beherzigung dieses Rates nicht nur eine Apoptose prämaligner Zellen, sondern auch eine Lösung des Gewichtsproblems mit sich bringen.

Da der Gynäkologe im zunehmendem Maße Lebensberater für die Frau wird, ist es nicht verwunderlich, daß er auch in bezug auf eine Lifestyle-Beratung von der Patientin gefragt wird und eine kompetente Antwort geben muß. Damit kann die Hormonersatztherapie effektiver, die Compliance höher und die Nebenwirkungen können geringer werden.

Lifestyle-Beratung ist billig, kausal und effizient und ein Mosaikstein der neuen Medizin, an die sich manche allerdings erst gewöhnen müssen.

Spezialreferat

Die zukünftige Entwicklung der gesetzlichen Krankenversicherung

W. Schorre

Es ist keine Frage: Wir haben in Deutschland wohl das leistungsfähigste Gesundheitssystem der Welt, und der diesem System zugrundeliegende Gedanke von Solidarität und Subsidiarität muß unbedingt erhalten bleiben, weil er einfach schützenswert ist. Dieser Gedanke ist aber durch eine ungewöhnlich günstige ökonomische Entwicklung in unserem Lande nach dem zweiten Weltkrieg und durch eine inzwischen aufgetretene fatale Mischung aus einer sich zunehmend verfestigenden Bestandsschutzphilosophie und der allgemeinen Akzeptanz des Prinzips der Vorteilsnahme völlig pervertiert worden. Eine nicht zu bremsende Dynamik der medizinischen und der demographischen Entwicklung bringt unser derzeitiges System an seine Grenzen.

Das wird den Anforderungen des nächsten Jahrtausends nur gerecht, wenn es den Beteiligten im Gesundheitswesen – allerdings unter politischem Flankenschutz – gelingt, sich auf die Möglichkeit und auch auf die Notwendigkeit eines auf dem Prinzip von Solidarität und Subsidarität fußenden Versorgungssystems zu besinnen. Das heißt im Klartext, daß die Gesellschaft festlegen muß, wie die zukünftige medizinische Versorgung in diesem Lande aussehen soll. Das ist keine Frage, die alleine die Ärzteschaft zu beantworten hat. Es ist eine Frage, die alle angeht und von allen im gesellschaftspolitischen Dialog beantwortet werden muß. Die Ärzteschaft muß sich allerdings daran beteiligen, daß diese Frage endlich in der Gesellschaft gestellt und ein Konsens erzielt wird. Sie muß die in die Zukunft weisenden Möglichkeiten der medizinischen Versorgung von morgen aufzeigen.

Ich möchte aber gleichzeitig darauf hinweisen, daß es nach meinem Verständnis durchaus auch unsere Aufgabe ist, bei den nur begrenzt zur Verfügung stehenden Mitteln der gesetzlichen Krankenversicherung (GKV) darauf hinzuweisen, daß nicht mehr alles, was medizinisch möglich ist, jedem Bürger zu Lasten einer Solidargemeinschaft zur Verfügung gestellt werden kann.

Dazu ist eine Überprüfung des Leistungsumfanges der GKV und eine Reduzierung des Leistungskataloges auf das medizinisch Notwendige erforderlich. Dies bedeutet, daß eine solidarisch finanzierte Krankenkasse nur noch diejenigen Leistungen anbieten darf, die zur medizinischen Versorgung der Solidargemeinschaft erforderlich sind, und zwar im Sinne der Vorgabe des fünften Sozialgesetzbuchs: „ausreichend, zweckmäßig, notwendig und wirtschaftlich“. Dem Bundesausschuß der Ärzte und Krankenkassen kommt hier eine zentrale Bedeutung zu.

Die immer schwieriger werdende Finanzierbarkeit der medizinischen Leistungen in unserem System bedingt, daß die Ärzteschaft das medizinische Leistungsangebot an die

Menge der zur Verfügung stehenden Mittel anpassen muß, daß wir die Versorgungsstrukturen verbessern müssen und daß wir unsere Organisationsformen entsprechend den Erfordernissen dieser Wirtschaftsgesellschaft umgestalten müssen. Bei der Umsetzung der notwendigen Reformen wird die Tatsache erheblich im Wege stehen, daß die Beteiligten im Gesundheitswesen das Solidarsystem durch ihre Ansprüche seit längerer Zeit permanent überfordern. Die Nutzung des Solidarsystems ging so lange gut, wie die prosperierenden Verhältnisse in diesem Lande es erlaubten. Wir Ärzte hatten trotz zunehmender Konkurrenz sehr wohl unser Auskommen, die Bürger wurden auf hohem Niveau medizinisch versorgt und waren deswegen zufrieden und wegen der gesundheitspolitischen Verhältnisse wurde kein Politiker abgewählt. Aber die Zeiten haben sich verändert. Der Sozialstaat steckt in einer Krise, die natürlich auch das Gesundheitswesen erfaßt hat.

Die zukünftige Entwicklung der GKV wird wesentlich davon mitbestimmt, ob die Finanzierungsprobleme gelöst werden können. Das entscheidende Problem bei der Finanzierung des Gesundheitswesens ist aber nicht die Ausgaben-, sondern die Einnahmesituation der Krankenkassen. Deswegen muß mittel- und langfristig die Finanzierung auf eine neue Grundlage gestellt werden. Die Ausgaben in dem von den Vertragsärzten mitbeeinflußten Ausgabensegment – also vor allem im Bereich ärztlicher Behandlung und Arzneimittel – sind übrigens gegenüber dem Vorjahreszeitraum stabil geblieben und liegen damit deutlich unterhalb der allgemeinen durchschnittlichen Ausgabenentwicklung. Erneut ist ausschließlich der erhebliche Zuwachs der Krankenhausausgaben für das Defizit der Krankenkassen in jüngster Zeit verantwortlich.

Ein entscheidender Fehler in der finanziellen Situation ist darin begründet, daß innerhalb des Systems die Finanzströme falsch laufen und deswegen neu geordnet werden müssen. Die Kassenärztliche Bundesvereinigung (KBV) plädiert für eine arbeitsteilige Kooperation zwischen dem ambulanten und dem stationären Bereich mit klaren Kompetenzzuweisungen und einer Verzahnung an den Schnittstellen, an denen aus Kostengründen, aus Gründen der Qualitätssicherung und der Sicherheit in der Versorgung der Patienten ein wirklich unmittelbares Miteinander zwischen Praxis und Klinik sinnvoll und notwendig ist.

Die niedergelassenen Ärzte sind dabei, die ambulante Versorgungsstruktur umzuorganisieren. „Vernetzung" heißt das neue Zauberwort. Die im 2. Neuordnungsgesetz (2. NOG) eingeführten Modellvorhaben und Strukturverträge beginnen bereits Realität zu werden, wenngleich auch nur sehr mühsam. Das hängt unter anderem mit der derzeitigen Verweigerungshaltung der Krankenkassen hinsichtlich der ihnen vom Gesetzgeber zugeordneten Aufgaben im Rahmen der gemeinsamen Selbstverwaltung zusammen. Das 2. NOG gibt uns Vertragsärzten zumindest die Chance einer Auflockerung der derzeitigen unerträglichen Budget-Situation. Da die Kassen dies aber nicht wollen, schließen sie mit den Kassenärztlichen Vereinigungen (KVen) zur Zeit keine vernünftigen Verträge ab und hoffen statt dessen auf andere Machtkonstellationen.

Damit bin ich bei einem ganz wichtigen Punkt meiner Überlegungen. Die zukünftige Entwicklung der GKV hängt entscheidend von der Ausgestaltung der gemeinsamen Selbstverwaltung ab. Die erneute Forderung der Spitzenverbände nach direkten Vertragsmöglichkeiten mit Gruppen von Ärzten – also nach Einkaufsmodellen – läßt erkennen, daß die Krankenkassen die ärztliche Selbstverwaltung in der bisherigen Form nicht mehr wollen und statt dessen eine alleinige Monopolstellung im Gesundheitswesen anstreben. Eine Umgestaltung des Systems im Sinne einer einseitigen Machtverlagerung auf seiten der Krankenkassen ist vor allem im Hinblick auf die unübersehbare Tendenz zur Selektion guter Risiken äußerst bedenklich, wenn man nach wie vor die Aufgabe der Krankenkassen eigentlich als Schutz- und Versorgungsgemeinschaft von Patienten sieht. Es wird immer klarer, daß unter dem Druck des Wettbewerbs die Krankenkassen sich zunehmend zu Versicherungen umwandeln, und sie werden damit zu Interessenvertretern ihrer Versicherten und nicht der Patienten. Damit ist auch klar, daß die Anwälte der Kranken die Ärzte sind.

Allein deshalb ist nachdrücklich vor den Forderungen der Krankenkassen nach Stärkung ihrer Verhandlungsmacht zu warnen: Wer das Einkaufsmodell sät und damit die Stabilisierungsfunktion der KVen untergräbt, der wird nicht nur die völlige Zersplitterung der Versorgung, sondern auch die Ausgrenzung und Stigmatisierung der Kranken und Behinderten ernten.

Die Notwendigkeit der Modernisierung der Versorgungsstrukturen, der Verwaltungsorganisation und der Neuordnung des Finanzierungssystems generell macht auch eine Überarbeitung des Honorierungssystems ärztlicher Tätigkeit erforderlich. Das gilt sowohl für den stationären als auch für den niedergelassenen Bereich. Seit Jahren bemühen wir uns um eine neue Gebührenordnung und haben dabei einen Entsolidarisierungsprozeß erlebt, der die wichtigen Grundelemente der ärztlichen Selbstverständlichkeit, nämlich die der Solidarität und Kollegialität, zu begraben droht. Diese Werte sind zwischen die Mühlsteine von Lobbyismus und Honorarverteilung geraten.

Die zukünftige Entwicklung des ärztlichen Vergütungssystems ist von der finanziellen Entwicklung der GKV nicht zu trennen. Genau wie der Patient das Recht auf eine angemessene, qualitativ hochwertige Versorgung hat, hat aber auch der Arzt das Recht auf eine angemessene Vergütung. Die Frage ist, was wer zu welchen Konditionen für wen erbringen kann, soll oder muß. Sie muß insbesondere unter dem Aspekt der Finanzierbarkeit beantwortet werden. Der derzeitige Preisverfall ärztlicher Leistungen kann so nicht weitergehen. Für viele Kassenärzte geht es mittlerweile um das Überleben. In Berlin steht beispielsweise jede zehnte Arztpraxis unter Bankkuratel. Das bedeutet nicht nur die Bedrohung von Arbeitsplätzen für Mediziner und Sprechstundenhilfen, sondern gleichzeitig auch die Gefahr einer Ausdünnung der ambulanten Versorgung der Bevölkerung. Was not tut ist eine konsequente Orientierung am Versorgungsbedarf des Patienten. Das kann mitunter auch eine strengere Indikationsstellung bedeuten. Über die gesetzlichen Vorgaben hinausgehende Leistungserbringung hat in der GKV nichts zu suchen und gehört in den Bereich privat zu erbringender und abzurechnender Gesundheitsversorgung.

Die von den Krankenkassen bisher verweigerte, aber gesetzlich vorgeschriebene Einführung von Regelleistungsvolumina als eine neue Form der Honorierung im Gesundheitswesen der ambulanten Versorgung ermöglicht eine Ausrichtung der Leistungserbringung am medizinischen Versorgungsbedarf der Bevölkerung und darüber hinaus auch eine gerechtere Verteilung der zur Verfügung stehenden Mittel, und zwar zwischen den Fachgruppen und innerhalb der Fachgruppen. Die Regelleistungsvolumina verlagern das Morbiditätsrisiko endlich wieder dahin zurück, wo es hingehört, nämlich zu den Krankenkassen. Gleichzeitig bedeuten die Regelleistungsvolumina mit den zu verhandelnden Abstaffelungsregelungen ein strenges Mengenbegrenzungsmodell. Wenn es nun endlich gelingt, dieses neue Honorierungssystem auch gegen den Widerstand der Krankenkassen einzuführen, dann könnten wir auch auf die als Notmaßnahme von der KBV eingeführten Praxisbudgets verzichten.

Ein weiteres Thema wird für die Weiterentwicklung des Gesundheitswesens von Bedeutung sein: die sogenannte Bedarfsplanung beziehungsweise die Niederlassungsfreiheit. Es berührt die Frage, ob wir in Deutschland nun zu viele Ärzte haben oder nicht. Das ist schwer zu entscheiden, weil es wohl kaum jemanden gibt, der mit ausreichender Sicherheit sagen kann, wie viele Ärzte wir nun wirklich brauchen, um den Vorstellungen von Patienten, Krankenkassen, Ärzten und Politik gerecht zu werden. Der Staat muß entscheiden, wieviel Ärzte er ausbilden will, die die Solidargemeinschaft der Versicherten versorgen. Dementsprechend muß die Ausbildung von Ärzten an unseren Universitäten erfolgen. Es ist nicht fair, eine unbegrenzte Zahl an Ärzten auszubilden, diesen aber dann über eine stringente Niederlassungsbeschränkung die Existenzmöglichkeit zu beschneiden.

Wir brauchen eine gesellschaftpolitische Diskussion, wie die gesundheitliche Versorgung in Zukunft aussehen soll. Welche Leistungen sollen der Solidargemeinschaft auf welchem Niveau angeboten werden? Wieviel Geld steht zur Verfügung? Wer übernimmt welche Aufgaben? In welchen organisatorischen Strukturen läuft die Versorgung ab? Das sind alles Fragen, die nicht von den Ärzten allein zu beantworten sind. Doch sind sie verpflichtet und bereit, ihre Aufgaben bei der Weiterentwicklung des Gesundheitswesens zu übernehmen.

Anspruch auf ein Kind ohne Fehl und Tadel?

Kinder ohne Fehl und Tadel?

R. Flöhl
Leitartikel der Frankfurter Allgemeinen Zeitung vom 19. 09. 1998

Louise Brown, das erste Retortenbaby, wurde vor zwanzig Jahren geboren. Dieses Wunschkind symbolisiert den Beginn einer beispiellosen Entwicklung, deren Ende und Folgen nicht abzusehen sind. Die Möglichkeiten der Reproduktionsmedizin sind inzwischen erheblich erweitert worden. Die Befruchtung im Reagenzglas, die In-vitro-Fertilisation, mutet gegen das Klonen geradezu altmodisch an. Was bei Tieren gelang, wird – irgendwann – auch beim Menschen angewendet. Ging es bei der In-vitro-Fertilisation zunächst allein darum, ein Kind zu zeugen, wird dieses Verfahren zunehmend dazu benutzt, genetische Selektion zu betreiben. Eltern mit schweren, familiär bedingten Erbleiden sind nicht mehr darauf angewiesen, ein Kind sozusagen auf Probe zu zeugen und es dann gegebenenfalls abzutreiben. Sie können den Embryo vor der Übertragung in die Gebärmutter im Reagenzglas begutachten lassen. Durch molekularbiologische Tests läßt sich, wenn das für den Defekt verantwortliche Gen bekannt ist, schnell ermitteln, ob der Keim den Vorstellungen der Eltern entspricht. Diese sogenannte Präimplantations-Diagnostik wird im Ausland bereits dazu benutzt, die Geburt von Kindern mit schweren Erbkrankheiten oder Entwicklungsstörungen, etwa der Mukoviszidose oder der Bluterkrankheit, zu verhindern.

Frauenärzte und Geburtshelfer befürchten, daß die Präimplantations-Diagnostik bald auch zur Verhinderung anderer, weniger bedrohlicher und sogar in manchen Fällen heilbarer Erbleiden, etwa des familiär gehäuft auftretenden Brustkrebses, herangezogen wird. Auch eine Manipulation des Geschlechts der Nachkommen ist auf diese Weise leicht und zuverlässig möglich. Die Präimplantations-Diagnostik ist hierzulande umstritten, weil das Embryonenschutzgesetz derartige Tests verbietet, es sei denn, man gibt dem Keim die Chance, sich im Reagenzglas etwas weiterzuentwickeln. Die Zellen, die für die genetischen Tests benötigt werden, sind dann nicht mehr totipotent, also voll entwicklungsfähig. Deshalb unterliegen sie nicht mehr den Bestimmungen des Gesetzes.

Die deutschen Gynäkologen und Geburtshelfer, die kürzlich in Nürnberg tagten, verfolgen diese Entwicklung mit Unbehagen, gar Bedrückung. Sie befürchten, daß die Vorstellung, einen Anspruch auf ein Kind ohne Fehl und Tadel zu bekommen, weiter um sich greift. Gegenüber der Schwangerschaft auf Probe ist die Präimplantations-Diagnostik sicherlich das Verfahren, das Ärzte und Eltern am wenigsten belastet. Der Schwangerschaftsabbruch wird überflüssig. Das macht das Verfahren verführerisch und fördert gleichzeitig neue Begehrlichkeiten auf ein optimales Kind. Viele Hoffnungen werden sich allerdings nicht erfüllen lassen, weil das Zusammenspiel wesentlich komplexer ist als vielfach angenommen.

Der Wunsch nach einem Kind ohne Fehl und Tadel ist aus Sicht der Gynäkologen nicht nur durch die Fortschritte der Reproduktionsmedizin, sondern auch stark durch die Rechtsprechung und die Gesetzgebung gefördert worden. Das Bundesverfassungsgericht hat in einer Entscheidung zum Beispiel das nicht gewollte und dennoch geborene Kind als „Schaden" eingestuft. Von der Geringschätzung der Menschenwürde abgesehen, fördert das Urteil, wie es der Präsident der Deutschen Gesellschaft für Gynäkologie und Geburtshilfe, Dietrich Berg, formulierte, die gefährliche Vorstellung, daß alles, was machbar ist, auch erfolgreich gemacht werden müsse. Wie gesund müsse ein Kind sein und welche Eigenschaften müsse es haben, wenn es erwünscht sein will? Dürfen Kinder, deren Existenz oder Gesundheitszustand nicht der Normvorstellung oder der Gesellschaft entspricht, verworfen werden?

Dieses „Verworfenwerden" ist durch das Schwangeren- und Familienhilfe-Änderungsgesetz von 1995 erheblich erleichtert worden. Dadurch begünstigt es den Anspruch auf Kinder ohne Fehl und Tadel. Die neue Fassung des Paragraphen 218 des Strafgesetzbuches läßt den Eingriff nämlich zu, „wenn der Abbruch der Schwangerschaft unter Berücksichtigung der gegenwärtigen und zukünftigen Lebensverhältnisse der Schwangeren nach ärztlicher Erkenntnis angezeigt ist, um eine Gefahr für das Leben oder die Gefahr einer schwerwiegenden Beeinträchtigung des körperlichen oder seelischen Gesundheitszustandes der Schwangeren abzuwenden, und die Gefahr nicht auf eine andere, für sie zumutbare Weise abgewendet werden kann".

Diese weitreichende Unzumutbarkeitsklausel kann sogar eingefordert werden, wenn das Kind außerhalb des Mutterleibs lebensfähig wäre. Es darf dann vor der Geburt getötet werden. Diese Regelung halten viele Frauenärzte für unzumutbar, auch wenn kein Arzt gezwungen werden kann, einen solchen Eingriff vorzunehmen. Die Gynäkologen wollen keine willigen Helfer sein. In Nürnberg haben sie eindringlich darauf hingewiesen, daß der Schutz des Lebens heute weithin nicht gewährleistet ist.

Die Politiker müssen wissen, daß sie Leben unterschiedlich bewerten. Der Embryo im Reagenzglas ist sakrosankt, der Fetus im Mutterleib darf jederzeit getötet werden. Die Bevölkerung muß erkennen, daß sie sich moralisch längst auf der schiefen Ebene befindet. Ethische Einwände haben die In-vitro-Fertilisation nicht aufgehalten; sie werden auch die weitere Entwicklung der Reproduktionsmedizin und ihre Auswüchse letztlich nicht verhindern. Gleichzeitig gehen die Maßstäbe ärztlichen Handelns verloren. Denn das Gewissen der Mediziner wird vom geistigen Klima und den gesellschaftlichen Strömungen beeinflußt. Die Warnungen der Gynäkologen sind vielleicht auch deshalb so deutlich ausgefallen, weil die Ärzteschaft zunächst nichts gegen die Retortenbabys einzuwenden hatte, einzelne Gynäkologen sie sogar als wünschenswerten Durchbruch betrachteten.

Anspruch auf ein Kind ohne Fehl und Tadel? Der Umgang mit genetischen Risiken

J. Schmidtke

Niemand wird bestreiten, daß sich jeder Mensch ein Kind *wünschen* darf. Ob man jedoch *Anspruch* auf ein Kind hat, wird schon eher kontrovers diskutiert. Immer lauter werden die Stimmen, die z. B. die „assistierte Reproduktion“ aus dem Leistungskatalog der GKV verbannen wollen.

Wer sich ein Kind *wünscht,* wünscht sich ein *gesundes* Kind. Aber hat man einen *Anspruch auf ein gesundes Kind?* Und wem gegenüber könnte man den Anspruch geltend machen? Der Natur, dem Arzt, der Solidargemeinschaft der Krankenversicherten? Alle drei Instanzen wehren sich mehr oder weniger stark gegen einen solchen Anspruch, am stärksten die Natur selbst, die jeden Menschen mit „genetischen Risiken“ bedroht. Der Arzt möchte einen solchen Anspruch teilweise befriedigen, weiß jedoch, daß dies eben nur unvollkommen möglich ist und sieht sich gehalten, in Absprache mit den übrigen Akteuren des Gesundheitssystems, Grenzziehungen vorzunehmen. Viele gesellschaftliche Gruppierungen, darunter viele Selbsthilfegruppen Betroffener, bestreiten einen solchen Anspruch vehement.

Unter „genetischem Risiko“ versteht man die Wahrscheinlichkeit des Auftretens einer genetisch bedingten Störung, Krankheit, Fehlbildung, Behinderung. Wir unterscheiden hier zwischen „Basisrisiken“ und „erhöhten Risiken“.

Basisrisiken sind die Durchschnittsrisiken für das Auftreten einer genetischen Störung in der Bevölkerung. Auskunft über ihre Häufigkeit gibt Tabelle 1.

Tabelle 1. Genetische Basisrisiken

A. Manifestation beim Neugeborenen / in der frühen Kindheit	
– Monogene Störungen	1%
– Chromosomenstörungen	0,4%
– Multifaktorielle Störungen	3%
B. Manifestation erst im Erwachsenenalter	
– Monogene Störungen	4%
– Multifaktorielle Störungen	100%

Die Wahrscheinlichkeit für das Auftreten einer genetisch (mit)bedingten Störung beim Neugeborenen oder in der frühen Kindheit beträgt also ca. 4 bis 5%; es schließt durch Einzelgene verursachte („monogene“) Krankheiten ebenso ein wie Chromosomenaberrationen und multifaktorielle Störungen, also Krankheiten, Fehlbildungen und Behinderungen, die durch das Zusammenwirken von erblichen Faktoren und Umwelteinflüssen zustande kommen. Viele erblich (mit)bedingte Erkrankungen (darunter mehrere familiäre Krebssyndrome) manifestieren sich erst im Erwachsenenalter. Da praktisch alle Erkrankungen eine mehr oder weniger starke genetische Komponente haben und kaum jemand „völlig“ gesund ist, läßt sich die Häufigkeit multifaktorieller Erkrankungen mit fast 100% angeben.

Erhöhte genetische Risiken ergeben sich aufgrund des mütterlichen Alters, bei Verwandtenehen und bei einer bereits in der Familie aufgetretenen erblich (mit)bedingten Störung. Das Risiko für numerische Chromosomenaberrationen steigt mit dem Alter der Schwangeren kontinuierlich an (25 Jahre: ca. 0,2%; 48 Jahre: ca. 12%). Bei Ehen zwischen Cousin und Cousine 1. Grades verdoppelt sich das Basisrisiko für kindliche Störungen. Wenn in der Familie bereits eine erblich (mit)bedingte Erkrankung aufgetreten ist, richtet sich das Risiko nach dem zugrundeliegenden Erbgang (meist 25% bei den rezessiven und 50% bei den dominanten Störungen).

Angesichts genetischer Risiken, die zunächst einmal rein statistisch definiert sind (empirisch, nach den Mendelschen Regeln), entsteht vielfach das Bedürfnis nach einer individuellen Risikopräzisierung, also der Anwendung bestimmter Testverfahren, die entweder krankheitsunspezifisch sind oder auf bestimmte Störungen abzielen.

Bei einer Reihe von Erkrankungen eröffnen solche Tests echte präventive Optionen. Bei homozygoten Anlageträgern für die Hämochromatose beispielsweise läßt sich der Ausbruch der Erkrankung durch regelmäßige Aderlässe verhindern. In Familien mit erhöhtem Risiko für das Auftreten von Neuralrohrdefekten (z. B. Spina bifida aufgrund einer MTHFR-Defizienz) hat sich die Gabe von Folsäure in der Schwangerschaft als wirksame primärpräventive Maßnahme erwiesen. Vielfach existieren solche Optionen jedoch nicht, so daß – im Kontext pränataler Diagnostik – ein Schwangerschaftsabbruch zur Debatte stehen kann.

Es gibt eine weitgehende (aber keineswegs universelle) Übereinstimmung darüber, daß pränataldiagnostische Maßnahmen und ggf. die Konsequenz eines Schwangerschaftsabbruches bei einem hohen Risiko für eine spezifische schwere Erkrankung letztlich der Entscheidung der Schwangeren überlassen sein sollten. Angesichts eines familienanamnestisch erkennbaren Risikos ist es in der Regel die Familie selbst, die die Initiative zu pränataldiagnostischen Maßnahmen ergreift. Eine andere Ausgangssituation besteht bei den Durchschnittsrisiken. Hier sind pränataldiagnostische Programme anbietergesteuert; das Gesundheitssystem entscheidet über die Zielgruppen und die Inhalte. Mit ärztlicher Autorität vorgetragene Angebote schränken hier die Entscheidungsfreiheit der „Testverbraucher" faktisch ein [1]. Nur durch adäquate Beratung kann dieses Manko teilweise ausgeglichen werden, und es muß hier festgehalten werden, daß die Realität weit hinter dem Wünschenswerten zurückbleibt.

Wenn wir heute empfinden, daß wir uns in bezug auf das pränatale Screening auf einem „slippery slope" befinden, dann muß festgehalten werden, daß es Wissenschaftler und Ärzte waren, die die Gesellschaft auf diese Bahn gesetzt haben. Es ist nicht verwunderlich, daß eine einmal auf diese Bahn gesetzte Bevölkerung nun weitergehende Forderungen und Ansprüche erhebt.

Welche Perspektiven eröffnen sich in absehbarer Zeit? Tabelle 2 gibt Auskunft darüber, zu welchen Leistungen die Medizin derzeit durchaus fähig wäre. Es ist schwer vorstellbar, daß die hier zum Ausdruck kommende mögliche Absenkung des Basisrisikos nicht für viele Menschen so attraktiv ist, daß sie darauf auch einen Anspruch erheben werden.

Es mag gefragt werden, ob die in Tabelle 2 angedeuteten Programme überhaupt finanzierbar wären. Eine grobe Kalkulation der entstehenden direkten Kosten weist einen Betrag in der Größenordnung von lediglich 1% des Gesundheitsbudgets aus, und

Tabelle 2. Perspektiven: Risikoreduktion bei unauffälligen Untersuchungsergebnissen

Serummarker/Chromosomenuntersuchungen	0,4 -> 0%
Fehlbildungsultraschall	2 -> 0,5%
Gentests auf die 10 häufigsten monogenen Kh.	1 -> 0,5%
Summe	3,4 -> 1,0%

durch technische Innovationen (Automatisierung, DNA-chip-Technologie) sind dramatische Kostensenkungen auf dem diagnostischen Sektor zu erwarten. In unserer Diskussion über das Für oder Wider einer derartigen Entwicklung werden wir uns hinter Kostenargumenten nicht verstecken können. Und wenn es gelungen sein wird, zuverlässige Tests an aus dem Blut der Schwangeren gewonnenen fetalen Zellen durchzuführen, wird auch das Eingriffsrisiko der invasiven Pränataldiagnostik kein Gegenargument mehr liefern.

Die ethischen Dilemmata blieben jedoch, ja sie würden weiter anwachsen. Es würde u.a. notwendig erscheinen, einen Katalog von Störungen zu erstellen, die in solche Screening-Programme aufzunehmen wären, eine erschreckende Vorstellung, weil sie eine anbietergesteuerte Grenzziehung impliziert und das Recht auf freie Entscheidung für oder gegen solche Tests damit weiter unterhöhlt. Einer möglichen Tendenz zur Verselbständigung des hier perspektivisch skizzierten Prozesses muß durch Aufklärung und Beratung entgegengewirkt werden.

Literatur

1. Schmidtke J (1997) Vererbung und Ererbtes. Rowohlt

Anspruch auf ein Kind ohne Fehl und Tadel?

Chr. Woopen

Anspruch auf ein Kind ohne Fehl und Tadel? Da stellt sich zunächst die Frage, um was es sich bei einem Anspruch überhaupt handelt. Die übliche Ausgangssituation ist folgende:

A hat einen Anspruch gegenüber B auf X, weil Y.

Wir haben also vier Variable: denjenigen, der einen Anspruch hat, also das *Subjekt* des Anspruchs ist, denjenigen, der diesen Anspruch erfüllen muß und auch überhaupt erfüllen können muß, also *Adressat* des Anspruchs ist, sowie den Gegenstand des Anspruchs, was eine Sache, ein Recht oder eine Handlung sein kann und das *Objekt* des Anspruchs ausmacht. Schließlich muß es einen ausgewiesenen Grund dafür geben, warum es einen so beschriebenen Anspruch geben soll.

Es gibt theoretisch mehrere Möglichkeiten, die Variablen zu bestimmen. Auf zwei möchte ich kurz eingehen:

1. Möglichkeit: Derjenige, der einen Anspruch auf ein Kind ohne Fehl und Tadel haben könnte, wäre z.B. eine Schwangere. Auf den ersten Blick würde man sagen, wenn sie ein *fehlerfreies* Kind haben möchte, sollte sie besser gar keins bekommen, denn einen Menschen ohne jeden Fehl/ohne Mangel gibt es auf dieser Welt ohnehin nicht. Will sie ein *untadeliges* Kind, dann muß sie es eben richtig erziehen, d.h., sie wäre sowohl Subjekt als auch Adressat des Anspruchs und müßte ihn selbst einlösen. Begründungsfragen stellen sich in dem Fall nicht. – Damit wäre das Thema erledigt.

Oder vielleicht doch nicht? Es geht hier wohl eher um etwas ganz anderes, nämlich um das sogenannte „perfekte Kind", das „Kind nach Maß", das „Designer-Baby". Es ist – so muß man der öffentlichen Diskussion entnehmen – noch nicht hinreichend bekannt, daß die genetische Ausstattung die ganz überwiegende Mehrzahl der körperlichen Merkmale und erst recht die individuelle Persönlichkeit mitsamt ihren moralischen Qualitäten zwar mit-, aber nicht ausschließlich bestimmt. Immerhin gibt es einige bekannte krankheitsverursachende Gene und die Geschlechtschromosomen, die pränatal nachgewiesen werden können. Doch wer soll den Anspruch der Schwangeren erfüllen, daß das Kind ein bestimmtes Gen nicht oder ein bestimmtes Geschlecht hat? Und aus welcher Begründung würde sich ein solcher Anspruch ergeben? Das Kind kann den Anspruch wohl nicht erfüllen, denn es liegt nicht in seiner Macht, ob es bestimmte Gene hat oder nicht. Es käme ernstlich nur der Arzt als Anspruchserfüller in Frage, denn nur er beherrscht die entsprechenden pränataldiagnostischen und genetischen Untersuchungsmethoden. Doch mit diesen allein ist es nicht getan, es müßte auch die Konsequenz gezogen werden. Die Konsequenz wäre die Auswahl bestimmter Eizellen oder Embryonen im Rahmen einer In-vitro-Fertilisation bzw. der Schwangerschaftsabbruch. Ob der Arzt sich als Anspruchserfüller in dieser Weise zur Verfügung stellt, ist in sittlicher Hinsicht ihm und seinem Gewissen überlassen, er kann dazu aber wohl nicht von Berufs wegen gezwungen werden, so daß es einem Anspruch auf der einen Seite an der notwendigen Verpflichtung auf der anderen Seite fehlt und damit dem Anspruch sein wesentliches Merkmal fehlt, nämlich die Verbindlichkeit.

Doch gehen wir einmal davon aus, daß sich Ärzte finden würden, die einen solchen Anspruch anerkennen und sich freiwillig dazu verpflichten, ihn zu erfüllen. Dann bleibt aus ethischer Perspektive die Frage nach der Begründung des Anspruchs. Die Schwangere könnte sich dabei beispielsweise auf ihr Selbstbestimmungsrecht berufen. Dieses bezieht sich als positives Recht auf die freie Gestaltung des eigenen Lebens sowie die Gewährleistung der dazu notwendigen Bedingungen durch Dritte sowie als negatives Recht, also als Abwehrrecht, auf zu weitgehende Eingriffe Dritter in die persönliche Integrität. Das Selbstbestimmungsrecht des einen findet seine Grenze am Selbstbestimmungsrecht des anderen sowie darüber hinaus an fundamentaleren Rechten, wie dem auf Leben und körperliche Unversehrtheit als Voraussetzung für freie Selbstbestimmung. Ob das Ungeborene ein Lebensrecht hat, das das Selbstbestimmungsrecht der Schwangeren bei einem Abwägungsprozeß überwiegt, ist in der Gesellschaft und auch in der internationalen ethischen Diskussion umstritten – es ist in diesem Zusammenhang jedenfalls die zentrale Frage; denn betrachtet man den Embryo bzw. Feten als einen Menschen, der unter dem Schutz der Menschenwürde steht und ein daraus abgeleitetes Lebensrecht hat, dann tut er dies unabhängig von seinen Eigenschaften und speziellen Merkmalen einfach aufgrund seines Menschseins. D. h., einen Anspruch der Schwangeren könnte es unter alleiniger Berufung auf ihr Selbstbestimmungsrecht nicht geben.

Die Schwangere könnte ihren Anspruch aber auch mit *ihrem* Recht auf Leben und körperliche Integrität begründen, was juristisch § 218a Abs. 2 StGB, also der medizinischen Indikation für einen Schwangerschaftsabbruch, entspräche. Das würde bedeuten, daß die unerwünschten Eigenschaften des Kindes die eigentlich ja gesunde Frau in ihrer körperlichen Integrität gefährden müßten. Eine derartige Bedrohung für die Frau läßt sich in Einzelfällen bei schwerster untherapierbarer kindlicher Erkrankung oder Entwicklungsstörung glaubhaft machen. Doch wie steht es mit anderen Merkmalen des

Ungeborenen, also z. B. leichteren Einschränkungen oder sogenannten Normalmerkmalen wie dem Geschlecht oder der Augenfarbe? Können sie zu einer so schwerwiegenden Gefahr für die Gesundheit der Frau werden? Auf Argumente, die gegen einen derartigen Anspruch der Schwangeren sprechen und sich auf die sozialen Folgewirkungen beziehen, gehe ich aus Zeitgründen hier nicht ein. Wir können in der Diskussion darauf zurückkommen.

2. Möglichkeit: Eine zweite theoretische Möglichkeit, die eingangs beschriebenen Variablen zu bestimmen, besteht in einem Anspruch nicht der Schwangeren, sondern der Gesellschaft bzw. des Staates auf Kinder einer bestimmten genetischen Ausstattung. Adressat dieses Anspruchs wären potentielle Eltern, die je nach eigener genetischer Ausstattung verpflichtet wären, auf eigene Kinder zu verzichten, „Schwangerschaften auf Probe" zu beginnen oder eine In-vitro-Fertilisation in Kombination mit genetischer Diagnostik vornehmen zu lassen. Ein solcher Anspruch würde aus ethischer Sicht am Schutz von Ehe und Familie sowie dem Selbstbestimmungsrecht der Eltern scheitern, die nicht zur Erfüllung eines derartigen Anspruchs verpflichtet werden könnten. Als Gründe für einen derartigen Anspruch wurden in der Geschichte beispielsweise die Verbesserung der menschlichen Art, die Förderung bestimmter Rassen oder die Senkung von Sozialausgaben angegeben. Heute ist man sich überwiegend einig, daß dieser Anspruch, der ein eugenischer ist, mit unseren ethischen Überzeugungen nicht zu vereinbaren und menschenwürdewidrig ist.

Es bleibt festzuhalten: Solange es ein Lebensrecht des Ungeborenen gibt, hat die einzelne Schwangere – zumindest in unserem gesellschaftlichen Kontext – ohne Gefährdung ihrer Gesundheit keinen Anspruch auf eine bestimmte Kombination von Merkmalen bei ihrem Kind. Auch die Gesellschaft oder der Staat können keinen ethisch begründbaren Anspruch geltend machen, daß nur Kinder mit bestimmten Eigenschaften auf die Welt kommen sollen.

Ich habe mich in diesem Eingangsstatement darauf beschränkt, vom Begriff des Anspruchs auszugehen. Alle weiteren Fragen bleiben der folgenden Diskussion überlassen, z. B.:

- Welchen moralischen Status hat das Ungeborene?
- Wo liegt die Grenze zwischen genetischer Verbesserung und Krankheitsprävention?
- Wie ist eine künstliche Befruchtung zu bewerten, die bei eigentlich fruchtbaren Paaren ausschließlich der Auswahl von Embryonen oder bestimmten zu befruchtenden Eizellen dient?
- Wer legt eigentlich fest, welches Kind einer Frau zumutbar ist?
- Was hat es für gesellschaftliche Folgen, wenn ein Anspruch auf gesunde Kinder oder in einem nächsten Schritt ein Anspruch auf das Wunschkind akzeptiert wird?
- und schließlich: Hat das Kind möglicherweise selbst einen Anspruch auf bestmögliche genetische Chancen? usw. usw.

Soviel sei abschließend zu bedenken gegeben: Die naturalen Voraussetzungen des Menschseins, aufgrund derer wir überhaupt erst existieren, sind bislang jedem von uns *vor*gegeben. Wir finden sie vor, wenn wir auf die Welt kommen und im Laufe der Zeit lernen, mit ihnen umzugehen. Das Bewußtsein, daß diese naturalen Voraussetzungen auf den spezifischen Vorstellungen anderer Menschen beruhen würden, die uns danach gleichsam wie ein technisches Produkt herstellen würden, berührt zutiefst unser Selbstverständnis und Selbstverhältnis. Das, was jeder einzelne unter diesen ihm bislang *vor*-gegebenen Voraussetzungen aus seinem Leben schließlich macht, ist ihm *auf*gegeben im Sinne eines lebenslangen Gestaltungs- und Sinnfindungsprozesses. Möge er uns gelingen.

Podiumsgespräch

„Nürnberger Kodex“ – Ethik und Medizin nach dem Nürnberger Ärzteprozeß

Einführung

H. Hepp

Entwicklungen in der Frauenheilkunde – Gefahren für die Menschenwürde? Diese Frage stellte Hans Ludwig, Präsident des 47. Kongresses unserer wissenschaftlichen Gesellschaft, vor genau 10 Jahren dem Plenum der DGGG (6.–10. 9. 1998).

Unsere Diskussion damals kreiste um die Problemfelder Reproduktionsmedizin, pränatale Diagnostik, Forschung an und mit Embryonen, Fetozid bei Überproduktion. Das 1991 in Kraft getretene Embryonenschutzgesetz konnte gewisse Grenzen markieren. Nach sieben Jahren wird gefragt, ob dieses Gesetz zu reformieren sei – insbesondere im Hinblick auf eine Zulassung der Präimplantationsdiagnostik und damit einer begrenzten Öffnung der Forschung an und mit Embryonen. Die somatische Gentherapie ist akzeptiert, die Keimbahntherapie verboten. Das Schaf Dolly provoziert die Frage nach der Klonierung des Menschen. Die Subsummierung der embryopathischen unter die mütterlich-medizinische Indikation im § 218a (1995) macht im Falle eines selektiven Spätabbruchs in der Spätphase der Lebensfähigkeit des Kindes die Provokation der postpartalen Tötung bewußter. Die aktive Euthanasiedebatte wird von dieser Legalisierung stimuliert werden. Das Urteil des ersten Senats vom Dezember 1997 – das Kind als Schaden – verführt über den haftungsrechtlichen Druck zu einer Defensivmedizin des Tötens.

Wir stellen fest: Die vor zehn Jahren gestellten Fragen sind nicht beantwortet, das Fortschreiten der biomedizinischen Forschung provoziert neue Fragen.

Hier in Nürnberg wurden vor 51 Jahren Ärzte, die sich auf Gesetze und ihren Dienst für Staat und Gesellschaft beriefen, wegen schwerer Verbrechen gegen die Menschenwürde mit dem Tode oder langjähriger Haft bestraft. Die Urteile basierten auf dem „Nürnberger Kodex“, der in einem 10-Punkte-Programm erstmals Maximen für Forschung an und mit Menschen formulierte.

Es war dieser Genius loci, der mich zum Thema dieses Podiumsgesprächs – „Nürnberger Kodex – Ethik und Medizin nach dem Nürnberger Ärzteprozeß“ - führte.

Herr Kollege Wuermeling wird den historischen Bezug des Kodex 1947 und dessen Gültigkeit zu unserer Zeit (Nürnberger Kodex 1997) sowie zur Bioethikkonvention des Europarates einleitend herstellen.

Im September 1948 – vor genau 50 Jahren – verabschiedete die 2. Generalversammlung des Weltärztebundes das „Genfer Gelöbnis“. Die 3. Generalversammlung des Weltärztebundes verabschiedete im Oktober 1949 in London eine internationale ärztliche Standesordnung. 1964 folgte mit besonderem Blick auf die biomedizinische Forschung die Deklaration von Helsinki. Die „Deklaration von Tokio" des Weltärztebundes vom Oktober 1975 stellte Richtlinien für Ärzte bei Folterungen, Grausamkeiten und anderen unmenschlichen oder die Menschenwürde verletzenden Handlungen oder Mißhandlungen in Verbindung mit Haft und Gefangenschaft auf. Schließlich veranlaßte der Interaction Council unter der Federführung Helmut Schmidts 1983 einen Bericht religiöser Führer verschiedenen Glaubens sowie ehemaliger Staatsmänner aus der ganzen Welt als Experten „auf der Suche nach globalen ethischen Maßstäben". „Menschenpflichten" sollten die allgemeine Erklärung der Menschenrechte ergänzen. Menschenpflichtendeklaration heißt, die Balance zwischen Freiheit und Verantwortung herzustellen.

1997 – 50 Jahre nach der Verabschiedung des Nürnberger Kodex – fand in Freiburg die erste Weltkonferenz „Ethische Codices in Medizin und Biotechnologie" unter der Schirmherrschaft von Bundespräsident Herzog statt.

In seinem gleichsam als Vermächtnis hinterlassenen Aufruf sagte uns der Chirurg Pichelmeier: Die Validität ethischer Kodices ist abhängig von der ethischen Grundeinstellung der herrschenden Politik. Es ist weniger das Vorhandensein von Kodices als das Umfeld und die Integrität des Arztes oder der Ärzteschaft in moralisch-ethischer Hinsicht, die korrektes Handeln gewährleisten oder aber in Gefahr bringen.

Trotz dieser Wahrheit war unabdingbar geworden, daß sich Europa bzw. der Europarat eine Konvention „zum Schutz der Menschenwürde und der Menschenrechte im Hinblick auf die Anwendung von Biologie und Medizin" erarbeitete. Herr Kollege Honnefelder ist gebeten, zunächst die zur Unterschrift der Mitgliedsstaaten vorliegende Konvention darzustellen und dabei vor allem die für unser Land noch strittigen Punkte herauszuheben. Frau Rudloff-Schäffer wird die juristischen und auch politischen Aspekte der Konvention beleuchten.

Es wird – und das ist auch das Ziel unseres Gesprächs – deutlich werden, daß unter den Bedingungen der globalen Pluralisierung der modernen Gesellschaft die Standfläche gemeinsamer Wertüberzeugungen immer schmaler und die Vernetzung der ausdifferenzierten teilautonomen Sachbereiche (Honnefelder) immer schwieriger wird. Diese Tatsache ist auch Folge der sich immer schneller windenden Zeitspirale in ihrer Wechselwirkung von Anspruch und Forschung.

Die in der Konvention des Europarates strittig gebliebenen Bereiche sind – ganz abgesehen von der Tatsache, daß die brisanten Themen des Schwangerschaftsabbruchs und der Sterbehilfe ausgeklammert blieben – die Forschung an nicht Einwilligungsfähigen sowie die Forschung an und mit Embryonen. Bislang hat sich offensichtlich die Mehrheit der Delegationen nicht dazu durchringen können, den in Artikel 1 gefaßten Schutz der Integrität, Identität und Würde des Menschen ausdrücklich auch auf den ungeborenen Menschen auszudehnen und in Artikel 15 das Verbot der Forschung an und mit Embryonen dementsprechend generell zu fassen.

Bleiben wird die Feststellung, daß die Kodifizierung von Menschenrechten nur das festhalten kann, was durch moralischen Konsens gedeckt ist. Frau Dr. Bockenheimer-Lucius wird diese Tatsache auf eine globale Diskussion hin reflektieren, wie sie in der genannten Freiburger Konferenz und auch im Januar diesen Jahres in Davos versucht wurde. Kernstück jeder Übereinkunft im ethischen Bereich der Medizin muß sein und bleiben die Zustimmung nach Aufklärung (Informed Consent) und der Vorrang des Individuums vor den Interessen von Gesellschaft oder Wissenschaft (Artikel 2).

Jean Rubner sprach in der Süddeutschen Zeitung vom 15. 4. 1997 von der „Umlaufbahn der Ethik“. Er behauptete, die große Mehrheit der Forscher schweige deshalb, weil sie nicht wisse, wie sie sich in einer sensibilisierten Öffentlichkeit äußern soll. Tragfähiger ethischer Konsens ist nur über eine Verantwortungsethik möglich. Sie ist in dem Maße immer dringlicher, wie durch Forschung die Ausweitung der Verfügungsmacht des Menschen über Überlebensprozesse zunimmt. Wir müssen fortwährend unser Problembewußtsein sensibilisieren! – Diesem Ziel dient dieses Podiumsgespräch.

Nürnberger Kodex 1997

H.-B. Wuermeling

Der Nürnberger Kodex 1997 lebt von der Erinnerung. Er ist das Ergebnis eines Kongresses der IPPNW. IPPNW, International Physicians for the Prevention of Nuclear War, steht für eine internationale Ärzteorganisation, die zur Verhinderung eines Atomkrieges gegründet wurde. Die Erinnerung gilt dem Nürnberger Ärzteprozeß vor 50 Jahren.

Die eigentlichen Nürnberger Prozesse des internationalen Gerichtes gegen die Nazigrößen waren bereits abgeschlossen, als ein amerikanisches Militärgericht hier in Nürnberg jene deutschen Ärzte aburteilte, die in den Konzentrationslagern grausame, vielfach auch völlig unsinnige Versuche mit Menschen ausgeführt hatten. Mitscherlich und Mielke, die als deutsche Beobachter an diesem Prozeß teilnahmen, haben in ihrem Buch „Medizin ohne Menschlichkeit“ darüber berichtet.

Das wäre abgeschlossene Geschichte, und nur von etwas Vergangenem wäre noch die Rede, wenn dieser Prozeß nicht noch ganz andere Dinge aufgedeckt hätte, die die Untaten der KZ-Ärzte gleichsam als die Spitze eines Eisberges erscheinen lassen. Das Nürnberger Militärgericht hat nämlich damals der erstaunten und entsetzten Weltöffentlichkeit rücksichtslos vor Augen geführt, in welchem Ausmaß und mit welcher Menschenverachtung jederzeit und überall in der Welt medizinische Versuche durchgeführt worden sind. Ursprünglich wurden diese Informationen zur Verteidigung der angeklagten Ärzte in den Prozeß eingeführt, ohne daß jedoch deren Schuld dadurch auch nur im geringsten hätte verringert werden können. Doch blieb für das Gericht unübersehbar, daß in einer ungeheueren Breite Verletzungen von Menschenrechten bei medizinischen Versuchen üblich waren, für deren Ahndung das Gericht nicht eingesetzt war und die auch von diesem Gericht überhaupt nicht hätte bewältigt werden können. Was damals – ursprünglich zur Verteidigung von Naziverbrechen – in den Prozeß eingeführt wurde, hat der Berliner Medizinhistoriker Winau kürzlich hier in Nürnberg bei dem IPPNW-Kongreß mit der wissenschaftlich gebotenen Distanz von einem Verteidigungsinteresse der damaligen Angeklagten fundiert vorgetragen: Die Medizin hat ihren Fortschritt zu einem nicht geringen Teil unter Mißbrauch der Abhängigkeit der Patienten von ihren Ärzten erzielt, indem sie die wissenschaftliche Erkenntnis über das Wohl des ihnen anvertrauten einzelnen stellte.

Das Nürnberger Militärgericht war sich dessen bewußt, daß die Aburteilung der angeklagten Ärzte zwar gerecht und erforderlich war, daß aber damit dem verbreiteten

Mißbrauch von Patienten zugunsten der Wissenschaft nicht Einhalt geboten werden könne. Es hat darum seinem Urteil die als Nürnberger Kodex von 1947 bekannt gewordenen Regeln für die Durchführung von Versuchen am Menschen angehängt. Sie waren als Leitlinie für alle Ärzte überall in der Welt bestimmt, die Versuche mit Menschen durchführen.

Das war ein noch ausstehender und längst überfälliger Schritt im Prozeß der Befreiung des Menschen zu seiner Autonomie, der mit der Aufklärung eingesetzt hatte. Das Recht des Patienten auf körperliche Unversehrtheit, auf das er dem Arzt gegenüber nur zum unmittelbaren Heilungszweck verzichtet, bleibt für den Arzt im übrigen unantastbar. Nur umfassend informiert und freiwillig kann der Patient dem Arzt weitergehende Rechte zugunsten des wisssenschaftlichen Fortschritts einräumen. Wissenschaftliche Versuche, deren Notwendigkeit der Nürnberger Kodex durchaus anerkannte, sind also nur mit „informed consent" zulässig, und nach den Regeln der Nürnberger Richter ist jeder – wie auch immer – an einem Versuch beteiligte Arzt persönlich dafür verantwortlich, daß dieser informed consent vorliegt.

Die Deklaration des Weltärztebundes von Helsinki hat diese Regeln praktikabel und besonders durch die Einführung beratender Ethikkommisionen ihre Einhaltung kontrollierbar gemacht.

Der Nürnberger Kodex 1997 wiederholt die Grundsätze des Nürnberger Gerichtes, will aber darüber hinaus die persönliche Verantwortung jedes Arztes „für das gesundheitliche Wohl des Individuums und zur Verwirklichung einer menschlichen Medizin" aufrufen und eine Art Grundgesetz ärztlicher Ethik aufstellen. Der löblichen Absicht fehlt aber die politische und juristische Klugheit. Diese bestand bei den Nürnberger Richtern damals darin, dem Handeln des Arztes da Grenzen zu setzen, wo das Menschenrecht das verlangt. Das Verfahren, etwas zu verbieten, das klar definiert ist, läßt die Freiheit der Handelnden für alles Nichtverbotene unangetastet, ist also freiheitsfreundlich. Der Nürnberger Kodex 1997 will dagegen dem Arzt Ziele vorgeben, also Handlungen gebieten. Wer aber Handlungen gebietet (und nicht etwa nur Haltungen mit Allgemeinplätzen vorschreibt), schließt alles andere mögliche Handeln aus, ist also freiheitsfeindlich. Handlungsgebote, die Ziele vorgeben, sind in einer pluralistischen und freiheitlichen Gesellschaft aber nicht durchsetzbar, und deswegen wird der Nürnberger Kodex 1997 trotz mancher richtiger Ansätze kaum die Bedeutung seines Vorgängers von 1947 erlangen, der ein Markstein geworden ist.

Dabei wäre es so dringend erforderlich, Lösungen für die ethischen Fragen zu finden, die der Fortschritt der Medizin in den letzten Jahrzehnten aufgeworfen hat, damit nicht einfach Errungenschaften der Aufklärung diesem Fortschritt zum Opfer fallen. Eben dieser Fortschritt macht es immer schwerer, die ethischen Grenzen für unser Handeln zu erkennen. An einem Beispiel sei das erläutert:

Daß die Autonomie des Menschen zu respektieren und zu schützen ist, auch wenn er diese selbst noch gar nicht wahrnehmen kann, daß sie sozusagen zu antizipieren ist, wird allgemein anerkannt. Wann aber dieser Mensch zeitlich beginnt, ist immer strittig gewesen. Prinzipiell haben wir versucht, den Beginn des Lebens des Menschen, der ja an sich nicht wahrnehmbar ist, an einem biologisch erkennbaren Faktum zu erkennen, der Geburt etwa, der Einnistung oder der erstmaligen materiellen Existenz der ihn bestimmenden DNS. Alle diese Versuche gingen davon aus, daß der biologische Befund nur ein Zeichen ist, mit dem man die Abgrenzung von Etwas zu Jemand (Spaemann) wahrnehmen kann, eine Abgrenzung, die vorgegeben ist, eine Existenz, die mit diesem

Zeichen beschrieben wird. Mit der inzwischen denkbar gewordenen Möglichkeit der ungeschlechtlichen Vermehrung des Menschen verliert die erstmalige materielle Existenz der DNS diesen Zeichencharakter, und eine neue Ratlosigkeit tritt ein: Wann beginnt der Mensch, wenn sein genetisches Programm materiell vollständig schon in seinem Vorgänger vorhanden sein kann und nicht nur als Möglichkeit in den Genomen seiner Eltern?

Da wird uns eine Lösung angeboten, die auf den ersten Blick sachgerecht und geradezu genial erscheint. Sie heißt „Relationismus" und bietet uns die Relation, die Beziehung zu dem fraglichen Objekt als Schlüssel an für die Lösung der Frage, ob es sich da um ein Etwas oder um einen Jemand handelt. In der Tat setzt sich ja aus einem Zellklümpchen mit menschlicher DNS nur dann ein Menschenleben fort, wenn eine Beziehung aufgenommen wird, etwa zwischen dem Arzt, der dieses Zellklümpchen mit ICSI oder sonstwie hergestellt hat, und seinem Produkt. Behandelt er es sachgerecht und seine Autonomie antizipierend, so wächst es voll als ein Mensch heran. Tut er das nicht, so zerfällt es. Es erscheint so, als sei die Beziehung des Arztes zu seinem Produkt entscheidend dafür, ob es ein Etwas oder ein Jemand sei. Von daher erscheint es gerechtfertigt, wenn der Arzt sagt, daß er die lebenswichtige Entscheidung über das Menschsein seines Produktes fälle, ohne die es kein Mensch sein könne.

Doch trügt die scheinbar so einfache Lösung des Problems. An die Stelle der *vorgegebenen* Tatsache der Existenz eines Menschen, die irgendwie biologisch erkennbar gemacht werden soll, tritt eine menschliche Entscheidung, die *festsetzt*, ob etwas ein Mensch ist oder nicht. Die Frage wird zum Gegenstand menschlicher Setzung statt zum Gegenstand des Erkennens von Vorgegebenem. Das klingt abstrakt. Aber man muß es so abstrakt ausdrücken, um erkennen zu können, welchen Rückschritt hinter die Aufklärung eine so gut gemeinte Lösung der alten Frage birgt. Wenn man nämlich wieder beginnt, selbst zu bestimmen, wer Mensch ist, und das Menschsein nicht als vorgegebene Wirklichkeit respektiert, nämlich vor aller menschlichen Setzung, dann läßt sich solche Setzung nicht auf das Zellklümpchen in der Petrischale beschränken. Dann kann man je nach den Machtverhältnissen letztlich jeden vom Menschsein ausschließen. Das ist der Grund dafür, daß dem Relationismus mit größter Kritik und Vorsicht zu begegnen ist, auch wenn er im Labor so hilfreich und praktisch erscheinen mag und auch wenn seine Anwendung in der Hand verantwortungsvoller Ärzte liegen würde. Relationismus ist ein Schritt zurück hinter die Aufklärung, deren wichtigstes Resultat es nach wie vor zu bewahren und immer neu zu verwirklichen gilt: die Befreiung des Menschen von menschlicher Herrschaft, und zwar deswegen, weil der Mensch bereits aufgrund seiner schieren Existenz als frei und autonom erkannt worden ist, so daß seine Freiheit und Autonomie nicht Gegenstand menschlicher Setzung sein kann. Der Relationismus will diese Freiheit und Autonomie aber gleichsam verleihen.

Angesichts solcher Probleme – denn dies ist ja nur ein Beispiel – ist es zum Kodifizieren einer allgemeingültigen medizinischen Ethik einfach noch zu früh. Wir können nur mit aller Vorsicht Grenzen zu ziehen versuchen, ganz besonders auf dem Gebiet unseres experimentellen Handelns. Ethik läßt sich nicht aus Experimenten erschließen. Vielmehr müssen wir die Kohärenz unseres Handelns mit allgemeinen ethischen Grundsätzen dauernd überprüfen: Denkarbeit ist erforderlich – und kluge Beschränkung auf das, was man nach Diskurs und im Konsens verbieten muß und kann. Das mag die Lehre von Nürnberg sein!

Vom Nürnberger Kodex zur Menschenrechtskonvention zur Biomedizin des Europarats

L. Honnefelder

Wichtige ethische und rechtliche Grenzziehungen verdanken sich bitteren Erfahrungen von Unrecht und Leid. Dies gilt nicht nur für die historisch bedeutsam gewordenen Kodifikationen der Menschenrechte, sondern auch für Schlüsseldokumente der Wissenschafts- und Forschungsethik, insbesondere im Bereich der biomedizinischen Wissenschaften. So dokumentiert der Kodex der ethisch-rechtlichen Prinzipien, die der Nürnberger Gerichtshof 1947 der Aburteilung der verbrecherischen Experimente an Menschen während der Nazizeit zugrunde legte, nicht nur das unvorstellbare Unrecht dieser Experimente, er ist unter dem Tiel des *Nurnberg Code for Human Experimentation* zugleich zu einem Schlüsseltext der Forschungsethik im Feld der biomedizinischen Wissenschaften geworden.

Als 1978 die *National Commission for the Protection of Human Subjects of Biomedical and Behavorial Research* der USA die konsensfähigen ethischen Prinzipien für die Forschung am Menschen aufzufinden versuchte, griff sie u.a. auf den Nürnberger Kodex zurück. Das im *Belmont Report* festgehaltene Resultat war nicht nur für die ethisch-rechtliche Regelung der Forschung an Menschen von Bedeutung, sondern entwickelte sich in Form des *four-principles-way* (vgl. T. Beauchamp – F. Childress, Principles of Biomedical Ethics) auch zum Fundament einer über die USA hinaus wirkenden Form der medizinischen Ethik.

Als Kennzeichen des im Nürnberger Kodex sichtbar werdenden ethischen Ansatzes kann das Prinzip betrachtet werden, die Legitimität aller medizinischer Interventionen von der freien Zustimmung der Betroffenen nach entsprechender Aufklärung, dem *informed consent*, abhängig zu machen. Seit Mitte des Jahrhunderts hat dieses aus dem *respect for persons* bzw. der *autonomy* sich ableitende Prinzip sich zum Kernprinzip der medizinischen Ethik und des Berufsrechts entwickelt. Diesem Prinzip fügt der Belmont Report im Anschluß an den Nürnberger Kodex, der hier auf die Tradition der medizinischen Ethik zurückgreift, die Prinzipien von *non maleficence* und *justice* hinzu. Der Nürnberger Gerichtshof, dies sei ergänzt, hätte auch auf die Richtlinien zurückgreifen können, die 1931 das Reichsministerium des Inneren auf dem Hintergrund der ethischen und rechtlichen Grundsätze der Weimarer Verfassung für die medizinische Forschung am Menschen aufgestellt hatte und in denen sich an zentraler Stelle ebenfalls das Prinzip der freien Zustimmung nach Aufklärung findet.

Der 1948 gegründete und dem Menschenrechtsgedanken besonders verpflichtete *Europarat* begann in den 70er Jahren, in Empfehlungen und Resolutionen rechtliche Mindestnormen zu formulieren, die den Schutz der Menschenwürde und der daraus resultierenden Grundrechte bei der Anwendung der modernen biomedizinischen Wissenschaften grenzübergreifend sicherstellen sollten. 1991 führte dieses Bemühen in der Parlamentarischen Versammlung und im Ministerkomitee des Europarats zu dem Beschluß, auf der Grundlage der *Europäischen Menschenrechtserklärung* von 1950 eine völkerrechtliche Konvention zu entwerfen, die die Prinzipien und Kriterien festhalten sollte, die für den Schutz der Menschenrechte im Anwendungsbereich der Biomedizin unabdingbar sind. In der Präambel des 1997 zur Zeichnung offengelegten und bislang von 24 Mitgliedsstaaten des Europarats gezeichneten Dokuments ordnet der Europarat die Konvention in den Zusammenhang der Versuche ein, der Verletzung der Menschenwürde durch Mißbrauch von Biologie und Medizin zu wehren.

In der Tat läßt sich – zumal in der Perspektive der europäischen Tradition – kein geeigneterer Ansatzpunkt für die Formulierung grenzübergreifender rechtlicher Mindestnormen für diesen Bereich finden, als es der Menschenrechtsgedanke ist. Denn er bezieht den Schutz der Würde, die dem Menschen deshalb eigen ist, weil er seiner Natur nach sittliches Subjekt ist, auf die leiblichen und sozialen Bedingungen, ohne die dieses Subjektsein nicht möglich ist, und schützt die daraus resultierenden Ansprüche in Form unveräußerlicher Grundrechte. Dazu gehören das Selbstbestimmungsrecht und das Recht auf den Schutz der Integrität von Leib und Leben, aus denen sich für den Bereich der Biomedizin als wichtigstes Prinzip die Bindung aller medizinischen Interventionen an den *informed consent* ergibt.

In der Konvention wird dementsprechend auf der Grundlage der Deklarierung des Schutzes der Menschenwürde (Artikel 1) und des Vorrangs des Individuums vor den Interessen von Wissenschaft und Gesellschaft (Artikel 2), der Forderung nach gleichem Zugang zur gesundheitlichen Versorgung (Artikel 3) und nach Wahrung aller berufsrechtlichen Regeln und Standards (Artikel 4) das Prinzip des *informed consent* in Artikel 5 rechtsverbindlich verankert. Weiter sind zu nennen: die Berücksichtigung von Patientenverfügungen (Artikel 9), der Schutz der Privatsphäre (Artikel 10), das Verbot der Diskriminierung aufgrund des genetischen Erbes (Artikel 11), die Bindung der genetischen Tests an gesundheitliche Zwecke und genetische Beratung (Artikel 12), das Verbot der Keimbahnintervention (Artikel 13), das Verbot der Geschlechtswahl durch reproduktionsmedizinische Maßnahmen (Artikel 14), die Schutzvorschriften in bezug auf die Forschung am Menschen (Artikel 16–17), die Schutzvorschriften für die Organtransplantation (Artikel 19–20), das Verbot des Organhandelns (Artikel 21) und der Verwendung entnommener Körperteile zu anderen als den deklarierten Zwecken (Artikel 22).

Insgesamt kann freilich eine völkerrechtliche Konvention nur das enthalten, wofür sich grenzübergreifend ein Konsens finden läßt. Die Bioethik-Konvention ist daher wie alle völkerrechtlichen Konventionen ein *patchwork*, darauf angelegt, zum Ausgangspunkt eines Lernprozesses zu werden, der den partiellen Konsens erweitert. Dementsprechend bleiben wegen des nicht zu erwartenden Konsenses der Schwangerschaftsabbruch und die Sterbehilfe aus der Konvention ausgeklammert.

Was die Regelungen des deutschen Rechts betrifft, so geht die Konvention bei einigen Bestimmungen wie der Forderung nach obligatorischer genetischer Beratung bei prädiktiven genetischen Tests über das deutsche Recht hinaus; bei anderen bleibt sie hinter den Schutzvorkehrungen des deutschen Rechts zurück. Dazu gehören die Bestimmungen zur Embryonenforschung, in denen die Forschung in den Staaten, in denen sie rechtlich zulässig ist, an einen „angemessenen Schutz" des Embryos gebunden und die Herstellung von Embryonen zu Forschungszwecken verboten wird (Artikel 18,2). Die Formulierung „angemessener Schutz" schließt nach deutschem Verständnis die sog. verbrauchende Forschung an überzähligen Embryonen aus, enthält aber nicht das explizite Verbot, wie es das deutsche Embryonenschutzgesetz ausspricht. Andererseits enthält der Artikel mit dem in ihm enthaltenen Verbot der Herstellung von Embryonen eine Schranke, ohne die es nicht zu dem umfassenden Verbot des Klonens von menschlichen Lebewesen in dem inzwischen ebenfalls zur Zeichnung aufgelegten Zusatzprotokoll gekommen wäre.

In bezug auf die Forschung am Menschen geht die Bioethik-Konvention von dem Prinzip aus, daß der Mensch nur dann als Mittel zum Zweck der Forschung benutzt werden darf, wenn die betroffene Person ihre freie Zustimmung nach Aufklärung gibt und eine Reihe anderer Schutzvorschriften erfüllt sind. Bei Personen, die ihre Einwilligung nicht geben können, wird Forschung mit Zustimmung des Vertreters dann erlaubt, wenn sie zum potentiellen Nutzen der betroffenen Person ist. Strittig ist die eng gezogene Ausnahmeregelung, daß der gesetzliche Vertreter einer solchen Person auch dann zustimmen darf, wenn ein solcher potentieller Nutzen nicht vorliegt. Allerdings gilt dies gemäß Artikel 17,2 nur für Interventionen mit „minimalem Risiko und minimaler Belastung" und auch nur dann, wenn weitere Bedingungen (wie Alternativlosigkeit der Forschungsmaßnahme; Gruppenbindung usf.) erfüllt sind. Als Legitimationsgrund einer solchen Ausnahme kann aus der Perspektive des Menschenrechtsgedankens nicht der Erkenntnisfortschritt oder der Nutzen für die betroffene Gruppe betrachtet werden, sondern nur die Tatsache, daß die Intervention sich auf Handlungen beschränkt, die nicht als Instrumentalisierung der betroffenen Person zu betrachten sind. Das deutsche Betreuungsrecht läßt eine Zustimmung des gesetzlichen Vertreters von einwilligungsunfähigen Personen nur zu, wenn dies zum Wohl des Betreuten geschieht; doch läßt das Arzneimittelrecht die Erprobung von Diagnostika und Prophylaktika bei Kindern zu. Wie die Diskussion gezeigt hat (vgl. das diesbezügliche Votum der Zentralen Ethikkommission bei der Bundesärztekammer), gibt es hinsichtlich der Forschung an nicht einwilligungsfähigen Personen auch im deutschen Recht Lücken, die zum Schutz der Betroffenen geschlossen werden müssen.

Da die Bioethik-Konvention teils über das Schutzniveau des deutschen Rechts hinausgeht, teils hinter ihm zurückbleibt (ohne die diesbezüglichen deutschen Regelungen zu berühren, vgl. dazu Artikel 27), international aber eine Anhebung der rechtlichen Schutzstandards zur Folge hätte, hängt die Bewertung der Konvention von der Frage ab, ob man ihr die nötige rechtsbildende Kraft zutraut und in ihr – in Fortführung des Nürnberger Kodex – eine wirksame Abwehr der international drohenden Nivellierung rechtlich-ethischer Grenzen sieht oder ob man umgekehrt in der Billigung der Konvention die Gefahr einer Erosion des teilweise höheren deutschen Schutzniveaus erblickt.

Gibt es Kriterien für eine globale ärztliche Ethik?

G. Bockenheimer-Lucius

Einleitende Gedanken zur Problemstellung

Im Vorfeld und anläßlich einer internationalen Tagung des Ärztekreises Davos im Februar 1998 entstand ein „Thesenpapier zur Formulierung einer zeitgemäßen, globalen ärztlichen Ethik" von Gerald Neitzke, Brigitte Lohff und Andreas Schapowal [4]. Dieser Text stellt die Frage, ob es in Übereinstimmung mit allen Weltreligionen wie auch ohne religiöse Gebundenheit und im Pluralismus westlicher Gesellschaften

Grundlagen gibt für eine gemeinsame ärztliche Ethik[1]. Dem Kongreß, der vorrangig dem Dialog der Ärzte zwischen den Weltreligionen gewidmet war, lag in typischer Weise die Aufforderung zugrunde, daß sich das Verbrechen des Nationalsozialismus an keinem Platz der Erde jemals wiederholen dürfe und diese Erfahrung in eine weltumspannende ärztliche Selbstverpflichtung einmünden müsse. Typisch deshalb, weil es die negativen Erfahrungen des *Versagens* des ärztlichen Berufsethos und die Einmündung ärztlichen Handelns in Barbarei und Verbrechen sind, die in gleicher Weise immer wieder den Ruf nach einer globalen ärztlichen Ethik laut werden lassen, wie weltweite *Unrechtserfahrungen* die Notwendigkeit und den Anspruch auf universale Gültigkeit der Menschenrechte begründen.

Ethische Konflikte brechen in der Medizin dort auf, wo Wissenschaft, Berufsethos und Recht keine selbstverständlichen, keine zwingenden Antworten bereithalten. Derartige Spannungs- und Grenzerfahrungen zwingen den Arzt ebenso wie seinen Patienten angesichts der sich immer rascher erweiternden Handlungsmöglichkeiten der modernen Medizin, der Aufhebung der Grenzen zwischen den Ländern der Welt und gleichzeitiger pluraler Wertvorstellungen zur Auseinandersetzung mit individueller wie gesellschaftlicher Entscheidung und Verantwortung. Ethische Fragen in der Medizin müssen entsprechend auf drei Ebenen analysiert und diskutiert werden. In der anthropologischen Grundfigur von Not und Hilfe (V. von Weizsäcker), d.h. in der Begegnung und im unmittelbaren Miteinander eines kranken Menschen mit seinem Arzt, liegt die genuine Herausforderung für eine ärztliche Ethik [6]. Diese Arzt-Patienten-Beziehung ist jedoch eingebunden in die Ebene der Gesundheitspolitik und die Strukturen der entsprechenden Gesundheitsversorgung. Schließlich liegen beiden Bereichen kulturell geprägte Gesundheitserwartungen einer Bevölkerung zugrunde, Bilder und Begriffe, die den Umgang mit Gesundheit und Krankheit, mit Schmerz, Sterben und Tod bestimmen (vgl. dazu [5]).

Ethik in der Medizin als praktische Ethik zielt auf das *Handeln* des Arztes und zunächst auf die Herausforderung, die aus der beschriebenen anthropologischen Grundfigur entsteht: Der Kranke vertraut sich dem Arzt an, der deshalb sein Handeln nicht nur sachlich-pragmatisch beschreiben, sondern in besonderer Weise auch *sittlich rechtfertigen* muß. Diese Grunderfahrung lag auch in Davos implizit Elie Wiesels Aufruf an die Ärzte zur ethischen Reflexion ihres Handelns zugrunde: „Die Menschen brauchen Sie!" Die notwendige sittliche Handlungsbegründung ist mehr als ein Verfahren zur Bewältigung von Dilemmasituationen im Sinne eines Konfliktmanagements. Es fließen persönliche Erfahrungen, Wertvorstellungen und Gewissensentscheidungen mit ein, und moralische Überzeugungen müssen das Handeln im *Einzelfall* rechtfertigen.

Für unsere Frage nach einer globalen Ethik heißt dies, ob es *Grundkonstanten ärztlichen Handelns* gibt, die überall auf der Welt unverzichtbar sind. Ich möchte versuchen, in zwei Schritten mögliche konstitutive Elemente darzulegen. Dies ist auf der Ebene der individuellen Beziehung zwischen Arzt und Patient die normative Beschreibung ärztlichen Handelns (I) und innerhalb des kulturellen, gesellschaftlichen wie politischen Kontextes die notwendige Einbettung in die Achtung unveräußerlicher Menschenrechte (II).

---

[1] Die Vorlage als „Thesenpapier" verweist auf die Tatsache, daß die Überlegungen dazu erste Bemühungen sind, die weiterer Bearbeitung bedürfen und derzeit noch in vielfältige offene Fragen führen. Ebenso müssen die hier dargestellten grundlegenden Fragen nach Kriterien für eine globale ärztliche Ethik als Einführung in die Problematik verstanden werden

I.

Der Medizinhistoriker Eduard Seidler hat als Grundbedingung für den Vertrauensvorschuß des Patienten gegenüber seinem Arzt, aber auch als Gemeinsamkeit ärztlicher Selbstverpflichtungen derartige Grundkonstanten ärztlichen Handelns beschrieben: Der Arzt muß das Leben seines Patienten schützen und bewahren, er muß den Willen und die Würde des Patienten achten, er muß mehr nützen als schaden und schließlich vertrauenswürdig sein und Vertrauen schaffen. Man muß davon ausgehen, daß alle Menschen – zunächst einmal unabhängig vom kulturell bestimmten Gesundheitsbegriff und von der Breite seiner Geltung – nach Wiederherstellung ihrer Gesundheit oder zumindest Linderung ihrer Leiden streben. Der Patient muß entsprechend überall auf der Welt darauf vertrauen können, daß der Arzt sein Handeln danach richtet (vgl. dazu [6]). Dies entspricht dem, was der Philosoph Ludger Honnefelder als Teleologie, als Zielgerichtetheit ärztlichen Handelns, beschrieben hat. Die Ziel-Mittel-Struktur ärztlichen Handelns beinhaltet, daß ärztliches Handeln nur durch den Heilauftrag des Kranken legitimiert und der Arzt derjenige ist, der der Krankheit vorbeugt und sie zu verhüten sucht, der die Krankheit heilt und die Gesundheit wiederherstellt oder Leiden lindert und Sterbende begleitet [2].

II.

Auf den Ebenen unterschiedlichen gesundheitspolitischen Strebens und kulturell und traditionell geprägten Gesundheitsverhaltens sind die Möglichkeiten konsensfähiger, globaler Festlegungen nicht nur schwieriger, sondern auch nicht geboten. Gerade die Vielfalt der Wertvorstellungen im Pluralismus demokratisch verfaßter Gesellschaften, religiöse Überzeugungen und Gebundenheiten in den Weltreligionen oder unterschiedliche kulturelle Erlebniswelten stellen einen eigenständigen Wert dar, der gefördert und gefordert werden sollte. Die Suche nach einem ethisch gültigen Totalsystem ist also nicht nur sinnlos, sondern ein Widerspruch zur Aufgabe der ethischen Reflexion mit dem Ziel einer eigenständigen Entscheidung zu einem gewissenhaften und verantwortbaren Handeln im Einzelfall. Forderungen nach weltweit gültigen Übereinkünften etwa zu Begriffen von „Leben“ und „Tod“ bedürfen daher noch besonderer Diskussion und sind für eine globale Ethik ein nicht erfüllbares Desiderat.

Wenn aber die genannten Grundkonstanten und die beschriebene Zielgerichtetheit ärztlichen Handelns unverzichtbar sind, so ist zu fragen, welche Forderungen global zu stellen sind, um dies zu gewährleisten.

Damit scheint mir für unsere Frage die Antwort darin zu liegen, daß weltweit die Vorgaben des *Menschenrechtsgedankens* in die ethische Reflexion in der Medizin Eingang finden müssen: Respekt vor der Person und ihrer leiblichen Integrität und Identität, Achtung der Autonomie, des selbstbestimmten Lebensentwurfes und damit der Würde des Patienten – und dies unabhängig von Geschlecht, Rasse und Hautfarbe, Religion und politischer Weltanschauung – müssen den Rahmen bilden, innerhalb dessen die individuellen Bedürfnisse des Patienten und sein Wertebild geachtet und zur Grundlage der ärztlichen Entscheidung werden[2]. Im Einklang mit internationalen ärztlichen Gelöbnissen ist damit eine tragfähige Basis für ein weltweit verantwortbares ärztliches Handeln und den geforderten Schutz des Patienten gegeben. Zur Umsetzung gehören Tole-

[2] Im Rahmen dieser Darstellung kann weder auf die Herkunft des Menschenrechtsgedankens aus der westlich-abendländischen Philosophie noch auf die begründete Universalisierbarkeit der Menschenrechte eingegangen werden. Vgl. dazu u. a. [1] und [4]

ranz, Respekt und Dialogfähigkeit. Allgemein gültige, gar weltweite und überzeitliche Lösungen für komplexe medizinethische Probleme wird es nicht geben. Ärztliche Ethik wie Ethik in der Medizin wird für alle Beteiligten eine lebenslange Aufgabe bleiben.

Literatur

1. Höffe O (1981) Die Menschenrechte als Prinzipien politischer Humanität. In: Sittlich-politische Diskurse. Suhrkamp, Frankfurt/Main, S 98–110
2. Honnefelder L (1997) Medizinische Ethik und Teleologie. Zu den ethischen Aspekten der Behandlung irreversibel bewußtloser Patienten. In: Honnefelder L, Streffer C (Hrsg) Jahrbuch für Wissenschaft und Ethik. Band 2, Walter de Gruyter, Berlin, New York, S 169–180
3. Menschenrechte. In: Mikat P, Beck L, Korff W (Hrsg) (1998) Lexikon der Bioethik. Gütersloher Verlagshaus
4. Neitzke G, Lohff B, Schapowal A (1998) Thesenpapier zur Formulierung einer zeitgemäßen, globalen ärztlichen Ethik. Niedersächsisches Ärzteblatt, 71. Jahrgang, 1/98
5. Ritschl D (1992) Die drei Ebenen medizinethischer Probleme. In: Amelung E (Hrsg) Ethisches Denken in der Medizin – Ein Lehrbuch. Springer, Berlin, Heidelberg, New York, Tokyo, S 22
6. Seidler E (1981) Wozu Ethik in der Medizin? Sonderbeilage „Medizinische Ethik" Ärzteblatt Baden-Württemberg, Oktober 1981

Die Universitätsfrauenklinik in der Zukunft

H. Graeff

Vermittlung kann nie gelingen,
aber jedes Scheitern öffnet den Weg.
Stéphane Hessel

Der Gesprächsablauf orientierte sich an den Schwerpunkten Forschung, Lehre und Krankenversorgung mit der jeweiligen Zielsetzung, bestehende Erschwernisse für notwendige zukünftige Entwicklungen darzustellen und sich jetzt schon abzeichnende Möglichkeiten zu ihrer Beseitigung aufzuzeigen. Die klinische Forschung in Deutschland ist besser als ihr Ruf; es gibt erfolgreiche Arbeitsgruppen, gefördert von der DFG, dem BMBF, der Deutschen Krebshilfe, der Sander-Stiftung oder von anderen Drittmittelgebern. Auf dem Gebiet der pädiatrischen Onkologie werden international hoch angesehene, multizentrische Studien im Sinne von patientenorientierter Forschung erstellt. Dies ist jedoch im Bereich der patientenorientierten Forschung für unser Land immer noch eine Ausnahme. In der grundlagenorientierten und der krankheitsorientierten klinischen Forschung sind die Publikationshäufigkeit und die Zahl der zitierten Arbeiten in den letzten Jahren deutlich gestiegen, generell ist jedoch die patientenorientierte klinische Forschung verbesserungswürdig und verbesserungsfähig. Dies ist eine Klage, die auch für andere Länder gilt und nicht zuletzt in den Vereinigten Staaten erhoben wird.

Im Jahre 1987 hat der Wissenschaftsrat ein Programm vorgeschlagen, um die Kooperation zwischen grundlagenorientierten und klinischen Wissenschaftlern zu verbessern. Dies soll durch eine enge, zeitlich und örtlich orientierte Kooperation erreicht werden. Die DFG hat bis heute 34 klinische Forschergruppen eingerichtet, darunter auch zwei auf dem Gebiet der Gynäkologie. Im allgemeinen werden diese Forschergruppen von zwei Leitern geführt, die ihren Schwerpunkt jeweils mehr in der Klinik oder mehr im Labor haben. Hieraus entwickeln sich Fragestellungen für gemeinsame Forschungsansätze, die dann auch den direkten Zugang in die klinische Praxis suchen und finden können. Ein Ziel ist, daß wissenschaftlich interessierte Ärzte von klinischen Routinearbeiten für ein oder zwei Jahre, eventuell auch für kürzer oder länger, freigestellt werden, um sich ganz der Forschung widmen zu können (Rotationsstellen). In einem Zwischenbericht der DFG zu diesem Modell wurde herausgestellt, daß die klinische Forschung in Deutschland an Schub gewonnen hat, der über die 34 Gruppen hinausreicht, und daß die grundsätzlichen Möglichkeiten für Forschung an den Universitätsklinika verbessert werden konnten.

Unser Fach ist dienstintensiv infolge der operativ und geburtshilflich zu erbringenden Leistungen, es ist darüber hinaus inhaltlich und methodisch diversifiziert. Eine Beschränkung auf ein oder zwei Forschungsschwerpunkte ist deshalb notwendig und macht eine gute Zusammenarbeit sowohl zwischen den Frauenkliniken als auch interdisziplinär mit anderen Fächern im Sinne von Forschungsverbünden erforderlich. Aus dieser Konzentration der Kräfte kann unnötige Detailarbeit am gleichen Thema an verschiedenen Kliniken vermieden werden, teure Apparate wie z.B. Sequenzierer müssen nur einmal angeschafft werden, können im Verbundforschungsprojekt genutzt werden und fördern die Interaktion der Wissenschaftler untereinander. Die Konkurrenz, gegen die die Forschung zu bestehen hat, sitzt nicht in der gleichen Klinik oder im gleichen Klinikum, sondern im internationalen Umfeld. Aus der Sicht des Wissenschaftsrates werden diese Erfordernisse bestätigt, es war immer wieder überraschend, daß bei der Frage nach den Schwerpunkten 10–15 Stichworte genannt wurden, die schwerlich durch eine Klinik mit 22 Assistenten/Assistentinnen zu bewältigen waren. Es wird aus den bisherigen Erfahrungen deutlich, daß die Beschränkung auf ein oder zwei Themen, die Stärkung der kritischen Masse der Forschenden und die Kontinuität in der klinischen Forschung essentiell sind.

Modellhaft ist die Integration naturwissenschaftlicher Mitarbeiter in klinische Arbeitsgruppen und die Rotation klinischer Mitarbeiter, die regelmäßig und mit klaren zeitlichen Vorgaben erfolgt. Dies kann die Kontinuität und damit die Qualität der klinischen Forschung verbessern.

In Erweiterung dieser Konzepte wurde an der Fakultät für Medizin in Bern ein Departement für klinische Forschung als Einrichtung der Fakultät erstellt, Personal- und Forschungsmittel werden, auch räumlich, in diesem Departement integriert, und durch diese Zusammenführung der Grundlagenforscher und der klinischen Forscher in einer kompetitiven Umgebung bleibt der Bezug zu dem weiteren Umfeld der Forschung, insbesondere der Grundlagenforschung, erhalten. Die bisherigen Erfahrungen in Bern und in Wien mit der Binnenstrukturierung der Kliniken im Sinne von Betreibungen klinischer Abteilungen für Gynäkologie, Geburtshilfe und Endokrinologie und den entsprechenden Entscheidungskompetenzen der Abteilungsleiter im Bereich der Führungs- und Budgetverantwortung haben zu einer Verbesserung der klinischen Forschung mit unterschiedlicher, jedoch prinzipieller Integration von Naturwissenschaftlern in die klinische Forschung geführt. Die Einheit des gesamten Faches wird z.B. durch die Rotation der Assistenten/Assistentinnen und Fachärzte und -ärztinnen sowie durch abteilungsübergreifende Dienste aufrechterhalten.

Die Reduktion des kostenintensiven defizitären Bereichs der Poliklinik hat vielerorts ein Abwandern der endokrinologisch interessierten Gynäkologen in die Praxis und einen Verlust an Wissen und Weiterbildungskapazität für die Kliniken bedeutet. Entsprechende Defizite sind deshalb im endokrinologischen Forschungsbereich einer ganzen Reihe von Frauenkliniken entstanden.

Erkenntnisgewinnung, Strukturierung und Kooperation haben vor allem das gesundheitspolitische Ziel, Problemlösungen für die Krankheiten der Bevölkerung zu erarbeiten. Diese Schnittstelle zu den Anwendern (Transferforschung) beinhaltet auch die Umsetzung von Ergebnissen multizentrischer Phase-III-Studien in die Praxis. Leider gibt es bisher nur sehr wenige Studien zur Qualität und zum Erfolg von klinischer Forschung. Diese sind erforderlich, um die Umsetzung patientenorientierter Untersuchungen in die klinische Praxis sicher zu machen und zu beschleunigen. Die Einrichtung von Koordinierungszentren für klinische Studien wird durch das BMFB an sechs von 28 Universitäten, die sich hierum bewarben, gefördert. Über die MedNets soll ein weiteres Netzwerk ermöglicht werden, das Grundlagenforscher, klinische Forscher und Anwender in ganz Deutschland verbindet.

In der klinischen Medizin spielt die Habilitation, sprich: der Professortitel, zur Erreichung einer Chefarzt-Position außerhalb der Universität eine Rolle, und es ist die Frage zu stellen, ob eine normale Habilitation mit Forschungsarbeiten, die hinterher nicht weitergeführt werden, nicht eine Verschwendung von Ressourcen ist. In zunehmendem Maße wird deshalb die Habilitation als „das Instrument einer etwas älteren Hierarchie“ in Frage gestellt, da es die wissenschaftliche Selbständigkeit junger Mediziner, die z.B. mit 30 Jahren nach einem Stipendium aus den USA zurückkommen, eher behindert.

Die Länder wenden jährlich etwa 5,5 Milliarden DM für die Hochschulmedizin auf. In zahlreichen Klinika werden Teile der Landeszuschüsse nach Begutachtungen von Forschungsprojektanträgen durch Kommissionen der medizinischen Fakultäten sowie unter Gewichtung der Publikationsleistung und eingeworbener Drittmittel vergeben, z.T. unter besonderer Berücksichtigung der Kooperation zwischen klinischen und medizinisch-theoretischen Einrichtungen. Bei der Vergabe dieser Gelder, die nicht mehr, sondern weniger werden, wird es auch entsprechend den Vergabeverfahren zu unterschiedlichen Verteilungen, abhängig von der Qualität bestimmter Gruppen, innerhalb einer Fakultät, kommen. Darüber hinaus wird zunehmend von den „übrigen“ Fakultäten der Universitäten die Frage gestellt, ob nicht ein Teil dieser Mittel in andere universitäre Bereiche umgeschichtet werden könnte.

Etwa 3/4 der Abstracts dieses Kongresses stammen jeweils aus einer Klinik, nur 2% beziehen sich auf multizentrische oder gar internationale Studien. Die bisher mangelnde Zusammenarbeit zwischen den Kliniken und die ungenügende Bereitschaft zur Schwerpunktsetzung mit der entsprechenden räumlichen und personellen Unterstützung läßt sich hieraus erkennen.

Nicht nur in Wien denken die Kostenträger darüber nach, Krankenversorgung aus Kostengründen in preiswertere Einrichtungen zu verlagern und in die Universitätskliniken weniger und besonders heikle Fälle einzuweisen. Die Kooperation einer Universitätsklinik mit den umliegenden städtischen Krankenhäusern wäre gerade in der Patientenversorgung eine vorstellbare Lösung, um Kosten zu senken. Ein Vorteil dieses Vorgehens zeichnet sich jetzt schon insofern ab, als das gesamte Spektrum eines Faches in Hochschuleinrichtungen häufig nicht mehr gesehen wird und damit die Weiterbildung des ärztlichen Nachwuchses nur partiell erfolgen kann. Hieraus könnten unter dem gemeinsamen Dach der medizinischen Fakultäten mit Lehrkrankenhäusern – und vielleicht auch Lehrpraxen – Ausbildungsteile der Lehre und Teilbereiche der Weiterbildung „ausgelagert“ werden. Im einzelnen könnte die Rotation von Mitarbeitern durch kommunale Krankenhäuser und auch durch Praxen das Ziel der Medizinerausbildung, die Vermittlung einer Kompetenz, die theoretisches Wissen mit Problemerkennung und Problemlösungen verbindet, fördern.

Die Beobachtung, daß die Hauptvorlesungen gegen Ende des Semesters nur noch von wenigen Studenten/Studentinnen besucht werden, wird nicht nur in Deutschland, sondern auch in der Schweiz und Österreich gemacht. Ursachen hierfür sind der geringe Nutzen, den die Studenten/Studentinnen vom Besuch der Hauptvorlesung für ihre Examensvorbereitungen erwarten, und der Wunsch, klinische Medizin am Krankenbett erleben zu können. Aber auch neue Inhalte der Lehre wie klinische Epidemiologie, „Evidence-Based Medicine“, Umgang mit Risiken und biomedizinische Ethik sind ebenso wie Erlernung der Gesprächsführung und der Kommunikation bisher noch fehlende Ausbildungsziele.

Schwerpunktbildung innerhalb einer Fakultät mit intensiver Kooperation einzelner Fächer haben sich im Bereich der fetomaternalen Medizin schon bewährt; sie sind in der Onkologie im Sinne von „Cancer Centers“ ebenfalls vorstellbar, wobei ohne Frage hohe Ansprüche an interdisziplinäre Kooperation und Integration gestellt werden.

Es ist grundsätzlich davon auszugehen, daß Patienten in allen Krankenhäusern gleich gut behandelt werden, sofern diese Krankenhäuser in der Lage sind, die Behandlungen durchzuführen. Es ist deshalb nur sinnvoll, Häuser der Maximalversorgung untereinander zu vergleichen, und dies betrifft auch Universitätskliniken. Hierbei ist bei den immer kürzer werdenden Liegezeiten die Erfassung der Ergebnisqualität erschwert, und möglicherweise erschwert dies auch bisher noch den Vergleich. Vorstellbar ist ein Bereich der Maximalversorgung, der auch als Super-Maximal-Versorgung bezeichnet werden könnte und der, wie z.B. der Transplantationsbereich, vielleicht nur an einigen Universitätsklinika vorhanden sein müßte. Höhere Erlöse bei Krankenkassen können prinzipiell nur in Verbindung mit einem besonders schwierigen, absolut über die Norm hinausgehenden Fall erzielt werden.

Zusammenfassend ist zu sagen, daß sich die Schwerpunkte der zukünftigen Entwicklung der Universitätsfrauenkliniken konzentrieren lassen auf eine interdisziplinäre (und interinstitutionelle) Kooperation in Forschung, Lehre und Krankenversorgung mit dem Ziel fachübergreifender Zentren (onkologisch, fetomaternal, endokrinologisch), einer Binnenstrukturierung der Universitätsfrauenkliniken und einer eigenständigen komplementären Profilbildung.

Arbeitsgemeinschaft Frauengesundheit in der Entwicklungszusammenarbeit

Familienplanung und Bevölkerungspolitik

C. Hunger, B. Ludwig

Familienplanung (FP) und Bevölkerungspolitik werden seit vielen Jahren unter verschiedenen Gesichtspunkten diskutiert. Im Vordergrund stehen 4 Gründe, FP-Programme in den Ländern der Dritten Welt anzubieten:

- der Beitrag für die Gesundheit von Müttern und Kindern,
- der bevölkerungspolitische Aspekt,
- das Menschenrecht, die Zahl der Kinder und den Abstand zwischen ihnen frei entscheiden zu können,
- die Prävention von sexuell übertragbaren Erkrankungen (STD).

FP kann einen wichtigen *Beitrag zur Sicherung von Schwangerschaft und Geburt* leisten. Mutterschaft und Geburt sind in Entwicklungsländern nicht selten eine Tragödie. Fast 600.000 Mütter sterben jedes Jahr, davon 99% in Entwicklungsländern. Die 5 Haupttodesursachen sind Blutungen, Sepsis, Abtreibungen, Gestose und cephalopelvines Mißverhältnis. Frauen mit rasch aufeinanderfolgenden Geburten und Mehrgebärende haben bei oft schon vorbestehender Anämie ein erhöhtes Risiko, an Blutungen zu sterben. Demgegenüber besteht oft ein cephalopelvines Mißverhältnis bei sehr jungen Erstgebärenden wegen der späten Ausreifung des knöchernen Beckens und durch Mangelernährung. FP kann diese Risikoschwangerschaften bei Mehrgebärenden und vor dem 18. und nach dem 35. Lebensjahr sowie zu rasch aufeinanderfolgende und ungewollte Schwangerschaften verhindern und somit zur Senkung der Müttersterblichkeit um ein Drittel beitragen.

Während die *Weltbevölkerung* 1650 noch eine halbe Milliarde Menschen zählte, wird sie Mitte 1999 die 6-Milliarden-Marke überschreiten. In Europa liegt die Fruchtbarkeitsrate heute bei 1,45 (BRD: 1,3), in Asien und Südamerika bei 2,65 und in Afrika noch bei 5,31 Kindern. Dies bedeutet in Afrika eine Verdoppelung der Bevölkerungszahl alle 20 Jahre. Diese ist die Folge von noch hohen Geburtenraten und rasch sinkenden Sterbeziffern. Die meisten Entwicklungsländer haben im letzten Jahrzehnt die ökonomische und ökologische Belastung dieses hohen Bevölkerungswachstums erkannt und Strategien entwickelt, der Bevölkerung FP anzubieten.

Schon auf der Weltbevölkerungskonferenz in Bukarest, 1974, wurde das *Recht des Individuums,* die Anzahl der Kinder und den Abstand zwischen ihnen selbstverantwortlich zu bestimmen, festgeschrieben. Die Inanspruchnahme dieses Rechtes ist eng mit Bildung verknüpft. Je höher die Schulbildung, desto weniger Kinder werden gewünscht. Dennoch, so zeigen Studien, wendet eine große Zahl von Frauen, obschon sie keine Kinder möchten, keine Verhütungsmethoden an. Mangelnde Zugänglichkeit und kulturelle Barrieren liegen diesem Problem zugrunde. Als Konsequenz wurden FP-Einrichtungen wie „gemeindegestützte FP-Dienste" entwickelt. Laienhelfer aus den jeweiligen Sozialstrukturen werden für eine Beratungstätigkeit und für die Ausgabe von Kondomen, Spermiziden und der Pille ausgebildet. Ein Screening auf Kontraindikationen und ein medizinisches Back-up-System sichern diese Vergabestruktur medizinisch ab.

Die steigende Zahl von HIV-Infizierten unterstreicht die Notwendigkeit der Anwendung von Kondomen. FP und Programme zur *Prävention von STDs* müssen Hand in Hand gehen.

Alle 10 Jahre finden Weltbevölkerungskonferenzen statt, die letzte war 1994 in Kairo. Hier wurde der Begriff der „reproduktiven Gesundheit" geprägt. Diese integriert FP in ein Gesamtkonzept zur Sicherung von Schwangerschaft, Geburt und Prävention von STDs. Insbesondere wurde auch das Recht von Jugendlichen auf Beratung zu FP bestätigt. Insgesamt ist ein Finanzrahmen von 17 Milliarden US$ für die nächsten 20 Jahre festgelegt worden, der zu 2/3 von den Entwicklungsländern aufgebracht werden soll. Jedoch schon heute zeichnet sich ab, daß die Geberländer ihren Teil nicht aufbringen. Das WHO-Ziel, die Reduzierung der Müttersterblichkeit um 50% bis zum Jahr 2000, wird wie das Ziel „Gesundheit für Alle" aufgrund fehlender finanzieller Unterstützung nicht zu realisieren sein.

Nord-Süd-Zusammenarbeit

A. Mothes

Theorie und Praxis der Entwicklungszusammenarbeit – anhand offizieller Schemata, die die WHO immer wieder im Rahmen ihrer Public-Health-Aktivitäten herausgibt, wird ein Projekt zwischen einem privaten Verein, dem Zomba-Hospital-Projekt e.V. an der Universität Jena, und dem Zomba Central Hospital in Malawi vorgestellt und gemessen.

Das Krankenhaus ist in einer Stadt mit ca. 80 000 Einwohnern und mit seinen 366 Betten die einzige größere medizinische Einrichtung, die außerdem im Umland ca. 2,5 Millionen Menschen versorgen muß. Die Bettenbelegung beträgt durchschnittlich 184%!

Der Kontakt nach Jena entstand durch die 3jährige Tätigkeit eines Jenenser Chirurgen, der auf einer CIM-Stelle die chirurgische Abteilung des Krankenhauses mit 81 Betten leitete.

In der gynäkologischen Abteilung mit 34 Betten arbeitete zu der Zeit kein Arzt; ärztliche Tätigkeiten einschließlich anstehender Operationen wie Kaiserschnitte und abdominale Hysterektomien wurden von Clinical Officern ausgeführt.

Ein nicht zu tolerierendes Problem dieser beiden Fachgebiete war das Fehlen von Akutversorgung bzw. postoperativer Nachbetreuung auf einer dafür mit Personal und Material ausgestatteten Station. So entstand die Idee, eine kleine Wachstation mit adaptierter Ausstattung einzurichten, die in den Krankenhausentwicklungsplan aufgenommen wurde. Die malawische Seite stellte einen Raum und 5 Krankenschwestern zur Verfügung, während von Jena aus nach einer vor Ort zusammengestellten Liste Materialien gesammelt, in einen Container verpackt und verschickt wurden. Die Technik wurde überprüft und ein in Malawi weilender Berliner Medizintechniker um die Wartung gebeten.

Um jedoch die Station funktionstüchtig und brauchbar zu machen, war es notwendig, das Personal zu unterrichten. Von uns wurde so ein Personalaustausch sowohl innermalawisch als auch zwischen Jena und Zomba initiiert. Mittlerweile waren 5 Krankenschwestern und 4 Clinical Officer zu einem Hospitationsaufenthalt an der Jenaer Universitätsklinik. Eine Krankenschwester aus Jena hat die ersten 3 Monate der Wachstation am Zomba Central Hospital begleitet.

Bisher sind 227 Patienten, hauptsächlich aus der chirurgischen und der gynäkologischen Abteilung, in den 4 Betten behandelt worden; Todesfälle, beispielsweise durch unerkannte postoperative Kreislaufkomplikationen, nach Rattengiftintoxikationen, Sepsis und Uterusperforationen, sind weit seltener geworden.

Läßt sich das vorgestellte Projekt nun an einem Schema der WHO, den 5 Komponenten, nach denen in der Entwicklungszusammenarbeit zu verfahren ist, messen? Diese 5 Komponenten lauten:

- Problemanalyse,
- Mittel und Ressourcen,
- Bildung und Ausbildung,
- Anreiz und Motivation,
- Evaluation.

Wie weit klaffen Theorie und Praxis mitunter auseinander? Wie hilfreich können solche Schemata aber auch für den Praktiker sein?

Problemanalyse

Eine Analyse der Gesundheitsprobleme in Westafrika ergab bei der Befragung einerseits der Bevölkerung und andererseits der als Entwicklungshelfer Tätigen ein recht unterschiedliches Bild in der Ursachenliste für Morbidität und Mortalität. Während erstere Hunger, Inguinalhernien, Sterilität der Frau und Erblinden nannten, wurde die Liste der Entwicklunghelfer, also der Praktiker vor Ort, von Malaria, Mangelernährung, Masern und Bilharziose angeführt. Diese nahezu vollständige Deckungsungleichheit weist auf mögliche Schwierigkeiten bei Problemanalysen hin.

Von uns ist, wie oben dargestellt, eingangs eine Problemanalyse durchgeführt worden: Das Fehlen akuter und postoperativer Betreuung führte zu der Notwendigkeit, eine Wachstation auch unter einfachen Bedingungen und adaptiert zu etablieren.

Mittel und Ressourcen

Ein allseits bekanntes Problem in vielen Gesundheitseinrichtungen der zu entwickelnden Länder ist das Fehlen von Geräten und Materialien oder deren nicht vorhandene Funktionstüchtigkeit. Am Zomba Hospital konnte die erhöhte Rate an postoperativen Wundinfektionen erst nach wochenlanger Ursachenforschung auf einen defekten Sterilisator zurückgeführt werden.

Die von uns organisierten Materialien wurden zweck- und projektgebunden ausgewählt, für Nachschub und Wartung wurde gesorgt.

Bildung und Ausbildung

Diese werden als einer der Eckpfeiler der Gesundheitsberatung in Malawi angesehen. Nicht nur einheimisches medizinisches Personal muß geschult werden, sondern die problematisch hohe Analphabetenrate im gesamten Lande bekämpft werden, um ein Gesundheitsverständnis in der Bevölkerung zu entwickeln.

Mit dem von uns initiierten und durchgeführten Personalaustausch haben wir diesem Punkt sicher genügt.

Anreiz und Motivation

Dies ist etwas, was bei vielen Entwicklungshelfern immer wieder Zweifel, Sorgen, Zorn und Unverständnis hervorruft.

Für unsere Partner in Malawi war ein Hospitationsaufenthalt in Deutschland im Rahmen des Personalaustausches, ob in Aussicht gestellt oder bereits abgelaufen, Anlaß zu hoher Motivation bei der Arbeit bzw. bei organisatorischen Bemühungen, Mißstände, beispielsweise im hygienischen Bereich, zu beseitigen. Ausdruck dieser Tatsache ist die Gründung eines malawischen Partnervereins, der unsere Arbeit in Zomba unterstützt und ihr neue Impulse gibt.

Evaluation

Bezogen auf das vorgestellte Projekt ist unser wichtigster Erfolg das Verhindern von unnötigen Todesfällen.

Die Schwestern sind stolz auf den hohen Hygienestandard und das pflegerische Niveau auf ihrer Wachstation, und 5 weitere Schwestern haben eine Arbeit gefunden.

In Deutschland werben wir besonders mit dem Personalaustausch für mehr Verständnis und Toleranz gegenüber den Problemen im Gesundheitswesen eines afrikanischen Landes.

Ein Beispiel für die Zusammenarbeit der Bundesrepublik Deutschland mit Vietnam auf dem Gebiet der Gesundheitsentwicklung

H. Ritter

Im Auftrag der Kreditanstalt für Wiederaufbau (KfW) habe ich als freier Consultant 1996 Vietnam besucht und in Zusammenarbeit mit einem Consultingunternehmen und

Vertretern der Regierung von Vietnam den Bedarf an Instrumenten und Medikamenten für den Ausbau der Familienplanung festgestellt.

Nach dem Ende des Krieges, 1975, hat die sozialistische Regierung in Vietnam die Planwirtschaft eingeführt. Die Republik Vietnam hat sich gegen ihre Nachbarstaaten abgeschottet und nur in geringem Maße Handelsbeziehungen zugelassen. In den Nachbarstaaten kam es zu einem wirtschaftlichen Aufschwung, der einigen wenigen zum Wohlstand verholfen hat. In Vietnam dagegen wurde durch das Festhalten an der Planwirtschaft die Armut gleichmäßig verteilt.

Anfang der 90er Jahre hat sich Vietnam vorsichtig dem Westen geöffnet. Nach einem Parteitagsbeschluß von 1989 wurden privatwirtschaftliche Aktivitäten in geringem Maße geduldet. Vietnam hat sich daraufhin in wenigen Jahren zum drittgrößten Reisexporteur entwickelt. Ausländische Partner können mit einheimischen Firmen in sogenannten *Joint-Venture*-Vereinbarungen zusammenarbeiten. Die Veränderung vollzieht sich langsam. Durch die planwirtschaftliche und sozialistische Struktur des Landes ist das Stadt-Land-Gefälle nicht so gravierend wie in den benachbarten Staaten. In den Städten gibt es keine Slums.

Das National Committee for Population and Family Planning (NCPFP) fungiert als ausführendes Organ der Regierung und hat in seine Planung die Senkung der Total Fertility Rate (TFR) aufgenommen. Im Rahmen der Entwicklungshilfe hat die KfW die Finanzierung des Projektes übernommen.

In den achtziger Jahren war die Spirale in Vietnam die am häufigsten angewandte Verhütungsmethode, gefolgt von der Abtreibung. Hormonelle Methoden waren der Bevölkerung zwar bekannt, aber unerschwinglich teuer. Gemeinsam mit der KfW wurde beschlossen, zur Senkung der TFR verstärkt orale Kontrazeption (OC) einzusetzen.

In diesem Zusammenhang war es unsere Aufgabe, per Ausschreibung ein Kontrazeptionsmittel zu einem angemessenen Preis zu finden und seine Vermarktung vietnamesischen Bedingungen anzupassen. Text und Verschreibung mußten in einem anderen kulturellen Zusammenhang annehmbar sein. Eine Marktstudie wurde in Auftrag gegeben, die einen treffenden Namen und ein eindrückliches Logo sowie eine adäquate Verpackung finden sollte. Dieses Mittel sollte dann in Apotheken, an Gesundheitsstationen und Kliniken verkauft werden können.

Der zweite Teil der Studie befaßte sich mit der Bestandsaufnahme von Instrumenten und Geräten, die für die Durchführung von Familienplanung unerläßlich sind.

Da 40% der Kosten für das Gesundheitswesen vom Staat getragen werden und der verbleibende Rest über Entwicklungshilfe finanziert wird, stellt die Vermarktung der Kontrazeptiva den Einstieg in eine marktwirtschaftliche Finanzierung des Gesundheitswesens dar.

Die ländlichen Gesundheitsstationen und Distriktkrankenhäuser sind unzureichend und mit veralteten, z.T. verrosteten Instrumenten ausgestattet, gynäkologische Untersuchungsstühle z.B. aus Holz gezimmert. Das Sterilisieren findet noch im Wasserbad statt. Eine Verbesserung des Standards kann nicht durch punktuelle Instrumentengaben erreicht werden. Wir sind daher nach einem von der UNICEF entwickelten Prinzip vorgegangen. Standardisierte „Packs" für Spiraleneinlage oder Entbindungen werden je nach Größe der Klinik oder der Gesundheitsstation verteilt. Diese Methode erlaubt eine schnelle, effiziente Verteilung und Kontrolle und leistet der Korruption keinen Vorschub.

Die vietnamesische Art, sich auf unkomplizierte Weise von sozialistischen auf marktwirtschaftliche Bedingungen umzustellen, zeigt folgendes Beispiel: In Hanoi gab es ein altes Staatsgefängnis, in dem zu Kriegszeiten hauptsächlich amerikanische Kriegsgefangene untergebracht waren. Es wurde im Volksmund „Hilton for uninvited Guests" genannt. Dies nutzte der Hilton-Konzern nach der Wende und kaufte das Gefängnis, um ein Hilton-Hotel daraus zu machen. An einigen Stellen wurden keine baulichen Veränderungen vorgenommen, um das „Flair" eines Gefängnisses zu erhalten. Die geschäftstüchtigen Vietnamesen hatten dabei genausowenig Skrupel wie die Amerikaner.

In vielen anderen asiatischen Staaten ist der Übergang von einer rohstoffproduzierenden Gesellschaft in einen hochmodernen Industriestaat sehr viel schneller gelungen als in Vietnam, dafür hält Vietnam am Sozialismus fest und damit an der gerechteren Verteilung der Güter zwischen Stadt und Land und arm und reich, und ich hoffe, daß Vietnam diese Gratwanderung weiter durchhalten kann.

Literatur beim Verfasser

Zusammenarbeit mit den ehemaligen GUS-Staaten

U. B. Hoyme

Die gesundheitliche Versorgung der Bevölkerung in der Sowjetunion war aufgrund der ideologischen Ansprüche grundsätzlich ein bedeutendes Ziel des Staats- und Parteiapparates. Die breite medizinische Versorgung war zweifellos sichergestellt, wobei andererseits jedoch die Ansprüche an und Investitionen in die Spitzentechnologie der Medizin weniger entwickelt waren. Mit dem wirtschaftlichen Niedergang verfiel auch in den Institutionen der Gesundheitsversorgung die Qualität. Dies trifft sicherlich nicht auf alle Länder in gleichem Maße und flächendeckend zu, wurden doch herausragende Zentren bis zuletzt aufrechterhalten, die ihre Leistungen aber im wesentlichen einer privilegierten Bevölkerungsschicht zur Verfügung stellten.

Der Widerspruch zwischen kostenloser Bereitstellung der medizinischen Versorgung und die damit verbundene gesteigerte Nachfrage nach Gesundheitsleistungen auf der einen Seite sowie der die Beschäftigten demotivierenden Art der Finanzierung auf der anderen Seite hatte bereits Mitte der 60er Jahre zur Stagnation oder sogar Verschlechterung des Gesundheitszustandes der Bevölkerung geführt. So lag die durchschnittliche Lebenserwartung zum Zeitpunkt der Geburt in den europäischen vormals sozialistischen Staaten 1990 im Mittel bei 72, verglichen mit 76 Jahren in Westeuropa, wobei weder die Struktur noch die Finanzierung des Gesundheitswesens geeignet waren, die Hauptursachen der Sterblichkeit in den Griff zu bekommen, während diese Länder andererseits relativ erfolgreich in der Bekämpfung von Infektionskrankheiten waren. Von außen bzw. durch die WHO betrachtet, stellt sich heute z.B. in Rußland eine Reihe von Problemen, wie das einer ansteigenden Inzidenz von Gonorrhoe, Syphilis und HIV, einer extremen mütterlichen Mortalität, die zu rund einem Viertel durch Schwangerschaftsabbrüche bedingt ist, eines völlig ungenügenden Gebrauchs moderner Methoden der Kontrazeption, aber auch eines dramatischen Rückganges der Fertilität sowie einer im europäischen Mittel liegenden Brustkrebsrate und einer sogar darüber liegenden Inzidenz des Zervixkarzinoms.

Im Zuge der derzeit voranschreitenden schrittweisen evolutionären Entwicklung sind Prioritäten gesetzt worden, die in Grundsätze der Zusammenarbeit münden:

- Erarbeitung weiterer Gesetzesgrundlagen für die notwendigen Reformen, Schutz für Mutter und Kind.
- Mutter-Kind-Dienste, Familienplanung, reproduktive Gesundheit.
- Reform der Finanzierung des Systems des Gesundheitswesens über Einführung unterschiedlicher Formen allgemeiner Krankenversicherung in allen Republiken.
- Dezentralisierung der Verwaltung.
- Reorganisation der primären Gesundheitsbetreuung.
- Reorganisation der Ausbildung von medizinischem Personal.
- Förderung ergebnisorientierter Systeme der kontinuierlichen Qualitätsentwicklung.
- Versorgung mit essentiellen Medikamenten, technischer Ausrüstung und Verbrauchsmaterial.

Soll bei Neuprojekten die Motivation für ein langfristiges Engagement geweckt und unterstützt werden, so muß die Parasolvenz, die wir gerne als Bestechung und Schmiergelderwesen zu denunzieren bereit sind, berücksichtigt werden. Dies korreliert mit dem Tatbestand, daß die Verteiler selbst den Löwenanteil der bereitgestellten Mittel konsumieren, um sich auf diese Weise am Leben zu erhalten. Daher sollten Fördermaßnahmen so eingerichtet werden, daß man möglichst an den Bürokratien vorbei unmittelbar mit den betroffenen Stellen, Einrichtungen oder Menschen verhandelt. Hinderlich ist aber auch die Bürokratie im Westen. Dies macht sich insbesondere bei der Zulassung hospitierender Ärzte zur zeitlich befristeten Tätigkeit sehr stark bemerkbar.

Prinzipiell gilt, daß nur dann gefördert werden sollte, wenn die Förderung von Stellen oder Personen zweifelsfrei und konkret nachgefragt wird. Die Förderung von kontrollierbaren Einzelprojekten verdient in jedem Fall den Vorzug, insbesondere wenn diese investiven Charakter hat. Vor einer Überausstattung, insbesondere im Bereich der Hochleistungsmedizin, ist zu warnen. Dies würde von der Bevölkerung als Ungerechtigkeit empfunden, da Zufall und Beziehungen statt Bedürftigkeit dann für die Verteilung der Leistungen das Kriterium wären. Dieser Aspekt hat möglicherweise auf Dauer eine größere Bedeutung als die Wirkungen, die unmittelbar von jeglicher Hilfe ausgehen. Als weiterer Gesichtspunkt sei genannt, daß die erheblichen Mängel selbst in der Basisversorgung oft durch ein extremes Verlangen nach Hochleistungsmedizin konterkariert werden. Man trifft häufig die Fehleinschätzung an, daß bei verfügbarer westlicher medizinischer Technik auch direkt und schon jetzt westliche methodische Standards und Erfolge erreichbar seien. Ebenfalls scheint es, daß Führungspersonen in den Kliniken häufig nicht den Blick für das Übergeordnete und Weitergehende haben, sondern nur ihren kleinen Bereich sehen und nur darauf aus sind, die Interessen dieses Bereiches zu vertreten. Diese nicht gerade optimistisch stimmende Einschätzung ist auch ein Fazit meiner bisherigen Tätigkeit, daneben die Bestätigung, daß eine Zusammenarbeit langfristig konzipiert und finanziert werden sollte, wobei die Aufgaben anders als in der traditionellen Entwicklungshilfe eher in Planung, Koordination und Monitoring von Vorhaben bestehen als in der Durchführung selbst.

Einführung in die Sectio-caesarea-Operationsmethode nach Misgav-Ladach

M. Stark

Bei der Misgav-Ladach-Methode handelt es sich um eine Sectio caesarea mit transverser Inzision des unteren Uterinsegmentes nach einer modifizierten Inzision nach Joel Cohen.

Der rechtshändige Geburtshelfer steht auf der rechten Seite der Patientin. Die modifizierte Inzision nach Joel Cohen erfolgt durch einen geraden oberflächlichen Schnitt ca. 3 cm unterhalb der Verbindungslinie der Spinae iliacae ant. sup. Der Schnitt wird zentral mit dem Skalpell bis auf die Faszie vertieft, die über eine Breite von 2 cm eröffnet wird. Mit Hilfe der Zeigefinger wird die Faszie kaudal- und kranialwärts gedehnt, um die Mittellinie der Rektusmuskeln zu identifizieren. Jetzt werden mit Hilfe von Zeige- und Ringfinger sowohl des Operateurs als auch des 1. Assistenten die Muskeln, Faszie und subkutanes Gewebe nach lateral durch Zug erweitert, bis eine ausreichend große Öffnung entstanden ist.

Das parietale Peritoneum wird eröffnet und digital durch Zug in cranio-caudaler Richtung eine transverse Inzision geschaffen. Eine kleine Inzision 2 cm oberhalb der Umschlagsfalte des Blasenperitoneums wird gesetzt und digital durch Zug nach lateral erweitert.

Jetzt werden Kind und Plazenta entwickelt.

Die Gebärmutter wird mit Hilfe einer fortlaufenden, nicht überwendelnden Naht einschichtig geschlossen. Als Nahtmaterial findet No. 1 Monocryl Verwendung. Anschließend wird der Uterus zurück ins Abdomen plaziert. Viszerales und parietales Peritoneum werden nicht vernäht, und die Muskeln werden nicht adaptiert. Die Faszie wird mit vier Kocher-Klemmen (an beiden Enden und in der Mitte) gehalten und mit einer fortlaufenden, nicht überwendelnden Naht mit No. 1 Vicryl geschlossen.

Das subkutane Fettgewebe wird nicht adaptiert. Die Haut wird mit Hilfe von drei Stichen (No. 00 Polyester) geschlossen. Die Haut zwischen den Stichen wird durch vier Allis-Klemmen für etwa fünf Minuten adaptiert.

Tabelle 1. Komplikationsraten

Durchschnittliche Eingriffsdauer (Minuten)	26,3 ± 6,4
Durchschnittliche Zeit bis zur Entbindung des Kindes (Min.)	2,2 ± 0,8
Fieber (%)	10,8
Wundinfektion (%)	7,2
Nahtinstabilität (%)	2,8

Die Öffnung des Abdomens nach Joel Cohen reduziert den Blutverlust und macht eine Blutstillung oftmals überflüssig, weil durch den lateralen Zug die epigastrischen Gefäße unverletzt bleiben. Auch im Notfall ist diese Methode von Vorteil, da das Abdomen sehr schnell eröffnet werden kann. Das Herausheben des Uterus erleichtert die manuelle Stimulation und verhindert die Beschädigung von Nachbarorganen beim Verschluß der Gebärmutter.
Das Peritoneum kann offen belassen werden, da es nicht durch Adaptation der Enden heilt, sondern aus Zölomzellen innerhalb weniger Tage neu gebildet wird. Durch den Verzicht der Naht kommt es zu deutlich geringeren Adhäsionen.

Auch das Belassen des subkutanen Gewebes führt nicht zu vermehrter Wundinfektionsrate oder Nahtinstabilität. Nicht zuletzt handelt es sich bei dieser Methode auch um eine Kosten einsparende Alternative. Es bleibt abzuwarten, wie sich die Langzeiteffekte hinsichtlich der Bildung von Adhäsionen und den Möglichkeiten bei erneutem Kaiserschnitt verhalten.

Ausbildung zum Distriktarzt

M. Schulz, Chr. Hoestermann, J. Lankoandé, D. Kyelem, J. Wacker

Das Distrikthospital versteht sich als eine Einrichtung innerhalb eines Versorgungssystemes, des sog. Gesundheitsdistrikts. Seine Rolle erklärt sich aus der Aufgabenverteilung innerhalb des Distrikts. Es versteht sich als Ergänzung zu den Einrichtungen der Primärebene, den Gesundheitszentren und Dispensaires, die unter optimalen Bedingungen mehr als 80% aller Krankheitsfälle versorgen können. Das Distrikthospital erfüllt folgende Aufgaben:

- operative Notfall- und Regelversorgung,
- Ambulanzbetrieb,
- konservative Behandlung Schwerstkranker,
- Diagnostik: Ultraschall, Labor, eventuell Röntgen,
- Aus- und Fortbildung für das Personal aller Einrichtungen im Distrikt,
- Mitwirkung an der Supervision der Gesundheitszentren,
- Instandhaltung des Hospitals und der Gesundheitszentren.

Die Bedeutung des Distrikthospitals wird durch die WHO, zahlreiche Entwicklungshilfeorganisationen und die Gesundheitspolitik vieler sich entwickelnder Länder unterstützt. Leider werden die Positionen in diesem Bereich fast ausschließlich von Entwicklungshelfern besetzt, da für einheimische Ärzte diese Stellen nicht attraktiv sind und die Hauptstadt vorgezogen wird. Um diese Situation zu verbessern, muß eine Aufwertung des Distriktarztes durch höhere Bezahlung, aber auch durch fachliche und soziale Besserstellung erfolgen.

Die AG FIDE entwickelte in Zusammenarbeit mit Vertretern aus anderen Fachdisziplinen und Partnern in Übersee Ausbildungsrichtlinien für das Fach Frauenheilkunde.

Der Distriktarzt soll in den folgenden Bereichen ausgebildet werden:

- Geburtshilfe
  - Leitung der normalen und pathologischen Geburt
  - operative vaginale Entbindung
  - Sectio caesarea
  - Diagnostik und Behandlung der Schwangerschaftskomplikationen
- Gynäkologie
  - Beherrschung der bimanuellen gynäkologischen Untersuchung
  - mikroskopische Beurteilung von Nativpräparaten aus der Vagina
  - Basis-Ultraschalluntersuchungen
  - einfache, gynäkologisch relevante Labordiagnostik.
- operative Gynäkologie
  - Beherrschung der abdominalen Hysterektomie
  - Diagnostik und Therapie von Extrauteringravidität, Tuboovarialabszeß, sexually transmitted diseases (STD) und vesikovaginalen Fisteln

Die Ausbildung der einheimischen Ärzte sollte in einem Krankenhaus mit Fortbildungszulassung erfolgen. Außerdem sollten die Kollegen in speziellen Kursen neue diagnostische und operative Methoden in Deutschland erlernen können.

Literatur

1. Bastert G, Wacker J, Werner P, Butzke S, Schulz M (1997) Anforderung an die gynäkologische Versorgung. Gynäkologe 30: 955–957
2. Hoestermann CFL, Ogbaselassie G, Wacker J, Bastert G (1996) Maternal Mortality in the main referral hospital in The Gambia, West Africa. Tropical Medicine and International Health 1: 710–717
3. Künzel W (1997) Nationale und Internationale Organisationen für Entwicklungszusammenarbeit. Gynäkologe 30: 911–917
4. Wacker J, Bastert G, Künzel W (1997) Konsequenzen aus Kairo und das Memorandum von Manila. Frauenarzt 38: 1068–1070
5. Wacker J, Utz B, Kyelem D, Lankoandé J, Bastert G (1998) Introduction of a simplified round partogram in rural maternity units: Seno province, Burkina Faso, West Africa. Tropical Doctor 28: 146–152
6. Wacker J, Baldé MD, Bastert G (1999) Obstetrics unplugged. Ullstein Medical

Der chronische Unterbauchschmerz der Frau

H. Kentenich

Der chronische Unterbauchschmerz (chronic pelvic pain syndrom) gilt als eine schwierig zu therapierende Erkrankung, weil der empfundene Schmerz täglich kränkt, die Patientin (und meist auch der Arzt) eine hauptsächlich somatische Ursache annehmen und oft beide einer psychischen Mitverursachung eher skeptisch oder ablehnend gegenüberstehen.

Eine aktuelle Prävalenz ist in etwa 12% anzunehmen, eine Lebenszeitprävalenz in 33%. Gynäkologische Laparoskopien erfolgen in 10–35% wegen eines Unterbauchschmerzsyndroms und eine Hysterektomie wird in 10–12% wegen dieser Erkrankung durchgeführt [1, 3].

Als Charakteristika gelten:

- Dauer des Schmerzes von mindestens 6 Monaten,
- unvollständige Besserung durch Behandlung,
- die Schmerzen stehen in keinem Verhältnis zu Schädigungen des Gewebes,
- der Schmerz führt zu Veränderungen der Körperfunktionen,
- es bestehen vegetative Zeichen der Depression, und
- die Familiendynamik wird verändert [4].

Der Schmerz wird über kleine und große Fasern für Nozizeption weitergeleitet. Entsprechend der Gate-control-Theorie kann er moduliert werden, so daß er zentral entweder gar nicht, mäßig stark oder stark empfunden werden kann. Dieser Schmerz wird zusätzlich verändert durch sensorisch-diskriminative Faktoren. Er wird moduliert durch Motivation und Affektion. Life events, psychodynamische Entwicklungsstörungen und Mißbrauchserfahrungen können die Intensität dieses Schmerzes beeinflussen bzw. als „Schmerzverstärker" wirken. Die Folgezustände der Schmerzen können verminderte Aktivität, sexuelle Dysfunktion und eine veränderte Familienrolle sein.

Egle (1993) wies nach, daß insbesondere emotionale Deprivation in Kindheit und Jugend überhäufig bei psychogenen Schmerzpatienten gefunden werden (z.B. frühe Trennungen) [2].

Bezüglich eines nosologischen Konzeptes kann der Schmerz in der ICD-10-Klassifizierung am ehesten bei den somatoformen Störungen eingeordnet werden. Die anhaltende somatoforme Schmerzstörung (F 45.4) lautet in der ICD-10-Definition:

„Die vorherrschende Beschwerde ist ein andauernder, schwerer und quälender Schmerz, der durch einen physiologischen Prozeß oder durch eine körperliche Störung nicht vollständig erklärt werden kann. Er tritt in Verbindung mit emotionalen Konflikten oder psychosozialen Belastungen auf, die schwerwiegend genug sein sollten, um als entscheidende ursächliche Faktoren gelten zu können. Die Folge ist meist eine beträchtlich gesteigerte persönliche oder medizinische Hilfe und Unterstützung..."

Die Deutsche Gesellschaft für Psychosomatische Geburtshilfe und Gynäkologie (zugleich Arbeitsgemeinschaft der Deutschen Gesellschaft für Gynäkologie und Geburtshilfe) hat eine Leitlinie verfaßt, die aktuell fortgeschrieben wird.

Die auf dem Gynäkologen-Kongreß im September 1998 diskutierte Version lautet wie folgt:

Leitlinie: Chronischer Unterbauchschmerz

Definition:
Schmerzen im Unterbauch, die länger als ein halbes Jahr bestehen und die durch eine organbezogene Ursache nicht vollständig erklärt werden können.

Codierung (ICD 10):
- Somatoforme Störungen (F 45)
- Anhaltende somatoforme Schmerzstörung (F 45.4)
- Schmerzen im Rahmen von dissoziativen Sensibilitäts- und Empfindungsstörungen (Konversionsstörung) (F 44.6)
- Schmerzen im Rahmen von depressiven Episoden (F 32.8)

Häufigkeit:
etwa 10% aller Patientinnen, die ambulant einen Frauenarzt konsultieren

Diagnostik:
notwendige Diagnostik:
1. Gynäkologische Untersuchung, vaginale Sonographie, Labor.
2. Ärztliches Gespräch entsprechend psychosomatischer Grundversorgung (Focus: Belastung, Partnerschaft, Verluste, frühe Traumata, z. B. Mißbrauch).
3. Eine Laparoskopie ist meist sinnvoll.

im Einzelfall nützliche Diagnostik:
1. Orthopädisches Konsil.
2. Chirurgisches Konsil.
3. Urologisches Konsil.
4. Konsil durch Arzt für Psychotherapeutische Medizin oder Psychiatrie.

entbehrliche Diagnostik:
Computertomographie, Kernspintomographie, PET

Hinweise zur Durchführung der Diagnostik:
1. Akute Schmerzursachen (z. B. Infektionen) sind auszuschließen.
2. Erhobene Befunde oder Nebenbefunde der (gynäkologischen) Untersuchung (Zysten, Myome, Adhäsionen, Endometriose) können als mitverursachend angesehen werden, müssen den chronischen Schmerz aber nicht vollständig erklären. Sie verleiten jedoch Arzt und Patientin oft zur rein somatischen Sichtweise des Schmerzsyndroms.
3. Im Vordergrund steht das ärztliche Gespräch, wobei auf die Affekte der Patientin (Ärger) sowie auf die Gegenübertragungsgefühle des Arztes (Hilflosigkeit, Ärger) zu achten ist.
4. Die Führung eines Schmerzkalenders ist sinnvoll.

Therapie:
konservativ:
1. Ärztliche Gesprächsführung entsprechend der psychosomatischen Grundversorgung (EBM 850 + 851, GOÄ 849).
2. Sollten die Voraussetzungen für eine Psychotherapie gegeben sein (z. B. Introspektionsfähigkeit, Offenheit für mögliche Psychogenese der Schmerzen), so ist die Einleitung einer (Kurzzeit-)Psychotherapie anzustreben.
3. Bei somatoformen Störungen auf Grundlage einer Depression können Antidepressiva eingesetzt werden.
4. Balneo-, Physiotherapie und relax. Verfahren können ergänzend angewandt werden.

operativ:
Bei eindeutiger Feststellung einer somatoformen Schmerzstörung soll eine operative Therapie nur erfolgen, wenn eine somatische Mitverursachung als wahrscheinlich angesehen werden kann. Eine operative Diagnostik (Laparoskopie) ist sinnvoll und sollte bei Befund auch therapeutisch (Adhäsiolyse, Op. von Endometriose) eingesetzt werden. CAVE: Die hauptsächliche Gefahr besteht in wiederholten Operationen mit zu invasivem Vorgehen.
ambulant:
Therapie sollte ambulant erfolgen. Es empfiehlt sich ein festes Therapiekonzept, welches langfristig angelegt wird.
stationär:
Bei lang anhaltenden Schmerzstörungen ist eine stationäre Therapie (psychosomatische Fachklinik) sinnvoll.
Nachsorge:
im ärztlichen Gespräch

Literatur

1. ACOG, Technical Bulletin (1990) Chronische Schmerzen im kleinen Becken. Geburtsh u Frauenheilk. Addendum zum Heft Juni 1990, 17–21
2. Egle U-T, Hoffmann SO (1993) Der Schmerzkranke. Grundlagen, Pathogenese, Klinik und Therapie. Chronisches Schmerzsyndrom aus bio-psycho-sozialer Sicht. Schattauer, Stuttgart
3. Ehlert U, Heim C, Hanker J (1998) Chronische Unterbauchbeschwerden. Welchen Beitrag kann die Psycho-Endokrinologie zur Differentialdiagnostik des Beschwerdebildes leisten? Frauenarzt 30: 582–584
4. Steege JF, Metzger DA, Levy BS (1998) Chronic Pelvic Pain. An Integrated Approach. W.B. Saundres Company, Philadelphia

Der Stellenwert der Balneogynäkologie in Lehre und Forschung

W. Kauffels, B. Ehret-Wagener, Chr. Niehues

Mit den Strukturveränderungen im Gesundheitswesen und dem Wegfall weiter Teile der stationären Rehabilitation wird die Versorgung chronisch Kranker insgesamt deutlich verschlechtert, da es keinen adäquaten Ersatz gibt. Die gynäkologische Rehabilitation war bisher mit weniger als 2% der Gesamtbetten deutlich unterrepräsentiert. Es gilt daher, die komplexen Therapiemöglichkeiten als komplementäres Versorgungsangebot zu erhalten, um chronifizierte Krankheitsvorgänge (z. B. Endometriose, Harninkontinenz oder chronische Unterbauchschmerzen) nach gynäkologischen Operationen zu verhindern. Zeitgemäße rehabilitative Therapiekonzepte sind auch in der Gynäkologie notwendig. Diese sollten neben den konservativen frauenheilkundlichen Therapieformen und der Balneotherapie verhaltensmedizinische Anteile, Patientinnenschulung, Training, Information und Kompetenzerwerb beinhalten. [Vorbemerkung: B. Ehret-Wagener/C. Niehues].

Der Stellenwert der Balneogynäkologie in Lehre und Forschung

Historische Entwicklung

Gynäkologische Bäderbehandlungen und konservative Heilverfahren haben als Ergänzung der operativen und medikamentösen Therapieformen eine lange Tradition. Im 19. Jahrhundert war die Balneotherapie noch ein wichtiger Stützpfeiler der allgemeinen Therapie. Aus der Versammlung deutscher Naturforscher und Ärzte entwickelte sich 1854 die „Deutsche Hydrologische Gesellschaft" und im Jahre 1885 die „Deutsche Gesellschaft für Gynäkologie und Geburtshilfe". An einigen deutschen Universitätsfrauenkliniken richteten die Ordinarien eigene gynäkologische Bäderabteilungen ein, z. B. *Döderlein* in Jena, *Schwalm* in Würzburg und *Siebcke* in Bonn. Im Laufe des 20. Jahrhunderts jedoch kam es zu einer deutlichen Trennung zwischen der balneologischen und der klinischen Medizin. Daher wurde 1971 in Bad Pyrmont der „Arbeitskreis Gynäkologische Balneotherapie im Verband deutscher Badeärzte" gegründet. Diesem Arbeitskreis gehörten neben balneotherapeutisch tätigen Frauenärzten und Kurdirektoren auch Wissenschaftler anderer Disziplinen an, z. B. Agrarwissenschaftler, Torf- und Moorforscher, Tiermediziner und Geologen. Aus dieser Vereinigung entwickelte sich 1980 die „Sektion Balneogynäkologie in der DGGG", die bis 1998 zehn wissenschaftliche Sitzungen mit 96 publizierten Vorträgen (Archives of Gynecology and Obstetrics) organisiert hat.

Balneogynäkologie 1998 – Lehre und Forschung

Um den aktuellen Stellenwert der Balneogynäkologie in Lehre und Forschung einschätzen zu können, wurde eine schriftliche standardisierte Nachfrage an 33 Universitätsfrauenkliniken durchgeführt. Mit Freikuvert wurden 23/33 Fragebögen zurückgeschickt [70%]. Konservative Heilverfahren (vor allem Krankengymnastik, weniger Balneotherapie) wurden in 18/23 Universitätsfrauenkliniken angeboten [78%]. Eine Kooperation mit einer Abteilung für physikalische Medizin in der eigenen Klinik erfolgte in 15/23 Fällen [65%]. Vorlesungen oder Seminare wurden an 10/23 Universitätsfrauenkliniken angeboten [43%]. Eine Kooperation mit einem spezifisch gynäkologischen Heilbad im eigenen Einzugsgebiet wurde von 10/23 Kliniken angegeben [43%]. Praktika für Studenten bzw. Exkursionen in Heilbäder wurden von 4/23 Universitätsfrauenkliniken angeboten [17%]. Zur Durchführung balneotherapeutischer Vorlesungen würden bei entsprechenden personellen, zeitlichen und finanziellen Kapazitäten 16/23 Ordinarien Lehrbeauftragte aus Frauenheilbädern in Anspruch nehmen wollen [70%]. Die Einrichtung spezifisch gynäkologischer Rehabilitationseinrichtungen hielten 13/23 für wichtig [57%], 2/23 für unzeitgemäß [9%], 1/23 für überflüssig [4%], 6/23 für reformbedürftig [26%] und 1/23 für dringend nötig [4%]. Ärztinnen und Ärzte mit Interesse an der gynäkologischen Rehabilitation wurden von 10/23 Universitätsfrauenkliniken namentlich genannt [43%], von 8/23 bei Eigeninteresse und persönlichem Engagement für die Thematik in Aussicht [35%] und von 5/23 mangels personeller Möglichkeiten in Abrede gestellt [22%].

Die wenigen [6/23] persönlichen Anregungen [26%] aus den antwortenden Frauenkliniken zur gynäkologischen Balneotherapie und Rehabilitation waren erwartungsgemäß sehr unterschiedlich. Vorgeschlagen wurde die Ausgliederung aus der Frauenheilkunde und ihre Integration in die innere, in die psychosomatische oder die physikalische Medizin. Es wurde angeregt, randomisierte Studien durchzuführen, die Rehabilitationsforschung zu intensivieren und die Aufklärungs- und Öffentlichkeitsarbeit zu verstärken. Bemängelt wurde, daß die ambulante rehabilitative Therapie für die Kliniken defizitär sei. In einem Fall wurde ausdrücklich angemerkt, daß es wichtigere Themen in der Gynäkologie gebe und die Balneogynäkologie bei der Fülle der zu lehrenden Stoffmenge entbehrlich sei.

Integration der Balneogynäkologie in die Lehre

Die Analyse der Stellungnahmen ergibt, daß in den meisten Universitätskliniken im Rahmen der klinischen Versorgung konservative Heilverfahren einen etablierten Stellenwert haben, insbesondere die Krankengymnastik. Balneologische Therapieverfahren dagegen werden in den wenigsten Kliniken angeboten. Die praktische Ausbildung und spezielle Vorlesungen zur Balneogynäkologie sind einerseits an den meisten Kliniken aufgrund fehlender personeller Möglichkeiten von untergeordneter Bedeutung, andererseits werden von den meisten Kliniken spezifisch interessierte Ärztinnen und Ärzte genannt. Erfahrungsgemäß setzen Mediziner in ihrer späteren ärztlichen Praxis vor allem diejenigen Verfahren ein, die sie während des Studiums kennengelernt haben. Bei fehlender Ausbildung werden daher die konservativen Heilverfahren in der Frauenheilkunde zunehmend in Vergessenheit geraten. Das Lehr- und Ausbildungsdefizit an den Universitätsklinken (Ausbildungskliniken) muß daher für die wenigen außerhalb der Akutkliniken tätigen gynäkologischen Rehabilitationsmediziner eine Herausforderung für eigene Aktivitäten im Hinblick auf Ausbildung und Weiterbildung sein.

Forschungsperspektiven für die gynäkologische Balneotherapie und Rehabilitation

Von vielen Ordinarien wird der konservativen Frauenheilkunde eine wichtige Rolle beigemessen. Berechtigte Kritik wird weniger an therapeutischen Inhalten als an der fehlenden wissenschaftlichen Untermauerung der Therapieverfahren geübt. Die Forschung muß daher in den primär rehabilitativ tätigen gynäkologischen Abteilungen intensiviert werden, da in diesen die (wissenschaftlich) zu untersuchenden Patientinnen behandelt werden. Forschungsaktivitäten sind vor allem zum Nachweis der Wirksamkeit stationärer gynäkologischer Heilverfahren bei ausgewählten Indikationen (z. B. chronische Unterbauchschmerzen, Senkungsbeschwerden) anhand klinischer und psychosozialer Outcomeparameter (z. B. Schmerzintensität, Wohlbefinden, soziale Integration) zu entwickeln. Durch prospektive randomisierte Therapieversuche muß bei ausgewählten Indikationen der Nachweis der Wirksamkeit balneologischer Therapiemittel und -verfahren erbracht werden. Daher erscheint eine intensivierte personelle und inhaltliche Zusammenarbeit zwischen Universitätsfrauenkliniken und gynäkologischen Rehabilitationseinrichtungen durch den systematischen Aufbau und die gemeinsame Evaluation komplexer interdisziplinärer Therapiekonzepte dringend erforderlich und sinnvoll.

Naturheilkundliche Methoden in der Geburtshilfe – Komplementäre naturheilkundliche Verfahren in der Onkologie

W. Behrendt

Die AG NATUM (Naturheilverfahren und Umweltmedizin) hat in diesem Jahr drei wesentliche Schwerpunkte erörtert:

- Ordnungs- und Regulationstherapie: Akupunktur und Homöopathie.
- Anamneseerhebung, naturheilkundlich und ganzheitlich.
- Komplementäre Verfahren in der Onkologie – Übersicht.

Aus dem Bereich der Geburtshilfe wurden die beiden Ordnungs- und Regulationsverfahren Akupunktur und Homöopathie intensiv erörtert.

Zur Akupunktur

In der Hand von geübten und erfahrenen Akupunkteuren kann durch geburtsvorbereitende Akupunktur die Geburtsdauer hoch signifikant durch eine Beschleunigung der Zervixreife gesenkt werden. Auch der Geburtsverlauf ist deutlich verändert. Dies ist in einer prospektiven randomisierten Studie belegt worden.

Kritische Anmerkung: Die Qualität der Akupunkturanwendung hat in den letzten Jahren deutlich abgenommen. Es wird zuviel Akupunktur von unerfahrenen Ärzten angewendet. Für Hebammen sind die Ausbildungsrichtlinien bereits schriftlich in einem Consensuspapier formuliert (HAA). Für Ärzte ist eine qualitätssichernde Richtlinie intensiv in Erörterung.

Zur Homöopathie

Der Wirkungsgrad der Homöopathie bei schweren Geburtsblockaden (retrospektive Untersuchung) ist außerordentlich abhängig von der Methode der Verschreibungspraxis. Bei der sog. Indikationshomöopathie, wie sie häufig von den Krankenhaushebammen angewendet wird, liegt der Wirkungsgrad unter 10%. Falls die Mittel unter der Geburt aufgrund der individuell aufgenommenen Symptomatik durch Repertorisation gesucht werden, kann ein Wirkungsgrad von 25% erreicht werden. Nur mit der zeitaufwendigen Konstitutionsmittel-Homöopathie, die bereits in der Schwangerschaft einsetzt und die unter 1000 Arzneien auswählt, ist ein Wirkungsgrad von 70% zu erreichen. Unabdingbare Voraussetzung ist eine große Erfahrung sowie eine nahezu ausschließliche Beschäftigung mit der Homöopathie. Die Homöopathie ist nicht standardisierbar, vielleicht in einer Studie randomisierbar; sie wird immer eine individuelle patientenzentrierte Methode bleiben.

Zur Anamneseerhebung

In einem mehrstündigen Seminar wurden die Techniken der Anamneseerhebung aus naturheilkundlicher und ganzheitlicher Sicht erörtert.

Nach der Herstellung einer Arzt-Patienten-Beziehung kann mit standardisierten Anamnesebögen zur klinischen Vorgeschichte, Ernährung und Umwelt die Gesamtsituation des Patienten ökonomisch erfaßt werden.

Zusätzlich wurden spezifische Anamnesetechniken zur Neuraltherapie mit Störfeldverdacht und Störfeldsuche, die Indikationsfeststellung und die klinischen Erfolgsraten (komplett 40%, partielle Besserung 30–40%, keine Veränderungen 20–30%) besprochen.

Außerdem wurden die Anamnesetechniken unter besonderer Berücksichtigung der traditionellen chinesischen Medizin vorgetragen und erörtert. Hierbei zeigte sich, daß eine weitgehende Kenntnis und Erfahrung in der traditionellen chinesischen Medizin Grundvoraussetzung für jede Akupunkturbehandlung sein sollte.

Zur komplementären Therapie in der Onkologie

Zum Verständnis der komplementären Therapie wurden zunächst die psychoonkologischen Gesichtspunkte sowie der heutige Stand der molekularbiologischen diagnostischen Möglichkeiten aufgezeigt.

Der komplementäre Therapieansatz ergänzt die etablierten konventionellen Verfahren wie Operation und/oder Polychemotherapie und/oder Radiotherapie.

Das Tumorgeschehen ist sehr facettenreich, demnach darf auch das komplementäre Angebot nicht monotherapeutisch sein. Offenbar bereits sehr früh nach lokalem Beginn ist das Tumorgeschehen ein systemisches Syndrom, bei dem genetische Fakten eine wesentliche Rolle spielen.

Der Verlauf der Erkrankung aller Tumorentitäten ist durch Immunstimulation (Präparationen von Mistel und Thymus), Antioxidantien (Vitamin A, C, E, anorganisches Selen) und evtl. auch durch reduziertes Glutathion sowie durch andere orthomolekulare Substanzen und eine gesunde Ernährung (ausgewogen Kohlenhydrate, Fette und Eiweiß) unter Berücksichtigung eines reduzierten Fettanteiles (15–20%) beeinflußbar.

Daneben werden O2 und O3 (Ozontherapie), Eigenblut und Phytotherapeutika angewendet. Die Zukunft wird eine Weiterentwicklung der autologen Tumorvakzinationen (ASI) und der zellulären Anzüchtungen von Tumorzellen bringen.

Komplementär besonders wichtig erscheinen Fieber- und Hitzetherapien (lokale oder systemische Hyperthermien), weil diese Verfahren eine intensive Immunmodulation auslösen.

Voraussetzungen zur komplementären Therapie sind die konventionellen diagnostischen und therapeutischen Maßnahmen. Daneben sind der Natural-Killer-Zelltest (NK-Test) und in geeigneten Fällen die neu etablierten molekulargenetischen Untersuchungen auf disseminierte Tumorzellen von zunehmender Bedeutung.

Ziel der komplementären Therapie ist eine Steigerung der Lebensqualität, eine Steigerung der Verträglichkeit der konventionellen Haupttherapie, postoperativer Polychemo- und Radiotherapien sowie eine Steigerung der selbstbewußten Eigenverantwortung und Entwicklung zum mündigen Patienten.

Ob diese komplementären Therapiemaßnahmen antitumorös wirken und einen Beitrag zur Lebensverlängerung leisten werden, muß derzeit offen bleiben.

Komplementäre Therapien können breit und ambulant angewendet werden, und zwar von jedem Arzt, der sich mit naturheilkundlichen Methoden befassen möchte. Verschiedene Fachgesellschaften bieten Kurse zum Erlernen der Methoden an.

Kinder- und Jugendgynäkologie – eine interdisziplinäre Aufgabe und Herausforderung

M. Heinz

Die Kinder- und Jugendgynäkologie ist inzwischen als subspezialisierte Betreuung von gynäkologischen Erkrankungen, Symptomen und Problemen bei kleinen und heranwachsenden Mädchen sowohl von den Betroffenen und ihren Eltern als auch von Ärzten als fester Bestandteil der alle Altersgruppen umfassenden Gynäkologie akzeptiert. Wesentlich sind 2 Aspekte in der Kinder- und Jugendgynäkologie zu beachten:

1. Ätiologie und Symptome gynäkologischer Krankheitsbilder sind vielfach abhängig vom endokrinologischen Entwicklungsstand des Mädchens, d. h., in Abhängigkeit vom jeweiligen hormonalen Reifezustand sind gleiche Symptome (z. B. Fluor, Unterbauchschmerzen, primäre Amenorrhoe u. a.) unterschiedlich zu interpretieren:
2. Fachübergreifende Symptome und Erkrankungen spielen eine große Rolle, und damit ist eine konsiliarische kollegiale Zusammenarbeit zwischen Kinder- und Jugendärzten, Gynäkologen, Endokrinologen, Kinderchirurgen und -urologen, Onkologen und Kinderpsychologen unverzichtbar [3, 4].

Anhand von Inhalten und der Aufgabenstellung der Kinder- und Jugendgynäkologie (Tabelle 1) soll der interdisziplinäre Charakter der Subspezialität belegt werden.

Prävention

Die entscheidende Rolle haben hier die *Kinderärzte,* die bei den Vorsorgeuntersuchungen das Genitale in die Ganzkörperbetrachtung und -beurteilung mit einbeziehen, Besonderheiten dokumentieren und interpretieren und gegebenenfalls einen auf Kindergynäkologie spezialisierten Arzt konsultieren. Entscheidend ist es, daß das Mädchen von klein auf gewöhnt ist, daß der Genitalbereich in die ärztliche Untersuchung mit einbezogen wird, also nichts „Besonderes" darstellt. Bei dieser Gelegenheit ist es eine Aufgabe des Pädiaters, die Gewohnheiten der Intimhygiene zu erfragen und eventuell zu korrigieren. Mehr als die Hälfte von Vulvovaginitissymptomen sind durch fehlerhafte Genitalhygiene verursacht! Die Beurteilung der Tanner-Stadien sollte ebenso zur Basisdokumentation gehören wie Körpergewichts- und Längenbestimmung in Verlaufskontrollen. Damit können rechtzeitig Abweichungen (z. B. Gonadendysgenesie, Pubertas praecox) erkannt und indikationsgerecht einer weiteren Diagnostik zugeführt werden.

Kinder- und Jugendärzte, die Mädchen in der Pubertät und Adoleszenz betreuen, sollten ihr langjährig aufgebautes Vertrauensverhältnis nutzen und mit den Mädchen über Schwangerschaftsverhütung, Verhütung sexuell übertragbarer Krankheiten, Indikationen zur Impfung (Röteln, Hepatitis) und über Drogenproblematik sprechen. In solchen Gesprächen sollten auch Ängste der Mädchen vor einem ersten Besuch beim Frauenarzt abgebaut werden.

Sogenannte „Teenagersprechstunden", die inzwischen von einem Teil der *Frauenärzte* als Informationssprechstunden für junge Mädchen auch in Begleitung ihrer Partner angeboten werden, verstehen sich als ein Service-Angebot, wo die Mädchen zunächst ihre Ängste und Probleme mit dem Frauenarzt besprechen können. Bei partnerschaftlich gestalteter Gesprächsführung wird das Mädchen, abhängig von seinem Anliegen, die ihm erklärte gynäkologische Untersuchung sofort oder sehr bald akzeptieren.

Wesentlicher Bestandteil der Prävention in der Kinder- und Jugendgynäkologie ist die Sterilitätsprophylaxe (siehe Tabelle), d. h., ärztliches Handeln muß zunächst darauf ausgerichtet sein, den Mädchen ihre Fertilität möglichst zu erhalten. Besonders bei

Tabelle 1. Inhalte und Aufgabenstellung der Kinder- und Jugendgynäkologie

Prävention	Diagnostik/Therapie	Nachsorge
Intimhygiene Partnerprobleme Schwangerschaftsverhütung Impfungen Sterilitätsprophylaxe durch: vermeidbaren Schwangerschaftsabbruch, fertilitätserhaltende Operationen bei Ovarialtumoren, inkarzerierten Ovarien bei Hernien u. a. rechtzeitige Diagnostik von: Gynatresien, bes. Hymenalatresie, STD-Erregern, Adnexitis (DD: Appendizitis)	Infektionen des äußeren und inneren Genitale genitale Blutungen kleiner Mädchen genitale Fehlbildungen Störungen der Pubertätsentwicklung, der Menstruation und der Mamma Genitaltumore sexueller Mißbrauch	klinische Kontrolle nach Organpathologie psychologische Begleitung bei Fehlbildungen, Intersexualität, Störungen der Brustentwicklung, sexuellem Mißbrauch, malignen Tumoren, Anorrhexia nervosa, Bulimie

Operationen im Genitalbereich ist eine interdisziplinäre Zusammenarbeit von *Gynäkologen, Chirurgen* und *Urologen* unabdingbar, um alle Möglichkeiten organerhaltender Operationen im Konsil voll zu nutzen.

Diagnostik und Therapie

In der Kinder- und Jugendgynäkologie ist es sehr wichtig, entwicklungsbedingte Normvarianten von echter Pathologie zu unterscheiden. Bei falscher Interpretation von Symptomen können gesunde Mädchen sonst unnötig zu gynäkologisch kranken gemacht und echte Krankheitsbilder zu spät erkannt und behandelt werden.

Symptom: Vulvovaginitis/Krankheitsbild: Infektion
Es wurde bereits gesagt, daß Rötungen des äußeren Genitale und auch Fluor in mehr als 50% durch fehlerhafte Intimhygiene entstehen können und dementsprechend nach Korrektur dieser falschen Gewohnheiten verschwinden.

Echte Infektionen des äußeren Genitale müssen durch mikrobiologische Untersuchung des Vaginal- oder Zervixsekretes objektiviert und gegebenenfalls gezielt behandelt werden.

Aszendierende Infektionen kommen erst jenseits der Menarche und ansteigend mit Aufnahme sexueller Beziehungen vor. Hier ist gezielt nach STD zu fahnden. Unterbauchschmerzen kleiner Mädchen sind nie durch eine aszendierende Genitalinfektion bedingt; differentialdiagnostisch sind häufig urologische Erkrankungen und seltener Ovarialtumore zu berücksichtigen. Die Appendizitis spielt in allen Altersgruppen eine wesentliche Rolle.

Interdisziplin: Pädiater, Urologen, Gynäkologen, Chirurgen.

Symptom: Genitale Blutungen kleiner Mädchen
Sie sind immer pathologisch und unbedingt kausal abzuklären. Eine Menarcheblutung ohne Vorhandensein sekundärer Geschlechtsmerkmale gibt es nicht!

Interdisziplin: Pädiater, Gynäkologen, Urologen, Chirurgen (extragenitale Ursachen!)

Krankheitsbild: Genitale Fehlbildungen
Beim akuten Abdomen postmenarchaler Mädchen sind die seltenen uterinen Doppelbildungen mit Abflußbehinderung zu berücksichtigen. Die Hymenalatresie sollte immer bereits beim Neugeborenen erkannt und rechtzeitig operativ beseitigt werden, um eine in der Pubertät zwanghaft auftretende Hämatokolpos-, -metra und -salpinx mit nachfolgender tubarer Sterilität zu vermeiden.

Eine Aplasie des Uterus wird häufig erst mit Ausbleiben der Menarche bei sonst regelrechter körperlicher Entwicklung erkannt.

Interdisziplin: Pädiater, Gynäkologen, Chirurgen

Symptom: Störungen der Pubertätsentwicklung, Menstruationsstörungen, Mammaveränderungen
Die richtige Interpretation der Symptome setzt Kenntnisse der normalen und gestörten Pubertätsentwicklung voraus. Exemplarisch sei dies am *Beispiel der primären Amenorrhoe* belegt. Die Orientierung erfolgt praktikabel an Leitsymptomen:

Normale Pubertätsentwicklung = organische Fehlbildung (Atresie, Aplasie) oder chromosomale Störung (testikuläre Feminisierung)

Verzögerter Pubertätsbeginn ohne Zusatzkriterien = Pubertas tarda

Ausbleibender Pubertätsbeginn, eventuell + Minderwuchs = chromosomale Störung (Gonadendysgenesie). DD: Hypothalamische Amenorrhoe (Anorrhexia nervosa), ZNS-Tumor (Kraniopharyngiom), Hypophyseninsuffizienz, STH-Mangel

Hirsutismus, Virilismus = Late-onset-Typ AGS, androgenbildender Tumor (NNR, Ovar), PCO-Syndrom

Intersexuelles Genitale = AGS oder NNR-Tumore, chromosomale Störungen

Symptome der Mamma sind häufig entwicklungsbedingt passager und müssen auch als solche erkannt werden. So ist z. B. die einseitig beginnende Thelarche relativ häufig und darf keinesfalls für einen Tumor gehalten werden! Echte Neubildungen der Mamma sind relativ selten, bösartige Tumore sind bei Kindern und Jugendlichen eine Rarität. Extreme Mikromastie, Makromastie oder Anisomastie können aber bereits bei jungen Mädchen eine Indikation zur operativen Korrektur sein. Die Indikation ist individuell und streng zu stellen.

Interdisziplin: Pädiater, Gynäkologen, Endokrinologen, Urologen, Chirurgen, Psychologen

Krankheitsbild: Genitaltumore
Die häufigsten Genitaltumore im Kindes- und Jugendalter sind Ovarialtumore. Unter klinischen und sonographischen Kontrollen ist zunächst ein abwartendes Verhalten gerechtfertigt, sofern keine Malignitätskriterien vorliegen.

Bei Malignomen oder Verdacht auf Malignität ist die Überweisung in ein Zentrum mit entsprechender Erfahrung unabdingbar [1, 2].

Interdisziplin: Pädiater, Gynäkologen, Onkologen, Urologen, Psychologen

Sexueller Mißbrauch
Die gynäkologische Untersuchung einschließlich Spurensicherung ist nur aussagekräftig bei akutem Geschehen bzw. nicht länger als 72 Stunden zurückliegendem Vorgang.

Bei chronischem sexuellem Mißbrauch werden sowohl von Betroffenen als auch von Institutionen in das Ergebnis der gynäkologischen Untersuchung Erwartungen gesetzt, die meist nicht erfüllbar sind. Erhobene Befunde des äußeren Genitale und seiner Umgebung (Hymen, Urethra, Anus) sind wegen der Vielzahl von Normvarianten äußerst schwer interpretierbar und können so gut wie nie als Beweis für sexuelle Ausbeutung verwendet werden.

Interdisziplin: Gynäkologen, Psychologen

Nachsorge

Sie ist unverzichtbarer Bestandteil nach erfolgter Diagnostik und Therapie definierter Symptome und Erkrankungen (siehe Tabelle).

Die interdisziplinäre Zusammenarbeit ist in der Subspezialisierung Kinder- und Jugendgynäkologie unabdingbar zur Nutzung aller diagnostischen und therapeutischen Möglichkeiten, um den Mädchen ihre physische und psychische Gesundheit zu erhalten bzw. sie zu fördern. Dies ist die Voraussetzung dafür, daß ihre Sexualität sich möglichst ungestört entwickeln kann und Fertilitätschancen nicht mangels Sachkenntnis zerstört werden.

Literatur

1. Göbel U, Bamberg M, Haas RJ et al (1989) Nichttestikuläre Keimzelltumoren: Analyse der Therapiestudie MAKEI 83/86 und Protokolländerungen für die Nachfolgestudie. Klin Pädiatr 201: 247–260
2. Göbel U, Calaminus G, Harms D. Keimzelltumoren des Ovars bei Kindern und Jugendlichen: Darstellung der Ergebnisse der Studien MAKEI 83/86–89 der Gesellschaft für Pädiatrische Onkologie und Hämatologie (GPOH)
3. Heinz M (1994) Kinder- und Jugendgynäkologie in Sprechstunde und Klinik, Deutscher Ärzte-Verlag
4. Wolf, Esser-Mittag (1996) Kinder- und Jugendgynäkologie, Schattauer

Immunologie in der Gynäkologie und Geburtshilfe

R. Kreienberg

Die Arbeitsgemeinschaft Immunologie in der Gynäkologie und Geburtshilfe hat sich auf ihrem Arbeitstreffen anläßlich des Kongresses der Deutschen Gesellschaft für Gynäkologie und Geburtshilfe im September 1998 in Nürnberg mit folgenden Themen beschäftigt.

1. Bedeutung des HLA-Systems bei der Reproduktion.
2. Kenntnisstand zu Immunvorgängen bei der Trophoblasteninvasion im Rahmen der Plazentation.
3. Derzeitiger Stand der Immuntherapie in der Gynäkologie.
4. Therapie beim habituellen Abort.

Die Bedeutung des HLA-Systems in der Reproduktion (K. van der Ven, Bonn)

Trotz großer Fortschritte in der Immunologie, speziell der Entdeckung der HLA-Antigene in ihrer Rolle in der Definition der Körperidentität, bleibt die Frage, ob der Fetus in der Schwangerschaft der maternalen Immunerkennung und Abwehr entgeht, noch weitgehend ungeklärt. In der fetomaternalen Kontaktzone der Plazenta treten maternale immunkompetente und fetale Zellen in direkten Kontakt. Es wurde postuliert, daß das spezifische Expressionsmuster der HLA-Antigene der Plazenta einer der Schlüsselmechanismen ist, die die maternale immunologische Toleranz gegenüber dem Feten gewährleisten. In dieser fetomaternalen Kontaktzone konnten bislang drei HLA-Antigene identifiziert werden, HLA-G, -E und -C.

Die Funktionalität des HLA-G-Moleküls (Bindung von endogenen Peptiden, Inaktivierung von NK-Zellen und Modulation der Zytokinsekretion peripherer Lymphozyten) konnte zwischenzeitlich in vitro demonstriert werden. Detailliertere Daten zur relativen Beteiligung der genannten HLA-Moleküle an der Aufrechterhaltung des immunologischen Gleichgewichts der Plazenta oder auch ihrer Rolle in der Ätiologie von Gestosen und Präeklampsie liegen bislang noch nicht vor. Gleiches gilt zum Einfluß des HLA-Komplexes bei der Ätiologie habitueller Aborte.

Kenntnisstand zu Immunvorgängen bei der Trophoblasteninvasion (A. Marzusch, Würzburg)

Im Rahmen der Plazentation beim Menschen kommt es zu einer Ausbildung sog. Haftzotten, die unter anderem eine Verankerung der Plazenta an der Uteruswand bewirken. Diese Verankerung erfolgt durch eine ausgedehnte Infiltration mütterlicher Gewebsstrukturen durch invasive Zyto-Trophoblast-Zellen fetalen Ursprungs. Aufgrund bisheriger Erkenntnisse kann angenommen werden, daß zum einen die invasiven Zyto-Trophoblast-Zellen selbst, zum anderen Faktoren in der Dezidua das Maß der Infiltration maternaler Gewebsstrukturen bestimmen können. Es sind über den direkten Kontakt zwischen dezidualen Zellpopulationen und Zyto-Trophobblast-Zellen immunologische Interaktionen denkbar. Die bereits präimplantorisch in der späten Sekretrionsphase auftretenden „large granular-lymphocytes“ (LGL) scheinen einen Einfluß auf die Regulation der Trophoblasteninvasion auszuüben. Es ist vorstellbar, daß Störungen dieser Immuninteraktionen zu Spontanaborten in der Frühschwangerschaft führen könnten. Auch die bei der Präeklampsie beobachtete mangelhafte Umwandlung der maternalen Spiralarterien ist möglicherweise Folge einer fehlgesteuerten dezidualen Immunreaktion während der frühen Plazentation. Das ungehinderte Invasionsverhalten des Trophoblasten in der Tubenwandung bei Eileiterschwangerschaft bzw. in das Myometrium bei Placenta accreta oder inccreta könnte wiederum seine Ursache in einer unzureichenden Immunantwort der Dezidua haben. Von seiten der humoralen mütterlichen Immunantwort scheinen Phospholipidantikörper einen Einfluß auf die Implantation und Plazentation auszuüben. Das sog. Antiphospholipidsyndrom kann unter Umständen zu pathologischen Schwangerschaftsverläufen führen, wie z. B. erhöhtes Risiko für wiederholte Aborte und Fruchttode, fetale Wachstumsretardierung, Abruptio placentae, früh einsetzende Präeklampsie und Hellp-Syndrom. Künftige Untersuchungen sollen sich daher weiterhin mit der Aufklärung von Regulationsvorgängen bei dieser kontrollierten Invasion befassen. Möglicherweise ergeben sich hieraus Erkenntnisse, die dazu beitragen, eine gestörte Plazentation frühzeitig zu erkennen und zu behandeln. Des weiteren könnten die hierbei gewonnnenen Einsichten helfen, die Vorgänge im Rahmen einer malignen Tumorerkrankung eingehender zu verstehen und zu beeinflussen.

Immuntherapie bei gynäkologischen Karzinomen (P. Mallmann, Köln)

Das Ziel einer Immuntherapie maligner Tumoren besteht darin, die körpereigene Abwehr des Tumorpatienten gegenüber dem Tumor zu sensibilisieren und damit eine Immunantwort gegenüber dem Tumor zu induzieren. Ein wesentliches Problem ist dabei, daß die malignen Transformationen von Zellen nicht grundsätzlich deren Immunogenität verändern und daher nur ein Teil der spontan entstandenen soliden Tumoren an ihrer Oberfläche spezifische Antigene exprimieren, die prinzipiell eine tumorspezifische Immunantwort des Tumorträgers induzieren können.

Derzeit finden in der gynäkologischen Onkologie folgende Verfahren der Immuntherapie klinische Anwendung:

1. Die aktiv-unspezifische Immuntherapie

Mit der aktiv-unspezifischen Immuntherapie, dem derzeit immer noch am häufigsten angewendeten Verfahren, werden unterschiedliche Substanzen wie BCG, Corynebakterium Parrum und z. B. auch die Mistellektine appliziert. Die Mehrzahl dieser Substanzen sind immunologisch aktiv und führen auch zu positiven Veränderungen immunologischer Parameter. Keiner der überprüften Ansätze war jedoch in der Lage, den Erkrankungsverlauf von Tumorpatienten nachweisbar positiv zu beeinflussen, so daß der Benefit einer unspezifischen Immuntherapie bei gynäkologischen Karzinomen derzeit nicht als wissenschaftlich begründet angesehen werden kann.

2. Die aktiv-spezifische Immuntherapie

Das Prinzip der aktiv-spezifischen Immuntherapie besteht darin, das Immunsystem des Patienten durch Immunisierung mit tumorassozierten Antigenen spezifisch gegen den Tumor zu stimulieren. Gynäkologische Tumoren exprimieren eine Reihe von Antigenen, die prinzipiell für eine aktiv-spezifische Immuntherapie verwendet werden können. Ein wichtiger Ansatzpunkt zur aktiv-spezifischen Immuntherapie liegt beim Zervixkarzinom vor. Durch die Verwendung von Vektoren ist es möglich, eine rekombinante Vakzine herzustellen, die E6- und E7-Proteine exprimiert. Nach Immunisierung mit diesen Proteinen können bei der Hälfte der so behandelten Patienten HBV-spezifische Zytotoxizitätszellen nachgewiesen werden und damit eventuell eine Behandlung bzw. eine Prävention des Zervixkarzinoms durchgeführt werden.

Neben der aktiv-unspezifischen Immuntherapie und der aktiv-spezifischen Immuntherapie werden derzeit bei gynäkologischen Tumoren die aktiv-spezifische Immuntherapie mit antiideotypischen Antikörpern, die adoptive Immuntherapie mit zytotoxischen Effektorzellen (LAK-Zellen) und tumorinfiltrierten Lymphozyten (TIL), die Therapie mit dendritischen Zellen und die Immuntherapie mit monoklonalen sowie bispezifischen monoklonalen Antikörpern in Experimentalansätzen versucht.

Das Konzept der Immuntherapie, durch eine Stimulation körpereigener Abwehrvorgänge die Entstehung und Entwicklung maligner Tumoren zu verhindern, ist vom theoretischen Ansatz her faszinierend. Nun müssen die derzeit laufenden Studien zeigen, ob die großen, z.T. vor allem in der Laienpresse geschürten Hoffnungen bzgl. neuer immuntherapeutischer Ansätze, insbesondere mit monoklonalen Antikörpern und rekombinanter Tumorvakzine, gerechtfertigt sind.

Die Therapie beim habituellen Abort (Heilmann, Rüsselsheim u. a.)

Die Arbeitsgemeinschaft Immunologie in Gynäkologie und Geburtshilfe der Deutschen Gesellschaft für Gynäkologie und Geburtshilfe hat in einer Arbeitsgruppe Richtlinien zur Therapie des habituellen Abortes nach dem Kenntnisstand der internationalen

Literatur und den in der Bundesrepublik laufenden Studien formuliert. Die Richtlinien wurden auf der Sitzung der Arbeitsgemeinschaft im September 1998 in Nürnberg ausführlich diskutiert, und es wurden Korrekturvorschläge erarbeitet. Es ist vorgesehen, diese Therapierichtlinien in einer der nächsten Ausgabe des „Frauenarztes“ zu publizieren. Darüber hinaus werden im Anschluß an diese Publikation alle Gynäkologen gebeten, die diagnostischen und therapeutischen Maßnahmen sowie die Therapieerfolge bei Patientinnen mit habituellen Aborten an eine zentrale Meldestelle bei Herrn Prof. Heilmann in Rüsselsheim zu melden, damit in ein bis zwei Jahren sowohl die Arbeitsgemeinschaft als auch die Deutsche Gesellschaft für Gynäkologie und Geburtshilfe über genügend Informationen verfügen, um die zum jetzigen Zeitpunkt erstellten Therapieempfehlungen zum habituellen Abort ggf. neu zu bearbeiten.

Ansprüche der Frau an Gynäkologie und Geburtshilfe

S. Yeomans

Einführung

Bei dieser Diskussionsveranstaltung handelt es sich nicht – wie bei den anderen Podiumsgesprächen im Rahmen des diesjährigen Kongresses – um eine streng wissenschaftliche Diskussion. Es geht vielmehr – so die Diskussionsleiterin, Frau Dr. Silke *Yeomans* (Journalistin, Bayerischer Rundfunk, München), um das Verhältnis der Frauen zu ihren Ärzten/Ärztinnen, um ihre Befindlichkeiten, Bedürfnisse und Defizite.

Obgleich Deutschland weltweit führend in der Pro-Kopf-Versorgung mit gynäkologischen Fachärzten ist, die medizinisch-technische Entwicklung rasant fortschreitet und den Frauen mehr Sicherheit und Erleichterungen gebracht hat, ist festzustellen, daß die Patientinnen hierzulande nicht immer und gleichermaßen zufrieden sind. Zunehmend werden die Ärzte/Ärztinnen in Gynäkologie und Geburtshilfe kritisiert und Ansprüche ihnen gegenüber formuliert. Diese Ansprüche sollen gemäß dem Motto dieses Kongresses unter den Gesichtspunkten Humanität und Qualitätssicherung beleuchtet werden.

Die bestehenden Defizite, die Schwachstellen im Miteinander zwischen den Patientinnen und den Ärzten/Ärztinnen, versucht der Arbeitskreis für Frauengesundheit (AKF) seit Jahren zu beleuchten und abzubauen. Die Bilanz läßt hoffen, so Frau Dr. Claudia *Schumann* (Gynäkologin und Mitglied des AKF), manches bleibt allerdings verbesserungswürdig.

Frauen und ihre Ärzte/Ärztinnen

Konfrontiert mit Diagnose und Therapie-Entscheidung, fühlen sich viele Frauen in gynäkologischen Praxen verängstigt, hilflos, alleingelassen.

Die Kommunikation zwischen den Betroffenen und den Ärzten/Ärztinnen läßt zu wünschen übrig und führt zu einem Informationsdefizit bei den Frauen. Ihre Courage, zu fragen und nachzufragen, darf von ärztlicher Seite nicht unterdrückt, sondern muß vielmehr gefördert werden, denn: „Es geht nicht um uns, sondern um die Patientin" – so Frau Dr. Cornelia *Höß* (Gynäk. Oberärztin, Klinikum rechts der Isar, TU München). Aufklärung, Rat und Hilfe jedoch bedeuten größeren Zeitaufwand für Ärzte/Ärztinnen.

Angesichts der zunehmenden Technisierung der gynäkologischen Praxis – der aktuelle Technikstandard wird von den Frauen auch gefordert – und des dadurch steigenden Kostendrucks kann diesem Faktor Zeit jedoch oftmals nicht Rechnung getragen werden. Ein hoher Prozentsatz aller Frauen – kommen sie nun wegen der Vorsorge oder körperlichen Beschwerden – hat unterschiedlich geartete psychosoziale Probleme. Hier ist v.a. der niedergelassene Gynäkologe zur quasi hausärztlichen, psychosomatischen Beratung und Betreuung aufgerufen. Der sich hieraus ergebende Gesprächsumfang ist jedoch zeitaufwendig und wenig lukrativ und wird so in der Regel verhindert. Ein Dilemma, v.a. für die niedergelassenen Ärzte/Ärztinnen, so Frau Dr. *Schumann*. Erschwerend kommt hinzu, daß die Kompetenz der „sprechenden Medizin" immer noch zu wenig Gewicht hat, und dies bereits in der gynäkologischen Ausbildung.

Information ist die erste Pflicht der Ärzte/Ärztinnen, ist aber auch die Aufgabe der öffentlichen Medien. Eine Über- bzw. Falsch- oder Halbinformation ist jedoch kontraproduktiv.

Den Massenmedien kommt eine besondere Verantwortung zu, was häufig eine Gratwanderung ist. Die Rückmeldungen der Konsumentinnen nach einschlägigen Medienangeboten (TV und Printmedien) lassen erkennen, daß es *die* Patientin nicht gibt und erlauben vielmehr einen Rückschluß auf die verschiedenen Patientinnen-Gruppen.

Wie Frau Dr. *Yeomans* und Frau Gabi *Miketta* (Journalistin, Focus, München) ausführen, zeigt die Gruppe der älteren Rezipientinnen noch erhebliche Verunsicherungen und Ängste im Umgang mit der Frauenmedizin, wogegen sich die jüngeren Frauen vermehrt durch selbstbewußtes Nachfragen, Interesse an detaillierter Information und differenzierte Kritik auszeichnen.

Qualitätssicherung

Qualitätssicherung in der Gynäkologie – ein komplexer Problemkreis. Können sich Frauen hinsichtlich Diagnose und Therapie wirklich sicher fühlen?

Es wird beispielhaft eine Erkrankung herausgegriffen: Brustkrebs. Eine Unsicherheit hinsichtlich falscher Diagnose und Behandlung scheint hier zu dominieren. Frau Dr. *Höß* bekräftigt die Notwendigkeit manchmal lebensrettender regelmäßiger Screeningverfahren. Nachdem der Qualitätsstandard der Screeninggeräte nunmehr Wirklichkeit geworden ist, bleibt die Kontrolle und damit die Sicherung hinsichtlich Erfahrung und Qualität der Ärzte/Ärztinnen bei der Beurteilung der Mammographien offen. Es herrscht Konsens über die Notwendigkeit der *second opinion*, die Garantie für eine regelhafte *second opinion* durch das gegenwärtige Gesundheitssystem bleibt weiter fraglich.

Ablatio oder brusterhaltend operieren – auch hier haben sich Paradigmen gewandelt.

Was früher lebensrettend schien, ist heute nur im Einzelfall anzuwenden – auch dies führt mit dem entsprechenden Informationsmangel zu Unsicherheit.

Herr Prof. Dietrich *Berg* (Präsident der DGGG, Amberg) weist auf die definitiv zu geringe Akzeptanz der Vorsorgemaßnahmen hin, sie liegt gegenwärtig lediglich bei 20–30%.

Nach Meinung von Frau Dr. *Höß* ist es oft die grundlegende Angst vor der Erkrankung, die zu einer Verunsicherung und Ablehnung der offerierten Früherkennungsmaßnahmen führt und damit zur verzögerten Erkennung und Behandlung der Krankheit. Auch hebt sie hervor, daß dies an den Frauenärzten liege, sie müßten sich dem Gespräch und der neuen Autonomie der Frauen stellen.

Wegen der individuellen Diagnose und des unterschiedlichen Stadiums des Brustkrebses sowie anderer Erkrankungen ist heute aus ärztlicher Sicht die Mitentscheidung der Patientin erforderlich; ihr Schicksal wird auch in *ihre* Hände gelegt, ihr muß ermöglicht werden, Diagnose und Therapie zu hinterfragen. Angesichts der heute komplizierten und teilweise folgenschweren Therapieoptionen fühlen sich aber nicht nur viele Frauen, sondern auch Ärzte/Ärztinnen überfordert. Gleichzeitig sieht sich der behandelnde Arzt dann im Widerstreit zwischen *zu* hoher Eigenverantwortung und einem grundlegenden Autonomiebedürfnis der Patientinnen.

Frau *Miketta* schlägt – analog zu den Erfahrungen im Ausland – die Führung der Patientin in diesem multidisziplinären Geschehen „Brustkrebs" vor. Der Weg für die Frauen soll in eine Hand gelegt werden, Hilfseinrichtungen oder Beratungsstellen werden vorgeschlagen.

Mädchengynäkologie

Die Teenager-Sprechstunde, angeregt z. B. auch durch Poster der Pharmafirmen, hat teilweise in den Praxen Einzug gehalten. Der Berufsverband der Frauenärzte bewertet dieses neue Tätigkeitsfeld als vertrauensbildende Maßnahme, skeptische Mütter als unzumutbare medizinische Kontrolle und kritische Ärzte/Ärztinnen als Grundstein für frühzeitige Pathologisierung und Defizitprägung von Mädchen (Frau Dr. *Schumann*). Neuer, lukrativer Handlungsstrang für Ärzte oder weitere Option des Helfens und Heilens?

Der Besuch beim Gynäkologen vor der ersten wirklich notwendigen Konsultation kann nach Ansicht von Frau Dr. *Höß* jedoch für Mädchen tatsächlich eine vertrauensbildende Maßnahme sein. Prof. *Berg* stimmt dem zu, macht jedoch gleichzeitig deutlich, daß die weiblichen Geschlechtsorgane nicht a priori und damit grundsätzlich zum kranken Bezirk erklärt werden sollten.

Hormonsubstitution

Die Frau sieht sich lebenslang, von der Wiege bis zur Bahre, konfrontiert mit der Hormongabe. Hinsichtlich langfristiger Gesundheitsschäden scheint sich, v. a. bei der Substitution in den Wechseljahren, von seiten der Medizin eine gewiße Sorglosigkeit auszubreiten.

Frau Dr. *Schumann* weist darauf hin, daß der Stand des medizinischen Wissens in diesem wie auch in anderen, früheren Fällen ein vorläufiger und damit wandelbarer ist. Damit ist eine endgültige Sicherheit für die Frauen nicht gegeben. In ihrer Funktion der Begleitung müssen Frauenärzte u. -ärztinnen Frauen die Chance geben, in eigener Verantwortung ihren eigenen Weg durch die Wechseljahre zu gehen – mit oder ohne Hormoneinnahme.

Frau Dr. *Höß* wendet ein, daß es – trotz eines möglichen geringen Restrisikos – fast einer unterlassenen Hilfeleistung gleichkommt, eine Hormonsubstitution nicht zu empfehlen, und wägt zwischen eventueller Wachstumsbeschleunigung einer vorhandenen Brustkrebserkrankung einerseits und dem größeren Herzinfarktrisiko ohne Hormongabe andererseits ab.

Herr Prof. *Berg* hebt die forensische Dimension hervor, wonach eine 70jährige an Osteoporose erkrankte Patientin den behandelnden Gynäkologen verklagen kann, sollte dieser sie 20 Jahre zuvor nicht über die Möglichkeiten einer Substitution informiert haben.

Offen bleibt die Frage, ob die Aufklärung tatsächlich den zu fordernden Informationsbedarf *objektiv* deckt. Von den Verantwortlichen sollte für Transparenz hinsichtlich Nutzen *und* Risiken gleichermaßen gesorgt werden, um dann individuell abwägen zu können. Gefordert ist hier auch der Berufsverband der Frauenärzte.

Ebenso haben die Leitlinien der Arbeitsgemeinschaft für Endokrinologie zum Ziel, über Risiken und Nebenwirkungen, aber auch über den Benefit dieser Substitution zu berichten.

Das „Mißtrauen“ gegenüber Hormonen über die Lockmittel Jugendlichkeit und Attraktivität auszuräumen, wird von den Frauen offensichtlich nicht angenommen.

Reproduktionsmedizin

Hier handelt es sich um einen Bereich der High-Tech-Medizin, in dem nahezu alles machbar ist und auch gemacht wird. Stichwort: Fünflinge im Klinikum Großhadern durch Hormontherapie. Anläßlich deren Notversorgung waren Informationsstand und Umgang mit den Instrumentarien durch die niedergelassenen Ärzte/Ärztinnen kritisch hinterfragt worden.

Die Bemühungen um Qualitätssicherung sind offenbar, aber sind sie ausreichend?

IVF-Register, prospektive Datenerhebungen und neue Sanktionsmöglichkeiten werden erörtert. Darüber hinaus wird diskutiert, ob aus Gründen der Qualitätssicherung künftig nur meldende Zentren reproduktive Maßnahmen durchführen sollten.

Klinik- und Hausgeburt

In der Geburtshilfe ist Deutschland Weltspitze, die Gesamtsterblichkeit ist von 5 auf 0,6% gesunken – dennoch spricht man von Reibungen in der Klinik zwischen Hebammen und Ärzten/Ärztinnen. Frau Dr. *Höß* verneint jedoch eine Konkurrenzsituation in der Realität ganz klar. Die Qualitätssicherung in der Geburtshilfe läßt sich an den eindeutigen Zahlen der Perinatalstatistik ablesen, wenngleich organisatorische Mängel in den Krankenhäusern immer noch eine Quelle von Unwägbarkeiten sind. Nach Ansicht von Herrn Prof. *Berg* müssen die begonnenen und erfolgversprechenden Initiativen der DGGG fortgeführt werden, um organisatorische Defizite künftig auszuschalten. Frau Magdalena *Weiß* (Vorsitzende des Bundes Deutscher Hebammen, Tübingen) stellt – nach vorheriger Abklärung der medizinischen Faktoren – Intimität und Ungestörtheit als die wesentlichen Aspekte der Geburt in den Vordergrund. Das Plädoyer der Hebammen ist es daher, den Frauen beim Geburtsvorgang diese Ruhe zu gewähren, die Geburt primär als nicht-pathologisch einzustufen und die gesunden Anteile bei Schwangerschaft und Geburt zu stärken. Die physiologische Geburt sollte ohne Hektik und ohne permanente Anwesenheit von Ärzten/Ärztinnen erfolgen. Frau *Weiß* hält bei einer gesunden Frau und bei einer unproblematischen Schwangerschaft die Hausgeburt für eine mögliche Alternative. Diese wird jedoch von Frau Dr. *Höß* und Herrn Prof. *Berg* aus Gründen der Sicherheit abgelehnt, stellvertretend auch für die meisten Frauen, die eine maximale Sicherheit für sich und ihr Kind wünschen.

Eine Annäherung in der polarisierten Diskussion zwischen Hebammen und Ärzten/Ärztinnen ist nach Ansicht von Frau Dr. *Höß* und Herrn Prof. *Berg* unübersehbar. Ihrer Meinung nach beweist dies die zu verzeichnende Minimierung der Kindersterblichkeit seit den 50er Jahren. Dies ist der Zeitpunkt des Beginns der Kooperation zwischen Hebammen und Ärzten/Ärztinnen. Frau *Weiß* mahnt jedoch die Aufhebung noch vorhandener Defizite für ein effektives Miteinander zugunsten von Mutter und Kind an.

Kunstfehler

Je größer die Klinik, desto geringer ist die Fehlerquote, so die Analyse von Herrn Prof. *Berg*.

Größtes Manko für betroffene Patientinnen und Angehörige ist die lange, teilweise viele Jahre umfassende Verfahrensdauer im Rahmen rechtlicher Auseinandersetzungen. Frau *Miketta* merkt an, daß die größte Hürde das Auffinden eines Zweitgutachters ist. Herr Prof. *Berg* weist auf die Tatsache hin, daß Gutachten nicht mehr in erster Instanz, sondern erst in zweiter oder dritter Instanz entschieden werden. Dies macht die Gutachtertätigkeit sehr zeitaufwendig und ist für manchen Arzt nicht mehr zu leisten.

Betroffene können sich im Bedarfsfall an die Gutachterstelle der DGGG wenden.

In den richtungsweisenden Entscheidungs- und Führungsebenen der Frauenmedizin müssen künftig mehr Frauen tätig sein, und so begrüßt die Versammlung die Berufung von Frau Dr. *Höß* als gynäkologische Chefärztin am Kreiskrankenhaus Ebersberg – die dritte Frau in diesem Amt in Bayern! Und schließlich wurde die Anregung, die unmittelbar danach tagende DGGG möge doch in ihr Präsidium auch eine Frau wählen, erfreulicherweise in die Tat umgesetzt.

Frauenärztliche Akademie – Entwicklung, Ziel, Tätigkeit

H. Hepp

Was tun „die" denn? – so die sehr populäre Frage fast aller Frauenärzte in unserem Lande. Der Konsument hinterfragt nicht Leistung.

1. Entwicklung

Am 24. Oktober 1992 unterbreitete mir Herr Kollege Malter, Vorsitzender des Berufsverbandes der Frauenärzte (BVF), die Idee, anläßlich des von mir präsidierten 50. Kongresses (23.–28. 8. 1994) der Deutschen Gesellschaft für Gynäkologie und Geburtshilfe (DGGG) den schon zur Tradition gewordenen Fortbildungstag *gemeinsam* mit dem Berufsverband der Frauenärzte thematisch zu gestalten und als 1. Gynäkologentag beider Gesellschaften zu veranstalten. Die Vorbereitung dieses Gynäkologentages, die Arbeit im Vorstand unserer wissenschaftlichen Gesellschaft mit der Erkenntnis vielfältiger Wechselwirkungen zwischen BVF und DGGG, vor allem jedoch die politischen Herausforderungen in jenen Jahren führten mich zu der Überzeugung, daß wir nicht nur im Bereich der Fortbildung, sondern auf zahlreichen weiteren Feldern, wie der Qualitätssicherung, der Öffentlichkeitsarbeit, dem Zeitschriftenwesen, der Weiterbildungsordnung etc., Aufgaben in einem immer engeren Zeitfenster zu bewältigen haben, die weder von der Vertreterversammlung des Berufsverbandes noch vom Vorstand und den Arbeitsgemeinschaften der DGGG allein zu bewältigen sind. Schließlich gab es seinerzeit noch höchst unqualifiziert vorgetragene Anwürfe gegen den Präsidenten des Berufsverbandes, welche einen engeren Schulterschluß, wie er in anderen Ländern der Welt selbstverständlich ist, geradezu provozierten.

Auf meinen Antrag hat der Vorstand der DGGG am 16.4.1994 die Grundlage einer aus *beiden* Gesellschaften getragenenen „Frauenärztlichen Akademie" einstimmig beschlossen. Im Gegensatz zur Schweiz nahmen wir das Wort „Fortbildung" bewußt nicht in den Titel auf, zumal die Bundesärztekammer und mit ihr die Landesärztekammern Akademien für ärztliche Fortbildung unterhalten und wir, wie schon gesagt, die inhaltliche Konzeption unserer Akademie breiter gefaßt sahen. Nach Zustimmung durch die Mitgliederversammlung unserer wissenschaftlichen Gesellschaft anläßlich des 50. Kongresses in München am 26. 8. 1994 und durch die Vertreterversammlung des Berufsverbandes am 23. 3. 1995 wurde auf der konstitutierenden Sitzung am 22. 4. 1995 die von Herrn Dr. Ratzel entworfene Geschäftsordnung diskutiert und verabschiedet.

In der Präambel der Geschäftsordnung heißt es: Die Frauenärztliche Akademie ist eine *gemeinsame* Einrichtung der DGGG und des BVF. Sie dient der Förderung der Zusammenarbeit beider Vereinigungen zur Weiterbildung des Fachs.

2. Ziel

Im § 2 heißt es: Ziel der Akademie ist die Erhaltung, Sicherstellung und Weiterentwicklung der Qualität frauenärztlicher Berufsausübung durch Fortbildung, Weiterbildung und Instrumente der Qualitätssicherung. Im Februar 1996 stellten Herr Malter und der Autor im „Frauenarzt" die Aufgaben und Ziele der Frauenärztlichen Akademie vor. Einleitend führten wir aus, daß aufgrund epochaler Umwälzungen – auch in der Medizin – es dringend erforderlich ist, Organisationsmodelle und Strukturen zu formen, mit denen wir auf die immer komplexeren gesundheitspolitischen Herausforderungen unseres Fachgebiets kompetent, schnell und vor allem mit *einer* Stimme zu reagieren vermögen. Wir sagten auch, daß es niemals Verbände, Gesellschaften oder Akademien sind, sondern immer nur die in diesen Institutionen *tätigen* Menschen, welche gestalten und verändern.

Dem ersten Vorstand der Frauenärztlichen Akademie gehörten an:

- Für den BVF: Dr. Dahl, Prof. Link, Dr. Malter, Dr. Weyergraf.
- Von der DGGG delegiert waren Prof. Diedrich, Prof. Hepp, Prof. Künzel, Prof. Scheidel.

3. Tätigkeit

3.1 Fort- und Weiterbildung

An zentraler Stelle steht die Fort- und Weiterbildung. Sie ist, und darin besteht Konsens, eine berufsethische und nicht nur eine Rechts-Pflicht. Wir hatten und haben zum Ziel, eine Koordination und auch Evaluierung der Fortbildung zu erreichen.

Neben der Strukturierung und Evaluierung sollte eine Reduktion erzielt werden – Qualität statt Quantität, außerdem sollte Fortbildung für den einzelnen auch bezahlbar bleiben. Wir haben die Akkreditierung von Fortbildungsveranstaltungen nach Antragstellung mit „empfohlen“ bzw. „anerkannt“ durch die beiden Gesellschaften erreicht. Über die Akkreditierung eine *Verminderung* der zu hohen Zahl oft identischer Veranstaltungen mit z.T. auch gleichen Referenten zu erzielen, ist *nicht* gelungen. Im Gegenteil, wir werden von immer mehr Veranstaltungsangeboten überflutet. Wir erhielten zwar einen Ein- und Überblick über die inhaltliche Ausformung der auf unterschiedlich hohem Niveau angebotenen Veranstaltungen, konnten jedoch, im Gegensatz zu der von Herrn Brun del Re in der Schweiz ins Leben gerufenen Fortbildungsorganisation mit Punktbewertung der Veranstaltungen wie auch der Präsenzüberprüfung einschließlich Sanktionierungsmöglichkeit, keine umfassende Fortbildungsorganisation mit Qualitätssicherung aufbauen. Über die neuerdings eingeführte Bearbeitungsgebühr erfolgt lediglich eine gewisse Selektion, indem weniger Anträge von Einzelveranstaltern eingehen. Das eigentliche Ziel ist (bisher) nicht erreicht.

Als Erfolg der Akademiearbeit zu werten ist, daß aus dem vom Berufsverband veranstalteten „Seminarkongreß“ des Frauenarztes (Berlin, Düsseldorf) – 1997 noch mit dem Untertitel „Von der Frauenärztlichen Akademie empfohlen“ – im März 1998 ein erstmals von *beiden* Gesellschaften *gemeinsam* getragener „Seminarkongreß der Frauenärztlichen Akademie“ wurde, der in Düsseldorf stattfand. (12.–15. 3. 1998). Wie sehr dieser jährliche Fortbildungskongreß in Zukunft von den Frauenärzten unseres Landes als *die* zentrale Fortbildungsveranstaltung angenommen wird, wird u. a. von der inhaltlichen Qualität aktueller Fortbildung und der schon jetzt hohen organisatorischen Kompetenz (Weyergraf) abhängen. Wissenschaftliche Gesellschaft und Berufsverband erleben bei diesem gemeinsamen Fortbildungskongreß ein an Vernunft orientiertes Geben und Nehmen. Nehmen wir unsere Fortbildungspflicht nicht wahr, ist eine dirigistische Pflichtfortbildung die Folge. Es ist an uns, diesen Irrweg zu verhindern, denn Planung und Durchführung von Fortbildung kann nur durch uns Ärzte selbst geschehen. Sie darf niemals fremdbestimmt werden.

Zwei Ziele wurden erreicht:

1. Transparenz des Fortbildungsangebots und damit qualitative Einschätzung durch den Frauenarzt.
2. Wahrung des Prinzips der Freiwilligkeit.

Nicht erreicht haben wir die qualitative Konzentrierung.

Auf der Habenseite ist die aktive Mitwirkung an der Novellierung der (Muster-)Weiterbildungsordnung zu nennen. Es war immer das erklärte Ziel, den hohen Stand der Qualifikation der Frauenärztinnen und Frauenärzte Deutschlands zu bewahren und den heutigen Anforderungen bzw. dem medizinischen Fortschritt anzupassen. Standardisierung der Weiterbildungsmöglichkeiten und Qualitätssicherung der Prüfungen sind die wichtigen Eckpfeiler. Mit Beginn des Jahres 1996 wurde in der Zeitschrift „Der Gynäkologe“ eine unter der Leitung von Herrn Kollegen Beck/Düsseldorf redaktionell geleitete Weiterbildungsrubrik mit aktiver Mitwirkung der Frauenärztlichen Akademie (Dr. Malter, Prof. Link, Prof. Berg, Prof. Pfleiderer, Prof. Leidenberger) eingerichtet. In einem fünfjährigen Zyklus soll hier das gesicherte Wissen unseres Fachgebietes mit Prüfungsfragen und dazugehörigen Antworten dargelegt werden. Die Facharztprüfer erhalten ein Grundgerüst an Prüfungsfragen, an dem sich auch die Prüfungskandidaten orientieren können. Ziel ist eine bundeseinheitliche Facharztprüfung, vergleichbar mit anderen Ländern der EU.

3.1.2 Zeitschriften

Die inhaltliche Gestaltung und Betreuung der an Fort- und Weiterbildung orientierten Zeitschriften ist eine weitere zentrale Aufgabe der Frauenärztlichen Akademie. Nicht nur durch das neue Layout der von beiden Verbänden gemeinsam herausgegebenen Zeitschrift „Der Frauenarzt“ (1/1994), sondern auch durch die inhaltliche Gestaltung hat diese Zeitschrift unter der Schriftleitung der Kollegen Harlfinger, Geisthövel und Diedrich in den letzten Jahren deutlich an Profil gewonnen. Jüngste Leserumfragen (LA-Med, 1998) ergaben, daß „Der Frauenarzt“ hinsichtlich der Leser-Bindung, des Bekanntheitsgrades und des Leserkreises neben dem Deutschen Ärzteblatt die Spitzenposition einnimmt. Wir sind auch dem Aufruf des Deutschen Ärztinnenbundes nach geschlechtsneutralem Titel gefolgt (1/1998). Diese Zeitschrift erhebt nicht den Anspruch einer wissenschaftlichen Zeitschrift, ist jedoch das wichtigste Informations- und Fortbildungsorgan der Frauenärztin und des Frauenarztes in unserem Lande.

Kontrovers diskutiert wird von den Mitgliedern der Frauenärztlichen Akademie die Position und Funktion des „Seminars des Frauenarztes“ im „Frauenarzt“. Die Vertreter der DGGG meinen, daß es – einmalig in der Zeitschriftenlandschaft – keiner Zeitschrift in der Zeitschrift bedarf und hoffen auf Integration. Augenscheinlich wurde die ernste Problematik, als die kontroverse Position zum *Entwurf* einer „Erklärung zum Schwangerschaftsabbruch nach Pränataldiagnostik“ nicht in dem Publikationsorgan, in dem die interdisziplinäre Arbeitsgruppe im Januar 1998 diesen Entwurf publiziert hatte, zur Veröffentlichung kam, sondern im „Seminar des Frauenarztes“. Dort wurde – kurioserweise – auch zur weiteren Stellungnahme zu dem im „Frauenarzt“ zur Diskussion gestellten Entwurf der Erklärung gebeten.

Zu den nicht erreichten Zielen gehört die Gestaltung eines *gemeinsamen* Fortbildungsforums der DGGG und des BVFs. Die 1992 entwickelte Idee (Krebs) einer Organschaft für die Zeitschrift „Der Gynäkologe“ hat die Frauenärztliche Akademie in zahlreichen und intensiven Gesprächen zwischen den Herausgebern, der Frauenärztlichen Akademie und dem Springer-Verlag vorangetrieben. Es gelang bisher lediglich, mit Votum der Mitgliederversammlung der DGGG auf dem letzten Kongreß (1996) in Dresden, die genannte Zeitschrift als Fortbildungsorgan der DGGG zu etablieren. Zielvorstellung war und ist, in der Zeitschrift „Der Gynäkologe“ Fortbildung auf hohem Niveau anzubieten und diese monatlich der Zeitschrift „Der Frauenarzt“ als Fortbildungsorgan der DGGG *und* des BVF kostenfrei beizulegen. Darüber hinaus verstehen wir die Zeitschriftendiskussion als Gesamtpaket mit dem Ziel, *auch* die facettenreiche und z.T. historisch gesprägte Diskussion um die Organschaft für eine *wissenschaftliche* Zeitschrift – GebFra, Zentralblatt, Archiv – einer Lösung zuzuführen. Insgesamt verfolgen wir das Ziel einer Konzentrierung des Zeitschriftenwesens und damit vor allem auch des unter immer stärkeren ökonomischen Zwängen stehenden Inserate-Marketings.

Wir sind – leider –, wie die Neuauflagen dieses Jahres zeigen, eher auf einem Weg zurück als nach vorne. Für mich und viele Kollegen eine in vielfacher Hinsicht unvertretbare Entwicklung: Quantität erschlägt Qualität.

3.1.3 Qualitätssicherung

Qualitätssicherung, im erweiterten Sinne Qualitätsmanagement in der Medizin ist, insbesondere unter neuen, ökonomischen Bedingungen, die bedeutendste uns Ärzten gestellte Aufgabe. Ohne Ökonomie ist alles nichts, aber Ökonomie ist nicht alles. Maßnahmen zur Sicherung der Qualität sind primär von der wissenschaftlichen Gesellschaft zu entwickeln. Auf diesem Felde hat unsere Gesellschaft mit der Perinatalerhebung (1975) eine für zahlreiche medizinische Fachgesellschaften wegweisende Vorarbeit geleistet. Seit Anfang der 80er Jahre sind die in der operativen Gynäkologie durchgeführten Pilotstudien, eingeleitet durch Herrn Stark (Nürnberg), fortgeführt und etabliert durch Herrn Koester (Dortmund), ebenfalls wegweisend geworden. Aufgabe der Akademie ist es, die von verschiedenen Institutionen (BMG, BÄK, KBV, Krankenkassen, Krankenhausgesellschaft etc.) entwickelten Aktivitäten für unser Fachgebiet zu bündeln und zu koordinieren. Gerade dieses Feld zeigt exemplarisch auf, von wie hoher Bedeutung es ist, auf der Grundlage von qualifiziert erarbeiteten und harten Daten mit *einer* – und vor allem kompetenten Stimme zu sprechen. Die Fachkompetenz bei der Definition von Qualitätsindikatoren, bei der Entwicklung von Prozeß-Struktur- und Ergebnis-Qualitätsparametern und bei der Umsetzung in effektive Qualitätssicherungsmaßnahmen liegt nachweisbar bei den wissenschaftlichen Fachgesellschaften und ihnen nahestehenden Organisationen.

In dieser Situation erwartet die DGGG eine politische Lösung, die den Stellenwert ärztlicher Kompetenz und Vorleistung auf Qualität und Qualitätssicherung anerkennt und darauf aufbauend gesetzlich verankert.

Die Organe der ärztlichen Selbstverwaltung (Bundesärztekammer) und die von ihr vertretenen wissenschaftlichen Fachgesellschaften und Berufsverbände müssen gleichberechtigt mit den Krankenkassen und der Deutschen Krankenhausgesellschaft auf dem Gebiet der Qualitätssicherung tätig werden.

Das jüngste Projekt der Frauenärztlichen Akademie ist der Entwurf akzeptabler Stillempfehlungen im Rahmen des Vorhabens der UNICEF, auch in Deutschland stillfreundliche Krankenhäuser zu zertifizieren. Die Vergabe des Titels hatte die UNICEF an feste Bedingungen geknüpft. Auch wir haben zunächst Zustimmung zu dem die Initiative tragenden Ziel einer positiven Stillkultur in unserem Lande signalisiert. Es gelang, neben einer Stillinformation eine ausgewogene Stillempfehlung der Frauenärztlichen Akademie zu erarbeiten (Frauenarzt 3/1998). Aufgrund grundsätzlicher Risiken, eventueller Diskriminierung sowie des Präzedenzcharakters für weitere Zertifizierungen mit der Folge von Frauenkliniken erster, zweiter oder gar dritter Kategorie, haben wir nach eingehender Diskussion eine externe Zertifizierung und Kennzeichnung von Krankenhäusern als „babyfreundlich“ oder „stillfreundlich“ abgelehnt.

3.1.4 Leitlinien

Aufbauend auf einer „Evidence-Based Medicine“ (EBM), sollen Leitlinien eine Hilfestellung und Orientierung im Sinne einer Effizienzsteigerung von Diagnostik und Therapie am individuellen Patienten im Sinne der Vertrauensbildung in die ärztlichen Entscheidungen bewirken. Auf diesem Felde ist die DGGG wie alle Fachgesellschaften tätig geworden. Die qualitative Arbeit findet in den Arbeitsgemeinschaften statt. Die Bündelung der Leitlinien erfolgt über eine von Herrn Kindermann (München) geleitete Kommission.

Der einheitliche Bewertungsmaßstab (EBM) steht in enger Wechselbeziehung zur „Evidence-Based Medicine“. Die gemeinsamen Kürzel sind mehr als Symbole. Hier finden sich u. a. die Interessen der die Frauenärztliche Akademie tragenden Gesellschaften.

Als weitere gemeinsame Aktivitäten und Ziele sind zu nennen:

- Stellungnahme zum Tripple-Test,
- Information an Eltern neugeborener Kinder bei frühzeitiger Entlassung,
- Initiativen zur Etablierung der Urogynäkologie – vor allem auch in der Praxis,
- Gebietszugehörigkeit der sonographischen Untersuchung der Ureteren,
- Impfungen durch Ärzte für Frauenheilkunde und Geburtshilfe.

Schließlich versteht sich die Frauenärztliche Akademie auch als berufspolitisches Organ mit dem Auftrag der Öffentlichkeitsarbeit. Sie ist Koordinationsstelle und Gesprächspartner der BÄK, des BMG, der FomwF und vor allem der Medien. Mit Blick auf die in zwei Wochen stattfindende Bundestagswahl sei ein dank der Initiative des damaligen Präsidenten Künzel am 6. 11. 1996 erfolgtes Gespräch mit Herrn Bundesminister Seehofer erwähnt. Dort haben wir erstmals politisch mit *einer Stimme* gesprochen. Die Themen umfaßten: Prävention in Gynäkologie und Geburtshilfe, Qualitätskontrolle und Qualitätsmanagement, Lehre und Forschung, Ausbildungsfinanzierung, Kostenexplosion im Gesundheitswesen.

Auch unter der Ökonomisierung des Gesundheitswesens werde – so Seehofer – an der freien Arztwahl und am freien Zugang des Patienten zum Krankenhaus der Wahl festgehalten. Keinesfalls werde das Gesundheitswesen und insbesondere die stationäre Patientenversorgung den Krankenkassen mit „Einkaufsmodellen“ im Sinne des preisgünstigsten Angebots überlassen. Diese Entwicklung ginge zu Lasten der Patienten, d. h. zu Lasten der Qualität ihrer medizinischen Versorgung.

Ich vermute – die See wird nach dem 27. 9. 1998 stürmischer werden. Nur gemeinsam werden wir die gesundheitspolitischen Stürme der kommenden Jahre überstehen. Dies setzt gegenseitiges Interesse, Information und zunehmendes Verstehen der im Berufsverband organisierten und in der wissenschaftlichen Gesellschaft verankerten Kolleginnen und Kollegen voraus. Diesem Ziel dient die Frauenärztliche Akademie. Ich hoffe, aufgezeigt zu haben, was „die“ denn tun.

Das neue Logo der Frauenärztlichen Akademie sei Symbol für die gemeinsamen Aufgaben und Ziele, von denen die meisten erst auf den Weg gebracht sind.Visionen alleine genügen nicht. Ob die Ziele auf Dauer in der skizzierten Struktur mit ehrenamtlichen „Nacht- und Sonntags-Arbeitern“ zu bewältigen sein werden, sei als Zweifel formuliert. Auf Dauer wird eine hauptamtliche Geschäftsführung mit zugeordneten Stabsstellen und mit entsprechender räumlicher und personeller Ausstattung unumgänglich sein. Die finanzielle Basis und Sicherung dieser Organisation ist nach Einschätzung der Mitglieder der Frauenärztlichen Akademie auf Dauer nur über ein eigenes Kongreßmarketing möglich.

Das Editorial, mit dem wir Ihnen vor drei Jahren die Frauenärztliche Akademie vorstellten, schloß mit dem Satz: „In realistischer Einschätzung der zukünftigen Herausforderungen müssen wir agieren statt reagieren, wollen wir handeln statt kritisieren."

Der Präsident der Schweizerischen Akademie für Fortbildung (Brun del Re) fordert: „Wir brauchen kritische Mitglieder, die ihren freien Beruf verteidigen wollen."

Women's Health Care: Trends der nächsten Dekade

K. Schmidt-Gollwitzer

Für die nächsten Jahrzehnte zeichnet sich ein Trend von globalem Ausmaß ab: die zunehmende Lebenserwartung mit einem hohen Anteil an sehr alter Bevölkerung.

Der Anstieg der Lebenserwartung gilt sowohl für die männliche wie für die weibliche Bevölkerung. Die Lebenserwartung bei der Geburt ist in Europa, verglichen mit den USA, in der Tendenz ähnlich steigend. Absolut gesehen übertrifft die Lebenserwartung der Frauen in den USA bereits die der Europäerinnen um 3 Jahre und die der Männer um 5 Jahre. Die Rate der über 100jährigen wächst dabei mit 8% pro Jahr (Tab. 1).

Tabelle 1.

Life expectancy at birth

		Frauen	Männer
Europa			
	2000	77	68,3
	2025	80,5	73,5
USA			
	2000	80,3	73,6
	2025	82,7	76,9

Rate der über 100jährigen wächst mit 8%/Jahr

Quelle: UN, Department of Economic & Social Affairs, Pop. Div. The 1996 Revision. N.Y. UN 1998

SCHERING SBU Fertility Control/Hormon Therapy

1990 waren über 6% (6,2%) der Weltbevölkerung 65 Jahre und älter, und 1% war 80 Jahre und älter.

Nach Schätzungen der WHO werden in etwa 25 Jahren z. B. mehr als 20% der Menschen in Europa und USA und 10% der Asiaten über 65 Jahre alt sein. Die Zunahme der Lebenserwartung zeigt sich also nicht nur mit steigender Tendenz in den Industriestaaten. Das *Neue* ist, daß während der nächsten Dekaden die ältere Bevölkerung, vor allem in den Entwicklungsländern, zunehmen wird und hier besonders im asiatischen und lateinamerikanischen Territorium (Tab. 2).

Tabelle 2. UN, Department of Economic & Soc. Affairs, Pop. Division. The 1996 Revision, 1997

The elderly population of the world (65 years and over) as a percentage of the total: how much will be too much?

Region	Year 1950	1975	2000	2025	2050
Africa	3.2	3.1	3.2	4.2	7.9
Asia	4.1	4.2	5.8	9.6	15.9
Latin America	3.7	4.3	5.4	9.6	16.7
North America	8.2	10.3	12.4	18.5	21.5
Oceania	7.4	7.5	9.7	13.8	18.4
Europe	8.2	11.4	14.6	20.2	25.8
World	5.2	5.6	6.8	10.0	15.1

SCHERING SBU Fertility Control/Hormon Therapy

Ein Beispiel hierfür: Von 1990 bis 2025 wird die ältere Bevölkerung in Schweden um 33% zunehmen, in Indonesien rechnet man mit einem Anstieg von über 400%. Fast alle bevölkerungsreichen Länder haben Zuwachsraten der älteren Menschen von über 200% (Tab. 3).

Tabelle 3.

Projected increase in the elderly population* between 1990 and 2025; selected countries

Country	Percentage increase
Indonesia	414
Thailand	337
India	242
China	220
Bangladesh	219
Australia	137
United Kingdom	45
Sweden	33

*Population aged 65 years and over

Source: WHO (1995a)

SCHERING SBU Fertility Control/Hormon Therapy

Heute schon hat eine Frau, wenn sie ein Alter von 65 Jahren erreicht hat, in den Industrieländern wie in den Entwicklungsländern eine durchaus ähnliche Lebenserwartung, die 19 respektive 15 Jahre ausmacht.

In der langzeitigen Vorschau tritt ein weiterer Trend zutage: die geringere *Fertilitätsrate*.

Wenn die schnell wachsende Zahl Älterer mit einer gleich schnell abnehmenden Zahl von Kindern weltweit einhergeht, kommt es zu einer fundamental neuen Realität. Vieles – wie die Sozialversicherung und die Gesundheitsfürsorge und auch das Wohnen und Erziehen – ist eingerichtet für eine Bevölkerungsstruktur, die nicht mehr lange existieren wird (Tab. 4).

Tabelle 4.

Anteil (%) der Kinder und Älteren an der Bevölkerung – global –

	Kinder ≤ 15 J	Ältere ≥ 65 J	
1975	36,9	5,6	6,6
2000	30,1	6,8	4,4
2025	24,3	10,0	2,4
2050	20,5	18,5	1,1

*Ratio Kinder zu Älteren

Quelle: UN, Department of Economic & Social Affairs, Pop. Div. · The 1996 Revision. N.Y. UN 1998

SCHERING SBU Fertility Control/Hormon Therapy

1975 hatten die Älteren (die über 65jährigen) einen Anteil von 5,6% an der *globalen* Bevölkerung; heute ist dieser 6,8%, und nach vorsichtigen Berechnungen der UN wird er im Jahre 2025 10% betragen. Gleichzeitig betrug der Anteil der Kinder, also 15 Jahre und darunter, an der Weltbevölkerung fast 37%, heute ist er global bei 30,1%. Dieser Anteil wird 2025 auf 24,3% und weiter absinken.

Tabelle 5.

Anteil (%) der Kinder und Älteren an der Bevölkerung EUROPA

	Kinder ≤ 15 J	Ältere ≥ 65 J	
1975	23,7	11,4	2,1*
2000	17,6	14,6	1,2
2025	↓	20,2	
2050		25,8 - 30,7	

*Ratio Kinder zu Älteren

Quelle: UN, Department of Economic & Social Affairs, Pop. Div. · The 1996 Revision. N.Y. UN 1998

SCHERING SBU Fertility Control/Hormon Therapy

In *Europa* ist das Verhältnis Kinder zu Älteren noch signifikanter (Tab. 5). Hier ist der Anteil der Kinder an der Bevölkerung 17,6%, der Anteil von Älteren 14,6%. *In wenigen Jahren wird es in Europa mehr über 65jährige Menschen als Kinder geben. Darüber hinaus wird die Fertilitätsrate in jedem europäischen Land, mit Ausnahme von Albanien, unterhalb des Replacement Levels sein, der bei 2,1 Kinder pro Frau liegt.*

Zusammengefaßt: Die junge Generation der 0 bis 15jährigen, heute mit einem Anteil von 30% global vertreten, wird abnehmen und die ältere Bevölkerung um das Doppelte bis Dreifache ansteigen. Die Folgen des allmählichen, aber auch rapiden „Grauwerdens" der Menschheit werden zu einem sozialen, medizinischen und wirtschaftlichen Mega-Problem heranwachsen.

Das dritte Alter, die soziale, medizinische und ökonomische Dimension

Die letzten Lebensjahre werden kompliziert durch Behinderung und Krankheit. Die Ausgaben für soziale und medizinische Erfordernisse werden zwangsläufig steigen und hier – aber noch stärker in den Entwicklungsländern mit instabilen Infrastrukturen – zu wirtschaftlichen Problemen führen. Es ist voraussehbar, daß ein großer Teil der globalen alten Bevölkerung in wirtschaftlich schlechten Verhältnissen und in Armut leben wird. Unser Streben über Generationen hinweg nach einem langen Leben wird mehr und mehr erreicht werden. Skeptiker könnten fragen: Jetzt, da wir es erreicht haben, können wir es uns leisten?

Jeder von uns wird herausgefordert werden, in unserem eigenen Umfeld und besonders in unserem beruflichen Verständnis, denn der Hauptteil der Alterspopulation wird *von den Frauen gebildet*. Die Bevölkerungsstruktur weist folgende Merkmale auf:

- hohes und sehr hohes Alter,
- Prävalenz der Frau,
- Vereinzelung,
- Armut,
- Morbidität.

Dieses prognostisch düstere Szenario kommt unserer deutschen Realität derzeit nicht in der Gesamtheit nahe. Bei uns und von uns ist Sorge zu tragen, daß die Symptome dieser Altersstruktur nur die unvermeidbaren Probleme enthalten.

Warum kommt es zur Prävalenz der Frauen in der alternden Gesellschaft?

a) Der Anteil der postmenopausalen Frauen steigt global von 9% im Jahre 1990 auf ca. 14% im Jahre 2030. Allein von 2000 bis 2010 findet in den Industriestaaten ein Anstieg von 14,2% statt. In China und Lateinamerika ist der Anstieg um ein Vielfaches höher (Tab. 6).
   In Europa wird die Zunahme unterschiedlich sein: am geringsten in England und Italien, stark ausgeprägt in Deutschland und Frankreich (> 15%); in den USA beträgt sie > 24%. Japan ist das einzige Land mit gering rückläufiger Tendenz.

Tabelle 6.

Size and distribution of the postmenopausal population (`000)

	1990	2000	2010	2020	2030
World	467,1				1.200,200
Regions					
Sub-Saharan Africa	26,0	34,3	45,7	63,6	90,7
India	57,5	72,0	94,9	127,9	168,5
China	93,0	115,4	160,2	227,6	281,3
Other Asia & Islands	44,4	57,6	82,3	116,5	154,8
Latin America	31,1	42,1	60,1	84,4	111,7
Middle Eastern	29,5	38,1	54,8	77,1	106,5
Ex Socialist Europe	57,4	62,6	72,4	75,8	81,7
Market Economies	128,1	147,3	171,6	194,5	205,8

14,2% (2000–2010)

Source: WHO 1995

SCHERING SBU Fertility Control/Hormon Therapy

b) Frauen leben etwa 7 Jahre länger als Männer.
c) Frauen sind im 3. Lebensabschnitt häufiger alleinstehend als Männer. Im Alter von über 60 Jahren liegt z. B. in Deutschland das Verhältnis weiblich zu männlich bei 1,6%, d. h., 159 Frauen stehen 100 Männer gegenüber.

Sicher spielt der Lifestyle, die geringere Risikobereitschaft und die erbliche Disposition eine Rolle, aber eventuell auch die Multimorbidität, die zu einer bewußteren Lebensführung zwingt. Außerdem suchen Frauen den Arzt doppelt so häufig auf wie Männer. Während bei den Männern die Krankheitsursache auch häufig die Todesursache ist, trifft das für die Morbidität der Frau sehr viel seltener zu.

Zu den wirtschaftlichen Verhältnissen

Wenn eine Frau in Deutschland mit 60 Jahren aus dem Berufsleben ausscheidet, hat sie ein Viertel ihres Lebens noch vor sich. Das kalendarische Alter ist in unserem Staat eng mit dem Funktionsalter verbunden. Diese Situation wird in Zukunft mehr und mehr in Frage gestellt werden müssen. Der Eintritt ins Berufsleben liegt in Deutschland mit durchschnittlich 25 Jahren *spät*. Das Berufsende ist mit durchschnittlich 57/58 Jahren *früh*. Zur letzten Jahrhundertwende lagen die korrespondierenden Daten z. B. bei 15 und 75 Jahren. Die heute Berufstätigen müssen demnach für mehrere Generationen arbeiten, und zwar für 2 Generationen der noch nicht Erwerbstätigen plus mindestens 2 Generationen im Rentenalter. (Der sogenannte „Zwei-Generationen-Vertrag", mit dem kalkuliert wird, ist mindestens auf einen 4-Generationen-Vertrag zu erweitern.)

Betrachtet man die bevölkerungsreichsten Länder und den Anteil der am Erwerb beteiligten Älteren, so fällt auf, daß die Frauen in Europa den geringsten Anteil mit 5% haben. Auch bei den Männern ist mit 15% ein deutlich niedrigerer Anteil weiterhin im Erwerbsprozeß als z. B. in den USA (27%).

Soviel zu den eher *quantitativen Aspekten*. Die Probleme werden hauptsächlich durch den Gesundheitszustand der älteren und sehr alten Frauen bestimmt. Und hier ist unser Berufsstand gefordert: Einen zunehmend hohen Stellenwert wird die Bewältigung der Morbidität der alten Frau einnehmen. Allein bei Betrachtung der wenigen Daten zu den Kosten für die medizinische Versorgung wird man aufmerksam, wenn 20% der Ausgaben für den medizinischen Bedarf auf die Patientinnen nach der Menopause entfallen, die an Krankheiten leiden, bei denen der Östrogenmangel im Vordergrund steht. In einer Untersuchung von Wuttke und Weißflog *(Wuttke u. Weißflog, Menopause aktuell, Hrsg. Schindler, Aesopus-Verlag, 1996)* wird konstatiert, daß die Gruppe der Frauen über 70 Jahre, die einen Bevölkerungsanteil von 8% innehat, fast 50% der Arzneiausgaben verursacht (Männer 9%).

Nach Meinung vieler Experten ist die langzeitige Substitution der Steroide zur Prävention bzw. zur partiellen Verminderung dieses Krankheitspotentials einer der bedeutendsten Fortschritte der Medizin in den letzten 30 Jahren.

In Anbetracht der enormen finanziellen Implikationen ist die Gesundheitsfürsorge der Älteren, die selbstverständlich bewährte und neue Methoden der Hormonsubstitution einschließt, von höchster Priorität für die Zukunft. Die *1- bis 2jährige* Behandlung der klimakterischen Beschwerden, wie sie derzeitig stattfindet, ist im Hinblick auf die anzustrebende Prävention der großen Krankheiten der Frauen, also der Osteoporose, der kardiovaskulären Erkrankungen, der Hirnleistungsstörungen, der Depression und der Inkontinenz, sicher kein ausreichendes Konzept. Im Alter von 65 Jahren werden z. B. nur noch etwa 5% der Frauen mit Östrogen behandelt, obwohl sich abzeichnet, daß durch die langzeitige Prävention gerade in diesem Alter Vorteile zu erwarten sind. Durch Prävention, die sich natürlich nicht nur auf die Hormonsubstitution beschränkt, sondern auch den Lifestyle miteinbezieht, kann zumindest erreicht werden, daß die schwere Morbidität im Alter auf eine kürzere Zeit beschränkt bleibt und wir Frauen bis zum hohen Alter relativ gesund leben. Auch die amerikanische gynäkologische Gesellschaft erhebt mit Nachdruck die Forderung nach Prävention, um die klinische Erkrankung zurückzustellen. Die Menopause ist die letzte strategisch wichtige Zeit für die Einleitung präventiver Gesundheitsmaßnahmen.

Wenn wir uns mehr der Frau und ihrem Umfeld, also auch der Familie, widmen, so wird uns bei der Frage der Substitution auch immer wieder das Thema der Substitution des Mannes beschäftigen. Eine vergleichbare endokrine Situation wie bei der älteren Frau wird beim über 50jährigen Mann nicht angetroffen. Die Sekretion und die Metabolisierungsraten von Testosteron und Androgenen zeigen zwar deutliche Altersgänge, es bestehen aber erhebliche interindividuelle Variationen, so daß man nicht von einer zeitlich vorhersehbaren Andropause sprechen kann. Allerdings, die Substitution mit Androgen beim älteren Mann ist dann sinnvoll, wenn Symptome wie Libidoverlust, Antriebslosigkeit, Verminderung der Leistungsfähigkeit, Osteoporose, Reduktion der Muskelmasse und Fettansatz auftreten und das Testosteron unter der Norm ist. Eine erektile Dysfunktion als einziges Symptom ist keine Grundlage für eine Testosteronsubstitution, denn sie wird nur in geringem Umfang (unter 6%) durch ein Testosterondefizit verursacht.

Ein interessanter und sehr kontrovers diskutierter Aspekt ist die Östrogenbehandlung älterer Männer. Die Östrogenbehandlung soll zweierlei erreichen:

1. eine Verbesserung der Gefäßsituation und
2. eine Verbesserung der Gehirnleistung.

Für beide Indikationen steht der klinische Nachweis aus. Nach pharmakologischen Daten ist aber die Aussage erlaubt, daß Östrogen-Abkömmlinge mit reduziert genomischer Wirkung einen sinnvollen Ansatz für die Östrogenbehandlung älterer Männer darstellen können.

Arbeitsgemeinschaft Medizinrecht

Die Rechtsstellung des AiP im klinischen Einsatz

E.-J. Hickl, F.-J. Pelz

Auch 10 Jahre nach der Einführung des AiP ist dessen status- und haftungsrechtliche Stellung alles andere als geklärt. Auf Grund einer beschränkten Erlaubnis nach § 10 Abs. 4 der Bundesärzteordnung darf er *nur unter Aufsicht eines Arztes, der die Approbation besitzt, ärztliche Tätigkeiten und Maßnahmen verrichten.* In welcher Weise und in welchem Umfang der AiP unter Berücksichtigung dieser gesetzlichen Vorgabe im klinischen Einsatz zulässigerweise tätig werden darf, ist höchst problematisch und zugleich von großer Bedeutung für die Haftung des AiP, des Chefarztes und des Krankenhausträgers. Der Schwerpunkt der folgenden Ausführungen liegt in der rechtlichen Verantwortlichkeit der Chefärzte/Krankenhausträger beim Einsatz des AiP.

Zwei Vorbemerkungen dürften zum Verständnis der weiteren Ausführungen hilfreich sein:

1. Die Rechtsprechung verlangt bei jeder ärztlichen Behandlung die Einhaltung des Facharztstandards.
2. Geburtshilfe ist inzwischen Bestandteil der Hochleistungsmedizin. Die derzeitigen perinatalen und peripartalen Morbiditäts- und Letalitätszahlen in Deutschland sind auf einem historischen Tiefpunkt. Der geburtshilfliche Standard in der Bundesrepublik ist weltweit führend.

Wenn dies so bleiben soll, muß der Einsatz eines AiP daran gemessen werden, ob er mit den getroffenen Feststellungen vereinbar ist.

Statusrechtlich ist der AiP-Einsatz Teil der medizinischen *Ausbildung*, nicht Weiterbildung. Der AiP ist nicht ein „kleiner Assistenzarzt", er hat vielmehr einen eigenen Status. Er kann nicht wie ein Assistenzarzt, auch nicht wie ein Assistenzarzt im ersten Monat oder auch nur am ersten Tag eingesetzt werden.

Die Möglichkeit, AiP-Zeiten auf eine Weiterbildungszeit anzurechnen, ändert an diesem Statusunterschied und der Verschiedenheit der Aufsichtspflicht nichts.

Vom Tätigkeitsbereich her kann sein Einsatz nur dort in Betracht kommen, wo er nicht unvorsehbar vor Situationen gestellt sein kann, deren Gefahrenträchtigkeit er möglicherweise nicht sofort erkennt und zu deren Beherrschung sofort gehandelt werden muß, um irreparablen Schaden abzuwenden.

Der AiP im geburtshilflichen Bereitschaftsdienst

Gegen den Einsatz des AiP im geburtshilflichen Bereitschaftsdienst ist dann nichts einzuwenden, wenn er in Begleitung und zur Unterstützung eines ständig präsenten approbierten Arztes geschieht („Tandemsystem“), dem jede Neuaufnahme sofort vorgestellt wird, der von jeder Veränderung der Situation sogleich erfährt und der durch sein eigenes Handeln oder seine Weisungen an den AiP und dessen Überwachung fachärztlichen Standard gewährleistet. Ohne Präsenz eines approbierten Arztes kann ein AiP-Einsatz im Kreißsaal nicht verantwortet werden, und zwar gleichgültig, ob dieser aus einer Rufbereitschaft von zu Hause gerufen werden muß oder sich zwar im Hause aufhält, aber von Fall zu Fall vom AiP erst geweckt oder benachrichtigt werden muß.

Die Geburtshilfe ist wie kaum eine andere Fachrichtung mit Schadensfällen größten Ausmaßes belastet. Zum Teil beruht das darauf, daß eine zunächst normal verlaufende Geburt plötzlich und unvorhersehbar in eine pathologische Geburt umschlagen kann, die u. U. nur mit den Mitteln der Hochleistungsmedizin zu beherrschen ist, und daß diese Situation entweder mangels Fachkunde und Erfahrung nicht sofort erkannt wird (z. B. Oberbauchschmerzen bei HELLP-Syndrom) oder zwar erkannt, aber mit der Entscheidung oder ihrem Vollzug zu lange gezögert wird, wodurch wertvolle Zeit bis zum Eintreffen des Facharztes verstreichen kann (z. B. bei vorzeitiger Plazentalösung oder bei atonischen Blutungen).

Auch ein gut befähigter AiP wird selbst in seiner zweiten Ausbildungshälfte nicht die Gewähr dafür bieten können, z. B.

- Abweichungen vom normalen Geburtsverlauf sofort zu erkennen,
- eine Schulterdystokie zu beherrschen,
- eine fetale Notsituation zu überbrücken,
- eine Geburt operativ zu beenden,
- beim Neugeborenen lebenserhaltende Maßnahmen bis zum Eintreffen des Pädiaters zu treffen.

Konsequenzen

Es wird immer wieder argumentiert, daß ein AiP unter Umständen bessere Arbeit leisten kann als ein approbierter Arzt. Das ist durchaus möglich, diese Argumentation geht aber am Kern des Problems vorbei: Auch ein Fahrschüler kann ein wesentlich besserer Autofahrer sein als jemand, der seinen Führerschein schon länger besitzt. Trotzdem darf er bis zum Erhalt seines Patents nur mit einem Fahrlehrer fahren *(Franzki).*

Nach der derzeitigen Rechtslage ist es mit dem Ausbildungsstatus und der Aufsichtspflicht nicht vereinbar, wenn von einzelnen Bundesländern und Verbänden – wohl zur Einhaltung einer leichtfertig geforderten Kostenneutralität – der Standpunkt vertreten wird, der AiP könne in gleicher Weise wie ein frisch approbierter Assistenzarzt verwendet und auch im Bereitschaftsdienst eingesetzt werden, sofern der Rufbereitschaftsdienst entsprechend gestaltet sei.

Dabei werden die großen praktischen Schwierigkeiten, die sich aus dieser Empfehlung gerade für kleinere geburtshilfliche Einheiten und für die Nachwuchsausbildung ergeben, nicht übersehen.

Die Arbeitsgemeinschaft Medizinrecht hat deshalb lange diskutiert und nach Lösungen gesucht, die diesen Schwierigkeiten besser Rechnung tragen.

Der eindeutige Gesetzestext läßt aber keine andere Empfehlung zu. Sie erfolgt auch nicht zuletzt, um leitende Ärzte vor gravierenden Haftungsrisiken zu bewahren. Ihnen, die sich aus Personalnot, z.T. noch verschärft durch das neue Arbeitszeitrecht, gezwungen sehen, einen AiP allein im Kreißsaal Bereitschaftsdienst leisten zu lassen, droht im Schadensfall eine Haftung aus Organisationsverschulden, vor der sie ministerielle Verlautbarungen schwerlich schützen werden.

Der Krankenhausträger ist deshalb gefordert, für eine ausreichende Personalausstattung zu sorgen.

Schließlich gebietet es aber auch die Fürsorgepflicht gegenüber dem ärztlichen Nachwuchs, ihn nicht mit einer Verantwortung zu belasten, die er nach Status und Ausbildungsstand noch nicht tragen kann. Er ist selbst nicht von jeder Haftung freigestellt, aber auch, wenn ihm wegen Überforderung die Haftung abzunehmen ist, kann das Gefühl des objektiven Versagens, das zu einem schweren Schaden geführt hat, sein Gewissen und seine spätere Berufstätigkeit schwer belasten.

Aus den oben angeführten Gründen stellt sich deshalb die Frage, ob die Beibehaltung des AiP für die Zukunft noch sinnvoll ist. Die anstehende Änderung der Approbationsordnung sollte dies berücksichtigen.

Rechtliche Grenzen bei der Anwendung gentechnischer Methoden am Menschen

D. v. Bülow

Herr Vorsitzender,
meine sehr verehrten Damen und Herren!

Mir ist die Aufgabe gestellt, über rechtliche Grenzen bei der Anwendung gentechnischer Methoden am Menschen zu sprechen. Dabei gehe ich davon aus, daß sich das Referat schwerpunktmäßig auf die die Ärzteschaft primär berührenden Fragen eines Gentransfers in Keimbahnzellen, des Klonens sowie der Präimplantationsdiagnostik an totipotenten Zellen befassen sollte. Nicht behandeln werde ich den vielschichtigen Bereich der herkömmlichen pränatalen Diagnostik, da der Gesetzgeber insoweit bisher noch keine umfassenden Regelungen getroffen hat.

Zum Gentransfer in menschliche Keimbahnzellen

Lassen Sie mich mit dem ersten Problembereich, dem Verbot eines Gentransfers in menschliche Keimbahnzellen, beginnen, d.h. mit dem Verbot, Erbanlagen des Menschen in einer sich auf die nachfolgenden Generationen auswirkenden Weise zu manipulieren. Dazu heißt es in § 5 Abs. 1 des Embryonenschutzgesetzes (ESchG):

„Wer die Erbinformation einer menschlichen Keimbahnzelle künstlich verändert, wird mit Freiheitsstrafe bis zu fünf Jahren oder mit Geldstrafe bestraft."

Es gilt hier, jede Form bewußter Menschenzüchtung zu verhindern und der Anmaßung des einzelnen entgegenzutreten, Menschen nach seiner höchst subjektiven Vorstellung schaffen zu dürfen. Daran, daß dies zu verhindern eine legitime Aufgabe des Gesetzgebers ist, dürfte kaum ein Zweifel bestehen.

Indes wird man aber auch sehen müssen, daß sich das derzeitige Verbot nicht nur auf die Fälle bewußter und gezielter Menschenzüchtung bezieht, sondern im Einzelfall durchaus auch rein therapeutische Maßnahmen umfassen kann.

Kein Zweifel besteht, daß es schwerste Erbleiden gibt, deren Verhinderung die von ihnen bedrohten Menschen vor einem furchtbaren Schicksal bewahren würde. Man denke beispielsweise nur an die von der Chorea Huntington, dem angeborenen Veitstanz, Betroffenen, die unter unsäglichen Umständen an dieser Krankheit zugrunde gehen. Es stellt sich damit hier die Frage, ob man tatsächlich, wie das Gesetz es derzeit vorsieht, einen Gentransfer in Keimbahnzellen auch in den Fällen strafrechtlich unterbinden sollte, in denen erst ein entsprechender Transfer die Geburt eines nicht von schwerer Erbkrankheit gezeichneten Kindes gewährleisten würde. Läßt sich wirklich sagen, daß ein derartiger – medizinisch indizierter – Gentransfer mit dem Fall anmaßender Menschenzüchtung vergleichbar sei?

Schon die sog. Benda-Kommission, die unter dem Vorsitz des früheren Präsidenten des Bundesverfassungsgerichts die wesentlichen Vorarbeiten für das Embryonenschutzgesetz geleistet hatte, war sich der hier aufgezeigten Vielschichtigkeit der mit einem Gentransfer in menschliche Keimbahnzellen verbundenen Probleme durchaus bewußt gewesen. In ihrem Abschlußbericht vom November 1985 kam die Kommission zwar zu dem Ergebnis, daß ein Gentransfer in menschliche Keimbahnzellen „derzeit" ausnahmslos zu verbieten sei. Mit dem Wort „derzeit" ließ sie es jedoch bewußt offen, ob sie u. U. für den Fall einer erfolgreichen Weiterentwicklung der gentechnischen Methoden den auf Verhinderung schwerster Erbleiden gerichteten Gentransfer für akzeptabel halten könnte.

Zum damaligen Zeitpunkt jedoch kamen für die Kommission Ausnahmen von einem generellen Verbot des Gentransfers in menschliche Keimbahnzellen schon deshalb nicht in Betracht, weil ein gezielter Gentransfer in Keimbahnzellen seinerzeit noch nicht möglich war, so daß entsprechende Versuche ein unverantwortbares Experimentieren mit menschlichem Leben bedeutet hätten.

Im übrigen war sich die Benda-Kommission durchaus bewußt, daß es auch aus einem anderen Grunde keineswegs unproblematisch sein könnte, Ausnahmen von dem generellen Verbot eines Gentransfers in Keimbahnzellen zuzulassen. Es sei, so heißt es in ihrem Abschlußbericht, nämlich keine Gewähr dafür gegeben, daß die Methode auch tatsächlich nur zur Beseitigung schwerster Gendefekte eingesetzt werde, zumal die Grenze zwischen Therapie und eugenischen Maßnahmen schwer zu definieren sei. Dabei dürfte die Kommission nicht zuletzt auch die Ansicht der WHO nachdenklich gestimmt haben, nach der der Gesundheitsbegriff sogar das soziale Wohlbefinden umfaßt.

Gegenüber der Ausgangssituation der 80er Jahre ist inzwischen insofern eine wesentliche Veränderung eingetreten, als ein gezielter Gentransfer in Keimbahnzellen heute wohl keine bloße Zukunftsvision der Wissenschaft mehr ist. Damit aber stellen sich die Fragen, welche schon die Benda-Kommission bei ihren Vorarbeiten zum Embryonenschutzgesetz gestellt hatte, in ihrer ganzen Schärfe von neuem. Denn ein umfassendes Verbot des Gentransfers in Keimbahnzellen primär darauf zu stützen, daß ein gezielter Gentransfer nicht möglich sei, ist dem Gesetzgeber künftig wohl verwehrt.

Ob andererseits aber ein generelles Verbot allein damit begründet werden kann, daß die Grenze zwischen Therapie und eugenischen Maßnahmen schwer zu ziehen sei und jede Ausnahmeregelung die Gefahr späterer Erweiterung in sich trage, erscheint zumindest nicht zweifelsfrei. Es ist schwerlich einzusehen, weshalb sich nicht bei gutem Willen brauchbare Abgrenzungskriterien finden lassen sollten, mit deren Hilfe den befürchteten Mißbräuchen entgegengewirkt werden könnte. Darüber hinaus erscheint es schon fraglich, ob es mit dem unser Strafrecht beherrschenden Schuldprinzip vereinbar wäre, wenn man das Verhalten des Arztes, der ein künftiges Kind vor schwerstem Leiden bewahren will, nur deshalb pönalisiert, weil man Mißbräuchen anderer begegnen will.

Nach allem erscheint es zumindest nicht zweifelsfrei, ob ein generelles Verbot eines Gentransfers in menschliche Keimbahnzellen weiterhin allein auf die Gründe gestützt werden könnte, denen im Rahmen der Vorarbeiten zum Embryonenschutzgesetz besonderes Gewicht beigelegt worden war.

Dies schließt indes nicht aus, daß es möglicherweise heute andere Gründe dafür geben könnte, es bei dem bisherigen Verbot bewenden zu lassen. Dafür könnte insbesondere folgende Erwägung sprechen: Selbst wenn man unterstellt, daß ein Gentransfer in menschliche Keimbahnzellen heute schon in gezielter Form möglich ist, so liegt doch die Annahme nahe, daß es im Einzelfall bei der Anwendung der Methode zu Fehlleistungen kommen kann. So wie es immer wieder beim ärztlichen Heileingriff zu Behandlungsfehlern kommen oder eine Operation mißlingen kann, so dürften wohl auch Mißerfolge bei der Durchführung eines Gentransfers in Keimbahnzellen niemals ganz auszuschließen sein. Im Gegensatz zum ärztlichen Heileingriff, der auf Grund eines schlechten Gesundheitszustandes des Patienten nicht nur indiziert ist, sondern regelmäßig auch nur mit dessen Einwilligung durchgeführt wird, fehlt es aber bei dem Gentransfer in Keimbahnzellen an einer vergleichbaren Ausgangslage. Während es insbesondere bei einer zur Lebenserhaltung notwendigen Operation unvermeidlich ist, das letztlich bei jeder Operation bestehende Risiko des Mißlingens einzugehen, ist eine auch nur einigermaßen vergleichbare Notwendigkeit für die Durchführung einer künstlichen Befruchtung mit anschließendem Gentransfer nicht gegeben. Allein der Kinderwunsch der potentiellen Eltern, so verständlich er auch sein mag, dürfte jedenfalls nicht einen Gentransfer erlauben, solange nicht ausgeschlossen werden kann, daß dieser im Fall des Mißlingens negative Auswirkungen auf die Erbinformationen des künftigen Kindes haben und damit zu unter Umständen schwersten Behinderungen des Kindes führen wird.

Im Ergebnis ist daher festzuhalten: Selbst wenn man heute von der Möglichkeit ausgehen würde, einen gezielten Gentransfer in Keimbahnzellen durchzuführen und diesen Transfer auf die vom Gendefekt betroffenen Teile der DNS zu beschränken, würde man ein umfassendes Verbot eines derartigen Gentransfers wohl solange aufrechterhalten müssen, wie sich die zu vermutenden Risiken bei einer Durchführung des Transfers nicht mit Sicherheit ausschließen lassen. Allerdings wäre hier daran zu denken, bei den Strafdrohungen zu differenzieren, um insoweit den aus therapeutischer Motivation handelnden Arzt nicht demjenigen gleichzusetzen, der Menschenzüchtung zu betreiben sucht.

Damit möchte ich meine Ausführungen zur Problematik eines Gentransfers in menschliche Keimbahnzellen schließen.

Zum Klonierungsverbot des Embryonenschutzgesetzes

Ich komme nunmehr – allerdings sehr viel kürzer – zum Klonierungsverbot des Embryonenschutzgesetzes. Sie finden es in dessen § 6, der in seinem Absatz 1 wie folgt lautet:

„Wer künstlich bewirkt, daß ein menschlicher Embryo mit der gleichen Erbinformation wie ein anderer Embryo, ein Fötus, ein Mensch oder ein Verstorbener entsteht, wird mit Freiheitsstrafe bis zu fünf Jahren oder mit Geldstrafe bestraft."

Ihrem Wortlaut nach umfaßt die Vorschrift sehr unterschiedliche Fallgestaltungen. Zum einen das in der Tierzucht seit Jahren praktizierte „Embryonensplitting", zum anderen aber auch den Fall, daß der Kern einer Körperzelle eines Menschen in eine entkernte menschliche Eizelle transferiert und die daraus entstandene neue Zelle durch ein gezieltes Verfahren dazu veranlaßt wird, sich wie eine noch undifferenzierte – totipotente – Zelle über entsprechende Zellteilungen bis hin zu einem menschlichen Individuum zu entwickeln.

Nur der zuletzt genannte Fall soll Gegenstand meines Referates sein, da diese Methode des Klonens – anders als das bloße Embryonensplitting – in hohem Maße die Anwendung gentechnischer Erkenntnisse voraussetzt. Hier ist deshalb zu fragen, ob das geltende Recht – also das eben zitierte Embryonenschutzgesetz – im Blick auf diese Methode zu befriedigenden Ergebnissen zu führen vermag.

Dies erscheint in zweifacher Weise zweifelhaft.

Zum einen erscheint die Strafdrohung des § 6 ESchG für die in diesem Bereich in Betracht kommenden besonders gravierenden Taten unangemessen gering, kann doch hier nach dem Gesetz – zumindest theoretisch – bei der Strafzumessung bis auf das Mindestmaß einer Geldstrafe herabgegangen werden.

Zum anderen erweist sich eine Novellierung des Embryonenschutzgesetzes aber auch deshalb als erforderlich, weil eine Verurteilung nach § 6 ESchG voraussetzt, daß durch die Manipulation ein Embryo entsteht, der in dem hier interessierenden Fall die gleiche Erbinformation besitzt wie derjenige, von dem die für das Klonen verwendete Körperzelle herrührt. Damit aber ist ausgerechnet die besonders gravierende Handlung, bei der sich der Täter nicht nur der genannten Klonierungstechnik bedient, sondern gleichzeitig noch einen Gentransfer in den Zellkern der für die Manipulation benötigten Körperzelle durchführt, von der Strafvorschrift des § 6 Abs. 1 ESchG nicht erfaßt. Denn in der Regel wird man nach einem entsprechenden Gentransfer nicht mehr davon ausgehen können, daß der durch die Tat erzeugte Embryo noch die gleiche Erbinformation besitzt wie derjenige, von dem die für die Erzeugung des Embryos verwendete Körperzelle stammt. Davon, daß diese Lücke des Embryonenschutzgesetzes geschlossen werden muß, ist übrigens heute auch die Bundesregierung überzeugt. Ich kann insoweit auf deren Bericht vom 26. Juni 1998 verweisen, in welchem sie zur Frage eines gesetzgeberischen Handlungsbedarfs auf Grund der neueren Klonierungstechniken Stellung nimmt (Bundestags-Drucksache 13/11263) .

Zur Präimplantationsdiagnostik an totipotenten Zellen

Damit komme ich zum dritten Teil meiner Ausführungen – zur Frage rechtlicher Grenzen bei einer Anwendung der Genomanalyse beim Menschen, wobei ich eingangs bereits darauf hingewiesen habe, daß ich mich an dieser Stelle auf die Erörterung der Präimplantationsdiagnostik an totipotenten Zellen beschränken werde.

Worum geht es hier?

Wie Sie wissen, geht der Gesetzgeber des deutschen Embryonenschutzgesetzes davon aus, daß mit Abschluß der Befruchtung einer menschlichen Eizelle menschliches Leben entstanden ist, d.h. die befruchtete Eizelle bereits als menschlicher Embryo gilt.

Mit der Möglichkeit, eine menschliche Eizelle außerhalb des Mutterleibes zu befruchten, war damit zugleich der Weg dafür geebnet worden, dem Embryo vor dem nach seinen ersten Zellteilungen durchzuführenden Transfer auf die zur Austragung bereite Frau einzelne Zellen zu entnehmen, um diese auf das Vorliegen bestimmter Gendefekte zu untersuchen. Tatsächlich wird von dieser Möglichkeit weltweit heute schon Gebrauch gemacht, mit der Folge, daß bei Feststellung eines entsprechenden Gendefekts von dem an sich beabsichtigt gewesenen Embryotransfer abgesehen und der Embryo damit gleichsam „verworfen" wird.

Demgegenüber hat es der deutsche Gesetzgeber für geboten erachtet, jedenfalls die Präimplantationsdiagnostik an sog. totipotenten Zellen zu verhindern. Maßgebend hierfür war die Erwägung, daß die Zellen des Embryos im Stadium seiner ersten Zellteilungen noch in dem Sinne totipotent seien, daß sie sich, sofern sie einem extrakorporal erzeugten Embryo entnommen würden, unter den dafür weiter erforderlichen Voraussetzungen – also etwa in einem bestimmten Kulturmedium – teilen und nach einem Transfer auf eine zur Austragung bereite Frau auch zu einem eigenständigen menschlichen Individuum weiterentwickeln könnten. Angesichts der genannten Entwicklungsfähigkeit der totipotenten Zellen sah der Gesetzgeber seinerzeit keine Möglichkeit, diesen rechtlich einen anderen Status als den durch Befruchtung entstandenen Embryonen zu gewähren. § 8 Abs. 1 ESchG setzt deshalb jede einem Embryo entnommene totipotente Zelle, die sich bei Vorliegen der dafür erforderlichen Voraussetzungen zu teilen und zu einem Individuum zu entwickeln vermag, dem menschlichen Embryo im Sinne des Embryonenschutzgesetzes gleich.

Die entsprechende Gleichsetzung hat nun u.a. zur Folge, daß das Klonierungsverbot des § 6 Abs. 1 ESchG auch den Fall erfaßt, daß einem extrakorporal erzeugten Embryo eine totipotente Zelle entnommen wird, sofern diese nur tatsächlich auch die gleiche Erbinformation wie der extrakorporal erzeugte Embryo besitzt.

Bei den Vorarbeiten zum Embryonenschutzgesetz hat sich der Gesetzgeber wohl offenbar weitgehend von der Vorstellung leiten lassen, daß die einem Embryo bis zum Abschluß seines 8-Zell-Stadiums entnommenen Zellen im eben beschriebenen Sinne totipotent seien. Darüber hinaus dürfte für ihn damals das Bild einer totipotenten Zelle bestimmend gewesen sein, das von einer gleichen Erbinformation des extrakorporal erzeugten Embryos wie der totipotenten Zelle ausgegangen ist.

Inzwischen wissen wir, daß das Ziel des Gesetzgebers, über das Klonierungsverbot des § 6 ESchG zu verhindern, daß einem extrakorporal erzeugten Embryo totipotente Zellen zum Zwecke der Präimplantationsdiagnostik entnommen werden, auf diesem Wege nur äußerst unvollkommen erreicht werden kann. Zum einen lassen neuere Ergebnisse aus der Säugetierforschung die Vermutung zu, daß sich keineswegs alle Zellen eines menschlichen Embryos bis zu dessen 8-Zell-Stadium in dem vorhin genannten Sinne als totipotent erweisen, zum anderen dürften gerade auch die neueren Erkenntnisse über sog. Mosaikbildungen, also über das mögliche Vorliegen unterschiedlicher Erbinformationen in den dem Embryo entnommenen Zellen, die Anwendbarkeit der Vorschriften des Embryonenschutzgesetzes im Einzelfall erschweren. Denn da im Strafverfahren der Satz „in dubio pro reo" (im Zweifel für den Angeklagten) gilt, setzt die Verurteilung wegen eines vollendeten Delikts hier voraus, daß demjenigen, der die Präimplantationsdiagnostik durchgeführt hat, nachgewiesen werden kann, daß die von ihm dem extrakorporal erzeugten Embryo entnommene Zelle tatsächlich noch totipotent gewesen ist. Auch muß festgestellt werden, daß die entnommene Zelle wirklich auch die gleiche Erbinformation enthalten hat wie der Embryo, dem diese Zelle entnommen worden ist. Wie dieser Beweis in der Praxis erbracht werden kann, ist angesichts der unterschiedlichen Zeitpunkte, zu denen die einzelnen Zellen ihre Totipotenz verlieren, und angesichts der nicht auszuschließenden Abweichungen der Erbinformationen des Embryos von denen der ihm entnommenen Zellen schwer zu sehen.

Sofern der Gesetzgeber auch künftig die Präimplantationsdiagnostik an totipotenten Zellen verbieten will, dürfte er im Interesse der Durchsetzbarkeit seiner Vorschriften wohl nicht umhinkommen, das geltende Embryonenschutzgesetz insoweit einer grundlegenden Überarbeitung zu unterziehen, als er z. B. generell verbietet, einem menschlichen Embryo vor Abschluß des 8-Zell-Stadiums Zellen zu entnehmen. So könnten die hier aufgezeigten Bedenken wohl am einfachsten ausgeräumt werden. Indes wird eine dahinzielende Novellierung – wenn überhaupt – nur nach eingehender Auseinandersetzung mit den derzeit für und gegen eine Beibehaltung des Verbots sprechenden Gründen in Betracht zu ziehen sein.

Auf der einen Seite könnte für eine Lockerung des generellen Verbots einer Präimplantationsdiagnostik an totipotenten Zellen u. a. sprechen, daß es für ein kinderloses Paar eine erhebliche Härte bedeuten mag, wenn man ihm die Durchführung einer Präimplantationsdiagnostik an totipotenten Zellen auch in den Fällen versagen würde, in denen besondere Gefahr besteht, daß ein künftiges Kind von einer u. U. mit unsäglichem Leiden verbundenen Erbkrankheit betroffen sein wird. Statt den potentiellen Eltern im Rahmen einer extrakorporalen Befruchtung die Möglichkeit zu geben, schon zum Zeitpunkt der ersten Zellteilungen der befruchteten Eizelle zu entscheiden, ob für sie ein Embryotransfer verantwortbar erscheint, würde das Paar durch Aufrechterhaltung des generellen Verbots auch in Zukunft gezwungen sein, entweder ganz auf den Wunsch nach dem eigenen Kind zu verzichten oder aber auf diagnostische Maßnahmen auszuweichen, die derzeit zwar vom Gesetzgeber nicht verboten, dennoch aber keineswegs unproblematisch sind. Dies dürfte – zumindest derzeit noch – selbst für die hier und da von ärztlicher Seite heute schon für praktikabel gehaltene Präimplantationsdiagnostik an nicht mehr totipotenten Zellen gelten. Denn auch wenn es heute nicht mehr ausgeschlossen erscheint, einen Embryotransfer in einem wesentlich späteren als dem 8-Zell-Stadium des Embryos durchzuführen, also zu einem Zeitpunkt, zu dem seine Zellen die Totipotenz verloren haben dürften, so wird man doch andererseits nach den bisherigen Erkenntnissen nicht ausschließen können, daß die Chance, daß es bei einem späteren Embryotransfer noch zu einer erfolgreichen Nidation kommen wird, in einer jedenfalls nicht zu vernachlässigenden Weise abnimmt. Für das betroffene Paar, das ohnehin schon den vor allem für die Frau belastenden und mit einer jeweils begrenzten Erfolgsquote versehenen Weg einer extrakorporalen Befruchtung gewählt hat, dürfte es jedenfalls schwer zu ertragen sein, wenn die Erfüllung ihres Kinderwunsches zusätzlich noch durch eine verminderte Nidationschance in Frage gestellt würde.

Weit belastender noch für das betroffene Paar würde sich die andere Alternative darstellen, ohne vorherige Präimplantationsdiagnostik das Risiko einer Schwangerschaft einzugehen, die dann entweder zur Geburt eines schwerbehinderten Kindes oder auch – nach einer späteren pränatalen Diagnostik – zu einem unter bestimmten Voraussetzungen straffreien Schwangerschaftsabbruch in einem dann fortgeschritteneren Zeitpunkt der Schwangerschaft führen könnte.

Gerade letzteres könnte nun ebenfalls dafür sprechen, das generelle Verbot einer Präimplantationsdiagnostik an totipotenten Zellen zu lockern. Denn jedenfalls bei unbefangener – nicht noch zwischen dem zu transferierenden Embryo und der ihm entnommenen totipotenten Zelle unterscheidenden – Betrachtungsweise drängen sich, zumindest auf den ersten Blick, erhebliche Wertungswidersprüche zwischen dem Verbot einer Präimplantationsdiagnostik an totipotenten Zellen durch das Embryonenschutzgesetz einerseits und den Regelungen des Strafgesetzbuches über den Schwangerschaftsabbruch andererseits auf. Für ein kinderloses Paar dürfte es jedenfalls schwer einzusehen sein, in Fällen, in denen ein hohes Risiko schwerer genetischer Erkrankung des künftigen Kindes besteht, nicht schon vor dem Embryotransfer auf eine Präimplantationsdiagnostik an noch totipotenten Zellen zurückgreifen zu dürfen, wenn andererseits das Strafgesetzbuch in § 218 Abs. 1 Satz 2 Handlungen, deren Wirkung vor Abschluß der Einnistung einer befruchteten Eizelle in der Gebärmutter eintritt, nicht unter dem Gesichtspunkt eines Schwangerschaftsabbruchs erfaßt und das Strafgesetzbuch darüber hinaus sogar unter bestimmten Voraussetzungen einen viel später erfolgenden Schwangerschaftsabbruch – etwa nach Vorliegen eines ungünstigen Ergebnisses einer Chorionzottenbiopsie innerhalb der 12-Wochen-Frist des § 218a Absatz 1 StGB – straffrei stellt.

Schließlich wird man wohl auch sehen müssen, daß es für die Akzeptanz eines gesetzlichen Verbots nicht nur durch die vom Verbot betroffenen Menschen, sondern auch für die Akzeptanz durch die das Gesetz anwendende Justiz von erheblicher Bedeutung ist, daß die Norm allgemeinen Wertvorstellungen entspricht. In diesem Zusammenhang wird der Gesetzgeber sicherlich in seine Überlegungen mit einzubeziehen haben, daß Deutschland im internationalen Bereich mit dem Verbot der Präimplantationsdiagnostik an totipotenten Zellen eine völlig singuläre Stellung einnimmt.

Während somit einerseits beachtliche Gründe für eine Lockerung des generellen Verbots einer Präimplantationsdiagnostik an totipotenten Zellen gegeben sind, sprechen andererseits aber auch gewichtige Gründe dagegen, vorschnell eine entsprechende Entscheidung zu treffen. So wird sich der Gesetzgeber bei allen seinen Überlegungen insbesondere stets vor Augen halten müssen, daß nun einmal mit der Befruchtung der menschlichen Eizelle menschliches Leben entsteht, wie er auch nicht übersehen darf, daß sich aus der einem frühen menschlichen Embryo entnommenen – totipotenten – Zelle unter bestimmten Voraussetzungen ein eigenständiges menschliches Individuum zu entwickeln vermag.

Würde das Bundesverfassungsgericht auch weiterhin bei seiner früher geäußerten Ansicht „Wo menschliches Leben existiert, kommt ihm Menschenwürde zu" (BVerfGE 39, 1, 41) bleiben und würde das Gericht darüber hinaus an seiner in ständiger Rechtsprechung vertretenen Meinung festhalten, daß es stets einen Verstoß gegen die durch Art. 1 des Grundgesetzes geschützte Menschenwürde bedeuten würde, menschliches Leben zum Mittel für fremdnützige Zwecke zu degradieren, so könnte der Frage einer Lockerung des Verbots der Präimplantationsdiagnostik an totipotenten Zellen auch verfassungsrechtlich besonderes Gewicht zukommen. Zwingend dürften entsprechende Konsequenzen für eine Beibehaltung des Verbots aus Art. 1 GG aber wohl schon deshalb nicht sein, weil das Bundesverfassungsgericht seine Erwägungen zur Menschenwürde stets auf die Lehre Kants gestützt hat. Wie sich indes aus Kants Grundlegung zur Metaphysik der Sitten ergibt, besagt diese Lehre nur, daß der Mensch „Zweck an sich selbst" sei und seine Bestimmung dadurch erfülle, daß er im Einklang mit einer in der Philosophie der Aufklärung als überindividuell gedachten Vernunft – und damit auch ethisch richtig – handelt. So bezieht sich die Ethik Kants ausschließlich auf den Menschen als „vernunftbegabtes Wesen", nicht aber auf menschliches Leben während der frühesten Stadien seiner embryonalen Entwicklung. Ob das Bundesverfassungsgericht dem bei seinen künftigen Entscheidungen Rechnung tragen wird, bleibt abzuwarten.

Aber selbst wenn man Bedenken trägt, bereits einem Embryo im 2- oder 4-Zell-Stadium „Menschenwürde" zuzuerkennen, wird man wohl einräumen müssen, daß die Ehrfurcht vor jeder Form menschlichen Lebens auch unseren Umgang mit frühen menschlichen Embryonen bestimmen muß. Dabei wird man insbesondere auch zu bedenken haben, daß, wenn man den Zugriff auf frühes menschliches Leben für den Bereich der Präimplantationsdiagnostik grundsätzlich straffrei ließe, sehr bald auch ein entsprechender Zugriff unter anderen Aspekten gefordert werden würde. Dies würde wohl nicht zuletzt für das weite Feld einer Forschung an frühen menschlichen Embryonen gelten.

Welche Auswirkungen die Präimplantationsdiagnostik – sei es an totipotenten, sei es an anderen Zellen – auf mögliche eugenische Tendenzen innerhalb unserer Gesellschaft haben könnte, ist schwer vorherzusagen. Eines aber – das lehren schon die Erfahrungen mit der derzeit praktizierten pränatalen Diagnostik – wird man sicherlich annehmen dürfen: Je mehr Möglichkeiten uns künftig zur Verfügung stehen werden, frühzeitig Gendefekte feststellen zu können, desto größer wird auch die Gefahr sein, daß damit zugleich auch der Druck der Umgebung auf die potentiellen Eltern wächst, ihre Entscheidung im Sinne einer Verwerfung des noch ungeborenen, mit einem Gendefekt belasteten Kindes zu treffen. Auch die Einstellung zum behinderten Mitmenschen könnte sich damit in verhängnisvoller Weise verändern.

Angesichts dieser schwerwiegenden Bedenken dürfte der Gesetzgeber gut beraten sein, nicht vorschnell Entscheidungen zu treffen, deren Auswirkungen er noch nicht in ihrer ganzen Tragweite zu überblicken vermag. Dies gilt auch dann, wenn er nur erwägen sollte, die Präimplantationsdiagnostik an totipotenten Zellen nur dort straffrei zu stellen, wo bestimmte Anhaltspunkte die Gefahr eines besonders schweren Erbleidens beim künftigen Kinde begründet erscheinen lassen. Der Hinweis auf den Wertungswiderspruch im Hinblick auf die unterschiedliche Behandlung der Präimplantationsdiagnostik und des Schwangerschaftsabbruchs sollte dagegen für den Gesetzgeber schon deshalb nicht entscheidend sein, weil sich hier umgekehrt für ihn eher die Frage stellen könnte, ob nicht auch die pränatale Diagnostik im herkömmlichen Sinne an von ihm näher zu bestimmende Voraussetzungen geknüpft werden sollte.

Vor allem aber müßte der Gesetzgeber vor einer endgültigen Entscheidung über eine partielle Freigabe der Präimplantationsdiagnostik an totipotenten Zellen zu klären suchen, ob und ggf. welche weniger einschneidenden Alternativen zu dieser künftig zu erwarten sein werden. Dies gilt nicht zuletzt im Blick auf die künftige Entwicklung einer Präimplantationsdiagnostik an nicht mehr totipotenten Zellen. Sollte es – etwa unter Verbesserung der Kulturmedien oder auf andere Weise – in absehbarer Zeit gelingen, die Nidationschancen bei einem vergleichsweise späten Embryotransfer zu erhöhen, so könnte sich die Präimplantationsdiagnostik an totipotenten Zellen dann wohl auch als weitestgehend entbehrlich erweisen.

Sollte eine derartige Entwicklung allerdings in absehbarer Zeit nicht zu erwarten sein oder der Verbesserung der Methode der Umstand entgegenstehen, daß sie eine problematische Forschung an menschlichen Embryonen voraussetzen würde, dann würde der Gesetzgeber wohl in nicht zu ferner Zukunft eine Entscheidung treffen müssen, ob und ggf. in welcher Weise er das Embryonenschutzgesetz im Blick auf die Präimplantationsdiagnostik an totipotenten Zellen novellieren will. Hier würden sich dann in aller Deutlichkeit die Aporien zeigen, denen wir zunehmend auch sonst dank neuer technischer Entwicklungen vor allem im biomedizinischen Bereich, aber etwa auch auf dem Feld der Intensivmedizin ausgesetzt sind. Auch in manchen der heute behandelten Fälle geht es für den Gesetzgeber letztlich um nicht Geringeres als um die Abwägung zwischen der Erhaltung frühen menschlichen Lebens und der Respektierung eines ärztlichen Verhaltens, das auf Vermeidung inhumanen Leidens gerichtet ist. Dessen sollten wir uns – gerade auch im Rahmen gesetzgeberischer Arbeiten – stets bewußt sein.

Probleme des Schwangerschaftsabbruchs nach der neuen Rechtslage

R. Rauskolb

Die als Folge der Wiedervereinigung notwendig gewordene Novellierung des § 218 wurde nach Vorgaben des Bundesverfassungsgerichtes am 21.08.1995 zu Ende gebracht, allerdings überraschend mit einer bis dahin nicht zur Diskussion stehenden Neuregelung in Form einer ersatzlosen Streichung der embryopathischen Indikation. Statt dessen ging die embryopathische Indikation in der klassisch-medizinischen durch Erweiterung auf eine medizinisch-soziale auf.

Änderung im Gesetzestext

Der geänderte Gesetzestext des § 218 a Abs. 3 StGB hebt darauf ab, daß ein Schwangerschaftsabbruch nicht rechtswidrig ist, wenn eine Gefahr für das Leben der Mutter (klassisch-medizinische Indikation) oder die Gefahr einer schwerwiegenden Beeinträchtigung des körperlichen oder seelischen Gesundheitszustandes (medizinisch-soziale Indikation) nach ärztlicher Erkenntnis nur auf diese Weise abgewendet werden kann. Bei der Entscheidung sind die gegenwärtigen und zukünftigen Lebensverhältnisse der Schwangeren zu berücksichtigen und zu prüfen, ob die Gefahr für die Schwangere nicht auf eine andere für sie zumutbare Weise beseitigt werden kann. Im Gegensatz dazu verweist der Gesetzestext aus dem Jahre 1992 im Zusammenhang mit der embryopathischen Indikation noch ausdrücklich auf nicht behebbare Schädigungen des Feten, die so schwer wiegen, daß von der Schwangeren die Fortsetzung der Schwangerschaft nicht verlangt werden kann.

Streichung der embryopathischen Indikation – Bedeutung

Auf den ersten Blick hat sich mit der Subsumierung der bisherigen embryopathischen unter die medizinische Indikation nichts geändert, weil auch jetzt bei der Entscheidung über das Schicksal einer Schwangerschaft nicht primär auf die diagnostizierte Fehlbildung oder Erkrankung des Kindes abgestellt wird, sondern auf die Zumutbarkeit für die Mutter. Von seiten der Politiker wird diese Feststellung, es habe sich nichts verändert, nur allzu gerne und etwa blauäugig vertreten und weiterhin hinzugefügt, daß man mit der Streichung der embryopathischen Indikation nur einer Diskriminierung behinderten Lebens vorbeugen wollte (Drucksache 13/1850 des Deutschen Bundestages).

Mit der Subsumierung der embryopathischen unter die medizinische Indikation wird die Unzumutbarkeit einer Fortsetzung der Schwangerschaft für die Mutter zu einer psychosozialen Notlage im Rahmen der mütterlich-medizinischen Indikation, dem Kind wird somit eine pathogene, für die Mutter krankmachende Bedrohung zugeschrieben und – medizinhistorisch interessant – die Tötung als medizinisch begründet gerechtfertigt.

Darüber hinaus ergeben sich aus dem Wegfall der 22-Wochen-Frist bei der pränatalen Diagnostik zumindest im Einzelfall schwerwiegende Konfliktsituationen. Der Schwangerschaftsabbruch wird – wie bei der klassisch-medizinischen Indikation auch – zumindest theoretisch bis zum Ende einer Schwangerschaft für möglich gehalten. Die bisher bestehende Pflicht zur Beratung entfällt ebenso wie die Drei-Tage-Frist zwischen Beratung und Abruptio. Entsprechend der Entscheidung des BVG vom 28. 05. 1993 ist eine Abruptio mit Indikation rechtmäßig und somit auch Leistungsinhalt der gesetzlichen Krankenversicherung (GKV).

Ethische Aspekte

Mit der Subsumierung der embryopathischen unter die medizinische Indikation umfaßt diese jetzt zwei ethisch unterschiedlich zu bewertende Aspekte [4]:

- Die *unmittelbar* mütterliche oder *klassisch-medizinische* Indikation hat heute jenseits von 22 Wochen p. c. (24 Wochen p. m.) auch im Falle einer Frühgeburt aufgrund der Fortschritte in der Neonatologie nicht mehr zwangsläufig den Tod des Kindes zur Folge. Die medizinisch begründete, vorzeitige Entbindung kann somit für beide, Mutter und Kind, erfolgreich sein und hat nicht mehr, wie vor Jahren sehr viel häufiger der Fall, die Inkaufnahme des Kindstodes zur Folge.
- Die *mittelbar* mütterliche Indikation im Sinne der früheren *embryopathischen* hat grundsätzlich die Tötung des Kindes zum Ziel, um für die meist gesunde Mutter die Unzumutbarkeit zu beseitigen, ein Kind mit schwerwiegender Fehlbildung oder Erkrankung akzeptieren zu müssen (Therapie durch Abruptio).

Abruptio nach Ablauf von 22 (24) Wochen

Jenseits von 22 (24) Schwangerschaftswochen p. c. (p. m.) ergibt sich bei der mittelbar medizinischen Indikation und zu erwartender Lebensfähigkeit einerseits das Problem der iatrogen ausgelösten, lebenden Frühgeburt anstelle der geplanten Totgeburt, andererseits setzt der billigend in Kauf genommene Tod des Kindes eine Verneinung des Lebensrechts voraus und kann somit keine sittliche Billigung finden, allenfalls tolerabel sein [4]. Bei postnataler Lebensunfähigkeit dagegen ist eine vorzeitige Entbindung sittlich vertretbar [2]. Besteht für das Kind auch nur eine kleine, jedenfalls realistische Chance, müssen die Ärzte, die zuvor im Rahmen des Gesetzes eine Tötung betreiben durften, plötzlich das gegenteilige Ziel anstreben und notfalls mit neonatologischer Unterstützung seine Lebensrettung versuchen [3]. Eine Unterlassung lebenserhaltender Maßnahmen in dieser Situation ist nur in sehr engen Grenzen vertretbar. Aus Sicht der Schwangeren wiederum bedeutet dies, daß sie sich plötzlich als Mutter wiederfindet, eine Situation, die ihr noch kurze Zeit zuvor ärztlich bescheinigt nicht zugemutet werden konnte [3].

Die aufgezeigte Problematik führt zwangsläufig zu der Frage nach einem intrauterinen Fetozid zur Vermeidung eines haftungsrechtlich bedeutsamen Tatbestandes einer mißlungenen Abruptio. Gerade vor dem Hintergrund der Entscheidung des 1. Senates des BVG vom 12.11.1997 im Hinblick auf das Problem *Kind als Schaden* ergibt sich für die Ärzteschaft ein zu beachtender, aktueller Bezug. Die Grundsätze zur Ersatzpflicht bei fehlgeschlagener Sterilisation und damit Durchkreuzung der Familienplanung gelten auch für den Fall des mißlungenen Schwangerschaftsabbruchs [1].

Abruptio vor Ablauf von 22 (24) Wochen (bisherige embryopathische Indikation)

Eine Abortinduktion bei noch nicht lebensfähigem Kind *vor* Ablauf der 22-Wochen-Frist ändert nichts an dem aufgezeigten ethischen Dilemma und besteht somit schon seit Einführung der embryopathischen Indikation vor 20 Jahren. Ziel des Handelns ist auch in dieser Situation die Tötung des Kindes im Verlauf des medikamentös induzierten Abortgeschehens. Im Vergleich zum intrauterinen Fetozid ist der Arzt weniger aktiv und mehr indirekt am Tötungsvorgang beteiligt, dieser kann aber u. U. erst nach Stunden beendet sein oder auch mißlingen. Das Kind kann infolgedessen mit den Zeichen des Lebens geboren werden und zumindest kurzfristig überleben.

Bedeutung im klinischen Alltag

Die Aufforderung an die in der Pränataldiagnostik tätigen Ärzte, die Diagnostik möglichst vor Erreichen der extrauterinen Lebensfähigkeit abzuschließen, ist nur teilweise in Fällen mit bekanntem Risiko für eine Fehlbildung oder Erkrankung des Kindes zu realisieren. Einer Frist von 20 Wochen p.c. (22 Wochen p.m.) bis zum Abschluß einer Pränataldiagnostik steht auch das gegenwärtig gültige und in den Mutterschaftsrichtlinien verankerte Ultraschall-Screening entgegen. Von den obligaten, mindestens drei Untersuchungen im Rahmen des Ultraschall-Screenings (10., 20., 30. SSW) kommt im Hinblick auf die diagnostisch bedeutsamen Hinweiszeichen für das Vorliegen einer Fehlbildung der zweiten Untersuchung (19. bis zum Ende der 22. SSW p.m.) besondere Bedeutung zu. Der gewählte Zeitraum gewährleistet nach jahrelangen klinischen Erfahrungen ein Höchstmaß an diagnostischer Zuverlässigkeit. Bei Nachweis von Hinweiszeichen folgen gezielte Ultraschalluntersuchungen oder weitere diagnostische Maßnahmen, so daß ein Abschluß der Pränataldiagnostik nicht selten erst um die 24. SSW oder später möglich wird (davon betroffen sind etwa ein Drittel der Fälle). Ein zusätzlicher Zeitdruck könnte hier nur fatale Folgen haben.

Juristische Aspekte

Das Weigerungsrecht des Arztes, eine Abruptio aus medizinisch-sozialer Indikation im Sinne der früheren embryopathischen Indikation vorzunehmen, dürfte nach Auskunft der Juristen durch die Neuregelung nicht eingeschränkt werden. Die Streichung der embryopathischen und ihre Subsumierung in die medizinische Indikation kann allerdings im Einzelfall bedeuten, daß die Inanspruchnahme der Freistellungsklausel bei attestierter medizinischer Indikation leichter als früher den Vorwurf einer unterlassenen Hilfeleistung zur Folge haben könnte.

Formaljuristisch kann eine nicht rechtswidrige und damit straffreie Abruptio nicht als Verstoß gegen die Berufsordnung angesehen werden (laut BVG jede Abruptio mit Indikation). Andererseits betont die Berufsordnung, daß der Arzt gehalten ist, menschliches Leben zu erhalten. Ein Fetozid wiederum bei einem lebensfähigen Kind steht dazu in krassem Gegensatz.

Schließlich wird im Zusammenhang mit einer späten Abruptio aus medizinischer Indikation immer wieder die Rechtmäßigkeit des intrauterinen Fetozids angesprochen. Von seiten maßgeblicher Juristen wird eingeräumt, daß ein intrauteriner Fetozid nicht den Tatbestand des Totschlags erfüllt. Strafrechtlich ist der Fet nur durch die Vorschriften des § 218 geschützt, im Rahmen einer medizinischen Indikation aber werden diese wiederum aufgehoben.

Fazit

Die gesetzlich sanktionierte Aufhebung der 22-Wochen-Frist und die damit verbundene Freigabe der Tötung auch eines bereits lebensfähigen Kindes wegen einer schweren psychosozialen Notlage der Mutter (Definition WHO) bei Nachweis einer schwerwiegenden Fehlbildung oder Erkrankung des Kindes ist das Ergebnis einer politischen Entscheidung. Die sich daraus im klinischen Alltag ergebenden Konsequenzen sind offensichtlich ungenügend bedacht, unterschätzt oder auch übersehen worden. Die praktische Umsetzung des Gesetzes wurde der Ärzteschaft nicht nur aufgebürdet, vielmehr wurden die Ärzte und die betroffenen Schwangeren mit der Bewältigung ethischer und juristischer Fragen allein gelassen.

Literatur

1. Franzki H (1998) Die Geburt eines Kindes als Schadensquelle und Haftungsgrund. Gynäkologe 31: 124
2. Gründel J (1997) Vortrag anläßlich der 5. medizinethischen Klausur- und Arbeitstagung „Pränatale Medizin – eine Konfliktanalyse". 3.–5. Oktober 1997 in Schwarzenfeld
3. Ratzel R (1996) § 218 Editorial. Z Geburtsh Neonatol 200: 131
4. Wuermeling H-B (1997) Vortrag anläßlich der 5. medizinethischen Klausur- und Arbeitstagung „Pränatale Medizin – eine Konfliktanalyse". 3.–5. Oktober 1997 in Schwarzenfeld

Informationsverarbeitung in Gynäkologie und Geburtshilfe

Klinische Evaluation eines onkologischen Dokumentationsprogrammes

M. S. Kupka, W. Nagel

Einleitung

Die onkologische Datenerfassung gewinnt in Praxis und Klinik im Zeitalter globaler Vernetzung immer größere Bedeutung [4]. Die inzwischen gesetzlich forcierte Erstellung von zentralen Tumorregistern mit vereinheitlichten Datensätzen, die Maßnahmen im Zusammenhang mit Qualitätssicherung und Qualitätssteigerung und schließlich die wissenschaftlich orientierte Evaluation neuer Therapiekonzepte in der Onkologie erfordern technische Hilfsmittel aus dem Bereich der Datenverarbeitung [3, 5]. Hierbei ist die Schaffung übereinstimmender Konzepte mit Definitionen der zu erhebenden Daten eine Aufgabe, die von Gesundheitsorganisationen und Politik gleichermaßen anzustreben ist. So werden im täglichen Einsatz an ein onkologisches Dokumentationsprogramm unterschiedliche Anforderungen gestellt. Neben der leichten Handhabung für unterschiedlich vorgebildete Personenkreise ist ein ausreichender Schutz vor Datenverlust und eine Zugriffs-Reglementierung nötig [2]. Ziel der vorliegenden Untersuchung war die Prüfung eines onkologischen Datenerfassungsprogrammes im klinischen Alltag. Zunächst als Einzelplatzversion, später im Netzbetrieb wurden Benutzerfreundlichkeit, Bedienungskomfort und Funktionalität der Auswert-Routinen über einen Zeitraum von 18 Monaten analysiert. Dabei wurden die mit der Dateneingabe betrauten Mitarbeiter befragt und die Beobachtungen gewichtet. Für die Phase der Evaluation wurde bewußt nur die Dateneingabe im stationären Bereich durchgeführt. Wie bei allen qualitätssichernden Maßnahmen ist am Anfang eine Ermittlung des Leistungsprofiles nötig [1], um ein Werkzeug für die definierten Belange auswählen zu können (Abb. 1).

Material und Methode

Zur Dokumentation onkologischer Patienten wurde seit November 1996 an der Universitätsfrauenklinik Bonn das Programm OnkDat© 2.0 (Firma MedSoft® GbR, Witten) eingesetzt. Dabei erfolgt die Anwendung seit Dezember 1997 im Netzwerk. Die MS-Windows©-Version wurde zunächst als MS-Access©-Datenbank konzipiert und später mit der objekt- und ereignisorientierten Programmiersprache MS-Visual Basic© erstellt. Bereits 1989 wurde über erste Ergebnisse des Vorläufers in der DOS-Version berichtet

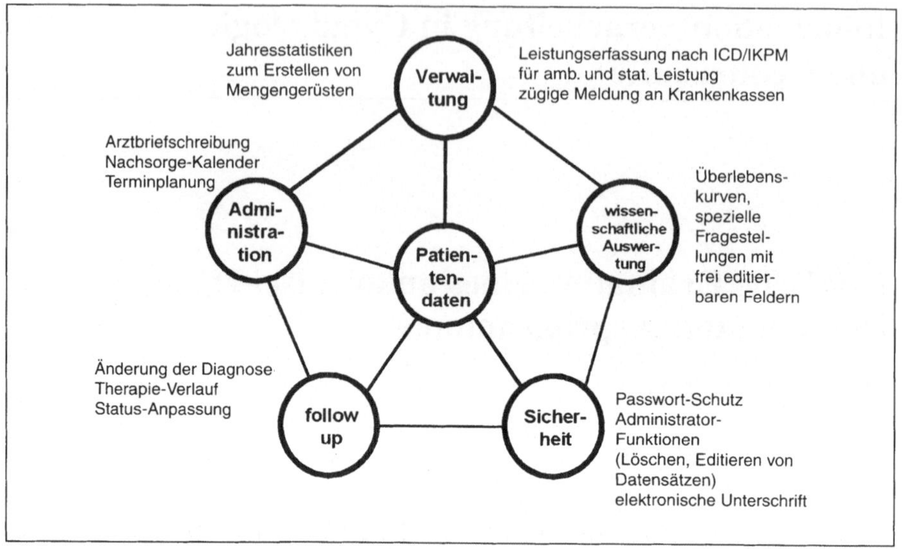

Abb. 1. Anforderungsprofil an eine onkologische Dokumentation

[6]. Die Benutzerführung bei der Dateneingabe, die Analyse- und Statistikfunktionen sowie die Stabilität im Dauerbetrieb wurden geprüft. Dabei wurden folgende Soft- und Hardware-Komponenten genutzt: 2 x PC 486 DX-Prozessor, 66 MHz Taktfrequenz, 8 MB Arbeitsspeicher/2 x PC Pentium-Prozessor, 166–233 MHz Taktfrequenz, 32 MB Arbeitsspeicher/Windows® 95-B/Microsoft WORD® 97/Server mit Novelle® 3.12, 486 DX-Prozessor (Token-Ring-Architektur).

Es wurde bewußt nur die Erfassung von stationär therapierten Patienten durchgeführt. Erst nach Validierung soll über die Ausdehnung auf den ambulanten Bereich entschieden werden.

Die Neueingabe von Patientendaten erfolgt in mehreren, logisch abgegrenzten Schritten, die äußerlich in Karteikarten strukturiert werden. Auf der ersten Karte *Patientenakte* werden die Stammdaten eingetragen. Die Diagnose im Klartext und nach frei editierbarem ICD-9-Katalog wird hier bereits festgehalten, ebenso nach Auswahlkatalog ein gegebenenfalls vorliegendes Zweitkarzinom. Es folgen zwei Karten mit der Bezeichnung *primäre Behandlung* Seite 1 (Abb. 2) und Seite 2, die das Datum der Erstdiagnosestellung, Tumorklassifikation nach TNM-Stadium und Grading, Rezeptorstatus, Tumormarker, Menopausenstatus, WHO-Performance-Index (= ECOG-Score), Prognose-Score und die vorliegende Histologie nach selbst editierbaren Auswahlfeldern beinhaltet. Des weiteren wird mittels Ankreuz-Feldern die durchgeführte Form der Therapie (Operation, Radiatio, Chemotherapie, Hormontherapie, selbst definierbares Feld, z. B. für Hochdosis-Chemotherapie, Immuntherapie etc.) abgefragt. Hierbei ist jeweils eine Zeile freier Text einfügbar. Es wird eine Therapie-Beurteilung (kein Resttumor, Resttumor, palliativ) der operativen Behandlung erwartet. Zur Leistungserfassung wird eine Eingabe von Prozeduren nach dem IKPM-Schlüssel verlangt. Dieser ist wie auch der ICD-9-Schlüssel frei editierbar. Zwei Freitext-Felder zur Therapie und zu allgemeinen Anmerkungen ermöglichen individuelle Eingaben. Die Dokumentation

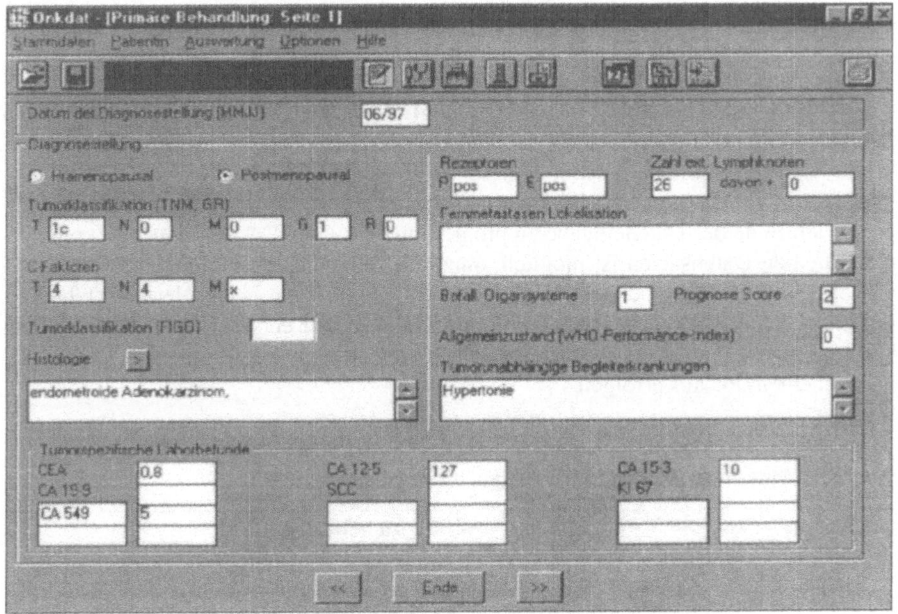

Abb. 2. Eingabemaske Primäre Behandlung (Seite 1 von 2)

einer stationären Nachsorge-Untersuchung oder stationären Nachfolgetherapie erfolgt ebenfalls auf zwei ähnlich strukturierten Karteikarten.

Nach 18 Monaten Einsatz von OnkDat 2.0 unter Windows haben sich folgende Bewertungspunkte ergeben: Im Vergleich zu anderen Produkten ist eine zügige Eingabe der klinisch wichtigen Daten möglich. Die durchschnittliche Bearbeitungszeit für die Neueingabe einer Akte durch einen mit dem System vertrauten Arzt beträgt ca. 10 Minuten. Für eine gute Compliance der Mitarbeiter ist die Effizienz der Datenverarbeitung entscheidend. Das leichte Erstellen eines Briefes oder einer Anamneseübersicht sind hier positiv zu bewerten. Wie bereits bei anderen Softwareprodukten aus dem Bereich Perinatologie bzw. bei Hilfsprogrammen zur Umsetzung des Gesundheitstrukturgesetzes beobachtet, sind dabei mehrere Punkte von großer Wichtigkeit. Die ICD- und IKPM-Kataloge sind frei editierbar für die entsprechende Bezeichnung der Diagnose bzw. der Prozedur. Hausinterne Formulierungen können so integriert werden und machen das manchmal holprige Regelwerk etwas leichter nutzbar. Häufig durchgeführte Operationen lassen sich vordefinieren, so daß eine ständige Neueingabe langer IKPM-Ziffernketten entfällt.

Das Programm bietet ausreichend Möglichkeit, Freitext einzugeben. Sowohl bei den apparativ-diagnostischen Befunden als auch bei den weiterführende Maßnahmen, Empfehlungen, Nebendiagnosen und Zwischenanamnesen ist eine Eingabe von mindestens einer Zeile möglich. Die Auswahlfelder zur histologischen Diagnose sind ebenfalls frei editierbar, wobei jedoch außerhalb des Programmes mit einem Texteditor eine entsprechende Datei verändert werden muß.

Des weiteren bieten 7 frei definierbare Felder im Zusammenhang mit den tumorspezifischen Laborbefunden hinreichend Möglichkeit, auch spezifische Texteingaben oder numerische Daten zu erfassen. Schnelle Abhilfe bei Fehlern war aufgrund der guten Zusammenarbeit mit dem Entwickler schnell möglich. Die logische Benutzerführung hat besonders EDV-unerfahrenen Mitarbeitern die Eingabe erleichtert.

Die umfangreiche Auswertroutine ermöglicht, annähernd jedes Eingabefeld als Selektionskriterium zu verwenden. Negativ zu bewerten ist, daß in der Anfangsphase relativ viele Programmanpassungen nötig waren, da OnkDat zuvor nur als DOS-Version vorlag. Es ist noch kein Kennwortschutz integriert, der als elektronische Unterschrift am Ende der Dateneingabe zu programmieren wäre. Das Löschen von kompletten Patienten-Datensätzen ist möglich, ohne das Zugangsberechtigungen gestaffelt zu vergeben sind bzw. Supervisor-Funktionen existieren. Eine echte Netzwerkfähigkeit liegt noch nicht vor. Zwar ist das Programm von jedem entsprechend eingerichteten Client abrufbar, doch kann die Dateneingabe in die auf dem Server liegende Datenbank nur von einem PC aus erfolgen.

Tabelle 1. Bewertung der wichtigsten Programmfunktionen

Positiv zu bewerten	**Negativ zu bewerten**
guter struktureller Aufbau mit logischer Benutzerführung	kein Kennwortschutz (Löschen von kompletten Patienten-Datensätzen möglich)
7 frei definierbare Felder	frei definierbare Felder nicht dauerhaft benannt
Entwicklung durch Arzt mit Praxiserfahrung	re. und li. Brust werden getrennt erfaßt und ausgewertet
Datenexport und Weiterverarbeitung leicht realisierbar	da OnkDat zuvor nur als DOS-Version vorlag, sind relativ viele Anpassungen nötig
ICD, IKPM-Katalog (erst später implementiert) frei ergänzbar	Schnittstellen zu Verwaltungssoftware noch nicht entwickelt, Einlesen der Krankenversichertenkarte noch nicht realisiert
individuelle Auswertung nach Op., Chemotherapie etc. möglich	keine Leistungsstatistik nach FP/SE, ICD, IKPM
direkter Kontakt zum Entwickler → rasche Anpassungen und Fehlerbehebung möglich	Hilfe-Funktion nicht online, nur maskenorientiert
Schreiben von Arztbriefen einfach	relativ lange Eingabezeit, wenn Fehlermeldungen erscheinen
	keine Zytostatika-Berechnung möglich
	noch keine echte Netzwerkfähigkeit, nur Arbeit an einem Client möglich

Literatur

1. Dudeck J, Wächter W, Altmann U, Fuentecilla Perez E. Aufbau einer zentralen Datenbank der Tumordokumentation der Klinischen Krebsregister. http://www.med.uni-giessen.de/akkk/spez/boch95.htm
2. Feingold M, Kewalramani R, Kaufmann G (1997) OncoLink: a cancer information resource for gynecologic Oncologists and the public on the Internet. Acta-Obstet-Gynecol-Scand 76: 718–24

3. Funken O, Billig B, Wegener-Höpfner U, Zakosek A. Implementierung von Qualitätssicherungsstrukturen in der onkologischen Versorgung am Beispiel des Onkologischen Schwerpunktes Bonn e.V. (OSP Bonn). http://www.osp-bonn.de/ (unter Publikationen – Vorträge)
4. Haeske-Seeberg H. Wie kann die Qualitätsarbeit in den Krankenhäusern durch externe Qualitätsvergleiche unterstützt werden? http://gqmg.de/haeske.htm
5. Hamberger L, Sjoqvist B (1994) The information technology revolution – how it may affect gynecology and obstetrics. Int J Gynaecol Obstet 47: 211–3
6. Siekmann U (1989) Seminar: EDV in Gynäkologie und Geburtshilfe. Arch Gynecol Obstet 245: 1104–7

Teachware in der Gynäkologie

R. Hackenberg

Verbesserung und Neugestaltung der medizinischen Ausbildung sind seit langem Gegenstand der Diskussion an den medizinischen Fakultäten und in der interessierten Öffentlichkeit. Hauptkritikpunkte sind dabei die Mängel in der praktischen Ausbildung. Das Studium in seiner jetzigen Form und die Prüfungsordnung fördern die rein additive Kumulation von Wissen. Das Umsetzen des Wissens in zielgerichtetes Handeln und das Erlernen praktischer Fähigkeiten kommen dagegen zu kurz. Die gesamte Medizin ist durch ständige Innovationen einem raschen Wandel unterworfen, und die Lehrinhalte wurden immer dem neuesten Stand der Wissenschaft angepaßt. Die didaktischen Säulen des Medizinstudiums sind aber immer noch die Vorlesung und das Praktikum.

Wir haben nun ein neues Konzept entwickelt, das Unterrichtseinheiten am Computer in das Medizinstudium integriert. Das hier vorgestellte Programm soll nach dem Besuch der Vorlesungen bzw. dem Durcharbeiten des Lehrbuches und vor dem unmittelbaren Patientenkontakt eingesetzt werden.

Vor der Beschreibung des hier dargestellten Programmes sollen zunächst die verschiedenen Arten von Lernprogrammen vorgestellt werden.

Präsentations-Software

Hier entspricht die Software dem klassischen Buch. Lexika auf CD-ROM, in denen Text und Bilder per Mausklick aufgerufen werden können, sind dafür ein Beispiel. Zusätzliche Qualität erhalten diese Programme durch die Ergänzung mit Ton- und Videosequenzen, wobei letztere aus technischen Gründen häufig eine unzureichende Qualität haben und oft mehr der Umsatzsteigerung als der Information dienen.

Tutorensysteme

Hier übernimmt der Computer die Rolle des Lehrers, der den Schüler an das vorbestimmte Lernziel heranführt. Das Lernen erfolgt dabei in vielen nacheinander angebotenen Schritten. Tutorensysteme erfordern die individuelle Beschäftigung mit dem Lernstoff über einen definierten Zeitraum. Das Programm kann das Vorwissen und den

Lernfortschritt durch Fragen überprüfen und auf diese Weise das weitere Vorgehen steuern. So läßt sich erreichen, daß der gute Schüler schneller vorankommt, wohingegen dem langsameren Schüler zusätzliche Förderung angeboten werden kann.

Expertensysteme

Hier hilft der Computer bei der Lösung eines Problems. In der Medizin kann dies z. B. die differentialdiagnostische Einordnung eines Befundes sein. Der Benutzer gibt die entsprechenden Daten ein, und das Programm fragt nach den weiteren erforderlichen Daten und bietet dann eine Lösung an, wobei es sich in der Medizin meistens um die entsprechende Diagnose handelt. Derartige Expertensysteme gehören in der Medizin nicht ausschließlich in den Bereich der Lernsoftware, sondern können dem Arzt auch eine Entscheidungshilfe bei der Diagnostik bieten.

Simulationsprogramme

Im Vergleich zum Expertensystem sind hier die Rollen zwischen Anwender und Tutor vertauscht. Der Computer stellt dem Anwender die zu lösende Aufgabe. In der Medizin bedeutet das beispielsweise, eine Diagnose zu stellen. Ein Diagnosesimulationsprogramm liefert als Ausgang einige Befunde. Das zugehörige Krankheitsbild ist im Programm mit allen weiteren Daten gespeichert. Der Anwender muß nun aufgrund der Ausgangsbefunde sich für weitere Untersuchungen entscheiden und anhand der Befunde, die das Programm liefert, die richtige Diagnose stellen. Mit derartigen Simulationsprogrammen werden differentialdiagnostische Entscheidungswege trainiert. Der Anwender muß jedoch über ein gewisses Grundwissen verfügen, um von dem Programm profitieren zu können. Das Simulationsprogramm kann so gestaltet werden, daß neben der eigentlichen Diagnosestellung auch der zielgerichtete und ökonomische Einsatz von Untersuchungen trainiert wird.

Mikrowelten

Über das Simulationsprogramm hinaus wird hier versucht, möglichst große Anteile der Realität im Computer zu simulieren. Ein bekanntes Beispiel ist die Pilotenausbildung im Flugsimulator, bei der im genau nachgebauten Cockpit nicht nur der optische Eindruck, sondern auch die Bewegungen beim Fliegen computergesteuert simuliert werden.

An der Marburger Universitäts-Frauenklinik wurde nun ein Lernprogramm für den Studentenunterricht entwickelt. Es handelt sich um ein Simulationsprogramm im oben beschriebenen Sinne. Das Programm basiert auf Toolbook 3.0. Es bietet z. Zt. 18 Fallbeschreibungen von Patientinnen, die wegen Unterbauchschmerzen den Arzt aufsuchen. Als mögliche Diagnosen sind Adnexitis, Endometriose, Extrauteringravidität, Ovarialzyste, aber auch Differentialdiagnosen benachbarter Disziplinen wie Appendizitis und Pyelonephritis vertreten. Der Student startet jeweils mit einer kurzen Anamnese. Die Fallauswahl erfolgt entweder zufallsgesteuert oder durch den Tutor, falls das Programm in den studentischen Unterricht integriert ist. Es wäre z. B. sinnvoll, vor klinischen Visiten die Studenten am Computer entsprechende Fälle durcharbeiten zu lassen. Anhand der angegebenen anamnestischen Daten muß der Übende nun weiterführende Untersuchungen auswählen. Das Programm bietet Daten zur klinisch-körperlichen Untersuchung und Laboruntersuchung, aber auch bildgebende Verfahren wie Röntgen und Ultraschall sowie Computertomogramm und MRT sind vertreten. Darüber hinaus werden auch laparoskopische Bilder angeboten. Es werden jedoch nicht nur die für die richtige Diagnose unbedingt erforderlichen Untersuchungen angeboten, darüber hinaus können auch fakultative oder sogar kontraindizierte Untersuchungen durchgeführt werden. Nach der richtigen Lösung des Falles wird der Lösungsweg bewertet. So wird z. B. die Durchführung von kontraindizierten Untersuchungen entsprechend vermerkt. Dazu gehören typischerweise Röntgenuntersuchungen bei schwangeren Frauen. Aber auch die Anforderung von extrem zeitaufwendigen und kostspieligen Untersuchungen wird entsprechend kritisch vermerkt. Dazu gehört beispielsweise die Durchführung eines Becken-MRTs bei der unspezifischen Adnexitis oder auch bei der blutenden Extrauteringravidität mit Schocksymptomatik. Bei den bildlichen Darstellungen, z. B. des Operationssitus bei der Laparoskopie, sind teilweise Übungen vorgesehen, bei denen der Student die entsprechenden Organstrukturen aufsuchen und mit der Maus anklicken muß. Bei einem simulierten Fall von Abortus imminens ist vorgesehen, daß der Student die Scheitel-Steiß-Länge und den Fruchthöhlendurchmesser an dem sonographischen Bild ermittelt und anhand dieser Daten das Schwangerschaftsalter bestimmt und so eine Terminberechnung durchführt.

Wenn der Student meint, die richtige Diagnose zu kennen, so kann er diese aus einer Liste möglicher Differentialdiagnosen auswählen. Bei einer falschen Diagnose kann ein Tip für den richtigen Lösungsweg unter der Rubrik „Hinweis des Oberarztes" abgefragt werden.

Das Programm soll den Unterricht am Krankenbett keinesfalls ersetzen; es ist vielmehr vorgesehen, daß zwischen der theoretischen Unterweisung im Hörsaal und dem praktischen Unterricht am Krankenbett eine Brücke geschlagen wird. Nach der theoretischen Ausbildung sollen die Studenten in diesem Computerprogramm die Logik der Entscheidungsfindung, die Wahl der notwendigen Untersuchungsmethoden und die Bedeutung der erhobenen Daten für die Diagnose erlernen. In der direkten Unterweisung am Krankenbett können sie sich so vorbereitet besser auf die Gesprächsführung und die Handfertigkeiten bei der Untersuchung konzentrieren. Das Programm wurde von Anfang an von den Studenten und Lehrern positiv aufgenommen und stellt eine Bereicherung und Erweiterung des Unterrichtsangebotes an der Marburger Frauenklinik dar.

Die Einbindung der EDV in Qualitätssicherungskonzepte

R. Seufert

Qualitätsmanagement und Qualitätssicherung im engeren Sinne stellen wesentliche Aspekte des ärztlichen Tätigkeitsbereiches dar. Zwar kann der Einsatz von moderner Informationstechnologie kein fehlendes Konzept einer Qualitätsphilosophie ersetzen, jedoch erweisen sich die Möglichkeiten moderner klinischer Informationssysteme als mächtiges Werkzeug für qualitätsverbessernde Maßnahmen.

Im Vordergrund eines erfolgreichen Qualitätsmanagements steht der Konsens aller Beteiligten über die Notwendigkeit qualitätsverbessernder Maßnahmen als eines wichtigen Bestandteils der eigenen Tätigkeit und über die Notwendigkeit eines permanenten Monitorings – in definierten Grenzen. Das Konzept des „Qualitätszirkels" beginnt mit der *Problemerkennung*, die eine kontinuierliche Dokumentation von Qualitätsindikatoren erfordert und zur *Problemanalyse* führt, der dann die *Problemlösung* folgt. Die erneute Evaluation der Problemlösung informiert über die tatsächlich erreichte Verbesserung und stellt das typische Vorgehen der *Qualitätssicherung im engeren Sinne* dar.

Besonders im Umfeld der Problemerkennung leisten vorhandene Dokumentationssysteme [1] wesentliche Hilfen. Hier sind folgende Eigenschaften zu nennen: Dokumentationshilfen, Datacontrolling (Vollständigkeit, Plausibilität), Zugang zu externen Qualitätszirkeln und internes Monitoring. Demgegenüber sind die Hilfestellungen der Informationstechnologie beim Schritt der Problemanalyse auch weiterhin rudimentär. Mögliche zukünftige Funktionen sind etwa: Zugang zu Wissensbasen, Vorher-Nachher-Analysen, prognostische Analyseverfahren und Techniken wissensbasierter Systeme.

Aus Anwendersicht erschweren jedoch bereits heute die hohen Belastungen für Dokumentations- und Organisationsaufgaben weitere zusätzliche externe Qualitätssicherungsprogramme. Hier gilt es, aus den vorhandenen Daten installierter Dokumentationssysteme relevante Qualitätsindikatoren zu generieren und so eine praktikable Integration von qualitätssichernden Prozeduren in klinische Applikationen zu erreichen. Anderseits machen Neuerungen in qualitätssichernden Prozeduren umfangreiche Veränderungen in klinischen Dokumentationssystemen notwendig, die erhebliche Vorlaufzeiten benötigen.

Diese erheblichen Konsequenzen und gewaltigen Eingriffe in innerklinische Dokumentationsabläufe müssen den Mitgliedern der Qualitätszirkel bewußt sein, wenn Änderungen an Datensätzen oder an Plausibilitätskontrollen in schneller Folge beschlossen und später wieder revidiert werden. Hier bedarf es enger gegenseitiger Konsultationen und der konstruktiven Zusammenarbeit zwischen Softwareentwicklern, EDV-Experten und den Qualitätszirkeln, wenn die Neuerungen in absehbarer Zeit zur einsetzbaren Software führen sollen. Durch die „mehrdimensionale" Nutzung vorhandener medizinischer Daten in einem optimierten Informationsmanagement (medizinische Ebene, betriebswirtschaftliche Ebene, wissenschaftliche Ebene und qualitätssichernde Ebene) werden weitergehende qualitätssichernde Maßnahmen ermöglicht werden. Qualitätssichernde Prozeduren müssen Teil eines umfassenden Konzepts eines klinischen „Informationsmanagements" werden, in dem Daten und ihre Interpretation als Teil eines permanenten Verbesserungsprozesses des eigenen Tuns aufgefaßt werden und die letztlich zu einer größeren „Kundenorientierung" führen. In diesem Sinn ist Qualitätsmanagement zwar nicht an eine spezielle Informationstechnologie gebunden, die Akzeptanz und die Effektivität steigen aber mit zunehmendem Integrationsgrad in anwenderfreundliche Informationssysteme mit vielen weiteren positiven Effekten. Dies ist allerdings noch genau zu evaluieren.

Literatur

1. Seufert R, Querbach S, Casper F, Brockerhoff P, Knapstein PG (1995) Informationsverarbeitung in der Perinatologie – Erfahrungen mit GebLan. Zbl Gynäk 117 (2): 97–100

EDV in der Praxis des Frauenarztes

A. Valet

Ca. 69% aller niedergelassener Ärzte rechnen mit elektronischem Datenträger ab. Die meisten Frauenärzte nutzen hierzu das Programm „Medistar", weil es ein spezifisches Gynäkologiemodul hat (vgl. Abbildung 1 + 2).

Unbequem ist die Druckeranbindung geregelt. Nach wie vor müssen wegen der KV-Durchschreibeformulare die lauten und störanfälligen Nadeldrucker verwendet werden. Die EDV-Abteilung der KV-Darmstadt hat diesbezüglich Innovationen erarbeitet, die einen Einsatz von höherwertigen Druckern und damit besser lesbare Druckerzeugnisse ermöglichen und gleichzeitig dem Formularschutz Rechnung tragen.

Fast kein Programm verfügt über einen Schutz gegen Viren, gleichwohl diese z. B. über Netze als auch über die Wiederverwendung zurückversandter Disketten des PAD eingeschleust werden können.

Auf die mannigfaltigen Datenschutz- und Datensicherheitsprobleme kann auf einer Seite nicht eingegangen werden, es sei deshalb auf eine andere, z.T. noch im Druck befindliche Publikation verwiesen [1].

Zukünftig müssen die Praxisprogramme der engeren Verzahnung von ambulanter und stationärer Tätigkeit mit entsprechenden Datentransfers im Sinne von regionalen Netzwerken ebenso Rechnung tragen wie einer besseren Anbindung externer EDV-Stationen wie häusliches Arbeitszimmer, Belegstation oder OP. Zu fordern ist außerdem der Einsatz von Sprachkennung, integrierter Bildverarbeitung und von hard- und softwaregerechten Datenschutz- und Datensicherheitsmaßnahmen.

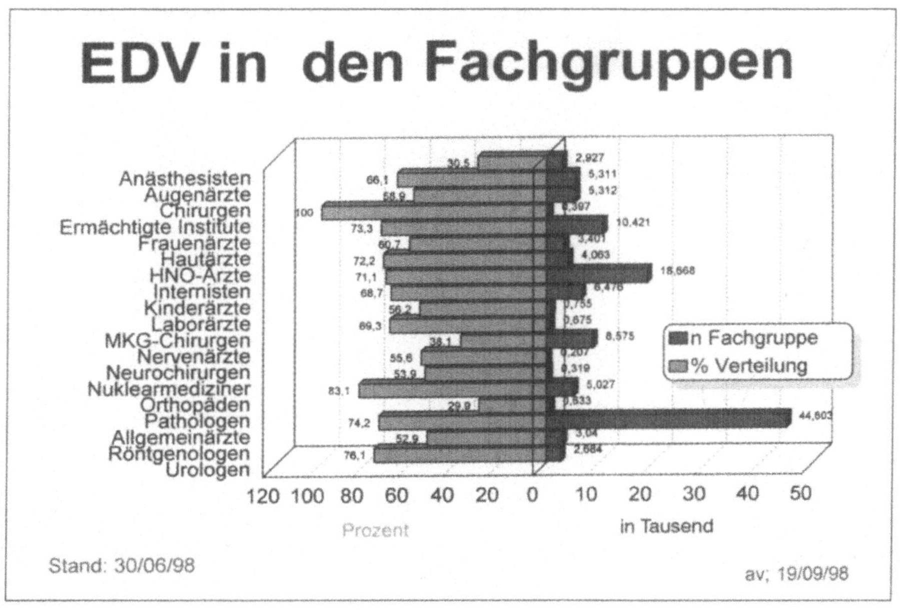

Abb. 1.

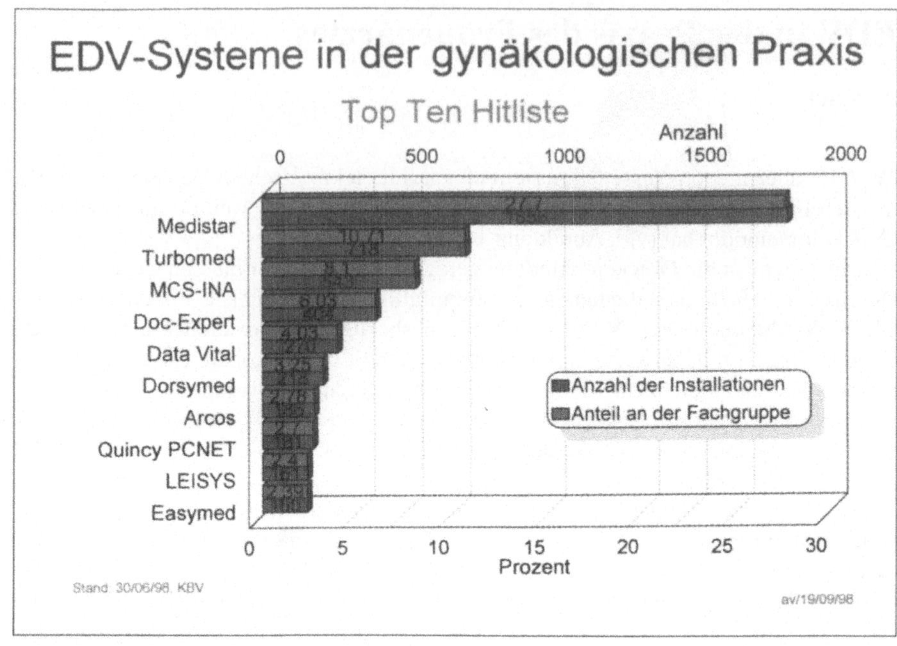

Abb. 2.

Literatur

1. Valet A, Brockhaus M (1997) Computer in der Praxis des niedergelassenen Gynäkologen: Marktsituation – EDV-Lösungen – EDV-Probleme – Zukunftsaspekte. Zbl Gynäk 9: 435–439
2. Valet A. EDV in der Praxis des Frauenarztes, im Druck

Autorenverzeichnis

Anthuber, C., PD Dr. med.
Klinik und Poliklinik für Frauenheilkunde und Geburtshilfe,
Klinikum Großhadern der LMU
Marchioninistraße 15, 81377 München
Seite 222–224, 238–240

Bals-Pratsch, M., Dr. med.
Klinik für Frauenheilkunde und Geburtshilfe der Medizinischen Universität zu Lübeck
Ratzeburger Allee 160, 23538 Lübeck
Seite 423–426

Barre, F.
Podbielskistraße 32, 30163 Hannover
Seite 158–160

Bastert, G., Prof. Dr. med. Dr. h. c.
Universitätsfrauenklinik, Voßstraße 9, 69115 Heidelberg
Seite 302–307

Bauer, E., Dr. med.
Waldwinkel 35, 28759 Bremen
Seite 279

Bauer, K., PD Dr. med.
Kinderklinik der FU Berlin, Universitätsklinikum Benjamin Franklin
Hindenburgdamm 30, 12203 Berlin
Seite 90–93

Beckmann, M. W., PD Dr. med.
Frauenklinik der Heinrich-Heine-Universität, Moorenstraße 5, 40225 Düsseldorf
Seite 251–255

Beer, A.-M., Dr. med.
Klinik Blankenstein, Abt. Naturheilkunde, Im Vogelsang 5–11, 45527 Hattingen
Seite 472–473, 474–475

Behrendt, W., PD Dr. med.
Am Steinacker 7, 63454 Hanau
Seite 558–560

Beinder, E., Dr. med.
Universitätsfrauenklinik, Universitätsstraße 21–23, 91054 Erlangen
Seite 133–135

Bender, H. G., Prof. Dr. med.
Direktor der Universitätsfrauenklinik, Moorenstraße 5, 40225 Düsseldorf
Seite 334–337

Berg, D., Prof. Dr. med.
Frauenklinik – Klinikum St. Marien, Universität Erlangen-Nürnberg, 92224 Amberg
Seite 3–7, 16, 17–24, 25–40

Bernaschek, G., Prof. Dr. med.
Abt. für Pränatale Diagnostik und Therapie – Universitätsklinik für Frauenheilkunde
Währinger Gürtel 18–20, A-1090 Wien
Seite 98–103

Biesalski, H. K., Prof. Dr. med.
Institut für Biologische Chemie und Ernährungswissenschaften
Universität Hohenheim
Fruwirtstraße 12, 70593 Stuttgart
Seite 507–508

Bockenheimer-Lucius, G., Dr. med.
Institut für Geschichte der Medizin, Stefan-Meier-Straße 26, 79104 Freiburg
Seite 534–537

Bois, A. du, PD Dr. med.
Gynäkologische Abteilung, Dr.-Horst-Schmidt-Kliniken
Ludwig-Erhard-Straße 100, 65199 Wiesbaden
Seite 287–289

Bühler, K., Dr. med.
Kaiserstraße 7, 66111 Saarbrücken
Seite 391–392

Bülow, D. von, Ministerialdirigent a. D.
Hangweg 73, 53757 St. Augustin
Seite 587–595

Bung, P., Prof. Dr. med.
Friedensplatz 9, 53111 Bonn
Seite 68–70

Chaoui, R., PD Dr. med.
Universitätsfrauenklinik, Schumannstraße 20/21, 10117 Berlin
Seite 103–106

Dall, P., Dr. med.
Universitätsfrauenklinik der Heinrich-Heine-Universität
Moorenstraße 25, 40225 Düsseldorf
Seite 174–178

Dallenbach-Hellweg, G., Prof. Dr. med.
Institut für Pathologie, A 2,2, 68159 Mannheim
Seite 311–313, 332–334

Deckhardt, R., Dr. med.
Helene-Weber-Allee 19, 80637 München
Seite 388–391

Degen, G. H., Prof. Dr. rer. nat. Dr. med. habil.
Institut für Arbeitsphysiologie der Universität
Ardeystraße 67, 44139 Dortmund
Seite 439–443

Derbolowsky, J., Dr. med.
Private Akademie für Psychopädie, Streiflacherstraße 5a, 82110 Germering
Seite 347–348

Dewitt, E., Dr. med.
Tagesklinik für operative Gynäkologie, Achternstraße 21A, 26122 Oldenburg
Seite 185

Diedrich, K., Prof. Dr. med.
Klinik für Frauenheilkunde und Geburtshilfe, Medizinische Universität zu Lübeck
Ratzeburger Allee 160, 23538 Lübeck
Seite 454–458

Diel, I. J., PD Dr. med.
Universitätsfrauenklinik, Voßstraße 9, 69115 Heidelberg
Seite 164–166

Dimpfl, Th., PD Dr. med.
I. Frauenklinik, Klinikum Innenstadt der LMU, Maistraße 11, 80337 München
Seite 227–230

Dudenhausen, J. W., Prof. Dr. med.
Klinik für Geburtsmedizin, Charité, Campus, Virchow-Klinikum
Augustenburger Platz 1, 13353 Berlin
Seite 63–65

Eberhard, J., PD Dr. med.
Frauenklinik, Thurgauisches Kantonsspital, CH-8501 Frauenfeld
Seite 343–346

Ehmer-Papaioannou, I., Dr. med.
Sägstraße 9, 85221 Dachau
Seite 361

Eldering, G., Dr. med.
Gynäkologische Abteilung, Vinzenz-Palotti-Hospital
Vinzenz-Palotti-Straße 20–24, 51409 Bensberg
Seite 84–87

Ertan, A. K., Dr. med.
Universitätsfrauenklinik
Kirrbergerstraße 9, 66421 Homburg/Saar
Seite 121–124

Fehrenbach, L.
Pacelliallee 5, 14195 Berlin
Seite 477–480

Flöhl, R., Dr. rer. nat.
Frankfurter Allgemeine Zeitung
Hellerhofstraße 2–4, 60327 Frankfurt/Main
Seite 519–520

Friedmann, W., PD Dr. med.
Universitätsfrauenklinik, Virchow-Klinikum, Charité
Augustenburger Platz 1, 13353 Berlin
Seite 331–332

Gallinat, A., Dr. med.
Tagesklinik Altonaer Straße, Zentrum Operative Gynäkologie
Altonaer Straße 59–61, 20357 Hamburg
Seite 183–184

Gnirs, J., PD Dr. med.
Frauenklinik und Poliklinik der TU München, Klinikum rechts der Isar
Ismaninger Straße 22, 81675 München
Seite 74–75, 76–79

Graeff, H., Prof. Dr. med.
Direktor der Frauenklinik der Technischen Universität München
Ismaninger Straße 22, 81675 München
Seite 537–540

Grischke, E.-M., PD Dr. med.
Universitätsfrauenklinik
Voßstraße 9, 69115 Heidelberg
Seite 235–237

Gutenbrunner, Chr., Prof. Dr. med.
Institut für Balneologie und Medizinische Klimatologie
Medizinische Hochschule Hannover, Carl-Neuberg-Straße 1, 30625 Hannover
Seite 469–471

Hackenberg, R., PD Dr. med.
Universitätsfrauenklinik, Pilgrimstein 3, 35033 Marburg
Seite 603–605

Haller, U., Prof. Dr. med.
Dept. für Frauenheilkunde, Universitätsspital Zürich
Frauenklinikstraße 10, CH-8091 Zürich
Seite 338–342

Hansmann, M., Prof. Dr. med.
Universitätsfrauenklinik, Abt. für Pränatale Diagnostik und Therapie
Sigmund-Freud-Straße 25, 53105 Bonn
Seite 125–129

Hantschmann, P., Dr. med.
I. Frauenklinik, Klinikum Innenstadt der LMU, Maistraße 11, 80377 München
Seite 318–320

Hanzal, E., Prof. Dr. med.
Klinische Abteilung für Gynäkologie und Geburtshilfe
Universitätsklinik für Frauenheilkunde
Währinger Gürtel 18–20, A-1090 Wien
Seite 218–221

Haselbacher, G., Dr. med.
Bäckerstraße 3, 81241 München
Seite 143–148

Heikkinen, J., MD, DSc
Head physician of Osteoporosis Clinic
OULU Diagnostic Institute, Isokatu 47 B3, SF-990100 Oulu
Seite 366–367

Heinrich, J., Prof. Dr. med.
Klinik für Gynäkologie und Geburtshilfe – Klinikum der Hansestadt Strals
Große Parower Straße 47–53, 18435 Stralsund
Seite 248–249

Heinz, M., Dr. med.
Krankenhaus Lichtenberg, Oskar-Ziethen-Krankenhaus, Frauenklinik
Fanningstraße 32, 10365 Berlin
Seite 560–564

Hepp, H., Prof. Dr. med.
Klinik und Poliklinik für Frauenheilkunde und Geburtshilfe
Klinikum Großhadern der LMU, Marchioninistraße 15, 81377 München
Seite 192–193, 527–529, 571–577

Hesseling, M., Dr. med.
Frauenklinik, Bethesda-Krankenhaus, Hainstraße 35, 42109 Wuppertal
Seite 195–198

Hickl, E.-J., Prof. Dr. med.
Frauenklinik Finkenau, Finkenau 35, 22081 Hamburg
Seite 585–587

Holzgreve, W., Prof. Dr. med. Dr. h. c.
Universitätsfrauenklinik, Schanzenstraße 46, CH-4031 Basel
Seite 49–55

Honnefelder, L., Prof. Dr. phil.
Institut für Wissenschaft und Ethik, Nieburstraße 51, 53113 Bonn
Seite 532–534

Hopp, H., Prof. Dr. med.
Frauenklinik, Universitätsklinikum Benjamin Franklin
Hindenburgdamm 30, 12200 Berlin
Seite 136–138

Hoyme, U. B., Prof. Dr. med.
Frauenklinik, Klinikum Erfurt, Gorkistraße 6, 99084 Erfurt
Seite 72–74, 497–499, 546–547

Huber, J. C., Prof. Dr. Dr. med.
Universitätsfrauenklinik Wien, Abt. für Endokrinologie
Währinger Gürtel 18–20, A-1090 Wien
Seite 511–513

Hucke, J., Prof. Dr. med.
Frauenklinik der Heinrich-Heine-Universität
Moorenstraße 5, 40225 Düsseldorf
Seite 188–190

Hunger, C., Dr. med.
Bahnhofsplatz 6, 41747 Viersen
Seite 541–542

Jäger, Chr., Dr. med.
Herichhauser Straße 61, 42349 Wuppertal
Seite 280–281

Jänicke, F., Prof. Dr. med.
Universitätsfrauenklinik, Universitätskrankenhaus Eppendorf
Martinistraße 52, 20246 Hamburg
Seite 353–360

Kauffels, W., Prof. Dr. med.
Frauenklinik, Medizinische Hochschule, Krankenhaus Oststadt
Podbielskistraße 380, 30659 Hannover
Seite 555–558

Kaufmann, M., Prof. Dr. med.
Klinik für Gynäkologie und Geburtshilfe im Klinikum der J. W. Goethe-Universität
Theodor-Stern-Kai 7, 60596 Frankfurt am Main
Seite 255–258

Kaufmann, P., Prof. Dr. med.
Institut für Anatomie und Frauenklinik der RWTH
Wendlingweg 2, 52057 Aachen
Seite 131–133

Kentenich, H., Prof. Dr. med.
DRK-Kliniken Westend, Frauenklinik, Pulsstraße 4, 14059 Berlin
Seite 416–419, 553–555

Kiechle, M., PD Dr. med.
Universitätsfrauenklinik, Michaelisstraße 16, 24105 Kiel
Seite 163–164

Kiesel, L., PD Dr. med.
Universitätsfrauenklinik, Schleichstraße 4, 72076 Tübingen
Seite 381

Kindermann, G., Prof. Dr. med.
I. Frauenklinik, Klinikum Innenstadt der LMU, Maistraße 11, 80337 München
Seite 320–322

Knitza, R., Prof. Dr. med.
Frauenklinik am Kreiskrankenhaus, Seilerweg 29, 36251 Bad Hersfeld
Seite 70–72

Knuth, U. A., PD Dr. med.
Gemeinschaftspraxis BKS, Schomburgstraße 120, 22767 Hamburg
Seite 427–428

Kölbl, H., Prof. Dr. med.
Frauenklinik, Martin-Luther-Universität, Magdeburger Straße 24, 06112 Halle
Seite 213–215

Kölle, D., Dr. med.
Universitätsklinik für Frauenheilkunde, Anichstraße 35, A-6020 Innsbruck
Seite 215–217, 232–235

Koester, H., Prof. Dr. med.
Heideblick 46, 44229 Dortmund
Seite 465–468

Kolben, M., PD Dr. med.
Frauenklinik der TU München, Klinikum rechts der Isar
Ismaninger Straße 22, 81675 München
Seite 81–83

Kommoss, F., PD Dr. med.
Institut für Pathologie der Universitätskliniken, Langenbeckstraße 1, 55131 Mainz
Seite 313–317

Korell, M., Dr. med.
Frauenklinik im Klinikum Großhadern der LMU
Marchioninistraße 15, 81377 München
Seite 181–182

Kreienberg, R., Prof. Dr. med.
Universitätsfrauenklinik, Prittwitzstraße 43, 89075 Ulm
Seite 307–310, 564–567

Küchler, Th., PD Dr. med.
Klinik für Allgemeine Chirurgie und Thoraxchirurgie
Arnold-Heller-Straße 7, 24105 Kiel
Seite 281–283

Künzel, W., Prof. Dr. med.
Zentrum für Frauenheilkunde und Geburtshilfe, Justus-Liebig-Universität
Klinikstraße 32, 35392 Gießen
Seite 111–113

Kuhnle-Krahl, U., Prof. Dr. med.
Dr. v. Haunersches Kinderspital, Lindwurmstraße 4, 80333 München
Seite 409–411

Kupka, M. S., Dr. med.
Universitätsfrauenklinik, Sigmund-Freud-Straße 25, 53105 Bonn
Seite 599–603

Leyendecker, G., Prof. Dr. med.
Frauenklinik der Städt. Kliniken Darmstadt, Grafenstraße 9, 64283 Darmstadt
Seite 444–446

Ludwig, M., Dr. med.
Klinik für Frauenheilkunde und Geburtshilfe, Medizinische Universität zu Lübeck
Ratzeburger Allee 160, 23538 Lübeck
Seite 399–401

Madjar, H., PD Dr. med.
Universitätsfrauenklinik, Abt. Frauenheilkunde und Geburtshilfe I
Hugstetter Straße 55, 79106 Freiburg
Seite 267–271

Mallmann, P., Prof. Dr. med.
Universitätsfrauenklinik, Kerpener Straße 34, 50931 Köln
Seite 492–496

Martius, J., Prof. Dr. med.
Krankenhaus Agatharied, St.-Agatha-Straße 1, 83734 Agatharied
Seite 499–502

Marzusch, K., PD Dr. med.
Klimmertweg 2, 72072 Tübingen
Seite 489–492

Meerpohl, H. G., Prof. Dr. med.
Frauenklinik, St.-Vincentius-Krankenhäuser, Südendstraße 32, 76137 Karlsruhe
Seite 293–297

Menton, M., PD Dr. med.
Albrecht-Dürer-Straße 25, 72075 Tübingen
Seite 246–248

Meschede, D., Dr. med.
Institut für Humangenetik der Westfälischen Wilhelms-Universität
Vesaliusweg 12–14, 48149 Münster
Seite 421–423

Messroghli, H., Dr. med.
Kreiskrankenhaus Groß-Gerau, Frauenklinik
Wilhelm-Seipp-Straße, 64521 Groß-Gerau
Seite 203–205

Mettler, L., Prof. Dr. med.
Universitätsfrauenklinik, Michaelisstraße 16, 24105 Kiel
Seite 208–212

Möbus, V., Prof. Dr. med.
Universitätsfrauenklinik, Prittwitzstraße 43, 89070 Ulm
Seite 289–291

Moll, W., Prof. Dr. med.
Institut für Physiologie der Universität
Universitätsstraße 31, 93053 Regensburg
Seite 107–108

Mothes, A., Dr. med.
Schillstraße 5, 07749 Jena
Seite 542–544

Neis, K. J., Prof. Dr. med.
Frauenklinik mit Neonatologie und Hebammenschule
Akademisches Lehrkrankenhaus, Rheinstraße 2, 66113 Saarbrücken
Seite 206–208

Nieder, J., Prof. Dr. med.
Universitätsfrauenklinik, Otto-von-Guericke-Universität
Gerhart-Hauptmann-Straße 35, 39108 Magdeburg
Seite 153–156

Niederacher, D., Dr. med.
Molekulargenetisches Labor
Universitätsfrauenklinik der Heinrich-Heine-Universität
Moorenstraße 5, 40225 Düsseldorf
Seite 171–174

Niehues, Chr., Dr. med.
Kliniken am Burggraben, Fachbereich Gynäkologische Rehabilitation
Alte Vlothoer Straße 47–49, 32105 Bad Salzuflen
Seite 349–350

Nitz, U., PD Dr. med.
Universitätsfrauenklinik, Moorenstraße 5, 40225 Düsseldorf
Seite 299–302

Nowitzki, I., Dipl.-Med.
Rehabilitationsklinik für Orthopädie und Gynäkologie – AHB, Eisenmoorbad
Bad-Schmiedeberg-GmbH, 06905 Bad Schmiedeberg
Seite 350–351

Ortmann, O., PD Dr. med.
Klinik für Frauenheilkunde und Geburtshilfe der Medizinischen Universität zu Lübeck
Ratzeburger Allee 160, 23538 Lübeck
Seite 458–461

Osmers, R. G. W., Prof. Dr. med.
Universitätsfrauenklinik, Robert-Koch-Straße 40, 37075 Göttingen
Seite 271–274

Peschers, U., Dr. med.
1. Frauenklinik, Klinikum Innenstadt der LMU, Maistraße 11, 80337 München
Seite 217–218, 230–232

Pfleiderer, A., Prof. Dr. med.
Eichbergstraße 34, 79117 Freiburg
Seite 327–330

Pickartz, H., PD Dr. med.
Institut für Pathologie, Stadtrandstraße 555, 13589 Berlin
Seite 323–324

Possover, M., PD Dr. med.
Abt. Frauenheilkunde, Friedrich-Schiller-Universität Jena
Bachstraße 18, 07740 Jena
Seite 198–203

Raatz, D., Dr. med.
Abt. für Gynäkologie der Frauenklinik Berlin-Neukölln
Mariendorfer Weg 28, 12313 Berlin
Seite 191–192

Rabe, Th., Prof. Dr. med.
Universitätsfrauenklinik, Voßstraße 9, 69115 Heidelberg
Seite 429–436

Ragosch, V., PD Dr. med.
Frauenklinik, Universitätsklinikum Steglitz, Hindenburgdamm 30, 12200 Berlin
Seite 66–68

Rath, W., Prof. Dr. med.
Frauenklinik für Gynäkologie und Geburtshilfe, Universitätsklinikum der RWTH
Pauwelsstraße 30, 52074 Aachen
Seite 43–46, 139–141

Rauskolb, R., Prof. Dr. med.
Gynäkologische Abteilung, Albert-Schweitzer-Krankenhaus
Sturmbäume 8–10, 37154 Northeim
Seite 595–598

Rempen, A., Prof. Dr. med.
Universitätsfrauenklinik, Josef-Schneider-Straße 4, 97080 Würzburg
Seite 55–58, 95–98

Ritter, H., Dr. med.
Dornröschenweg 40, 49479 Ibbenbüren
Seite 544–546

Römer, A., Dr. med.
Universitätsfrauenklinik, Theodor-Kutzer-Ufer, 68167 Mannheim
Seite 87–90

Römer, Th., Dr. med.
Universitätsfrauenklinik, Wollweberstraße 1, 17489 Greifswald
Seite 369–379, 387–388

Rosemeier, H. P., Prof. Dr. med.
Freie Universität, Habelschwerdter Allee 45, 14195 Berlin
Seite 365–366

Rossmanith, W. G., Prof. Dr. med.
Universitätsfrauenklinik, Prittwitzstraße 43, 89075 Ulm
Seite 437–439

Rott, P., Dr. med.
DRK-Kliniken Westend, Frauenklinik
Pulsstraße 4, 14059 Berlin
Seite 148–152

Runnebaum, I. B., Prof. Dr. med.
Universitätsfrauenklinik, Hugstetter Straße 55, 79106 Freiburg
Seite 166–168

Schaffer, H., Dr. med.
Landesfrauenklinik, Landeskrankenanstalten
Müllner Hauptstraße 48, A-5020 Salzburg
Seite 113–116

Schillinger, H., Prof. Dr. med.
Hegau-Klinikum – Frauenklinik
Virchowstraße 10, 78224 Singen
Seite 274–278

Schindler, A. E., Prof. Dr. med.
Geschäftsführender Direktor, Zentrum für Frauenheilkunde
Hufelandstraße 55, 45122 Essen
Seite 381–385

Schmid-Heinisch, R.
Helenenweg 15, 40822 Mettmann
Seite 361–362

Schmidt, D., Prof. Dr. med.
Institut für Pathologie, Postfach 120422, A 2,2, 68055 Mannheim
Seite 324–327

Schmidt, J., Dr. med.
Leiter Medizinische Abteilung, Nourypharma GmbH, 85762 Oberschleißheim
Seite 364–365

Schmidt-Gollwitzer, K., Dr. med.
Schering AG, SGE FK/HT Medical & Scientific Affairs Ltd.
Selierstraße 318, 13342 Berlin
Seite 577–583

Schmidtke, J., Prof. Dr. med.
Institut für Humangenetik, Medizinische Hochschule Hannover
Carl-Neuberg-Straße 1, 30623 Hannover
Seite 178–180, 520–523

Schmutzler, R. K., Dr. med.
Universitätsfrauenklinik, Sigmund-Freud-Straße 25, 53105 Bonn
Seite 169–171

Schneider, A., Prof. Dr. med.
Abt. Frauenheilkunde, Friedrich-Schiller-Universität, Bachstraße 18, 07743 Jena
Seite 241–246

Schneider, H. P. G., Prof. Dr. med.
Universitätsfrauenklinik, Albert-Schweitzer-Straße 33, 48149 Münster
Seite 362–364

Schneider, K. T. M., Prof. Dr. med.
Frauenklinik und Poliklinik der TU München, Klinikum rechts der Isar
Ismaninger Straße 22, 81675 München
Seite 46–48

Schnürch, H.-G., Prof. Dr. med.
Frauenklinik der Heinrich-Heine-Universität, Moorenstraße 5, 40225 Düsseldorf
Seite 261–265

Schorre, W., Dr. med.
Kassenärztliche Bundesvereinigung, Postfach 410 540, 50865 Köln
Seite 515–518

Schott, G., Prof. Dr. med.
Urologische Universitätsklinik, Krankenhausstraße 12, 91054 Erlangen
Seite 405–407

Schultz-Zehden, B., Dr. med.
Fachbereich Humanmedizin, Universitätsklinikum Benjamin Franklin der FU
Habelschwerdter Allee 45, 14195 Berlin
Seite 503–507

Schulz, K.-D., Prof. Dr. med.
Zentrum für Frauenheilkunde und Geburtshilfe der Philipps-Universität
Pilgrimstein, 35037 Marburg
Seite 258–261

Schulz, M., AIP
Universitätsfrauenklinik, Voßstraße 9, 69115 Heidelberg
Seite 550–551

Schulze, E., PD Dr. med.
Steroidlabor – Pharmakologisches Institut der Universität Heidelberg
Im Neuenheimer Feld 366, 69120 Heidelberg
Seite 413–416

Schulze, W., Prof. Dr. med.
Abt. für Andrologie, Universitätskrankenhaus Eppendorf
Martinistraße 52, 20246 Hamburg
Seite 447–450

Schuth, W., PD Dr. med.
Universitätsfrauenklinik
Hugstetter Straße 55, 79106 Freiburg
Seite 283–285

Schweppe, K.-W., Prof. Dr. med.
Chefarzt der Gynäkologischen Abteilung
Ammerland-Klinik GmbH
Lange Straße 38, 26655 Westerstede
Seite 385–386

Seufert, R., Dr. med.
Universitätsfrauenklinik, Langenbeckstraße 1, 55101 Mainz
Seite 605–606

Sillem, M., Dr. med.
Fachbereich Gynäkologie, Deutsche Klinik für Diagnostik
Aukammallee 33, 65191 Wiesbaden
Seite 401–403

Stark, M., Dr. med.
Medical Director, Head of the Dept. of Gynecology a. Obstet.
P.O.B. 90, 27, Hiskiyahu Hamelech St., Jerusalem 93190, Israel 9100
Seite 549–550

Surbek, D. V., Dr. med.
Universitätsfrauenklinik, Schanzenstraße 46, CH-4031 Basel
Seite 58–61

Tamussino, K., Dr. med.
Geburtshilflich-gynäkologische Universitätsklinik
Auenbruggerplatz 14, A-8036 Graz
Seite 224–227

Tchirikov, M., Dr. med.
Universitätsfrauenklinik und Poliklinik Hamburg, Abt. für experimentelle Medizin
Martinistraße 52, 20246 Hamburg
Seite 109–111

Tinneberg, H. R., Prof. Dr. med.
Städt. Kliniken Bielefeld, Frauenklinik, An der Rosenhöhe 27, 33647 Bielefeld
Seite 187–188

Untch, M., Dr. med.
Universitätsfrauenklinik, Klinikum Großhadern der LMU
Marchioninistraße 15, 81377 München
Seite 392–396

Valet, A., Dr. med.
Bahnhofstraße 7–9, 35745 Herborn
Seite 607–608

Ven, K. van der, Dr. med.
Universitätsfrauenklinik, Sigmund-Freud-Straße 25, 53105 Bonn
Seite 485–489

Vetter, K., Prof. Dr. med.
Abt. für Geburtsmedizin, Krankenhaus Neukölln, Mariendorfer Weg 28, 12051 Berlin
Seite 116–117, 117–118, 118–119

Wachter, I., Prof. Dr. med.
Universitätsfrauenklinik, TU Dresden, Fetscherstraße 74, 01307 Dresden
Seite 408

Wiemer, A.
Vorsitzende des Landesverbandes der Hessischen Hebammen
Elisabethenstraße 1, 63579 Freigericht
Seite 156–158

Wisser, J., PD Dr. med.
Klinik für Geburtshilfe, Universität Zürich, Frauenklinikstraße 10, CH-8091 Zürich
Seite 119–121

Wolf, A. S., Prof. Dr. med.
Institut für gynäkologische Endokrinologie, Frauenstraße 51, 89073 Ulm
Seite 508–511

Woopen, Chr., Dr. med.
Carl-Schulz-Straße 4, 50935 Köln
Seite 523–526

Würfel, W., Prof. Dr. Dr. med.
Frauenklinik, Dr. Wilhelm Krüsmann, Schmiedwegerl 2–6, 81241 München
Seite 451–454

Wuermeling, H.-B., Prof. Dr. med.
Institut für Rechtsmedizin der Universität Erlangen-Nürnberg
Universitätsstraße 22, 91054 Erlangen
Seite 529–531

Yeomans S., Dr. med.
Heideweg 34, 85598 Baldham
Seite 567–571

Zacharias, K., Dr. med.
Vogtland-Klinik, Gynäkologische Abteilung, 08645 Bad Elster
Seite 471–472

Zahradnik, H. P., Prof. Dr. med.
Universitätsfrauenklinik, Hebammenschule
Abt. Frauenheilkunde und Geburtshilfe II
Hugstetter Straße 55, 79106 Freiburg
Seite 481–483

Zimmermann, R., PD Dr. med.
Universitätsspital Zürich, Klinik für Geburtshilfe
Frauenklinikstraße 10, CH-8091 Zürich
Seite 65–66